Jim Stoppani

KRAFT TRAINING

Die Enzyklopädie

Bibliografische Information der Deutschen Nationalbibliothek
Die Deutsche Nationalbibliothek verzeichnet diese Publikation in der Deutschen Nationalbibliografie. Detaillierte bibliografische Daten sind im Internet über https://dnb.de abrufbar.

Für Fragen und Anregungen
info@m-vg.de

Wichtige Hinweise
Dieses Buch ist für Lernzwecke gedacht. Es stellt keinen Ersatz für eine individuelle medizinische Beratung dar und sollte auch nicht als solcher benutzt werden. Wenn Sie medizinischen Rat einholen wollen, konsultieren Sie bitte einen qualifizierten Arzt. Der Verlag und der Autor haften für keine nachteiligen Auswirkungen, die in einem direkten oder indirekten Zusammenhang mit den Informationen stehen, die in diesem Buch enthalten sind.
Ausschließlich zum Zweck der besseren Lesbarkeit wurde auf eine genderspezifische Schreibweise sowie eine Mehrfachbezeichnung verzichtet. Alle personenbezogenen Bezeichnungen sind somit geschlechtsneutral zu verstehen.

1. Auflage 2024

Türkenstraße 89
80799 München
Tel.: 089 651285-0

Die englische Originalausgabe erschien 2023 bei Human Kinetics unter dem Titel *Jim Stoppani's Encyclopedia of Muscle & Strength. Third Edition* © 2024, 2015, 2006 by Jim Stoppani. All rights reserved.

Übersetzung: MCS Schabert GmbH (www.mcs-schabert.de) unter Mitarbeit von Carina Wurzinger (Übersetzung), Jürgen Brust/Translibri (Übersetzung) und Dr. Peter Preuß (Fachberatung); Max Limper (Übersetzung der Ergänzungen)
Redaktion: Susanne Schneider
Umschlaggestaltung: Marc-Torben Fischer
Umschlagabbildung: Matt Grashaw
Abbildungen im Innenteil: Neil Bernstein und Matt Grashaw, außer: Abb. 4.1, 4.13, 4.17, 4.23, 4.24, 4.45 und 4.50 Jim Stoppani; Abb. 4.48 Power Plate North America, Inc.; Abb. 4.49 Robert Q. Riley Enterprises
Illustrationen: © Human Kinetics (sofern nicht anders angegeben)
Satz und Layout: Daniel Förster
Druck: Florjancic Tisk d.o.o., Slowenien
Printed in the EU

ISBN Print 978-3-7423-2557-0
ISBN E-Book (PDF) 978-3-7453-2336-8
ISBN E-Book (EPUB, Mobi) 978-3-7453-2335-1

Jim Stoppani

KRAFT TRAINING

Die Enzyklopädie

Über **380 Übungen** und **135 Trainingsprogramme**
für optimalen Muskelaufbau, maximale Kraftsteigerung und Fettabbau

riva

INHALT

TEIL I TRAININGSGRUNDLAGEN

TEIL II MUSKELAUFBAUTRAINING

TEIL III TRAINING FÜR OPTIMALE KRAFT

TEIL IV TRAINING FÜR OPTIMALEN FETTABBAU

TEIL V TRAININGSÜBUNGEN

TEIL VI ERNÄHRUNG FÜR MAXIMALE MUSKELMASSE, KRAFT UND FETTABBAU

Krafttraining existiert, seit es Aufzeichnungen gibt. Bereits 2000 v. Chr. hat man im alten Ägypten für Jagd und Militärdienst als Krafttraining Sandsäcke gehoben. Militärischen Aufzeichnungen zufolge haben auch Soldaten in China bereits 700 v. Chr. Krafttraining betrieben. Am bekanntesten jedoch dürfte der Sport im antiken Griechenland sein. Viele Sportler hoben als Vorbereitung auf die Teilnahme an den Olympischen Spielen schwere Steine, um Kraft aufzubauen und ihre Leistung zu steigern. Abgesehen von dieser speziell sportlichen Anwendung hat das Krafttraining ganz allgemein auch zur Entwicklung einer muskulösen Statur der Menschen beigetragen. Der maskuline Körperbau wurde in der klassischen griechischen Kunst und Literatur häufig thematisiert. Möglicherweise ist das Zelebrieren des Körperkults im antiken Griechenland für die Entstehung des modernen Bodybuildings prägend geworden. Einige Sportler dieser Epoche wie Milon oder Herakles haben Feste der Kraft veranstaltet und dabei ihre Muskelkraft vor Publikum zur Schau gestellt. Im 19. Jahrhundert haben die damaligen frühen »Bodybuilder« wegen ihres Ideals eines muskulösen Körperbaus als Massenphänomen Berühmtheit erlangt. Einer davon ist Eugen Sandow, er gilt als Vater des Bodybuildings.

Trotz der langen Tradition der Faszination von Stärke und Muskelkraft auf Menschen sind nur wenige mit dem Konzept des Krafttrainings wirklich vertraut. Selbst während des Fitnessbooms der 1970er-Jahre in den Vereinigten Staaten, als die meisten Amerikaner irgendeine Form von Gymnastik betrieben, wurde die Kraftkomponente der körperlichen Fitness vernachlässigt. Über die Jahre und mithilfe der Pioniere des Krafttrainings wie Bob Hoffman, Joe Weider und Charles Atlas sowie der Forschungsfortschritte auf diesem Gebiet (Wissenschaft vom Widerstandstraining) wurde Kraft als notwendiger Teilaspekt körperlicher Fitness und sportlicher Leistungsfähigkeit angesehen. Die Beliebtheit des Krafttrainings stieg schneller als die anderer Sportarten.

Als die Popularität des Krafttrainings zunahm, wurde auch das Bewusstsein immer größer, dass es sich um eine komplexe Wissenschaft handelt, die von den Trainierenden verstanden werden muss, wenn sie wirklich nützen soll. Deshalb ist Teil I dieses Buches für alle, die sich – egal auf welchem Level – für Krafttraining interessieren, so wichtig. Wenn Sie sich nicht über die Grundsätze des Krafttrainings im Klaren sind, werden Sie niemals ganz verstehen, wie ein effektives Krafttrainingsprogramm umzusetzen ist.

Bevor Sie sich an eines der Krafttrainingsprogramme der Teile II, III oder IV machen, sollten Sie sich ein umfassendes Verständnis der Grundlagen aneignen. Diese finden Sie gleich in den ersten 4 Kapiteln. Erst vor diesem Hintergrund werden Sie die Übungen, Techniken und Programme der nachfolgenden Kapitel vollständig nachvollziehen können. Nicht zuletzt können Sie die Techniken damit viel besser individuell abstimmen und ein Trainingsprogramm speziell für sich oder auch andere erstellen.

KAPITEL 1
Grundlegende Konzepte

Krafttraining wird aus ganz unterschiedlichen Gründen und Motivationen betrieben. Die meisten möchten Muskelkraft und Muskelmasse auf- und gleichzeitig Körperfett abbauen. Zusätzlich erhoffen sich viele, dass diese körperlichen Adaptationen auch zur Verbesserung ihrer Leistung im Sport wie im Alltag führen. Krafttraining kann dies tatsächlich bewirken, solange Sie bestimmte Richtlinien einhalten. Diese werden hier erläutert, um Sie beim Erreichen Ihrer Ziele beim Krafttraining zu unterstützen. Diese Grundsätze sind untrennbar mit einem Verständnis davon verknüpft, wie Krafttraining funktioniert, wie Sie es auf Ihre Bedürfnisse und Ziele abstimmen können und wie Sie es abändern, um auch im fortgeschrittenen Training weitere Adaptationen zu erreichen.

Abgesehen vom Verständnis des Krafttrainingskonzepts müssen Sie auch mit der entsprechenden Terminologie vertraut sein. Die Kenntnis der Begriffe versetzt Sie in die Lage, die Grundlagen des Krafttrainings kennenzulernen und sich mit anderen Trainierenden darüber auszutauschen. Sehr hilfreich für das Aneignen der Terminologie ist das Glossar am Ende dieses Buches.

Bevor wir die Prinzipien des Krafttrainings erörtern, definieren wir die wichtigsten Begriffe, auf die dieses Buch Bezug nimmt. Zuallererst gibt es natürlich den Begriff Krafttraining selbst. Sollten Sie sich bereits etwas eingelesen haben, sei es im Internet, in Magazinen oder in anderen Büchern, dann haben Sie wahrscheinlich bemerkt, dass die Begriffe Krafttraining, Gewichtstraining und Widerstandstraining oft synonym verwendet werden. Sicherlich gibt es Gemeinsamkeiten zwischen den 3 Begriffen, doch macht eine genauere Definition die Unterschiede klar.

Widerstandstraining greift am weitesten von den dreien. Es beschreibt jede Art von Training, bei der eine Bewegung aus der Kraft des Körpers gegen eine Form von Kraft bzw. Widerstand ausgeführt wird, die sich ebendieser Bewegung entgegensetzt. Dies könnte das Heben freier Gewichte, das Drücken gegen eine hydraulische Vorrichtung und das Treppensteigen einschließen.

Krafttraining ist eine Form von Widerstandstraining (obwohl nicht alle Formen von Widerstandstraining auch Krafttraining sind). Genauer betrachtet bezieht sich Krafttraining auf jede Form von Training, bei der eine Bewegung aus der Kraft des Körpers in eine Richtung und gegen einen Widerstand ausgeführt wird, wobei gezielt Adaptationen bei Muskelkraft oder Hypertrophie (Muskelwachstum) herbeigeführt werden. Dies könnte das Heben freier Gewichte oder das Drücken gegen eine hydraulische Vorrichtung einschließen, jedoch nicht das Treppensteigen.

Gewichtstraining schließlich ist ebenfalls eine Art des Widerstandstrainings und kann dazu auch eine Form des Krafttrainings sein. Genau genommen bezieht sich dieser Begriff auf jede Art von Training, bei der eine Bewegung des Körpers in eine Richtung und gegen einen Widerstand unter Zuführung irgendeiner Form von Gewicht ausgeführt wird. Dies könnte freie Gewichte und Gerätetraining mit Gewichten einschließen, jedoch nicht das Training mit hydraulischen Geräten oder das Treppensteigen; für eine Liste an Trainingsmethoden, die entsprechend dieser Trainingsformen kategorisiert wurden, siehe Tabelle 1.1.

Dieses Buch behandelt Krafttraining (zumeist Gewichtstraining), da es jene Formen am besten beschreibt, die für uns von Interesse sind, nämlich Übungen, bei denen eine Bewegung des Körpers gegen einen Widerstand ausgeführt wird, mit dem Ziel, Veränderungen in der Muskelkraft oder Hypertrophie zu bewirken.

Tabelle 1.1 **Trainingskategorien und -methoden**

Trainingsart	Beispiele für Trainingsmethoden
Widerstandstraining	Freie Gewichte inklusive Alltagsgegenstände Gerätetraining mit Gewichten (linear geführt, Kabelzugsystem, CAM-gestützt) Hydraulische Geräte Pneumatische Geräte Isokinetische Geräte Training mit dem eigenen Körpergewicht Schlittenziehen (Sled Drag) Laufen mit Fallschirm (Parachute Running)
Krafttraining	Freie Gewichte inklusive Alltagsgegenstände Gerätetraining mit Gewichten (linear geführt, Kabelzugsystem, CAM-gestützt) Hydraulische Geräte Pneumatische Geräte Training mit dem eigenen Körpergewicht
Gewichtstraining	Freie Gewichte inklusive Alltagsgegenstände Gerätetraining mit Gewichten (linear geführt, Kabelzugsystem, CAM-gestützt)

DEFINITIONEN VON KRAFT

Die Grunddefinition von Kraft ist die maximale Stärke, die ein Muskel oder eine Muskelgruppe bei einem bestimmten Bewegungsmuster mit einer bestimmten Bewegungsgeschwindigkeit erzeugen kann (Knuttgen/Kraemer 1987). Kraft zu definieren ist jedoch nicht so einfach. Das liegt an den vielen Erscheinungsformen:

Absolutkraft: Die maximale Stärke, die ein Muskel erzeugen kann, wenn alle hemmenden und schützenden Mechanismen ausgeschaltet sind. Daher ist es unwahrscheinlich, dass ein Mensch jemals seine absolute Kraft demonstrieren kann. Nur in Extremsituationen, etwa einem Notfall, unter Hypnose oder mithilfe leistungssteigernder Mittel, ist dies möglich.

Maximalkraft: Die maximale Stärke, die ein Muskel oder eine Muskelgruppe bei einer bestimmten Übung für eine Wiederholung erzeugen kann. Dies wird auch als *1 Repetition Maximum* oder 1RM bezeichnet. Einigen Schätzungen zufolge liegt 1RM üblicherweise bei nur 80 % der absoluten Kraft. Diese Art der Kraft spielt im Powerlifting eine Rolle.

Relativkraft: Das Verhältnis zwischen der maximalen Kraft einer Person und ihrem Körpergewicht. Dies spielt dann eine Rolle, wenn die Kraft von Sportlern, die große Unterschiede in der Körpergröße aufweisen, verglichen wird. Relative Kraft wird ermittelt, indem man 1RM durch das Körpergewicht einer Person teilt; so hat ein 90 kg schwerer Sportler, der 180 kg Bankdrücken kann ($180 \div 90 = 2$), dieselbe relative Kraft wie ein 45 kg schwerer Sportler, der 90 kg Bankdrücken kann ($90 \div 45 = 2$). Diese Form der Kraft ist für Powerlifter genauso wichtig wie für Footballspieler und andere Kraftsportler, die oft mit Teamkollegen verglichen werden, um ihre Leistung auf dem Feld vorab einzuschätzen.

Schnellkraft: Die Fähigkeit, den Körper oder einen Gegenstand schnell zu bewegen (engl. *power*). Diese Kraftart spielt bei den meisten Sportarten eine Rolle, speziell in der Leichtathletik bei Kugelstoßen, Speerwurf und Weitsprung.

Startkraft: Die Fähigkeit, einen rapiden Kraftanstieg während der Anfangsphase einer Bewegung zu erzeugen. Diese Form von Kraft spielt beim olympischen Gewichtheben, Kreuzheben, Boxen, Kampfsport und bei Spielern der Offense Line im American Football eine Rolle, wo auf Anhieb enorme Kraft generiert werden muss.

Beschleunigungskraft: Die Fähigkeit, den Kraftanstieg über den Großteil der Bewegung aufrechtzuerhalten. Diese Kraftart kommt nach der Startkraft zum Einsatz und ist wichtig bei Sportarten wie Judo, Wrestling und Sprinten.

Kraftausdauer: Die Fähigkeit, die Krafterzeugung über eine längere Zeit oder während mehrerer Wiederholungen einer Übung aufrechtzuerhalten. Diese Kraftart spielt beim Wrestling, Radfahren, Schwimmen und Bodybuilding eine Rolle.

Diese verschiedenen Formen der Kraft kann man gezielt trainieren. So ist es leicht nachvollziehbar, dass der Begriff Krafttraining viele verschiedene Trainingsansätze umfasst. Unabhängig davon, ob Sie Maximalkraft, Schnellkraft oder Kraftausdauer trainieren, Sie führen immer eine Form von Krafttraining aus. Jede dieser Kraftarten wird mithilfe irgendeiner Form von Widerstand entwickelt, seien es freie Gewichte, Geräte oder das eigene Körpergewicht. Obschon dieses Buch den Schwerpunkt auf Muskelaufbau und Kraft sowie Fettabbau legt, kann das Training auch weitere Muskeladaptationen hervorbringen.

FORMEN DER MUSKELAKTIVITÄT

Bei einer typischen Trainingseinheit kontrahieren die Muskeln mehrere zehn bis mehrere hundert Male, um den Körper oder das Trainingsgerät zu bewegen. Eine neuronale Stimulation des Muskels bewirkt, dass seine kontraktilen Teile versuchen, sich zu verkürzen. Eine Kontraktion bedeutet jedoch nicht immer eine Verkürzung der Muskelfasern. Je nach Belastung und Ausmaß der vom Muskel erzeugten Kraft können bei einer Muskelkontraktion 3 verschiedene Muskelaktivitäten auftreten (siehe Abb. 1.1):

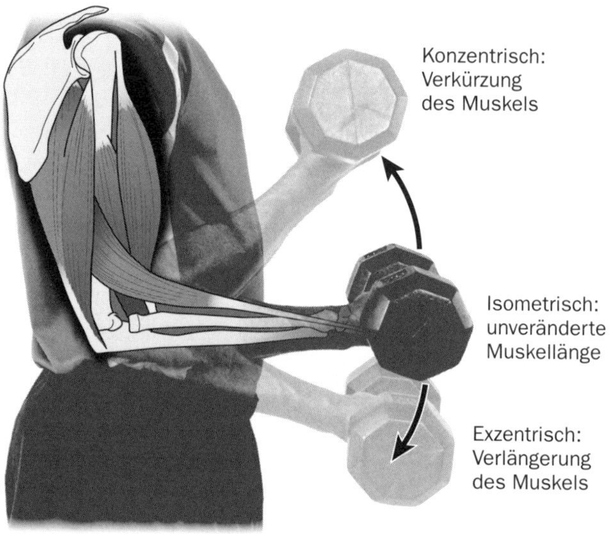

Abb. 1.1 Die wichtigsten Formen der Muskelaktivität: konzentrisch, isometrisch, exzentrisch

1. **Konzentrische Muskelaktivität:** Diese Form der Muskelarbeit tritt auf, wenn die Muskelkraft den äußeren Widerstand überwindet. Das Resultat ist eine Gelenkwinkeländerung, wenn der Muskel sich verkürzt. Mit anderen Worten sind konzentrische Kontraktionen jene, bei denen sich die Muskelfasern verkürzen, während kontrahiert wird, um ein Gewicht zu heben. Dies sieht man z. B. bei der Aufwärtsphase von Bizepscurls und wird oft als »positive Phase der Wiederholung« bezeichnet.
2. **Exzentrische Muskelaktivität:** Dies tritt auf, wenn der äußere Widerstand die Muskelkraft überschreitet, mit dem Resultat einer Gelenkwinkeländerung, während der Muskel verlängert wird. Exzentrische Muskelaktivität sieht man etwa während der Abwärtsphase von Bizepscurls. Sie wird oft »negative Phase der Wiederholung« genannt. Auch wenn sich die Fasern verlängern, sind sie in einer Kontraktion. Das ermöglicht, ein Gewicht kontrolliert in die Ausgangsposition zurückzuführen.
3. **Isometrische Muskelaktivität:** Diese Form von Muskelarbeit tritt auf, wenn der Muskel kontrahiert, ohne sich zu bewegen. Er erzeugt somit Kraft, obwohl seine Länge unverändert bleibt. Isometrische Muskelaktivitäten sieht man etwa beim Versuch, einen unbeweglichen oder einen zu schweren Gegenstand zu bewegen. Die Muskelfasern kontrahieren beim Versuch, das Gewicht zu bewegen, doch der Muskel verkürzt sich nicht, da der Gegenstand zu schwer ist.

Unter Wissenschaftlern wird viel über die Bedeutung dieser Muskelaktivitäten in Bezug auf die Steigerung von Kraft und Muskelmasse diskutiert. Es wurden Studien durchgeführt, um festzustellen, ob es eine Form der Muskelaktivität gibt, die die größte Rolle bei der Verbesserung von Muskelkraft und -masse spielt. Da eine größere Kraft bei der exzentrischen und der isometrischen Muskelarbeit erzeugt wird, gibt es die Hypothese, dass diese Muskelaktivitäten wichtiger seien als die konzentrische, wenn es darum geht, Adaptationen von Muskelkraft und -größe zu bewirken.

Forscher haben herausgefunden, dass das Training mit isometrischer Muskelarbeit Muskelkraft und -größe steigern kann (Fleck und Schutt 1985). Der Kraftanstieg durch isometrisches Training wird jedoch nur bei bestimmten Gelenkwinkelpositionen erreicht. D. h., wenn man isometrisches Bankdrücken an einem bestimmten Punkt in der Mitte zwischen Übungsanfang und -ende trainiert, wird man nur an diesem einen Punkt der Übung Muskelkraft gewinnen. Dies würde bedeuten, dass man insgesamt im Bankdrücken nicht stärker geworden ist, es sei denn, man trainiert mehrere Gelenkwinkelpositionen zwischen Übungsanfang und -ende isometrisch. Demzufolge kann isometrisches Training zwar von Nutzen sein, jedoch sollte auch mit konzentrischen und exzentrischen Muskelaktivitäten gearbeitet werden, um insgesamt bessere Muskeladaptationen zu erreichen; ein Beispieltrainingsprogramm mit isometrischen Muskelaktivitäten finden Sie unter »Statisches Krafttraining« (Kap. 9).

Da sich ein Muskel während exzentrischer Kontraktionen stärker überbelasten lässt, kann diese Art von Kontraktion größere Muskelschäden verursachen. Man hatte angenommen, dass eine größere Beanspruchung auch zu größeren Kraftanstiegen führt. Tatsächlich hat die Forschung gezeigt, dass exzentrisches Training allein beträchtliche Kraftanstiege hervorbringt, allerdings keine größeren Kraftzuwächse als konzentrisches Training allein. Für maximale Muskeladaptationen sollten Krafttrainingsprogramme somit beide Muskelaktivitäten umfassen, konzentrische wie exzentrische. Sie finden Beispieltrainingsprogramme mit exzentrischem Training unter »Negativwiederholungen« (Kap. 6) und unter »Negativtraining« (Kap. 9).

Der Einsatz konzentrischer, exzentrischer und isometrischer Muskelaktivitäten im Krafttraining führt zu unterschiedlichen Adaptationen. Obwohl isometrische Muskelaktivitäten in gewisser Weise Kraft und Muskelgröße verbessern können, erzeugen sie doch größtenteils statische Kraft und die wird nicht notwendig in dynamische verwandelt. Die wiederum kommt bei den meisten Sportarten zum Einsatz. Daher sollte der Großteil der Trainingsprogramme den Schwerpunkt auf konzentrische und exzentrische Muskelaktivitäten legen. Größere Verbesserungen in Kraft und Muskelmasse lassen sich durch Wiederholen konzentrischer wie exzentrischer Muskelarbeit erreichen.

Ein weiterer Begriff, den man kennen sollte, ist isokinetisch. Bei isokinetischer Arbeit bewegt der Muskel den Widerstand bei einer bestimmten Übung mit konstanter Geschwindigkeit über den gesamten Bewegungsbereich. Isokinetische Bewegungen werden in den meisten Fitnessstudios und Trainingsprogrammen nicht trainiert, weil dazu ein spezielles Gerät erforderlich ist, ein sogenanntes isokinetisches Dynamometer. Solche Geräte werden hauptsächlich in Forschungsstudien und medizinischen Rehaprogrammen eingesetzt. Mehr über isokinetische Dynamometer erfahren Sie in Kapitel 4.

Eine weitere Form der Muskelarbeit sollte hier berücksichtigt werden, die freiwillige maximale Muskelaktivität. Diese Form der Muskelaktivität bezieht sich nicht auf die eigentliche Bewegung des Muskels, sondern auf die Intensität des Widerstands. Führt ein Muskel eine freiwillige maximale Aktivität durch, dann bewegt er sich gegen einen so großen Widerstand, wie es sein momentaner Erschöpfungsgrad gerade zulässt. Unabhängig davon, wie viele Wiederholungen bei einem Trainingssatz gemacht werden, 1 oder 10, ist es die letzte Wiederholung, bei der das momentane konzentrische Muskelversagen erreicht wird, und dies gilt als freiwillige maximale Muskelaktivität. Das bedeutet, dass keine einzige weitere Wiederholung mehr durchgeführt werden kann. Dies wird auch anhand des Repetition Maximum (RM) angegeben, dem eine Zahl vorangestellt wird. Beispiel: 1RM steht für jene Menge an Gewicht, die eine freiwillige maximale Muskelaktivität bei 1 Wdh. bedeutet. 10RM steht für jene Gewichtsmenge, die eine freiwillige maximale Muskelaktivität bei der 10. Wdh. hervorruft.

PRINZIPIEN DES KRAFTTRAININGS

Es gibt im Krafttraining unzählige Prinzipien. Die Sinnhaftigkeit von vielen ist fraglich, denn nur wenige Krafttrainingsexperten befürworten eine Mehrheit dieser Prinzipien. Auf einige wenige Grundsätze können sich aber alle Experten einigen: das Prinzip der richtigen Kombination der Trainingsmerkmale, das der progressiven Belastungssteigerung, das der Individualisierung, das der Variation, das der Erhaltung und das der Umkehrbarkeit. Diese Prinzipien sind derart bedeutsam, dass kaum jemand ihren Status als Grundregeln des Krafttrainings in Zweifel ziehen wird.

Prinzip der richtigen Kombination der Trainingsmerkmale: Einer der bedeutsamsten Grundsätze für Krafttrainingsprogramme. Man spricht auch von SAID (*specific adaptation to imposed demands*, gezielte Anpassungen an die gestellten Anforderungen). Die grundlegende Bedeutung dieses Prinzips besagt, dass man auf eine bestimmte Weise trainiert, um ein bestimmtes Ergebnis zu erreichen. Wenn etwa das unmittelbare Ziel darin besteht, die 1RM-Kraft zu steigern, dann ist ein Training notwendig, das auf einer angemessenen Anzahl von Wiederholungen, entsprechenden Erholungsphasen und einer angebrachten Frequenz zur optimalen Kraftsteigerung basiert. Besteht das Ziel darin, die Leistungsfähigkeit in einer bestimmten Sportart zu erhöhen, sollten die Trainingsübungen die Bewegungsabläufe genau dieser Sportart spiegeln und in derselben Geschwindigkeit ausgeführt werden. Dieses Prinzip ist eines der wichtigsten im Krafttraining, denn wenn es nicht erfüllt wird, werden alle anderen Grundsätze damit überflüssig.

Prinzip der progressiven Belastungssteigerung: Das bedeutet, die Intensität des Workouts zu steigern, sobald sich der Muskel an einen Intensitätsgrad gewöhnt hat. Dies kann durch Steigerung des Gewichts erfolgen, der Wiederholungen oder der Gesamtzahl der Trainingssätze; es kann ebenso erzielt werden, indem die Erholungsphasen zwischen den einzelnen Sätzen verkürzt werden. Eine kontinuierliche Steigerung der Belastung, der der Muskel ausgesetzt wird, ermöglicht es dem Muskel, seine Kraft zu erhöhen, und verhindert Stagnation. Dies ist eines der wesentlichsten Prinzipien des Krafttrainings und wurde auch als eines der ersten formuliert. Es wurde kurz nach dem Zweiten Weltkrieg infolge der Forschungsarbeiten von DeLorme (1945) sowie von DeLorme und Watkins (1948) eingeführt. Wenn die Muskeln nicht progressiv mehr belastet werden, gibt es keine weiteren Adaptationen in Muskelkraft und -größe. So können zu Beginn eines Krafttrainingsprogramms 3 Trainingssätze à 10 Wdh. im Bankdrücken mit 60 kg eine Herausforderung darstellen. Nach einigen Trainingswochen schon werden genau diese 3 Sätze zu 10 Wdh. im Bankdrücken einfach zu bewältigen sein. Ab diesem Punkt kommt es zu keinen weiteren Muskeladaptationen, es sei denn, das Gewicht wird auf mehr als 60 kg erhöht oder die Wiederholungen werden auf mehr als 10 angehoben oder die Trainingssätze werden auf mehr als 3 erhöht oder die Erholungsphase zwischen den Sätzen wird schließlich verkürzt.

Prinzip der Individualisierung: Das beschreibt die These, dass jedes Trainingsprogramm auf die spezifischen Bedürfnisse und Ziele sowie die Fähigkeiten der trainierenden Person zugeschnitten sein muss. Wer erst mit dem Bodybuilding beginnt und Muskelmasse aufbauen will, hätte ein anderes Trainingsprogramm als ein fortgeschrittener Bodybuilder mit demselben Ziel. Die Unterschiede der Trainingsprogramme resultieren nicht aus den Trainingszielen, sondern aus der Trainingserfahrung bzw. -vorgeschichte. Der fortgeschrittene Trainierende braucht ein größeres Volumen und hochintensive Trainingstechniken, um dasselbe Ziel wie ein Anfänger zu erreichen. Andererseits würde ein fortgeschrittener Powerlifter mit dem Ziel der Steigerung von Muskelmasse ganz anders trainieren als ein fortgeschrittener Powerlifter, der seine Muskelkraft ausbauen möchte. Hier basieren die Unterschiede der Trainingsprogramme auf unterschiedlichen Zielen. Der fortgeschrittene Powerlifter mit dem Ziel der Muskelkraftsteigerung würde mit weniger Wiederholungen, schwereren Gewichten und einem geringeren Volumen trainieren als der fortgeschrittene Powerlifter, der seine Muskelmasse vergrößern möchte.

Prinzip der Variation: Das beruht auf der einfachen Tatsache, dass egal, wie effektiv ein Programm ist, es nur für eine kurze Zeitspanne effektiv sein kann. Sobald die spezifischen Adaptationen eines Trainingsprogramms erreicht werden, benötigen die Muskeln einen neuen Reiz, sonst kommt es zur Stagnation. Damit ist die Grundlage für eine Einteilung in Zeitabschnitte geschaffen (in Kap. 3 beschrieben). Dies ist der Grund, warum Trainingszyklen notwendig sind.

Prinzip der Erhaltung: Hat ein Trainierender sein Ziel erreicht, dann ist weniger Arbeit notwendig, um das Maß an aufgebauter Kraft oder Muskelmasse zu erhalten. Ist der Trainierende damit zufrieden, kann die Trainingsfrequenz reduziert werden. Dies ist üblicherweise ein guter Zeitpunkt, um mehr Crosstraining einzubauen, sodass auch andere Fitnesskomponenten entwickelt werden können.

Prinzip der Umkehrbarkeit: Sobald ein Krafttrainingsprogramm abgebrochen oder nicht mit minimaler Frequenz und Intensität fortgesetzt wird, werden die durch das Programm erzielten Adaptationen in Kraft oder Hypertrophie nicht nur nicht weiterentwickelt, sondern der Körper geht auch zurück in den Ausgangszustand.

AUFWÄRMEN, DEHNEN UND COOL-DOWN

Sie finden es vielleicht schwierig, das Workout in Ihren ohnehin schon straffen Zeitplan einzugliedern, geschweige denn sich auch noch über richtiges Aufwärmen davor und Dehnen danach Gedanken zu machen. Trotzdem kann die Art und Weise, wie Sie sich auf Ihr Krafttraining vorbereiten und wie Sie es wieder beenden, einen weitreichenden Einfluss auf Ihre Ergebnisse genauso wie auf Ihre Lebensqualität haben, vor allem im Alter. Tun Sie Ihr Bestes, um sich vor jedem Workout ordentlich aufzuwärmen, und machen Sie einige Dehnübungen, um sich nach dem Workout abzuwärmen.

Ein gewöhnliches Aufwärmen von 5–10 min auf dem Laufband oder Radergometer, ein paar Gymnastikübungen oder besser noch dynamische Dehnübungen wie High Kicks und Armkreisen erhöhen Ihre Körpertemperatur schon ausreichend. Eine Studie von Taylor und anderen (2011) zeigt, dass ein Körpertemperaturanstieg von nur 0,16°C es Sportlern schon ermöglicht, um 6% höher zu springen und 10% mehr Kraft zu erzeugen. Anders formuliert: Bereits ein kurzes Aufwärmen macht Sie stärker und ermöglicht auch eine bessere Leistung im Fitnessstudio. Dynamische Dehnübungen als Aufwärmen erhöhen zusätzlich die Muskelkraft während des Aufwärmens.

Statisches Dehnen vor dem Krafttraining kann hingegen die Muskelkraft während des Trainings beeinträchtigen. Am besten heben Sie sich statische Dehnübungen für den Cool-down auf und als Möglichkeit, Ihre Beweglichkeit zu steigern. Diese Form des Dehnens ist vor allem dann effektiv, wenn es darum geht, die Beweglichkeit nach Beendigung des Workouts zu maximieren, wenn der Körper wärmer ist und die Muskeln erschöpfter sind. Dieses Buch befasst sich nicht so eingehend mit Dehnübungen. Als gutes Nachschlagewerk dafür empfehle ich *Stretching Anatomy*, 3. Auflage, von Arnold G. Nelson und Jouko Kokkonen (Human Kinetics 2021).

Das Aufwärmtraining sollte zu der Art des darauffolgenden Trainings passen. Wenn das Training explosive und schwere Übungen umfasst, sollte das Aufwärmprogramm unbedingt dynamische Bewegungen und Dehnübungen enthalten und nicht nur langsames Gehen, Joggen oder Radeln. Wenn Sie ein Ganzkörpertraining vorhaben, machen Sie am besten dynamische Dehnübungen oder Bewegungen sowohl für den Oberkörper als auch für den Unterkörper. Wenn Sie nur den Oberkörper trainieren wollen, reicht es, wenn Sie beim Aufwärmen dynamische Dehnübungen für den Oberkörper ausführen. Dies sind Beispiele für ein allgemeines Aufwärmen. Während des Trainings sollten Sie sich zusätzlich vor Übungen wie Kniebeugen, Kreuzheben und Bankdrücken sowie olympischen Disziplinen wie Umsetzen und Reißen mit speziellen Übungen aufwärmen – besonders wenn Sie sich an hohe Gewichte heranarbeiten möchten. Dazu bereiten Sie jede Übung mit eigenen Aufwärm- oder Aufbausätzen vor. Das sind normalerweise 1–3 leichte Sätze. Hören Sie hier deutlich vor dem Muskelversagen auf und ruhen Sie sich zwischen den Sätzen ausreichend aus. Diese Sätze zählen nicht als Trainingssätze. Das Entscheidende beim effektiven übungsspezifischen Aufwärmen (Aufwärmsätze) besteht darin, dass Sie sich genug anstrengen, um die Übung vorzubereiten, aber nicht so sehr, dass Sie ermüden und die eigentliche Leistung beeinträchtigt wird. Richtlinien und Beispiele für übungsspezifische Aufwärmübungen finden Sie in den Tabellen 1.2, 1.3 und 1.4.

Bei schwerathletischen Übungen wie Kniebeugen, Kreuzheben, Bankdrücken oder olympischem Gewichtheben sollten vor den Arbeitssätzen Aufwärmsätze (oder Aufbausätze) durchgeführt werden, um die Leistung bei den schwereren Sätzen zu verbessern und das Verletzungsrisiko zu verringern. Die Anzahl der durchzuführenden Aufwärmsätze hängt von der Intensität der Arbeitssätze ab. In Tabelle 1.3 finden Sie einige allgemeine Richtlinien, an denen Sie sich orientieren können.

Tabelle 1.2 **Dynamische Dehn- und Bewegungsübungen zum Aufwärmen**

Ganzkörper	Hampelmann Burpee Bergsteiger Über eine Bank springen Sprint mit Widerstandsband Über-Kopf-Würfe mit Medizinball
Unterkörper	Seilspringen Gehende Ausfallschritte Aufsteigen mit Knieheben Knieheben Butt-Kicks Hohe Tritte (nach vorn und hinten) Kick zur Seite (Abduktion und Adduktion) Sprungkniebeugen Springende Ausfallschritte Hopserlauf Kasten-Shuffle von einer Seite zur anderen Kastensprünge und seitliche Kastensprünge Seitsprünge Kicks gegen einen Boxsack
Oberkörper	Rumpfdrehen Armkreisen (vorwärts und rückwärts, in kleinen und großen Kreisen) Robbe (vor der Brust klatschen) Arme kreuzen (vor der Brust) Faustschläge und Ellbogenstöße gegen den Boxsack Windmühle (Liegestütz und Arm nach oben strecken) Explosives Seitheben mit Widerstandsband

Tabelle 1.3 **Übungsspezifische Aufwärmrichtlinien**

Wiederholungszahl der Arbeitssätze	Anzahl der Aufwärmsätze
12 oder mehr	1
7–11	2–3
6 oder weniger	3–4

Tabelle 1.4 zeigt beispielhaft das progressive Aufwärmen für das Kreuzheben mit Arbeitssätzen im Bereich von 5–6 Wdh. und einem Trainingsgewicht von 183 kg.

Tabelle 1.4 **Beispiel für übungsspezifisches progressives Aufwärmen**

Gewicht	Wiederholungen
102 kg	3–6
1–3 min Pause	
143 kg	3–4
1–3 min Pause	
165 kg	1
1–3 min Pause	
183 kg (erster Arbeitssatz)	5–6

ZUSAMMENFASSUNG

Für die angemessene Ausführung jeglicher Disziplin muss man sich zuerst mit den Prinzipien dieser Disziplin vertraut machen. Ohne klares Verständnis der Grundlagen des Krafttrainings wird auch die Ausführung fehlerhaft sein. Genauso wie ein Sportler, der die Grundlagen seiner Sportart nicht kennt, schlecht darin abschneiden wird, wird auch Ihr Potenzial beachtlich eingeschränkt, wenn Sie mit den Prinzipien des Krafttrainings nicht vertraut sind. Ganz egal, ob Ihr Ziel darin besteht, Muskelmasse oder Muskelkraft zu steigern, dieses Wissen wird Sie dabei unterstützen, Ihr Ziel zu erreichen.

Zunächst machen Sie sich mit den unterschiedlichen Kraftarten vertraut, die trainiert werden können: Absolutkraft, Maximalkraft, Relativkraft, Schnellkraft, Startkraft, Beschleunigungskraft und Kraftausdauer. Kenntnis über die verschiedenen Muskelaktivitäten ist die Voraussetzung dafür, die unterschiedlichen Aspekte jeglicher Übungswiederholung zu verstehen, die Sie ausführen. Sie werden erfahren, welche Konzepte zu beachten sind, um Muskeladaptationen zu bewirken. Diese grundlegenden Informationen sind jedoch erst der Anfang. Und diese Wissensgrundlage wird mit Informationen aus den folgenden Kapiteln zu Teil I ausgebaut. Sobald Sie mit diesen grundlegenden Informationen vertraut sind, wird die Umsetzung der Trainingstechniken und -programme aus den späteren Abschnitten des Buches einfacher und die Ergebnisse werden effektiver.

KAPITEL 2
Trainingsvariablen

Ein Krafttrainingsprogramm dauert einige Wochen bis Monate, bevor eine neue Trainingsphase sinnvoll wird. In Anbetracht dieses Zeitrahmens scheint ein einziges Workout unbedeutend in Relation zum gesamten Programm. Doch die Gestaltung jedes einzelnen Workouts ist so wichtig wie das Programm insgesamt, und zwar weil erst die Aneinanderreihung jedes einzelnen Workouts das langfristige Trainingsprogramm ergibt und damit zu den Adaptationen führt, die durch das Programm angestrebt werden. In diesem Kapitel werden die maßgeblichen Grundsätze bei der Gestaltung eines einzelnen Krafttraining-Workouts erörtert.

Jedes Workout besteht aus mindestens 5 spezifischen Programmvariablen. Sie können diese anpassen, um das Workout zu gestalten: Übungsauswahl und -reihenfolge, Anzahl der Trainingssätze, Widerstand (der sich direkt auf die Wiederholungszahl der durchgeführten Sätze auswirkt) und Satzpausen. Weitere wichtige Faktoren, die eine oder mehrere der oben genannten Variablen beeinflussen können, sind die Kadenz (Wiederholungsdauer) und die Trainingsfrequenz, wobei Letztere eher die Gestaltung des gesamten Trainingsprogramms als die einzelne Trainingseinheit betrifft. Die Variablen bedürfen sorgfältiger Abstimmung, um ein Ihrem Fitnesslevel entsprechendes Workout zu gestalten, das auch zu den gewünschten Adaptationen führt.

Wenngleich Kraftsportler wie olympische Gewichtheber, Powerlifter und Bodybuilder bereits seit vielen Jahren diese Variablen verwendet haben, so wird es doch William J. Kraemer zuerkannt, die, wie er sie nennt, 5 spezifischen Gruppen von unmittelbaren Programmvariablen wissenschaftlich bestimmt und aufgezeichnet zu haben (siehe Tab. 2.1). Die systematische Anpassung dieser unmittelbaren Variablen führt zu einem periodisierten Trainingsprogramm.

Tabelle 2.1 **Programmgestaltung**

Variable	Einzelheiten
Übungsauswahl	Grundübungen Hilfsübungen Verbundübungen Isolationsübungen Trainingsmittel
Übungsreihenfolge	Grundübungen, gefolgt von Hilfsübungen Größere Muskelgruppen, gefolgt von kleineren Muskelgruppen Zuerst mit weniger trainierten Muskelgruppen arbeiten Aufeinanderfolgende Trainingssätze pro Übung Supersätze
Anzahl der Trainingssätze	Volumeneffekt Einsatztraining Mehrsatztraining Anzahl der Trainingssätze pro Übung Anzahl der Trainingssätze pro Muskelgruppe Anzahl der Trainingssätze pro Workout
Widerstand (Intensität)	Prozentsatz des 1RM RM Zielbereich OMNI-RES-Skala
Pausen zwischen den einzelnen Sätzen	Je nach verwendetem Widerstand Je nach gewünschter Muskeladaptation Je nach trainiertem Stoffwechselweg Je nach Trainingstechnik

Abgeleitet aus S. J. Fleck & W. M. Kraemer, *Designing Resistance Training Programs*, 4. Aufl. (Champaign, IL: Human Kinetics), S. 158–173.

ÜBUNGSAUSWAHL

Alle unmittelbaren Variablen eines Programms sind wichtig, doch die Übungsauswahl ist eine besonders bedeutsame. Denn wenn man nicht die passende Muskelgruppe trainiert, werden alle anderen Variablen bedeutungslos. D. h. etwa, dass Muskeln, die nicht trainiert werden, keinen Nutzen aus dem Programm ziehen. Demzufolge ist die Auswahl der Übungen für jedes Workout der erste Schritt zur Gestaltung eines effektiven Trainingsprogramms.

Bezüglich der Steigerung von Muskelkraft können die Übungen eines Workouts in Grund- und Hilfsübungen eingeteilt werden; siehe Tabelle 2.2 für eine Auflistung der gängigen Grund- und Hilfsübungen. Grundübungen sind jene, die sich konkret auf die Ziele des Trainierenden konzentrieren. Sie müssen also jedenfalls die Muskelgruppen einschließen, in denen der Trainierende einen Kraftanstieg erreichen möchte. Für Sportler im Wettkampf sollten die Grundübungen nicht nur auf genau die Muskelgruppen abzielen, die auch im Wettkampf wichtig sind, sondern auch Übungen einschließen, die die Bewegungsabläufe der jeweiligen Sportart widerspiegeln. Die Grundübungen für einen olympischen Gewichtheber etwa sind Stoßen und Reißen, für einen Powerlifter Bankdrücken, Kniebeugen und Kreuzheben; für einen Footballspieler der Offensivlinie Kniebeugen und Schrägbankdrücken.

Grundübungen sind üblicherweise Verbundübungen wie Bankdrücken, Kniebeugen und Kreuzheben. Diese Übungen erfordern den koordinierten Einsatz mehrerer Muskelgruppen. Da mehrere große Muskelgruppen dabei aktiviert werden, sind dies tendenziell jene, bei denen das meiste Gewicht gehoben werden kann. So liegen die Weltrekorde im Kreuzheben und im Kniebeugen jeweils weit über 455 bzw. 500 kg. Der Weltrekord bei Bizepscurls mit Kurzhanteln (obwohl dies von keinem Powerlifter-Verband als Lift anerkannt wird), einer Isolationsübung (üblicherweise als Hilfsübung bezeichnet), liegt jedoch nur bei etwas mehr als 114 kg. Da die Grundübungen große Kraft und Koordination abverlangen, sollten sie zu Beginn des Workouts ausgeführt werden, solange die Muskelgruppen noch nicht erschöpft sind.

Tabelle 2.2 **Grund- und Hilfsübungen**

Grundübungen	Hilfsübungen
Standumsetzen (Power Clean)	Kniestrecken
Kreuzheben	Beincurls
Kniebeugen	Brustflys
Beinpresse	Seitheben für den Deltamuskel
Bankdrücken	Bizepscurls
Schulterdrücken	Trizepsstrecken
Langhantelrudern	Handgelenkcurls
Klimmzug	Wadenheben
	Bauchcrunches

Hilfsübungen sind üblicherweise Isolationsübungen wie Bizepscurls, Trizepsstrecken und Seitheben für den Deltamuskel. Diese Übungen zielen oft nur auf eine einzelne Muskelgruppe ab. Nachdem nur eine Muskelgruppe arbeitet, um das Gewicht zu heben, werden sie normalerweise mit viel leichterem Gewicht ausgeführt als Grundübungen. Powerlifter und andere Kraftsportler machen Hilfsübungen zumeist gegen Ende des Workouts, wenn die wichtigsten Muskelgruppen von der Ausführung der Grundübungen bereits erschöpft sind. Eine Ausnahme von der Regel, nach der die meisten Hilfsübungen Isolationsübungen sind, ist das Core-Training. Dieses Training der Tiefenmuskulatur der Bauchhöhle und des unteren Rückens umfasst komplexe Bewegungsmuster, die mehrere Gelenke einschließen und die Rumpfmuskulatur dazu bringen, sich an der Körperstabilisierung zu beteiligen.

Für die Förderung des Muskelaufbaus können Übungen auch in Mehr- und Eingelenkübungen gegliedert werden. Im Bodybuilding spricht man von Verbund- und Isolationsübungen. Isolation bezieht sich darauf, dass die Eingelenkbewegung die Hauptmuskelgruppe isoliert, sodass diese Muskelgruppe bei der Übung allein und ohne die Hilfe anderer Muskelgruppen arbeiten muss. Ein Beispiel dafür ist das Beinstrecken. Während es für die meisten wichtigen Muskelgruppen sowohl Verbund- als auch Isolationsübungen gibt, sind Bizeps, Unterarme, Waden und Bauchmuskeln Muskelgruppen, die üblicherweise nur mit Isolationsübungen trainiert werden; eine Liste der Verbund- und Isolationsübungen für die meisten wichtigen Muskelgruppen finden Sie in Tabelle 2.3.

Trainingsgeräte sind ein weiterer Faktor bei der Übungsauswahl für ein individuelles Workout. Beim Großteil der Grundübungen kommen freie Gewichte zum Einsatz, doch auch andere Geräte haben je nach individueller Zielsetzung ihre Vorteile. Um etwa die Bewegungen auf einer eher horizontalen Ebene wiederzugeben, wobei die Trainierenden aufgerichtet sind (etwa beim Schwingen eines Baseballschlägers), wären freie Gewichte eine schlechte Wahl, da sie nur auf der senkrechten Ebene Widerstand leisten. Hier wären Kabelzugstationen oder Widerstands-

Tabelle 2.3 **Verbund- und Isolationsübungen**

Muskelgruppe	Verbundübungen	Isolationsübungen
Brust	Bankdrücken Bankdrücken mit Kurzhanteln	Kurzhantelflys Kabelzüge über Kreuz
Schultern	Langhantel-Überkopfdrücken Aufrechtes Rudern	Seitheben Frontheben
Trizeps	Bankdrücken mit engem Griff Dips	Trizepsdrücken Trizepsstrecken im Liegen
Bizeps		Langhantelcurls Curls, sitzend auf der Schrägbank
Unterarme		Unterarmcurls Unterarmstrecken
Quadrizeps	Kniebeugen Beinpresse	Beinstrecken
Hintere Oberschenkel- und Gesäßmuskulatur	Kniebeugen Kreuzheben	Beincurls Rumänisches Kreuzheben
Waden		Wadenheben im Stehen Wadenheben im Sitzen
Bauch		Crunches Reverse Crunches

bänder besser geeignet; Informationen zur Wahl des geeigneten Trainingsgeräts für das Krafttraining finden Sie in Kapitel 4.

ÜBUNGSREIHENFOLGE

Die Reihenfolge der Übungen, die ein einzelnes Workout bilden, bestimmt nicht nur, wie effektiv ein Workout ist, sondern auch die speziellen Adaptationen, die durch das Programm erzielt werden. Daher muss die Reihenfolge, in der die Übungen ausgeführt werden, mit den spezifischen Trainingszielen übereinstimmen.

Beim Krafttraining werden im Workout die Grundübungen vor den Hilfsübungen ausgeführt. Die Logik dabei geht davon aus, dass bei Grundübungen typischerweise mehrere große Muskelgruppen gleichzeitig arbeiten, um ein relativ schweres Gewicht zu heben. Demzufolge sollten diese Übungen früh im Workout ausgeführt werden, sodass Erschöpfung kein Problem ist. Würden Isolationsübungen zu Beginn ausgeführt, schränkte dies die Höhe des Gewichts ein, das bei den Grundübungen gehoben werden kann, und das kann sogar die Verletzungsgefahr erhöhen, da die Form der Übungsausführung oft darunter leidet, wenn die Muskeln erschöpft sind.

Besteht das Hauptziel darin, Muskelmasse aufzubauen, so sollten beim Workout die Verbundübungen zu Beginn und die Isolationsübungen danach ausgeführt werden. Verbundübungen unterstützen den Muskelaufbau, da hier mit schwereren Gewichten trainiert wird. Eine Ausnahme von dieser Regel zeigt eine im Bodybuilding gängige Technik namens Vorermüdung. Bei dieser Technik werden Isolationsübungen vor Verbundübungen ausgeführt mit dem Ziel, eine bestimmte Muskelgruppe zur Erschöpfung zu bringen, sodass sie in den folgenden Verbundübungen zum schwachen Glied wird; diese Technik wird in Kapitel 6 genauer beschrieben.

Werden in einem Workout mehrere Muskelgruppen trainiert wie bei Ganzkörperworkouts und gibt es dabei nur eine Übung je wichtiger Muskelgruppe, dann bedeutet die Festlegung der Reihenfolge der Übungen gleichzeitig die Bestimmung der wichtigsten Muskelgruppen auf Basis der individuellen Zielsetzungen der Trainierenden. Typischerweise werden größere Muskelgruppen wie etwa Beine und Rücken vor kleineren Muskelgruppen wie Schultern und Bizeps trainiert, und zwar aus demselben Grund wie zuvor ausgeführt: Größere Muskelgruppen werden vor Einsetzen des Muskelversagens trainiert.

ANZAHL DER TRAININGSSÄTZE

Ein Trainingssatz ist eine Gruppe von Wiederholungen, gefolgt von einer Pause. Die in einem Workout ausgeführte Anzahl an Trainingssätzen wirkt sich auf das Gesamtvolumen des Trainings aus: Trainingssätze × Wiederholungen × Widerstand. Deshalb muss die Anzahl nicht nur mit den individuellen Zielen bezüglich der Kraft übereinstimmen, sondern auch mit dem jeweiligen Fitnesslevel.

Im Allgemeinen geht man davon aus, dass das Mehrsatztraining den Aufbau von Kraft und Muskelmasse stärker fördert. Diese Annahme wird auch von den Richtlinien der National Strength and Conditioning Association (Pearson et. al. 2000) und des American

College of Sports Medicine (Kraemer et al. 2002) unterstützt. Das Einsatztraining ist für Trainierende, die am Anfang stehen und erst einmal Kraft aufbauen wollen, eine effektive Methode; dies gilt auch, wenn die Kraft über eine Zeit aufrechterhalten werden soll, in der es notwendig oder gewünscht ist, das Trainingsvolumen zu verringern. Anfänger, die mit einem Einsatztrainingsprogramm starten, sollten die Anzahl der Sätze progressiv steigern, um kontinuierlich Adaptation zu erzielen.

Bei der Zusammenstellung eines Workouts sollte die Anzahl der Trainingssätze je Übung, die Anzahl der Sätze je Muskelgruppe und die Gesamtzahl der Sätze für das ganze Workout berücksichtigt werden. Die Anzahl der Sätze pro Übung variiert üblicherweise je nach Krafttrainingsprogramm. Die meisten Programme wurden für mäßig fortgeschrittene bis fortgeschrittene Kraftsportler zusammengestellt und umfassen zwischen 3 und 6 Sätze je Übung. Diese Bandbreite gilt als optimal für den Kraftaufbau. Die Frage nach der Anzahl der Sätze je Muskelgruppe ist insbesondere beim Training im Bodybuildingbereich von Belang, da hier für jede Muskelgruppe verschiedene Übungen ausgeführt werden. Dies steht im Gegensatz zu einem Krafttraining, das eine Sportart begleitet und typischerweise nur eine Übung pro Hauptmuskelgruppe vorsieht. Die Anzahl der Trainingssätze je Muskelgruppe kann von 3 bis 24 reichen, hängt jedoch von der Anzahl der Übungen für die jeweilige Muskelgruppe ab, auch von der Anzahl der Muskelgruppen, die im Rahmen des Workouts trainiert werden, von der Intensität und davon, wo die jeweilige Person im Trainingszyklus gerade steht.

Die Gesamtzahl der Trainingssätze für ein Workout kann von 10 bis 40 reichen, je nach Trainingsart und Anzahl der Sätze pro Übung. Die Gesamtzahl sollte nicht zu hoch sein, speziell wenn die Intensität hoch ist, da diese Variablen sich deutlich auf das Training insgesamt auswirken: Ein zu ausgiebiges belastet den Körper mit der Zeit und führt langfristig zu Übertraining. Obwohl es schwierig ist festzulegen, wie viel zu viel ist, da hier zahlreiche Faktoren wie etwa die Trainingserfahrung und die Genetik eine Rolle spielen, lassen sich doch allgemeine Empfehlungen geben. Üblicherweise führt die Ausführung von mehr als 20 Sätzen je Muskelgruppe über einen längeren Zeitraum zu Übertraining. Darüber hinaus können mehr als 40 Sätze pro Workout, selbst wenn zahlreiche Muskelgruppen dabei trainiert werden, zu Übertraining führen – jedenfalls bei zu häufigem Üben und ohne auf geeignete Ernährung zu achten.

Wie bei allen grundlegenden Trainingsvariablen sollte auch die Anzahl der Trainingssätze so bemessen sein, dass einer Stagnation der durch das Training hervorgebrachten Adaptationen vorgebeugt wird. Die wichtigste Variable mit Wirkung auf die Anzahl der Trainingssätze ist die Intensität, das Ausmaß des zu hebenden Gewichts. Je höher die Intensität, desto größer die Belastung für den Muskel, und entsprechend weniger Sätze sollten ausgeführt werden. Daher sollte die Anzahl der Sätze eines Trainingszyklus der Trainingsintensität entgegengesetzt variieren. Das Trainieren mit einer zu großen Gesamtzahl an Trainingssätzen kann sich sogar negativ auf die gewünschten Adaptationen auswirken und zu Übertraining führen.

WIDERSTAND

Der Begriff Intensität bezieht sich auf die Höhe des Gewichts (oder verwendeten Widerstands) für einen bestimmten Satz. Alternativ verwenden viele Bodybuilder Intensität, wenn sie vom Schwierigkeitsgrad eines Satzes oder eines Workouts sprechen, unabhängig vom Gewicht. So könnte etwa ein Bodybuilder einen hochintensiven Satz mit sehr leichtem Gewicht und extrem hoher Wiederholungszahl bis zum vollständigen Muskelversagen ausführen. Die Intensität dieses Satzes wäre aber noch höher, wenn der Trainingspartner dem Bodybuilder noch bei 3 zusätzlich erzwungenen Wiederholungen am Ende dieses Satzes helfen würde. Nach der offiziellen Definition des Begriffs Intensität würde man diesen Trainingssatz jedoch der Kategorie geringe Intensität zuordnen. Um daher Missverständnissen vorzubeugen, wird der Begriff Widerstand verwendet, wenn es um die Höhe des Gewichts geht.

Der Widerstand ist eine der wichtigsten Variablen eines Trainingsprogramms, er kommt gleich auf Rang 2 nach der Übungsauswahl. Der Widerstand in einem Satz hängt wiederum umgekehrt proportional mit der Anzahl der Wiederholungen zusammen: d. h., je schwerer das Gewicht, desto weniger Wiederholungen können ausgeführt werden. Eine der gängigsten Arten, den Widerstand zu messen, ist durch einen Prozentsatz des Wiederholungsmaximums (Repetition Maximum, RM); z. B. können für eine Übung 80 % des individuellen 1RM vorgegeben sein.

Wenn nun das 1RM einer Person beim Bankdrücken bei 150 kg liegt, lautet die Rechnung:

$$150\,\text{kg} \times 0{,}80 = 120\,\text{kg}$$

Die Anwendung dieser Methode setzt voraus, dass 1RM laufend aktualisiert wird, damit mit dem richtigen Trainingswiderstand gearbeitet wird. Diese Methode kann für bestimmte Kraftsportler von Vorteil sein, da ein regelmäßiges Bestimmen von 1RM ein üblicher Maßstab für den Fortschritt eines Sportlers und ein Indikator für seine Wettbewerbsfähigkeit ist. Olympische Gewichtheber sollten diese Methode aufgrund der für diese Form des Gewichthebens notwendigen Fähigkeiten regelmäßig anwenden. Gewichtheber, die sich in Wettkämpfen messen, müssen einen genau bemessenen Widerstand in ihren Trainingsphasen einsetzen. Unter Powerliftern ist diese Methode auch verbreitet, da es bei ihrer Sportart darauf ankommt, wie viel Gewicht sie bei 1RM Bankdrücken, Kniebeugen und Kreuzheben schaffen. Viele erstklassige Powerlifter trainieren jedoch mit Prozentsätzen auf Basis eines 1RM, von dem sie vermuten, es im Wettkampf zu heben. Der Nachteil, die Übungsintensität mit RM-Prozentsätzen anzugeben, liegt darin, dass die Anzahl der Wiederholungen, die man bei einem bestimmten Prozentsatz von 1RM ausführen kann, je nach Erfahrung, trainierter Muskelgruppe und verwendetem Trainingsgerät variieren kann.

Für Bodybuilder und andere Fitnessbegeisterte ist die laufende Ermittlung des 1RM nicht einfach und oft sogar überhaupt nicht durchführbar. Es wäre wegen der großen Anzahl an Übungen, die sie normalerweise ausführen, zu zeitraubend. Außerdem sind viele dieser Übungen für die Bestimmung des 1RM gar nicht geeignet. Zwar hat man Diagramme erarbeitet, die 1RM auf Grundlage der Anzahl an Wiederholungen festlegen, die mit einem bestimmten Gewicht ausgeführt werden können, doch sind diese alles andere als genau. Für professionelle Gewichtheber ist der RM-Zielbereich die einfachste Möglichkeit, den Trainingswiderstand zu kontrollieren. Der wird als 10RM oder 5RM dargestellt und bezieht sich auf einen Widerstand, der die Gewichtheber auf diese Anzahl an Wiederholungen beschränkt. Wenn ihre Kraft ansteigt, gehen sie einfach zu einem höheren Gewicht über, bleiben jedoch beim selben RM-Ziel. Dadurch können sie immer im jeweiligen Wiederholungsbereich bleiben, ohne ihr 1RM bestimmen zu müssen. Es sei auch erwähnt, dass viele Trainer und Krafttrainingsexperten empfehlen, die Wiederholungen (den Widerstand) bei allen Workouts in einem engen Bereich zu halten. Denn man geht davon aus, dass Muskeln immer nur auf eine Zielsetzung hintrainiert werden können. Dennoch trainieren Bodybuilder häufig mit zahlreichen Wiederholungen in einem einzelnen Workout. Sie können beispielsweise einen Trainingssatz einer Übung mit einem sehr schweren Gewicht mit 5–7 Wdh. ausführen und hängen dann noch einen anderen Trainingssatz mit leichtem Gewicht und 15–20 Wdh. an.

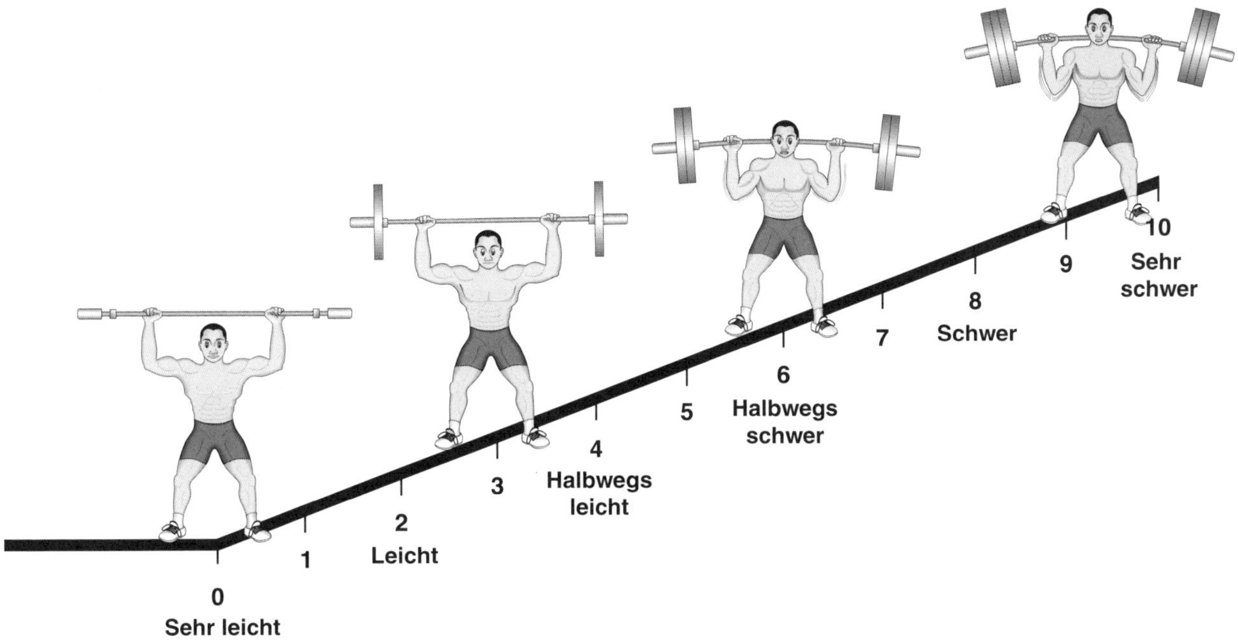

Abb. 2.1 OMNI-RES-Skala

Adaptiert aus R. J. Robertson (2004), *Perceived Extertion for Practitioners: Rating Effort with the OMNI Picture System* (Champaign, IL: Human Kinetics), S. 49, mit Einverständnis des Autors.

Eine vor Kürzerem entwickelte Methode zur Bestimmung und Kontrolle des Widerstands knüpft an die OMNI-RES-Skala (Robertson et al. 2003; Robertson 2004) an. Dies ist eine subjektive 10-Punkte-Skala (siehe Abb. 2.1), die eine modifizierte Version der Belastungsempfindungsskala (RPE-Skala, für *rating of perceived exertion*) ist, die ursprünglich von Borg (1982) dargelegt wurde und die zumeist für das Ausdauertraining herangezogen wird. Jeder Wert von 1 bis 10 auf der OMNI-RES-Skala steht für eine Steigerung von etwa 10 % des RM (Repetition Maximum). Die Verwendung von 100 % von 1RM einer Person entspricht einem Wert von 10 auf der OMNI-RES-Skala, während 50 % von 1RM einem Wert von 5 auf der Skala gleichzusetzen sind. Die OMNI-RES-Skala ist also weniger eine quantitative als eine qualitative, die darstellt, wie schwer sich das Gewicht für den Trainierenden anfühlt. Daher wird sie häufig von Trainern unerfahrener Sportler benutzt.

WIEDERHOLUNGEN

Die Höhe des Widerstands, der für einen Satz verwendet wird, steht im umgekehrten Verhältnis zur Anzahl der durchgeführten Wiederholungen. Das heißt, je schwerer das Gewicht ist, desto weniger Wiederholungen können durchgeführt werden.

Dank der Erkenntnisse, die von Kraftsportlern über Jahrzehnte durch Versuch und Irrtum gewonnen und in zahlreichen Forschungsstudien bestätigt wurden, ist es heute allgemein anerkannt, dass bestimmte Widerstandsintensitäten bestimmte Ergebnisse liefern. Dieses Wissen kann beim Festlegen optimaler Wiederholungszahlen helfen, wie Tabelle 2.4 zeigt. In dieser Tabelle reichen die optimalen Wiederholungszahlen von 1 bis über 20. Am unteren Ende sind die Kraftzuwächse ausgeprägter, besonders bei der Ausführung von Sätzen mit 1–6 Wdh. und maximalem Widerstand (etwa 1RM–6RM). Eine gesteigerte Muskelhypertrophie macht sich vor allem beim Training mit Maximalwiederholungen zwischen 7 und 20 bemerkbar, also bei 7RM–20RM. Fortschritte bei der Kraftausdauer erzielt man am besten mit 20 oder mehr Maximalwiederholungen, also 20RM+. Es gibt Hinweise darauf, dass diese höheren Wiederholungsbereiche auch der Muskelhypertrophie zuträglich sind, solange die Sätze bis zum Muskelversagen führen (Burd et al. 2010; Burd et al. 2011; Mitchell et al. 2012). Wie Tabelle 2.4 zeigt, sind 1–6 Wdh. ein idealer Bereich sowohl für die Maximalkraft als auch für die Explosivkraft. Beim Training der Explosivkraft sollte der Widerstand jedoch viel geringer sein, da die Wiederholungen so schnell wie möglich ausgeführt werden müssen. Beim Explosivkrafttraining sollten Sätze nicht bis zum Muskelversagen ausgeführt werden. Beim Maximalkrafttraining werden viele Sätze dagegen bis zum Muskelversagen ausgeführt.

Eben wegen dieser Unterschiede bei der Muskeladaptation ist die Periodisierung der Trainingszyklen so wichtig, wenn bestimmte Veränderungen im Muskel gewünscht sind, ganz egal, ob es um Kraftausdauer oder um Maximalkraft geht. Denn jede Adaptationsart hängt mit den anderen Arten zusammen. So wirkt sich z. B. die Steigerung von Maximalkraft und Kraftausdauer positiv auf die Muskelhypertrophie aus. Zwar sollten Trainierende die meiste Zeit in dem Wiederholungsbereich trainieren, der am besten mit ihrem Trainingsziel übereinstimmt, aber das Resultat wird durch periodisches Abwechseln mit anderen Intensitätsgraden verbessert.

Tabelle 2.4 **Trainingsvariablen unterschiedlicher Ziele**

Primärziel	Optimale Wiederholungszahl	Optimaler Widerstand oder Gewicht	Optimale Pausendauer
Schnellkraft	1–6	30–50 % von 1RM	2–3 min
Kraft	1–6	1RM–6RM	2–5 min
Hypertrophie	7–20	7RM–20RM	1–2 min
Ausdauer	20+	20RM+	30–60 sek

SATZPAUSEN

Wie lange ein Trainierender zwischen den einzelnen Trainingssätzen pausieren sollte, hängt von etlichen Faktoren ab. Dazu zählen der Widerstand, die persönlichen Ziele und die Stoffwechselwege, die trainiert werden müssen. Generell geht man davon aus: Je weniger Wiederholungen durchgeführt werden (d. h., je höher die Widerstandsintensität), desto länger sollten die Satzpausen sein. Genauso wie durch den Trainingszyklus die Widerstandsintensität verändert wird, so verändern sich auch die Pausen entsprechend.

Wer Maximalkraft oder Schnellkraft trainiert, sollte lange Pausen zwischen den Sätzen einlegen. Denn durch das Heben von schwerem Gewicht bei wenigen Wiederholungen wird Energie aus dem anaeroben Stoffwechsel verbraucht, dem sog. ATP-PC-(Adenosintriphosphat-Kreatinphosphat)-System. Dieser Stoffwechsel liefert die ad hoc benötigte Energie zum Heben schwerer Gewichte oder zur Ausführung explosiver Bewegungen für kurze Zeit. Dieses System benötigt mehr als 3 min Pause, um den Großteil des verbrauchten Vorrats wieder bereitzustellen. Deshalb wird für das Trainieren von Maximalkraft eine Pause von mindestens 3 bis zu mehr als 5 min empfohlen. Die allgemeinen Richtlinien lauten: Bei einem Widerstand von weniger als 5RM sind mehr als 5 min Pause einzulegen, bei 5–7RM 3–5 min, bei 8–10RM 2–3 min, bei 11–13RM 1–2 min und bei mehr als 13RM etwa 1 min (Kraemer 2003). Diese Pausenintervalle stellen sicher, dass der Erschöpfungsgrad zu Beginn eines neuen Trainingssatzes minimal gehalten wird, sodass die Kraft wiederum an ein Maximum grenzen kann. Ebenso sollte ein Kraft- oder ein anderer Sportler, der an kurzen Wettkämpfen mit hochintensiven Übungen und langen Pausen dazwischen teilnimmt, mindestens 3 min zwischen den Trainingssätzen pausieren.

Für ein Muskelaufbautraining (das am besten im Bereich von 8–12 Wdh. gelingt) sind offenbar kürzere Satzpausen besonders vorteilhaft. Eine Pause von weniger als 3 min zwischen den Sätzen belastet den anaeroben Energiestoffwechsel, was oft für Bodybuilding empfohlen wird. Dabei geht man davon aus, dass Erschöpfung den Stoffwechsel beeinflusst und so zu Muskelwachstum führt. Eine mögliche Erklärung dafür wäre die Laktatkonzentration, die bei zunehmenden Wiederholungen und kürzeren Satzpausen enorm stark ansteigt.

Für Sportler, die auf eine Verbesserung der Kraftausdauer hinarbeiten, scheinen eine niedrige Intensität (weniger als 60 % von 1RM), viele Wiederholungen (15 oder mehr) und kurze Satzpausen (unter 1 min) die beste Strategie zu sein. Das macht es möglich, bis zum Muskelversagen (PmM von *point of momentary muscular failure*) und noch weiter zu trainieren, wodurch die Fähigkeit des Körpers, Laktat als Energiequelle zu verwenden, gefördert und sogar die aerobe Kapazität bis zu einem gewissen Grad verbessert wird. Nachdem Erschöpfung mit Muskelhypertrophie in Verbindung gebracht wird, setzen auch viele Bodybuilder auf diese Art des Trainings.

Bei manchen Trainingsformen werden dermaßen kurze Satzpausen verwendet, dass in Sportlerkreisen vom Trainieren »ohne Pausen« gesprochen wird. D. h., dass keine bewusste Pause eingehalten, sondern gleich zur nächsten Übung übergegangen wird. Zu diesen Organisationsformen zählen das Zirkeltraining und verschiedene Trainingsformen mit Supersätzen, wo mit kombinierten Dreifach- und Mammutsätzen gearbeitet wird (siehe Kap. 6 für eine genauere Beschreibung). Mit jeder dieser Methoden wird eine bestimmte Anzahl an Trainingssätzen mit unterschiedlichen Übungen ohne Satzpause gemacht. Erst wenn die vorgesehene Anzahl an Übungen (2–12) ausgeführt wurde, wird eine Pause eingelegt. Und danach wird der ganze Zirkel je nach Programm ein- bis fünfmal wiederholt.

KADENZ

Eine weitere grundlegende Trainingsvariable ist die Wiederholungsdauer oder Kadenz. Im Allgemeinen werden beim Krafttraining 1–3 sek gebraucht, um die positive (konzentrische) und die negative (exzentrische) Phase einer Wiederholung abzuschließen. Dies gilt als kontrolliertes Tempo und es wird auch von den meisten Fitness- und Personal Trainern unterrichtet. Einige Programme bauen jedoch auf einer Anpassung der Kadenz auf. Eine schnellere Ausführung einer Wiederholung in 1 sek oder weniger hat sich als effektive Methode zur Steigerung von Muskelkraft bewährt. Unter »Ballistisches Krafttraining« (Kap. 9) wird erklärt, wie mit schnellen, explosiven Wiederholungen trainiert wird. Einige Krafttrainingsexperten sind auch der Auffassung, dass eine langsamere Kadenz im Bereich von 10–20 sek die Kraftausdauer der Muskeln sowie deren Umfang steigern kann. Bisher wurde dieses Gebiet nur begrenzt erforscht, doch Einzelberichte bestätigen dies. Unter »Training mit langsamen Wiederholungen« (Kap. 6) wird erläutert, wie mit einer sehr langsamen Ausführung der Wiederholungen trainiert wird. In Kapitel 6 finden Sie auch eine Erklärung zum Speedsatztraining.

TRAININGSFREQUENZ

Ein weiterer Faktor, den Sie nicht außer Acht lassen sollten, ist die Trainingsfrequenz. Die Häufigkeit, mit der die Muskelgruppen trainiert werden, ist womöglich entscheidender als alle zuvor beschriebenen grundlegenden Trainingsvariablen. Dies hängt mit der Regeneration zusammen. Generell geht man davon aus, dass man warten sollte, bis sich ein Muskel vom vorhergehenden Workout regeneriert hat, bevor er wieder trainiert wird. Die Muskelregeneration ist jedoch sehr individuell und hängt von zahlreichen Faktoren wie der Trainingserfahrung, der Intensität des Workouts und dem Trainingsvolumen ab. Meistens sind 2 bis 7 Tage der Regeneration für jede Muskelgruppe am besten. Dies wiederum hängt davon ab, wie das Training gegliedert wird. Der Trainingsplan bezieht sich auf die Gliederung des Trainings in einzelne Tage. Man kann z. B. in jedem Workout den ganzen Körper trainieren und nur 2 oder 3 Sätze pro Muskelgruppe durchführen. Man kann auch in jedem Workout nur 1 oder 2 Muskelgruppen trainieren, dann aber mit jeweils 15 oder mehr Sätzen. Je mehr Workouts benötigt werden, um alle Hauptmuskelgruppen des Körpers zu trainieren, desto längere Regenerationsphasen erhalten die Muskelgruppen offensichtlich zwischen den einzelnen Workouts. Trainingsplan und Trainingsfrequenz werden genauer in Kapitel 5 und 8 behandelt.

ZUSAMMENFASSUNG

Die Workoutgestaltung spielt eine entscheidende Rolle in der Gestaltung eines Krafttrainingsprogramms. Unabhängig davon, worin Ihr Ziel besteht, die richtigen grundlegenden Variablen sollten Sie sorgfältig wählen, um die aus jedem Workout resultierenden Adaptationen zu optimieren. Bei der Gestaltung von höchst effektiven Trainingsprogrammen zur Erreichung der gesetzten Zielsetzungen ist die Auswahl der Übungen und ihre Reihenfolge, die Intensität, Anzahl der Trainingssätze und Satzpausen gründlich zu durchdenken. Darüber hinaus sollten Sie die Zeit berücksichtigen, in der Sie die Wiederholungen ausführen. Schließlich ist die Frequenz, in der Sie die Muskelgruppen trainieren, entscheidend. Die grundlegenden Informationen in diesem Kapitel werden mehr Sinn ergeben, nachdem Sie die Informationen zu den Trainingsdetails in Teil II, III und IV gelesen haben.

KAPITEL 3

Trainingszyklen

Der Begriff Periodisierung bezieht sich auf die systematische Anpassung der grundlegenden Trainingsvariablen (Kap. 2) über einen Zeitraum, der von Tagen bis hin zu mehreren Jahren reichen kann. Dieses Konzept wurde in den späten 1950er-Jahren in den ehemaligen Ostblockstaaten entwickelt, um die Anpassungen der Sportler im Krafttraining zu optimieren. Zudem hängt die Periodisierung vom Wettkampfkalender der Sportler ab, sodass diese für den Wettkampf den Formhöhepunkt erreichen.

Periodisierung beruht auf dem Allgemeinen Anpassungssyndrom (AAS, engl. *general adaptation syndrome*, GAS), das 3 Stadien beschreibt, die ein Sportlerorganismus durchlebt, wenn er neuem Stress ausgesetzt wird (Selye 1936). Wird der Körper etwa schwerem Training im Bereich von 3–5 Wdh. unterzogen, zeigt der Muskel zunächst eine Alarmreaktion. In diesem Stadium wird der Sportler kurzfristig schwächer. Indem der Muskel der Stresssituation jedoch durch kontinuierliche Workouts laufend ausgesetzt wird, erreicht der Körper das Stadium der Anpassung. Dabei versucht der Körper den Stress auszugleichen (Superkompensation), etwa durch erhöhte Muskelkraft, um besser damit umzugehen. Wird der Körper über einen zu langen Zeitraum demselben Stress ausgesetzt, könnte er ins Stadium der Erschöpfung übergehen, wo seine Anpassungen an den Stress sogar zurückgehen. Das könnte bedeuten, dass der Kraftzuwachs des Sportlers aus dem Anpassungsstadium stagniert, ganz aufhört und dann sogar ein Kraftverlust eintritt. Obwohl diese Theorie heute als vereinfachte Darstellung der körperlichen Reaktionen auf Stress angesehen wird, trifft sie immer noch zu und erklärt, warum Periodisierung für die richtigen Anpassungen im Krafttraining so wichtig ist.

Man muss den Muskel nur lange genug trainieren, um Erfolg zu haben, wobei eine Unterminierung dieser positiven Anpassungen zu vermeiden ist. An diesem Punkt sollte eine neue Trainingsform eingeführt werden. So beginnt der Zyklus von vorn. Periodisierung kann vereinfacht als das Maximum von »Alles geht, aber nichts geht für immer« beschrieben werden. Dies ist Hauptthema dieses Buches und der Grund, warum hier so viele verschiedene Trainingsmethoden vorgestellt werden. Wenn man über ein großes Arsenal an Trainingsmethoden (Kap. 6 und 9) verfügt, die jeweils für kurze Zeitspannen angewandt und kontinuierlich systematisch abgewechselt werden, verhindert man Stagnation und maximiert die Trainingsanpassungen.

Die 3 von Fitnesstrainern am häufigsten verwendeten Periodisierungsschemata sind auch am meisten erforscht: die klassische Kraft- und Schnellkraftperiodisierung, die umgekehrt lineare Periodisierung und die wellenförmige Periodisierung. Es gibt noch viele weitere Periodisierungsschemata, doch die Darstellung dieser 3 deckt die Grundvoraussetzungen ab. Forschungen haben gezeigt, dass periodisierte Krafttrainingsprogramme, unabhängig vom genauen Trainingsplan, weitaus effektiver sind als nicht periodisierte, und zwar bezüglich Kraftaufbau, Verbesserungen in Schnellkraft und sportlicher Leistungsfähigkeit sowohl bei Frauen wie bei Männern (Kraemer et al. 2003; Marx et al. 2001; Rhea und Alderman 2004; Willoughby 1993).

KLASSISCHE PERIODISIERUNG

Der Name impliziert, dass dieses System das prototypische Periodisierungsschema ist. Es wird generell mit dem Begriff Periodisierung in Verbindung gebracht. Die klassische Periodisierung unterteilt eine langzeitliche Trainingsperiode namens »Makrozyklus« (6 Monate bis 1 Jahr, bei olympischen Sportlern

TABELLE 3.1 **Klassisches Kraft- und Schnellkraftperiodisierungsmodell**

Trainingsphase	Hypertrophie	Maximalkraft	Schnellkraft	Wettkampf	Übergangsphase
Sätze	3–5	3–5	3–5	1–3	Leichte Betätigung
Wdh./ Satz	8–12	2–6	2–3	1–3	
Intensität	Niedrig	Mittel bis hoch	Hoch	Sehr hoch	
Volumen	Sehr hoch	Hoch	Mittel	Gering	

Adaptiert aus M. H. Stone, H. O'Bryant und J. Garhammer (1981), »A Hypothetical Model for Strength Training«, *Journal of Sports Medicine and Physical Fitness* 21(4), S. 342–351.

auch bis zu 4 Jahre) in kleinere Phasen, die »Mesozyklen« (Wochen bis Monate), die wiederum in wöchentliche »Mikrozyklen« unterteilt werden. Das Krafttraining wird über den Makrozyklus mit einem geringen Widerstand (Intensität) bis hin zu hoher Intensität entwickelt, während sich das Gesamtvolumen in die entgegengesetzte Richtung entwickelt – von hoch zu gering; eine Übersicht des klassischen Kraft- und Schnellkraftperiodisierungsschemas finden Sie in Abbildung 3.1 und in Tabelle 3.1. Abbildung 3.1 stellt das am weitesten verbreitete Periodisierungsschema dar, das für die Steigerung von Kraft und Schnellkraft eingesetzt werden kann. Die erste Phase, der Mesozyklus, wird als Hypertrophiephase klassifiziert und ist durch niedrige Intensität gekennzeichnet. Die Wiederholungen liegen bei 8–12, manchmal sogar 20. Das Trainingsvolumen ist sehr hoch, da pro Übung 4–5 Sätze durchgeführt werden. Das Ziel besteht darin, den Sportler auf das anschließende hochintensive Training vorzubereiten. Die hier erreichte Muskelhypertrophie fördert die Steigerung an Kraft und Schnellkraft, die Sportler in den kommenden Phasen erzielen werden. Obwohl diese Phase Hypertrophiephase genannt wird, sollte man sie nicht mit einem periodisierten Programm verwechseln, das ein Bodybuilder verwenden würde. Hypertrophie ist das primäre Ziel von Bodybuildingprogrammen und nicht etwas, an dem sich ein Sportler nur für einige Monate orientiert. In einigen periodisierten Programmen für Sportler geht der Hypertrophiephase eine allgemeine Vorbereitungsphase (*general preparedness* GP) voraus, speziell wenn der Trainierende ein Neu- oder Wiedereinsteiger nach längerer Auszeit ist. Dadurch wird der Sportler mit sehr geringer Intensität und mittlerem bis hohem Volumen im Training auf die Hypertrophiephase vorbereitet.

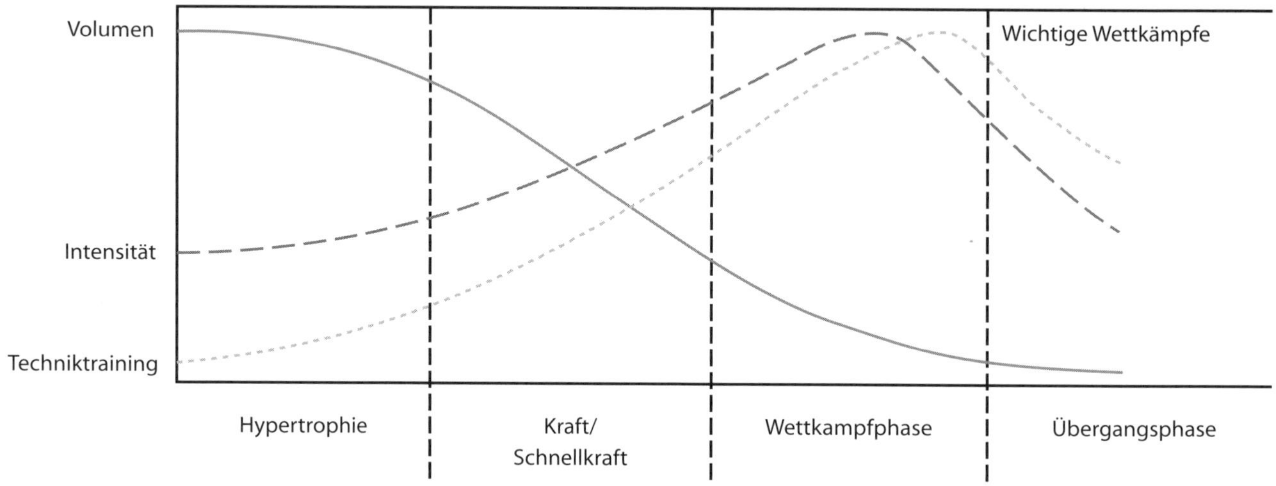

Abb. 3.1 Klassisches Kraft- und Schnellkraftperiodenschema

Mit Erlaubnis der Autoren adaptiert aus S. J. Fleck und W. J. Kraemer *Designing, Resistance Training Programs,* 3. Aufl.; (Champaign, IL: Human Kinetics), S. 213.

Der nächste Mesozyklus ist die Maximalkraftphase. Der Name sagt es: Das Hauptziel besteht in der Maximierung von Muskelkraft. Diese Phase ist typischerweise von mittlerer bis hoher Intensität und 2–6 Wdh. geprägt, mit dem Ziel, Muskelkraft aufzubauen. Das Trainingsvolumen kann als hoch bezeichnet werden – mit 3–4 Sätzen pro Übung und einer geringeren Gesamtanzahl an Übungen pro Muskelgruppe als in der Hypertrophiephase. Nun schließt sich die Schnellkraftphase an. Sie ist der Maximalkraftphase ähnlich, da die Intensität hoch ist (2–3 Wdh.). Das Volumen ist etwas geringer und es gibt üblicherweise etwa 3 Sätze je Übung. Die Kraftzuwächse der ersten 2 Phasen sollen in dieser Phase in mehr explosive Kraft umgewandelt werden – wichtig für Wettkämpfe.

Die letzten beiden Mesozyklen bereiten den Sportler auf den Wettkampf vor. Nach der Schnellkraft- kommt die Wettkampfphase. Sie zeichnet sich durch geringes Volumen (1–3 Sätze/Übung) und sehr hohe Intensität (1 Wdh./Satz) aus. Die Wettkampfvorbereitung erfolgt durch Maximierung von Kraft und Schnellkraft. Danach wird das Krafttraining unterbrochen und der Sportler beginnt eine Zeit aktiver Ruhephase direkt vor dem Wettkampf. Diese zeichnet sich durch andere Aktivitäten als Krafttraining aus, etwa Schwimmen, Wandern oder Basketball und Tennis. Diese Phase dauert 1 bis 2 Wochen vor dem Wettkampf, sodass sich der Körper vom anstrengenden Training erholen und die beste Leistung erbringen kann. Nach dem Wettkampf kann diese Phase noch weitere Wochen fortgesetzt werden, bevor wieder das periodisierte Trainingsschema einsetzt. Deshalb wird die aktive Ruhephase oft als Übergangsphase bezeichnet. Die meisten Krafttrainingsexperten, die das klassische Kraft- und Schnellkraftperiodisierungsprogramm verwenden, führen einen Mesozyklus von 3 Wochen bis zu 3 Monaten aus. Eine komprimiertere Version dieses Programms beinhaltet jedoch eine wöchentliche Abänderung der Phasen (und damit der Intensität und des Volumens). Danach beginnt der Zyklus von vorn.

Klassische Kraftperiodisierungsschemata bewirken Anpassungen im Krafttraining. Doch dabei müssen einige Faktoren beachtet werden. Es sollte berücksichtigt werden, dass die Trainingsphase mit einem höheren Volumen zu Erschöpfung führen kann, wenn sie zu lange andauert. Das könnte für Sportler mit mehreren Wettkämpfen pro Jahr zum Problem werden. Zweitens ist zu berücksichtigen, dass die Muskelmasse aus der Hypertrophiephase eventuell während späterer Phasen, in denen das Volumen weitaus geringer ist, nicht so einfach erhalten werden kann. Dies trifft auf Bodybuilder und solche Sportler zu, die auf Muskelaufbau abzielen. Dazu wurden andere Periodisierungsschemata entworfen und im Fitnessstudio wie im Labor getestet.

UMSETZUNG DER KLASSISCHEN PERIODISIERUNG

Tabelle 3.2 zeigt ein Beispiel für eine 12-monatige klassische Periodisierung für Sportarten mit Herbstsaison wie American Football, Fußball oder Volleyball. (Für Winter- oder Frühjahrssportarten wird der Zeitrahmen einfach so verschoben, dass er zur Wettkampfsaison der Sportart passt.) Die Grundübungen bleiben möglicherweise das ganze Jahr über gleich, aber zu bestimmten Zeiten werden unterschiedliche Trainingsziele (Hypertrophie, Kraft, Schnellkraft) betont.

Tabelle 3.2 **Beispiel für klassische Periodisierung bei einer Herbstsportart**

Saison	Zeitrahmen	Trainingsphase
Nebensaison	Anfang bis Mitte Januar	Allgemeine Vorbereitung (GP)
	Mitte Januar bis Mitte März	Hypertrophie
	Mitte März bis Juni	Kraft
	Juni bis August	Schnellkraft
Vorsaison	August bis September	Schnellkraft/Hochform
Wettkampfsaison	September bis Ende November	Hochform/aktive Pause
Nachsaison	Ende November bis Januar	Übergang (aktive Pause)

Kraft und Schnellkraft werden in der Regel über mehrere Zeiträume hinweg trainiert, das Volumen kann jedoch je nach Jahreszeit variieren. Beispielsweise kann das Trainingsvolumen während der Saison geringer sein als außerhalb der Saison. Diese Tabelle ist nur ein grobes Beispiel. Je nach Sportler und Sportart können bestimmte Phasen kürzer oder länger dauern als hier aufgeführt.

UMGEKEHRT LINEARE PERIODISIERUNG

Die umgekehrt lineare Periodisierung basiert auf dem klassischen Kraft- und Schnellkraftperiodisierungsschema, rollt es aber von hinten auf. Das Ziel des klassischen Periodisierungsmodells besteht darin, die Kraft und Schnellkraft von Sportlern zu maximieren. Dagegen besteht das Ziel des linearen Modells in der Maximierung von Muskelhypertrophie oder Kraftausdauer, je nach Wiederholungszahl, mit der das Programm abgeschlossen wird (8–12 für Hypertrophie, 20–30 für Kraftausdauer). Forschungen bestätigen die Annahme, dass das umgekehrt lineare Periodisierungsschema effektiver bei der Steigerung von Kraftausdauer ist als das klassische Modell (Rhea et al. 2003).

Grundsätzlich beginnt das umgekehrt lineare Modell mit der Schnellkraftphase bei sehr hoher Intensität (2–3 Wdh./Satz) und geringem Volumen (3 Sätze/Übung). Die Wettkampfphase wird normalerweise übersprungen, da der Sportler nicht auf einen Wettkampf vorbereitet wird, bei dem Kraft und Schnellkraft eine Rolle spielen. Nach dem Absolvieren der Schnellkraftphase über einige Wochen setzt die Maximalkraftphase ein. Die zeichnet sich durch eine mittlere bis hohe Intensität (2–6 Wdh./Satz) und ein etwas höheres Volumen als in der Schnellkraftphase (3–4 Sätze/Übung) aus. Das Ziel dieser ersten 2 Phasen besteht im Aufbau von Kraft und Schnellkraft, um den Zuwachs an Masse oder Kraftausdauer zu optimieren.

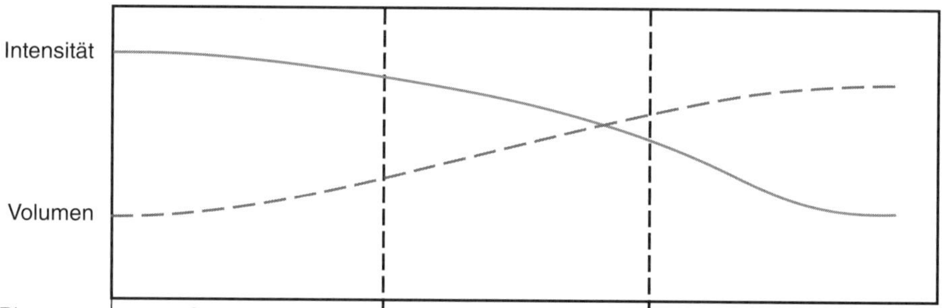

Phase	Schnellkraft	Maximalkraft	Hypertrophie
Sätze	3	3–4	3–6
Wdh./Satz	2–3	2–6	8–12
Intensität	Sehr hoch	Hoch	Gering
Volumen	Gering	Mittel bis hoch	Hoch

Abb. 3.2 Umgekehrt lineares Periodisierungsschema für Hypertrophie

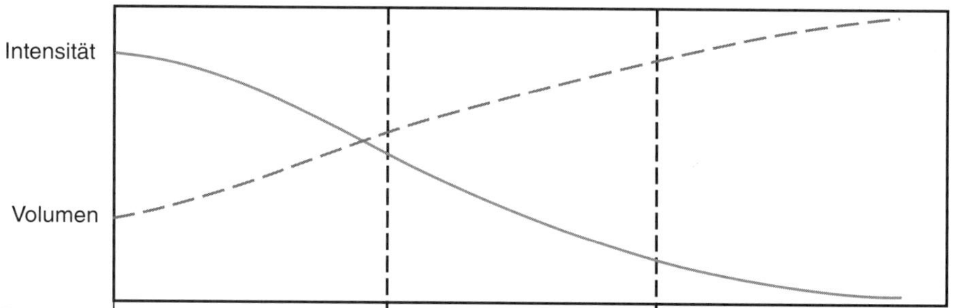

Phase	Maximalkraft	Hypertrophie	Kraftausdauer
Sätze	3–4	3–6	3–6
Wdh./Satz	2–6	8–12	15–30
Intensität	Hoch	Gering	Sehr gering
Volumen	Mittel	Hoch	Sehr hoch

Abb. 3.3 Umgekert lineares Periodisierungsschema für Kraftausdauer

Die Fähigkeit, in der Hypertrophiephase schwereres Gewicht für die gewünschte Anzahl an Wiederholungen zu heben, kann zu beachtlichen Steigerungen in Muskelmasse und Kraftausdauer führen. Die Hypertrophiephase am Ende der Periodisierung weist eine geringere Intensität (8–12 Wdh./Satz) und ein hohes Volumen auf, die beste Methode zur Förderung des Muskelaufbaus. Daher ist dieses Periodisierungsschema eine intelligente Lösung für Bodybuilder; Abbildung 3.2 zeigt ein Beispiel eines solchen umgekehrt linearen Periodisierungsschemas.

Um dieses Modell besser auf die Optimierung von Kraftausdauer auszurichten, kann die Schnellkraftphase ausgelassen werden. D. h., man beginnt mit der Maximalkraftphase, geht dann zur Hypertrophiephase über und danach zur Kraftausdauerphase (20–30 Wdh.), daran schließt die aktive Ruhephase an, falls für einen Wettkampf trainiert wird. Eine Abbildung dieses Modells finden Sie unter Punkt 3.3. Wie bei allen Periodisierungsschemata können die grundlegenden Variablen jeder Phase angepasst werden, um bessere Resultate zu erzielen: Ein umgekehrt lineares Modell kann mit 8–10 Wdh. beginnen, auf 12–15 gesteigert werden und schließlich mit 20–30 abschließen.

KOMBINATION AUS KLASSISCHER UND UMGEKEHRT LINEARER PERIODISIERUNG

Es gibt keine Regel, die vorschreibt, dass man nur eine Form der Periodisierung betreiben darf und diese bis zum Ende des Trainingsprogramms befolgen muss. Muskelgröße und -kraft lassen sich auch gut steigern, indem man in einem Programm verschiedene Periodisierungsmodelle kombiniert.

Beispielsweise können klassische und umgekehrt lineare Periodisierung gleichzeitig verwendet werden. Das funktioniert gut bei Trainingsprogrammen, die jede Muskelgruppe zweimal pro Woche ansprechen. Gehen wir zum Beispiel von einem 2-Tages-Trainingssplit aus, bei dem in den Workouts 1 und 3 Brust, Rücken und Schultern trainiert werden, in den Workouts 2 und 4 dagegen Beine und Arme, dann können die

Tabelle 3.3 **Kombiniertes lineares und umgekehrt lineares Schema**

Verbundübungen Lineare Periodisierung Gewichtssteigerung/Reduzierung der Wdh.				**Isolationsübungen** Umgekehrt lineare Periodisierung Steigerung der Wdh./Gewichtsreduzierung			
Mikrozyklus 1/4	Montag	Dienstag	Mittwoch	Donnerstag	Freitag	Samstag	Sonntag
	Brust Trizeps Bauch	Schultern Beine Bauch	Rücken Trapezmuskel Bizeps	Brust Trizeps Bauch	Schultern Beine Bauch	Rücken Trapezmuskel Bizeps	Pause
9–11 Wdh./Satz				**12–15 Wdh./Satz**			
Mikrozyklus 2/5	Montag	Dienstag	Mittwoch	Donnerstag	Freitag	Samstag	Sonntag
	Brust Trizeps Bauch	Schultern Beine Bauch	Rücken Trapezmuskel Bizeps	Brust Trizeps Bauch	Schultern Beine Bauch	Rücken Trapezmuskel Bizeps	Pause
6–8 Wdh./Satz				**16–20 Wdh./Satz**			
Mikrozyklus 3/6	Montag	Dienstag	Mittwoch	Donnerstag	Freitag	Samstag	Sonntag
	Brust Trizeps Bauch	Schultern Beine Bauch	Rücken Trapezmuskel Bizeps	Brust Trizeps Bauch	Schultern Beine Bauch	Rücken Trapezmuskel Bizeps	Pause
3–5 Wdh./Satz				**21–30 Wdh./Satz**			

Adaptiert aus J. Stoppani (2023), *Jim Stoppani's Six-Week Shortcut to Shred*. Online abrufbar unter www.bodybuilding.com/fun/jim-stoppani-six-week-short- cut-to-shred.html (4. September 2014).

Einheiten 1 und 2 einer linearen Periodisierung folgen, bei der mit jedem Mikrozyklus das Gewicht zu- und die Wiederholungszahl abnimmt. Die Workouts 3 und 4 können dagegen mittels umgekehrt linearer Periodisierung das Gewicht mit jedem Mikrozyklus senken und die Wiederholungen steigern. Ein Beispiel für dieses System zeigt Tabelle 3.3. Diese Methode, jede Woche 2 separate Wiederholungsbereiche zu verwenden, ähnelt dem wellenförmigen Periodisierungsmodell. Hier steigern sich die Trainingseinheiten 1, 2 und 3 (Montag, Dienstag und Mittwoch) in der 1. Woche von 9 auf 11 Wdh., in der 2. Woche auf 6–8 Wdh, und in der 3. Woche auf 3–5 Wdh.. Die Einheiten 4, 5 und 6 (Donnerstag, Freitag und Samstag) beginnen mit 12–15 Wdh., steigern dann auf 16–20 Wdh. und schließlich in der 3. Woche auf 21–30 Wdh.. Im Gesamtbild aller Mikrozyklen von Workout 1, 2 und 3 zu Workout 4, 5 und 6 ändern sich die Wiederholungzahlen tatsächlich so: 9–11, 12–15, 6–8, 16–20, 3–5, 21–30. Eigentlich handelt es sich um eine wellenförmige Abfolge. Es ist meinem Shortcut-to-Shred-Programm sehr ähnlich, das online sehr beliebt ist, da es den Trainierenden ermöglicht, trotz drastischer Reduzierung des Körperfetts viel Kraft und Masse aufzubauen. Mehr zu diesem Programm finden Sie in Kapitel 13.

WELLENFÖRMIGE PERIODISIERUNG

Der Name sagt es: Die wellenförmige Periodisierung folgt einem weniger linearen Schema als das klassische (Schnell-)Kraft- oder das umgekehrt lineare Periodisierungsschema. Wellenförmige Modelle werden wegen offensichtlicher Vorteile und Effektivität in den Krafträumen immer beliebter.

Sie folgen einem 14-tägigen Mesozyklus mit 3 bis 4 Workouts als Strukturierung (siehe Tab. 3.4). So steckt man nicht für mehrere Wochen in einer Trainingsphase fest, sondern Intensität und Volumen können je nach Workout angepasst werden. Wenn Krafttrainierende z. B. einem Ganzkörpertrainingsplan folgen, so können sie das Maximalkraftworkout am Montag, das Kraftausdauer-Workout am Mittwoch und das Hypertrophie-Workout am Freitag ausführen. In der nächsten Woche machen sie vielleicht das Kraftausdauer-Workout am Montag, das Hypertrophie-Workout am Mittwoch und das Maximalkraft-Workout am Freitag. Wenn nun der Oberkörper montags und donnerstags trainiert wird und der Unterkörper dienstags und freitags, könnten Hypertrophie-Workouts am Montag und Dienstag

Tabelle 3.4 **Wellenförmige Workouts**

Art des Workouts	Sätze	Wdh.	Satzpausen
Maximalkraft-Workout	3–5	2–4	4–5 min
Hypertrophie-Workout	3–4	8–12	2–3 min
Kraftausdauer-Workout	3–4	15–30	1–2 min

und Maximalkraft-Workouts am Donnerstag und Freitag ausgeführt werden. In der folgenden Woche könnte mit Kraftausdauer am Montag und Donnerstag trainiert werden und Maximalkraft-Workouts am Donnerstag und Freitag. Nach einem 2-wöchigen Mesozyklus wechselt man zu einem anderen Workout und beginnt den Mesozyklus von vorn, alternativ macht man eine Woche Pause (vor einem Wettkampf) und kehrt dann wieder zum 14-tägigen Mesozyklus zurück.

Bei der wellenförmigen Periodisierung ist weniger organisatorischer und planerischer Aufwand nötig als bei den linearen Programmen. Fühlt man sich müde oder krank oder besonders motiviert und stark, lässt sich das Workout an diesem Tag abwandeln und auf die aktuelle Verfassung abstimmen. Hat der Trainierende an einem Tag wenig Zeit, dann führt er ein Workout mit geringerem Volumen aus. Gegen den Eindruck, dass solch ein Trainingssystem mit wenig Planung weniger effektiv ist als eines, das Wochen vorher feststeht, hat die Forschung gezeigt, dass wellenförmige Periodisierungsprogramme für den Aufbau von Kraft, Schnellkraft und Muskelmasse genauso effektiv sind wie lineare Periodisierungmodelle (Marx et al. 2001; Kraemer et al. 2000) und ebenfalls effektiver als nicht periodisierte Programme. Eine Studie von Rhea, Ball, Phillips und Burkett (2002) zeigt, dass wellenförmig periodisiertes Training für den Kraftaufbau effektiver ist als lineare Periodisierungspläne.

Heute gelten wellenförmige Pläne wegen ihrer Flexibilität als Standardprogramm für den Aufbau von Muskeln, Kraft und Schnellkraft. Periodisierung beruht darauf, dass ein physiologisches System Anpassungen vornimmt, wenn es einem Stressor ausgesetzt wird. Dauert diese Phase jedoch zu lange, dann hören die Anpassungen auf, werden sogar rückläufig. Hier ermöglicht das wellenförmige Periodisierungsschema, dass der Stressor (Krafttraining) nur für ziemlich kurze Zeitspannen wirkt, bevor er verändert wird und der Zyklus wieder von vorn beginnt. Bei diesem Modell werden verschiedene Formen von Krafttraining (schwer, leicht, schnell etc.) im Zyklus täglich abgewechselt, was verhindert, dass sich der Muskel an den Stimulus gewöhnt. Dennoch wird er ihm oft genug ausgesetzt, um fortschreitende Anpassungen zu erzielen.

MIKROZYKLEN

Die Beibehaltung eines Wiederholungsbereichs über einen ganzen Mesozyklus von mehreren Wochen wie im klassischen linearen und im umgekehrt linearen Periodisierungsmodell hat Nachteile. Manche Sportler langweilen sich, wenn sie dieselben Wiederholungsbereiche über mehrere Wochen verwenden. Wie erwähnt können die in früheren Mesozyklen erreichten Adaptationen in einem späteren Mesozyklus verloren gehen; die in der Hypertrophiephase erzielten Zuwächse an Muskelmasse etwa gehen während der Maximalkraft- und Schnellkraftphasen verloren, da hier pro Satz kaum mehr als 6 Wdh. gemacht werden.

Die wellenförmige Periodisierung umgeht somit das Problem der Mesozyklen. Dennoch bieten auch lineare Modelle Vorteile, ob das klassische oder das umgekehrt lineare Schema. Mikrozyklen stellen eine noch effektivere Möglichkeit dar, die Nachteile linearer Periodisierungsschemata auszugleichen, ohne auf ein anderes Schema umzusteigen.

Der Begriff Mikrozyklus bezieht sich auf wöchentliche Änderungen bei Gewicht und Anzahl der Wiederholungen. Arbeitet man nach einem klassischen linearen Modell, könnte in Woche 1 ein Kraftausdauermikrozyklus mit 12–15 Wdh. auf dem Programm stehen, in Woche 2 ein Hypertrophiemikrozyklus mit 8–12 Wdh. In Woche 3 wird für den Maximalkraftmikrozyklus das Gewicht erhöht und die Wiederholungen werden auf 4–6 reduziert, Woche 4 könnte als Schnellkraftmikrozyklus eingeplant werden und die Wiederholungen werden wieder auf 2 oder 3 pro Satz reduziert. Danach beginnt der Zyklus in Woche 5 mit der Rückkehr zum Muskelausdauerzyklus von vorn. Die Mikrozyklen können in dieser Reihenfolge wiederholt werden, bis die Sportler für den Wettkampf bereit sind; bei Trainierenden ohne Wettkampfziel ist das Programm nach 12 Wochen zu Ende; in Tabelle 3.5 finden Sie das Beispiel eines linearen Schemas mit Mikrozyklen. Es ist dem Kurzer-Weg-zu-mehr-Umfang-Programm sehr ähnlich, das sich wegen der beachtlichen Steigerung an Muskelmasse und Kraft, die dieses 12-wöchige Programm ermöglicht, online großer Beliebtheit erfreut; genauere Informationen dazu finden Sie in Kapitel 7.

TABELLE 3.5 **Mikrozyklusschema***

Woche/Mikrozyklus	Gewicht	Wdh.
1: Kraftausdauer	Leicht	12–15
2: Hypertrophie	Mittel	8–12
3: Maximalkraft	Mittel/schwer	4–6
4: Schnellkraft	Schwer	2–3

* Die Tabelle zeigt die Veränderungen bei Gewicht und Wiederholungen pro Woche/Mikrozyklus bei einem linearen Schema mit Mikrozyklen.

PENDEL-PERIODISIERUNG

Wie klassische und umgekehrt lineare Periodisierung in ein und demselben Trainingsprogramm eingesetzt werden können, habe ich bereits erklärt. Die beiden Schemata können auch kombiniert werden, um ein ganz eigenes Periodisierungsschema zu bilden. Ein gutes Beispiel hierfür ist die Pendelperiodisierung, bei der man zunächst ein klassisches lineares Modell (normalerweise mit Mikrozyklen) verwendet, dann zum umgekehrten linearen Modell wechselt und im weiteren Verlauf des Programms zwischen diesen beiden Periodisierungsschemata hin und her »pendelt« (daher der Name). Die Wiederholungen in Woche 1 liegen zwischen 8 und 12, in Woche 2 werden sie dann auf 6–8 reduziert, in Woche 3 weiter auf 3–5. In Woche 4 wechselt man auf ein umgekehrt lineares Periodisierungsmodell, die Wiederholungen werden auf 6–8 erhöht und in Woche 5 auf 8–12. In Woche 6 kehrt man zur linearen Progression zurück und die Wiederholungen reduzieren sich auf 6–8. Das Programm geht immer so weiter, wie ein Pendel schwingend; ein Beispiel dafür finden Sie in Tabelle 3.6.

Tabelle 3.6 **Pendelschema***

Woche/Mikrozyklus	Gewicht	Wdh.
1: Hypertrophie	Mittel	8–12
2: Kraft	Mittel/schwer	6–8
3: Schnellkraft	Schwer	3–5
4: Kraft	Mittel/schwer	6–8
5: Hypertrophie	Mittel	8–12
6: Kraft	Mittel/schwer	6–8
7: Schnellkraft	Schwer	3–5

* Die Tabelle zeigt Veränderungen bei Gewicht und Wiederholungsbereich pro Woche/Mikrozyklus bei Einsatz des Pendelschemas.

OSZILLIERENDE PERIODISIERUNG

Dies ist ein weiteres Periodisierungsschema, das klassische und umgekehrt lineare Modelle vereint. Die oszillierende Periodisierung ähnelt dem Pendelmodell, allerdings wird ein Wiederholungsbereich nicht häufiger wiederholt als andere. (Da beim Pendelmodell die Wiederholungszahl auf und ab schwingt, kommt der mittlere Wiederholungsbereich – in Tabelle 3.6 mit 6–8 Wdh. vertreten – öfter dran als die extremen Wiederholungszahlen.)

Auf dem Papier ähneln die oszillierenden Modelle einer wellenförmigen Periodisierung, da auf den ersten Blick kein bestimmtes Muster erkennbar ist. Hier zum Beispiel die Wiederholungsbereiche für alle Übungen in einem meiner Programme mit oszillierender Periodisierung:

Woche 1: 10–12 Wdh.
Woche 2: 13–15 Wdh.
Woche 3: 6–8 Wdh.
Woche 4: 16–20 Wdh.
Woche 5: 4–5 Wdh.

In Wirklichkeit sind die Schwankungen kein Zufall. Vielmehr oszillieren die Wiederholungen vom mittleren Bereich des RM-Kontinuums hin zu den Extremen (daher der Name). Im angegebenen Beispiel liegt die Mitte bei 10–12 Wdh., und dort beginnt das Programm in Woche 1. Die Wiederholungszahl wird in Woche 2 von der Mitte aus erhöht (13–15 Wdh.) und dann in Woche 3 von der Mitte aus verringert (6–8 Wdh.). In Woche 4 steigt die Wiederholungzahl wieder an und schlägt höher aus als in Woche 2 (16–20 Wdh.). Ebenso sinken die Wiederholungszahlen in Woche 5 tiefer als in Woche 3 (4–5 Wdh.). Alle 2 Wochen wechselt das Periodisierungsschema von einem umgekehrt linearen zu einem linearen Muster. So erzielt man Kraftzuwächse durch die Steigerung des gehobenen Gewichts, aber auch Muskelwachstum durch mehr Wdh.

Man kann auch an einem Extrem beginnen und zur Mitte hin oszillieren. Hier ein Beispiel:

Woche 1: 16–20 Wdh.
Woche 2: 4–5 Wdh.
Woche 3: 13–15 Wdh.
Woche 4: 6–8 Wdh.
Woche 5: 10–12 Wdh.

Der Vorteil dieses Musters besteht darin, dass man an den Enden des RM-Kontinuums beginnt und zur Mitte hin oszilliert, indem man alle 2 Wochen das Gewicht reduziert und die Wiederholungszahl steigert. Aber in den Wochen dazwischen erhöht man das Gewicht und verringert die Wiederholungszahl. Auch hier erreicht man das Beste aus beiden Welten: ein lineares Muster, das sich mit einem umgekehrt linearen Muster abwechselt, aber mit etwas anderer Oszillation.

Möchte man einem oszillierenden Periodisierungsschema länger als 5 Wochen folgen, lässt es sich auf beispielsweise 10 Wochen verlängern, indem man in der Mitte beginnt und in den ersten 5 Wochen nach außen hin oszilliert. In den folgenden 5 Wochen oszilliert man dann von den Extremen des RM-Kontinuums hin zur Mitte. Hier ein Beispiel, wie ein 10-wöchiger Oszillationsplan aussehen könnte:

Woche 1: 10–12 Wdh.
Woche 2: 13–15 Wdh.
Woche 3: 6–8 Wdh.
Woche 4: 16–20 Wdh.
Woche 5: 4–5 Wdh.
Woche 6: 16–20 Wdh.
Woche 7: 4–5 Wdh.
Woche 8: 13–15 Wdh.
Woche 9: 6–8 Wdh.
Woche 10: 10–12 Wdh.

FORMEN VON TRAININGSZYKLEN

Periodisierung wird von ausgebildeten Fitnesstrainern, Experten und Sportlern verwendet. Sie werden diesen Begriff kaum im Fitnessstudio von Bodybuildern oder Powerliftern hören. Die sprechen von Zyklen, wenn sie sich auf das Konzept der Periodisierung beziehen. Zyklus ist ein einfacherer Begriff für Periodisierung. Die Details des Zyklus im Bodybuilding und im Powerlifting unterscheiden sich leicht von den 3 zuvor beschriebenen Periodisierungsschemata, basieren aber auf derselben Grundlage: Abwechslung ist gut und macht Spaß. Powerlifter verwenden verschiedene Formen von Zyklen, um sich auf einen Wettkampf vorzubereiten. Ein Großteil davon wird in Kapitel 9 und 10 vorgestellt. Der häufigste Zyklus stützt sich auf eine graduelle Gewichtssteigerung über eine Zeitspanne hinweg. Normalerweise beginnt der Powerlifter mit nur 50 % seines 1RM und steigert das über 6–12 Wochen auf bis zu 100 % von 1RM; in Tabelle 3.7 sehen Sie ein Beispiel für einen 11-wöchigen Powerliftingzyklus.

Bodybuilder verwenden auch zahlreiche Strategien der Zyklisierung. In der Praxis gibt es eine unendliche

TABELLE 3.7 **Powerliftingzyklus**

Woche	% 1RM	Wdh.	Sätze
1	55%	5	5
2	60%	5	5
3	65%	5	5
4	70%	5	5
5	75%	5	5
6	85%	3	3
7	90%	3	3
8	95%	3	3
9	95%	2	2
10	100%*	2	2
11**	–	–	–

*basierend auf vorherigem Maximum

**Aktive Pause

TABELLE 3.8 **Linearer Massezyklus**

Wochen	Wdh.	Sätze/ Übung	Satzpausen
1–2	6–8	3	3–4 min
3–4	8–10	3	2–3 min
5–6	10–12	3	1–2 min
7–8	12–15	3	<1 min

Tabelle 3.9 **Wellenförmiger Massezyklus**

Tag und Muskelgruppe	Wdh.	Sätze/ Übung	Satz-pausen
WOCHE 1			
Montag (Brust, Schultern, Trizeps)	8–10	3	2–3 min
Dienstag (Rücken, Bizeps)	12–15	3	<1 min
Mittwoch (Beine)	6–8	3	3–4 min
Donnerstag (Brust, Schultern, Trizeps)	12–15	3	<1 min
Freitag (Rücken, Bizeps)	6–8	3	3–4 min
Samstag (Beine)	10–12	3	1–2 min
WOCHE 2			
Montag (Brust, Schultern, Trizeps)	6–8	3	3–4 min
Dienstag (Rücken, Bizeps)	10–12	3	1–2 min
Mittwoch (Beine)	8–10	3	3 min
Donnerstag (Brust, Schultern, Trizeps)	10–12	3	1–2 min
Freitag (Rücken, Bizeps)	8–10	3	3 min
Samstag (Beine)	12–15	3	<1 min

Zahl an Bodybuildingzyklen, die angewandt werden können; ein Teil davon wird in Kapitel 6 und 7 beschrieben. Die üblichsten sind dem umgekehrt linearen Periodisierungsschema (Tab. 3.8) und dem wellenförmigen Periodisierungsschema (Tab. 3.9) sehr ähnlich. Obwohl Bodybuilder ihr Training häufig ändern, bleibt der Fokus zumeist auf Wiederholungen in einem mittleren bis hohen Bereich (8–20). Manchmal wird hier mit schweren Gewichten und einer niedrigen Anzahl an Wiederholungen gearbeitet. Doch solche Phasen sind nur kurz und kommen nicht häufig vor.

ZUSAMMENFASSUNG

Ganz gleich, ob Ihr Ziel darin besteht, Schnell- und Maximalkraft oder Muskelwachstum zu steigern, Periodisierung (oder Zyklisierung) ist unabdingbar, wenn Sie kontinuierliche Fortschritte erzielen wollen. Nur wenn die Trainingsphasen abgewechselt werden, können Muskeladaptationen fortgesetzt und Stagnation verhindert werden. Glücklicherweise gibt es zahlreiche Periodisierungsmethoden, die sich dafür eignen. Dazu zählen klassische lineare Periodisierungsschemata, umgekehrt lineare Schemata und wellenförmige Schemata. Während jedes Periodisierungsschema für ausreichend Abwechslung im Trainingsprogramm sorgt, wirkt sich die Anwendung unterschiedlicher Periodisierungsschemata zusätzlich förderlich auf die Trainingsabwechslung und den Fortschritt aus. Sie sollten alle einmal ausprobieren, um zu entscheiden, welches Schema sich für Sie am besten eignet. Dieses könnten Sie dann als Basisschema verwenden oder auch die Zyklen häufig wechseln in Abstimmung mit den grundlegenden Trainingsvariablen. Sie können sogar verschiedene Periodisierungsschemata in einem Trainingsprogramm kombinieren wie etwa im Pendeltraining.

KAPITEL 4

Geräte für das Krafttraining

Es gibt eine Vielzahl an Geräten und Zubehör. Einige Geräte sind komplexer oder ausgefeilter als andere und alle haben Vor- und Nachteile. Die meisten Krafttrainingsgeräte gehören zu einer der 3 Kategorien: Während des ganzen Bewegungsverlaufs bieten sie konstanten (einfachen) Widerstand, variablen Widerstand (regelbar oder nicht) oder konstante Geschwindigkeit. Einige neuartige Geräte lassen sich nicht in diese Kategorien einordnen, etwa Geräte für das Vibrationstraining. In diesem Kapitel werden die gängigsten Krafttrainingsgeräte behandelt sowie einige weniger verbreitete.

KONSTANTER WIDERSTAND

Diese erste Kategorie der Krafttrainingsgeräte bietet während des gesamten Bewegungsverlaufs konstanten Widerstand. Das ist die einfachste Form von Widerstand, denn er wird einfach vom Gewicht des Objekts erzeugt. Die Masse von Kurzhantel oder Gewichtsblock etwa erzeugt durch die Schwerkraft Widerstand.

Wenn Sie ein freies Gewicht aufheben, kämpfen Sie gegen die Schwerkraft an, denn die zieht das Objekt zur Erde. Die Kontraktion, die der Muskel beim Heben eines freien Gewichts erfährt, ist isotonisch. Das bedeutet wörtlich, dass Tonus oder Spannung gleich bleiben, denn das Gewicht und somit der Kraftaufwand beim Heben verändert sich nicht. Ist das Gewicht zu schwer, um bewegt zu werden, erfährt der Muskel eine isometrische Kontraktion. Da die Masse jedes Objekts als Widerstand für das Krafttraining verwendet werden kann, ist diese Kategorie von Krafttrainingsgeräten am breitesten belegt, es gibt die breiteste Auswahl.

Freie Gewichte

Der Begriff freie Gewichte bezieht sich auf eine Art von Trainingsgerät, das bei der Übungsausführung einfach als Ganzes auf- und abwärtsbewegt wird. Freie Gewichte nennt man solche, die in jeder Richtung frei beweglich sind. Theoretisch kommt dafür jeder Gegenstand infrage; üblicherweise meint man damit aber Gewichtsblöcke, Lang- und Kurzhantelsysteme sowie ähnliche Dinge zu Hause oder in Fitnessstudios.

Langhantel: Stange, die für das Krafttraining mit Gewichtsscheiben beladen wird. Langhanteln sind je nach Form 1,5–2 m lang. Es gibt verschiedene Typen davon:

Olympische Langhantel: Das ist eine spezielle Form der Langhantel, die in olympischen Gewichthebe- und Powerliftingwettkämpfen sowie in Fitnessstudios verwendet wird (siehe Abb. 4.1). Die Stangen wiegen 20 kg und sind 2 m lang. Die Stangenenden haben einen Durchmesser von 5 cm, passend eben für olympische Gewichtsscheiben. Die Griffflächen haben einen Durchmesser von 2,5 cm und sind teilweise gerändelt, um einen besseren Griff zu gewährleisten. In manchen Fitnessstudios gibt es auch kürzere Varianten dieser Hanteln.

Standardlanghantel: Ähnlich der olympischen Langhantel (Griffflächen mit Durchmesser 2,5 cm und teils gerändelt); die Enden haben jedoch nur einen Durchmesser von 2,5 cm, so passen Standardgewichtsscheiben (siehe Abb. 4.1).

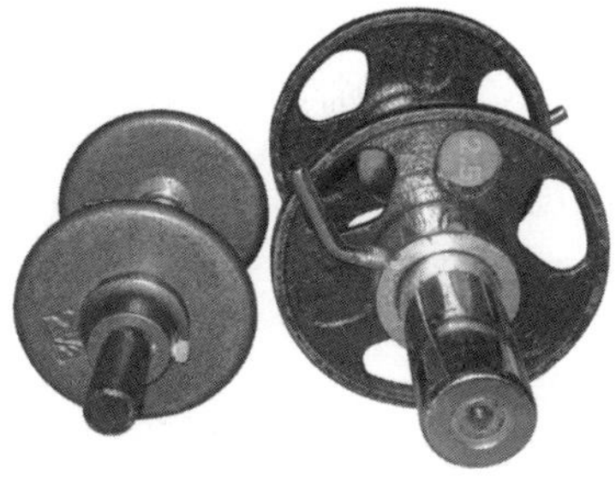

Abb. 4.1 Standardhantelstange mit Gewichtsscheiben (links) im Vergleich zur olympischen Langhantel mit Gewichtsscheiben (rechts)

Langhantel mit festem Gewicht: Eine Langhantel mit einem festen Gewicht (siehe Abb. 4.2).

SZ-Hantel: Eine Langhantel mit Biegungen, sie sieht wie ein lang gezogenes W aus (siehe Abb. 4.3); das ermöglicht eine Griffart zwischen Unterhand- (Handflächen zeigen vollständig nach oben) und neutralem Griff. Das verlagert die Belastung von den Handflächen weg auf den langen Bizepskopf (äußerer Bizeps); SZ-Hanteln heißen auch gewellte Curlhanteln.

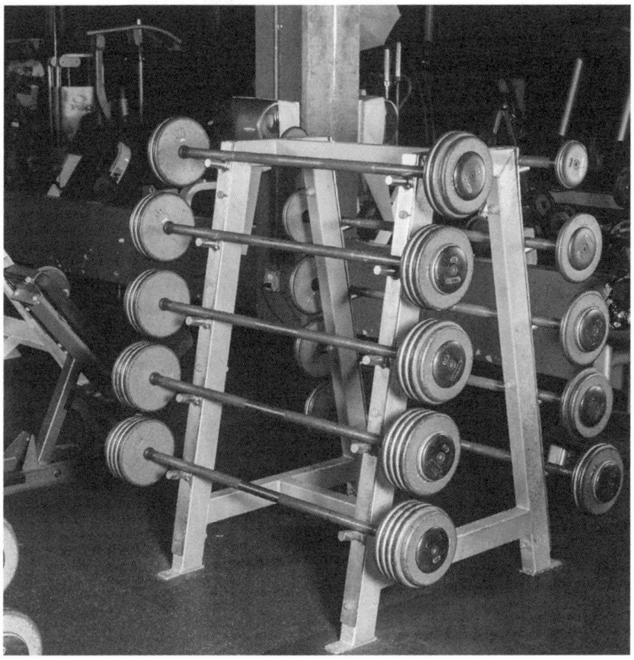

Abb. 4.2 Langhanteln mit festem Gewicht auf einem Hantelständer

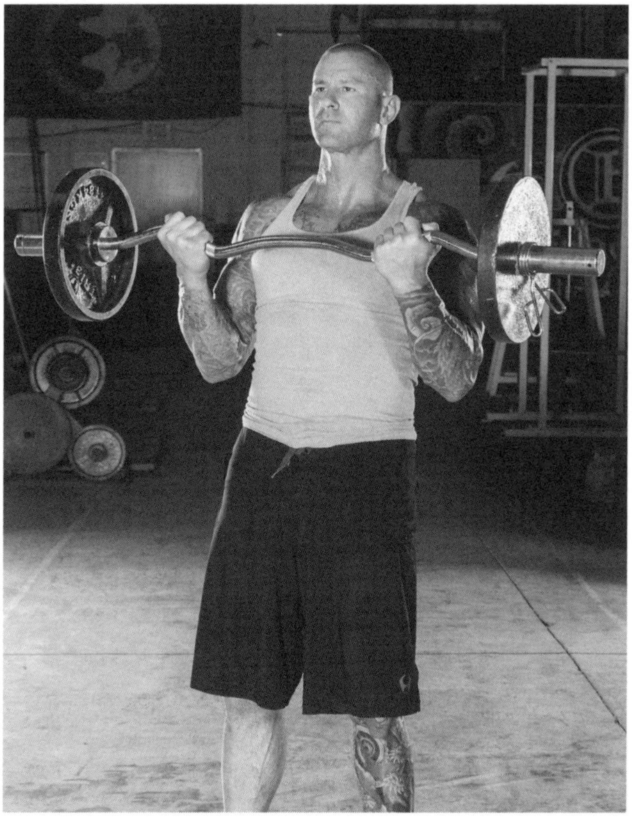

Abb. 4.3 Curls mit einer SZ-Hantel

Fat Bar: Spezielle Form der Lang- oder Kurzhantel mit Griffflächen von 2,5 cm. Sie haben üblicherweise einen Durchmesser von 5–8 cm. Das Training mit diesen Hanteln bewirkt mehr Griffkraft als mit Standardhanteln von 2,5 cm. Forschungen zeigen jedoch, dass Fat Bars bei Zugübungen (Kreuzheben, Rudern und Curls) das Gewicht einschränken, und das wirkt sich negativ auf die Steigerung von Kraft und Muskelhypertrophie aus.

Multi-Grip Bar: Langhantelstange, die verschiedene Griffwinkel und -breiten bietet. Die verschiedenen neutralen Griffe (Handflächen einander zugewandt) kommen allen zugute, die beim Stemmen im Obergriff Schulterprobleme haben (siehe Abb. 4.4).

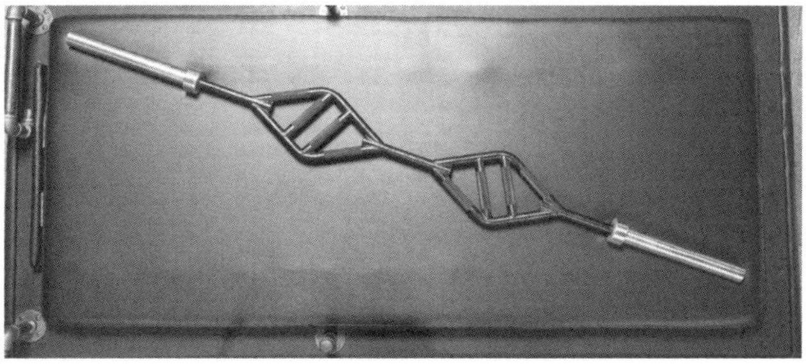

Abb. 4.4 Multi-Grip Bar

Safety Squat Bar: Ähnlich wie eine Langhantelstange, aber mit 2 kurzen, gepolsterten Stangen von ca. 30 cm – quer zur Stange von deren Mitte aus. Die gepolsterten Stangen liegen auf den Schultern und werden wie Griffe gehalten, wenn man in die Kniebeuge geht (siehe Abb. 4.5).

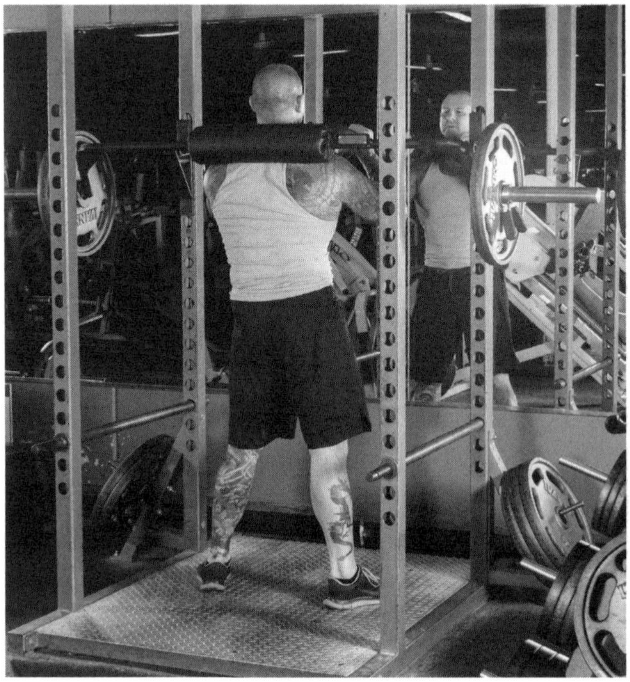

Abb. 4.5 Kniebeugen mit einer Safety Squat Bar

Trap Bar (Hex Bar): Eine Gewichtsstange mit Hexagonalformteil in der Mitte. Bei der Übung stehen die Trainierenden in der Öffnung und greifen die Griffe außen zu beiden Seiten. Diese Hantelart wird manchmal aufgrund ihrer Form auch Hexagon-Hantel genannt und üblicherweise für Schulter- und Kreuzheben verwendet (siehe Abb. 4.6).

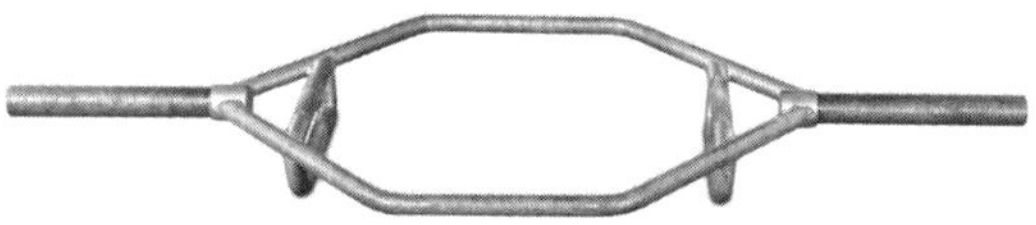

Abb. 4.6 Trap Bar

Gewichtsscheiben: Stahlscheiben, mit denen Langhanteln und manche Gewichtsmaschinen beladen werden. Man unterscheidet 2 Formen; unabhängig davon gibt es Gewichtsscheiben von 0,5, 1, 2,5, 5, 10, 15, 20, 25 und sogar 50 kg:

Olympische Gewichtsscheiben: Diese haben Löcher von etwa 5 cm Durchmesser, passend zu den olympischen Langhanteln (siehe Abb. 4.7).

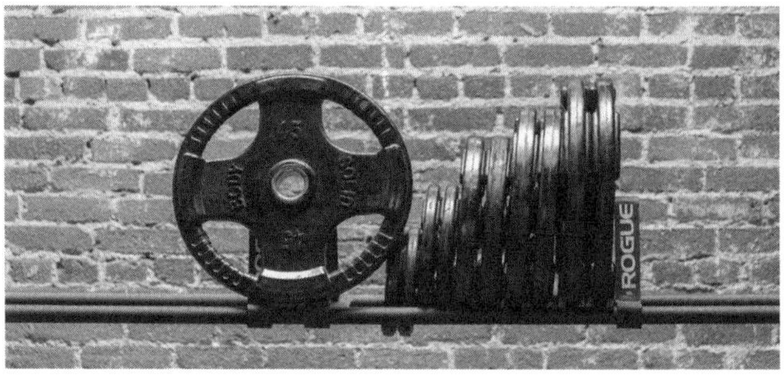

Abb. 4.7 Olympische Gewichtsscheiben

Standardgewichtsscheiben: Diese Scheiben haben mittige Öffnungen von rund 3 cm Durchmesser, sie passen auf 2,5 cm dicke Standardhantelstangen (siehe Abb. 4.8).

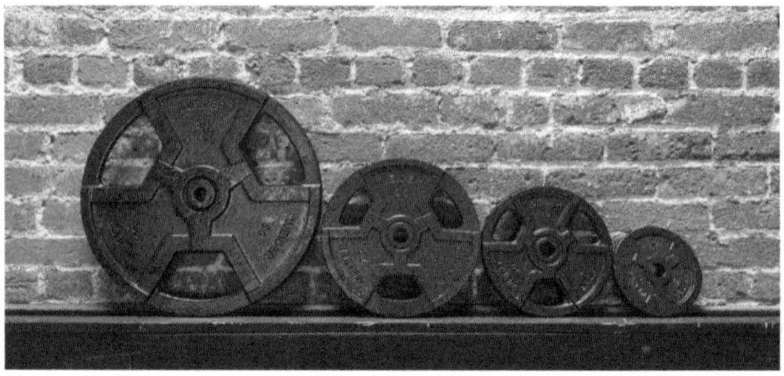

Abb. 4.8 Standardgewichtsscheiben

Bumper Plates: Olympische Gewichtsscheiben mit einem Gummirand und/oder -mantel rundum als Schutz für Boden und Scheibe (siehe Abb. 4.9). Sie werden beim olympischen Gewichtheben verwendet, wobei sehr schwere Gewichte über Kopf gehoben und dann fallen gelassen werden.

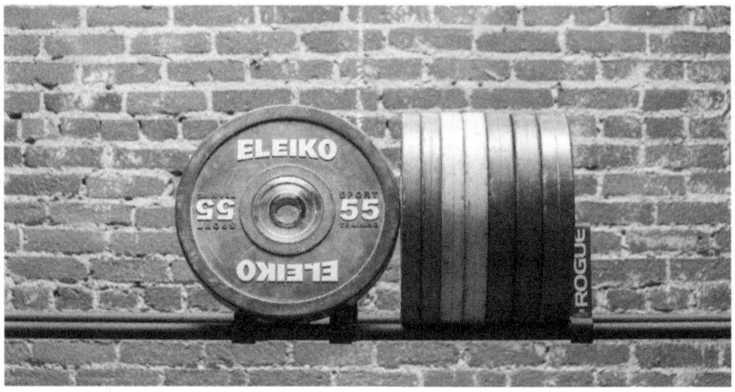

Abb. 4.9 Bumper Plates

Feststellringe: Klemmen, um die Gewichtsscheiben sicher auf der Hantelstange von Langhanteln oder einstellbaren Kurzhanteln zu fixieren (siehe Abb. 4.10). Die Feststellringe beim Powerlifting und olympischen Gewichtheben wiegen 2,5 kg.

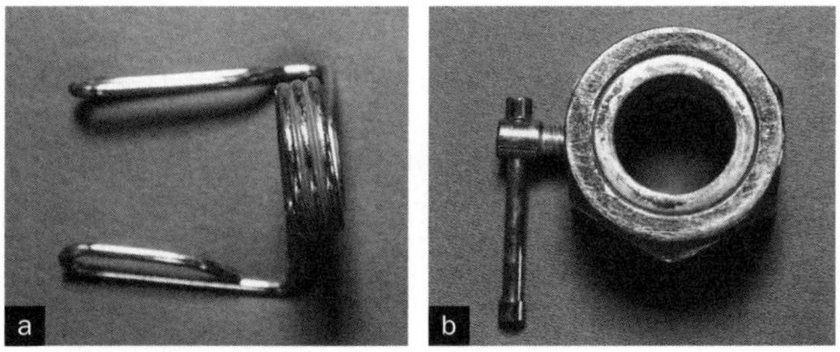

Abb. 4.10 (a) ein Federclip-Feststellring und (b) ein Schraubfeststellring

Fat Grips: Zubehör, das aus Gummihülsen besteht, die um eine Langhantelstange gelegt werden können, sodass diese mit einem dickeren Griff den gleichen Zweck wie eine Fat Bar erfüllt.

Kurzhantel: Hantel mit kürzerer Stange, insbesondere für die Verwendung für einen Arm gedacht. Sie ist 20–30 cm lang, die gerändelte Fläche ist bei den meisten Kurzhanteln etwa 15 cm lang. Einige Kurzhanteln sind aus massivem Stahl mit runden oder hexagonalen Enden, andere werden mit Gewichtsscheiben beladen, das Gewicht kann damit also angepasst werden.

Verstellbare Kurzhanteln: Für den Hausgebrauch sind verstellbare Hanteln von vielen verschiedenen Herstellern erhältlich. Ein einzelnes Hantelpaar kann in kleinen Schritten mit einer Reihe von Widerständen ausgestattet werden. Verstellbare Hantelprodukte decken im unteren Bereich Gewichte zwischen 2,5 und 15 kg ab (in Schritten von 1,25 oder 2,5 kg), manche erreichen aber auch 50 kg oder mehr (siehe Abb. 4.11). Es gibt unterschiedliche Mechanismen zum Einstellen des Widerstands, von Drehknöpfen bis hin zu Feststellringen.

Spezielle freie Gewichtsobjekte

Einige freie Gewichtsobjekte fallen nicht unter die typischen Kategorien Kurz- oder Langhantel. Diese speziellen Objekte dienen als Gewicht für zahlreiche Übungen.

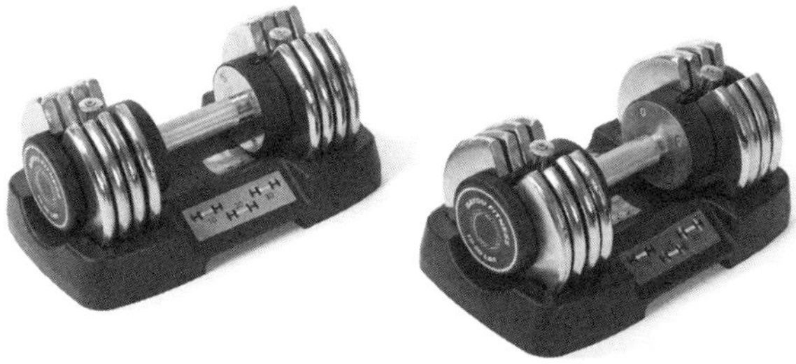

Abb. 4.11 Verstellbare Kurzhanteln

Medizinball: Ein schwerer Leder- oder Gummiball von Volleyball- bis Basketballgröße, sogar auch noch größer (1–15 kg). Medizinbälle werden für Wurfübungen eingesetzt oder zur Imitation von Übungen, die sonst mit Lang- oder Kurzhanteln ausgeführt werden (siehe Abb. 4.12).

Kettlebell: Freies Gewicht aus Gusseisen, ähnlich wie eine Kanonenkugel mit stabilem Griff. Eine Kettlebell wiegt 4–48 kg – in Abstufungen von 4 kg; geeignet für eine ganze Bandbreite an Übungen, doch in erster Linie für Schwungübungen, Reißen und Umsetzen.

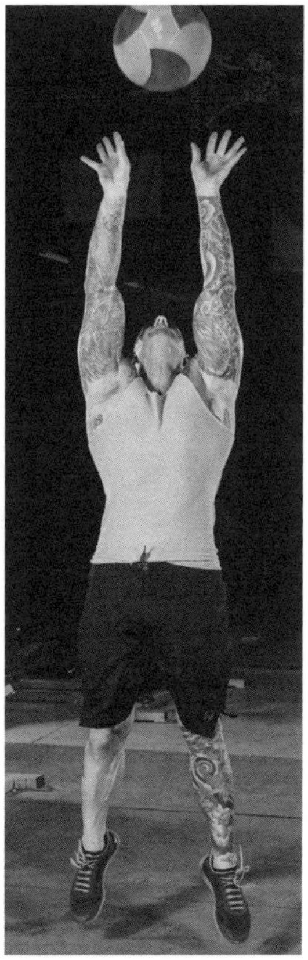

Abb. 4.12 Medizinballwurf

Kopfgeschirr: Kopfbänder aus Leder oder Nylon mit einer Kette, die auf dem Kopf liegt. Daran können Gewichtsscheiben befestigt werden. Das dient als Widerstand für Übungen zur Stärkung der Nackenmuskulatur (siehe Abb. 4.13).

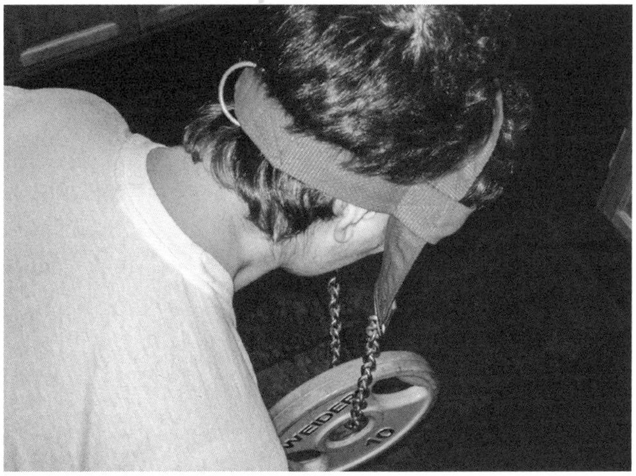

Abb. 4.13 Nackenstrecken mit einem Kopfgeschirr

Gewichtsgürtel: Ein Gürtel, der um den Rumpf gelegt wird, eine lange Kette verbindet die beiden Gürtelenden miteinander (siehe Abb. 4.14). An der Kette werden als zusätzlicher Widerstand Gewichtsscheiben befestigt, etwa für Übungen mit dem eigenen Körpergewicht wie Dips und Klimmzug.

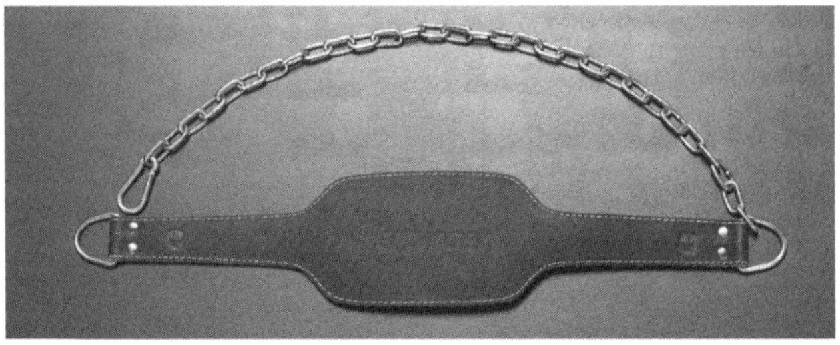

Abb. 4.14 Gewichtsgürtel

Gewichtsweste: Das ist eine simple Nylonweste mit Taschen, in die Gewichte von 0,5–1 kg passen. Das Höchstgewicht für die Weste liegt üblicherweise bei 20 kg, bei einigen speziellen sogar bei 36 kg. Sie wird eingesetzt, um den Widerstand bei Übungen mit dem eigenen Körpergewicht wie Liegestütz oder Sprung- und Laufübungen zu erhöhen.

Gewichtsmanschetten: Diese Hilfsmittel werden paarweise verwendet und fest um beide Fußgelenke gewickelt (meist mit Klettverschluss), sodass das Beinheben und viele andere Übungen, die durch eine Belastung der Unterschenkel erschwert werden, mit mehr Widerstand ausgeführt werden können. Die meisten gängigen Gewichtsmanschetten sind verstellbar und man kann pro Bein zwischen 1 und 5 kg Widerstand hinzufügen.

Sandsäcke: Sie werden typischerweise aus Leinen, Leder oder Neopren hergestellt und mit Sand oder Stahlkügelchen gefüllt (siehe Abb. 4.15). So erhält man ein Gewicht, bei dem sich die Gewichtsverteilung, je nach Haltung und Bewegung, verändert.

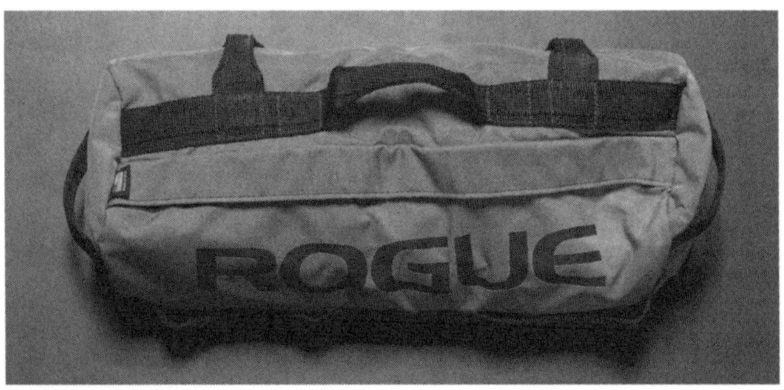

Abb. 4.15 Sandsack

Unterarmtrainer (Wrist Roller): Das Gerät besteht aus einem kurzen Stahl- oder Holzgriff mit einem rund 1 m langen Seil (siehe Abb. 4.16), an dem Gewichte angebracht werden. Für das Training der Unterarmbeuger wird der Griff nach vorn gerollt, bis das Seil ganz aufgerollt und das Gewicht vom Boden nach oben gehoben ist. Für das Training der Unterarmstrecker wird der Griff entgegengesetzt gerollt.

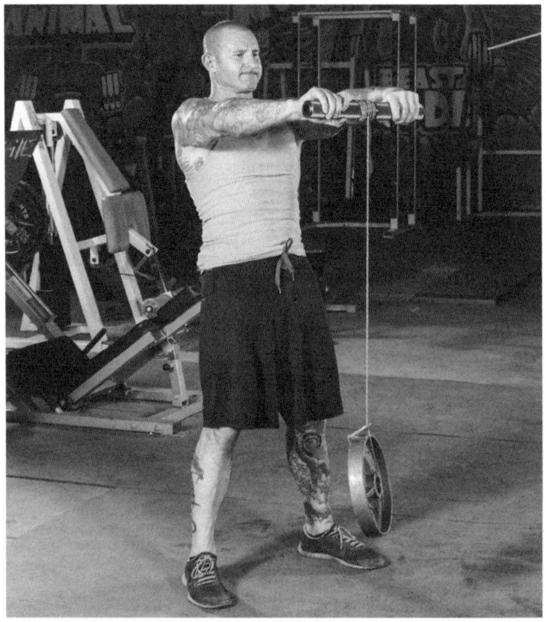

Abb. 4.16 Unterarmcurls mit dem Unterarmtrainer (Wrist Roller)

Arm Blaster: Dieses Hilfsmittel aus Aluminium wird verwendet, um eine Bewegung der Oberarme während der Ausführung von Bizepscurls zu verhindern. Es hat Träger, die man über die Schultern legt, sodass es fest an der Taille anliegt und die Hinterseiten der Arme gegen den Arm Blaster drücken, während Curls ausgeführt werden (siehe Abb. 4.17).

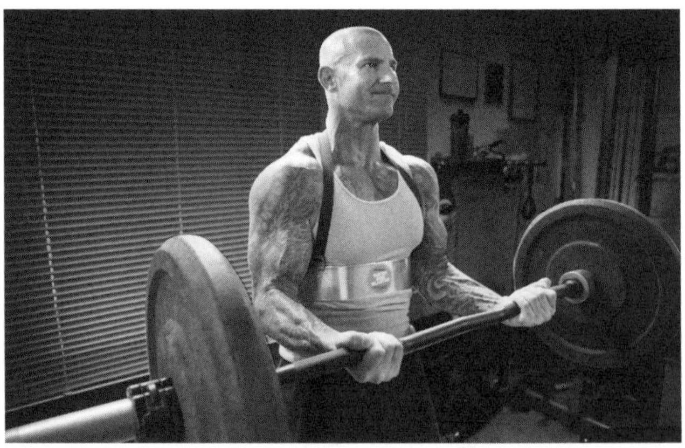

Abb. 4.17 Langhantelcurls mit einem Arm Blaster

Landmine: Das ist eine Gewichtsplatte (die meisten sehen aus wie das Home Plate beim Baseball) mit einer Hülse, die mit dem Ende einer Langhantel verbunden werden kann. Die Hülse ist mithilfe einiger frei beweglicher Gelenke an der Platte fixiert, sodass die Langhantel am anderen Ende rotiert werden kann, um die Rumpfmuskulatur, den Unterkörper und die Oberkörpermuskeln zu trainieren (siehe Abb. 4.18).

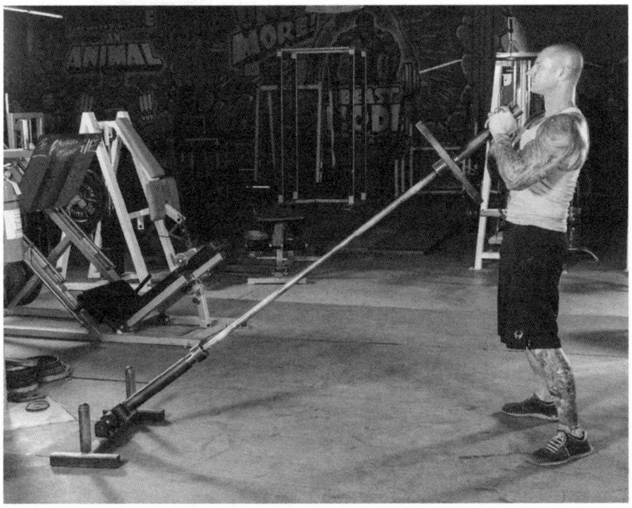

Abb. 4.18 Landmine-Kreuzheben

Zubehör für das Training mit freien Gewichten

Neben der Widerstandskomponente im Krafttraining mit freien Gewichten benötigt man bei vielen Übungen Bänke und Ständer als Stütze für den Trainierenden und die freien Gewichte.

Hantelbänke: Beim Training mit freien Gewichten werden Bänke eingesetzt, die für Übungen mit der Langhantel konzipiert sind. Sie sind mit Halterungen für Langhanteln versehen, sodass die Trainierenden die Hantel am Ende eines Satzes einfacher ablegen können:

Standardhantelbank: Eine waagrechte Bank mit senkrechter Halterung für die Langhantel.

Schrägbank: Die Bank ist in einem Winkel von 35–45° vom Boden weg schräg nach oben geneigt, der Kopf auf der Bank ist damit höher als die Hüfte. Ein Stahlgerüst aus senkrechten Langhantelhalterungen und einer erhöhten Platte ist an die Bank geschweißt; darauf steht beim Schrägbankdrücken ein Trainingspartner als Hilfestellung.

Negativbank: Die Bank ist in einem Winkel von 30–40° schräg nach unten geneigt, sodass der Kopf der Trainierenden tiefer liegt als ihre Füße. Es gibt auch Langhantelhalterungen für die Ausführung von Negativbankdrücken.

Schulterdrückbank: Eine Bank mit gepolstertem Sitz und senkrechter Rückenlehne, sodass der Oberkörper aufrecht ist. Das ist wichtig beim Schulterdrücken mit der Langhantel. Daran ist ein Stahlgerüst mit senkrechten Langhantelhalterungen geschweißt; die liegen hinter dem Kopf der Trainierenden, sodass sie diese am Anfang eines Satzes leicht greifen und am Ende wieder sicher ablegen können, ohne dabei am Satzende das Schultergelenk zu belasten.

Scott-Bank: Eine Bank aus einem Sitz und einer gepolsterten Armablage, die etwa 45° zum Boden geneigt ist und vor den Trainierenden liegt. Vor der Armablage ist eine Langhantelhalterung (siehe Abb. 4.19). Die Trainierenden setzen sich auf die Bank, legen ihre Oberarme auf der Ablage ab und führen Bizepscurls aus.

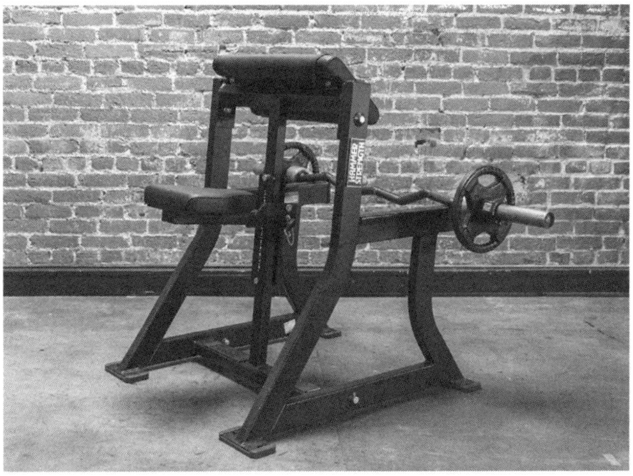

Abb. 4.19 Scott-Bank

Frei stehende Bänke: Bänke ohne Langhantelhalterungen werden zumeist für das Training mit Kurzhanteln genutzt. Sie bestehen nur aus dem Polster und Fußstützen. Dazu gehören:

Flachbank: Eine fixe waagrechte Bank für rücklings oder bäuchlings ausgeführte Übungen im Sitzen oder Liegen.

Verstellbare Schrägbank: Hier ist der Winkel der Oberfläche zwischen waagrecht und senkrecht in mehreren Stufen verstellbar.

Verstellbare Negativbank: Die Neigung nach unten ist in mehreren Stufen verstellbar, sodass der Kopf tiefer als die Füße liegt. Sie wird oft für Brust- und Bauchübungen eingesetzt.

Bank mit niedriger Rückenlehne: Mit kurzer waagrechter Sitzfläche; eine niedrige Rückenlehne stützt den Rücken bei Übungen wie Überkopfdrücken und Trizepsstrecken.

Hantelständer: Ständer für eine Langhantel, sodass der Trainierende die Hantel aus verschiedenen Positionen greifen kann. Hier einige Arten von Hantelständern:

Power-Rack: Die vielseitigste Sicherheitsvorrichtung mit 4 senkrechten Stahlträgern gleich einem quadratischen Käfig von etwa 1,5 m Seitenlänge und 2 m Höhe. Die senkrechten Streben sind alle 2–5 cm mit einem Loch versehen. So können die Langhantelhalterungen auf verschiedenen Höhen platziert werden, aber auch Sicherheitsstäbe, die die Langhantel auffangen, falls die Trainierenden sie nicht nach oben stemmen können, lassen sich befestigen. Power-Racks werden für Kniebeugen, Schulterheben und Drücken verwendet (siehe Abb. 4.20 a).

Kniebeugenständer: Das Stahlgerüst ist auf verschiedenen Höhen mit Sicherheitshaken für Langhanteln versehen, sodass Trainierende von unterschiedlicher Körpergröße die Langhantel bequem entsichern können, um Kniebeugen oder andere Stehübungen auszuführen. Es gibt auch Ständer mit 2 waagrechten Streben, etwa 90 cm hoch und vorn am Ständer parallel zueinander verlaufend. Die Streben dienen als Sicherheitsablage; wer eine Kniebeuge nicht zu Ende führen kann, kann das Gewicht zur Not auf den Sicherheitsstreben ablegen (siehe Abb. 4.20 b).

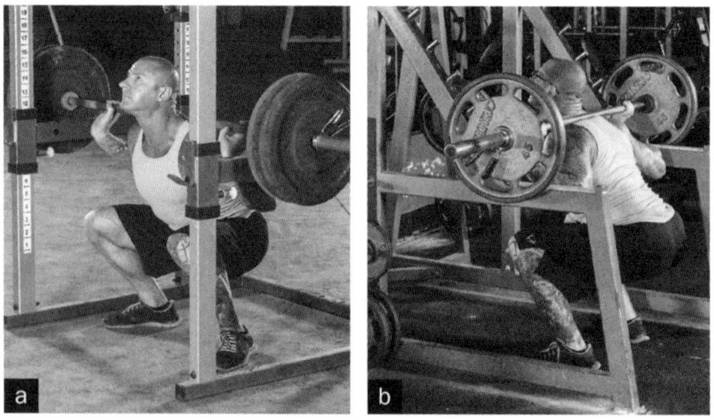

Abb. 4.20 (a) Kniebeugen in einem Power-Rack und (b) Kniebeugen in einem Kniebeugenständer

Instabile Unterlagen: Eine Vielzahl an Gegenständen können hierfür dienen. Anders als eine stabile Bank erschweren instabile Unterlagen die Übungsausführung. Dies fördert den Kraftaufbau im Rumpf sowie die Stärkung der Stabilisierungsmuskeln.

Pezziball: Diese aufblasbaren Bälle sind in verschiedenen Größen erhältlich (30–85 cm Durchmesser). Sie bieten eine rollende, flexible Unterlage fürs Sitzen oder Liegen, wodurch der Schwierigkeitsgrad bei Übungen mit Kurz- oder Langhanteln sehr erhöht wird (siehe Abb. 4.21). Sie können auch für Übungen mit dem eigenen Körpergewicht eingesetzt werden, etwa bei Crunches oder Liegestützen.

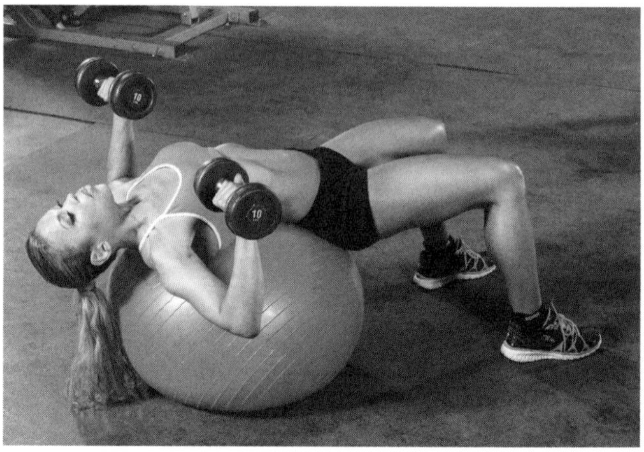

Abb. 4.21 Kurzhanteldrücken auf einem Pezziball

BOSU-Balance-Trainer: Dieses Gerät besteht aus der oberen Hälfte eines großen Pezziballs mit einer festen und stabilen Grundlage. Der Trainer hat die meisten Vorteile, die ein Pezziball hat, ohne jedoch dabei zu rollen. Das macht ihn ideal für den Kraftaufbau im Rumpf bei Übungen im Stehen (siehe Abb. 4.22).

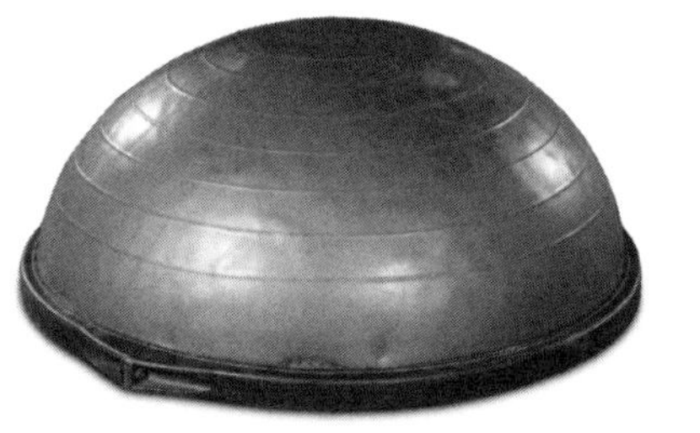

Abb. 4.22 BOSU-Balance-Trainer

Balancekissen: Dies ist eine kleine (Durchmesser 30–40 cm, Höhe 5–8 cm), pfannkuchenförmige Scheibe aus nachgiebigem Plastik. Die Trainierenden stellen oder setzen sich darauf, während sie Kraftübungen ausführen (siehe Abb. 4.23).

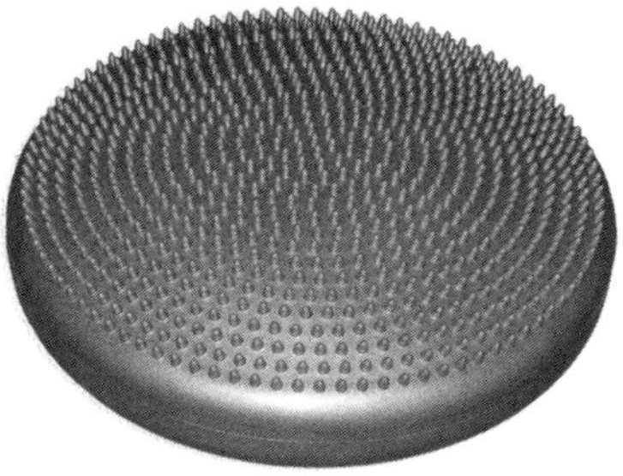

Abb. 4.23 Balancekissen

Balancekreisel: Eine Holzscheibe mit abgerundeter Unterseite; wird manchmal für Kraftübungen im Stehen eingesetzt. Der Trainierende stellt sich darauf und muss so auch noch das Gleichgewicht halten (siehe Abb. 4.24).

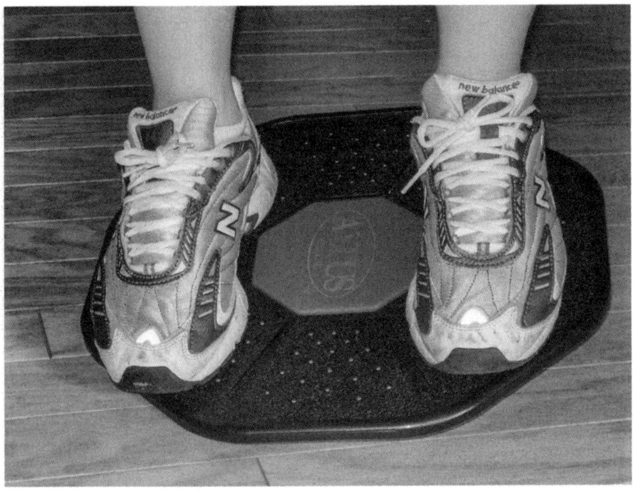

Abb. 4.24 Balancekreisel

Zughilfen: Starke Nylonschlaufen, die an den Handgelenken befestigt und um die Hantelstange gewickelt werden, sodass zum Heben weniger Griffkraft erforderlich ist. Da der Griff bei schweren Verbundübungen tendenziell das schwächste Glied ist, ermöglichen Zughilfen die Verwendung schwererer Gewichte, die die größeren Zielmuskeln überlasten. Zughilfen können mit Langhanteln, Kurzhanteln und sogar am Kabelzug mit der Latzugstange verwendet werden.

Gewöhnliche Gegenstände

Lange bevor es Kurz- und Langhanteln gab, benutzten Sportler zur Verbesserung ihrer Kraft und Fitness eine Vielzahl gewöhnlicher Gegenstände wie Steine und Sandsäcke als freie Gewichte. Heute sind ausbalancierte Lang- und Kurzhanteln erhältlich, und dennoch verwenden manche Sportler gewöhnliche Gegenstände wie Konservendosen oder Plastikbehälter, wenn sie keinen Zugang zu standardmäßigen freien Gewichten haben oder nicht ausbalancierte Gegenstände wie Steine und Bierfässer verwenden wollen, um funktionelle Kraft zu entwickeln. Jeder Gegenstand kann als Hilfsmittel im Krafttraining verwendet werden, Konservendosen, ein Eimer Wasser oder ein Zementzylinder. Felsblöcke, Holzklötze und Ziegel werden ohnehin in Strongman-Wettkämpfen verwendet. Die Schwierigkeit beim Heben solcher Gegenstände ist ihre Sperrigkeit. Sie zu heben erfordert mehr funktionelle Fähigkeiten, da sie meist keinen Griff haben und das Gewicht nicht gleichmäßig verteilt ist. Das fördert die Entwicklung von Kraft im Rumpf und von funktioneller Kraft.

Strongman-Objekte: Kraftsportler heben im Strongman-Wettkampf eine Vielzahl sperriger Objekte. Die meisten Wettkämpfe verlangen eine Kombination aus Maximalkraft und Muskelausdauer. Die Wettstreiter müssen solche Objekte heben. Wer die meisten Wiederholungen schafft oder sie am schnellsten über eine bestimmte Strecke tragen kann, der gewinnt. Gängige Kraftsportobjekte:

Atlasstein: Atlassteine sind große, schwere Bälle aus Granit oder Beton zum Heben und Tragen im Wettkampf. Die Größe variiert zwischen 30 und 150 cm Durchmesser, das Gewicht reicht von 60 bis über 150 kg. Die Wettstreiter heben üblicherweise immer schwerere Atlassteine vom Boden an und laden sie auf immer höhere Sockel (bis zu 1,50 m). Wer die Aufgabe in der kürzesten Zeit schafft, gewinnt.

Holzklötze: Solche sperrigen Objekte sind in Strongman-Wettkämpfen üblich, allerdings in einer modifizierten Form mit geschnitztem Griff, sodass sie beim Heben gut gehalten werden können. Das Gewicht reicht von 90 bis über 150 kg. Gewinner ist, wer den schwersten Klotz vom Boden über den Kopf heben kann. Es gibt auch Aluminiumklötze, die dasselbe Ende wie olympische Langhanteln haben, sodass sie für ein Training mit unterschiedlichen Gewichten mit olympischen Gewichtsscheiben beladen werden können.

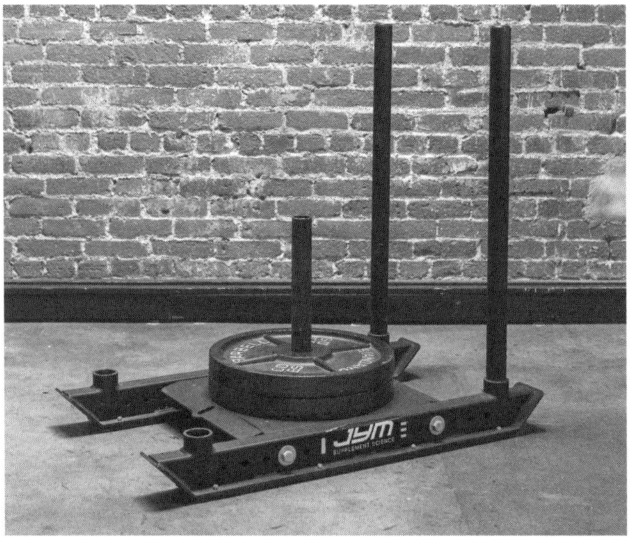

Abb. 4.25 Schlitten

Schlitten: Im Kraftsport werden Schlitten heutzutage gerne zum Schieben und Ziehen (Schlittenschieben und Schlittenziehen) benutzt. Dabei wird der ganze Körper trainiert und konditioniert (siehe Abb. 4.25).

Traktorreifen: Die wiegen je nach Größe zwischen 200 und mehr als 400 kg. Bei Strongman-Wettkämpfen gewinnt, wer den Reifen am schnellsten über eine bestimmte Distanz rollt.

Vorschlaghammer: Mit dem schweren Hammer werden explosive Schlagbewegungen gegen einen Traktorreifen ausgeführt, um die Rumpfmuskulatur zu trainieren.

Trainingszubehör: Manche Gegenstände werden auch verwendet, um die Kraft im Fitnessstudio oder auf dem Spielfeld zu steigern. Die speziellen Eigenschaften dieser Objekte im Hinblick auf ihre Masse (nicht ausbalancierte Gewichtsverteilung oder steigendes Gewicht) bieten Vorteile gegenüber freien Gewichten. Dazu zählen:

Ketten: Stahlketten an einer olympischen Hantelstange dienen dazu, einen ansteigenden Widerstand zu erzielen, etwa beim Bankdrücken oder Kniebeugen. Das Spezielle an Ketten ist, dass das Gewicht ansteigt, wenn Glied für Glied vom Boden gehoben wird, das bewirkt eine lineare Widerstandszunahme über die gesamte Bewegung hinweg, der Widerstand wird also immer größer, je länger die Bewegung dauert.

Bierfass: Ein leeres Bierfass wiegt etwa 15 kg. An den Griffen lässt sich ein Bierfass gut halten, doch die runde Form macht es sperrig beim Heben, es ist schwierig, es unter Kontrolle zu halten. Manche Coaches lassen Football-, Basketball-, Baseball- und Hockeyspieler Bierfässer heben, um funktionelle Kraft aufzubauen. Um den Widerstand und die Trainingsintensität zu erhöhen, werden die Fässer oft mit Sand oder Wasser gefüllt.

Alltagsgegenstände: Auch manches, was man in einem Haushalt findet, kann als freies Gewicht für standardmäßige Krafttrainingsübungen verwendet werden, wenn keine anderen Gewichte zur Verfügung stehen. Dazu zählen:

Konservendosen: Sie wiegen 250–500 g. Wegen ihrer Ähnlichkeit mit Kurzhanteln können sie für nahezu jede Übung verwendet werden, bei der man sonst Kurzhanteln in Händen hätte. Bei dem begrenzten Gewicht sind sie am besten für Personen geeignet, die über wenig Kraft verfügen, oder für Workouts mit einer hohen Anzahl an Wiederholungen.

Plastikkanister: Plastikkanister wiegen bis zu 4 kg, wenn sie mit Flüssigkeit gefüllt sind, und bis zu 6 kg bei Sandfüllung. Die Griffe sind ähnlich wie bei Kurzhanteln (obwohl sie sperriger beim Heben sind). Flexible Gewichte sind sie dadurch, dass man den Inhalt variieren kann.

Plastikflaschen-Sixpacks: Mineralwasser wird oft im Sechserpack verkauft, wobei die Flaschen in Folie mit Plastikgriff verpackt sind. Diese Sixpacks wiegen meist um die 3 kg und eignen sich daher für Übungssätze mit hohen Wiederholungszahlen wie Seitheben (Schultern).

Rucksack: Wer einen normalen Rucksack mit schweren Gegenständen füllt, z. B. mit Büchern, kann Varianten von Kniebeugen, Ausfallschritten, Stepups und anderen Übungen mit mehr Gewicht ausführen. Ein voller Rucksack kann auch bei Wurfübungen wie ein Medizinball verwendet werden.

Stuhl: Ein stabiler Stuhl kann für Übungen wie Dips, Aufsteigen, Kastensprünge und einarmiges Kurzhantelrudern sowie für Übungen im Sitzen eingesetzt werden.

Körpergewicht

Auch unser eigenes Körpergewicht oder das eines Trainingspartners kann als Widerstand dienen.

Eigenes Körpergewicht: Bei Liegestützen, Klimmzügen, Dips, Kniebeugen und Crunches kann man auch nur mit dem eigenen Körpergewicht arbeiten, nichts weiter sonst (siehe Abb. 4.26).

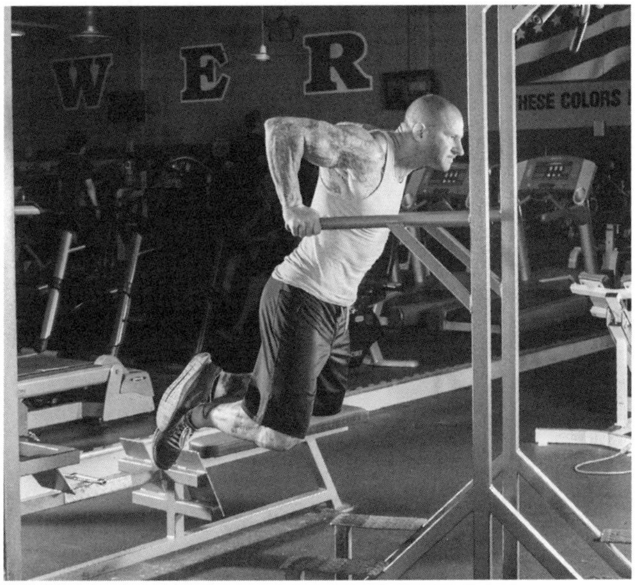

Abb. 4.26 Dips

Körpergewicht eines Trainingspartners: Es gibt mehrere Übungen, bei denen das Körpergewicht des Partners als Widerstand dient; Ruderübungen, Bankdrücken und Kniebeugen etwa (siehe Abb. 4.27).

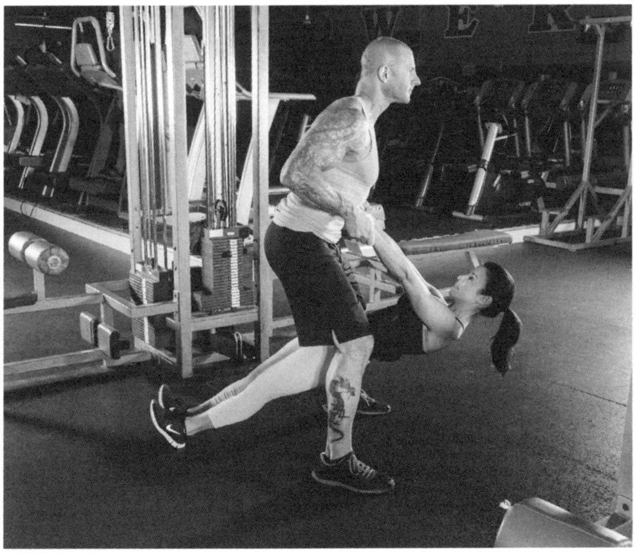

Abb. 4.27 Rudern mit Trainingspartnerin

Manueller Widerstand: Um einem Muskel ohne jede Ausrüstung Widerstand entgegenzusetzen, kann der nicht arbeitende Arm dem arbeitenden Arm Widerstand bieten. Beispielsweise wird beim Bizepscurl mit manuellem Widerstand ein Arm nach oben gebeugt, während der andere Arm darauf hinabdrückt. Die nicht arbeitende Hand liegt dabei auf der arbeitenden.

Zubehör für Übungen mit dem Körpergewicht: Es gibt Utensilien für Übungen, die primär auf dem eigenen Körpergewicht basieren:

Klimmzugstange: Eine einfache Stange, die waagrecht an einem Ständer, der Wand, der Decke, dem Türrahmen oder einem anderen Trainingsgerät wie einem Power-Rack oder einer Crossover-Kabelzugstation befestigt ist.

Dipstangen: 2 parallele etwa waagrechte Stangen für Dips. Sie können auch für das Beinheben zur Stärkung der Bauchmuskulatur und andere Übungen benutzt werden. Es gibt Dipstangen, die an einem Ende nach innen angewinkelt sind, sodass der Abstand sich ändert. So können Dips mit unterschiedlichen Griffbreiten ausgeführt werden.

Senkrechte Bank: Sie besteht aus einer langen senkrechten Polsterbank an einem Metallrahmen mit Griffen und Armablagen. Der Trainierende stützt sein Körpergewicht auf den Unterarmen ab und drückt den Rücken gegen das Polster. Die Bank wird zum Beinheben verwendet (siehe Abb. 4.28), senkrechte Bänke haben manchmal waagrechte Dipstangen.

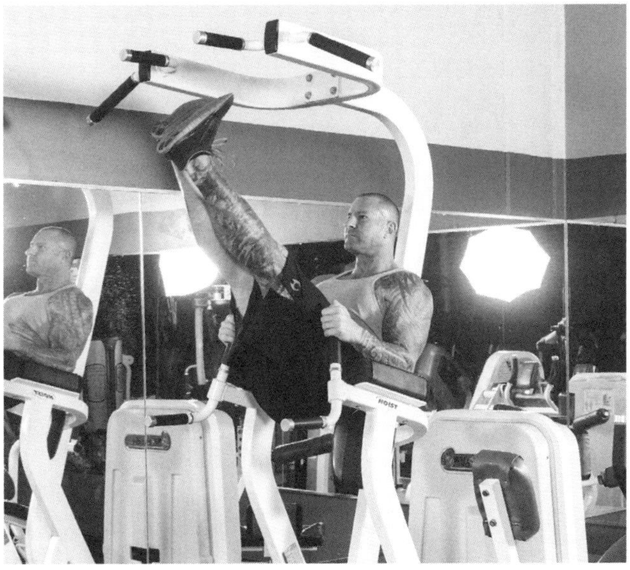

Abb. 4.28 Knieheben auf einer senkrechten Bank

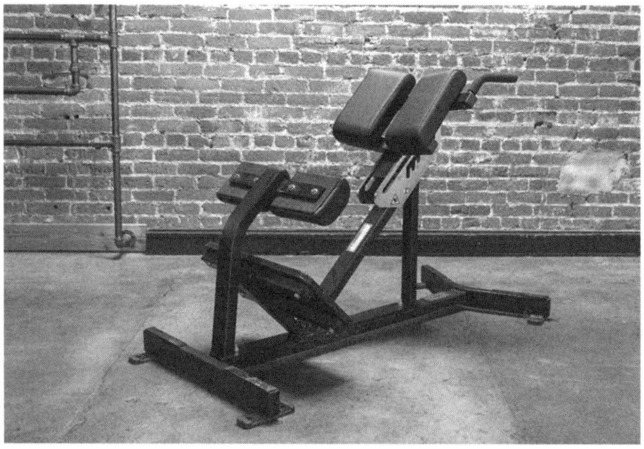

Abb. 4.29 Rückenstreckerbank

Rückenstreckerbank: Eine hohe, kurze Polsterbank mit Fußstützen auf Höhe der Bankauflage. Für die Übung Rumpfaufrichten legt man sich bäuchlings darauf, das Becken auf die Polsterung und die Füße unter die Fußstützen (siehe Abb. 4.29). Es gibt 2 Arten von Rückenstreckerbänken. Bei der einen ist das Polster horizontal, bei der anderen steht es in einem Winkel von etwa 45°, um den durch Schwerkraft erzeugten Widerstand und damit die Schwierigkeit der Übung zu verringern.

GHD: Ähnlich wie eine Rückenstreckerbank fixiert der GHD (oder Glute Ham Developer) die Füße und das Becken, damit der Körper in einer erhöhten Position parallel zum Boden bleibt (siehe Abb. 4.30). Die häufigsten Übungen, die mit diesem Gerät durchgeführt werden, sind Glute-Ham Raises, GHD Sit-ups und Rückenstrecken.

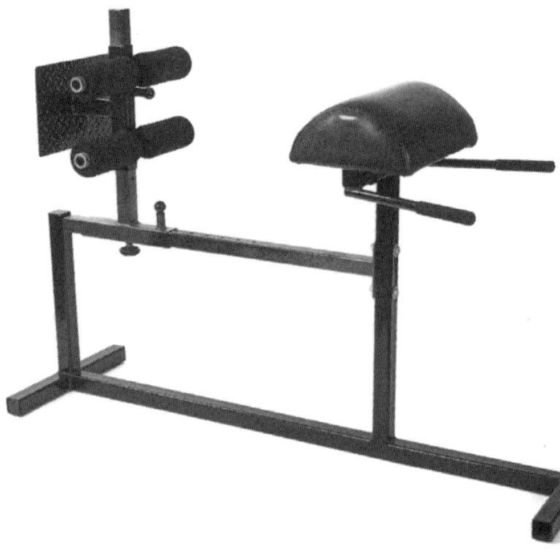

Abb. 4.30 GHD (Glute Ham Developer)

Plyobox: Diese schlichte Kiste schafft eine stabile Ebene mit einer Höhe von 51–76 cm. Sie wird oft für Box Jumps und Step-ups verwendet. Plyoboxen bestehen aus Holz oder Metall und sind manchmal mit Schaumstoff überzogen, um Schürfwunden zu verhindern.

Schlingentrainer: Die Marke TRX® hat das Schlingentraining überhaupt erst verbreitet, doch mittlerweile gibt es zahlreiche Schlingentrainermarken. Bevor es den Schlingentrainer gab, wurden Ketten oder Seile mit Griffen verwendet. Für das Schlingentraining benötigt man Bänder aus Leinen oder Nylon. Damit werden Körperteile gehalten, zumeist Arme oder Füße, sodass das eigene Körpergewicht als Widerstand dient. Sie können z. B. horizontales Rudern für das Training der breiten Rückenmuskulatur mit dem Schlingentrainer ausführen (siehe Abb. 4.31). In ähnlicher Weise werden in vielen Einrichtungen für funktionelles Training auch Turnringe eingesetzt.

Seil: In vielen Einrichtungen für funktionelles Training hängen dicke Seile von der Decke, die zum Seilklettern verwendet werden können, um die Griffkraft sowie die Kraft und Kondition des Oberkörpers zu verbessern.

Hangelstangen: Solche waagerechten Leitern findet man in Einrichtungen für funktionelles Training oder am Klettergerüst auf dem Spielplatz. Sie können zur Verbesserung der Griffkraft sowie der Kraft und Kondition des Oberkörpers verwendet werden.

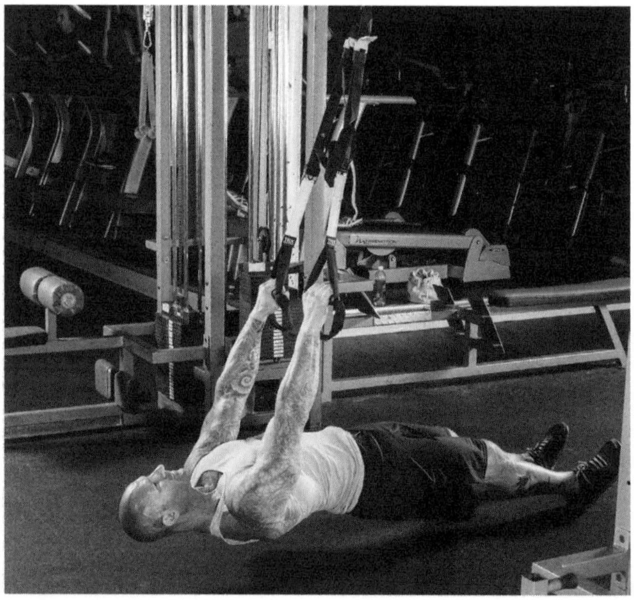

Abb. 4.31 Horizontales Rudern mit dem Schlingentrainer

Einfache Gewichtsmaschinen

Das sind Maschinen und Geräte, die während der gesamten Bewegung ein konstantes Widerstandslevel bieten. Dazu zählen linear geführte Maschinen und Kabelzugstationen. Sie enthalten ein Gewicht, das direkt entlang der Führungsstangen oder durch das Kabelzugsystem bewegt wird.

Linear geführte Maschinen

Solche Maschinen bestehen aus einem Apparat, der auf 2 Führungsstangen verläuft. Das beschränkt die Bewegung auf einen linearen, geraden Bewegungsverlauf. Üblicherweise müssen dabei zusätzlich Gewichtsscheiben hinzugefügt werden, um den Widerstand zu steigern.

Multipresse: Sie besteht aus einer Langhantel, die an 2 Führungen gleitet. Die Stangen lassen nur eine senkrechte Bewegung zu und verfügen an bestimmten Punkten über Sicherungen, sodass sich die Übung an einem beliebigen Punkt beginnen und beenden lässt. Das Gerät dient nur senkrechtem Drücken oder Ziehen, etwa bei Kniebeugen, Bankdrücken und Rudern (siehe Abb. 4.32).

Beinpresse: Sie besteht aus einem Schlitten entlang zweier Führungen etwa im 45°-Winkel zum Boden. Man setzt sich darauf, die Füße am Schlitten (siehe Abb. 4.33). Entsichert lässt sich der Schlitten frei über die linearen Führungsstangen auf und ab bewegen. Der natürliche Bewegungsverlauf der Beine in dieser Position ist jedoch krumm (Kurve plus gerade Linie). Deshalb haben einige Hersteller eine Beinpressmaschine mit einem krummen Weg entworfen. Diese natürlichere Bewegung reduziert die Belastung der Knie.

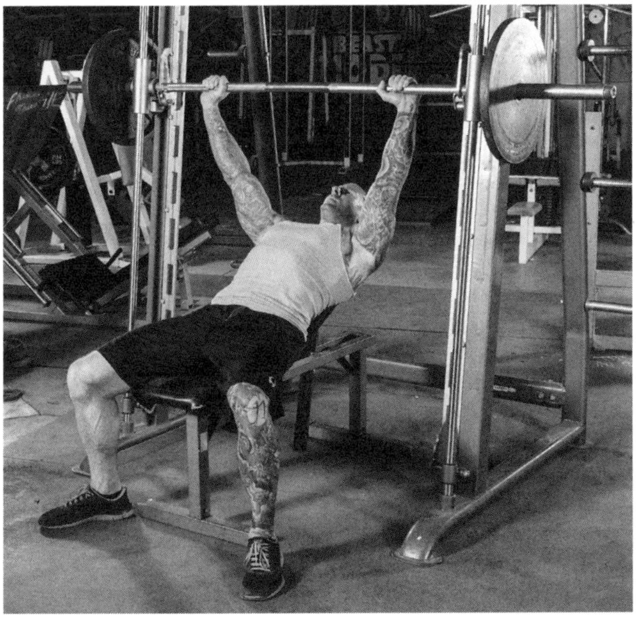

Abb. 4.32 Schrägbankdrücken an der Multipresse

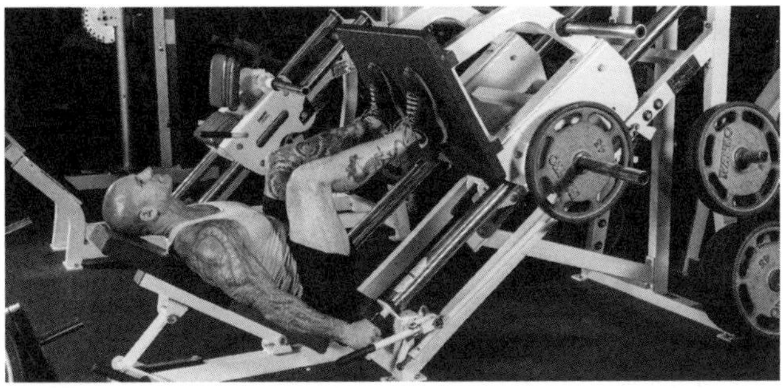

Abb. 4.33 Beinpresse

Hackenschmidt-Kniebeugenmaschine: Sie ist für Beinübungen konzipiert und ähnelt der Beinpresse, doch hier steht man. Ein gepolsterter Schlitten verläuft entlang zweier Führungsstangen in etwa 50–80° zum Boden. Man stellt sich in die Hackenschmidt-Kniebeugenmaschine und drückt den Rücken gegen den gepolsterten Schlitten, die Schultern unter die Schulterpolster. Nach dem Entsichern beugt man die Knie und streckt sie dann wieder, dabei lässt man den Schlitten mitkommen.

Kniebeugenmaschine mit Gurt: Mit diesem Gerät kann man schwere Kniebeugen aller Art ausführen, ohne die Schultern und den unteren Rücken zu überlasten (siehe Abb. 4.34). Bei Kniebeugen mit Gurt wird der Widerstand über einen um die Taille gelegten Gurt ausgeübt, und Griffe an der Maschine sorgen für Stabilität.

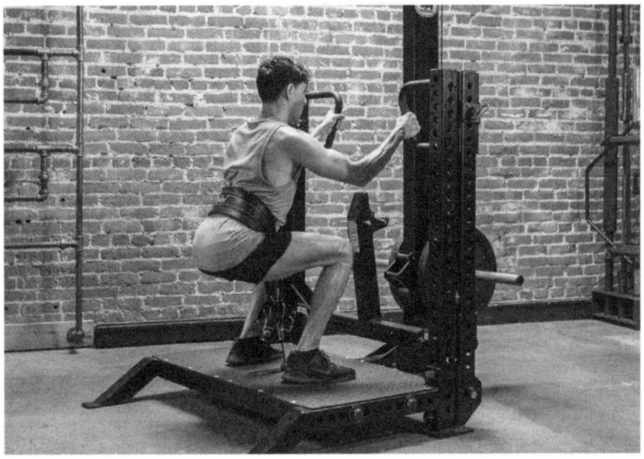

Abb. 4.34 Kniebeugenmaschine mit Gurt

Kabelzugmaschinen

Das sind Übungsmaschinen mit einem einfachen Kabelsystem und Umlenkrollen. Die einfache Ausführung besteht aus einem Kabel, das über eine (oder mehrere) Umlenkrolle(n) zu einem Gewichtsblock führt – eine Umlenkrolle ist eine frei rotierende Rolle, die die Kraftrichtung ändert. Dadurch kann die Kraft in verschiedenen Richtungen auf einen Muskel wirken. Ein Gewichtsblock besteht üblicherweise aus rechteckigen und 2–10 kg schweren Gewichtsscheiben, die so fixiert sind, dass sie senkrecht über die Führungsstangen der Maschine gleiten. Jede Scheibe hat ein Loch für einen Bolzen. Dadurch kann die Gewichtsscheibe mit allen darüberliegenden Scheiben über die Führung angehoben werden; daran ist ein Kabel oder ein Hebclarm befestigt. Wird das Kabel beim Ziehen gespannt, hebt sich der Gewichtsblock über die Führungsstangen an und bietet somit Widerstand. Einige Hometrainer wie die von Bowflex haben flexible Stangen statt Gewichtsblöcke. Ein Kabel bietet viele Vorteile beim Gewichtheben. Da es in unterschiedliche Richtungen gezogen werden kann, bewirkt es während der gesamten Bewegung konstante Spannung auf die Muskeln (siehe Abb. 4.35).

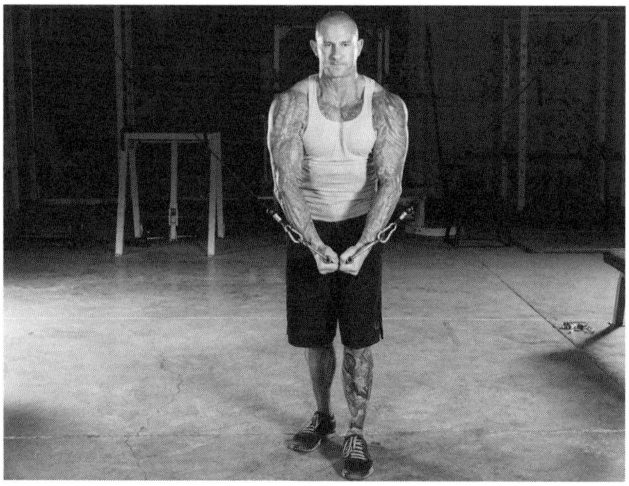

Abb. 4.35 Die Crossover-Kabelstation

Kabelzugzubehör: Zum Bedienen eines Kabelzugs ist ein Griff am Kabelende nötig. Es gibt eine ganze Bandbreite solchen Zubehörs:

Karabiner: Ein Clipmechanismus ermöglicht eine einfache Befestigung von Stangen am Kabel (siehe Abb. 4.36).

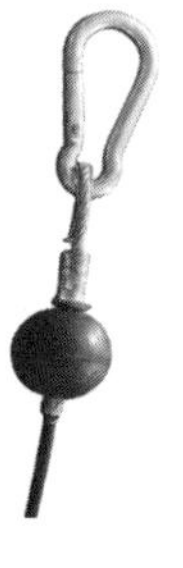

Abb. 4.36 Ein Karabiner wird an einem Kabel fixiert.

Latzugstange: Sie dient vorrangig zum Trainieren des breiten Rückenmuskels wie anderer Rückenmuskeln an der Latzugmaschine. Die am weitesten verbreitete Latzugstange ist ein langer Schaft mit gebogenen Enden (siehe Abb. 4.37).

Latzugstange parallel: Diese Stange hat an den Enden Griffe quer zur Stange. Das ermöglicht einen neutralen Griff bei Latzügen oder Ruderübungen am Kabelzug (siehe Abb. 4.37).

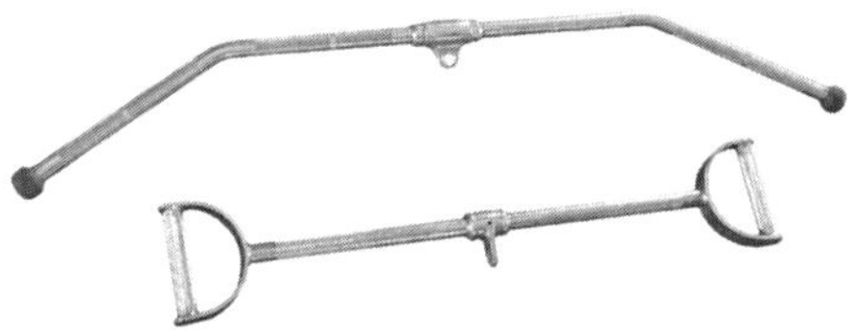

Abb. 4.37 Latzugstange (oben) und Latzugstange parallel (unten)

SZ-Stange: Der SZ-Stangenaufsatz gleicht einer SZ-Hantelstange: ein lang gezogenes W (siehe Abb. 4.38). Die meisten verfügen über eine rotierende Achse. Dadurch lässt sich die Stange zur Entlastung der Handgelenke drehen; üblicherweise für Bizepscurls und Trizepsdrücken am Kabelzug verwendet.

Kurze, gerade Stange: Sie gleicht einer olympischen Stange, ist mit 50 cm nur viel kürzer. Zumeist mit einer rotierenden Achse dient sie zum Trizepsdrücken, für Curls, zum Strecken und horizontalen Rudern (siehe Abb. 4.38).

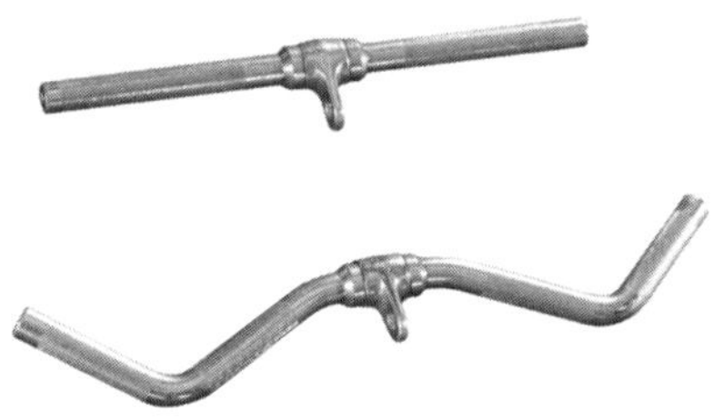

Abb. 4.38 Kurze gerade Stange (oben) und SZ-Stange (unten)

Niedrige Ruderstange: Sie hat 2 kurze parallele Griffe an 2 dreieckförmigen Stangen (siehe Abb. 4.39) und dient dem Rudern am Kabelzug und für Latzüge mit engem Griff. Es gibt viele verschiedene Arten von Kabelzugruderstangen, alle mit demselben Zweck: eine Vielzahl von Griffweisen zu ermöglichen, sei es neutral, supiniert oder proniert.

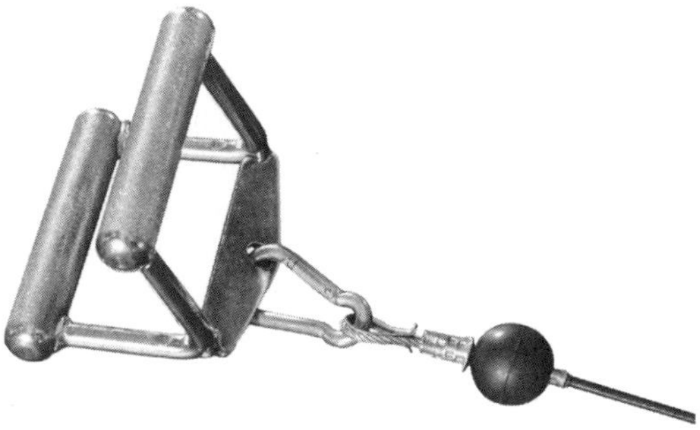

Abb. 4.39 Niedrige Ruderstange

Langer V-Griff für vielfache Verwendung: Er sieht wie ein auf den Kopf gestelltes V mit langen Griffen aus. Das macht es möglich, die Ellbogen zu den Seiten zu beugen. Dieser Griff entlastet das Handgelenk beim Trizepsdrücken mit schweren Gewichten. Auch Rudern und Latzüge können mit dem V-Griff ausgeführt werden.

Einhandbügelgriff: Er ähnelt einem Steigbügel mit drehbarem Griff (siehe Abb. 4.40) und wurde für einarmige Übungen am Kabelzug konzipiert: etwa Seitheben, Rudern, Curls und Trizepsdrücken.

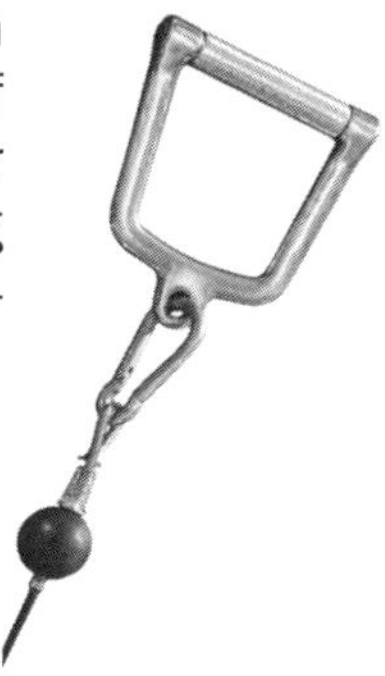

Abb. 4.40 Einhandbügelgriff

Trizepsstange: Der Aufsatz sieht wie ein auf den Kopf gestelltes V oder U aus und wird vor allem für das Trizepsdrücken am Kabelzug verwendet.

Seil: Dieser Griff besteht aus einem dicken Seil mit einem Metallarm, mit dem er am Kabel befestigt wird (siehe Abb. 4.41). Er wird für zahlreiche Übungen am Kabelzug wie Trizepsdrücken, Curls im Hammergriff und Crunches am Kabelzug eingesetzt.

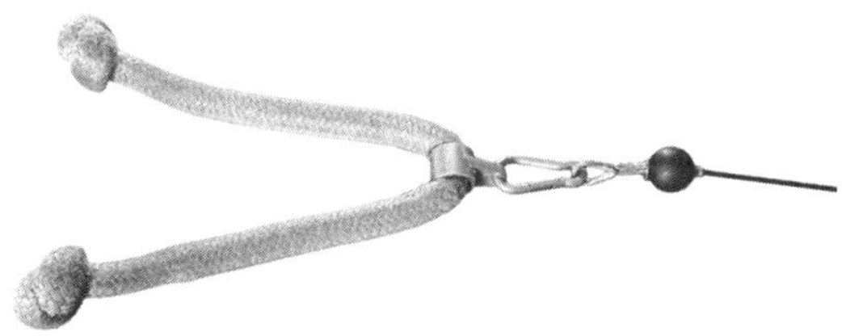

Abb. 4.41 Seil

Fußschlaufe: Eine breite Spange für den Fußknöchel kann an das Kabel geklemmt werden; wird verwendet für Beinübungen am Kabelzug wie Beinheben und Beincurls (siehe Abb. 4.42).

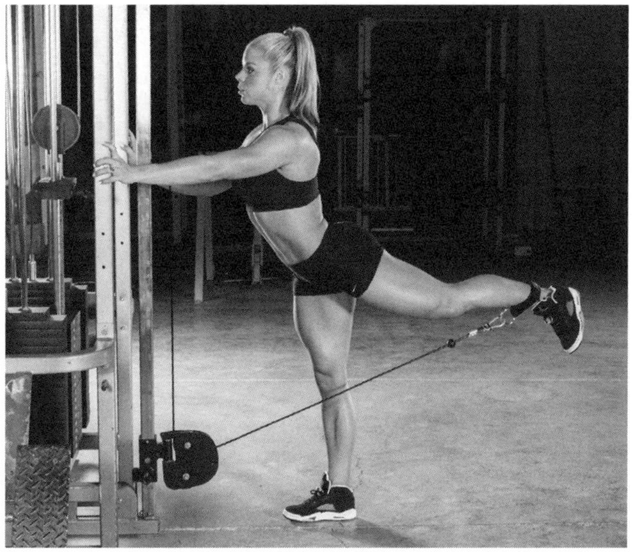

Abb. 4.42 Beinheben mit einer Fußschlaufe

VARIABLER WIDERSTAND

Diese Krafttrainingsgeräte bieten variablen Widerstand, regelbar oder nicht regelbar. Das sind Maschinen, bei denen sich der Widerstand während der Bewegung gewollt verändern lässt, und solche, die den Widerstand unkontrolliert verändern.

Krafttrainingsgeräte mit Exzenterscheiben

Krafttrainingsgeräte mit Exzenterscheiben sind in den meisten Fitnessstudios zu finden. Jedoch sind nicht alle der Krafttrainingsgeräte mit Exzenterscheiben mit Gewichtsscheiben beladen.

Die Exzenterscheibe basiert auf einer Ellipse, die mit dem Bewegungsarm des Geräts verbunden ist, auf dem wiederum das Kabel oder der Gurt verläuft. Zweck der Exzenterscheibe ist es, einen variablen Widerstand zu erzeugen, sodass sich das Gewicht bei der Übung unterschiedlich schwer anfühlt (obwohl das Gewicht ja unverändert bleibt). Der Grund für die variierende Wahrnehmung des Gewichts liegt darin, dass jede Gelenkbewegung einer Kraftkurve zugeordnet werden kann. Dadurch variiert die Kraft der Agonisten bei unterschiedlichen Winkelpositionen des Gelenks. So nimmt z. B. bei einem Bizepscurl die Kraft der Agonisten (vor allem des Bizeps) bis zu einem Innengelenkswinkel von etwa 90° im Ellbogen progressiv zu. Danach nimmt sie während der weiteren Curlbewegung progressiv ab. Dies ist als aufsteigende und absteigende Kraftkurve bekannt.

Es gibt 3 Formen von Kraftkurven und daher auch 3 grundlegende Exzenterscheiben, entsprechend je einer der Kraftkurven:

Auf- und absteigende Kraftkurve: Diese Art der Kraftkurve wurde zuvor anhand des Bizepscurls bereits beschrieben. Bei dieser Kurvenart nimmt die Kraft etwa bis zur Hälfte der Bewegung zu und dann während des restlichen Bewegungsverlaufs wieder ab. Daher wird die Kurve häufig glockenförmig dargestellt. Die Form der aufsteigenden und absteigenden Exzenterscheibe ähnelt der einer Glocke oder eines auf den Kopf gestellten U, wobei der größte Durchmesser in der Mitte liegt (siehe Abb. 4.43 a).

Aufsteigende Kurve: Hierbei nimmt die Kraft während des gesamten Bewegungsverlaufs progressiv zu wie etwa beim Bankdrücken. Je weiter das Gewicht von der Brust weggedrückt wird, desto stärker sind die Agonisten. Die Form der aufsteigenden Exzenterscheibe ist länglich – mit dem größten Durchmesser am distalen Endpunkt (siehe Abb. 4.43 b).

Absteigende Kurve: Bei der absteigenden Kurve nimmt die Kraft über den gesamten Bewegungsverlauf progressiv ab. Diese Kraftkurve hat man z. B. bei Ruderübungen. Während die Griffe näher an den Körper gezogen werden, nimmt die Kraft der Agonisten ab. Die Form der absteigenden Exzenterscheibe ist länglich – mit dem größten Durchmesser am proximalen Endpunkt (siehe Abb. 4.43 c).

Hebelarm-Krafttrainingsgeräte

Ausgeglichene Hebelarme dienen dazu, die Kraftkurven der trainierten Muskeln nachzuzeichnen. Dadurch variieren die ausgeglichenen Hebelarme wie bei exzenterscheibengestützten Maschinen den Widerstand während des Bewegungsverlaufs, indem das Gewicht, das das bewegte Gewicht ausgleicht, variiert wird. Diese Geräte sind üblicherweise mit Scheiben beladen, einige verwenden ein Gewichtsblocksystem. Die bekannteste Produktlinie von Hebelarm-Krafttrainingsgeräten ist Hammer Strength von Life Fitness (siehe Abb. 4.44).

Widerstand durch Zug

Einige Übungsgeräte erzeugen den Widerstand nicht durch ihre Masse, sondern durch die Energie ihres Materials. Federn und Bänder etc., die bei Zug Widerstand leisten, fallen darunter. Solche Geräte bieten nur ansteigenden Widerstand; er nimmt progressiv im Bewegungsverlauf zu.

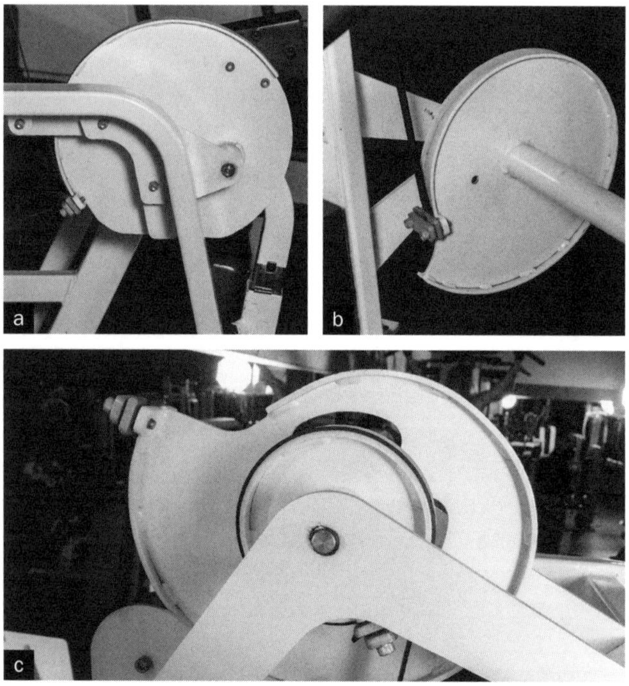

Abb. 4.43 Exzenterscheiben: (a) auf- und absteigende Exzenterscheibe, (b) aufsteigende Exzenterscheibe und (c) absteigende Exzenterscheibe

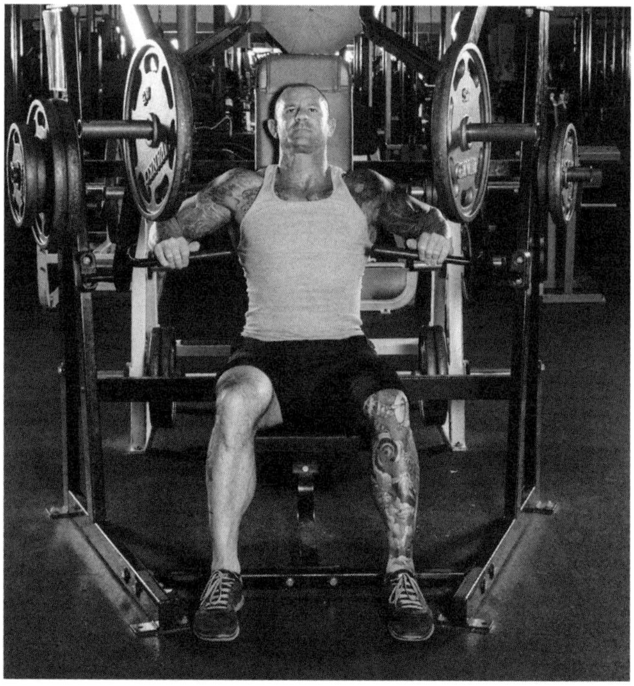

Abb. 4.44 Brustpresse der Produktlinie Hammer Strength

Federn

Die Kraft einer Feder ist eine Rückstellkraft, die versucht, die beiden Befestigungspunkte wieder in die ursprüngliche Ruheposition zurückzustellen, während die Feder auseinandergezogen oder zusamengedrückt wird. Diese Kraft hängt von Material und Durchmesser der Feder ab. Auch die Distanz, über die eine Feder gezogen oder zusammengedrückt wird, verändert diese Kraft, denn je weiter die Enden von ihrer Ausgangsposition wegbewegt werden, desto mehr Kraft erzeugen sie. Dies wird Federstärke genannt. Das ist der Grad, in dem die Spannung zunimmt, während die Enden bewegt werden. Das macht es unmöglich, während der Bewegung einen bestimmten Widerstand beizubehalten.

Wird die Feder belastet, steigt der Widerstand, wird sie entlastet, nimmt der Widerstand ab. Deswegen muss ein Widerstand gewählt werden, der innerhalb der Kraftleistung der Trainierenden bei maximaler Belastung liegt, andernfalls kann die Übung gar nicht ausgeführt werden. Daher ist der Widerstand während der ersten Hälfte der Bewegung oder etwas mehr noch oft zu schwach, um etwas zu bewirken. Geräte mit Federwiderstand gibt es in vielfältigen Ausführungen. Dazu zählen einfache Handgeräte, die in den 1950er-Jahren populär waren, wie etwa Bullworker, Expander und Gripmaster (siehe Abb. 4.45). Obwohl sich das Krafttraining über den Federwiderstand hinausentwickelt hat, wird die Federtechnik noch bei einigen Produkten verwendet, etwa den Grifftrainern (siehe Abb. 4.46), Pilates-Trainingsgeräten und dem Stamina-Gyrotonics-Federgerät.

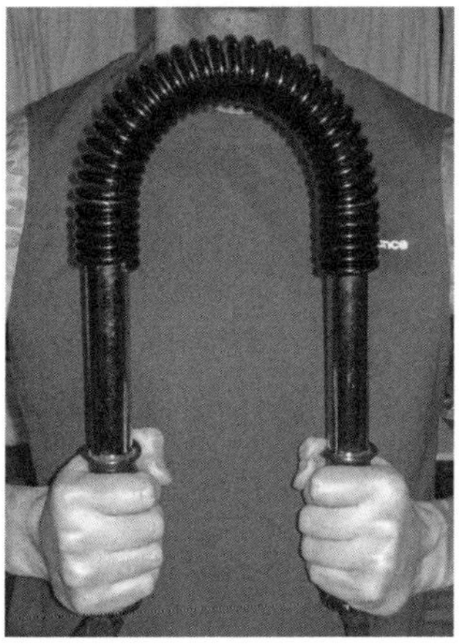

Abb. 4.45 Bullworker

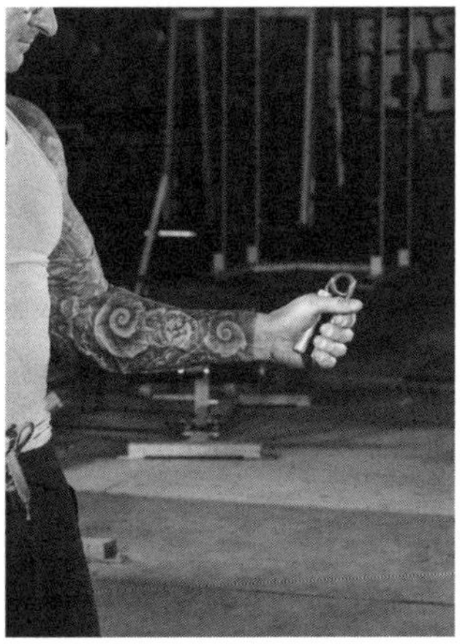

Abb. 4.46 Grifftrainer

Widerstandsbänder

Elastische Bänder liefern wie Federn eine Rückstellkraft. Hier entsteht die Kraft jedoch nur dann, wenn die Enden des Geräts auseinandergezogen werden. Auch Widerstandsbänder haben eine Widerstandsstärke: Werden sie in die Länge gezogen, nimmt der Widerstand zu (siehe Abb. 4.47). Diese Form des Widerstands wird als linear variabel bezeichnet und bietet Vorteile gegenüber freien Gewichten. Da der Widerstand beim Ziehen größer wird, sind diese Geräte gut geeignet, um die schnell zuckenden Muskelfasern zu trainieren und größere Muskelschnellkraft zu erzielen. Sie sind einfach zu transportieren, daher kann man mit Bändern zu Hause wie auswärts trainieren. Sie lassen sich auch an freien Gewichten befestigen, um sowohl isotonischen Widerstand durch die freien Gewichte als auch linear variablen Widerstand durch die Bänder zu erzeugen. Forschungen haben gezeigt, dass dadurch größere Zuwächse in der Muskel- und der Schnellkraft erzielt werden als nur beim Einsatz freier Gewichte. Bänder tragen einen Farbcode für den Widerstandsgrad (siehe Tab. 4.1). Nicht alle Hersteller halten sich an diesen Farbcode, aber viele.

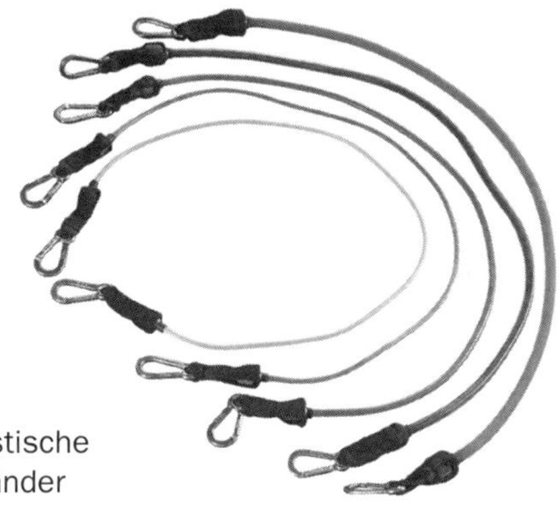

Abb. 4.47 Elastische Widerstandsbänder

TABELLE 4.1 **Widerstandsgrad der Bänder**

Bandfarbe	Widerstandsgrad
Gelb	Sehr gering
Grün	Gering
Rot	Mittel
Blau	Stark
Schwarz	Sehr stark
Orange	Extrastark

Widerstandsgrade werden mit 100%iger Verlängerung beim Zweifachen der Länge ohne Spannung gemessen. Über dieses Maß hinaus sollten die Geräte nicht gespannt werden.

GESCHWINDIGKEITSGERÄTE

Diese Krafttrainingsgeräte steuern die Bewegungsgeschwindigkeit. Die Muskelkontraktion, bei der die Geschwindigkeit konstant bleibt, wird isokinetisch genannt. Geräte, die die Bewegungsgeschwindigkeit steuern, erzeugen Widerstand einfach durch die Bewegung mit einer festgelegten Geschwindigkeit während des gesamten Bewegungsverlaufs. Dabei übt man so viel Kraft wie möglich auf den Hebelarm aus, ohne seine Geschwindigkeit zu verändern. Der Hebelarm muss mit einer kontrollierten, konstanten Geschwindigkeit bewegt werden. Daher werden solche Geräte (bekannt als isokinetische Dynamometer) durch einen Computer gesteuert.

Isokinetische Dynamometer: Diese computergesteuerten Widerstandsgeräte können sich auf verschiedenen Geschwindigkeitsstufen bewegen. Sie werden üblicherweise in Labors oder sportmedizinischen Kliniken für die Kraftmessung von Sportlern verwendet. Der Computer steuert die Geschwindigkeit und misst die Kraft. Isokinetische Dynamometer haben Nachteile: Sie lassen nur Winkelbewegungen zu, d. h., sie erlauben nur die Beugung oder Streckung in Ellbogen, Handgelenk, Knie oder Fußgelenk. Sie können nicht für das Drücken (Bank-, Schulterdrücken oder Kniebeugen) eingesetzt werden. Außerdem kommen im wahren Leben eigentlich keine isokinetischen Muskelbewegungen vor.

INNOVATIVE UND NEUE GERÄTE

Diese Kategorie beschreibt Geräte, die sich nicht in die typischen Kategorien einordnen lassen. Dazu zählen Vibrationsgeräte, elektronische und computergesteuerte, pneumatische oder hydraulische Widerstandsgeräte sowie der Bodyblade. Sie erzeugen auf neuartige Art und Weise Widerstand.

Vibrationsgeräte

Ganzkörpervibrationsgeräte verfügen über eine Platte, auf die man sich stellt, legt oder setzt oder auf der man seine Hände oder andere Körperteile positioniert, um die Vibration in jene Körpergewebe zu übertragen, die trainiert werden sollen (siehe Abb. 4.48). Die meisten Vibrationsgeräte sind so groß wie ein gewöhnlicher Stepper, die Vibrationsplatte misst etwa 80 × 50 cm. Durch das Steuerungsfeld können Geschwindigkeit (oder Frequenz) und Vibrationsstärke verändert werden.

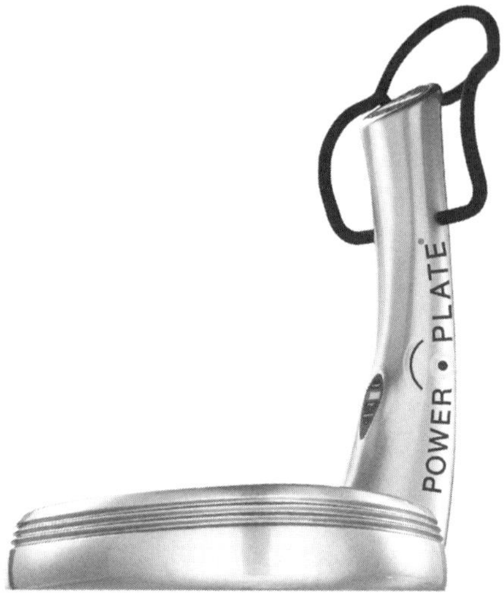

Abb. 4.48 Vibrationsgerät

Die meisten Geräte verfügen über Vibrationsplatten, die sich auf und ab sowie zu den Seiten bewegen, andere hingegen arbeiten wie ein Hochgeschwindigkeitskreisel. Die Energie der mechanischen Vibration (der Platte) wird durch den Körper geleitet. Dadurch werden die Muskelfasern extrem schnell und kräftig kontrahiert und entspannt. Forschungen haben gezeigt, dass Vibrationstraining über mehrere Wochen zu einer Steigerung von Muskel- und Schnellkraft führen kann (Issurin und Tenenbaum 1999), genauso zu erhöhter Ausschüttung des Wachstumshormons und von Testosteron, die zu den anabolen Hormonen zählen (Bosco et al. 2000). Obwohl viele nicht verstehen, warum man Vibration zu den Methoden des Krafttrainings zählt, wird es allmählich wegen seiner Fähigkeit, Kraft, Schnellkraft und womöglich auch Muskelwachstum zu steigern, anerkannt.

Elektronische und computergesteuerte Widerstandsgeräte

Elektronische und computergesteuerte Geräte erzeugen Widerstand durch Getriebe und Gurte, die mit einem Motor verbunden sind. Sie sind so programmiert, dass sie während des Bewegungsverlaufs variablen Widerstand leisten, um die Kraftkurve des trainierten Muskels nachzuzeichnen. Der Widerstand kann in kleinen Stufen von nur 0,5 kg über einen Touchscreen, einen Knopf oder ein Pedal verändert werden. Manche Geräte lassen sich so einstellen, dass sie während der exzentrischen Phase der Übung größeren Widerstand leisten.

Pneumatische Widerstandsgeräte

Pneumatische Widerstandsgeräte verfügen über einen Kompressor, um Luftdruck als Widerstand zu erzeugen. So kann der Trainierende den Widerstand während der Bewegung anpassen (siehe Abb. 4.49). Der Vorteil daran ist, dass der Widerstand bei Ermüdung der Muskeln während eines Trainingssatzes verringert werden kann, sodass mehr Wiederholungen ausgeführt werden können.

Sowohl elektronische als auch pneumatische Geräte arbeiten auf einer Ebene, wodurch die Bewegung der Trainierenden im Vorfeld festgelegt ist. Elektronische und pneumatische Geräte wirken auf Anfänger vielleicht weniger einschüchternd und geben mehr Sicherheit, da die Gewichtsblöcke nicht zu sehen sind und die Scheiben nicht aufgeladen werden müssen.

Manche Trainierende mögen elektronische und pneumatische Geräte jedoch nicht, da sie nicht das Gefühl vermitteln, tatsächlich einen Gewichtsblock, eine Kurzhantel oder eine Langhantel zu heben. Diese Geräte sind zumeist auch teurer als andere Trainingsausrüstung, und man benötigt eine spezielle Verkabelung für die Stromzufuhr oder Platz, um einen Luftkompressor und Schläuche unterzubringen.

Aufgrund ihrer Einzigartigkeit und ihrer Anpassungsfähigkeit an alle Trainierenden stellen elektronische und pneumatische Geräte jedoch eine ausgezeichnete Investition dar und sorgen für Abwechslung im Krafttraining.

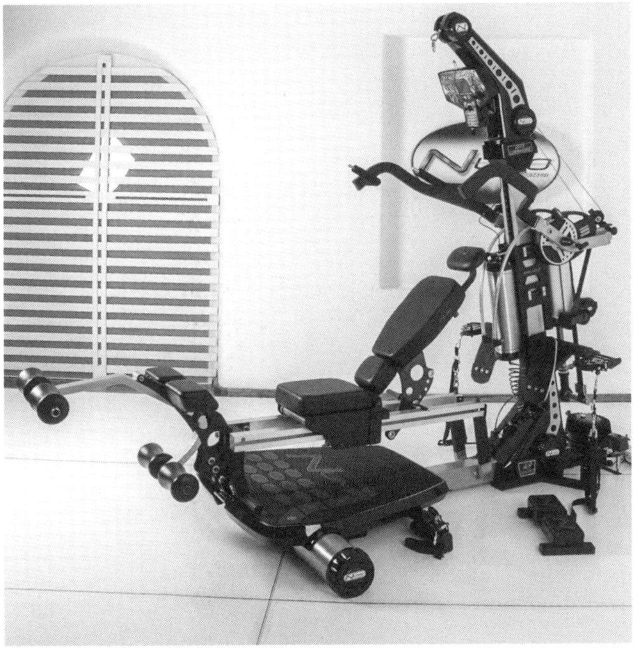

Abb. 4.49 Pneumatisches Gerät

Hydraulische Widerstandsgeräte

Sie erzeugen Widerstand durch Hydraulik. Der Hebelarm ist bei diesen Geräten mit einem Hydraulikkolben verbunden, der Widerstand gegen die mit Öl gefüllte Kammer erzeugt, in der er sich befindet. Der Nachteil von hydraulischen Widerstandsgeräten besteht darin, dass sie nur konzentrische Kontraktionen zulassen. Daher werden mit den meisten hydraulischen Geräten Doppelmuskeln trainiert, jedoch nur durch die konzentrischen Phasen. So ist z. B. die hydraulische Bizepsmaschine eine Bizeps-Trizeps-Maschine, denn nachdem man das Gewicht in einer Curlbewegung nach oben geführt hat, muss man es mithilfe des Trizeps wieder nach unten drücken.

Bodyblade

Der Bodyblade, wie in Abb. 4.50 dargestellt, ist ein etwa 1,5 m langer Glasfaserstab, der wie ein Ski aussieht und gemäß dem Trägheitsgesetz funktioniert (ein in Bewegung gesetzter Körper bleibt in Bewegung, solange keine andere Kraft auf ihn einwirkt, um ihn zu stoppen oder seine Bewegungsrichtung zu ändern). Die Trainierenden halten den Stab in der Mitte und setzen das Gerät durch Drücken und Ziehen in Schwingung. Der Stab schwingt durchschnittlich etwa 270-mal/min. Diese Schwingungen in den Stabenden erzeugen die Kraft, der die Trainierenden Widerstand leisten müssen, um zu verhindern, dass ihnen der Stab aus den Händen fliegt. Bei jeder Schwingung müssen die Muskeln der Arme und des Rumpfes der Bewegung durch Kontraktion Widerstand leisten.

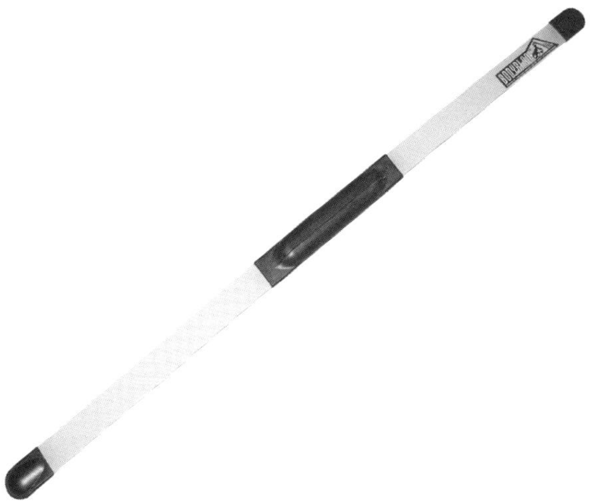

Abb. 4.50 Der Bodyblade, ein Schwungstab

Je größer die Schwingungsweite an den Stabenden (je weiter sie sich nach oben und unten biegen), desto mehr Kraft muss aufgebracht werden, um der Bewegung Widerstand zu leisten. Indem die Körperposition abgewandelt oder die Ausrichtung des flexiblen Stabes verändert wird, können unterschiedliche Muskelgruppen trainiert werden.

Da der Stab in jeglicher Gelenksabwinklung oder Körperposition eingesetzt werden kann, besteht ein großer Vorteil darin, dass die Bewegungen bestimmter Sportarten nachgemacht werden können und so ein angemessen spezifisches Training ermöglicht ist. Der Nachteil des Bodyblade liegt darin, dass er vorrangig auf die Muskeln des Oberkörpers und Rumpfes abzielt, während die Muskeln des Unterkörpers nur wenig beansprucht werden.

ZUSAMMENFASSUNG

Krafttrainingsgeräte wurden über die Jahrzehnte von einfachen freien Gewichten bis hin zu komplexen Maschinen weiterentwickelt, die Widerstand durch neuartige Mechanismen erzeugen. Dies bedeutet jedoch nicht, dass die moderneren Geräte besser als die einfachste Form freier Gewichte sind. Diese haben tatsächlich zahlreiche Vorteile und nur wenige Nachteile. Moderne Widerstandsgeräte bringen hingegen tendenziell viel mehr Nachteile als freie Gewichte mit sich. Die beste Lösung besteht darin, eine Vielzahl an Trainingsgeräten im Krafttrainingsprogramm einzusetzen.

TEIL II

Muskelaufbau, in der Wissenschaft als Muskelhypertrophie bekannt, beschreibt ein komplexes Zusammenspiel zahlreicher Faktoren. Krafttraining mobilisiert viele dieser Faktoren, einerseits durch mechanische und andererseits durch metabolische Belastung, der die Muskelfasern ausgesetzt werden. Mechanische Belastung entsteht durch das physische Gewicht, dem die Muskelfasern durch Kontraktion Widerstand leisten. Dadurch werden Muskelfasern belastet und eine biochemische Kaskade ausgelöst, die ein Wachstum von Muskelfasern bewirkt. Die metabolische Belastung resultiert aus dem Energiebedarf des Muskels, um die Muskelkontraktionen zu nähren. Diese Form der Belastung leitet biochemische Kaskaden ein, die das Wachstum der Muskelfasern durch verschiedene Mechanismen beeinflussen, die wiederum vorrangig eine gesteigerte Muskelproteinsynthese bewirken.

Obwohl die Details vieler dieser biochemischen Kaskaden genau bestimmt sind, ist es derzeit noch nicht ganz klar, wie all diese Faktoren zusammen Muskelwachstum bewirken. Durch Ausprobieren und wissenschaftliche Untersuchungen wissen wir jedoch, welche Trainingstechniken und Programme am besten geeignet sind, um die Faktoren, die für das Muskelwachstum verantwortlich sind, zu beeinflussen. Diese Techniken und Programme werden in Teil II dieses Buches vorgestellt.

Kapitel 5 beschreibt die Grundlagen der Erstellung von Krafttrainingsprogrammen zur Maximierung des Muskelaufbaus. Dieses Kapitel zeigt Ihnen, wie Sie die Workouts für eine Woche entsprechend Ihrer Trainingserfahrung und Ihres Zeitplans strukturieren. Es gibt Faustregeln für die Workout-Gestaltung, um den Muskelaufbau zu fördern. Darüber hinaus wird das Training in Übungen für jede wichtige Muskelgruppe zerlegt, um für jede ein maximales Wachstum zu erzielen.

Kapitel 6 stellt Ihnen fortgeschrittene Trainingsstrategien vor, die Sie mit den Trainingsgrundlagen aus Kapitel 5 kombinieren können. Diese Techniken wurden konzipiert, um die mechanischen und die metabolischen Belastungen für die Muskelfasern zu steigern, um so das Muskelwachstum zu fördern. Sie sind für fortgeschrittene Trainierende wichtig, da deren Muskelfasern bereits gut mit den Belastungen des Krafttrainings umgehen können.

Kapitel 7 rundet diesen Teil mit langfristigen Trainingszyklen für Anfänger, leicht fortgeschrittene und fortgeschrittene Trainierende ab. Weiterhin sind Trainingszyklen für übergeordnete Ziele sowie für den Aufbau einer bestimmten Muskelgruppe konzipiert. Egal, ob Sie Anfänger oder Fortgeschrittener sind, wenn Ihr momentanes Ziel im Aufbau von mehr Muskelmasse besteht, dann werden Sie in Teil II dieses Buches alles finden, was Sie zum Erreichen dieses Zieles wissen müssen.

KAPITEL 5

Strategien für den Aufbau von Muskelmasse

Ob Sie Muskelmasse oder Kraft aufbauen wollen, wichtig für das Erreichen Ihres Zieles ist das Wissen um das Zusammenstellen eines effektiven Trainingsprogramms. Fortgeschrittene Trainingstechniken wie die in Kapitel 6 helfen Ihnen dann, schnell Muskeln aufzubauen. Doch zuvor sollten Sie verstehen lernen, wie ein Trainingsprogramm strukturiert wird. Das bietet dieses Kapitel: Wie Sie ein grundlegendes, effektives Programm zusammenstellen, auf dem Sie später aufbauen können.

Wenn Sie vorhaben, erst einmal Muskelmasse aufzubauen, dann sollten Sie die Strukturierung Ihres Krafttrainingsprogramms darauf abstimmen. Etwa die in Kapitel 2 beschriebenen Trainingsvariablen sollten Sie berücksichtigen. Dazu zählen die Auswahl der Übungen, ihre Reihenfolge, wie viele Trainingssätze Sie pro Übung ausführen, mit welchen Gewichten Sie üben, wie lange die Pausen zwischen den Sätzen sein dürfen und auch wie schnell oder langsam die Ausführung der Wiederholungen sein sollte; außerdem: wie oft Sie jede Muskelgruppe trainieren, wie Sie Ihr Training gliedern (Plan) und wie Sie das Training in Zyklen unterteilen, um optimale Resultate zu erlangen.

WOCHENPLAN

Die meisten Kraftsportler planen auch ihr Training wöchentlich. Das ist nicht unbedingt nötig, scheint aber die einfachste Möglichkeit zu sein, da wir auch sonst zumeist einem wöchentlichen Plan folgen. Der Trainingsplan legt fest, wie oft Sie jede Muskelgruppe pro Woche trainieren. Die Wahl des idealen Trainingsplans für Sie hängt von Faktoren wie Erfahrung, Ziele, Zeitplan und Bequemlichkeit ab.

Die folgenden 7 Trainingspläne sind die gängigsten und effektivsten Formen. Sie beginnen mit dem für Anfänger (weniger als 6 Monate fortlaufende Krafttrainingserfahrung) einfachsten Plan (Ganzkörpertraining) und werden fortlaufend intensiver – über Drück-und-Zug-Trainingspläne, 2-Tages-Trainingspläne für leicht fortgeschrittene Kraftsportler (weniger als ein Jahr fortlaufende Krafttrainingserfahrung) bis hin zu 5-Tages-Trainingsplänen und solchen mit zweimal Training täglich für fortgeschrittene Kraftsportler (mehr als ein Jahr fortlaufende Krafttrainingserfahrung). Die Wahl des Trainingsplans hängt also primär von Ihrer Trainingserfahrung ab und von Ihrem Zeitplan.

GANZKÖRPERTRAINING

Ein Ganzkörpertraining bezieht sich auf Workouts, die jede wichtige Muskelgruppe beanspruchen, sodass in jedem Workout der ganze Körper trainiert wird. Da Sie in jedem Workout bis zu 11 Hauptmuskelgruppen (Brust, Schultern, Rücken, vordere und hintere Oberschenkelmuskulatur, Bizeps, Trizeps, Unterarme, Trapezmuskel, Waden und Bauch) trainieren, ist die Anzahl an Übungen und Trainingssätzen pro Muskelgruppe minimal. So kann jede Muskelgruppe öfter trainiert werden, zumal die Belastung in jedem Workout begrenzt ist.

Üblicherweise sind bei Ganzkörperworkouts 1 bis 2 Übungen pro Muskelgruppe vorgesehen und die Gesamtzahl der Trainingssätze pro Muskelgruppe überschreitet kaum 6. Vergleichen Sie das einmal mit den 4- und 5-Tages-Trainingsplänen, bei denen die Kraftsportler 3 bis 6 Übungen und eine Gesamtzahl von 12–30 Trainingssätzen pro Muskelgruppe erreichen. Je geringer die Gesamtzahl der Trainingssätze pro Muskelgruppe ist, desto kürzer ist üblicherweise die Regenerationszeit, die der Muskel benötigt, bevor er wieder trainiert werden kann.

Mit Ganzkörpertrainingsplänen kann jede Muskelgruppe etwa dreimal je Woche trainiert werden. Dies ist für Anfänger, für alle, die einzelne Muskelgruppen häufiger trainieren wollen, und alle, die Körperfett abbauen möchten, am besten geeignet. Es ist die beste Wahl für Anfänger, weil die ersten Adaptationen durch ein Krafttrainingsprogramm das Nervensystem einschließen. D. h., die wichtigsten Verbesserungen nach den ersten Monaten Krafttraining sind in den motorischen Einheiten (Nervenfasern, die die Muskelzellen versorgen) sichtbar. Durch diese Verbesserungen können die Muskeln leistungsfähiger kontrahieren und werden am besten anhand von Wiederholungen trainiert. Anfänger trainieren also am besten mit einer hohen Wiederholungszahl und häufig, um das Nervensystem entsprechend einzustellen. In jedem Workout sollten dieselben Übungen ausgeführt werden, um den Lerneffekt zu optimieren, sodass sich das Nervensystem bestmöglich anpassen kann.

Das Ganzkörpertraining ist in zweifacher Hinsicht besonders effektiv, um Muskelmasse aufzubauen: erstens wegen der sog. Superkompensation; dabei wird jede Muskelgruppe jeden 2. Tag bzw. 3 Tage pro Woche trainiert und man baut jeweils auf der Wirkung des vorhergehenden Workouts auf. Vergeht zu viel Zeit zwischen den einzelnen Workouts, verpufft die Wirkung und man fängt wieder von vorn an. Manche Experten sagen, dass die Superkompensation eine maßgebliche Rolle bei Muskeladaptationen spielt. Zweitens wird beim Ganzkörpertraining ein großer Teil der Muskelmasse des Körpers stimuliert. Im Vergleich zu Workouts für weniger Muskelgruppen führt das zu verstärkter Produktion des Wachstumshormons und von Testosteron (wichtig für die Stimulierung von Muskelwachstum). Fortgeschrittene Kraftsportler setzen das Ganzkörpertraining am besten so ein, dass sie die Übungen in jedem Workout abwechseln. Das beansprucht jede Muskelgruppe aus verschiedenen Winkelpositionen, um den Großteil der Muskelfasern innerhalb jeder Muskelgruppe besser zu stimulieren.

Für die Reduzierung von Körperfett gibt es ohnehin nichts Effektiveres: Das Training aller wichtigen Muskelgruppen regt in allen Muskelzellen Zellprozesse an, was zu einer Steigerung der Stoffwechselaktivität bis zu 48 Std. nach Ende des Workouts führt. Sie verbrennen also weiter Kalorien selbst beim Sitzen oder beim Nichtstun. Die Tabellen 5.1 und 5.2 enthalten Ganzkörpertrainingspläne für Anfänger und Fortgeschrittene. Einer der Hauptunterschiede zwischen Trainingsplänen für Anfänger und Fortgeschrittene ist die Trainingsfrequenz, also die Anzahl der Trainingstage pro Woche. Ein Anfänger sollte nicht mehr als 3 Ganzkörperworkouts pro Woche absolvieren, mit jeweils mindestens 1 Ruhetag dazwischen (z. B. Montag, Mittwoch, Freitag). Erfahrene Sportler sollten in der Lage sein, an 5 aufeinanderfolgenden Wochentagen (z. B. Montag bis Freitag) Ganzkörpertraining zu machen, eventuell sogar an 6 oder 7 Wochentagen.

Tabelle 5.1 Ganzkörpertrainingsplan Anfänger

Workouts an 3 nicht aufeinanderfolgenden Tagen pro Woche (z. B. Montag, Mittwoch, Freitag).

Übung	Sätze	Wdh.
Schrägbankdrücken mit der Langhantel	3	8–10
Kurzhantelrudern	3	8–10
Schulterdrücken mit der Langhantel	3	10–12
Beinpresse	3	8–10
Trizepsdrücken am Kabelzug	3	8–10
Kurzhantelrudern im Stehen	3	10–12
Wadenheben im Stehen	3	12–15
Crunches	3	15–20

Tabelle 5.2 **Ganzkörpertrainingsplan für Fortgeschrittene**

Übung	Sätze	Wdh.
MONTAG		
Bankdrücken	4	8–10
Latzug	4	8–10
Seitheben	4	10–12
Kniebeugen	4	8–10
Schulterheben mit der Langhantel	4	10–12
Langhantelcurls	4	8–10
Trizepsstrecken	4	10–12
Unterarmcurls mit der Kurzhantel	4	12–15
Wadenheben im Sitzen	4	12–15
Crunches	4	15–20
DIENSTAG		
Langhantelrudern	4	8–10
Schulterdrücken mit der Langhantel	4	8–10
Flys auf der Schrägbank	4	10–12
Beincurls im Liegen	4	10–12
Trizepsstrecken im Liegen	4	8–10
Kurzhantelcurls auf der Schrägbank	4	10–12
Schulterheben mit Kurzhanteln bäuchlings auf der Schrägbank	4	10–12
Wadenheben im Stehen	4	10–12
Reverse Crunches	4	12–15
Unterarmstrecken im Stehen	4	12–15
MITTWOCH		
Schrägbankdrücken mit Kurzhanteln	4	8–10
Kurzhantelrudern	4	8–10
Aufrechtes Rudern	4	10–12
Beinpresse	4	8–10
Schulterheben mit Kurzhanteln	4	10–12
Preacher Curls	4	8–10
Bankdrücken mit engem Griff	4	8–10
Unterarmcurls mit der Langhantel	4	10–12
Wadenheben an der Beinpresse	4	15–20
Hängendes Beinheben	4	10–12

Übung	Sätze	Wdh.
DONNERSTAG		
Kreuzheben	4	8–10
Bankdrücken im Untergriff	4	8–10
Latzug im Untergriff	4	8–10
Schulterdrücken mit Kurzhanteln	4	8–10
Schulterheben an der Multipresse hinter dem Körper	4	10–12
Trizepsdrücken am Kabelzug	4	10–12
Langhantelcurls im Sitzen	4	10–12
Unterarmstrecken mit der Kurzhantel	4	10–12
Seitliche Bauchpresse am Kabelzug	4	10–12
Zehenheben im Sitzen am Kabelzug	4	15–20
FREITAG		
Rudern am Kabelzug im Sitzen	4	8–10
Kabelzüge über Kreuz	4	8–10
Aufsteigen	4	8–10
Vorgebeugtes Seitheben	4	10–12
Dips mit gestreckten Armen	4	10–12
Kickbacks mit Kurzhanteln	4	10–12
Konzentrationscurls mit Kurzhanteln	4	10–12
Unterarmcurls hinter dem Rücken im Stehen	4	10–12
Holzhacken am Kabelzug	4	10–12
Wadenheben im Stehen	4	15–20

Training für Ober- und Unterkörper

Dieser Trainingsplan unterscheidet zwischen Übungen für den Oberkörper (Brust, Rücken, Schultern, Trapezmuskel, Bizeps und Trizeps) und für den Unterkörper (vordere und hintere Oberschenkelmuskulatur, Waden und oft auch Bauch, um das Trainingsvolumen für den Oberkörper zu reduzieren). Dadurch wird jede Muskelgruppe zwei- oder dreimal pro Woche trainiert, je nachdem, ob Training an 4 oder 6 Tagen geplant ist. Der 4-Tage-pro-Woche-Trainingsplan ist für Anfänger eine gute Weiterentwicklung nach dem Ganzkörpertraining. Der Vorteil des Trainings für Ober- und Unterkörper im Vergleich zum Ganzkörpertraining liegt im größeren Volumen für jede Muskelgruppe. Da je Workout weniger Muskelgruppen trainiert werden, gibt es mehr Zeit, um mehr Übungen und eine höhere Zahl an Wiederholungen für jede Muskelgruppe auszuführen. D. h., jede Muskelgruppe wird intensiver trainiert als beim Ganzkörpertraining, bedeutet jedoch auch, dass die Muskeln beim Training für den Ober- und den Unterkörper eine längere Erholungsphase benötigen. Deshalb trainieren die meisten Bodybuilder, die einem solchen Trainingsplan folgen, an 4 Tagen pro Woche, wie in Tabelle 5.3 dargestellt. Dadurch werden 2 oder 3 Tage Erholungsphase für jede Muskelgruppe zwischen den einzelnen Workouts geschaffen. Und es werden unterschiedliche Übungen für jede Muskelgruppe in verschiedenen Workouts ausgeführt.

Tabelle 5.3 **Trainingsplan für Ober- und Unterkörper**

Muskelgruppe	Übung	Sätze	Wdh.
OBERKÖRPER (MONTAG)			
Brust	Schrägbankdrücken	3	6–8
	Kurzhantelflys	3	8–10
Rücken	Klimmzug	3	6–8
	Kurzhantelrudern	3	8–10
Schultern	Schulterdrücken mit Kurzhanteln	3	6–8
	Seitheben	3	10–12
Trapezmuskel	Schulterheben an der Multipresse	3	6–10
Bizeps	Langhantelcurls	3	8–10
	Preacher Curls	2	10–12
Trizeps	Bankdrücken mit engem Griff	3	8–10
	Trizepsdrücken am Kabelzug	2	10–12
UNTERKÖRPER (DIENSTAG)			
Quadrizeps	Beinpresse	3	6–8
	Beinstrecken	3	10–12
Hint. Oberschenkelmuskulatur	Beincurls im Sitzen	3	10–12
Waden	Wadenheben an der Beinpresse	3	15–20
	Wadenheben im Sitzen	3	15–20
Bauch	Hängendes Beinheben	3	10–12
	Crunches	3	15–20

Muskelgruppe	Übung	Sätze	Wdh.
OBERKÖRPER (DONNERSTAG)			
Brust	Bankdrücken mit Kurzhanteln	3	8–10
	Kurzhantelflys auf der Schrägbank	3	8–10
Rücken	Langhantelrudern	3	6–8
	Latzug im Untergriff	3	8–10
Schultern	Schultern	3	6–8
	Aufrechtes Rudern	3	10–12
Trapezmuskel	Schulterheben mit Kurzhanteln	3	8–10
Bizeps	Kurzhantelcurls auf der Schrägbank	3	8–10
	Curls am Kabelzug	2	10–12
Trizeps	Trizepsstrecken im Liegen	3	8–10
	Trizepsdips	2	8–10
UNTERKÖRPER (FREITAG)			
Quadrizeps	Kniebeugen	3	6–8
	Ausfallschritte mit Kurzhanteln	3	10–12
Hint. Oberschenkelmuskulatur	Rumänisches Kreuzheben	3	8–10
Waden	Wadenheben im Sitzen	3	15–20
	Wadenheben im Stehen	3	15–20
Bauch	Crunches am Kabelzug	3	10–12
	Reverse Crunches	3	15–20

2-Tages-Trainingssplit

Dieser Split ist dem Trainingsplan für Ober- und Unterkörper sehr ähnlich. Ein kleiner Unterschied besteht darin, dass einige Muskelgruppen des Oberkörpers gemeinsam mit den Beinen trainiert werden (siehe Tab. 5.4). Grund dafür ist, dass der Oberkörper aus mehr Muskelgruppen besteht als der Unterkörper. Viele Trainierende verwenden ein dem Trainingsplan für den Ober- und den Unterkörper ähnliches Schema, doch werden Bizeps und Trizeps gemeinsam mit den Beinen trainiert. Dadurch werden die beiden Workouts in eines für Brust, Schultern, Trapezmuskel und Bauch sowie in eines für Quadrizeps, hintere Oberschenkelmuskulatur, Waden, Bizeps und Trizeps gegliedert. Die Vorteile des 2-Tages-Trainingssplits sind dieselben wie jene des Trainingsplans für den Ober- und den Unterkörper. Darüber hinaus bietet der 2-Tages-Trainingssplit mehr Ausgewogenheit bezüglich der Anzahl der zu trainierenden Muskelgruppen je Workout. Sie können mit dem 2-Tages-Trainingssplit jede Muskelgruppe entweder zwei- oder dreimal pro Woche trainieren, je nach Plan und der Zeit, die sie den Muskelgruppen zur Erholung gönnen möchten.

Tabelle 5.4 **2-Tages-Trainingssplit**

Muskelgruppe	Übung	Sätze	Wdh.
	MONTAG		
Brust	Schrägbankdrücken	3	6–8
	Flys am Kabelzug auf der Schrägbank	3	8–10
Rücken	Latzug mit engem Griff	3	8–10
	Rudern an der Multipresse	3	8–10
Schultern	Schulterpresse an der Multipresse	3	6–8
	Seitheben am Kabelzug	3	10–12
Trapezmuskel	Schulterheben mit der Langhantel	3	6–8
Bauch	Hängendes Beinheben	3	10–12
	Seitliche Crunches	3	15–20
	DIENSTAG		
Quadrizeps	Kniebeugen an der Multipresse	3	6–10
	Beinstrecken mit einem Bein	3	12–15
Hint. Oberschenkelmuskulatur	Rumänisches Kreuzheben mit Kurzhanteln	3	8–10
Waden	Wadenheben in Vorbeuge	3	15–20
	Wadenheben im Sitzen	3	15–20
Bizeps	Langhantelcurls	3	8–10
	Konzentrationscurls am Kabelzug	2	10–12
Trizeps	Trizepsstrecken im Sitzen	3	8–10
	Trizepsdrücken am Kabelzug	2	10–12

Muskelgruppe	Übung	Sätze	Wdh.
	DONNERSTAG		
Brust	Schrägbankdrücken mit Kurzhanteln	3	8–10
	Flys am Gerät	3	10–12
Rücken	Rudern am Kabelzug im Sitzen	3	8–10
	Latzug im weiten Griff	3	8–10
Schultern	Schulterdrücken mit Kurzhanteln	3	8–10
	Frontheben mit der Langhantel	3	10–12
Trapezmuskel	Schulterheben mit der Langhantel hinter dem Körper	3	8–10
Bauch	Beckenheben	3	15–20
	Crunches auf dem Pezziball	3	15–20
	FREITAG		
Quadrizeps	Beinpresse	3	6–8
	Ausfallschritte mit Kurzhanteln	3	10–12
Hint. Oberschenkelmuskulatur	Beincurls im Liegen	3	10–12
Waden	Waden	3	15–20
	Wadenheben an der Beinpresse	3	15–20
Bizeps	Abwechselnde Kurzhantelcurls	3	8–10
	Preacher Curls	2	10–12
Trizeps	Trizepsdips	3	6–10
	Trizepsstrecken im Liegen	2	8–10

3-Tages-Trainingssplit

Dies ist ein sehr gängiger Plan. Er wird von vielen Bodybuildern verwendet, um die primären Muskelgruppen in 3 separate Workouts zu bringen. Obwohl es nicht von Bedeutung ist, wie die Muskelgruppen im Training in Gruppen zusammengefasst werden, werden sie beim 3-Tages-Trainingssplit in folgende Workouts unterteilt: einen Beintag (Quadrizeps, hintere Oberschenkelmuskulatur, Waden), einen Drücktag für die Muskeln, die bei Drückübungen zum Einsatz kommen (Brust, Schultern und Trizeps), und einen Zugtag für die Muskelgruppen, die bei Zugbewegungen beansprucht werden (Rücken und Bizeps).

Muskelgruppen wie die am Bauch werden im ersten oder dritten Workout trainiert, wenn jede Muskelgruppe einmal je Woche trainiert wird, oder im zweiten Workout, wenn jede Muskelgruppe zweimal je Woche trainiert wird. Die Einteilung der Muskelgruppen in 3 Workouts ermöglicht eine weitere Steigerung des Volumens im Vergleich zum Ganzkörpertraining und zu dem für den Ober- und den Unterkörper sowie zu 2-Tages-Trainingssplits. Dadurch erhält jede Muskelgruppe 3 bis 7 Tage Ruhe zwischen den einzelnen Workouts. Die meisten Bodybuilder, die diesem System folgen, trainieren jede Muskelgruppe ein- bis zweimal je Woche. Werden die Muskelgruppen nur einmal je Woche trainiert, wird beim typischen 3-Tages-Trainingssplit am Montag, Mittwoch und Freitag trainiert, wie in Tabelle 5.5 dargestellt. Das Training muss zwar nicht genau an diesen 3 Tagen stattfinden, aber es ist am besten, jeweils einen Tag Erholungsphase zwischen den Workouts einzulegen. Wenn Ihr Zeitplan dies jedoch nicht zulässt, ist es auch in Ordnung, die Workouts an 2 oder sogar 3 aufeinanderfolgenden Tagen auszuführen. Der 3-Tages-Trainingssplit ist eine bequeme Lösung für Bodybuilder, die mit hoher Intensität oder hohem Volumen trainieren, da für ausreichend Ruhephasen gesorgt ist. All jene, die jede Muskelgruppe zweimal je Woche trainieren wollen, können nach dem 3-Tages-Trainingssplit am Montag, Dienstag und Mittwoch trainieren und dies am Donnerstag, Freitag und Samstag wiederholen. Am Sonntag wird ein Ruhetag eingelegt. Bei solch einer Trainingshäufigkeit sollte mit einem geringeren Volumen für die meisten Muskelgruppen gearbeitet werden.

Tabelle 5.5 **3-Tages-Trainingssplit**

Muskelgruppe	Übung	Sätze	Wdh.
MONTAG			
Brust	Bankdrücken	3	8–10
	Kurzhanteldrücken auf der Schrägbank	3	8–10
	Brustdrücken über Kreuz am Kabelzug	3	10–12
Schultern	Schulterdrücken mit Kurzhanteln	3	8–10
	Aufrechtes Rudern	3	8–10
	Vorgebeugtes Seitheben	3	10–12
Trapezmuskel	Schulterheben mit Kurzhanteln	3	6–8
Trizeps	Trizepsstrecken im Sitzen	3	8–10
	Trizepsdrücken (Seil)	3	10–12
Bauch	Hängendes Beinheben	3	10–12
MITTWOCH			
Quadrizeps	Kniebeugen	3	8–10
	Beinpresse	3	6–8
	Beinstrecken	3	10–12
Hint. Oberschenkelmuskulatur	Beincurls im Liegen	3	10–12
Waden	Wadenheben im Stehen	3	10–12
	Wadenheben im Sitzen	3	12–15
FREITAG			
Rücken	Klimmzug	3	6–10
	Langhantelrudern	3	6–8
	Rudern am Kabelzug im Sitzen (weiter Griff)	3	8–10
	Hinunterdrücken mit gestreckten Armen	3	10–12
Bizeps	Langhantelcurls	3	8–10
	Preacher Curls	3	8–10
Unterarme	Unterarmbeugen	3	10–12
Bauch	Crunches am Kabelzug im Stehen	3	10–12
	Reverse Crunches	3	12–15

4-Tages-Trainingssplit

Dieser Split verteilt die Hauptmuskelgruppen des Körpers auf 4 Trainingstage. Dadurch werden pro Workout weniger Muskelgruppen trainiert und somit Volumen und Intensität der Workouts gesteigert. Diese beiden Faktoren sind für einen Fortschritt mit zunehmender Trainingserfahrung wichtig. Bei den meisten 4-Tages-Trainingssplits wird montags, dienstags, donnerstags und freitags trainiert, Ruhetage sind Mittwoch, Samstag und Sonntag. Eine gängige Aufteilung der Muskelgruppen ist das Training von Brust, Trizeps und Bauch am Montag, Quadrizeps, hinterer Oberschenkelmuskulatur und Waden am Dienstag, Schultern, Trapezmuskel und Bauch am Donnerstag und Rücken, Bizeps und Unterarmen am Freitag (siehe Tab. 5.6).

Der 4-Tages-Trainingssplit gruppiert größere Muskelgruppen mit kleineren, die die größeren unterstützen, etwa Brust und Trizeps. Der Trizeps unterstützt die Brustmuskulatur *(Pectoralis)* bei allen Drückübungen wie dem Bankdrücken. Diese Technik beruht darauf, dass beim Brustworkout auch die Trizepsmuskulatur trainiert wird. Daher ist es sinnvoll, mit Übungen fortzufahren, die auf den Trizeps abzielen. Dasselbe gilt für die Gruppierung von Rücken, Bizeps und Unterarmen sowie Quadrizeps, hintere Oberschenkelmuskulatur und Waden. Nach derselben Logik können auch Rücken, Bizeps und Unterarme in eine Gruppe unterteilt werden sowie Quadrizeps, hintere Oberschenkelmuskulatur und Waden oder auch Brust, Schultern und Trapezmuskeln, da die Schultermuskeln *(Deltoideus)* die Brustmuskulatur bei allen Brustübungen unterstützen. Die wichtigste Regel dabei ist, die großen Muskelgruppen vor den kleineren, unterstützenden zu trainieren, denn sonst sind die kleineren bei den Übungen für die größeren bereits erschöpft. Dadurch ist die Kraft für die Übungen an den größeren Gruppen begrenzt.

Tabelle 5.6 **4-Tages-Trainingssplit mit Gruppierung zusammengehöriger Muskelgruppen**

Muskelgruppe	Übung	Sätze	Wdh.
MONTAG			
Brust	Schrägbankdrücken	3	8–10
	Kurzhanteldrücken	3	8–10
	Kurzhantelflys auf der Schrägbank	3	10–12
	Brustdrücken über Kreuz am Kabelzug	3	10–12
Trizeps	Trizepsdips	3	6–10
	Trizepsstrecken im Liegen	3	8–10
	Trizepsstrecken über Kopf	3	10–12
Bauch	Hängendes Beinheben	3	10–12
	Crunches	3	15–20
DIENSTAG			
Quadrizeps	Kniebeugen an der Multipresse	4	8–10
	Ausfallschritte	3	8–10
	Beinstrecken	3	10–12
Hint. Oberschenkelmuskulatur	Beincurls im Liegen	3	10–12
	Rumänisches Kreuzheben	3	8–10
Waden	Wadenheben im Stehen	3	10–12
	Wadenheben im Sitzen	3	12–15

Muskelgruppe	Übung	Sätze	Wdh.
DONNERSTAG			
Schultern	Schulterdrücken mit der Langhantel	3	8–10
	Seitheben	3	10–12
	Frontheben	2	10–12
	Reverse Flys am Kabelzug im Stehen	2	10–12
Trapezmuskel	Schulterheben mit der Langhantel hinter dem Körper	4	8–10
Bauch	Beckenheben	3	12–15
	Crunches am Kabelzug	3	12–15
FREITAG			
Rücken	Latzug nach vorn im breiten Griff	3	8–10
	Einarmiges Kurzhantelrudern	3	8–10
	Rudern mit der T-Stange	3	8–10
	Latzug im Untergriff	3	10–12
Bizeps	Curls mit der SZ-Hantel	3	8–10
	Konzentrationscurls mit Kurzhanteln	3	10–12
	Abwechselnde Hammercurls	3	8–10
Unterarme	Unterarmbeugen mit Kurzhanteln	3	10–12
	Unterarmstrecken	3	10–12

Dies ist nicht die einzige Möglichkeit, die Muskelgruppen zu gliedern. Sie können jene Muskeln, die zusammenarbeiten, auch unterschiedlichen Gruppen zuordnen. Dem liegt die Logik zugrunde, dass die kleineren Muskelgruppen oftmals nach dem Training der größeren Muskelgruppen erschöpft sind. Dadurch wird die Kraft begrenzt, die die kleineren Muskelgruppen für die eigenen Übungen aufbringen, und sie sind schneller erschöpft. Das kann das Wachstum der Muskeln hemmen. Insofern kann man die Muskelgruppen so gliedern, dass die miteinander trainiert werden, die gegensätzliche Bewegungen ausführen. Demnach trainieren Sie am Montag Brust und Rücken, am Dienstag Schultern, Trapezmuskeln und Bauch, am Donnerstag Quadrizeps, hintere Oberschenkelmuskulatur und Waden und am Freitag Bizeps, Trizeps, Unterarme und Bauch (siehe Tab. 5.7).

Die Workouts von Montag und Freitag veranschaulichen diese Strategie am besten. Das Training von Brust und Rücken ist eines zweier Muskelgruppen, die einander nicht erschöpfen, das gilt auch für Bizeps und Trizeps. Jede Muskelgruppe führt hier die gegensätzliche Bewegung zum Trainingspartnermuskel aus: Der Bizeps beugt den Ellbogen, der Trizeps streckt ihn. Das beugt zum einen der Erschöpfung der Muskelgruppe vor, die als zweite trainiert wird, und steigert zum anderen die Muskelkraft. Das wird in Kapitel 9 anhand der Technik »Antagonistisches Training« erläutert.

Tabelle 5.7 **4-Tages-Trainingssplit mit Gruppierung gegensätzlicher Muskeln**

Muskelgruppe	Übung	Sätze	Wdh.
	MONTAG		
Brust	Bankdrücken an der Multipresse	3	8–10
	Kurzhanteldrücken auf der Schrägbank	3	8–10
	Kurzhantelflys	3	10–12
	Butterflys	3	10–12
Rücken	Klimmzug	3	6–10
	Langhantelrudern im Untergriff	3	6–8
	Rudern am Kabelzug im Sitzen	3	8–10
	Latzug im weiten Griff	3	10–12
	DIENSTAG		
Schultern	Schulterdrücken mit Kurzhanteln	3	8–10
	Aufrechtes Rudern an der Multipresse	3	8–10
	Seitheben am Kabelzug mit einem Arm	3	10–12
	Vorgebeugtes Seitheben	3	10–12
Trapezmuskel	Schulterheben	4	6–8
Bauch	Sit-ups auf der Schrägbank	3	12–15
	Seitliche Crunches	3	12–15

Muskelgruppe	Übung	Sätze	Wdh.
	DONNERSTAG		
Quadrizeps	Kniebeugen	3	6–8
	Beinpresse	3	8–10
	Aufsteigen	3	8–10
	Beinstrecken	3	10–12
Hint. Oberschenkelmuskulatur	Beincurls im Stehen	3	10–12
Waden	Wadenheben an der Multipresse	3	10–12
	Wadenheben im Sitzen	3	12–15
	FREITAG		
Bizeps	Abwechselnde Kurzhantelcurls	3	8–10
	Curls am Kabelzug im Liegen	3	8–10
	Preacher Curls mit Kurzhanteln	3	8–10
Unterarme	Curls im Obergriff	3	10–12
	Unterarmbeugen hinter dem Rücken	3	10–12
Trizeps	Bankdrücken mit engem Griff	3	6–10
	Trizepsdrücken am Kabelzug	3	8–10
	Einarmiges Trizepsstrecken mit der Kurzhantel über Kopf	3	10–12
Bauch	Crunches auf dem Pezziball	3	10–12
	Reverse Crunches	3	12–15

5-Tages-Trainingssplit

Damit können Sie die meisten Muskelgruppen einzeln trainieren; d. h., Sie können sich bei jedem Workout auf eine Muskelgruppe konzentrieren. Durch diese Form von Training erhöhen Sie die Trainingsintensität und das Gesamtvolumen radikal, denn jede wichtige Muskelgruppe wird dann trainiert, wenn sie erholt und am stärksten ist. Ein Beispiel für einen 5-Tages-Trainingssplit könnte das Training der Brust am Montag vorsehen, Beine (Quadrizeps, hintere Oberschenkelmuskulatur und Waden) am Dienstag, Rücken am Mittwoch, Schultern und Trapezmuskeln am Donnerstag und die Arme (Trizeps, Bizeps und Unterarme) am Freitag. Das Training des Bauches kann an jedem beliebigen Tag angefügt werden, etwa Montag und Donnerstag (siehe Tab. 5.8). Dadurch bleiben die Wochenenden als Erholungsphase. Es ist nicht entscheidend, wann Sie Ruhetage einlegen, da Sie theoretisch 2 beliebige Tage dafür einplanen können. Bei diesem Trainingsplan hängen die Ruhetage mehr von Ihrem persönlichen Zeitplan ab. Wenn Training am Wochenende kein Problem für Sie ist, dann können Sie das so machen. Nehmen Sie aber 2 Wochentage als Ruhephase.

Tabelle 5.8 **5-Tages-Trainingssplit**

Muskelgruppe	Übung	Sätze	Wdh.
	MONTAG		
Brust	Schrägbankdrücken an der Multipresse	4	6–10
	Bankdrücken mit Kurzhanteln	3	8–10
	Kurzhanteldrücken auf der Negativbank	3	8–10
	Kurzhantelflys auf der Schrägbank	3	10–12
	Flys am Kabelzug	3	10–12
Bauch	Hängendes Beinheben	3	12–15
	Seitliche Crunches	3	12–15
	Crunches am Kabelzug	3	10–12
	DIENSTAG		
Quadrizeps	Kniebeugen	4	6–10
	Hackenschmidt-Kniebeugen	3	8–10
	Ausfallschritte	3	8–10
	Beinstrecken	3	10–12
Hint. Oberschenkelmuskulatur	Rumänisches Kreuzheben	3	8–10
	Beincurls im Liegen	3	10–12
Waden	Wadenheben im Stehen	3	10–12
	Wadenheben in Vorbeuge	3	12–15
	Wadenheben im Sitzen	3	15–20
	MITTWOCH		
Rücken	Klimmzug	3	6–10
	Langhantelrudern	3	6–8
	Einarmiges Kurzhantelrudern	3	8–10
	Latzug im Untergriff	3	10–12
	Latzug (gestreckte Arme)	3	10–12

Muskelgruppe	Übung	Sätze	Wdh.
	DONNERSTAG		
Schultern	Schulterdrücken mit der Langhantel	3	6–8
	Schulterdrücken mit Kurzhanteln	3	8–10
	Aufrechtes Rudern am Kabelzug	3	8–10
	Seitheben mit Kurzhanteln im Sitzen	3	10–12
	Reverse Butterflys	3	10–12
Trapezmuskel	Schulterheben an der Multipresse	3	6–8
	Schulterheben mit Kurzhanteln	3	8–10
Bauch	Reverse Crunches	3	12–15
	Crunches am Kabelzug im Stehen	3	10–12
	Beinheben sitzend	3	12–15
	FREITAG		
Trizeps	Trizepsstrecken im Liegen	3	8–10
	Trizepsdrücken am Kabelzug im Untergriff	3	8–10
	Trizepsstrecken mit Kurzhanteln über Kopf	3	8–10
	Kickbacks mit Kurzhanteln	2	12–15
Bizeps	Langhantelcurls	3	8–10
	Preacher Curls mit der SZ-Stange	3	8–10
	Kurzhantelcurls auf der Schrägbank bäuchlings	3	8–10
	Curls im Hammergriff im Sitzen	2	10–12
Unterarme	Unterarmbeugen mit Kurzhanteln	3	10–12
	Unterarmstrecken mit Kurzhanteln	3	10–12

Täglich zweimal Training

Dies ist ein fordernder Plan, der nur für sehr fortgeschrittene Bodybuilder Vorteile bringt. Es wird hier zu 2 Zeiten am Tag trainiert. Üblicherweise trainiert der Großteil der Bodybuilder dabei eine Muskelgruppe früher und eine andere später (siehe Tab. 5.9). Die Pause zwischen den Trainingseinheiten ist mindestens 6 Std. lang. Je nach Zielsetzung können Sie somit häufiger trainieren oder mehr ganze Ruhetage einlegen. Mit einem solchen Trainingsplan können Sie die wichtigsten Muskelgruppen in 3 bis 4 Tagen trainieren. D. h., Sie haben 3 oder 4 ganze Ruhetage je Woche, wenn Sie die Muskelgruppen einmal je Woche trainieren. Das ermöglicht es auch, jede Muskelgruppe bis zu zweimal je Woche zu trainieren. Eine weitere Möglichkeit, diesen Trainingsplan anzuwenden, beruht auf einem 5-Tages-Trainingssplit mit einer untypischen Abwandlung: Sie trainieren dieselbe Muskelgruppe zweimal täglich. Forschungen zeigen, dass dies ein zielführendes Muskeltraining sein kann. In Kapitel 6 finden Sie nähere Informationen zu dieser Trainingsmethode.

Tabelle 5.9 **Trainingsplan mit 2 Einheiten am Tag**

Muskelgruppe	Übung	Sätze	Wdh.
	MONTAG (8:00)		
Brust	Bankdrücken	3	8–10
	Kurzhanteldrücken auf der Schrägbank	3	8–10
	Kurzhantelflys auf der Schrägbank	3	10–12
	Brustdrücken über Kreuz am Kabelzug	3	10–12
	MONTAG (18:00)		
Trizeps	Trizepsdips	3	6–10
	Trizpesstrecken mit Kurzhanteln im Liegen	3	8–10
	Trizepsdrücken am Kabelzug	2	10–12
	Trizepsstrecken mit Kurzhanteln über Kopf	2	10–12
Bauch	Hängendes Beinheben	3	10–12
	Crunches am Kabelzug	3	10–12
	DIENSTAG (8:00)		
Quadrizeps	Beinpresse	4	6–8
	Kniebeugen an der Multipresse	4	8–10
	Aufsteigen	3	8–10
	Beinstrecken mit einem Bein	4	12–15
	DIENSTAG (18:00)		
Hint. Oberschenkelmuskulatur	Rumänisches Kreuzheben	3	8–10
	Beincurls im Liegen	3	10–12
	Rückenstrecken	2	12–15
Waden	Wadenheben im Stehen	4	10–12
	Wadenheben im Sitzen	4	12–15
	DONNERSTAG (8:00)		
Schultern	Schulterdrücken mit der Langhantel	4	8–10
	Aufrechtes Rudern mit Kurzhanteln	3	8–10
	Seitheben mit Kurzhanteln	3	10–12
	Vorgebeugtes Seitheben	3	10–12
	DONNERSTAG (18:00)		
Trapezmuskel	Schulterheben an der Multipresse	3	6–8
	Schulterheben mit Kurzhanteln im Sitzen	3	8–10
Bauch	Beckenheben	3	12–15
	Crunches auf dem Pezziball	3	12–15
	FREITAG (8:00)		
Rücken	Latzug nach vorn im weiten Griff	4	8–10
	Langhantelrudern	4	8–10
	Latzug mit engem Griff	3	10–12
	Rudern am Kabelzug im Sitzen	3	8–10
	FREITAG (18:00)		
Bizeps	Langhantelcurls	3	8–10
	Kurzhantelcurls auf der Schrägbank	3	10–12
	Konzentrationscurls am Kabelzug	2	10–12
	Curls im Hammergriff mit Kurzhanteln	2	8–10
Unterarme	Unterarmbeugen mit der Kurzhantel	3	10–12
	Unterarmstrecken	3	10–12

Full-Split-Trainingsplan

Diesen Trainingsplan habe ich 2018 erstellt und veröffentlicht. Mein Full-Split-System kombiniert Ganzkörpertraining *(Full Body)* mit Splittraining (normalerweise ein 4- oder 5-Tagesplan) und bietet sozusagen das »Beste aus beiden Welten«: Der Fettabbau wird maximiert, da in allen Workouts alle Muskelgruppen trainiert werden. Gleichzeitig wird die Hypertrophie gefördert, indem in jedem Workout bestimmte Muskelgruppen mehrere Übungen und damit mehr Volumen bekommen (wie beim Splittraining).

Der Grundaufbau jeder Trainingseinheit in einem Full-Split-Trainingsprogramm ist ziemlich einfach: 2 oder 3 Muskelgruppen werden schwerpunktmäßig mit mehreren Übungen trainiert, alle anderen Muskelgruppen nur mit einer Übung. Normalerweise wähle ich aus praktischen Gründen 4- oder 5-Tages-Splits anstelle von 2- oder 3-Tagesplänen, denn wenn mehr als 2 oder 3 Muskelgruppen ein höheres Volumen erhalten, würde das Training sehr lange dauern. Indem ich mich auf 2 oder 3 Muskelgruppen konzentriere, kann ich die meisten Workouts auf etwa 1 Std. beschränken. Tabelle 5.10 zeigt eine Trainingswoche, in der das Full-Split-System zum Einsatz kommt. Wie man sieht, vereint dieses Programm das Ganzkörpertraining mit einem 5-Tages-Splittraining, das bei jedem Workout 2 Muskelgruppen schwerpunktmäßig mit 2–5 Übungen trainiert. Alle nicht im Schwerpunkt liegenden Muskelgruppen werden mit nur 1 Übung trainiert.

Tabelle 5.10 **Full-Split-Training**

Muskelgruppe	Übung	Sätze	Wdh.
MONTAG: SCHWERPUNKT BRUST UND WADEN			
Brust	Bankdrücken	3	12–15
	Bankdrücken im Untergriff	2–3	12–15
	Kurzhantelflys auf der Schrägbank	2–3	12–15
	Kabelzüge über Kreuz	2–3	12–15
Rücken	Latzug im Untergriff	2–3	12–15
Ganzkörper/Quadrizeps/hint. Oberschenkelmuskulatur/Gesäß	Kreuzheben	2–3	12–15
Schultern	Aufrechtes Rudern mit Kurzhanteln	2–3	12–15
Trapezmuskel	Schulterheben mit der Langhantel hinter dem Körper	2–3	12–15
Waden	Wadenheben im Stehen	2–3	12–15
	Wadenheben im Sitzen	2–3	12–15
Trizeps	Kickbacks mit Kurzhanteln	2–3	12–15
Bizeps	Curls mit Band hinter dem Rücken	2–3	12–15
Unterarme	Unterarmcurls mit der Langhantel	2–3	12–15
Bauch/Core	Crunches	2–3	12–15

Muskelgruppe	Übung	Sätze	Wdh.
DIENSTAG: SCHWERPUNKT RÜCKEN UND BAUCH			
Rücken	Langhantelrudern	3	12–15
	Latzug	2–3	12–15
	Latzug im Stehen	2–3	12–15
	Latzug mit gestreckten Armen	2–3	12–15
Brust	Bankdrücken mit Kurzhanteln	2–3	12–15
Quadrizeps/hint. Oberschenkelmuskulatur/Gesäß	Aufsteigen	2–3	12–15
Schultern	Vorgebeugtes Seitheben	2–3	12–15
Trapezmuskel	Kurzhantelcurls auf der Schrägbank bäuchlings	2–3	12–15
Tibialismuskel	Zehenheben im Sitzen am Kabelzug	2–3	12–15
Trizeps	Trizepsstrecken mit Kurzhanteln über Kopf	2–3	12–15
Bizeps	Konzentrationscurls mit Kurzhanteln	2–3	12–15
Unterarme	Unterarmstrecken mit Kurzhanteln	2–3	12–15
Bauch/Core	Beckenheben	2–3	12–15
	Crunches	2–3	12–15

Muskelgruppe	Übung	Sätze	Wdh.
MITTWOCH: SCHWERPUNKT SCHULTERN UND TRAPEZMUSKEL			
Schultern	Schulterdrücken mit Kurzhanteln	3	12–15
	Seitheben mit Kurzhanteln	2–3	12–15
	Frontheben am Kabelzug	2–3	12–15
	Reverse Flys am Kabelzug im Stehen	2–3	12–15
Trapezmuskel	Schulterheben mit Kurzhanteln	2–3	12–15
	Hinunterdrücken mit gestreckten Armen	2–3	12–15
Rücken	Kurzhantelrudern	2–3	12–15
Quadrizeps/hint. Oberschenkelmuskulatur/Gesäß	Gehende Ausfallschritte	2–3	12–15
Waden	Wadenheben an der Beinpresse	2–3	12–15
Brust	Kabelzüge über Kreuz (von unten)	2–3	12–15
Trizeps	Bankdrücken mit engem Griff	2–3	12–15
Bizeps	Preacher Curls	2–3	12–15
Unterarme	Unterarmcurls mit der Kurzhantel	2–3	12–15
Bauch/Core	Holzhacken am Kabelzug	2–3	12–15
DONNERSTAG: SCHWERPUNKT TRIZEPS UND BIZEPS			
Trizeps	Trizepsdrücken am Kabelzug	3	12–15
	Trizepsstrecken im Liegen	2–3	12–15
	Trizepsstrecken am Kabelzug über Kopf	2–3	12–15
Bizeps	Langhantelcurls	3	12–15
	Kurzhantelcurls auf der Schrägbank	2–3	12–15
	Curls am hohen Kabelzug	2–3	12–15
Unterarme	Unterarmstrecken mit der Langhantel	2–3	12–15
Quadrizeps/hint. Oberschenkelmuskulatur/Gesäß	Hackenschmidt-Kniebeugen mit der Langhantel	2–3	12–15
Brust	Flys am Kabelzug auf der Flachbank	2–3	12–15

Muskelgruppe	Übung	Sätze	Wdh.
Rücken	Latzug mit gestreckten Armen	2–3	12–15
Schultern	Seitheben am Kabelzug	2–3	12–15
Trapezmuskel	Schulterheben am Kabelzug	2–3	12–15
Waden	Wadenheben auf einem Bein	2–3	12–15
Bauch/Core	Seitliche Bauchpresse am Kabelzug	2–3	12–15
FREITAG: SCHWERPUNKT BEINE UND WADEN			
Quadrizeps/hint. Oberschenkelmuskulatur/Gesäß	Kniebeugen	3	12–15
	Beinpresse mit einem Bein	2–3	12–15
	Beinstrecken	2–3	12–15
	Rumänisches Kreuzheben	2–3	12–15
	Beincurls im Liegen	2–3	12–15
Brust	Schrägbankdrücken mit Kurzhanteln	2–3	12–15
Rücken	Rudern am Kabelzug im Sitzen	2–3	12–15
Waden	Wadenheben im Sitzen	2–3	12–15
	Wadenheben im Stehen	2–3	12–15
Schultern	Schulterdrücken mit der Langhantel im Stehen	2–3	12–15
Trapezmuskel	Schulterheben mit der Langhantel	2–3	12–15
Trizeps	Trizepsdrücken am Kabelzug im Untergriff	2–3	12–15
Bizeps	Curls im Hammergriff	2–3	12–15
Unterarme	Unterarmcurls hinter dem Rücken im Stehen	2–3	12–15
Bauch/Core	Ellbogen-Rumpfdrehen am Kabelzug	2–3	12–15

Hinweis: Bei diesem Programm wird in allen Workouts nach dem letzten Satz einer Übung eine Ruhepause eingelegt.

Trainingsplanänderung

Unabhängig davon, welcher Trainingsplan aktuell für Sie am besten geeignet ist, Sie sollten immer wieder eine Trainingsplanänderung vornehmen, um Ihrem Körper etwas Abwechslung zu bieten. So wie es wichtig ist, das Gewicht, die Anzahl an Wiederholungen oder die Dauer der Satzpausen abzuwechseln, so ist es auch entscheidend, die Gliederung Ihres Trainings abzuwandeln, um fortlaufende Fortschritte in den Trainingsadaptationen zu erzielen und Stagnation vorzubeugen. Anfänger sollten immer mit einem Ganzkörpertrainingsplan starten und dann langsam zu anderen übergehen, mit denen mehr Volumen je Muskelgruppe erzielt wird. Die Tabelle zeigt, wie Sie Trainingspläne mit wachsender Trainingserfahrung abwandeln können. Sie sollten mit dem Plan beginnen, der Ihrer Trainingserfahrung entspricht, und zum nächsten übergehen, wenn Sie ein neues Level erreicht haben.

Trainingserfahrung (Monate)	Optimaler Trainingsplan
1–3	Ganzkörpertrainingsplan
4–9	Trainingsplan für Ober- und Unterkörper oder 2-Tages-Trainingssplit
10–18	3-Tages-Trainingssplit
19–24	4- bis 5-Tages-Trainingssplit
24+	Full-Split-Trainingsplan

SPLITTRAINING

Beim Splittraining müssen Sie wissen, wie Sie jede Muskelgruppe gemäß Ihrem Trainingsplan am besten trainieren. Egal, welchen Plan Sie wählen, er wirkt sich auf die Anzahl der Übungen und die Gesamtzahl der Sätze je Muskelgruppe aus. Nicht beeinflusst wird davon die Auswahl der Übungen, das Gewicht, die Anzahl der Wiederholungen oder die Dauer der Satzpausen. Es gibt Faustregeln für das Erstellen eines Krafttrainingsprogramms, unabhängig vom Trainingsplan.

Wollen Sie Muskelmasse aufbauen, dann gilt es, alle Sätze bis zum Muskelversagen auszuführen. Obwohl sich Muskelwachstum angeblich bei 8–12 Wdh. am besten entwickelt, deuten neuere Forschungen der McMaster University in Kanada darauf hin, dass Gewichtsumfang und Wiederholungszahl eine geringere Rolle spielen könnten als angenommen, solange die Sätze bis zum Muskelversagen ausgeführt werden. Eine Studie dazu hat gezeigt, dass die Probanden, die 10 Wochen mit einem Gewicht für 20–30 Wdh. und jeden Satz bis zum Muskelversagen trainiert haben, einen ebenso großen Muskelzuwachs verzeichneten wie jene, die mit einem Gewicht trainierten, das sich auf 8–12 Wdh. pro Satz beschränkte, und auch jeden Satz bis zum Muskelversagen ausführten (Burd et al. 2010). Andere Studien dieser Forschungsgruppe zeigten, dass eine höhere Wiederholungszahl (20–30) mit geringem Gewicht bis zum Muskelversagen die Eiweißsynthese im Muskel mindestens auf das Level anhebt wie eine niedrigere Anzahl an Wiederholungen (4–5) bis zum Muskelversagen (Burd et al. 2011). Demnach gibt die Abwechslung der Wiederholungen den Ausschlag – von einem niedrigen Bereich (3–5/Satz) mit schweren Gewichten bis zu einem sehr hohen Bereich (20–30+/Satz) mit leichten Gewichten und mit einer ganzen Bandbreite von Wiederholungen dazwischen (6–8, 9–11 und 12–15/Satz). Dadurch nutzen Sie alle Vorteile, die jeder Bereich mit sich bringt, ganz zu schweigen vom direkten Einfluss auf die Muskeleiweißsynthese. Man hat nämlich herausgefunden, dass Workouts mit schwereren Gewichten den Testosteronspiegel stärker anheben als welche mit leichteren Gewichten. Testosteron ist ein anaboles Hormon, das den Prozess des Muskelwachstums in Gang setzt. Eine höhere Anzahl an Wiederholungen (15+) bewirkt eine vermehrte Ausschüttung im Vergleich zu Workouts mit schwereren Gewichten. Da das Wachstumshormon am Muskelwachstum beteiligt ist, kann eine erhöhte Ausschüttung am Ende eines Workouts die entscheidende Rolle spielen. Eine größere Anzahl an Wiederholungen fördert auch die Kapillarisation der Muskelfasern: Die Menge der Blutgefäße, die die Muskeln versorgen, nimmt mit einer höheren Wiederholungszahl zu. Durch diese Steigerung der Anzahl an Blutgefäßen, die eine Muskelfaser versorgen, wird die Blutzufuhr der Muskeln erhöht. Dies wiederum steigert die Versorgung mit den Nährstoffen für die Energieproduktion und das Wachstum wie Kohlenhydrate, Aminosäuren aus Eiweißen sowie Fette. Auch die Zufuhr von Sauerstoff wird erhöht. Dieser spielt nicht nur für die Muskelenergie zur Erholung zwischen den Sätzen eine wichtige Rolle, er ist auch für die Minderung von indirekten Muskelschäden nach einem Workout wichtig. Mit erhöhter Blutzufuhr in die Muskelfasern geht auch die vermehrte Zufuhr anaboler Hormone wie Testosteron und das Wachstumshormon einher.

Die Reihenfolge, in der Sie die Wiederholungszahlen abwechseln, ist weniger entscheidend. Dagegen sind Periodisierungsmodelle mit linearen, umgekehrt linearen und wellenförmigen Schemata allesamt wirksam für die Stimulierung von Muskelwachstum. Demnach ist eine Vielzahl an Periodisierungsprogrammen mit abwechselnden Wiederholungsbereichen (alle Sätze bis zu Muskelversagen ausgeführt) offenbar die beste Strategie, um Muskelwachstum zu maximieren.

Außerdem ist die Länge der Satzpausen von Bedeutung. Die meisten Bodybuilder legen kürzere Ruhepausen von 1–2 min ein. Ruhephasen von weniger als 2 min führen nachweislich zu einer gesteigerten Ausschüttung des Wachstumshormons nach einem Workout. Kürzere Ruhe erhöht auch die Kapillarisation der Muskeln sowie die Aktivität der Enzyme, die an der Energieversorgung der Muskeln teilhaben. Eine Studie hat gezeigt, dass Probanden, die bei einem 8-wöchigen Krafttrainingsprogramm die Satzpausen jede Woche um 15 sek reduziert haben, ein größeres Muskelwachstum hatten als die, die die Ruhephasen bei 2 min hielten (Souza-Junior et al. 2011). In Kapitel 6 finden Sie Programme mit Verringerung der Ruhephasen zwischen den Sätzen.

Die Übungsauswahl und die Reihenfolge der Ausführung sind weitere wichtige Faktoren für den Aufbau von Muskelmasse. Verbundübungen für größere Muskelgruppen wie Brust, Rücken, Schultern und Beine sollten zu Beginn eines Workouts stehen, wenn die Muskeln am stärksten sind. Danach sollten die Isolationsübungen zur Bewegung eines einzelnen Gelenks kommen. Das isoliert die entsprechende Muskelgruppe am besten, denn bei Verbundübungen werden auch andere Muskelgruppen einbezogen. Die zu trainierende Muskelgruppe ist der Agonist, der Hauptakteur. Die bei der Übungsausführung unterstützenden Muskeln werden Synergisten genannt; das Bankdrücken etwa ist eine Verbundübung für die Brust. Die Brust ist Agonist, während Schultern, Trizeps und die breiten Rückenmuskeln als Synergisten fungieren. Da Verbundübungen im Zusammenspiel mehrerer Muskelgruppen ausgeführt werden, kann man dabei mehr Gewicht auflegen. Sinnvoll ist, die Übungen mit dem größten Gewicht voranzustellen. Dann sind alle eingesetzten Muskeln ausgeruht und dienen als Unterstützung beim Heben des schwersten Gewichts. Mehr Gewicht erlegt den zu trainierenden Muskeln eine Überbelastung auf. Das kann mit der Zeit zu einer gesteigerten Muskelhypertrophie führen. Und dennoch ist es manchmal auch sinnvoll, diese Regel auf den Kopf zu stellen und die Trainingstechnik der Vorermüdung anzuwenden. Dabei werden die Isolationsübungen für die jeweilige Muskelgruppe zu Beginn des Workouts ausgeführt und die Verbundübungen am Ende. Weitere Informationen zur Vorermüdung samt einem Übungsprogramm finden Sie in Kapitel 6.

Der allgemeine Konsens unter den Experten lautet, dass für Kraftzuwächse weniger Trainingssätze am besten geeignet sind. Strittig ist allerdings, was das ideale Volumen oder die Gesamtzahl an Trainingssätzen für optimalen Zuwachs an Muskelmasse ist. Es gibt nämlich keine ideale Anzahl an Trainingssätzen dafür. Generell sollten Anfänger mit weniger Sätzen beginnen und die Zahl graduell steigern, während sie mehr Trainingserfahrung sammeln. Wenn es jedoch um erfahrene Bodybuilder geht, gibt es nur wenige generelle Regeln in Bezug auf das Volumen. Einige Bodybuilder trainieren mit einem sehr niedrigen Volumen (6–10 Sätze/Muskelgruppe), während andere ein äußerst hohes Volumen verwenden (20–30 Sätze/Muskelgruppe), so etwa trainierte der berühmteste Bodybuilder aller Zeiten, Arnold Schwarzenegger. Ein kleiner Tipp für fortgeschrittene Gewichtheber lautet, das Trainingsvolumen periodisch anzupassen – mit Zeiten, in denen mit einem geringen Volumen trainiert wird, und anderen mit einem hohen. Diese Abwechslung steht dann in direktem Zusammenhang mit der Trainingsintensität und der Trainingshäufigkeit.

Bitte beachten Sie, dass dies sehr allgemeine Richtlinien für den Aufbau einer stabilen Grundlage für Ihr Trainingsprogramm sind. Viele der Methoden, die Sie nachher in Kapitel 6 finden, stehen im Widerspruch dazu. Der Grund dafür ist, dass die in Kapitel 6 vorgestellten Techniken für Trainierende vorgesehen sind, die mittelmäßig bis weit fortgeschritten sind. Für erfahrene Kraftsportler ist es zweckmäßig, hin und wieder das gewohnte Trainingsmuster abzuändern, um Muskelzuwächse durch eine radikale Veränderung im Trainingsprogramm zu fördern.

Brust

Wenn man von Brust spricht, bezieht man sich auf die Muskelgruppe, die aus den großen Brustmuskeln *(M. pectoralis major)* gebildet wird. Dieser Muskel besteht aus einem oberen und einem unteren Teil (siehe Abb. 5.1). Die großen Brustmuskeln führen Bewegungen wie die horizontale Adduktion der Oberarme etwa bei den Kurzhantelflys aus. Eine detaillierte Beschreibung der Übungen für die Brust finden Sie in Kapitel 15. Zu den Verbundübungen für die Brust zählen Drückübungen wie Bankdrücken, Schrägbankdrücken mit Kurzhanteln und Liegestütz. Isolationsübungen für die Brust sind fliegende Bewegungen der Arme (Flys), wobei das Ellbogengelenk nicht bewegt wird. Beispiele für Isolationsübungen für die Brust sind Kurzhantelflys, Kabelzüge über Kreuz und Butterflys. Der obere und untere Teil der Brustmuskulatur wird jeweils durch unterschiedliche Brustmuskelübungen beansprucht. Deswegen ist es im Hinblick auf das Brustmuskeltraining wichtig, Übungen ins Programm aufzunehmen, die sowohl auf die oberen, die mittleren wie die unteren Brustmuskeln abzielen. In Tabelle 5.11 finden Sie Faustregeln für die Gestaltung eines Brustmuskelworkouts auf der Grundlage Ihres jeweiligen Trainingsplans.

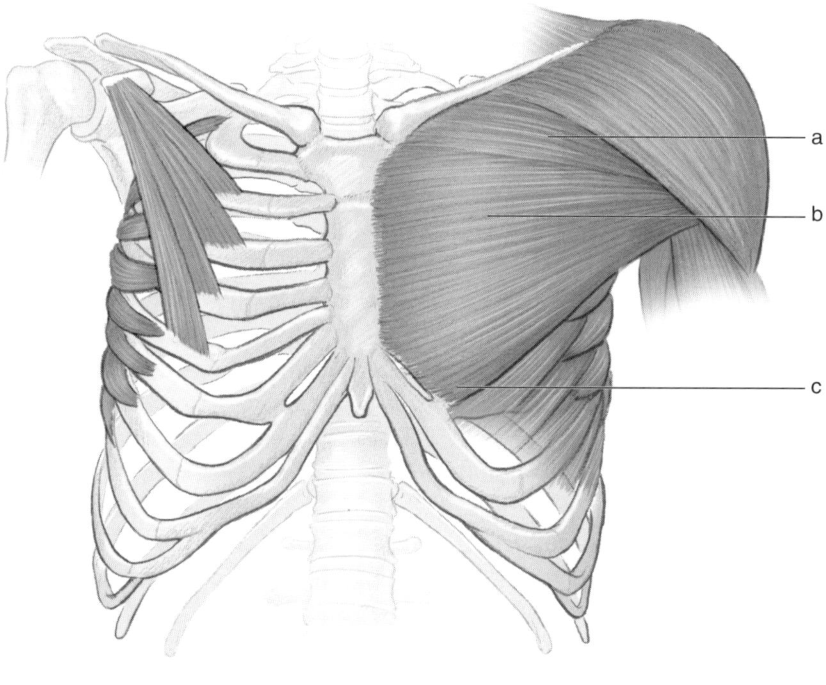

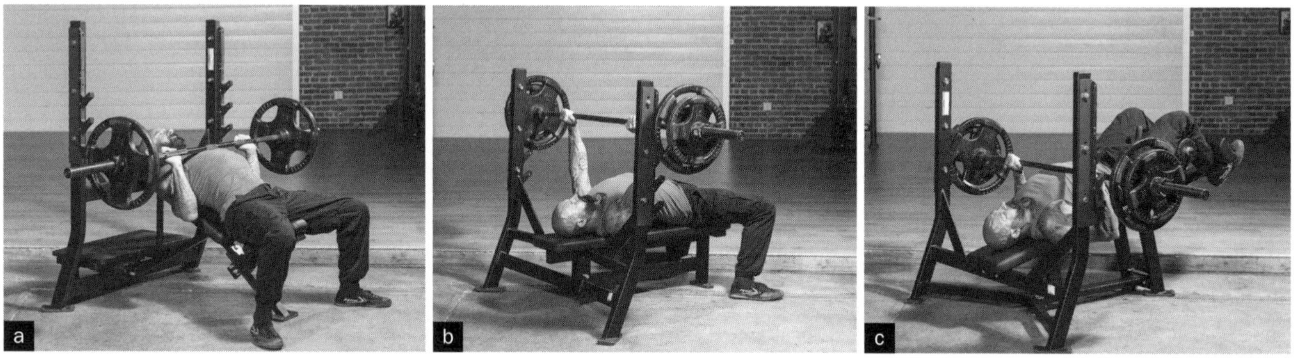

Abb. 5.1 Brustmuskel: (a) Der obere Brustmuskel wird durch Schrägbankdrücken trainiert, (b) der mittlere Brustmuskel durch Bankdrücken auf der Flachbank und (c) der untere Brustmuskel durch Negativbankdrücken

Tabelle 5.11 **Regeln für das Brustmuskeltraining auf der Grundlage des Trainingssplits**

Trainingsplan	Übungsanzahl	Übungsreihenfolge	Sätze insgesamt
Ganzkörpertraining und Nichtschwerpunktmuskelgruppen im Full-Split-Training	1	Wechseln Sie Drückübungen und fliegende Bewegungen (Flys) in jedem zweiten Workout ab. Wechseln Sie die Drückübungen auf der Schrägbank und die auf der Flachbank in jedem zweiten Workout ab.	3–6
Trainingsplan für Ober- und Unterkörper oder 2-Tages-Trainingssplit	2	Wählen Sie für jedes Workout eine Übung auf der Schräg- und eine auf der Flachbank. Drückübung* Fly-Übungen Wechseln Sie Übungen auf der Schrägbank mit den Fly-Übungen in jedem zweiten Workout ab. Führen Sie eine Übung auf der Negativbank oder an der Crossover- Kabelzugstation zumindest einmal in 2 Wochen aus.	6–8
3-Tages-Trainingssplit	3	1. Langhantelübung* 2. Kurzhanteldrücken 3. Flyübungen Ändern Sie die Übung auf der Schrägbank und die Fly-Übung in jedem zweiten Workout ab. Die 3. Übung sollte zur 1. Übung auf der Schrägbank passen. Führen Sie eine Übung auf der Negativbank oder an der Crossover-Kabelzugstation zumindest einmal in 2 Wochen aus.	6–12
4-Tages-Split und Schwerpunktmuskelgruppen im Full-Split-Training	4	1. Langhantelübung* 2. Kurzhanteldrücken 3. Flys mit Kurzhanteln 4. Flys am Gerät oder am Kabelzug Wechseln Sie Bankdrücken auf der Schrägbank und auf der Flachbank für die 1. und 2. Übung in jedem zweiten Workout ab. Die 3. Übung sollte zur 1. Übung auf der Schrägbank passen. Führen Sie eine Übung auf der Negativbank oder an der Crossover-Kabelzugstation zumindest einmal in 2 Wochen aus.	8–16
5-Tages-Split und Schwerpunktmuskelgruppen im Full-Split-Training	4–5	1. Langhantelübung* 2. Langhantel- oder Kurzhanteldrücken 3. Kurzhanteldrücken, wenn insgesamt 5 Übungen gemacht werden; wenn nur 4 Übungen insgesamt gemacht werden, sollten die 3. Übung Kurzhantelflys sein. 4. Übung mit Kurzhanteln, am Gerät oder Flys am Kabelzug 5. Übung am Gerät oder Flys am Kabelzug Wechseln Sie Bankdrücken auf der Schräg-, Flach- und Negativbank für die ersten 3 Übungen in jedem zweiten Workout ab. Die 4. Übung sollte zur 1. Übung auf der Schrägbank passen.	10–20
Trainingsplan mit Training zweimal täglich	4	1. Langhantelübung* 2. Kurzhanteldrücken 3. Kurzhantelflys Übung am Gerät oder Flys am Kabelzug Wechseln Sie die Ausführung auf der Schrägbank und der Flachbank für die ersten 2 Übungen in jedem zweiten Workout ab. Die 3. Übung sollte zur 1. Übung auf der Schrägbank passen. Führen Sie eine Übung auf der Negativbank oder an der Crossover-Kabelzugstation zumindest einmal in 2 Wochen aus.	8–16

* Kann durch Übungen an der Multipresse ergänzt werden

Schultern

Wenn man von Schultern spricht, bezieht man sich auf den Deltamuskel am Anfang des Oberarms. Der Deltamuskel besteht aus 3 Teilen, die an unterschiedlichen Punkten am Schultergürtel entspringen, jedoch alle zu einer gemeinsamen Sehne zusammenlaufen, die mit dem Oberarmknochen *(Humerus)* verbunden ist: Das sind der vordere, der mittlere bzw. seitliche und der hintere Deltamuskel. Obwohl die 3 Teile zusammenarbeiten, um den Oberarm im Schultergelenk wie etwa beim Seitheben anzuheben, wird jeder Muskel durch verschiedene Übungen unterschiedlich belastet (siehe Abb. 5.2). Daher ist es wichtig, Schultermuskelworkouts, aufbauend auf grundlegenden Verbundübungen (etwa Schulterdrücken), bei denen alle 3 Teile beansprucht werden, sowie Isolationsübungen (wie Frontheben für den vorderen Teil, Seitheben oder aufrechtes Rudern für den seitlichen Teil und Übungen für den hinteren Deltamuskel) zu strukturieren. Eine detaillierte Beschreibung aller Schultermuskelübungen finden Sie in Kapitel 16. In Tabelle 5.12 finden Sie Faustregeln für die Gestaltung eines Schultermuskelworkouts auf Grundlage des jeweiligen Trainingssplits.

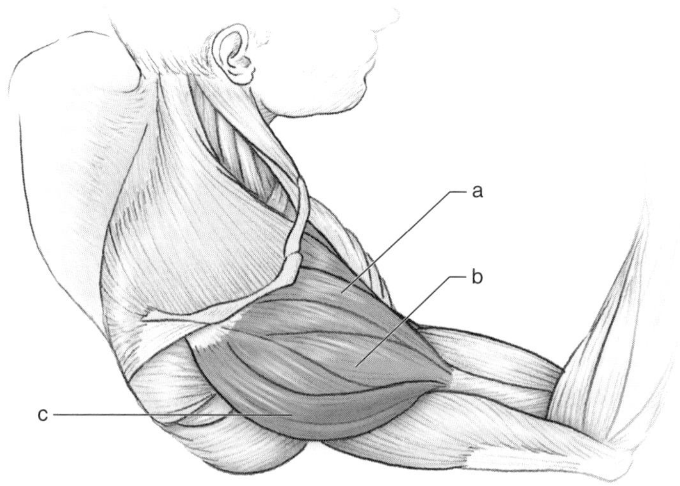

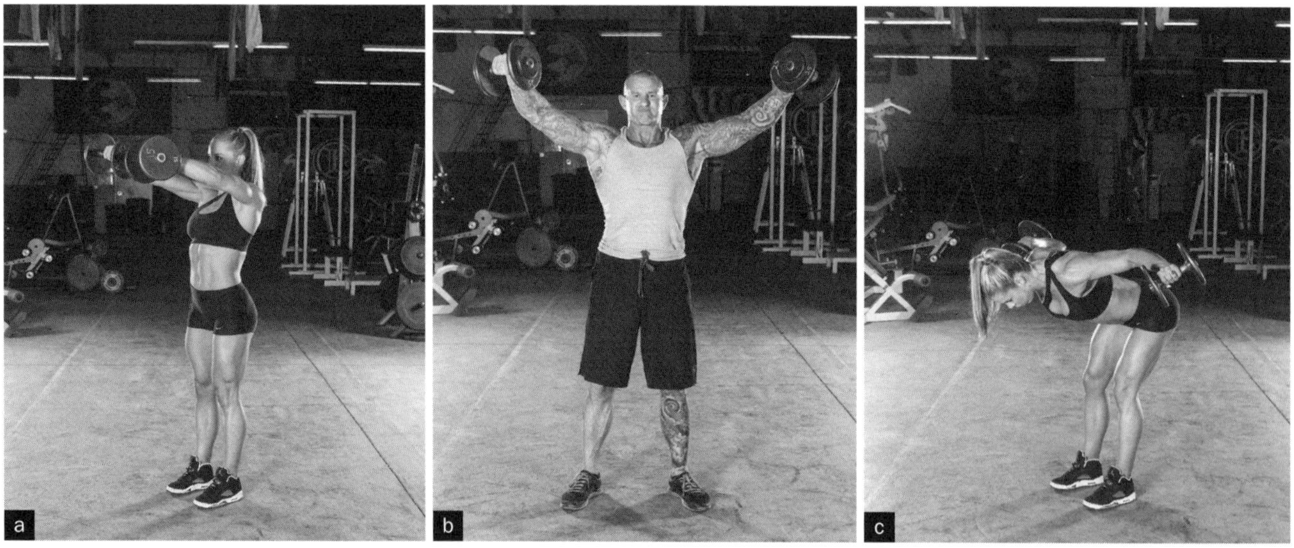

Abb. 5.2 Deltamuskel: (a) Der vordere Teil kommt beim Frontheben zum Einsatz, (b) der seitliche Teil beim Seitheben und (c) der hintere Teil wird beim vorgebeugten Seitheben beansprucht.

Tabelle 5.12 Regeln für das Schultermuskeltraining auf Grundlage des Trainingssplits

Trainingsplan	Übungs-anzahl	Übungsreihenfolge	Sätze insgesamt
Ganzkörpertraining und Nichtschwerpunkt-muskelgruppen im Full-Split-Training	1	Wechseln Sie Drück- und Isolationsübungen in jedem zweiten Workout ab. Wechseln Sie häufig zwischen Lang-* und Kurzhanteldrücken. Wechseln Sie regelmäßig aufrechtes Rudern und Seitheben ab. Versuchen Sie eine Übung für den hinteren Deltamuskel als Isolationsübung zumindest einmal pro Monat auszuführen.	3–6
Trainingsplan für Ober- und Unterkörper oder 2-Tages-Trainingssplit	2	Wählen Sie für jedes Workout eine Drück- und eine Isolationsübung. 1. Drückübung 2. Isolationsübung Wechseln Sie Lang-* und Kurzhanteldrücken in jedem zweiten Workout ab. Ändern Sie die Isolationsübungen häufig ab: Seitheben, Frontheben, aufrechtes Rudern und Übungen für den hinteren Deltamuskel.	6–8
3-Tages-Trainingssplit	3	1. Drückübung* 2. Seitheben oder aufrechtes Rudern 3. Frontheben oder Übung für den hinteren Deltamuskel Wechseln Sie Lang-* und Kurzhanteldrücken als erste beide Übungen in jedem zweiten Workout ab. Wechseln Sie aufrechtes Rudern und Seitheben in jedem zweiten Workout ab. Wechseln Sie Frontheben und Übungen für den hinteren Deltamuskel in jedem zweiten Workout ab.	6–12
4-Tages-Split und Schwerpunktmuskel-gruppen im Full-Split-Training	4	1. Drückübung* 2. Seitheben oder aufrechtes Rudern 3. Frontheben 4. Übung für den hinteren Deltamuskel Wechseln Sie Lang-* und Kurzhanteldrücken als erste beide Übungen in jedem zweiten Workout ab. Wechseln Sie aufrechtes Rudern und Seitheben in jedem zweiten Workout ab.	8–16
5-Tages-Split und Schwerpunktmuskel-gruppen im Full-Split-Training	4	1. Drückübung* 2. Seitheben oder aufrechtes Rudern 3. Frontheben 4. Übung für den hinteren Deltamuskel Wechseln Sie Lang-* und Kurzhanteldrücken als erste beide Übungen in jedem zweiten Workout ab. Wechseln Sie aufrechtes Rudern und Seitheben in jedem zweiten Workout ab.	8–16
Trainingsplan mit Training zweimal täglich	4	1. Drückübung* 2. Seitheben oder aufrechtes Rudern 3. Frontheben 4. Übung für den hinteren Deltamuskel Wechseln Sie Lang-* und Kurzhanteldrücken als erste beide Übungen in jedem zweiten Workout ab. Wechseln Sie aufrechtes Rudern und Seitheben in jedem zweiten Workout ab.	8–16

* Kann durch Übungen an der Multipresse ergänzt werden

Rücken

Wenn man vom Rücken spricht, bezieht man sich auf jene Muskeln, die die Rückseite des Oberkörpers bilden. Obwohl sich der Begriff Rücken vor allem auf die breiten Rückenmuskeln *(Musculi latissimus dorsi)* bezieht, die vom Oberarmansatz bis nach unten zum Gesäß verlaufen (siehe Abb. 5.3), kann dazu auch der große Rundmuskel *(M. teres major)*, der Rautenmuskel *(M. rhomboideus)* und sogar der mittlere und untere Teil des Trapezmuskels gezählt werden, da diese Muskeln oft bei der Ausführung von Übungen mitwirken, die zu den Rückenmuskelübungen zählen. Die 2 wichtigsten Formen von Rückenmuskelübungen sind Ziehen (etwa Klimmzug und Latzug) und Rudern (etwa vorgebeugtes Langhantelrudern, Rudern mit der T-Stange und Rudern am Kabelzug im Sitzen). Klimm- und Latzüge zielen mehr auf den oberen und äußeren Teil des breiten Rückenmuskels sowie auf den großen Rundmuskel ab. Ruderübungen wirken tendenziell konzentrierter auf den mittleren und unteren Bereich des breiten Rückenmuskels sowie auf den Rautenmuskel und den mittleren Trapezmuskel. Weitere Rückenmuskelübungen sind Über- und Latzüge mit gestreckten Armen. Eine detaillierte Beschreibung aller Rückenmuskelübungen finden Sie in Kapitel 17. In Tabelle 5.13 finden Sie Faustregeln für die Gestaltung eines Rückenmuskelworkouts auf Grundlage des jeweiligen Trainingssplits.

Der Begriff Rücken verweist auch auf die tiefe Rückenmuskulatur. Die Muskeln in diesem Bereich stützen die Wirbelsäule und ermöglichen es, dass Sie sich nach hinten strecken, wenn Sie sich etwa in einem Stuhl zurücklehnen. Dies sind tiefer liegende Muskelfasern wie die Rückenstrecker, zu denen der *M. longissimus thoracis*, der *M. iliocostalis lumborum* und der *M. spinalis thoracis* zählen. Übungen für den unteren Rücken sind Rückenstrecken und Good Mornings.

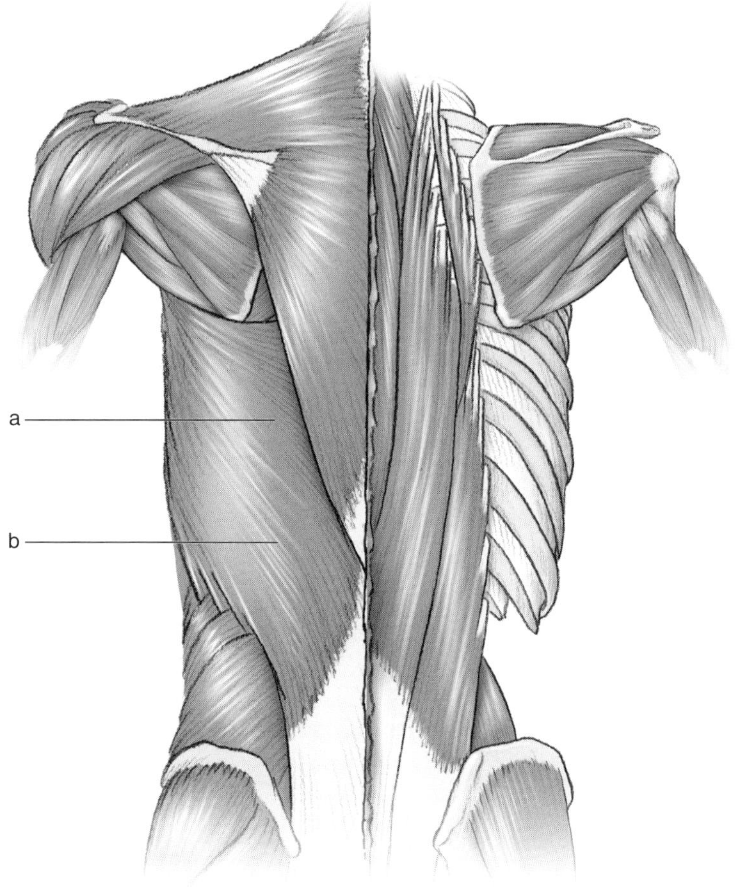

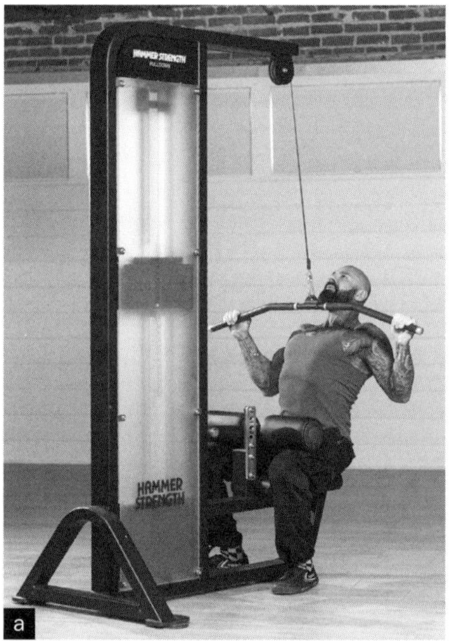

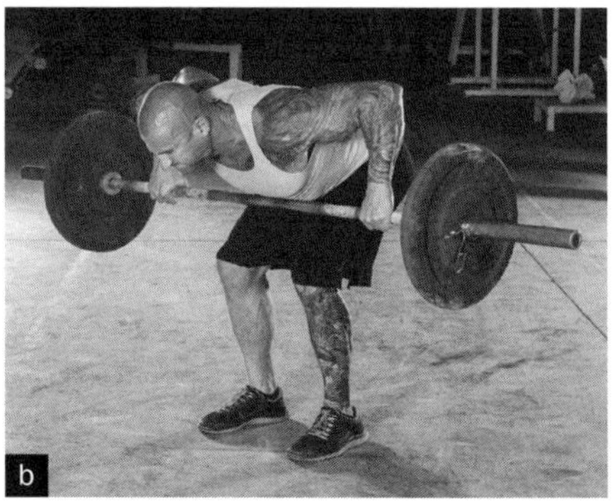

Abb. 5.3 Rückenmuskulatur: (a) Der obere und äußere Teil des breiten Rückenmuskels wird durch Latzüge trainiert, (b) der untere und mittlere Teil des breiten Rückenmuskels durch Langhantelrudern.

Tabelle 5.13 **Regeln für das Rückenmuskeltraining auf Grundlage des Trainingssplits**

Trainingsplan	Übungs-anzahl	Übungsreihenfolge	Sätze insgesamt
Ganzkörpertraining und Nichtschwerpunkt-muskelgruppen im Full-Split-Training	1	Wechseln Sie zwischen Zug- und Ruderübungen in jedem zweiten Workout. Führen Sie zumindest einmal pro Monat Überzüge oder Latzug mit gestreckten Armen aus. Es ist auch empfehlenswert, eine Übung für den unteren Rücken einmal pro Woche aufzuführen.	3–6
Trainingsplan für Ober- und Unterkörper oder 2-Tages-Trainingssplit	2	Wählen Sie für jedes Workout eine Zug- und eine Ruderübung und wechseln Sie die Reihenfolge jede Woche. Ersetzen Sie die Zugübung hin und wieder durch Lat- oder Überzüge mit gestreckten Armen. Es ist auch empfehlenswert, eine Übung für den unteren Rücken einmal pro Woche auszuführen.	6–8
3-Tages-Trainingssplit	3	Wählen Sie eine Zug- und eine Ruderübung als erste beide Übungen für jedes zweite Workout und ändern Sie die Reihenfolge jede Woche. Die 3. Übung sollten Lat- oder Überzüge mit gestreckten Armen sein. Es ist auch empfehlenswert, eine Übung für den unteren Rücken einmal pro Woche auszuführen.	6–12
4-Tages-Split oder Full-Split-Training (Schwer-punktmuskelgruppen)	4	Wählen Sie eine Zug- und eine Ruderübung als erste beide Übungen für jedes zweite Workout und ändern Sie die Reihenfolge jede Woche. 3. Zug oder Rudern; ändern Sie die Übung jede zweite Woche ab. 4. Lat- oder Überzüge mit gestreckten Armen Es ist auch empfehlenswert, eine Übung für den unteren Rücken einmal pro Woche auszuführen.	8–16
5-Tages-Split oder Full-Split-Training (Schwer-punktmuskelgruppen)	4–5	Wählen Sie eine Zug- und eine Ruderübung als erste beide Übungen für jedes zweite Workout und ändern Sie die Reihenfolge jede Woche. 3. Zug oder Rudern; ändern Sie die Übung jede zweite Woche ab. 4. Lat- oder Überzüge mit gestreckten Armen 5. Übung für den unteren Rücken	10–20
Trainingsplan mit Training zweimal täglich	4	Wählen Sie eine Zug- und eine Ruderübung als erste beide Übungen für jedes zweite Workout und ändern Sie die Reihenfolge jede Woche. 3. Zug oder Rudern; ändern Sie die Übung jede zweite Woche ab. 4. Lat- oder Überzüge mit gestreckten Armen Es ist auch empfehlenswert, eine Übung für den unteren Rücken einmal pro Woche auszuführen.	8–16

Trapezmuskel

Der Trapezmuskel ist der große diamantförmige Muskel im oberen Rückenbereich. Er besteht aus einem oberen, einem mittleren und einem unteren Teil, von denen jeder unterschiedliche Bewegungen ausführt (siehe Abb. 5.4). Der obere Trapezmuskel hebt und rotiert die Schulterblätter nach oben, etwa beim Schulterzucken (z. B. Schulterheben mit Kurzhanteln). Der mittlere Trapezmuskel zieht die Schulterblätter vorrangig zusammen, etwa beim Face Pull. Der untere Trapezmuskel rotiert die Schulterblätter nach unten, z. B. beim Heben einer Langhantel mit gestreckten Armen über den Kopf, wie etwa beim Reißen. Trapezmuskeltraining kann mit Schultern oder Rücken kombiniert werden.

Die meisten Bodybuilder trainieren die Trapezmuskeln nach den Schultern, da sie speziell den oberen Teil der Trapezmuskeln definieren wollen. Dieser kommt bei den meisten Deltamuskelübungen zum Einsatz. Daher ist er nach dem Schultermuskeltraining ausreichend aufgewärmt. Da es sich jedoch eigentlich um Rückenmuskeln handelt, die bei zahlreichen Übungen für die Rückenmuskulatur mithelfen, werden die oberen Trapezmuskeln oft mit dem Rücken trainiert. Die meisten Kraftsportler wählen 1 oder 2 Übungen mit 3–8 Sätzen für das Trapezmuskelworkout. Wenn sowohl eine Übung mit der Langhantel als auch eine mit Kurzhanteln im selben Trapezmuskelworkout gemacht werden, wird die Langhantelübung zuerst ausgeführt. Detaillierte Beschreibungen der Trapezmuskelübungen finden Sie in Kapitel 18. Tabelle 5.14 enthält Richtlinien für die Gestaltung des Trapezmuskeltrainings im Rahmen des verwendeten Trainingssplits.

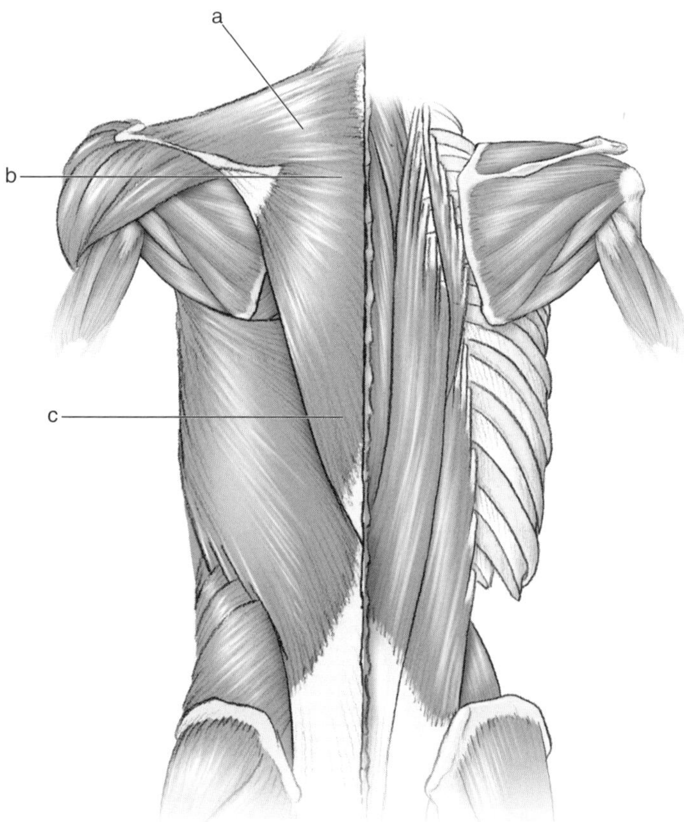

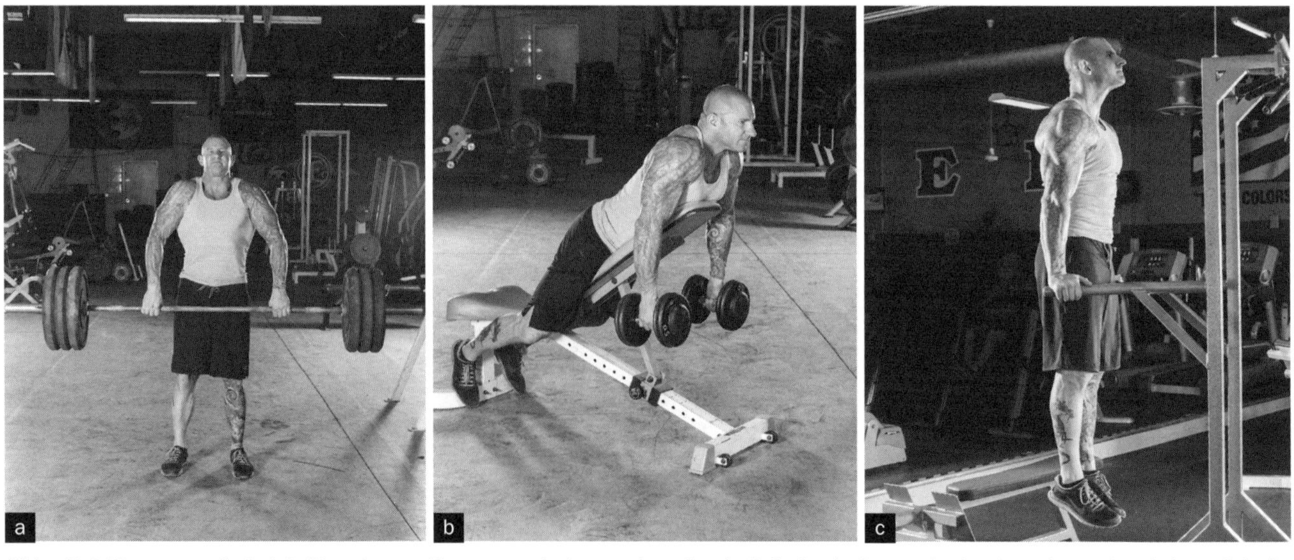

Abb. 5.4 Trapezmuskel: (a) Die oberen Trapezmuskeln werden durch Schulterheben mit der Langhantel trainiert, (b) die mittleren Trapezmuskeln werden durch Schulterheben mit Kurzhanteln bäuchlings auf der Schrägbank trainiert und (c) die unteren Trapezmuskeln werden durch Dips mit gestreckten Armen trainiert.

Tabelle 5.14 **Regeln für das Trapezmuskeltraining auf Grundlage des Trainingssplits**

Trainingsplan	Übungs-anzahl	Übungsreihenfolge	Sätze insgesamt
Ganzkörpertraining und Nichtschwerpunktmuskelgruppe im Full-Split-Training	1	Trainieren Sie abwechselnd die oberen, mittleren und unteren Trapezmuskeln.	2–4
Trainingsplan für Ober- und Unterkörper oder 2-Tages-Trainingssplit	1	Trainieren Sie abwechselnd die oberen, mittleren und unteren Trapezmuskeln.	2–4
3-Tages-Trainingssplit	2	Machen Sie zuerst eine Übung für die oberen Trapezmuskeln, dann eine für die mittleren oder unteren, von Workout zu Workout abwechselnd.	4–8
4-Tages-Trainingssplit und Schwerpunktmuskelgruppe im Full-Split-Training	2	Machen Sie zuerst eine Übung für die oberen Trapezmuskeln, dann eine für die mittleren oder unteren, von Workout zu Workout abwechselnd.	4–8
5-Tages-Trainingssplit und Schwerpunktmuskelgruppe im Full-Split-Training	2–3	Zuerst 1 oder 2 Übungen für die oberen Trapezmuskeln. Wenn es 2 sind, folgt danach eine für die mittleren oder unteren, von Workout zu Workout abwechselnd. Ich empfehle, zuerst eine Übung für den oberen Trapezmuskel zu machen, dann eine für den mittleren und dann eine für den unteren.	8–12
Trainingsplan mit 2 täglichen Trainingseinheiten	2	Im ersten Workout zuerst eine Übung für die oberen Trapezmuskeln, dann eine für die mittleren. Im zweiten Workout eine Übung für die oberen Trapezmuskeln, dann eine für die unteren.	4–8

Trizeps

Der Trizeps besteht aus 3 Muskelköpfen auf der Rückseite des Oberarms. Das sind der seitliche *(Caput laterale)*, der lange *(Caput longum)* und der mittlere Kopf *(Caput mediale)* (siehe Abb. 5.5). Die Köpfe entspringen an unterschiedlichen Punkten, doch am unteren Ende verbinden sie sich zu einer gemeinsamen Sehne, die über den Ellbogen verläuft und mit der Elle verbunden ist. Eine Anspannung des Trizeps hat eine Streckung im Ellbogen zur Folge wie etwa bei der Bewegung, die der Arm beim Hämmern ausführt.

Verbund- und Isolationsübungen sind die 2 Arten von Trizepsübungen. Verbundübungen umfassen eine Streckung im Ellbogen und eine Bewegung der Schulter. Dazu zählen Bankdrücken mit engem Griff und Dips. Isolationsübungen schließen nur eine Streckung im Ellbogen ein. Dabei wird kein anderes Gelenk bewegt; so bei Kickbacks mit Kurzhanteln. Wenn Sie Trizepsübungen auswählen, sollten Sie Verbundübungen nehmen, die effektiv für den generellen Muskelaufbau sind, sowie unterschiedliche Isolationsübungen, die alle 3 Trizepsköpfe beanspruchen. Dies wird je nach Trainingsplan vielleicht nicht in allen Workouts erreicht. Doch Sie sollten Ihre Übungsauswahl pro Workout abwechseln, sodass alle Köpfe gleichermaßen zum Einsatz kommen.

Obwohl bei allen Trizepsübungen alle 3 Köpfe trainiert werden, werden die Köpfe bei einigen Übungen aufgrund der Oberarmposition mehr beansprucht als bei anderen. Da der lange Trizepskopf am Schulterblatt *(Scapula)* entspringt, wird er stärker bei den Übungen kontrahiert, bei denen die Arme über den Kopf oder vor den Körper gebracht werden, weil er bei dieser Bewegung gestreckt wird. Die Muskeln kontrahieren am stärksten, wenn sie in ihrer vollen Länge gestreckt werden. Deshalb wird der lange Trizepskopf am stärksten beim Überkopfstrecken (mit Kurz-/Langhanteln oder am Kabelzug) trainiert. Bei Übungen, bei denen die Arme vor den Körper gebracht werden wie beim Trizepsstrecken im Liegen (mit Lang-/Kurzhanteln oder am Kabelzug) wird der lange Kopf ebenfalls bis zu einem gewissen Grad beansprucht. Streckübungen mit den Armen an der Körperseite und im neutralen Griff oder im Obergriff wie beim Trizepsdrücken am Kabelzug und bei Kickbacks mit Kurzhanteln zielen am besten auf den seitlichen Trizepskopf ab. Wenn dieselben Übungen im Untergriff ausgeführt werden, wird der mittlere Kopf beansprucht. Detaillierte Beschreibungen aller Trizepsübungen finden Sie in Kapitel 19. Faustregeln zur Gestaltung eines Trizepsworkouts auf Grundlage des jeweiligen Trainingssplits finden Sie in Tabelle 5.15.

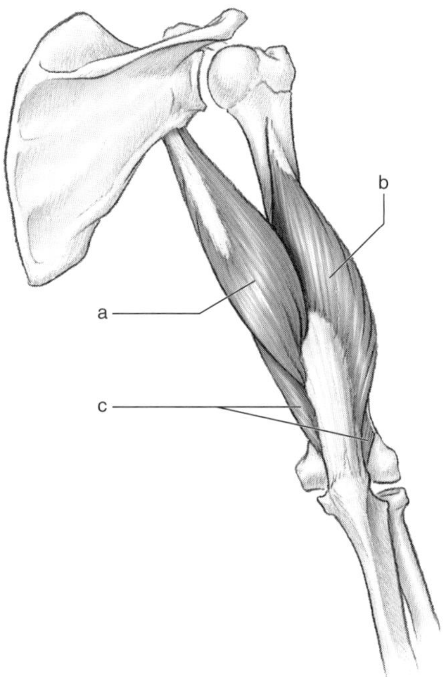

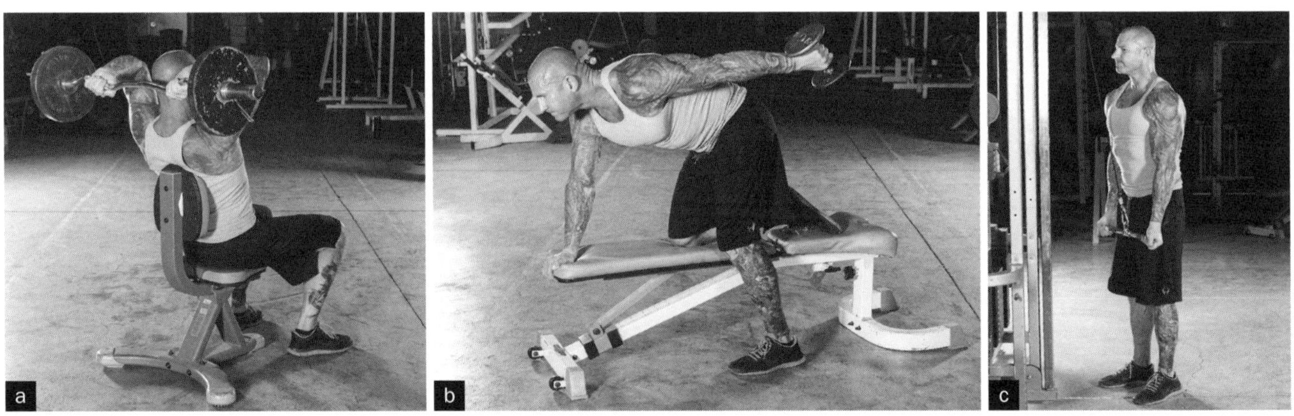

Abb. 5.5 Trizeps: (a) Der lange Kopf wird durch das Trizepsstrecken über Kopf trainiert, (b) der seitliche Kopf wird durch Kickbacks mit Kurzhanteln und (c) der mittlere Kopf durch Trizepsdrücken am Kabelzug im Untergriff trainiert.

Tabelle 5.15 **Regeln für das Trizepstraining auf Grundlage des Trainingssplits**

Trainingsplan	Übungs-anzahl	Übungsreihenfolge	Sätze insgesamt
Ganzkörpertraining und Nichtschwerpunkt-muskelgruppen im Full-Split-Training	1	Wechseln Sie Isolations- und Verbundübungen in jedem zweiten Workout ab. Variieren Sie die Isolationsübungen, um alle 3 Trizepsköpfe zu beanspruchen.	2–4
Trainingsplan für Ober- und Unterkörper und 2-Tages-Trainingssplit	2	Wählen Sie für jedes Workout eine Verbund- und eine Isolationsübung. 1. Verbundübung (variieren Sie zwischen Drücken und Dips in jedem zweiten Workout) 2. Isolationsübung (variieren Sie die Isolationsübungen, um alle 3 Trizepsköpfe zu beanspruchen)	4–8
3-Tages-Trainingssplit	3	Wählen Sie für jedes Workout eine Verbund- und 2 Isolationsübungen. 1. Verbundübung (variieren Sie zwischen Drücken und Dips in jedem zweiten Workout) 2. Trizepsstrecken über Kopf oder im Liegen (variieren Sie zwischen den beiden Kategorien in jedem zweiten Workout) 3. Trizepsstrecken mit den Armen an der Körperseite (wechseln Sie zwischen Ober-, neutralem und Untergriff in den verschiedenen Workouts)	6–12
4-Tages-Split und Schwerpunktmuskel-gruppen im Full-Split-Training	3–4	Wählen Sie für jedes Workout eine Verbund- und 2–3 Isolationsübungen. 1. Verbundübung (variieren Sie zwischen Drücken und Dips in jedem zweiten Workout) 2. Trizepsstrecken über Kopf oder im Liegen (variieren Sie zwischen den beiden Kategorien in jedem zweiten Workout, wenn Sie nur 3 Übungen ausführen) 3. Wenn Sie insgesamt 4 Übungen machen, wählen Sie hier Trizepsstrecken über Kopf oder im Liegen (wenn die 2. Übung über Kopf gemacht wird, sollte die 3. im Liegen ausgeführt werden und umgekehrt); wenn nur 3 Übungen insgesamt gemacht werden, wählen Sie als 3. Übung Trizepsstrecken mit den Armen an der Körperseite. 4. Trizepsstrecken mit den Armen an der Körperseite (wechseln Sie zwischen Ober-, neutralem und Untergriff in den verschiedenen Workouts)	6–16
5-Tages-Split und Schwerpunktmuskel-gruppen im Full-Split-Training	3–4	Wählen Sie für jedes Workout eine Verbund- und 2–3 Isolationsübungen. 1. Verbundübung (variieren Sie zwischen Drücken und Dips in jedem zweiten Workout) 2. Trizepsstrecken über Kopf oder im Liegen (variieren Sie zwischen den beiden Kategorien in jedem zweiten Workout, wenn Sie nur 3 Übungen ausführen) 3. Wenn Sie insgesamt 4 Übungen machen, wählen Sie hier Trizepsstrecken über Kopf oder im Liegen (wenn die 2. Übung über Kopf gemacht wird, sollte die 3. im Liegen ausgeführt werden und umgekehrt); wenn nur 3 Übungen insgesamt ausgeführt werden, wählen Sie als 3. Übung Trizepsstrecken mit den Armen an der Körperseite. 4. Trizepsstrecken mit den Armen an der Körperseite (wechseln Sie zwischen Ober-, neutralem und Untergriff in den verschiedenen Workouts)	6–16
Trainingsplan mit Training zweimal täglich	3–4	Wählen Sie für jedes Workout eine Verbund- und 2–3 Isolationsübungen. 1. Verbundübung (variieren Sie zwischen Drücken und Dips in jedem zweiten Workout) 2. Trizepsstrecken über Kopf oder im Liegen (variieren Sie zwischen den beiden Kategorien in jedem zweiten Workout, wenn Sie nur 3 Übungen ausführen) 3. Wenn Sie insgesamt 4 Übungen machen, wählen Sie hier Trizepsstrecken über Kopf oder im Liegen (wenn die 2. Übung über Kopf gemacht wird, sollte die 3. im Liegen ausgeführt werden und umgekehrt); wenn nur 3 Übungen insgesamt ausgeführt werden, wählen Sie als 3. Übung Trizepsstrecken mit den Armen an der Körperseite. 4. Trizepsstrecken mit den Armen an der Körperseite (wechseln Sie zwischen Ober-, neutralem und Untergriff in den verschiedenen Workouts)	6–16

Bizeps

Der Begriff Bizeps *(M. biceps brachii)* bezieht sich auf 2 Muskelköpfe an der Vorderseite des Oberarms (siehe Abb. 5.6). Dies sind der lange Kopf *(Caput longum)* und der kurze Kopf *(Caput breve)*. Der größte Unterschied zwischen beiden ist die Stelle, an der sie am Schulterblatt *(Scapula)* entspringen. Die Sehne des langen Kopfes ist weiter hinten mit dem Schulterblatt verbunden als die des kurzen. Deswegen heißen sie langer und kurzer Kopf. Beide laufen zu einer Sehne nahe dem Ellbogen zusammen, die wiederum mit der Speiche verbunden ist, um den Ellbogen bei Kontraktion der Muskeln zu beugen, etwa bei Kurzhantelcurls.

Bei der Beugung im Ellbogen wird der *Biceps brachii* durch den Armbeuger *(M. brachialis)* unterstützt. Dieser liegt hinter dem Bizeps, entspringt am Oberarmknochen *(Humerus)* und ist mit der Elle verbunden. Dieser Muskel liegt zum Großteil tiefer als der Bizeps, wodurch er als größte Stütze bei einer Beugung im Ellbogen von 0–30° fungiert. Der Armbeuger spielt auch bei der Beugung im Ellbogen eine große Rolle, wenn die Hände im Obergriff an der Stange gehalten werden. Der Oberarmspeichenmuskel *(M. brachioradialis)* hilft ebenso zu Beginn einer Beugung im Ellbogen, obwohl er als Unterarmmuskel angesehen wird. Er spielt eine große Rolle bei der Ellbogenbeugung, wenn die Hände im neutralen Griff positioniert sind, etwa bei der Ausführung von Curls im Hammergriff.

Abgesehen von Klimmzügen im Untergriff gibt es keine Verbundübungen für den Bizeps. Selbst die Klimmzüge im Untergriff gelten als Rückenmuskelübung. Daher sind alle wirklichen Bizepsübungen Eingelenk- oder Isolationsübungen. Die Übungen, die Sie wählen, sollten jedoch die beiden Bizepsköpfe sowie auch den Armbeuger beanspruchen. Dieser trägt dazu bei, dass der Bizeps größer erscheint (insbesondere der untere Teil), wenn er weniger entwickelt ist.

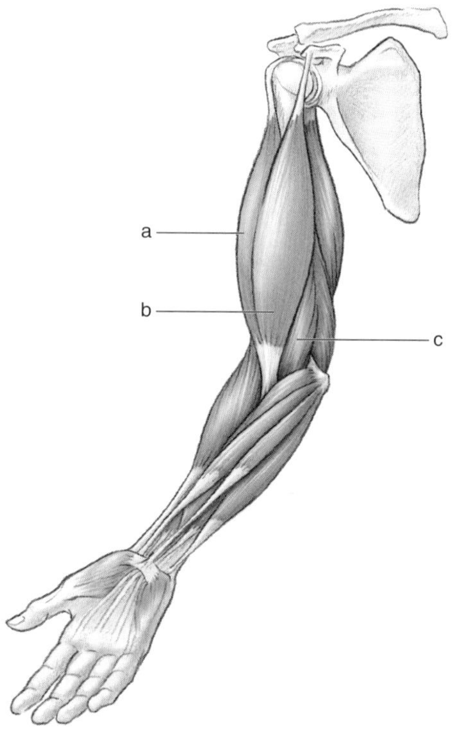

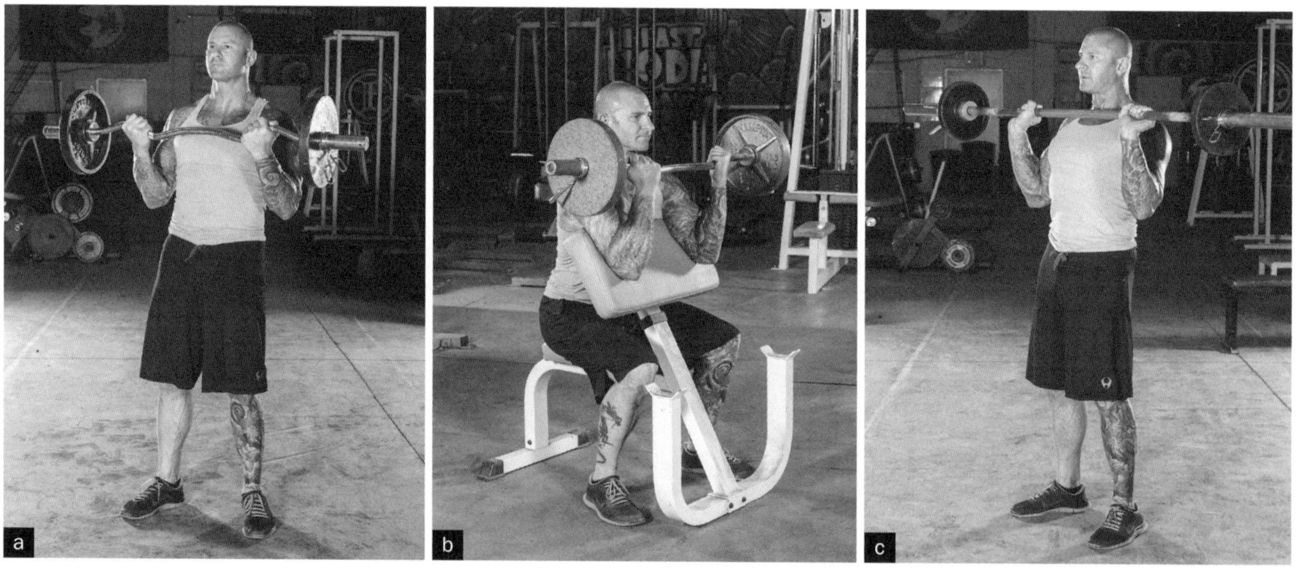

Abb. 5.6 Bizeps: (a) Der lange Kopf wird mithilfe von Curls mit der SZ-Stange trainiert, (b) der kurze Kopf mit Preacher Curls und (c) der Armbeuger, der sich unter dem Bizeps befindet, wird durch Curls im Obergriff trainiert.

Detaillierte Beschreibungen der Bizepsübungen finden Sie in Kapitel 20. Faustregeln für die Gestaltung von Bizepsworkouts auf Grundlage des Trainingssplits finden Sie in Tabelle 5.16. Für ein Bizepsworkout sollten vorrangig Curls im Untergriff gewählt werden wie etwa mit der Langhantel, mit Kurzhanteln und Preacher Curls. Führen Sie Curls mit der Langhantel aus, sollten Sie oft den Griff wechseln, um die Köpfe unterschiedlich zu belasten. Die Ausführung von Curls mit engerem Griff (hüftbreit oder enger) legt mehr Belastung auf den langen Kopf des Bizeps, also jenen Teil, der besonders hervortritt, wenn Bodybuilder ihn anspannen.

Tabelle 5.16 **Regeln für das Bizepstraining auf Grundlage des Trainingssplits**

Trainingsplan	Übungsanzahl	Übungsreihenfolge	Sätze insgesamt
Ganzkörpertraining und Nichtschwerpunktmuskelgruppen im Full-Split-Training	1	Den Großteil der Übungen sollten klassische Curls im Untergriff ausmachen. Sie sollten die Art von Curls von Workout zu Workout abwechseln, um jeden Bizepskopf aus unterschiedlichen Winkeln sowie den Armbeuger zu trainieren.	2–4
Trainingsplan für Ober- und Unterkörper oder 2-Tages-Trainingssplit	2	1. Klassische Curls im Untergriff (variieren Sie für jedes Workout) 2. Übung für den langen oder den kurzen Kopf (variieren Sie zwischen einer Übung für den langen und einer für den kurzen Kopf) Wechseln Sie die 2. Übung regelmäßig mit einer Übung für den Armbeuger ab.	4–8
3-Tages-Trainingssplit	3	1. Klassische Curls im Untergriff (variieren Sie für jedes Workout) 2. Übung für den langen oder den kurzen Kopf (variieren Sie zwischen einer Übung für den langen und einer für den kurzen Kopf) 3. Übung für den Armbeuger	6–12
4-Tages-Split und Schwerpunktmuskelgruppen im Full-Split-Training	3–4	1. Klassische Curls im Untergriff (variieren Sie für jedes Workout) 2. Übung für den langen oder den kurzen Kopf (wenn Sie insgesamt nur 3 Übungen machen, wechseln Sie für jedes Workout zwischen einer Übung für den langen und einer für den kurzen Kopf) 3. Wenn Sie insgesamt 4 Übungen machen, wählen Sie hier eine Übung für den langen oder den kurzen Kopf (jeweils für den anderen Kopf als den aus der 2. Übung), wenn Sie insgesamt 3 Übungen ausführen, sollte die 3. Übung den Armbeuger beanspruchen 4. Übung für den Armbeuger	6–16
5-Tages-Split und Schwerpunktmuskelgruppen im Full-Split-Training	3–4	1. Klassische Curls im Untergriff (variieren Sie für jedes Workout) 2. Übung für den langen oder den kurzen Kopf (wenn Sie insgesamt nur 3 Übungen machen, wechseln Sie für jedes Workout zwischen einer Übung für den langen und einer für den kurzen Kopf) 3. Wenn Sie insgesamt 4 Übungen machen, wählen Sie hier eine Übung für den langen oder den kurzen Kopf (jeweils für den anderen Kopf als den aus der 2. Übung), wenn Sie insgesamt 3 Übungen ausführen, sollte die 3. Übung den Armbeuger beanspruchen 4. Übung für den Armbeuger	6–16
Trainingsplan mit Training zweimal täglich	3–4	1. Klassische Curls im Untergriff (variieren Sie für jedes Workout) 2. Übung für den langen oder den kurzen Kopf (wenn Sie insgesamt nur 3 Übungen machen, wechseln Sie für jedes Workout zwischen einer Übung für den langen und einer für den kurzen Kopf) 3. Wenn Sie insgesamt 4 Übungen machen, wählen Sie hier eine Übung für den langen oder den kurzen Kopf (jeweils für den anderen Kopf als den aus der 2. Übung), wenn Sie insgesamt 3 Übungen ausführen, sollte die 3. Übung den Armbeuger beanspruchen 4. Übung für den Armbeuger	6–16

Sie sollten auch abwechselnd eine gerade Hantelstange und eine SZ-Curlstange verwenden. Bei dieser werden die Hände in der Mitte zwischen Unterhand- und neutralem Griff positioniert. Dadurch wird der lange Kopf des Bizeps stärker belastet. So wird bei der Ausführung von Curls im Hammergriff (neutraler Griff) mit Kurzhanteln oder einem Seil der lange Kopf des Bizeps neben dem Armbeuger und dem Oberarmspeichenmuskel (daumenseitig am Unterarm) stärker belastet. Eine weitere Übung für den Armbeuger und den Oberarmspeichenmuskel – und in einem geringeren Ausmaß für den Bizeps – sind Curls im Obergriff. Außerdem kann man den langen Kopf durch Kurzhantelcurls auf der Schrägbank bei 30–60° stärker beanspruchen. In dieser Position wird der lange Kopf des Bizeps gestreckt, so kann er stärker kontrahieren.

Um den kurzen Kopf gezielt zu trainieren, führen Sie das Gegenteil von Curls auf der Schrägbank aus, nämlich Curls auf der Scott-Bank. Dabei sind die Arme vor dem Körper, wodurch der lange Kopf verkürzt und seine Kontraktionskraft verringert wird. Weitere Übungen für den kurzen Kopf sind Curls im weiten Griff (schulterbreit oder breiter) und Kurzhantelcurls mit Supination. Dies ist eine Bewegung der Hand während der Curlbewegung aus der neutralen Position in den Untergriff. Die Reihenfolge der Bizepsübungen ist nicht so entscheidend wie die Einbeziehung einer ganzen Bandbreite von Bewegungen, bei denen beide Köpfe ebenso wie der Armbeuger beansprucht werden.

Da der Oberarmspeichenmuskel sowie weitere Unterarmmuskeln bei den meisten Bizepsübungen als Synergisten fungieren, macht es Sinn, die Unterarme erst nach dem Bizeps zu trainieren. Die Ausführung von Curls im Hammer- oder im Obergriff am Ende des Bizepstrainings ist ein guter Übergang ins Unterarmmuskelworkout. All diese Übungen zielen sowohl auf den Armbeuger als auch auf den Bizeps sowie auf den Oberarmspeichenmuskel ab.

Unterarme

Der Begriff Unterarme bezieht sich auf die Muskeln des ganzen Unterarms. Obwohl Sie nicht alle Unterarmmuskeln wie in Abbildung 5.7 kennen müssen, sollten Sie die Gruppe der Unterarmbeuger und die der Unterarmstrecker unterscheiden können. Die Unterarmbeuger sind die Muskeln für die Beugung im Handgelenk – Bewegung der Handinnenfläche in Richtung Unterseite des Unterarms wie beim Unterarmbeugen. Die Unterarmstrecker sind an der Streckung im Handgelenk beteiligt – eine Bewegung des Handrückens Richtung Oberseite der Unterarme wie beim Gasgeben am Motorrad.

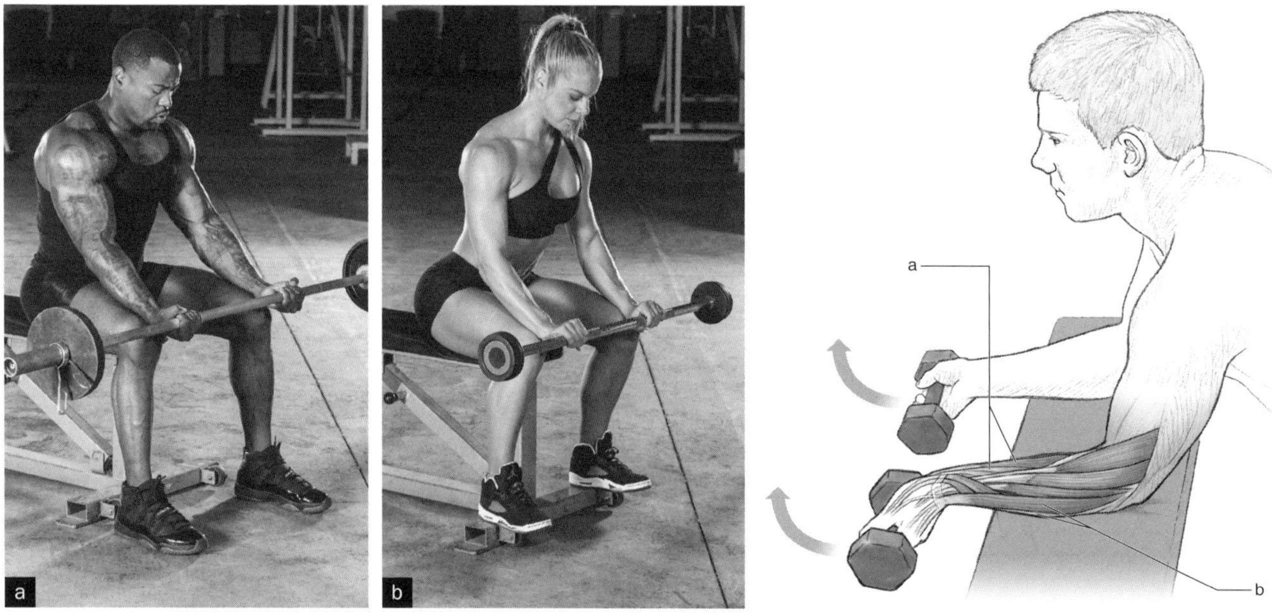

Abb. 5.7 Unterarmmuskeln: (a) Die Muskelgruppe der Unterarmbeuger wird durch Unterarmbeugen und (b) die der Unterarmstrecker durch Unterarmstrecken trainiert.

Es ist sinnvoll, die Unterarme nach dem Bizeps zu trainieren, da sie bei allen Bizepsübungen stark mittun. Es sollte ausreichend sein, eine Übung der Unterarmbeuger und eine der Kategorie Unterarmstrecker zu wählen, um die Unterarmmuskeln zu trainieren, speziell wenn am Ende des Bizepsworkouts bereits Curls im Obergriff oder im Hammergriff ausgeführt wurden. Stellt sich heraus, dass die Greifkraft bei der Ausführung von Rückenmuskelübungen und Bizepsübungen eine Einschränkung darstellt, könnte noch eine spezielle Greifübung ergänzt werden. Diese sollte vor den Übungen zum Unterarmbeugen und -strecken gemacht werden. Eine Liste und Beschreibungen aller Unterarmmuskelübungen finden Sie in Kapitel 21. Wenn Sie mit Trainingsplänen zum Ganzkörpertraining, für den Ober- und den Unterkörper oder einem 2-Tages-Trainingssplit arbeiten, könnten Sie Übungen für die Unterarme auslassen und darauf aufbauen, dass die Unterarmmuskeln bereits bei Rückenmuskel- und Bizepsübungen trainiert werden. Faustregeln für ein Unterarmmuskelworkout auf Grundlage des jeweiligen Trainingssplits finden Sie in Tabelle 5.17.

Tabelle 5.17 **Regeln für das Unterarmmuskeltraining auf Grundlage des Trainingssplits**

Trainingsplan	Übungs-anzahl	Übungsreihenfolge	Sätze insgesamt
Ganzkörpertraining und Nichtschwerpunkt-muskelgruppen im Full-Split-Training	1	Wechseln Sie Unterarmbeugen und Unterarmstrecken in jedem zweiten Workout ab.	2–4
Trainingsplan für Ober- und Unterkörper oder 2-Tages-Trainingssplit	1	Wechseln Sie Unterarmbeugen und Unterarmstrecken in jedem zweiten Workout ab.	2–4
3-Tages-Trainingssplit	2	Wählen Sie für jedes Workout eine Übung der Kategorie Unterarmbeugen und eine der Kategorie Unterarmstrecken; wechseln Sie die Reihenfolge in jedem zweiten Workout ab. Variieren Sie oft zwischen den Übungsformen des Unterarmbeugens und des Unterarmstreckens.	4–8
4-Tages-Split und Schwerpunktmuskel-gruppen im Full-Split-Training	2	Wählen Sie für jedes Workout eine Übung der Kategorie Unterarmbeugen und eine der Kategorie Unterarmstrecken; wechseln Sie die Reihenfolge in jedem zweiten Workout ab. Variieren Sie oft zwischen den Übungsformen des Unterarmbeugens und des Unterarmstreckens.	4–8
5-Tages-Split und Schwerpunktmuskel-gruppen im Full-Split-Training	2	Wählen Sie für jedes Workout eine Übung der Kategorie Unterarmbeugen und eine der Kategorie Unterarmstrecken; wechseln Sie die Reihenfolge in jedem zweiten Workout ab. Variieren Sie oft zwischen den Übungsformen des Unterarmbeugens und des Unterarmstreckens.	4–8
Trainingsplan mit Training zweimal täglich	2	Wählen Sie für jedes Workout eine Übung der Kategorie Unterarmbeugen und eine der Kategorie Unterarmstrecken; wechseln Sie die Reihenfolge in jedem zweiten Workout ab. Variieren Sie oft zwischen den Übungsformen des Unterarmbeugens und des Unterarmstreckens.	4–8

Quadrizeps

Der Quadrizeps besteht aus 4 Muskeln, sie bilden die Vorderseite des Oberschenkels. Der äußere Oberschenkelmuskel *(M. vastus lateralis)*, der innere *(M. vastus medialis)*, der mittlere *(M. vastus intermedius)* und der gerade *(M. rectus femoris)* entspringen an unterschiedlichen Verbindungspunkten zum Oberschenkel- und Hüftknochen und verbinden sich zu einer gemeinsamen Sehne, die für die Streckung im Knie verantwortlich ist, etwa wenn Sie einen Ball mit dem Fuß kicken (siehe Abb. 5.8). Da der gerade Oberschenkelmuskel am Hüftknochen entspringt und nicht wie die anderen 3 am Oberschenkelknochen *(Femur)* ist er auch an der Beugung in der Hüfte beteiligt – etwa beim Knieheben. Alle 4 Muskeln arbeiten bei der Streckung im Knie zusammen, doch sind unterschiedliche Übungen besser geeignet, um einzelne Teile der Oberschenkelmuskulatur zu trainieren. So trainiert Beinstrecken am besten den geraden Oberschenkelmuskel. Beinstrecken mit nach innen zeigenden Zehen legt mehr Belastung auf den äußeren Oberschenkelmuskel und das Beinstrecken mit den Zehen nach außen legt mehr Belastung auf den inneren Oberschenkelmuskel. Bei der Beinpresse werden alle 4 Oberschenkelmuskeln beansprucht. Forschungen haben jedoch gezeigt, dass dabei vorrangig der innere Oberschenkelmuskel profitiert. Bei Hackenschmidt-Kniebeugen liegt andererseits wiederum mehr Belastung auf den äußeren Oberschenkelmuskeln. Kniebeugen und Ausfallschritte beanspruchen die 4 Oberschenkelmuskeln nahezu gleichmäßig, genauso wie die Adduktoren, die hintere Oberschenkelmuskulatur, den großen Gesäßmuskel und weitere Muskeln. Detaillierte Beschreibungen zu allen Quadrizepsübungen finden Sie in Kapitel 22.

Wenn Sie den Beinumfang vergrößern möchten, sollten Sie Ihr Quadrizepsworkout je nach Trainingsplan mit 1 oder 2 Kniebeugen (mit der Langhantel, an der Multipresse oder mit Kurzhanteln) oder Beinpressübungen beginnen. Diese Übungen zählen zu den Verbundübungen, bei denen Knie und Hüfte gestreckt werden. Daher kommt nicht nur die Quadrizepsmuskulatur zum Einsatz, sondern auch die hintere Oberschenkelmuskulatur und der große Gesäßmuskel (wichtig bei der Streckung in der Hüfte). Nachdem

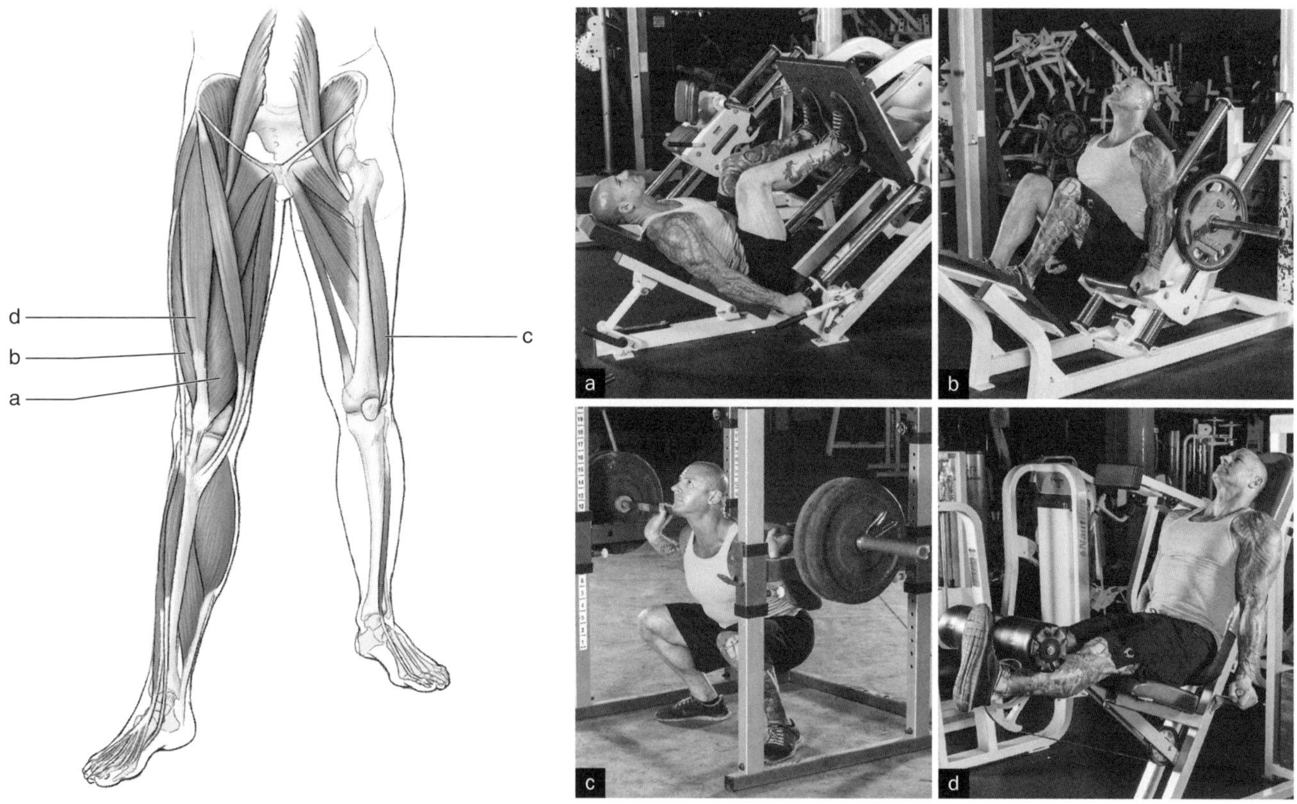

Abb. 5.8 Quadrizeps: (a) Der innere Oberschenkelmuskel wird durch die Beinpresse trainiert, (b) der äußere Oberschenkelmuskel durch die Hackenschmidt-Kniebeugen, (c) der mittlere Oberschenkelmuskel (unter dem geraden) wird durch die Kniebeuge und (d) der gerade Oberschenkelmuskel durch Beinstrecken trainiert.

Tabelle 5.18 Regeln für das Quadrizepstraining auf Grundlage des Trainingssplits

Trainingsplan	Übungs-anzahl	Übungsreihenfolge	Sätze insgesamt
Ganzkörpertraining und Nichtschwerpunktmuskelgruppen im Full-Split-Training	1	Wechseln Sie in jedem Workout zwischen Kniebeugen, Beinpresse oder Kniebeugen am Gerät, Ausfallschritten oder Aufsteigen und Beinstrecken.	3–6
Trainingsplan für Ober- und Unterkörper oder 2-Tages-Trainingssplit	2	Wählen Sie für jedes Workout eine Verbundübung (Kniebeugen, Beinpresse oder Kniebeugen am Gerät, Ausfallschritte oder Aufsteigen) und eine Beinstreckübung. 1. Verbundübung (wechseln Sie in jedem zweiten Workout) 2. Isolationsübung	6–8
3-Tages-Trainingssplit	3	Wählen Sie für jedes Workout 2 Verbundübungen und 1 Beinstreckübung. 1. Kniebeugen 2. Beinpresse oder Kniebeugen am Gerät oder Ausfallschritte oder Aufsteigen 3. Beinstrecken	9–12
4-Tages-Split und Schwerpunktmuskelgruppen im Full-Split-Training	4	Wählen Sie für jedes Workout 3 Verbundübungen und 1 Beinstreckübung. 1. Kniebeugen 2. Beinpresse oder Kniebeugen am Gerät 3. Ausfallschritte oder Aufsteigen 4. Beinstrecken	12–16
5-Tages-Split und Schwerpunktmuskelgruppen im Full-Split-Training	4–5	Wählen Sie für jedes Workout 3–4 Verbundübungen und 1 Beinstreckübung. 1. Kniebeugen 2. Wenn Sie insgesamt 4 Übungen machen, wählen Sie hier Beinpresse oder Kniebeugen am Gerät, wenn Sie 5 Übungen machen, kann die Übung eine andere Form der Kniebeuge oder eine Beinpresse sein. 3. Wenn Sie insgesamt nur 4 Übungen machen, wählen Sie Ausfallschritte oder Aufsteigen, wenn Sie 5 Übungen machen und die 2. Kniebeugen sind, kann die 3. Beinpresse sein, wenn Sie 5 Übungen machen und die 2. Beinpresse ist, kann die 3. Kniebeugen am Gerät oder Ausfallschritte sein. 4. Wenn Sie insgesamt nur 4 Übungen machen, wählen Sie hier Beinstrecken, wenn Sie 5 Übungen machen und die 3. Beinpresse oder Kniebeugen am Gerät ist, wählen Sie für die 4. Ausfallschritte oder Aufsteigen, wenn Sie 5 Übungen machen und die 3. Beinpresse oder Kniebeugen am Gerät ist, könnten die 4. Ausfallschritte oder Aufsteigen sein, wenn Sie 5 Übungen machen und die 3. Ausfallschritte sind, wählen Sie für die 4. Aufsteigen. 5. Beinstrecken	12–20
Trainingsplan mit Training zweimal täglich	4	Wählen Sie für jedes Workout 3 Verbundübungen und 1 Beinstreckübung. 1. Kniebeugen 2. Beinpresse oder Kniebeugen am Gerät 3. Ausfallschritte oder Aufsteigen 4. Beinstrecken	12–16

diese großen Muskelgruppen bei der Ausführung der Übung zusammenarbeiten, wird viel Kraft aufgebracht. Diese Übungen sollten daher am Anfang Ihres Beinmuskelworkouts stehen. Sie sollten die Muskeln dann trainieren, wenn sie am stärksten sind, sodass mit dem größtmöglichen Gewicht zur Stimulierung des größtmöglichen Muskelwachstums gearbeitet wird.

Bei Kniebeugen und Beinpressübungen sollten Sie regelmäßig Ihre Fußposition ändern, sodass unterschiedliche Muskelfasern angesprochen werden. Obwohl bei Kniebeugen alle 4 Oberschenkelmuskeln relativ gleichmäßig beansprucht werden, legen Sie doch eine etwas größere Belastung auf bestimmte Muskeln, indem Sie den Abstand zwischen den beiden Füßen variieren.

Einig ist man sich darüber, dass Kniebeugen mit eng positionierten Füßen etwas mehr Belastung auf die äußeren Oberschenkelmuskeln bringen als mit schulterbreit positionierten. Die Füße bei Kniebeugen viel weiter als schulterbreit zu haben verlagert mehr Belastung auf die inneren Oberschenkelmuskeln und die Adduktoren. Bei einer Studie wurde jedoch nur ein geringer Unterschied hinsichtlich der Belastung der inneren und der äußeren Oberschenkelmuskeln bei enger oder breiter Positionierung der Füße beobachtet (Paoli et al. 2009). Die Ausführung von Kniebeugen an der Multipresse oder am Gerät ermöglicht nicht nur eine Änderung der Distanz zwischen den Füßen, sondern auch der zwischen Füßen und Hüfte. Bei diesen Übungen gelten dieselben Regeln zum Fußabstand. Der Quadrizeps wird entlastet, die hintere Oberschenkelmuskulatur und der große Gesäßmuskel werden belastet, wenn die Füße weiter vorn, noch vor den Hüften stehen: je weiter vorn die Füße, desto mehr Belastung auf hinterer Oberschenkelmuskulatur und großem Gesäßmuskel und desto weniger auf dem Quadrizeps.

Anders bei der Beinpresse: Hier werden die hintere Oberschenkelmuskulatur und der große Gesäßmuskel ent- und der Quadrizeps belastet, der innere Oberschenkelmuskel am stärksten. Grund ist die Sitzposition: Die Hüfte ist etwa 90° gebeugt, die Beine sind vollständig gestreckt. Da die hintere Oberschenkelmuskulatur und der große Gesäßmuskel bei Verbundübungen für die Beine an der Streckung der Hüfte beteiligt sind, ist Ihre Belastung bei der Beinpresse auf ein Minimum reduziert.

Effektiv ist auch eine Form von Ausfallschritt oder Aufsteigen im Programm, um die Beine einzeln zu trainieren. Da diese Übungen Verbundübungen sind, bei denen immer nur ein Bein allein trainiert wird, kommt hier die stabilisierende Komponente von kleinen und großen Muskelgruppen stark zum Tragen. D. h., dass die meisten Beinmuskeln, inklusive Quadrizeps, hintere Oberschenkelmuskulatur, Gesäß und Adduktor sowie Abduktor, beansprucht werden. Diese Übungen fördern also nicht nur den Aufbau von Muskelmasse am Oberschenkel, es wird auch funktionelle Kraft aufgebaut, was in eine größere Kraft auch für andere Übungen wie Kniebeugen umgesetzt wird.

Die einzige Isolationsübung für den Quadrizeps sind Beinstreckungen, wobei hier als einzige Bewegung eine Streckung im Knie erfolgt. Dabei liegt ein Großteil der Belastung auf dem geraden Oberschenkelmuskel, obwohl Sie durch Änderung der Fußposition, wie beschrieben, mehr Belastung auf den äußeren oder den inneren Oberschenkelmuskel geben können. Beinstrecken sollte am Ende des Quadrizepsworkouts ausgeführt werden – nach den stärker fordernden Verbundübungen. Einige Bodybuilder wärmen den Quadrizeps jedoch lieber auf, bevor sie die schwierigeren Verbundübungen machen, und zwar durch ein paar leichte Sätze Beinstrecken. Faustregeln für die Gestaltung eines Quadrizepsworkouts auf der Grundlage Ihres jeweiligen Trainingssplits finden Sie in Tabelle 5.18.

Hintere Oberschenkelmuskulatur und großer Gesäßmuskel

Der Begriff Gesäß bezieht sich oft auf den großen Gesäßmuskel. Der ist an der Streckung der Rückseite der Beine beteiligt (Aufstehen aus dem Sitz) und wenn die Beine nach hinten gekickt werden. Die hintere Oberschenkelmuskulatur besteht aus dem Beinbeuger *(M. biceps femoris)*, dem *M. semitendinosus* und dem *M. semimembranosus*. Sie sind gemeinsam für die Beugung im Knie verantwortlich und arbeiten mit der Gesäßmuskulatur zusammen, um die Beine aus der Hüfte zu strecken (siehe Abb. 5.9).

Zwar gelten Verbundübungen wie Kniebeugen, Hackenschmidt-Kniebeugen, Ausfallschritt und Aufsteigen als Quadrizepsübungen, doch werden hier auch die Gesäß- und die hintere Oberschenkelmuskulatur beansprucht. Daher führen viele Bodybuilder weniger Übungen für die hintere Oberschenkelmuskulatur als für den Quadrizeps aus.

Obwohl die hintere Oberschenkelmuskulatur aus 3 Muskeln besteht, die bei der Beugung der Beine und der Streckung der Hüfte zusammenwirken, zielen unterschiedliche Übungen jeweils stärker auf einzelne der 3 Muskeln ab. Beim Rumänischen Kreuzheben wird die gesamte hintere Oberschenkelmuskulatur genauso wie die Gesäßmuskulatur relativ gleichmäßig beansprucht, da die Übung eine Streckung in der Hüfte einschließt. Der Beinbeuger kommt bei Beincurls im Liegen oder im Stehen stärker zum Einsatz. *Semitendinosus* und *Semimembranosus* wiederum werden bei Beincurls im Sitzen besser trainiert. Deswegen sollte ein durchdachtes Workout für die hintere Oberschenkelmuskulatur eine Übung beinhalten, die eine Streckung in der Hüfte umfasst, wie das Rumänische Kreuzheben, und eine mit Beugung im Knie wie Beincurls. Eine Liste und detaillierte Beschreibungen aller

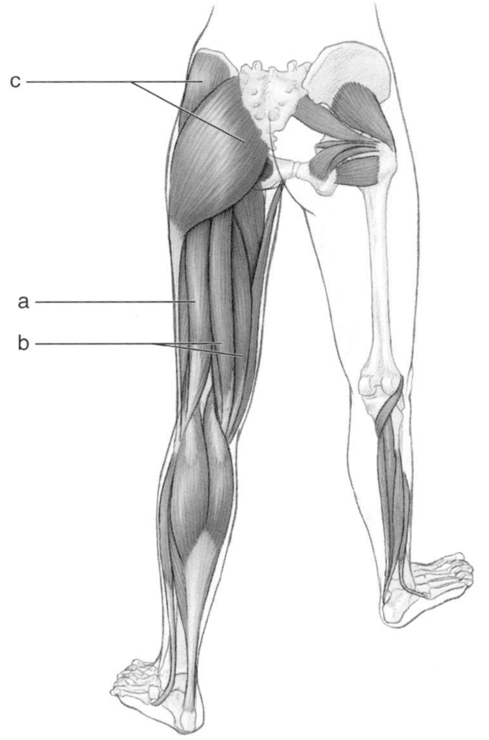

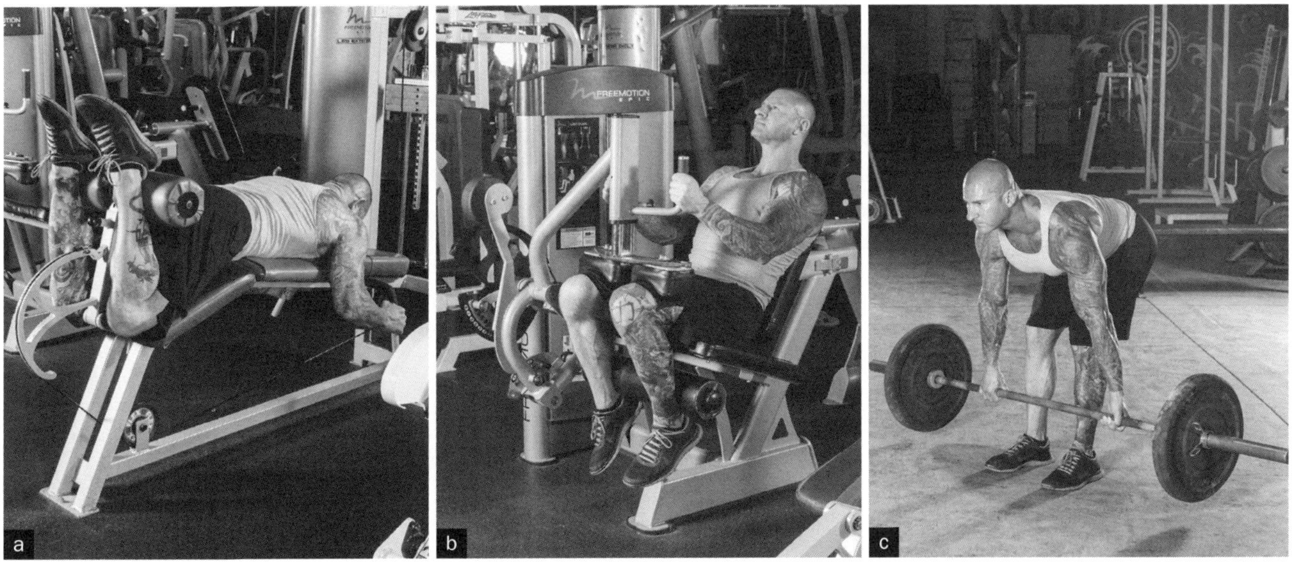

Abb. 5.9 Hintere Oberschenkel- und Gesäßmuskulatur: (a) Der Beinbeuger wird durch Beincurls im Liegen trainiert, (b) der *Semitendinosus* und der *Semimembranosus* durch Beincurls im Sitzen und (c) die Gesäßmuskulatur durch Rumänisches Kreuzheben.

Übungen für die hintere Oberschenkelmuskulatur finden Sie in Kapitel 23. Wenn Sie nach einem Ganzkörpertrainingsplan trainieren, können Sie auf spezielle Übungen für die hintere Oberschenkelmuskulatur verzichten, da Verbundübungen für den Quadrizeps auch die hintere Oberschenkel- und die Gesäßmuskulatur stark trainieren. Faustregeln für die Gestaltung eines Workouts für die hintere Oberschenkel- und die Gesäßmuskulatur auf der Grundlage Ihres jeweiligen Trainingssplits finden Sie in Tabelle 5.19.

Tabelle 5.19 **Regeln für das Training der hinteren Oberschenkelmuskulatur und der Gesäßmuskulatur auf Grundlage des Trainingssplits**

Trainingsplan	Übungsanzahl	Übungsreihenfolge	Sätze insgesamt
Ganzkörpertraining und Nichtschwerpunktmuskelgruppen im Full-Split-Training	1	Wechseln Sie Hüftstrecken und Beincurls in jedem zweiten Workout ab.	2–4
Trainingsplan für Ober- und Unterkörper oder 2-Tages-Trainingssplit	2	1. Hüftstrecken 2. Beincurls Variieren Sie die Übungen der Kategorie Hüftstrecken und Beincurls häufig.	4–8
3-Tages-Trainingssplit	2	1. Hüftstrecken 2. Beincurls Variieren Sie die Übungen der Kategorie Hüftstrecken und Beincurls häufig.	4–8
4-Tages-Split und Schwerpunktmuskelgruppen im Full-Split-Training	2–3	1. Hüftstrecken 2. Beincurls (unabhängig davon, ob Sie 2 oder 3 Übungen insgesamt ausführen) 3. Weitere Übung der Kategorie Beincurls Variieren Sie die Übungen der Kategorie Hüftstrecken und Beincurls häufig.	4–12
5-Tages-Split und Schwerpunktmuskelgruppen im Full-Split-Training	2–3	1. Hüftstrecken 2. Beincurls (unabhängig davon, ob Sie 2 oder 3 Übungen insgesamt ausführen) 3. Weitere Übung der Kategorie Beincurls Variieren Sie die Übungen der Kategorie Hüftstrecken und Beincurls häufig.	4–12
Trainingsplan mit Training zweimal täglich	2–3	1. Hüftstrecken 2. Beincurls (unabhängig davon, ob Sie 2 oder 3 Übungen insgesamt ausführen) 3. Weitere Übung der Kategorie Beincurls Variieren Sie die Übungen der Kategorie Hüftstrecken und Beincurls häufig.	4–12

Waden

Der Begriff Waden bezieht sich auf 2 separate Muskeln des Unterschenkels. Das sind der Zwillingswadenmuskel (*M. gastrocnemius*, ein Muskel in Form eines auf den Kopf gestellten Herzens) und der Schollenmuskel (*M. soleus*, er liegt unter dem Zwillingswadenmuskel), wie in Abbildung 5.10 dargestellt. Beide Muskeln führen die Streckung im Knöchel aus, etwa wenn man sich auf die Zehenspitzen stellt.

Es gibt Übungen, die besser auf die beiden Wadenmuskeln abzielen als andere. Detaillierte Beschreibungen aller Wadenmuskelübungen finden Sie in Kapitel 24. Beim Wadenheben im Stehen oder generell beim Wadenheben mit relativ gestreckten Knien wird die Belastung stärker auf den Zwillingswadenmuskel konzentriert. Der Schollenmuskel wird dagegen gezielter durch das Wadenheben im Sitzen trainiert bzw. jegliches Wadenheben bei 90° gebeugten Knien.

Die beste Methode zum Trainieren der Wadenmuskeln: 1–2 Übungen für den Zwillingswadenmuskel und 1 Übung für den Schollenmuskel. Die meisten Bodybuilder trainieren den Wadenmuskel nach dem Training der Oberschenkel. Manche machen sogar ein 2. oder 3. Workout für die Waden, wenn die Beine nicht zweimal pro Woche trainiert werden. Denn die Waden, insbesondere der Schollenmuskel, bestehen aus einem etwas höheren Prozentanteil an langsam kontrahierenden Muskelfasern. Die weisen eine hohe Ausdauer auf und erholen sich schneller als schnell kontrahierende Muskelfasern. Daher trainieren viele Bodybuilder die Waden auch mit einer hohen Anzahl an Wiederholungen (20–30/Satz). Am besten werden Waden jedoch mithilfe eines periodisierten Trainingsprogramms angesprochen, bei dem die Wiederholungszahl abwechselt. Faustregeln zur Gestaltung eines Wadenmuskelworkouts auf der Grundlage Ihres jeweiligen Trainingssplits finden Sie in Tabelle 5.20.

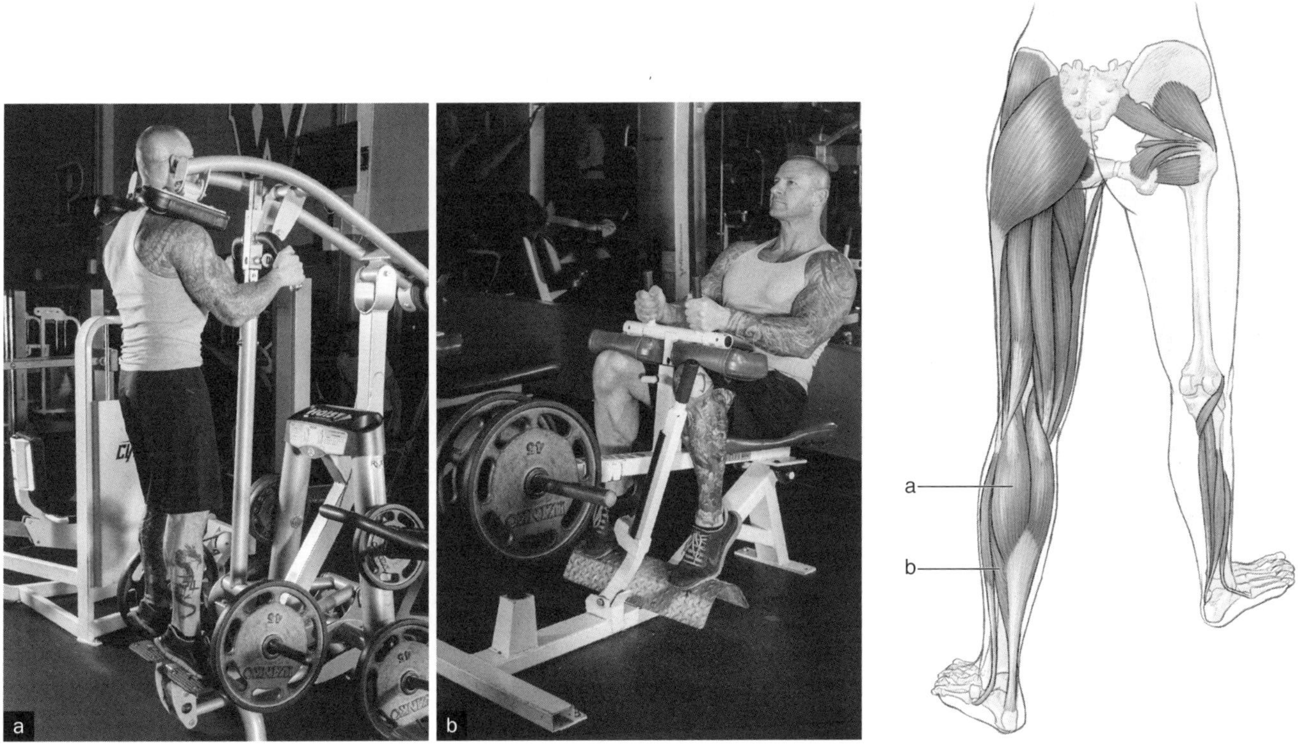

Abb. 5.10 Wadenmuskeln: (a) Der Zwillingswadenmuskel wird durch Wadenheben im Stehen und (b) der Schollenmuskel durch Wadenheben im Sitzen trainiert.

Tabelle 5.20 **Regeln für das Wadenmuskeltraining auf Grundlage des Trainingssplits**

Trainingsplan	Übungs-anzahl	Übungsreihenfolge	Sätze insg.
Ganzkörpertraining und Nichtschwerpunkt-muskelgruppen im Full-Split-Training	1	Wechseln Sie Übungen für den Zwillingswadenmuskel und Übungen für den Schollenmuskel in jedem zweiten Workout ab.	3–6
Trainingsplan für Ober- und Unterkörper oder 2-Tages-Trainingssplit	2	1. Übung für den Zwillingswadenmuskel (wechseln Sie diese häufig ab) 2. Übung für den Schollenmuskel (führen Sie diese Übung manchmal als 1. Übung aus)	6–10
3-Tages-Trainingssplit	2	1. Übung für den Zwillingswadenmuskel (wechseln Sie diese häufig ab) 2. Übung für den Schollenmuskel (diese manchmal als 1. ausführen)	6–10
4-Tages-Split und Schwerpunktmuskel-gruppen im Full Split-Training	2–3	1. Übung für den Zwillingswadenmuskel (wechseln Sie diese häufig ab) 2. Wenn Sie nur 2 Übungen machen, wählen Sie hier eine Übung für den Schollenmuskel (diese manchmal als 1. ausführen), wenn Sie 3 Übungen machen, wählen Sie hier eine Übung für den Zwillingswadenmuskel. 3. Übung für den Schollenmuskel (führen Sie diese Übung manchmal als 1. oder 2. Übung aus)	6–12
5-Tages-Split und Schwerpunktmuskel-gruppen im Full-Split-Training	2–3	1. Übung für den Zwillingswadenmuskel (wechseln Sie diese häufig ab) 2. Wenn Sie nur 2 Übungen machen, wählen Sie hier eine Übung für den Schollenmuskel (diese manchmal als 1. ausführen), wenn Sie 3 Übungen machen, wählen Sie hier eine Übung für den Zwillingswadenmuskel. 3. Übung für den Schollenmuskel (führen Sie diese Übung manchmal als 1. oder 2. Übung aus)	6–12
Trainingsplan mit Training zweimal täglich	2–3	1. Übung für den Zwillingswadenmuskel (wechseln Sie diese häufig ab) 2. Wenn Sie nur 2 Übungen machen, wählen Sie hier eine Übung für den Schollenmuskel (diese manchmal als 1. ausführen), wenn Sie 3 Übungen machen, wählen Sie hier eine Übung für den Zwillingswadenmuskel. 3. Übung für den Schollenmuskel (führen Sie diese Übung manchmal als 1. oder 2. Übung aus)	6–12

Bauch

Der Begriff Bauch bezieht sich auf 4 Muskeln in der Körpermitte: den geraden Bauchmuskel *(M. rectus abdominis)*, die äußeren schrägen Bauchmuskeln *(M. obliquus externus abdominis)*, die inneren schrägen Bauchmuskeln *(M. obliquus internus abdominis)* und den queren Bauchmuskel *(M. transversus abdominis)* (siehe Abb. 5.11). Das beste Trainingsprogramm für den Bauch enthält Übungen, die auf jeden der 4 Bauchbereiche abzielen.

Den geraden Bauchmuskel trainieren Crunches am besten: Dabei wird die obere Wirbelsäule gekrümmt, wobei die Schultern Richtung Hüfte gehen wie bei den klassischen Crunches. Der untere Bauchmuskel wird am besten mit Übungen angesprochen, bei denen die untere Wirbelsäule gekrümmt wird, während die Knie zur Brust kommen wie beim hängenden Knieheben. Die inneren wie die äußeren schrägen Bauchmuskeln werden am besten trainiert, indem der Rücken nach links oder rechts aufgerollt wird wie bei den seitlichen Crunches. Auch Übungen, bei denen der Rücken nach vorn gerollt und nach links oder rechts rotiert wird wie bei den diagonalen Crunches, sind hilfreich. Der tief liegende quere Bauchmuskel spricht auf Übungen für die Körpermitte am besten an, wenn der quere Bauchmuskel gebeugt wird (den Nabel nach unten Richtung Wirbelsäule ziehen), um Wirbelsäule und Becken zu stützen. Eine Liste und detaillierte Beschreibungen aller Bauchmuskelübungen finden Sie in Kapitel 25.

Viele Bodybuilder trainieren die Bauchmuskeln öfter und mit einer höheren Anzahl an Wiederholungen als die meisten anderen Muskelgruppen, weil sie die Bauchmuskeln zu den posturalen Muskeln zählen, die über lange Zeiträume hinweg gebeugt sind, um die Wirbelsäule zu stützen. Daher haben sie tendenziell etwas mehr langsam kontrahierende Muskelfasern als andere Muskelgruppen. Die meisten Bodybuilder trainieren die Bauchmuskeln mindestens dreimal pro Woche, einige sogar jeden Tag. Ein Bauchmuskeltraining an 2 bis 3 nicht aufeinanderfolgenden Tagen je Woche reicht jedoch aus. Da das Bauchmuskeltraining zumeist mit einem Widerstand nicht größer als das eigene Körpergewicht erfolgt, wird häufig mit 15–30 Wdh. gearbeitet. Aber auch das Bauchmuskeltraining sollte periodisiert, die Zahl der Wiederholungen und der Widerstand abgewandelt werden. Obwohl viele Leute befürchten, dass ein hoher Widerstand im Bauchmuskeltraining die Taille zu breit und kastenförmig aussehen lässt, ist es wichtig, die Bauchmuskeln nach denselben Richtlinien wie alle anderen Muskelgruppen zu trainieren. Eine Entwicklung der Bauchmuskeln verbessert ihre Definition, wenn das Körperfett gering ist. Dadurch wird auch die Kraft der Körpermitte gesteigert, was wiederum dazu beiträgt, die Kraft des Körpers insgesamt zu erhöhen.

Beim Bauchmuskeltraining wählt man am besten 4 Übungen für jedes Workout, die jeweils auf einen anderen Bauchbereich abzielen. Wenn Sie jedoch nach einem Trainingsplan für den ganzen Körper, für den Ober- und den Unterkörper oder nach einem 2-Tages-Trainingssplit trainieren, haben Sie nicht genug Zeit, 4 verschiedene Übungen für den Bauch zu machen. In diesem Fall sollten Sie 1 oder 2 Übungen wählen, die auf einen speziellen Bereich der Bauchmuskeln abzielen, und dann bei jedem Workout einen anderen Bereich ansprechen, bis sie alle abgedeckt haben und wieder von vorn beginnen können. Faustregeln für die Gestaltung eines Bauchmuskelworkouts auf Grundlage Ihres jeweiligen Trainingssplits finden Sie in Tabelle 5.21.

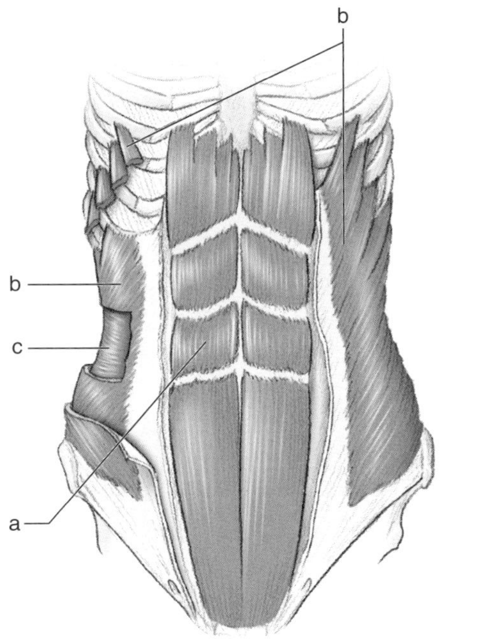

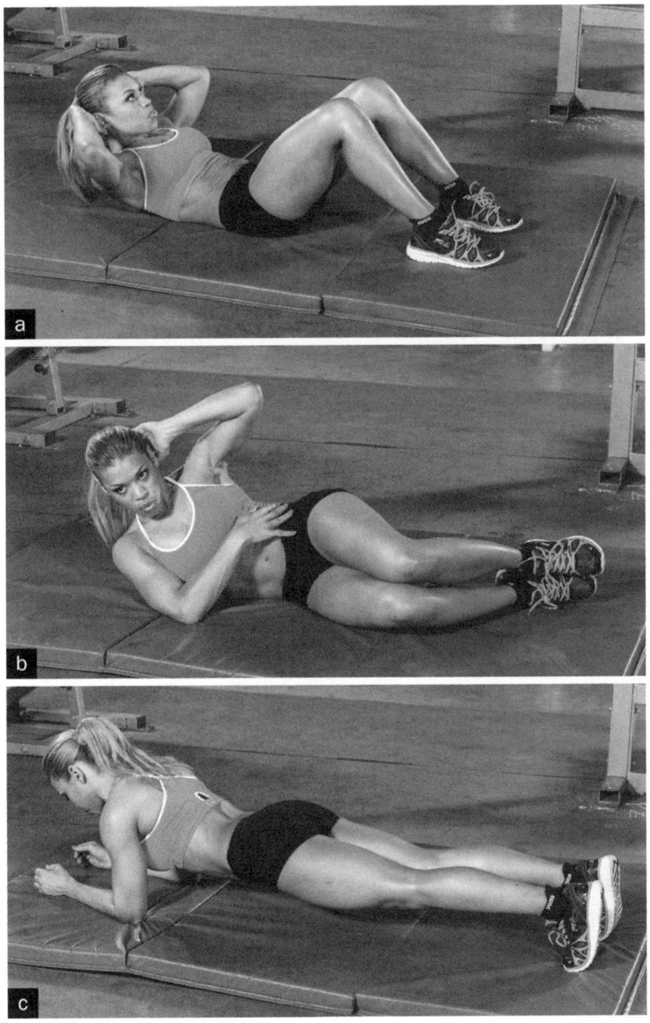

Abb. 5.11 Bauchmuskeln: (a) Der gerade Bauchmuskel wird durch Crunches trainiert, (b) die äußeren und inneren schrägen Bauchmuskeln durch seitliche Crunches und (c) der quere Bauchmuskel, tief liegend zwischen dem geraden und den schrägen Bauchmuskeln, durch den Unterarmstütz.

Tabelle 5.21 **Regeln für das Bauchmuskeltraining auf Grundlage des Trainingssplits**

Trainingsplan	Übungs-anzahl	Übungsreihenfolge	Sätze insg.
Ganzkörpertraining und Nichtschwerpunkt-muskelgruppen im Full-Split-Training	1	Wechseln Sie Übungen für den oberen und den unteren Bauch, die schrägen Bauchmuskeln und Übungen für die Körpermitte bei jedem zweiten Workout ab.	3–4
Trainingsplan für Ober- und Unterkörper oder 2-Tages-Trainingssplit	2	Wählen Sie 2 Übungen für einen Bauchbereich und wechseln Sie zwischen Übungen für den oberen Bauch, für den unteren Bauch, für die schrägen Bauchmuskeln und für die Körpermitte in jedem zweiten Workout.	6–8
3-Tages-Trainingssplit	3	1. Übung für die untere Bauchmuskulatur (wechseln Sie diese häufig) 2. Übung für die obere Bauchmuskulatur (wechseln Sie diese häufig) 3. Übung für die schräge Bauchmuskulatur Führen Sie jedes zweite Workout eine Übung für die Körpermitte als 1. Übung aus und lassen Sie die Übung für die schräge Bauchmuskulatur stattdessen weg.	6–10
4-Tages-Split und Schwerpunktmuskel-gruppen im Full-Split-Training	3–4	Wenn Sie insgesamt nur 3 Übungen machen: 1. Übung für die untere Bauchmuskulatur 2. Übung für die obere Bauchmuskulatur 3. Übung für die schräge Bauchmuskulatur Führen Sie jedes zweite Workout eine Übung für die Körpermitte als 1. Übung aus und lassen Sie die Übung für die schräge Bauchmuskulatur stattdessen weg. Wenn Sie insgesamt 4 Übungen machen: 1. Übung für die Körpermitte 2. Übung für die untere Bauchmuskulatur 3. Übung für die obere Bauchmuskulatur 4. Übung für die schräge Bauchmuskulatur	6–16
5-Tages-Split und Schwerpunktmuskel-gruppen im Full-Split-Training	4	1. Übung für die Körpermitte 2. Übung für die untere Bauchmuskulatur 3. Übung für die obere Bauchmuskulatur 4. Übung für die schräge Bauchmuskulatur	8–16
Trainingsplan mit Training zweimal täglich	4	1. Übung für die Körpermitte 2. Übung für die untere Bauchmuskulatur 3. Übung für die obere Bauchmuskulatur 4. Übung für die schräge Bauchmuskulatur	8–16

KAPITEL 6
Programme für den Aufbau von Muskelmasse

Der Aufbau von Muskelmasse erfordert einige Zeit und Konsequenz im Fitnessstudio. Aus dieser Konsequenz ergibt sich, dass sich Muskeln schnell an ein Workout gewöhnen, wenn sie ihm lange genug ausgesetzt sind. Wenn Sie mit Ihren Muskeladaptationen nicht in eine Stagnation geraten wollen, sollten Sie die Trainingstechniken laufend ändern und anpassen. Es hilft Ihnen, mehrere Techniken zur Auswahl zu haben und kontinuierlich neue Trainingsstimuli für ein optimales Muskelwachstum zu erzeugen. In diesem Kapitel werden effektive Trainingsmethoden für eine Steigerung der Muskelmasse vorgestellt.

Die Techniken sind nach der akuten Trainingsvariablen kategorisiert, die in jedem Workout angepasst wird. Jede Technik wird auf einer Skala von 1 bis 5 im Hinblick auf 4 Hauptaspekte bewertet:

1. **Zeit:** Wie lange ein bestimmtes Workout üblicherweise dauert. Daran erkennen Sie sogleich, ob diese Trainingstechnik zu Ihrem Zeitplan passt. Je höher die Bewertung, desto länger dauert das Workout für die jeweilige Technik.
2. **Länge:** Wie lange Sie das Programm ausführen müssen, bis deutliche Resultate erkennbar sind. Damit stellen Sie fest, ob Sie die nötige Geduld für ein bestimmtes Programm haben, bis dieses Resultate zeigt. Je höher die Bewertung, desto länger muss das Programm angewandt werden, um Ergebnisse zu erzielen.
3. **Schwierigkeitsgrad:** Der Grad an Erfahrung mit Krafttraining, der nötig ist, um ein Programm effektiv umzusetzen. Damit stellen Sie fest, ob Sie über ausreichend Trainingserfahrung verfügen, um bestimmte Trainingstechniken anzuwenden. Je höher die Bewertung, desto mehr Trainingserfahrung ist nötig, um die jeweilige Technik anzuwenden.
4. **Resultate:** Die Effektivität des Programms bezüglich der Maximierung an Muskelmasse für die meisten Trainierenden. Damit schätzen Sie ab, wie viel Zugewinn an Muskelmasse Sie bei einem Programm erwarten können. Je höher die Bewertung, desto größer sind die Ergebnisse, die Sie davon erwarten dürfen.

Für jede Trainingstechnik ist ein Beispielworkout angegeben, um eine Orientierung für die Umsetzung der Technik zu geben. Bei einigen sind Detailinformationen zur Übungswahl, Wiederholungsbereich, Gesamtzahl an Sätzen und Trainingshäufigkeit anführt. Dies ist exakt einzuhalten. Für andere wird nur der Auszug eines Workouts oder Workoutzyklus angegeben. Dabei handelt es sich nur um eine Vorlage, die Sie anhand der gewählten Übungen abwandeln, um Abwechslung zu schaffen.

Obwohl es nicht nötig ist, jede in diesem Kapitel angeführte Methode anzuwenden, sollten Sie im Lauf eines Trainingsjahres den Großteil der Methoden getestet haben, damit Sie sehen, welche Methoden für Sie am besten geeignet sind. Danach können Sie die Techniken periodisch wechseln, entsprechend den Basisprogrammen, wie in Kapitel 5 dargelegt. So erzielen Sie ein periodisiertes Programm, das zu den gewünschten Resultaten führt und einer Stagnation der Muskelentwicklung vorbeugt. In Kapitel 7 werden periodisierte Trainingspläne für den Aufbau von Muskelmasse vorgestellt, die auf den Trainingsprogrammen und Techniken aus den Kapiteln 5 und 6 aufbauen.

PROGRAMME MIT VARIIERENDEN TRAININGSSÄTZEN

Die folgenden Trainingstechniken wandeln die Trainingssätze eines Workouts ab. Dies kann durch Steigerung der Anzahl an Übungen eines Satzes geschehen, durch Limitierung der Sätze pro Muskelgruppe oder durch Erhöhung der Satzzahl einer Übung auf bestimmte Zeit. All diese Techniken sind effektive Möglichkeiten, um Ihre Trainingsintensität zu steigern.

SUPERSATZTRAINING

Supersatztraining ist eine Methode, Übungen für die Agonisten mit solchen für die Antagonisten zu kombinieren – etwa Übungen für Bizeps und Trizeps, wobei je ein Satz für jede Muskelgruppe ohne Pause zwischen den Übungen ausgeführt wird. In Tabelle 6.1 finden Sie Beispiele für Muskeln, die sich gut zu einem Supersatztraining kombinieren lassen. Supersatzworkouts bestehen üblicherweise aus 2 bis 3 Übungspaaren für jede Muskelgruppe (Beispiel zu Bizeps und Trizeps in Tab. 6.2). Supersatztraining bringt zahlreiche Vorteile gegenüber dem üblichen Satztraining. Ganz klar ist der Zeitfaktor zu nennen. Wegen der begrenzten Pausendauer zwischen den Übungen können Supersatzworkouts generell schneller als andere Trainingsmethoden mit Pausen zwischen Übungen und Trainingssätzen ausgeführt werden. Beim Supersatz sind die Trainierenden bei der Ausführung der zweiten Übung tatsächlich stärker. Forschungen zeigen, dass ein Muskel stärker ist, wenn unmittelbar zuvor sein Antagonist, die entgegengesetzte Muskelgruppe, kontrahiert wurde. Wenn Sie etwa einen Supersatz aus Langhantelcurls und Trizepsstrecken ausführen, und zwar in dieser Reihenfolge, dann werden Sie beim Trizepsstrecken stärker sein. Dasselbe gilt auch umgekehrt. Der Grund ist, dass der trainierte Muskel normalerweise durch seinen Antagonisten bis zu einem gewissen Grad gehemmt wird. Wenn Sie etwa bei einfachen Trainingssätzen Bankdrücken durchführen, dann hemmt die Rückenmuskulatur die Kontraktion Ihrer Brustmuskulatur etwas. Wenn Sie aber kurz vor dem Bankdrücken einen Satz Ruderübungen ausführen, wird dieser Effekt verringert, sodass Ihre Brustmuskeln stärker kontrahieren können. Dadurch können Sie mit mehr Gewicht arbeiten, wodurch Ihre Muskeln stärker und größer werden.

Ein weiterer Vorteil von Supersatztraining ist die bessere Erholung. Indem es jeweils nach einem Satz Trizepstraining mit einem Bizepstraining weitergeht, steigert sich die Blutzufuhr in diese Muskeln, da der Trizeps noch immer kontrahiert, wenn schon die Curlbewegungen ausgeführt werden. Das erhöht die Blutzufuhr in den Trizeps und fördert die Erholung. Das unterstützt Ihren Körper bei der Entsorgung von Stoffwechselprodukten und zerstörtem Muskelgewebe durch das Training. Die Pausen zwischen den Supersätzen sind dafür kurz zu halten (1–2 min). Ein weiterer Vorteil des Supersatztrainings ist der gesteigerte Fettabbau durch erhöhte Kalorienverbrennung sowohl während des Workouts als auch danach. (Kelleher et al. 2010). Obwohl sich dieses Kapitel mit dem Aufbau von Muskelmasse befasst, ist es ratsam, diesen Muskelzuwachs möglichst schlank (also frei von zusätzlichem Körperfett) zu halten. Auf die fettabbauende Wirkung des Supersatztrainings gehe ich in Kapitel 13 näher ein, und zwar im Zusammenhang mit meinem Super-Shredded-8-Programm.

BEWERTUNG

Zeit	1	2	3	4	5
Länge	1	2	3	4	5
Schwierigkeitsgrad	1	2	3	4	5
Resultate	1	2	3	4	5

TABELLE 6.1 **Geeignete Muskelpaare für das Supersatztraining**

Muskelpaar	Übung
Brust und Rücken	Bankdrücken und Rudern mit der Langhantel
Schultern und Rücken	Schulterdrücken und Klimmzug
Bizeps und Trizeps	Langhantelcurls und Trizepsdrücken
Quadrizeps und hintere Oberschenkelmuskulatur	Beinstrecken und Beincurls

TABELLE 6.2 **Supersätze für Bizeps und Trizeps**

Übung	Sätze	Wdh.
Langhantelcurls	3	8–10
Supersatz mit Trizepsdrücken	3	8–10
Preacher Curls	3	8–12
Supersatz mit Trizepsstrecken im Liegen	3	8–10
Kurzhantelcurls im Sitzen	3	8–12
Supersatz mit Trizepsdips an der Bank	3	8–12

ZWEISATZTRAINING

Zweisatztraining ist dem Supersatztraining ähnlich, nur zielen hier die beiden Übungen ohne Pause dazwischen auf dieselbe Muskelgruppe ab. Ein Beispiel für die Schultermuskulatur: Die Trainierenden führen einen Satz Schulterdrücken und einen Satz Seitheben ohne Pause aus. Nach Ende des Seithebens gibt es einige Minuten Pause, dann geht es mit Schulterdrücken weiter. So können 2 oder 3 zusammengesetzte Sätze ausgeführt werden. Im Anschluss an den Mehrfachsatz können weitere Schultermuskelübungen als einfache Sätze oder als weiterer Mehrfachsatz folgen. Die Übungswahl ist nicht entscheidend, üblicherweise verfolgt das Zweisatztraining jedoch 2 Strategien: Entweder sollen die Übungen auf unterschiedliche Bereiche der jeweiligen Muskelgruppe abzielen (wie Schulterdrücken mit Kurzhanteln und vorgebeugtes Seitheben) oder sie zielen auf denselben Muskelbereich ab (wie Schulterdrücken mit Kurzhanteln und Schulterdrücken am Gerät).

Die wichtigsten Vorteile des Zweisatztrainings sind Intensität und Zeit. Training mit 2 Übungen für eine Muskelgruppe ohne Pause steigert die Intensität des Workouts enorm und beansprucht die trainierten Muskelfasern und den ganzen Körper stärker. Außerdem verkürzt sich die Zeit für das Training einer Muskelgruppe deutlich. Deshalb ist dies eine großartige Workouttechnik, wenn es darum geht, eine bestimmte Muskelgruppe aus der Komfortzone herauszubringen oder wenn Sie wenig Zeit haben. Da das Zweisatztraining sehr intensiv ist, sollten Sie es nicht zu häufig oder nur über eine kurze Zeitperiode anwenden, denn es kann zu Übertraining führen, wenn es zu lange angewandt wird. In Tabelle 6.3 finden Sie als Beispiel ein Zweisatzworkout für die Schultern.

BEWERTUNG

Zeit	1	**2**	3	4	5
Länge	1	**2**	3	4	5
Schwierigkeitsgrad	1	2	**3**	4	5
Resultate	1	2	3	**4**	5

TABELLE 6.3 **Zweisatzworkout für die Schultern**

Übung	Sätze	Wdh.
Schulterdrücken mit Kurzhanteln	3	6–8
zusammen mit Seitheben	3	10–12
Frontheben	3	10–12
zusammen mit aufrechtem Rudern	3	8–10

DREISATZTRAINING

Dreisatztraining ist ein erweitertes Zweisatztraining. Hier werden eben 3 Übungen für dieselbe Muskelgruppe ohne Satzpausen durchgeführt. Für kleinere Muskelgruppen wie Bizeps, Trizeps und Deltamuskeln ist eine Gruppe von Dreisätzen, von denen 2–4 Sätze ausgeführt werden, üblicherweise ausreichend, um die Muskelgruppe effektiv zu trainieren. Werden die Übungen klug gewählt, kann ein Dreisatz alle Bereiche der meisten Hauptmuskelgruppen trainieren. Wie beim Zweisatztraining liegen die Vorteile beim Dreisatz in der höheren Intensität und dem geringeren Zeitaufwand. Natürlich bedeutet das auch, dass diese Technik nicht allzu häufig und nur über kurze Zeitspannen angewandt werden sollte, um Übertraining zu vermeiden. In Tabelle 6.4 finden Sie als Beispiel ein Dreisatzworkout für den Trizeps.

BEWERTUNG

Zeit	1	2	3	4	5
Länge	1	2	3	4	5
Schwierigkeitsgrad	1	2	3	4	5
Resultate	1	2	3	4	5

TABELLE 6.4 **Dreisatz für den Trizeps**

Übung	Sätze	Wdh.
Trizepsdrücken	3	8–10
Trizepsstrecken über Kopf im Sitzen	3	6–8
Dips an der Bank	3	8–12

MONSTERSATZTRAINING

Das Monstersatztraining ist insofern dem Zweisatz- und dem Dreisatztraining ähnlich, als zahlreiche Übungen für eine Muskelgruppe ohne Satzpausen ausgeführt werden. Der Unterschied liegt in der Übungsanzahl. Monstersätze umfassen 4 oder mehr Übungen. Dreisatz- und Monstersatztraining sind eine gute Möglichkeit, jede Muskelgruppe in kurzer Zeit aus verschiedenen Winkeln zu trainieren. Die Vorteile dabei sind dieselben wie die beim Zwei- und Dreisatztraining. In Tabelle 6.5 finden Sie als Beispiel ein Monstersatzworkout für den Bauch.

Führen Sie dabei je einen Satz der gelisteten Übungen ohne Pause aus, dann einige Minuten Pause und Beginn von vorn.

BEWERTUNG

Zeit	1	2	3	4	5
Länge	1	2	3	4	5
Schwierigkeitsgrad	1	2	3	4	5
Resultate	1	2	3	4	5

TABELLE 6.5 **Monstersatzworkout für den Bauch**

Übung	Sätze	Wdh.
Hängendes Knieheben	3	15
Diagonale Crunches	3	20
Reverse Crunches	3	15
Crunches am Kabelzug	3	12

HIGH-INTENSITY TRAINING (HIT)

Hochintensitätstraining (*High-Intensity Training*, HIT) ist eine Methode, die auf dem Konzept des Einsatztrainings basiert, das durch Arthur Jones (Gründer von Nautilus) und den professionellen Bodybuilder Mike Mentzer Popularität erlangte. Der Grundgedanke ist die Verwendung eines äußerst niedrigen Volumens bei äußerst hoher Intensität. Die meisten Trainierenden führen dabei nur einen Satz pro Übung und nur 1–3 Übungen pro Muskelgruppe aus (siehe Tab. 6.6). Die Intensität dieser Technik ergibt sich nicht so sehr durch das Gewicht, sondern durch Trainieren über das Muskelversagen (PmM) hinaus. Jeder Satz muss bis nach Eintritt von PmM ausgeführt werden, und zwar durch erzwungene Wiederholungen – ein Training mit negativen und sogar Teilwiederholungen: Dabei wird so viel wie möglich von der Bewegung ausgeführt, bis das Gewicht nicht mehr weiterbewegt werden kann. Die theoretische Grundlage von HIT besagt, dass bei der Ausführung mehrerer Sätze einer Übung nicht jeder Satz mit maximaler Intensität gemacht werden kann. Indem nun nur ein einziger Satz pro Übung ausgeführt wird, kann mit maximaler Intensität gearbeitet werden.

Auch das Volumen wird beim HIT niedrig gehalten, um den Zeitaufwand zu minimieren. Das niedrige Volumen macht einen Ganzkörper- oder 2-Tages-Trainingssplit möglich, je nachdem, ob Sie jede Muskelgruppe zwei- oder dreimal pro Woche trainieren möchten.

Es gibt keine Forschungen, die die HIT-Theorie belegen würden, Einzelstudien weisen unterschiedliche Resultate auf. Einige Kraftsportler konnten aber beträchtlichen Zuwachs an Kraft und Muskelmasse verzeichnen. Bei den meisten findet diese Entwicklung jedoch ein schnelles Ende. Das Problem könnte sein, dass das Volumen eine wichtige Trainingsvariable ist, die bei diesem Programm aber nicht angepasst wird. Eine kluge Lösung wäre deshalb, HIT nur 4–6 Wochen auszuführen. Nach dem Training gemäß der HIT-Grundsätze sollten Sie zu einem Programm wechseln, bei dem mit einem relativ hohen Volumen gearbeitet wird. Das Beispiel eines HIT-Programms in Tabelle 6.6 ist ein 2-Tages-Trainingssplit, das Training zweimal pro Woche vorsieht. Bei diesem Programm sollte vor jedem Satz mit etwa 50% des für jede Übung vorgesehenen Gewichtes aufgewärmt werden. Mit dem leichteren Gewicht sollten Sie nur etwa 4–6 Wdh. machen. Führen Sie dann jeden Satz bis PmM aus. Nach Einsetzen des Muskelversagens machen Sie mit einem Helfer 3 oder 4 erzwungene Wiederholungen. Leisten Sie gegen den negativen Teil der Wiederholungen Widerstand, um die Intensität zusätzlich zu steigern, und hängen Sie am Ende des Satzes eventuell noch ein paar Teilwiederholungen an.

BEWERTUNG

Zeit	1	2	3	4	5
Länge	1	2	3	4	5
Schwierigkeitsgrad	1	2	3	4	5
Resultate	1	2	3	4	5

TABELLE 6.6 **Großes HIT-Workout**

Übung	Sätze	Wdh.
MONTAG UND DONNERSTAG		
Schrägbankdrücken mit der Langhantel	1	8–10
Überzüge mit Kurzhanteln	1	8–10
Kurzhantelflys	1	8–10
Schulterdrücken mit der Langhantel	1	8–10
Seitheben mit Kurzhanteln	1	8–10
Schulterheben mit Kurzhanteln	1	8–10
Langhantelrudern	1	8–10
DIENSTAG UND FREITAG		
Kniebeugen	1	8–10
Beinstrecken	1	8–10
Beincurls	1	8–10
Wadenheben im Stehen	1	8–12
Bizepscurls mit der Langhantel	1	8–10
Curls auf der Schrägbank im Sitzen	1	8–10
Trizepsdips	1	8–10
Trizepsdrücken	1	8–10
Hängendes Knieheben	1	10–15

DIE NUBRET-METHODE

Diese nach dem professionellen Bodybuilder Serge Nubret, Mitglied des Internationalen Bodybuilding-Verbandes (IFBB) und Fitnessexperte, benannte Methode enthält eine Progression im Sinne einer Steigerung der Anzahl an Sätzen pro Übung für jedes Workout. Dabei wird die gesteigerte Satzzahl in derselben Zeit wie das vorhergehende Workout absolviert. Wenn Sie in einem Workout 3 Sätze Langhantelcurls mit 10 Wdh. in 5 min machen, dann versuchen Sie bei dieser Methode im folgenden Workout 4 Sätze zu je 10 Wdh. in 5 min unterzubringen, bis Sie das Ziel erreicht haben. Da die einzige Möglichkeit, mehr Sätze in derselben Zeit auszuführen, in einer Reduzierung der Satzpausen liegt, wird bei dieser Methode Kraft und Muskelmasse dadurch aufgebaut, dass die Muskeln lernen, sich zwischen den Sätzen in immer kürzerer Zeit zu erholen. Am besten wird diese Technik angewandt, indem man sie zu Beginn des Workouts einsetzt und eine Übung für jede Muskelgruppe macht. In Tabelle 6.7 finden Sie ein Progressionsbeispiel des Nubret-Workouts, bei dem die Trainierenden 4 Wochen haben, um das gesamte Workout von 3 Sätzen zu 10 Wdh. in 5 min auf 4 Sätze zu 10 Wdh. in 5 min zu erhöhen.

BEWERTUNG

Zeit	1	2	3	4	5
Länge	1	2	3	4	5
Schwierigkeitsgrad	1	2	3	4	5
Resultate	1	2	3	4	5

TABELLE 6.7 **Die Nubret-Methode**

Woche	Sätze	Wdh.	Gesamtzeit
1	3	10	5 min
2	2	10	5 min
	1	8	
	1	6	
3	3	10	5 min
	1	8	
4	4	10	5 min

PROGRAMME MIT VARIIERENDEN WIEDERHOLUNGEN

Obwohl die Wiederholung den kleinsten wirksamen Anteil eines Workouts ausmacht, kann ihre Anpassung große Zuwächse an Muskelmasse bewirken. Bei den folgenden Trainingstechniken wird die Wiederholungsanzahl in jedem Workout geändert. Möglichkeiten dafür: Verwendung bestimmter Wiederholungsbereiche, Training mit einer extrem hohen Wiederholungszahl, Aufteilung der Wiederholungen über den ganzen Tag, Abänderung des Bewegungsverlaufs von Wiederholungen, Ausführung von Wiederholungen mit zusätzlicher Hilfe nach PmM, Änderung der Geschwindigkeit der Wiederholungen und Überbetonung eines bestimmten Teiles der Wiederholung. All dies fördert das Muskelwachstum bei jeder einzelnen Wiederholung.

5-10-20ER-TRAINING

Dieses Programm ist eigentlich eine fortgeschrittene Version des Dreisatztrainings (siehe weiter oben in diesem Kapitel). Dabei wird dieselbe Anzahl an Wiederholungen bei allen 3 Übungen durchgeführt, hierbei nun jedoch werden ganz bestimmte Wiederholungsbereiche für jede Übung angewendet. Bei der ersten Übung wird in diesem Dreisatztraining mit 5 Wdh. gearbeitet. Dies ist ein guter Wiederholungsbereich für den Aufbau von Muskelkraft. Bei der zweiten Übung führt man 10 Wdh. aus. Dies ist der ideale Wiederholungsbereich für den Aufbau von Muskelmasse. Die letzte Übung des Dreisatztrainings wird mit 20 Wdh. ausgeführt. Bei diesem Wiederholungsbereich wird die Muskelausdauer verbessert, aber auch Muskelhypertrophie gefördert. Die Kombination dieser 3 Wiederholungsbereiche ergibt ein Programm, bei dem die Muskeln so trainiert werden, dass sie größer, besser definiert und stärker werden.

Beim 5-10-20er-Programm spielt die Übungswahl wegen der festgelegten Wiederholungszahlen eine entscheidende Rolle. Die erste Übung sollte eine Grundübung sein, vorzugsweise mit der Langhantel. Da die Wiederholungszahl für diese Übung zwecks Kraftaufbau so niedrig ist, sind grundlegende Verbundübungen mit Langhanteln am besten geeignet (in Tab. 6.8 finden Sie

Beispiele für jede hierfür geeignete Übung). Die zweite Übung wird mit einer moderaten Anzahl an Wiederholungen ausgeführt, um den Aufbau von Muskelmasse zu fördern. Daher sollte auch dies eine Grundübung sein, jedoch mit Kurzhanteln oder am Gerät. Bei der dritten Übung wird mit einem hohen Wiederholungsbereich gearbeitet. Deshalb eignen sich Isolationsübungen am besten dafür. Diese können mit Kurzhanteln ausgeführt werden, auch am Kabelzug oder an einem Gerät. Das ist eine bevorzugte Methode, um die Muskeln während der gesamten Bewegung gespannt zu halten.

Dieses Programm fordert Muskeln und überhaupt den ganzen Körper sehr stark. Daher brauchen Sie sehr lange Pausen, um sich optimal zu erholen. Sie sollten jeder Muskelgruppe nach einem 5-10-20er-Programm zumindest 5 Tage Ruhe gönnen, bevor Sie sie erneut trainieren. Ich schlage vor, Sie planen ein Training für jede Muskelgruppe einmal pro Woche ein, wie in Tabelle 6.9 gezeigt. Bedenken Sie, dass Sie die in der Tabelle gelisteten Übungen durch jede in Tabelle 6.8 entsprechend gelistete ersetzen können. Sie sollten von jeder Übung einen Satz ausführen und gerade so lange pausieren, dass Sie die nächste Übung noch hinbringen. Nach der letzten Übung sollten Sie eine Pause von 2 min einlegen, bevor Sie zur Wiederholung in derselben Reihenfolge ansetzen. Wiederholen Sie das Dreisatztraining zwei- bis viermal und führen Sie dieses recht anstrengende Programm nicht länger als 6 Wochen durch. Es ist nicht notwendig, den ganzen Körper mit dem 5-10-20er-Programm zu trainieren. Sie können auch nur eine oder einige wenige Ihrer Problemmuskelgruppen mit diesem Programm trainieren, um sie zügig in dieselbe Form wie den restlichen Körper zu bringen.

BEWERTUNG

Zeit	1	2	3	4	5
Länge	1	2	3	4	5
Schwierigkeitsgrad	1	2	3	4	5
Resultate	1	2	3	4	5

TABELLE 6.8 **Auswahl für 5er, 10er und 20er**

Muskelgruppe	Auswahl an Übungen
	1. ÜBUNG
Brust	Bankdrücken, Schrägbankdrücken, Negativbankdrücken jeweils mit der Langhantel
Deltamuskel	Schulterdrücken mit der Langhantel (im Sitzen oder Stehen)
Rücken	Langhantelrudern, Klimmzug
Oberschenkel	Kniebeugen
Trizeps	Bankdrücken mit engem Griff, Trizepsdips
Bizeps	Langhantelcurls
	2. ÜBUNG
Brust	Bankdrücken mit Kurzhanteln, Brustdrücken am Gerät (Versionen auf der Flach-, Schräg- oder Negativbank)
Deltamuskel	Überkopfdrücken mit Kurzhanteln, Überkopfdrücken am Gerät
Rücken	Kurzhantelrudern, Rudern am Kabelzug, Rudern am Gerät, Latzug (verschiedene Griffe)
Oberschenkel	Beinpresse, Ausfallschritte, Aufsteigen mit Kurzhanteln
Trizeps	Trizepsstrecken im Liegen oder Sitzen
Bizeps	Kurzhantelcurls (im Stehen, im Sitzen oder auf der Schrägbank)
	3. ÜBUNG
Brust	Kurzhantelflys oder Flys am Kabelzug (auf der Schräg-, Flach- oder Negativbank), Brustdrücken über Kreuz am Kabelzug, Butterflys
Deltamuskel	Seitheben mit Kurzhanteln, am Kabelzug oder am Gerät, vorgebeugtes Seitheben, Frontheben
Rücken	Latzug mit gestreckten Armen
Oberschenkel	Beinstrecken, Beincurls (im Liegen, Sitzen oder Stehen)
Trizeps	Trizepsdrücken, Trizepsstrecken am Gerät
Bizeps	Konzentrationscurls am Kabelzug oder Curls am Gerät

TABELLE 6.9 5-10-20er-Blöcke

Übung	Sätze	Wdh.
OBERSCHENKEL		
Kniebeugen mit der Langhantel	4	5
Ausfallschritte mit Kurzhanteln	4	10
Beincurls	4	20
RÜCKEN		
Vorgebeugtes Rudern mit der Langhantel	3	5
Latzug	3	10
Latzug mit gestreckten Armen	3	20
BIZEPS		
Langhantelcurls	2	5
Kurzhantelcurls auf der Schrägbank	2	10
Preacher Curls am Gerät	2	20

Übung	Sätze	Wdh.
BRUST		
Schrägbankdrücken	3	5
Kurzhanteldrücken auf der Flachbank	3	10
Brustdrücken über Kreuz am Kabelzug	3	20
SCHULTERN		
Schulterdrücken mit der Langhantel im Sitzen	3	5
Aufrechtes Rudern mit Kurzhanteln	3	10
Vorgebeugtes Seitheben	3	20
TRIZEPS		
Trizepsdips	2	5
Trizepsstrecken im Liegen	2	10
Trizepsdrücken	2	20

FINISH-PUMP-METHODE

Dies bedeutet ein Training mit Grundübungen und schwerem Gewicht zu Beginn eines Workouts. Demnach startet ein Brustmuskelworkout mit einer Übung wie Bankdrücken mit Sätzen zu 6–8 Wdh., dann geht es mit Kurzhanteldrücken von Sätzen zu 8–10 Wdh., mit Kurzhantelflys von Sätzen zu 12–15 und mit Kabelzügen über Kreuz von Sätzen zu 15–20 Wdh. weiter. Dabei wird die verstärkte Durchblutung als Resultat von mehr Wiederholungen genutzt, um den Muskeln mehr Wasser (sorgt in den Muskeln für den Muskelpump), Sauerstoff, Nährstoffe und anabole Hormone zuzuführen und so die Ausspülung von Stoffwechselprodukten aus dem Muskel am Ende des Workouts zu fördern. Das unterstützt die Erholung und regt Muskelwachstum an. In Tabelle 6.10 finden Sie ein Beispiel für ein Workout, basierend auf der Finish-Pump-Methode.

BEWERTUNG

Zeit	1	2	**3**	4	5
Länge	1	2	3	**4**	5
Schwierigkeitsgrad	1	**2**	3	4	5
Resultate	1	2	**3**	4	5

TABELLE 6.10 Finish-Pump-Workout für den Quadrizeps

Übung	Sätze	Wdh.
Kniebeugen	3	6–8
Beinpresse	3	8–10
Ausfallschritte	3	12–15
Beinstrecken	3	15–20

100ER TRAINING

Das 100er-Training ist eine extrem fordernde Methode, bei der man mit sehr vielen Wiederholungen, nämlich genau 100, arbeitet. Das Gewicht für die Ausführung von 100 Wdh. liegt bei etwa 20–30 % jenes Gewichts, mit dem Sie exakt 10 Wdh. ausführen können. Wenn Sie also 22,5-kg-Kurzhanteln für 10 Wdh. von Kurzhantelcurls verwenden, dann verwenden Sie 5–7,5-kg-Kurzhanteln für das 100er-Training. Versuchen Sie es zunächst einmal mit der 5-kg-Kurzhantel, denn es ist immer besser, leichter als zu schwer zu beginnen. Ihr Ziel sollte zunächst darin bestehen, 70 Wdh. zu schaffen, bevor Sie eine kurze Verschnaufpause einlegen – sofern Sie 100 Wdh. nicht auf einmal schaffen. Gelingen Ihnen alle 100 Wdh. mit einem bestimmten Gewicht ohne Unterbrechung, dann ist das Gewicht zu leicht und Sie nehmen für das nächste Workout mehr Gewicht. Wählen Sie eines, mit dem Sie 60–70 Wdh. ohne Unterbrechung durchhalten. Sobald Sie 70 Wdh. oder mehr mit einem bestimmten Gewicht schaffen, dann erhöhen sie es.

Gehen wir das am Beispiel eines 100er-Trainings mit Kurzhantelcurls durch: Nehmen Sie die Kurzhanteln und führen Sie die Curls genauso aus, wie Sie dies üblicherweise mit schwererem Gewicht tun. Halten Sie die Form der Ausführung genauso ein, wie in Kapitel 20 beschrieben, und machen Sie die Wiederholungen in einem moderaten Tempo immerzu kontrolliert. Wenn Sie das richtige Gewicht gewählt haben, wird ein momentanes Muskelversagen zwischen der 60. und 70. Wdh. eintreten. Nun können Sie eine kurze Pause einlegen, allerdings nur so viele Sekunden wie noch Wiederholungen ausstehen: Pausieren Sie also 1 sek für jede ausstehende Wiederholung. Wenn Sie also 65 Wdh. gemacht haben, dann können Sie eine Pause von 35 sek einlegen, bevor Sie die restlichen 35 Wdh. ausführen. Schaffen Sie aber die letzten 35 Wdh. danach nicht auf einmal, dann sollten Sie genauso fortfahren wie eben: Wieder je 1 sek für jede fehlende Wiederholung pausieren, bis Sie schließlich 100 Wdh. geschafft haben. Das klingt alles einfach – in der Theorie. Tatsächlich ist diese Methode nur für die geeignet, die bereits mindestens ein Jahr kontinuierliche Trainingserfahrung haben.

Der große Vorteil des 100er-Trainings ist die Art und Weise, wie die Muskelfasern beansprucht werden: Nachdem das Gewicht eher leicht ist und die Zahl der Wiederholungen hoch, werden die langsam kontrahierenden Muskelfasern zu Beginn eines Satzes gut trainiert. Alle Muskeln bestehen aus 2 Hauptarten von

BEWERTUNG

Zeit	**1**	2	3	4	5
Länge	1	2	**3**	4	5
Schwierigkeitsgrad	1	2	3	4	**5**
Resultate	1	2	3	**4**	5

TABELLE 6.11 100er-Workouts

Muskelgruppe	Übung	Sätze	Wdh.
	WORKOUT 1		
Brust	Bankdrücken	1	100
	Kurzhantelflys auf der Schrägbank	1	100
	Kabelzüge über Kreuz	1	100
Rücken	Latzug im weiten Griff	1	100
	Rudern am Kabelzug im Sitzen	1	100
	Latzug mit gestreckten Armen	1	100
Schultern	Schulterdrücken an der Multipresse	1	100
	Seitheben mit Kurzhanteln	1	100
Trapezmuskel	Schulterheben mit Kurzhanteln	1	100
Bauch	Crunches am Kabelzug	1	100
	WORKOUT 2		
Quadrizeps	Kniebeugen an der Multipresse	1	100
	Beinpresse	1	100
	Beinstrecken	1	100
Hintere Oberschenkelmuskulatur	Beincurls im Liegen	1	100
Waden	Wadenheben im Stehen	1	100
	Wadenheben im Sitzen	1	100
Bizeps	Langhantelcurls	1	100
	Preacher Curls	1	100
Trizeps	Trizepsstrecken im Liegen	1	100
	Trizepsdrücken	1	100

Muskelfasern, eben den langsam und den schnell kontrahierenden Fasern. Die »langsamen« kommen speziell bei Ausdaueraktivitäten zum Einsatz, weshalb sie durch eine höhere Anzahl an Wiederholungen am besten trainiert werden. Die »schnellen« werden für Aktivitäten gebraucht, für die mehr Kraft benötigt wird, weshalb sie besser mit schweren Gewichten und weniger Wiederholungen oder mit schnellen, explosiven Bewegungen trainiert werden. Die meisten Muskeln verfügen etwa über 50% langsam und 50% schnell kontrahierende Muskelfasern. Daher ist es sinnvoll, Techniken anzuwenden, mit denen beide Arten trainiert werden. Beim 100er-Training werden die langsam kontrahierenden Muskelfasern etwa während der ersten 60 Wdh. trainiert. Danach aktivieren die Muskeln die schnell kontrahierenden Muskelfasern, um die nun erschöpften, langsam kontrahierenden zu unterstützen. Die Ausführung einer so hohen Anzahl Wiederholungen löst biochemische Veränderungen im Muskel aus. Das fördert das Muskelwachstum und führt zu einem gesteigerten Wachstum der Blutgefäße, die die Muskelfasern versorgen und damit die Zufuhr von Blut, Sauerstoff, Nährstoffen und Hormonen in die Muskelzellen erhöhen. Das wiederum bewirkt ein größeres Wachstumspotenzial der Muskelfasern.

Das 100er-Training wenden Sie am besten so an, dass Sie jede Muskelgruppe zweimal pro Woche trainieren. Somit ist ein Trainingsplan für den Ober- und den Unterkörper bzw. ein 2-Tages-Trainingssplit für diese Trainingsform ideal. Der einzige Unterschied besteht darin, dass Sie bis zu 3 Übungen für die größeren Muskelgruppen (Brust, Rücken und Quadrizeps) machen können, da beim 100er-Training nur ein Satz pro Übung ausgeführt wird. Testen Sie das 100er-Training zuerst 2–4 Wochen lang. Es ist sehr intensiv und daher nur schlecht für eine längere Anwendung geeignet. Danach sollten Sie ein standardmäßiges Training zum Aufbau von Muskelmasse folgen lassen – mit schwerem Gewicht und wenigen Wiederholungen.

Eine weitere Möglichkeit, das 100er-Training anzuwenden, ist die Form eines sporadischen Einsatzes für eine Muskelgruppe, den ganzen Körper oder auch nur für 1 bis 2 Workouts, um Ihren Trainingsstil zu verändern und in den Muskeln einen Schock für weiteres Wachstum zu bewirken. In Tabelle 6.11 finden Sie einen Trainingsverlauf für die 100er-Technik als Beispiel. Jedes Workout dieses Programms wird zweimal pro Woche ausgeführt. So können Sie Workout 1 am Montag und Donnerstag und Workout 2 am Dienstag und Freitag machen. Sie können auch 2 Tage Erholungspause zwischen jedem Workout einlegen und Workout 1 am Montag und Freitag und Workout 2 am Mittwoch und Sonntag ausführen.

GERMAN VOLUME TRAINING

Das German Volume Training (GVT) ähnelt in einem wesentlichen Punkt dem 100er-Training: Man macht genau 100 Wdh. pro Übung. Der Hauptunterschied zwischen den beiden Methoden besteht darin, dass man beim GVT deutlich schwerere Gewichte verwendet als beim 100er-Training und von jeder Übung genau 10 Sätze mit 10 Wdh. ausführt (weshalb GVT auch als 10 × 10 bezeichnet wird). GVT wird seit Jahrzehnten von Bodybuildern und anderen Kraftsportlern verwendet, um das Muskelwachstum mithilfe eines hohen Trainingsvolumens (10 Sätze pro Übung) und einer Wiederholungszahl (10 pro Satz) zu maximieren, die genau im Hypertrophiefenster liegt. GVT begünstigt jedoch auch den Fettabbau, da durch das hohe Volumen sowohl während des Trainings als auch danach viele Kalorien verbrannt werden. GVT ist wie das 100er-Training eine Methode für Fortgeschrittene, sie ist nicht für Anfänger geeignet.

Idealerweise nimmt man für alle 10 Sätze jeder Übung das gleiche Gewicht. Ich empfehle, ein Gewicht zu wählen, mit dem man 12–15 Wdh. schafft, anstatt das Maximalgewicht für 10 Wdh. (10RM) zu verwenden. Mit dem 10RM-Gewicht ist es aufgrund der Muskelermüdung unmöglich, bei allen 10 Sätzen 10 Wdh.zu schaffen. Wie bereits erwähnt sollen bei jedem Satz 10 Wdh. ausgeführt werden (nicht mehr und nicht weniger). Wenn Sie in den ersten paar Sätzen nach der 10. Wdh. das Gefühl haben, mehr schaffen zu können – lassen Sie es. Hören Sie bei 10 auf. In den letzten Sätzen werden Sie merken, warum! Beim GVT werden nicht alle Sätze bis zum Muskelversagen ausgeführt. Machen Sie zwischen den Sätzen etwa 2 min Pause, damit Sie sich ausreichend erholen, um bei allen Sätzen 10 Wdh. zu erreichen. Auch dies ist ein Unterschied zum 100er-Training, bei dem die Ruhezeiten kürzer sind, weil das Gewicht deutlich geringer ist.

GVT kann mit jedem Trainingssplit verwendet werden – Ober-/Unterkörper, 2-Tages-, 3-Tages-, 4-Tages- oder 5-Tages-Split. Aber weil das Workout so intensiv ist, ist es meistens praktikabler, in jeder Trainingseinheit weniger Muskelgruppen zu trainieren (d. h. 4-Tages- oder 5-Tages-Split). Wenn Sie Ober- und Unterkörper separat trainieren oder im 2-Tages-Split arbeiten, sollten Sie sich auf eine Übung pro Muskelgruppe beschränken, besonders wenn Sie 6 Tage pro Woche trainieren (sodass jede Muskelgruppe dreimal trainiert wird). Bei 3-Tages-, 4-Tages- oder 5-Tages-Splits können Sie mehrere Übungen pro Muskelgruppe durchführen, da jede Muskelgruppe nur ein- oder zweimal pro Woche trainiert wird. In diesem Fall empfehle ich 2 oder 3 Übungen für größere Muskelgruppen wie Quadrizeps und Brustmuskulatur und 1 oder 2 Übungen für kleinere Muskelgruppen wie Bizeps, Trizeps und Trapezmuskel. Tabelle 6.12 zeigt ein GVT-Programm mit 4-Tages-Split.

BEWERTUNG

Zeit	1	2	3	**4**	5
Länge	1	2	**3**	4	5
Schwierigkeitsgrad	1	2	3	4	**5**
Resultate	1	2	3	**4**	5

Tabelle 6.12 GVT-Workouts

Muskelgruppe	Übung	Sätze	Wdh.
WORKOUT 1: BRUST UND TRIZEPS			
Brust	Bankdrücken mit Kurzhanteln	10	10
	Kabelzüge über Kreuz von unten	10	10
	Flys am Gerät	10	10
Trizeps	Trizepsdrücken am Kabelzug	10	10
	Dips am Gerät	10	10
WORKOUT 2: RÜCKEN, BIZEPS, UNTERARME			
Rücken	Vorgebeugtes Rudern an der Multipresse	10	10
	Latzug	10	10
	Latzug mit gestreckten Armen	10	10
Bizeps	Langhantelcurls	10	10
	Kurzhantelcurls auf der Schrägbank	10	10
Unterarme	Unterarmcurls mit der Langhantel	10	10
WORKOUT 3: QUADRIZEPS/GESÄSS, HINT. OBERSCHENKELMUSKULATUR, WADEN			
Quadrizeps/Gesäß	Beinpresse	10	10
Hintere Oberschenkelmuskulatur	Beincurls im Sitzen	10	10
Waden	Wadenheben im Stehen	10	10
	Wadenheben an der Beinpresse	10	10
WORKOUT 4: SCHULTERN, TRAPEZMUSKEL, BAUCH			
Schultern	Schulterdrücken mit Kurzhanteln	10	10
	Aufrechtes Rudern am Kabelzug	10	10
	Seitheben mit Band	10	10
Trapezmuskel	Schulterheben mit der Langhantel hinter dem Körper	10	10
Bauch	Crunches am Gerät	10	10

50-50-METHODE

Dieses Programm hilft dabei, schwächere Muskelgruppen zu fördern. Dabei führen Sie 100 Wdh. pro Tag von irgendeiner Übung für einen Körperteil aus, den Sie als rückständig im Wachstum betrachten. Anders als beim 100er-Training werden hier nicht alle 100 Wdh. auf einmal ausgeführt und 100 Wdh. sind 8 Wochen lang jeden Tag für nur eine Muskelgruppe vorgesehen. Die tägliche Ausführung einer hohen Anzahl an Wiederholungen erhöht die Ausdauerfähigkeit des Muskels. Dies wird durch eine erhöhte Kapillardichte im Muskel erzeugt – das bezieht sich auf die Zahl an Kapillargefäßen (Blutgefäße, in denen der Austausch von Nährstoffen und Gasen zwischen dem Blut und den Muskelzellen stattfindet), von denen der Muskel versorgt wird.

Durch Muskelhypertrophie wird die Kapillardichte wegen der größeren Menge an Muskeln üblicherweise herabgesetzt. Dasselbe passiert beim Training mit wenigen Wiederholungen und schwerem Gewicht, da diese Trainingsform den Muskel dazu zwingt, vermehrt auf die Energie zu setzen, die er innerhalb der Muskelzelle gewinnen kann und nicht aus dem Blut. Durch die 50-50-Methode erhöhen Sie die Kapillardichte eines Muskels und damit die Zufuhr von Nährstoffen, anabolen Hormonen und Sauerstoff in den Muskel. Außerdem wird die Verstoffwechselung von Stoffwechselprodukten im Muskel verbessert. Das führt zu einer größeren Pumptätigkeit des Muskels, einer rascheren Erholung und schließlich zu einem größeren Potenzial für Muskelwachstum.

Für die Ausführung der 50-50-Methode identifizieren Sie zunächst die Muskelgruppe, die Sie auf dasselbe Level wie andere bringen möchten. Dann wählen Sie eine Übung für diese Muskelgruppe. Die werden Sie jeden Tag ausführen, auch an Tagen, an denen Sie diese Muskelgruppe sonst nicht trainieren. In Tabelle 6.13 finden Sie Übungen, die sich am besten für die 50-50-Methode eignen. Sie führen die 100 Wdh. dieser Übung in 2 Teilen pro Tag aus: 50 Wdh. mit einem Gewicht, das Sie fordert, aber nicht so schwer ist, dass nach 50 Wdh. PmM eintritt, und nach 8–12 Std. Pause die übrigen 50 Wdh. Möchten Sie Ihren Bizeps auf Vordermann bringen, dann führen Sie 50 Kurzhantelcurls am Morgen um 9:00 Uhr aus und den Rest am Abend gegen 21:00 Uhr. Das Gewicht spielt die entscheidende Rolle für das Resultat. Ist es zu schwer, ist mit Übertraining zu rechnen. Eine gute Richtlinie lautet: Sie sollten sich nach 50 Wdh. so fühlen, als ob Sie noch 10 schaffen könnten. Dieses Programm sollte nicht länger als 8 Wochen ausgeführt werden, um gute Resultate zu erzielen und Stagnation zu verhindern. Danach können Sie mit dem Programm jedoch zu einer anderen Muskelgruppe wechseln.

BEWERTUNG

Zeit	1	2	3	4	**5**
Länge	1	2	3	**4**	5
Schwierigkeitsgrad	1	**2**	3	4	5
Resultate	1	2	3	4	**5**

TABELLE 6.13 **50-50-Übungen**

Muskelgruppe	Beste Wahl an Übungen
Brust	Bankdrücken mit Kurzhanteln (Flach- oder Schrägbank)
	Kurzhantelflys (Flach- oder Schrägbank)
	Liegestütz
Schulter	Überkopfdrücken mit Kurzhanteln (im Stehen oder Sitzen)
	Seitheben mit Kurzhanteln
	Aufrechtes Rudern mit Kurzhanteln
	Vorgebeugtes Seitheben
Rücken	Kurzhantel- oder Langhantelrudern
	Latzug
	Latzug mit gestreckten Armen
Trizeps	Trizepsdrücken
	Trizepsstrecken mit Kurzhanteln im Liegen
Bizeps	Kurzhantelcurls (im Stehen, Sitzen oder auf der Schrägbank)
Unterarme	Unterarmbeugen (mit Kurzhanteln oder mit der Langhantel)
	Unterarmstrecken (mit Kurzhanteln oder mit der Langhantel)
Quadrizeps	Kniebeugen
	Beinstrecken
Hint. Oberschenkelmuskulatur	Beincurls (im Liegen, Sitzen oder Stehen)
	Rumänisches Kreuzheben (mit Kurzhanteln oder mit der Langhantel)
Waden	Wadenheben im Stehen
	Vorgebeugtes Wadenheben
Bauch	Crunches

21ER

Dies ist dezidiert eine Trainingsmethode für Fortgeschrittene. Dabei wird der zu trainierende Muskel durch 3 verschiedene Bewegungsbereiche innerhalb eines einzelnen Satzes gefordert. Der Name dieser Methode kommt von der Gesamtzahl an Wiederholungen pro Satz, die bei dieser Technik ausgeführt werden. Mit jedem Satz führen Sie also insgesamt 21 Wdh. aus, aber in Form 3 verschiedener Sätze zu je 7 Wdh. Sie beginnen einen Satz mit der Ausgangsposition und machen 7 Wdh. mit der ersten Hälfte der Bewegung (siehe Tab. 6.13). Nach den ersten 7 Wdh. machen Sie weitere 7 Wdh., jedoch nur mit der zweiten Hälfte der Bewegung. Danach schließen Sie mit 7 Wdh. der kompletten Bewegung die Übung ab. Wenn wir Langhantelcurls als Beispiel hernehmen, dann beginnen Sie mit vollständig gestreckten Armen und halten die Langhantel quer über Ihren Oberschenkeln. Zunächst führen Sie das Gewicht siebenmal in einer Curlbewegung nach oben, aber nur so weit, bis Ihre Arme etwa parallel zum Boden sind. Danach führen Sie das Gewicht siebenmal in einer Curlbewegung jeweils von dem Punkt nach oben, wo Ihre Arme parallel zum Boden sind, bis zu jenem, an dem die Arme bei den Schultern sind. Nach dieser zweiten Serie von 7 Wdh. führen Sie die letzten 7 Wdh. als gewöhnliche, komplette Langhantelcurls mit der gesamten Bewegung aus.

Die 21er können mit praktisch jeder Übung gemacht werden, sinnvoll ist es jedoch, Isolationsübungen zu wählen. Bei Verbundübungen wie Bankdrücken und Kniebeuge werden so viele Synergisten zur Stabilisierung zu Hilfe genommen, dass die Ausführung des kompletten Bewegungsverlaufs effektiv ist. In Tabelle 6.14 finden Sie einige der am besten geeigneten Übungen für die Ausführung der 21er. Unabhängig von der Übung muss für die Ausführung von 21ern mit einem geringeren Widerstand als normalerweise gearbeitet werden, da die Muskeln noch nicht an die höhere Zahl an Wiederholungen gewöhnt sind. Der Einsatz von Kabelzügen oder Geräten ist für diese Trainingstechnik eine hervorragende Möglichkeit, um den Muskel ständig unter Spannung zu halten. Das ist vor allem deshalb wichtig, weil bei vollständiger Beugung und der Verwendung von freien Gewichten die Spannung auf den Muskel normalerweise nachlässt. Mit 21ern können Sie auf effektivste Weise während der ersten 7 Wdh. an der Flexibilität innerhalb des Gelenks arbeiten, da der trainierte Muskel zu Beginn jeder Wiederholung in einer vollständig gestreckten Position ist. Die mittleren 7 Wdh. zielen am besten auf das Muskelwachstum und die Entwicklung der Muskeln ab, da die Muskeln in der zweiten Hälfte der Bewegungsausführung stärker sind und somit auf dem höchsten Punkt ganz besonders fest angespannt werden können. Die letzten 7 Wdh. dienen prinzipiell dazu, die Muskeln zu ermüden – gut, um neues Wachstum anzuregen.

Wenn Sie diese Trainingsmethode in Ihren üblichen Plan eingliedern wollen, sollten Sie 3 Sätze davon als erste Übung für einen Körperteil (natürlich erst nach angemessenem Aufwärmen) ausführen und dann mit einfachen Sätzen für alle anderen Übungen im jeweiligen Workout fortfahren. Sie können auch 3 Sätze der 21er als letzte Übung für eine bestimmte Muskelgruppe machen, um den Muskel zur Erschöpfung zu bringen. Zur Vermeidung von Übertraining sollte das Volumen für jene Muskelgruppen verringert werden, die auch mit 21ern trainiert werden, indem Sie eine Übung in dem jeweiligen Workout aussparen. Wenn Sie am Tag des Brustmuskeltrainings üblicherweise 3–4 Übungen machen, dann sollten Sie nur 2–3 machen, wenn Sie auch 3 Sätze der 21er für die Brust ausführen. Anfänger sollten, wenn überhaupt, mit nur einem Satz 21er beginnen. Vergessen Sie nicht, dass dies eine Technik für Fortgeschrittene ist! Nach einigen Trainingseinheiten können Sie auf 2 oder 3 Sätze erhöhen. Sie können dieses Programm 4–8 Wochen ausführen, aber nicht länger, da es seine Wirksamkeit nach 8 Wochen verliert.

BEWERTUNG

Zeit	1	2	3	4	5
Länge	1	2	3	4	5
Schwierigkeitsgrad	1	2	3	4	5
Resultate	1	2	3	4	5

TABELLE 6.14 **21er-Training**

Muskelgruppe	Übung	Unterteilung für 21er
Brust	Kabelzüge über Kreuz	Die Ausführung dieser Übung ist die gleiche wie bei normalen Kabelzügen über Kreuz, wie in Kapitel 15 beschrieben. Erste 7 Wdh.: Beginnen Sie mit zur Seite gestreckten Armen und spannen Sie die Brustmuskeln an, bis die Arme etwa 45 Grad zum Oberkörper stehen. Nächste 7 Wdh.: Führen Sie die Arme von der 45-Grad-Stellung aus ganz zueinander, wobei der Ellbogenwinkel gleich bleibt. Brustmuskeln anspannen. Letzte 7 Wdh.: Kombinieren Sie die beiden vorherigen Bewegungen.
Rücken	Latzug	Die Form der Bewegung ist genauso wie bei gewöhnlichen Latzügen (siehe Kap. 17). Die ersten 7 Wdh.: Ziehen Sie die Stange zur oberen Brust, während Sie die Ellbogen hinten halten, bis diese etwa 90° gebeugt sind. Die nächsten 7 Wdh.: Beginnen Sie von der 90°-Beugung in den Ellbogen und ziehen Sie die Stange weiter bis zur oberen Brust. Die letzten 7 Wdh.: Kombinieren Sie die Bewegungsausführungen der vorhergehenden Wiederholungen für vollständige Wiederholungen.
Schultern	Seitheben am Kabelzug	Die Bewegung ist genauso wie beim gewöhnlichen Seitheben am Kabelzug (siehe Kap. 16). 7 Wdh.: Führen Sie Ihren Arm nach oben, während Ihr Ellbogen in einer leicht gebeugten Position fixiert bleibt, bis der Arm etwa einen 45°-Winkel zum Boden bildet. 7 Wdh.: Beginnen Sie von der 45°-Position aus und ziehen Sie das Gewicht nach oben, bis Ihr Arm etwas höher als parallel zum Boden ist. 7 Wdh. Kombinieren Sie die vorhergehenden Bewegungsausführungen.
Quadrizeps	Beinstrecken	Die Bewegung ist genauso wie beim gewöhnlichen Beinstrecken (siehe Kap. 22). 7 Wdh.: Strecken Sie die Knie, bis Ihre Schienbeine etwa einen 45°-Winkel zum Boden bilden. 7 Wdh.: Beginnen Sie in der 45°-Position und strecken Sie die Beine und spannen Sie die Quadrizepse auf dem höchsten Punkt an. 7 Wdh. Kombinieren Sie die vorhergehenden Bewegungsausführungen.
Hintere Oberschenkelmuskulatur	Beincurls im Liegen (können auch im Sitzen ausgeführt werden)	Die Bewegung ist genauso wie bei gewöhnlichen Beincurls (siehe Kap. 23). 7 Wdh.: Beugen Sie die Knie, bis Ihre Schienbeine beinahe senkrecht zum Boden sind. 7 Wdh.: Der letzte Teil besteht darin, das Polster so weit wie möglich nach oben zum Gesäß zu bringen. 7 Wdh.: Kombinieren Sie die vorhergehenden Bewegungsausführungen.
Trizeps	Trizepsdrücken	Da der Bewegungsbereich beim Trizepsdrücken relativ gering ist (siehe Kap. 19), wird die Bewegung für die Ausführung von 21ern erweitert, indem die Hände in der Ausgangsposition auf Höhe des oberen Brustbereichs sind. Ihre Unterarme bilden zu Beginn etwa einen 30°-Winkel zum Boden und sind nicht parallel zum Boden. Fixieren Sie die Oberarme und Ellbogen an der Körperseite. 7 Wdh.: Strecken Sie die Arme, bis die Ellbogen etwas höher als parallel zum Boden sind. 7 Wdh.: Beginnen Sie mit den Ellbogen etwas höher als parallel zum Boden, strecken Sie dann Ihre Arme aus, bis die Ellbogen vollständig gestreckt sind, und spannen Sie den Trizeps an. 7 Wdh.: Kombinieren Sie die vorhergehenden Bewegungsausführungen.
Bizeps	Einarmige Curls am Kabelzug	Die Bewegung ist genauso wie bei gewöhnlichen einarmigen Curls am Kabelzug (siehe Kap. 20). 7 Wdh.: Führen Sie das Gewicht in einer Curlbewegung nach oben, bis Ihre Unterarme beinahe parallel zum Boden sind. 7 Wdh.: Beginnen Sie mit der Position der Unterarme beinahe parallel zum Boden und führen Sie den Griff in einer Curlbewegung nach oben, bis Ihr Ellbogen vollständig gebeugt ist. Spannen Sie ihn auf dem höchsten Punkt fest an. 7 Wdh.: Kombinieren Sie die vorhergehenden Bewegungsausführungen.

4ER-WIEDERHOLUNGSSYSTEM

Hier sind 4 verschiedene Übungen für jede Muskelgruppe Programm. Jede Übung ist so konzipiert, dass sie den Muskel aus unterschiedlichen Winkeln beansprucht und ihn so ganz speziell anregt. Nach gründlichem Aufwärmen sollte die erste eine Grundübung sein (siehe Tab. 6.15), von der 3 Sätze zu je 4 Wdh. ausgeführt werden. Mit diesem Wiederholungsbereich werden Kraftzuwächse stimuliert. Die zweite Übung kann eine weitere Grundübung sein, vorzugsweise mit Kurzhanteln, oder eine Isolationsübung mit geringer Hilfe durch die Synergisten. Die Ausführung von 3 Sätzen zu 8 Wdh. regt das Muskelwachstum am besten an. Die dritte Übung sollte eine Isolationsübung sein mit 3 Sätzen zu 12 Wdh. Dieser Wiederholungsbereich stellt einen starken Stimulus für das Muskelwachstum dar und löst biochemische Veränderungen im Muskel aus, die das Muskelwachstum und die Kraftausdauer (die Fähigkeit, mehr Wiederholungen mit einem bestimmten Gewicht auszuführen) fördern. Von der letzten Übung sollten je 3 Sätze zu 16 Wdh. gemacht werden, um den Muskelpump ordentlich zu aktivieren. Dadurch wird den Muskelzellen mehr Flüssigkeit zugeführt. Man geht davon aus, dass die somit erzielte Dehnung das Muskelwachstum anregt. Die letzte Übung kann eine Isolations- oder eine Grundübung für die jeweilige Muskelgruppe sein, je nachdem, welche Übung Sie als zweite ausführen.

Wegen des erhöhten Volumens bei diesem Programm sollten Sie Ihre Workouts nach 3 Körperregionen unterteilen, z. B.: Workout 1 für Brust, Schultern, Trizeps, Bauch, Workout 2 für Rücken, Bizeps sowie Workout 3 für Oberschenkel, Waden, Bauch. Je nachdem, wie Sie sich erholen, könnten Sie jede Muskelgruppe nur einmal pro Woche im 4er-Wiederholungssystem trainieren. Eine alternative Anwendung davon wären 4 Sätze jeder Übung, wobei der 1. Satz mit 4 Wdh., der 2. mit 8, der 3. mit 12 und der letzte mit 16 Wdh. gemacht wird. Dies können Sie auf 2 oder 3 Übungen pro Muskelgruppe anwenden. In Tabelle 6.16 finden Sie ein Beispiel für Rücken und Bizeps.

BEWERTUNG

Zeit	1	2	3	4	5
Länge	1	2	3	4	5
Schwierigkeitsgrad	1	2	3	4	5
Resultate	1	2	3	4	5

TABELLE 6.15 **4er-Wiederholungen für Muskelwachstum**

Muskelgruppe	Übungen	Sätze	Wdh.
Brust	Schrägbankdrücken	3	4
	Bankdrücken mit Kurzhanteln	3	8
	Flys auf der Negativbank	3	12
	Butterflys	3	16
Schultern	Langhanteldrücken im Stehen	3	4
	Seitheben mit Kurzhanteln	3	8
	Aufrechtes Rudern	3	12
	Überkopfdrücken mit Kurzhanteln	3	16
Trizeps	Bankdrücken mit engem Griff	3	4
	Trizepsdips	3	8
	Trizepsstrecken im Liegen	3	12
	Trizepsdrücken	3	16
Rücken	Vorgebeugtes Rudern	3	4
	Latzug	3	8
	Latzug mit gestreckten Armen	3	12
	Kurzhantelrudern	3	16
Bizeps	Langhantelcurls	3	4
	Kurzhantelcurls auf der Schrägbank	3	8
	Konzentrationscurls	3	12
	Preacher Curls	3	16
Beine	Kniebeugen	3	4
	Rumänisches Kreuzheben	3	8
	Beinstrecken	3	12
	Beinpresse	3	16

TABELLE 6.16 **Alternative zum 4er-Wiederholungssystem**

Muskelgruppe	Übungen	Sätze	Wdh.
Rücken	Vorgebeugtes Rudern	4	4, 8, 12, 16
	Latzug	4	4, 8, 12, 16
	Latzug mit gestreckten Armen	4	4, 8, 12, 16
	Kurzhantelrudern	4	4, 8, 12, 16
Bizeps	Langhantelcurls	4	4, 8, 12, 16
	Kurzhantelcurls auf der Schrägbank	4	4, 8, 12, 16
	Konzentrationscurls	4	4, 8, 12, 16

ERZWUNGENE WIEDERHOLUNGEN

Durch erzwungene Wiederholungen können Sie mit einem Helfer mehr Wiederholungen in einem Satz, auch nach Einsetzen von PmM, unterbringen. Dadurch werden die Muskeln bis an die Grenzen und darüber hinaus beansprucht, sodass sie zum Wachstum angeregt werden. Nachdem bei einem Satz PmM erreicht ist, kann Ihnen jemand bei der Ausführung von 2 oder 3 zusätzlichen Wiederholungen helfen, die Sie ohne Hilfe nicht ausführen hätten können. Die Ausführung erzwungener Wiederholungen beim letzten Satz einer Übung ist alles, was nötig ist, um das Muskelwachstum sprungartig zu steigern. Forschungen haben das belegt. Bei einer Studie mit 16 männlichen Sportlern hat man herausgefunden, dass das Training mit erzwungenen Wiederholungen den Wachstumshormonspiegel nach dem Training um das beinahe Dreifache steigen ließ im Vergleich zu einem Standardworkout, wie aus Abbildung 6.1 (Ahtiainen,

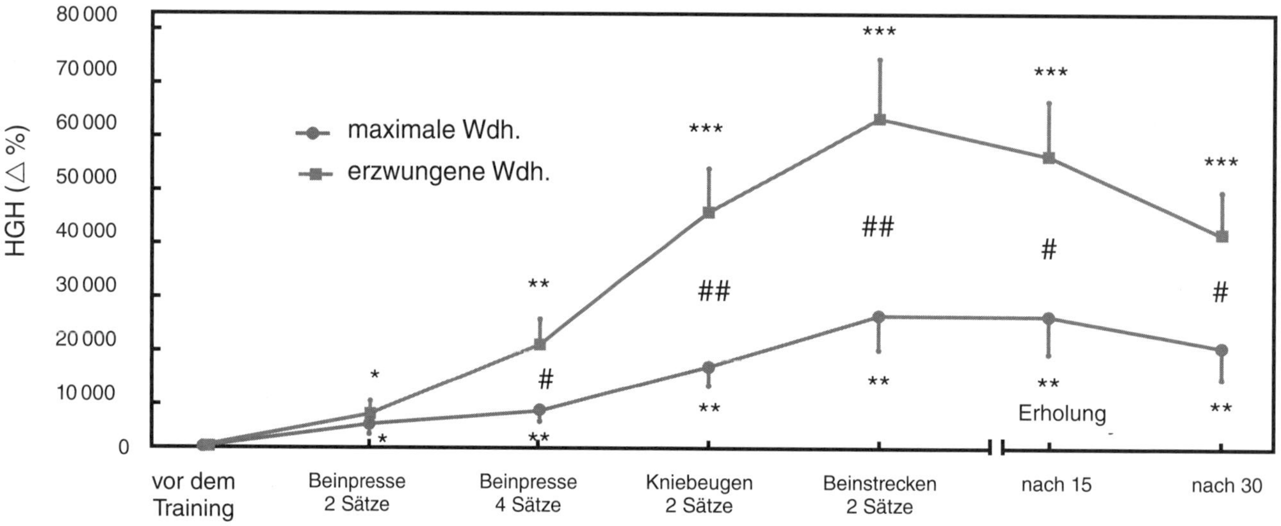

Abb. 6.1 Diese Grafik stellt den erhöhten Wachstumshormonspiegel eines Workouts mit erzwungenen Wiederholungen dar im Vergleich zu einem normalen Workout. * Signifikanter Unterschied (* = p < 0,05; ** = p < 0,01, *** p < 0,001) zu entsprechenden Werten vor dem Training. # Statistisch signifikanter Unterschied (# = p < 0,05, ## p < 0,01) zwischen der Belastung für maximale Wiederholungen im Vergleich zu erzwungenen Wiederholungen.

aus: J. P. Ahtiainen, A. Pakarinen, W. J. Kraemer und K. Häkkinen (2003), »Acute Hormonal and Neuromuscular Responses and Recovery to Forced vs. Maximum Repetitions Multiple Resistance Exercises«, *International Journal of Sports Medicine*, 24(6): S. 410–418.

Pakarinen, Kraemer und Hakkinen 2003) ersichtlich. Das Wachstumshormon ist ein wichtiges anaboles Hormon, das an der Stimulierung des Muskelwachstums beteiligt ist. Ahtiainen und Kollegen haben auch die Erholung der Muskeln nach einem Training mit erzwungenen Wiederholungen erforscht. Sie fanden heraus, dass sich die trainierten Muskeln der Probanden bis zu 3 Tage nach dem Workout mit erzwungenen Wiederholungen noch nicht wieder vollständig erholt hatten. Deshalb sollten Sie den Muskelgruppen beim Trainieren mit erzwungenen Wiederholungen 4 bis 7 Tage Erholung gönnen, bevor sie wieder trainiert werden. Die Trainingsmethode mit erzwungenen Wiederholungen sollten Sie ohnehin – egal für welche Muskelgruppe – nicht länger als 4 Wochen durchführen.

BEWERTUNG

Zeit	1	2	3	4	5
Länge	1	2	3	4	5
Schwierigkeitsgrad	1	2	3	4	5
Resultate	1	2	3	4	5

NEGATIVWIEDERHOLUNGEN

Wie erzwungene Wiederholungen verwendet man auch Negativwiederholungen am besten am Ende eines Satzes, wenn die Muskeln erschöpft sind. Wenn Sie keine weiteren positiven Wiederholungen mit Ihrem Gewicht ausführen können, lassen sich immer noch ein paar Negativwiederholungen machen, weil die Muskeln beim negativen Teil der Übung viel stärker sind. Dies wird hier genutzt und die Tatsache, dass diese hochintensive Technik Muskelwachstum anregt, selbst wenn sie nur hin und wieder angewandt wird. Das Training mit Negativwiederholungen zum Aufbau von Muskelmasse unterscheidet sich von dem zur Steigerung von Maximalkraft. Dies wird in Kapitel 9 beschrieben. Der Widerstand gegen das Gewicht bei der Bewegung nach unten, also während der exzentrischen oder negativen Phase der Übung, bewirkt eine zusätzliche Schädigung von Muskelfasern. Solche Zerstörung löst eine ganze Reihe von Mechanismen aus, die zu Muskelwachstum führen. Außerdem schützt dieser Vorgang vor weiterer exzentrischer Überlastung, weshalb Sie diese Technik nicht zu oft anwenden sollten. Sobald der Muskel aber eine höhere Toleranzgrenze erreicht hat, fällt die Schädigung viel geringer aus. Somit ist es sinnvoll, wenn Sie nach Verwendung dieser Technik ein- bis zweimal je Muskelgruppe auch wieder damit aufhören und am besten eine Pause von mindestens 2 Monaten einlegen, bevor Sie diese Methode wieder verwenden. Nur 2 oder 3 Negativwiederholungen am Ende des letzten Satzes jeder Übung reichen aus. Sie sollten je nach Gewicht 1 oder 2 Helfer für die positive Phase der Wiederholungen dabeihaben. Bei der negativen Phase sollten Sie versuchen, dem Gewicht Widerstand zu leisten, indem Sie Ihre Muskeln langsam durch die negative Wiederholung, aber nicht länger als 3 sek das Gewicht nach unten führen. Wenn Sie dem Gewicht nicht mindestens 3 sek Widerstand leisten können, sollten Sie keine weiteren Negativwiederholungen mehr machen und den Satz beenden.

BEWERTUNG

Zeit	1	2	3	4	5
Länge	1	2	3	4	5
Schwierigkeitsgrad	1	2	3	4	5
Resultate	1	2	3	4	5

TRAINING MIT LANGSAMEN WIEDERHOLUNGEN

Dieses Training ist eine Technik, bei der die Wiederholungen in äußerst langsamem Tempo ausgeführt werden. Obwohl dieses Training ein breites Spektrum an Möglichkeiten umfasst, ist die bekannteste das »Superslow-Training«. Hier wird das Tempo der Wiederholungen auf 10 sek für die positive Phase bzw. das Heben und weitere 10 sek für die negative gedrosselt. Sie sollten ein Gewicht von etwa 50–70% dessen verwenden, mit dem Sie üblicherweise trainieren, und 5–10 Wdh. je Satz versuchen. Da langsame Kontraktionen sehr intensiv sind, reichen 2–3 Übungen je Muskelgruppe und 2 Sätze je Übung aus. Den Muskelgruppen, die mit superlangsamen Wiederholungen trainiert wurden, sollten Sie 5–7 Tage Ruhepause geben. Diese Methode wenden Sie 4–6 Wochen an, bevor Sie in normalem Tempo weitertrainieren. Sie können das superlangsame Training auch so in Ihren Plan einfügen, dass Sie es in jedem zweiten Workout für jede Muskelgruppe einsetzen oder jeweils 1 Satz mit superlangsamen Wiederholungen in jedem Workout, egal für welche Muskelgruppe, ausführen – zu Beginn oder am Ende. Das Training mit superlangsamen Wiederholungen bringt zahlreiche Vorteile, ist also eine effektive Technik für den Aufbau von Muskelmasse. Der Schwung des Gewichts wird minimiert und somit die größte Belastung auf den zu trainierenden Muskel gelegt. Das hilft Ihnen, die Verbindung zwischen Geist und Muskel zu entwickeln, da man sich aufgrund der langsamen Bewegungen auf die Muskelkontraktion konzentrieren muss. Alle beteiligten Muskelfasern werden allmählich erschöpft. Die Gefahr einer Verletzung oder einer schlechten Ausführung der Übungsbewegung wird minimiert. Nicht zuletzt reduziert das auch die Belastung für die Gelenke.

BEWERTUNG

Zeit	1	2	**3**	4	5
Länge	1	**2**	3	4	5
Schwierigkeitsgrad	1	**2**	3	4	5
Resultate	1	2	3	**4**	5

SPEEDSATZTRAINING

Die Kombination von schnellen, langsamen und normalen Wiederholungen in jedem Satz bringt dreierlei Resultate: Kraftsteigerung, Muskelaufbau und Fettreduzierung. Die schnellen Wiederholungen bauen wie alle explosiven Bewegungen Schnellkraft auf oder die Fähigkeit, sehr rasch Kraft zu erzeugen. Die langsamen Wiederholungen bauen insofern Kraft auf, als die Muskeln für eine längere Zeit unter Spannung stehen. Je länger Sie das Gewicht halten, desto größer ist die Muskelzerstörung und daher wird umso mehr neue Muskelmasse produziert. Indem jeder Satz mit Wiederholungen in normalem Tempo abgeschlossen wird, verbessert sich die Muskelausdauer. In Tabelle 6.16 finden Sie ein Beispiel für ein Speedsatztrainingsprogramm.

Jeder Satz besteht aus 15 Wdh. Die Wdh. 1–5 sind explosiv, werden besonders schnell ausgeführt. Die Wdh. 6–10 sind ultralangsam, werden mit 5 sek für die positive und weitere 5 sek für die negative Phase ausgeführt. Die Wdh. 11–15 werden im normalen Tempo gemacht (1–2 sek für das Heben und dasselbe fürs Senken). Aufgrund der Intensität dieses Programms sollten Sie ein Gewicht wählen, mit dem Sie unter gewöhnlichen Umständen 20–25 Wdh. schaffen.

Bei dieser Methode sollten einseitige Übungen (ein Arm oder ein Bein) vermieden werden. Die Ausführung von 15 Wdh. (5 davon ultralangsam) je Satz braucht viel Zeit. Wenn Sie dann eine Übung wie Kurzhantelrudern oder Kurzhanteldrücken mit nur einer Seite ausführen, könnte dadurch eine zu große Belastung für die Stabilisierungsmuskeln und die der Körpermitte entstehen. Um die Rumpfmuskeln zu entlasten, empfehle ich den Einsatz von Geräten, insbesondere der Multipresse, mit der Sie auch das Maximum an Explosivkraft für schnelle Wiederholungen einsetzen können.

Diese Technik ist ideal für das Training entgegengesetzter Muskelgruppen je Workout, etwa Brust und Rücken, Bizeps und Trizeps, Schultern und Waden oder Beine und Bauch. Das stellt sicher, dass jede Muskelgruppe rundum vom Training profitiert. Nachdem die Anzahl der Wiederholungen hoch und die Technik äußerst intensiv ist, kann es leicht passieren, dass man etwa den Trizeps beim Training der Brust auspowert, sodass der Muskel von dieser Form des Trainings am selben Tag nicht mehr profitieren würde.

Sie sollten mit 2 Sätzen je Übung während Woche 1–2 beginnen und dann auf 3 Sätze je Übung in der Woche 3–4 erhöhen. Die Satzpausen sollten 1–2 min betragen. Maximal 4 Wochen am Stück sollte diese Technik ausgeführt werden. Danach kehren Sie wieder zum normalen Training zurück.

BEWERTUNG

Zeit	1	2	3	4	5
Länge	1	2	3	4	5
Schwierigkeitsgrad	1	2	3	4	5
Resultate	1	2	3	4	5

TABELLE 6.17 Speedsatztraining

WORKOUT 1 (MONTAG): BEINE UND BAUCH		
Übung	**Sätze in Woche 1–2/3–4**	**Wdh.**
BEINE		
Kniebeugen an der Multipresse*	2/3	15
Beinpresse	2/3	15
Beinstrecken	2/3	15
Beincurls	2/3	15
BAUCH**		
Hängendes Beinheben	2/3	15
Crunches***	2/3	15

* Kniebeugen oder Frontkniebeugen
** Für die Bauchübungen können Sie Gewichte einsetzen; trainieren Sie aber nur mit Ihrem eigenen Körpergewicht und können mehr als 5 Wdh. im normalen Tempo am Ende des Satzes machen, dann machen Sie noch weitere Wdh. im normalen Tempo bis zum Muskelversagen/PmM.
*** oder Crunches am Gerät

WORKOUT 2 (DIENSTAG): BRUST UND RÜCKEN		
Übung	**Sätze in Woche 1–2/3–4**	**Wdh.**
BRUST		
Schrägbankdrücken an der Multipresse*	2/3	15
Bankdrücken mit Kurzhanteln**	2/3	15
Kabelzüge über Kreuz***	2/3	15
RÜCKEN		
Latzug im weiten Griff	2/3	15
Rudern am Kabelzug im Sitzen	2/3	15
Latzug mit gestreckten Armen	2/3	15

* oder Schrägbankdrücken am Gerät
** oder Bankdrücken am Gerät
*** oder Flys am Gerät

WORKOUT 3 (DONNERSTAG): SCHULTERN UND WADEN		
Übung	**Sätze in Woche 1–2/3–4**	**Wdh.**
SCHULTERN		
Überkopfdrücken an der Multipresse*	2/3	15
Aufrechtes Rudern an der Multipresse	2/3	15
Seitheben mit Kurzhanteln**	2/3	15
WADEN		
Wadenheben im Stehen	2/3	15
Wadenheben im Sitzen	2/3	15

* oder Schulterdrücken am Gerät
** oder Seitheben am Gerät

WORKOUT 4 (FREITAG): TRIZEPS UND BIZEPS		
Übung	**Sätze in Woche 1–2/3–4**	**Wdh.**
TRIZEPS		
Bankdrücken mit engem Griff an der Multipresse	2/3	15
Trizepsdrücken*	2/3	15
BIZEPS		
Langhantelcurls	2/3	15
Preacher Curls**	2/3	15

* oder Trizepsstrecken am Gerät
** oder Bizepscurls am Gerät

4-MINUTEN-MUSKELTECHNIK

Bei der 4-Minuten-Muskeltechnik wird für jede Übung ein Gewicht gewählt, mit dem Sie bis zum Muskelversagen (PmM) 15–19 Wdh. ausführen können: Das Gewicht 4 min lang heben und bei Eintritt von PmM eine kurze Pause machen. Finden Sie heraus, wie viele Wiederholungen Sie in 4 min schaffen. Diese Anzahl erhöhen Sie dann über einige Wochen hinweg allmählich. In Woche 1 mit dieser Technik sollten Sie zumindest 40 Wdh. in 4 min hinbekommen; Ziel nach 4–6 Wochen sind 60 Wdh. in 4 min.

Eine Woche bevor Sie mit dieser Technik beginnen, sollten Sie das Maximalgewicht für 15–19 Wdh. zu den gelisteten Übungen herausfinden. Es spielt eine entscheidende Rolle für Ihren Erfolg. Ein Gewicht, mit dem Sie keine 15 Wdh. schaffen, ist zu schwer, um das Ziel von 60 Wdh. in 4–6 Wochen zu erreichen. Ein Gewicht, mit dem Sie mehr als 19 Wdh. machen, ist zu leicht, denn Sie erreichen das Ziel in kürzerer Zeit. Machen Sie nur so viele Sätze je Übung, bis Sie das angemessene Gewicht bestimmen können. Dann machen Sie mit der nächsten Übung weiter. Führen Sie alle Übungen in der Reihenfolge wie aufgelistet aus.

Es gibt 2 Möglichkeiten, wie Sie das 4-Minuten-Muskelprogramm umsetzen können: Zum einen bis PmM trainieren und so kurz wie möglich pausieren, bevor Sie das Gewicht erneut nehmen und wieder bis PmM üben, so immer weiter, bis 4 min um sind. Sie können dabei aber nicht die Gesamtzahl der Wiederholungen erhöhen – es bleibt lediglich die Hoffnung, dass sich die Muskelausdauer verbessert, sodass Sie mehr Wiederholungen in 4 min schaffen.

Zum anderen können Sie – und das scheint sinnvoller zu sein – ein Tempo festlegen, bei dem Sie sich an eine festgelegte Zeit für die Satzpausen halten. Wenn Sie dieses Workout erstmals ausführen, sollten Sie bei Eintritt des Muskelversagens jedes Mal eine Satzpause von 20 sek machen. Dasselbe können Sie in Woche 2 machen. In Woche 3 sollten Sie die Satzpause bei Eintreten von PmM auf 15 sek reduzieren. So können Sie in der 4. Woche weitermachen. Wenn Sie in Woche 4 das Ziel von 60 Wdh. noch nicht erreichen, dann sollten Sie in Woche 5 und 6 die Satzpausen auf 10 sek beschränken und somit das Ziel von 60 Wdh. erreichen oder ihm zumindest sehr nahe kommen.

Dennoch sollten Sie sich nicht weiter den Kopf darüber zerbrechen, wenn Sie das Ziel von 60 Wdh. nach 6 Wochen doch nicht erreichen. Die Ausführung von exakt 60 Wdh. spielt keine große Rolle für das Erreichen guter Resultate. Sie können von diesem Programm nach 4–6 Wochen einen größeren Muskelumfang, weniger Körperfett und eine verbesserte Muskelausdauer erwarten. Muskelausdauer bedeutet mehr Wiederholungen mit einem bestimmten Gewicht. Wenn Sie z. B. 10 Wdh. mit 30-kg-Kurzhanteln beim Bankdrücken schaffen, dann ist damit zu rechnen, dass Sie nach diesem Training leicht 12–15 Wdh. mit demselben Gewicht bewerkstelligen. Das bedeutet auch, dass Sie schwerere Kurzhanteln (etwa 35 kg) einsetzen können, um 10 Wdh. auszuführen.

Die Benefits dieses Programms: Sie verbrennen bei einer Übung von 4 min und minimalen Pausen viel mehr Kalorien als bei welchen mit 2–3 min Pause. Sie verbrennen auch nach dem Workout immer noch Kalorien. Dies führt zu einer beachtlichen Fettverbrennung. So ein Training bedeutet für Ihre Muskeln auch eine große metabolische Belastung, denn es entstehen Stoffwechselprodukte wie Laktat. Solche metabolischen Abfallprodukte bewirken eine vermehrte Ausschüttung anaboler Hormone wie dem Wachstumshormon, Testosteron und dem insulinähnlichen Wachstumsfaktor-1 (IGF-1). All das stimuliert Muskelwachstum und Ihr Körper lernt einen effektiveren Umgang mit Stoffwechselprodukten und ihrer Verwertung. Dies wiederum verbessert Ihre Muskelausdauer, was zu Kraftzuwächsen führt. Ein 4-Minuten-Training mit so kurzen Pausen setzt den Muskel auch großem mechanischem Stress aus (Muskelschädigung), das regt weitere Muskelzuwächse an. Schließlich ist diese Art Training so einzigartig, dass Ihre Muskeln einen Schock erleben, der sie größer und stärker werden lässt. Dies ist als Prinzip der Muskelkonfusion bekannt. In Tabelle 6.18 finden Sie ein vollständiges Workout eines 4-Minuten-Muskeltrainings.

Testen Sie das Programm 4–6 Wochen mit Pausen von 2–3 min zwischen den Übungen.

BEWERTUNG

Zeit	1	2	3	4	5
Länge	1	2	3	4	5
Schwierigkeitsgrad	1	2	3	4	5
Resultate	1	2	3	4	5

TABELLE 6.18 4-Minuten-Muskelworkout

Muskelgruppe	Übung	Zeit bzw. Wdh.-Ziel: Woche 1/4
WORKOUT 1 (MONTAG): BRUST, BIZEPS UNTERARME		
Brust	Bankdrücken an der Multipresse	4 min: 40/60
	Bankdrücken mit Kurzhanteln	4 min: 40/60
	Kurzhantelflys auf der Schrägbank	4 min: 40/60
	Kabelzüge über Kreuz	4 min: 40/60
Bizeps	Langhantelcurls	4 min: 40/60
	Kurzhantelcurls auf der Schrägbank	4 min: 40/60
	Preacher Curls	4 min: 40/60
Unterarme	Unterarmbeugen mit der Langhantel	4 min: 40/60
WORKOUT 2 (DIENSTAG): RÜCKEN, TRIZEPS UND BAUCH		
Rücken	Latzug im weiten Griff*	4 min: 40/60
	Rudern am Kabelzug im Sitzen*	4 min: 40/60
	Latzug im Untergriff*	4 min: 40/60
	Latzug mit gestreckten Armen	4 min: 40/60
Trizeps	Bankdrücken mit engem Griff an der Multipresse	4 min: 40/60
	Trizepsdrücken	4 min: 40/60
	Kabelzüge über Kopf	4 min: 40/60
Bauch	Hängendes Beinheben/Knieheben**	4 min: 40/60
	Crunches am Kabelzug	4 min: 40/60
WORKOUT 3 (DONNERSTAG): SCHULTERN UND TRAPEZMUSKEL		
Schultern	Schulterdrücken an der Multipresse	4 min: 40/60
	Seitheben mit Kurzhanteln	4 min: 40/60
	Schulterdrücken mit Kurzhanteln	4 min: 40/60
	Kabelzüge für den hinteren Deltamuskel von oben	4 min: 40/60
Trapezmuskel	Schulterheben an der Multipresse*	4 min: 40/60
	Schulterheben mit Kurzhanteln*	4 min: 40/60
WORKOUT 4 (FREITAG): BEINE, WADEN, BAUCH		
Beine	Kniebeugen an der Multipresse	4 min: 40/60
	Beinpresse	4 min: 40/60
	Beinstrecken	4 min: 40/60
	Rumänisches Kreuzheben*	4 min: 40/60
	Beincurls im Liegen	4 min: 40/60
Waden	Wadenheben im Stehen	4 min: 40/60
	Wadenheben im Sitzen	4 min: 40/60
Bauch	Crunches auf der Negativbank mit Gewicht	4 min: 40/60
	Reverse Crunches	4 min: 40/60

* Verwenden Sie Taillengürtel für diese Übung.
** Wenn Sie keine 15 Wdh. des hängenden Beinhebens ausführen können, dann machen Sie hängendes Knieheben; wenn Sie mehr als 15 Wdh. schaffen, klemmen Sie eine Kurzhantel oder einen Medizinball zwischen Ihre Füße oder Knie.

PROGRAMME MIT VARIIERENDEM GEWICHT

Krafttraining bedeutet das Heben von Gewichten, allgemeiner: eines Widerstandes. So erhält man die grundlegendste Veränderung durch die Änderung des Gewichts. Bei den folgenden Programmen wird nur damit gearbeitet, man ändert das Gewicht oder den Widerstand, und zwar indem man bei Trainingssätzen einzelner Workouts oder für jede Übung eines Workouts zwischen schwerem und leichtem Gewicht wechselt. Bei einigen Techniken wird das Gewicht während eines Satzes verändert. Unabhängig vom Zeitplan ist das Resultat in jedem Fall ein Zuwachs an Muskelmasse.

KOMBINATION SCHWERER UND LEICHTER WIEDERHOLUNGEN

Hierbei werden einige schwere und einige leichte Trainingssätze derselben Übung ausgeführt. Die schnell kontrahierenden Muskelfasern werden besser durch die Wiederholungen mit schwerem Gewicht stimuliert, Wiederholungen mit leichtem Gewicht fördern die Kapillarisation der Muskeln und führen zur Erschöpfung. Dies lässt sich auch anhand nur einer einzigen Übung erreichen (siehe Tab. 6.19). Erfahrenere Bodybuilder führen manchmal 2 Übungen aus, dann mit weniger Sätzen pro Übung. Dabei wird die erste Übung (eine Grund- oder Verbundübung) mit schwerem Gewicht und geringer Wiederholungszahl ausgeführt, die zweite (oft eine Isolationsübung) mit leichtem Gewicht und hoher Wiederholungszahl (siehe Tab. 6.20).

Beide Programme werden über einen 3- bis 4-Tages-Trainingssplit ausgeführt. Mit Workout 1 könnten etwa Schultern und Oberschenkel trainiert werden, mit Workout 2 Brust, Rücken und Bauch, mit Workout 3 Bizeps, Trizeps und Waden.

BEWERTUNG

Zeit	1	2	3	4	5
Länge	1	2	3	4	5
Schwierigkeitsgrad	1	2	3	4	5
Resultate	1	2	3	4	5

TABELLE 6.19 **Beispiel eines Programms zu einer Übung mit schweren und leichten Wiederholungen**

Muskelgruppe	Übung	Sätze	Wdh.
Schultern	Schulterdrücken	4	5
		4	12
Beine	Kniebeugen	5	4
		1	15
Brust	Bankdrücken	5	5
		2	12
Rücken	Langhantelrudern	4	4
		3	15
Bauch	Crunches am Kabelzug	3	10
		3	25
Bizeps	Langhantelcurls	4	5
		4	15
Trizeps	Trizepsstrecken im Liegen	4	5
		5	15
Waden	Wadenheben im Stehen	4	8
		6	25

TABELLE 6.20 **Beispiel eines Programms mit mehr Übungen mit schweren und leichten Wiederholungen**

Muskelgruppe	Übung	Sätze	Wdh.
Schultern	Schulterdrücken	4	5
	Seitheben	4	15
Oberschenkel	Kniebeugen	5	4
	Beinpresse	5	15
Brust	Bankdrücken	5	4
	Flys auf der Schrägbank	4	15
Rücken	Langhantelrudern	5	4
	Latzug	5	15
Bauch	Crunches am Kabelzug	3	10
	Reverse Crunches	3	25
Bizeps	Langhantelcurls	4	5
	Preacher Curls	3	15
Trizeps	Trizepsstrecken im Liegen	4	5
	Trizepsdrücken	3	15
Waden	Wadenheben im Stehen	3	8
	Wadenheben im Sitzen	3	25

PYRAMIDENMETHODE

Das ist ein Grundtrainingssystem. Der Begriff Pyramide bezieht sich auf die stufenweise Erhöhung oder Verringerung des Gewichts bei jedem Übungssatz. Dabei beginnt man mit 3–4 ansteigenden Sätzen. Die ersten 2–3 sind Aufwärmsätze, die nicht bis PmM ausgeführt werden. Der 3. oder 4. Satz wird üblicherweise mit einem Gewicht gemacht, mit dem Sie nur 4–6 Wdh. schaffen. Danach wird das Gewicht stufenweise verringert und die Wiederholungszahl auf weitere 2–3 Sätze erhöht. In Tabelle 6.21 finden Sie ein Beispiel dafür.

Der Vorteil der Pyramidenmethode besteht darin, dass Sie Ihre Muskeln langsam auf das schwere Gewicht vorbereiten können. Das beugt Verletzungen vor. Außerdem können Sie mit dieser Methode unterschiedliche Wiederholungsbereiche anwenden, wodurch die Muskeln unterschiedlich stimuliert werden.

BEWERTUNG

Zeit	1	2	3	**4**	5
Länge	1	2	**3**	4	5
Schwierigkeitsgrad	**1**	2	3	4	5
Resultate	1	2	**3**	4	5

TABELLE 6.21 **Pyramidenmethode mit Schrägbankdrücken**

Satz	Gewicht (kg)	Wdh.	Pause
1	60	10	2 min
2	85	8	3 min
3	100	6	3 min
4	110	4	3 min
5	85	7	3 min
6	75	8	–

HANTELSTÄNDER-PYRAMIDENMETHODE

Diese Methode führt man am besten mit einem Kurzhantelständer aus, wie man ihn in den meisten Fitnessstudios findet, da hier mit einem progressiven Anstieg festgelegter Gewichtsstufen gearbeitet wird. Genauso wie bei der Pyramidenmethode wird mit einem sehr leichten Gewicht mit 10 Wdh. zum Aufwärmen begonnen. Danach steigert man das Gewicht langsam mit jedem Satz in der kleinstmöglichen Stufe (üblicherweise 2,5 kg/Hantel), bis Sie nur noch 1 Wdh. machen können. Wenn Sie Ihre Muskeln danach wirklich fordern wollen, drehen Sie die Reihenfolge um und verringern das Gewicht jeweils in der kleinstmöglichen Stufe, bis Sie wieder zum Ausgangspunkt zurückkommen. Die Satzpausen sollten so kurz wie möglich gehalten werden, etwa 1–2 min.

Die Vorteile der Hantelständer-Pyramidenmethode sind jenen der klassischen Pyramidenmethode insofern ähnlich, als sie ein angemessenes Aufwärmen als Vorbereitung der Muskeln auf das intensive Training ermöglicht. Darüber hinaus werden unterschiedlichste Wiederholungsbereiche verwendet, um die Trainingsstimuli für den Muskel zu variieren. Er wird damit einem intensiven Workout unterworfen, das mit Sicherheit neues Muskelwachstum initiiert. Da dieses Workout für die Muskeln relativ anstrengend ist, sollte sie nicht zu oft angewandt werden. Am besten nehmen Sie sie in ein Workout auf, um das Wachstum einer unterentwickelten Muskelgruppe anzuregen. Effektiv angewandt wird die Hantelständer-Pyramidenmethode, indem sie bei einer Übung je Muskelgruppe verwendet wird, am besten mit grundlegenden Kurzhantelübungen zum Aufbau von Muskelmasse und mit Isolationsübungen. In Tabelle 6.22 finden Sie die am besten geeigneten Übungen für die Hantelständer-Pyramidenmethode und in Tabelle 6.23 ein Beispielworkout mit Bizepscurls mit Kurzhanteln.

BEWERTUNG

Zeit	1	2	3	4	**5**
Länge	1	**2**	3	4	5
Schwierigkeitsgrad	1	2	3	**4**	5
Resultate	1	2	3	**4**	5

TABELLE 6.22 Die besten Übungen für die Hantelständer-Pyramide

Muskelgruppe	Übung
Brust	Kurzhanteldrücken (Flach-, Schräg-, Negativbank)
	Kurzhantelflys (Flach-, Schräg-, Negativbank)
Schultern	Kurzhanteldrücken
	Kurzhantelheben (Front-, Seitheben, Heben für den hinteren Deltamuskel)
	Aufrechtes Rudern mit der Kurzhantel
Rücken	Kurzhantelrudern
Trapezmuskel	Schulterheben mit Kurzhanteln
Oberschenkel	Ausfallschritte mit Kurzhanteln
Trizeps	Trizepsstrecken im Liegen mit Kurzhanteln
	Trizepsstrecken über Kopf mit Kurzhanteln
Bizeps	Kurzhantelcurls (im Stehen, Sitzen, auf der Schrägbank)

TABELLE 6.23 Pyramide mit Bizepscurls

Satz	Gewicht (kg)	Wdh.	Pause
1	14	10	1 min
2	16	10	1 min
3	18	10	1 min
4	20	8	2 min
5	22	6	2 min
6	24	3	2 min
7	26	1	2 min
8	24	2	2 min
9	22	3	2 min
10	20	5	2 min
11	18	6	2 min
12	16	7	2 min
13	14	8	–

UMGEKEHRTE PYRAMIDE

Diese Methode ist die umgedrehte Variante des Pyramidenmodells. Sie beginnen hier mit schweren Gewichten und arbeiten sich zu niedrigen durch und dann wieder hinauf. Wegen seines hohen Schwierigkeitsgrads ist dieses Training eine weniger häufige Methode des Pyramidentrainings. Ein Beispiel dafür ist das vom professionellen Bodybuilder Dean Tornabane verwendete Programm. Mit dem Startgewicht sollten 6–10 Wdh. für die jeweilige Übung erreicht werden. Danach machen Sie 2 weitere Sätze. Dabei verringern Sie das Gewicht jeweils genau um so viel, dass Sie noch genauso viele Wiederholungen wie beim ersten Satz schaffen. Nach dem dritten hängen Sie 2 weitere Sätze an, bei denen Sie das Gewicht um so viel erhöhen, wie Sie es zuvor verringert haben. Aufgrund von PmM werden die letzten beiden Sätze wahrscheinlich mit einer geringen Wiederholungszahl von 2–4 ausgeführt. Dies wirkt sich in Verbindung mit den vorigen Sätzen mit der höheren Zahl an Wiederholungen förderlich auf das Muskelwachstum aus. In Tabelle 6.24 finden Sie ein Beispiel für das umgekehrte Pyramidenprogramm. Diese Methode kann mit jeder Übung der meisten Muskelgruppen angewandt werden, jedoch am besten gleich zu Beginn eines Workouts mit einer Grundübung wie Bankdrücken, Schulterdrücken, Kniebeugen, Langhantelcurls oder Trizepsstrecken. Im Anschluss sollten einfache Sätze mit 1–2 Isolationsübungen für jede Muskelgruppe gemacht werden.

BEWERTUNG

Zeit	1	2	3	**4**	5
Länge	1	**2**	3	4	5
Schwierigkeitsgrad	1	2	3	4	**5**
Resultate	1	2	**3**	4	5

TABELLE 6.24 Beispiel für die umgekehrte Pyramide

Das Schulterdrücken trainieren Sie nach 2–3 Sets zum Aufwärmen.

Satz	Gewicht (kg)	Wdh.	Pause
1	84	8	2 min
2	80	8	2 min
3	72	8	2 min
4	80	4	2 min
5	84	2	–

OXFORD-METHODE

Die Oxford-Methode, eine absteigende Pyramidentechnik, basiert auf der zweiten Hälfte der klassischen Pyramidenmethode. Der Vorteil besteht darin, dass das schwerste Gewicht beim ersten Trainingssatz vor Erschöpfung der Muskeln durch vorherige Sätze mit leichteren Gewichten verwendet wird. Dabei wird der 1. Satz mit 100% von 10RM bis zum Muskelversagen ausgeführt mit 1–2 leichten Aufwärmsätzen zuvor. Beim 2. bis 3. Satz wird das Gewicht nur so weit verringert, dass Sie 10 Wdh. bis PmM schaffen. Die Oxford-Methode ist effektiv für den Aufbau von Muskelmasse, da jeder Satz bis PmM ausgeführt wird. Muskelversagen ist wichtig für die Anregung von Muskelwachstum, weil PmM die Ausschüttung des Wachstumshormons (HGH) und des insulinähnlichen Wachstumsfaktors-1 (IGF-1) fördert. Obwohl die Oxford-Methode normal mit 10 Wdh. pro Satz angewandt wird, können Sie auch andere Wiederholungsbereiche verwenden, etwa 6, 8, 12 oder sogar 15 Wdh. pro Satz. In Tabelle 6.25 (Oxford-Muskelmasse) finden Sie ein Beispiel der Oxford-Methode als absteigende Pyramidentechnik. Wenden Sie diese Methode 4–6 Wochen an, bevor Sie zu einer anderen wechseln.

BEWERTUNG

Zeit	1	2	3	4	5
Länge	1	2	3	4	5
Schwierigkeitsgrad	1	2	3	4	5
Resultate	1	2	3	4	5

TABELLE 6.25 **Oxford-Muskelmasse**

Übung	Satz	Gewicht	Wdh. bis PmM*
MONTAG: BRUST UND TRIZEPS			
Schrägbankdrücken	1	100% 10RM	10
	2	<100% 10RM**	10
	3	<100% 10RM	10
Kurzhanteldrücken	1	100% 10RM	10
	2	<100% 10RM	10
	3	<100% 10RM	10
Kurzhantelflys auf der Schrägbank	1	100% 10RM	10
	2	<100% 10RM	10
	3	<100% 10RM	10
Trizepsdrücken	1	100% 10RM	10
	2	<100% 10RM	10
	3	<100% 10RM	10
Trizepsstrecken über Kopf im Sitzen	1	100% 10RM	10
	2	<100% 10RM	10
	3	<100% 10RM	10

Übung	Satz	Gewicht	Wdh. bis PmM*
DIENSTAG: BEINE			
Frontkniebeugen	1	100% 10RM	10
	2	<100% 10RM	10
	3	<100% 10RM	10
Beinpresse	1	100% 10RM	10
	2	<100% 10RM	10
	3	<100% 10RM	10
Beinstrecken	1	100% 10RM	10
	2	<100% 10RM	10
	3	<100% 10RM	10
Beincurls	1	100% 10RM	10
	2	<100% 10RM	10
	3	<100% 10RM	10

Übung	Satz	Gewicht	Wdh. bis PmM*
DONNERSTAG: SCHULTERN			
Schulterdrücken mit Kurzhanteln	1	100% 10RM	10
	2	<100% 10RM	10
	3	<100% 10RM	10
Seitheben	1	100% 10RM	10
	2	<100% 10RM	10
	3	<100% 10RM	10
Vorgebeugtes Seitheben	1	100% 10RM	10
	2	<100% 10RM	10
	3	<100% 10RM	10
Schulterheben mit Kurzhanteln	1	100% 10RM	10
	2	<100% 10RM	10
	3	<100% 10RM	10

Übung	Satz	Gewicht	Wdh. bis PmM*
FREITAG: RÜCKEN UND BIZEPS			
Latzug	1	100% 10RM	10
	2	<100% 10RM	10
	3	<100% 10RM	10
Kurzhantelrudern	1	100% 10RM	10
	2	<100% 10RM	10
	3	<100% 10RM	10
Latzug mit gestreckten Armen	1	100% 10RM	10
	2	<100% 10RM	10
	3	<100% 10RM	10
Preacher Curls	1	100% 10RM	10
	2	<100% 10RM	10
	3	<100% 10RM	10
Abwechselnde Kurzhantelcurls	1	100% 10RM	10
	2	<100% 10RM	10
	3	<100% 10RM	10
Curls im Obergriff	1	100% 10RM	10
	2	<100% 10RM	10
	3	<100% 10RM	10

* PmM von *Point of Momentary Muscle Failure* bis zum Muskelversagen

** Reduzieren Sie das Gewicht beim 2. und 3. Satz jeder Übung gerade um so viel, dass Sie 10 Wdh. schaffen.

Hinweis: Übungen für die Bauchmuskulatur können am Ende jedes dieser Workouts gemacht werden.

BREAKDOWNS

Diese Technik wurde von Fred Hatfield entwickelt und vom professionellen Bodybuilder Mike Quinn erfolgreich angewandt. Sie umfasst 3 verschiedene Wiederholungsbereiche für jeden der ausgeführten 3 Sätze. Beim 1. wird mit einem schweren Gewicht gearbeitet (eines, mit dem Sie nicht mehr als 4–6 Wdh./Satz ausführen können, um die schnell kontrahierenden Muskelfasern zu beanspruchen). Der 2. Satz wird mit 15–20% weniger Gewicht gemacht.

Dadurch sollten 10–15 Wdh. ausgeführt werden und das biochemische Milieu in der Muskelzelle zur Förderung von Muskelwachstum verbessert werden. Der 3. Satz wird mit einem etwa 50% geringerem Gewicht als der 1. ausgeführt, sodass 25–30 Wdh. möglich sind, um die langsam kontrahierenden Muskelfasern zu trainieren. Die Satzpausen sollten 2–3 min dauern. In Tabelle 6.26 finden Sie ein Beispiel des Breakdownworkouts für den Trizeps.

BEWERTUNG

Zeit	1	2	3	4	5
Länge	1	2	3	4	5
Schwierigkeitsgrad	1	2	3	4	5
Resultate	1	2	3	4	5

TABELLE 6.26 Breakdown für den Trizeps

Übung	Gewicht (kg)	Sätze	Wdh.
Bankdrücken mit engem Griff	120	1	4
	98	2	12
	60	3	27
Trizepsstrecken im Liegen	60	1	6
	48	2	15
	30	3	30
Trizepsdrücken	46	1	6
	36	2	12
	22	3	25

REDUKTIONSSÄTZE

Reduktionssätze beinhalten eine schnelle Reduktion des Gewichts, sodass Sie weitere Wiederholungen der Übung ausführen können. Wenn Sie etwa 10 Wdh. von Langhantelcurls mit einer 45-kg-Hantel machen können, dann führen Sie zunächst 10 Wdh. aus; dann führen Sie die Stange nach unten, um schnell 20–30 % (oder 9–15 kg) herunterzunehmen. Sofort danach machen Sie so viele Wiederholungen, wie Sie mit diesem Gewicht schaffen. Bevor Sie die Hantel wieder ablegen, nochmals 20–30 % herunternehmen und weitere Wiederholungen ausführen. Dies können Sie so lange fortsetzen, wie Sie möchten, wobei die meisten Bodybuilder 1 oder 3 zusätzliche Wiederholungssequenzen ausführen. Unabhängig davon, wie oft Sie bei einem Reduktionssatz absetzen, wird dies immer als ein Satz gezählt. Meistens werden 2 oder 3 Reduktionssätze je Übung gemacht. Wählen Sie dazu 2 Übungen für jede Muskelgruppe aus, am besten eine Verbund- und eine Isolationsübung. Davon machen Sie je 3 Reduktionssätze pro Übung. Alternativ können Sie auch den jeweils letzten Satz jeder Übung als Reduktionssatz ausführen.

Der Benefit des Reduktionssatztrainings ist ähnlich wie der beim Training mit erzwungenen Wiederholungen, wobei die Muskeln an ihre Grenzen herangeführt werden. Indem nämlich die Muskeln gezwungen werden, mit einem leichteren Gewicht weitere Kontraktionen auszuführen, wird die Ausschüttung des Wachstumshormons und des IGF-1 gesteigert. Wichtig dabei ist, die Pausen minimal zu halten. Sinnvoll wäre es, jemanden an der Seite zu haben, der beim Gewichtabladen hilft, oder Kurzhanteln zu verwenden und so die schnellstmögliche Reduzierung des Gewichts zu erzielen. In Tabelle 6.27 finden Sie ein Beispiel für ein Reduktionssatztraining für die Schultern mit Kurzhanteldrücken und Seitheben. Dies ist eine gute Möglichkeit, ein Schultermuskelworkout zu beenden, wenn zuvor Schulterdrücken und aufrechtes Rudern auf dem Programm stand. Dieselbe Programmstruktur können Sie auch für andere Muskelgruppen anwenden.

BEWERTUNG

Zeit	1	2	3	4	5
Länge	1	2	3	4	5
Schwierigkeitsgrad	1	2	3	4	5
Resultate	1	2	3	4	5

TABELLE 6.27 **Reduktionssätze für die Schultern**

Satz	Gewicht (kg)	Wdh.	Pause
KURZHANTELDRÜCKEN			
1	30	10	keine
	20	7	keine
	15	5	2 min
2	30	9	keine
	20	6	keine
	15	4	2 min
3	30	10	keine
	18	6	keine
	15	3	–

Satz	Gewicht (kg)	Wdh.	Pause
SEITHEBEN			
1	16	12	keine
	11	8	keine
	7	7	2 min
2	16	12	keine
	11	7	keine
	5	6	2 min
3	16	10	keine
	11	6	keine
	5	4	–

STEIGENDE REDUKTIONSSÄTZE

Die Methode der steigenden Reduktionssätze ist eine Variante des herkömmlichen Trainings mit Reduktionssätzen, bei der man nach jedem Muskelversagen das Gewicht erhöht, statt es zu verringern. Mit steigenden Reduktionssätzen hat man die Intensität von Reduktionssatztraining und setzt die Muskeln gleichzeitig schwereren Gewichten aus, um potenziell größere Muskelmasse und Kraftzuwächse zu erzielen.

Beim Training mit steigenden Reduktionssätzen sind für jede Übung 3 Sätze mit 20, 10 und 5 Wdh. vorgesehen sowie zusätzlich 2 normale Reduktionssätze nach dem 3. Satz. Genau genommen müsste man von 5 Sätzen sprechen, aber da die Ruhezeiten minimal sind, wirken sie eher wie ein langer Satz. Und tatsächlich sind die beiden normalen Reduktionssätze optional, man kann sie also aus Zeitgründen auch weglassen.

Im Folgenden erkläre ich, wie man bei einer bestimmten Übung steigende Reduktionssätze ausführt. Wählen Sie für den 1. Satz ein Gewicht, das bei etwa 20 Wdh. zum Muskelversagen führt (allerdings funktioniert auch ein Wiederholungsbereich von 15–25). Gehen Sie damit bis zum Muskelversagen und erhöhen Sie dann den Widerstand sofort auf ein Gewicht, das Sie normalerweise für 8–12 Wdh. verwenden. Gehen Sie mit diesem schwereren Gewicht im 2. Satz erneut bis zum Muskelversagen und erhöhen Sie den Widerstand dann noch einmal auf ein Gewicht, mit dem Sie normalerweise 3–6 Wdh. ausführen würden. Führen Sie die Wdh. bis zum Muskelversagen durch und Sie haben Ihren letzten steigenden Reduktionssatz (3. Satz) für die Übung abgeschlossen. Die vorgeschriebenen Wiederholungszahlen (20, 10 und 5) müssen nicht genau getroffen werden – gehen Sie einfach bei den Sätzen mit dem gesteigerten Gewicht bis zum Muskelversagen. Nach dem 3. Satz haben Sie die Möglichkeit, 2 normale Reduktionssätze durchzuführen. Der erste davon führt Sie mit dem gleichen Gewicht, das Sie beim 2. Satz hatten, bis zum Muskelversagen, und der 2. Reduktionssatz geht mit dem Startgewicht (1. Satz) bis zum Muskelversagen.

BEWERTUNG

Zeit	1	2	3	4	5
Länge	1	2	3	4	5
Schwierigkeitsgrad	1	2	3	4	5
Resultate	1	2	3	4	5

Steigende Reduktionssätze können bei nahezu jedem Trainingssplit verwendet werden. Ich finde, dass sie in einem Ganzkörpertrainingsplan gut funktionieren, bei dem alle wichtigen Muskelgruppen mit jeweils einer Übung in 5 wöchentlichen Trainingseinheiten trainiert werden. Die Methode eignet sich auch gut für Oberkörper-Unterkörper- und Full-Split-Training. Bei einem 4- oder 5-Tages-Split trainiert man große Muskelgruppen mit jeweils 4 oder 5 Übungen und kleinere Muskelgruppen mit 2 oder 3 Übungen. Bei 2-Tages-, Oberkörper-Unterkörper- oder 3-Tages-Split, die jede Muskelgruppe zweimal pro Woche beanspruchen, trainiert man große Muskelgruppen mit jeweils 2 oder 3 Übungen und kleinere Muskelgruppen mit 1 oder 2 Übungen. Tabelle 6.28 zeigt ein Beispiel für ein Ganzkörpertraining mit steigenden Reduktionssätzen.

Tabelle 6.28 **Ganzkörpertraining mit steigenden Reduktionssätzen**

Muskelgruppe	Übung	Sätze	Wdh.*
Brust	Schrägbankdrücken mit Kurzhanteln	5	20, 10, 5, RS1, RS2
Rücken	Kurzhantelrudern	5	20, 10, 5, RS1, RS2
Quadrizeps/Gesäß/hint. Oberschenkelmuskulatur	Gehende Ausfallschritte	5	20, 10, 5, RS1, RS2
Schultern	Seitheben mit Kurzhanteln	5	20, 10, 5, RS1, RS2
Trapezmuskel	Schulterheben mit Kurzhanteln	5	20, 10, 5, RS1, RS2
Waden	Wadenheben an der Beinpresse	5	20, 10, 5, RS1, RS2
Trizeps	Trizepsstrecken mit Kurzhanteln über Kopf	5	20, 10, 5, RS1, RS2
Bizeps	Kurzhantelcurls auf der Schrägbank	5	20, 10, 5, RS1, RS2
Unterarme	Unterarmcurls mit der Kurzhantel	5	20, 10, 5, RS1, RS2
Bauch	Beckenheben an der Multipresse	5	20, 10, 5, RS1, RS2

* RS = Reduktionssatz

PROGRAMME MIT VARIIERENDEN RUHEPAUSEN

Nur wenige Bodybuilder sind sich der Tatsache bewusst, dass auch die Veränderung der Ruhepausen zwischen den Sätzen ein Weg zum Variieren des Trainingsprogramms ist, um weiterhin Trainingsfortschritte zu erzielen. Dadurch werden nämlich biomechanische Veränderungen in den Muskeln bewirkt, indem die Art der Resynthese des ATP (Kreatinphosphat oder Glykogen) abgewandelt wird, auf den sie während der Ausführung der Sätze und für die Erholung angewiesen sind. Die chemischen Stoffe, die aus der Verwendung unterschiedlicher Brennstoffe resultieren, können bestimmte chemische Muster stimulieren, die in den Muskelaufbau involviert sind. Die folgenden Programme enthalten eine Änderung der Ruhepausen zwischen den Sätzen mit dem Ziel, Muskelwachstum anzuregen. Dies erfolgt durch die Verringerung der Pausen zwischen Workouts oder durch die Limitierung der Satzpausen.

PAUSEN-RUNDOWN

Bei diesem Programm wird die Pause zwischen den Sätzen um etwa 15 sek je Workout reduziert. Es beginnt mit 3 min Satzpause, die über 12 Wochen hinweg allmählich bis auf etwa 15 sek verringert werden. Das Ziel besteht darin, jede Woche dasselbe Gewicht für dieselbe Anzahl Wiederholungen zu verwenden. Bedenkt man den Widerstand und die Wiederholungen, hört sich dies nicht nach Fortschritt an. Doch der liegt tatsächlich vor – und sogar beachtlich, wenn man sich die drastische Verkürzung der Erholungszeiten vor Augen hält. Dadurch werden die biochemischen Muster im Muskel so trainiert, dass er sich schneller regenerieren und mehr Wiederholungen mit einem bestimmten Gewicht ausführen kann. Die Fähigkeit, dieselbe Anzahl an Wiederholungen mit demselben Gewicht mit sich verkürzenden Satzpausen ausführen zu können, bedeutet ein größeres Muskelwachstum. Wie bereits in Kapitel 5 erläutert, haben Forschungen gezeigt, dass Probanden, die ein 8-wöchiges Trainingsprogramm durchgeführt haben, bei dem die Satzpausen jede Woche um 15 sek gekürzt wurden, größere Zuwächse an Muskelmasse verzeichnen konnten als jene Probanden, bei denen die Satzpausen konstant auf 2 min gehalten wurden (Souza-Junior et al. 2011). Wenn Sie die Wiederholungen nicht unter 2 min ausführen können, dann sollten Sie bei der jeweiligen Pausendauer bleiben. In Tabelle 6.29 finden Sie das Beispiel eines Pausen-Rundowns mit wöchentlicher Steigerung für Sportler, die jeden Körperteil einmal pro Woche trainieren. Bodybuilder setzen die Pausen-Rundown-Methode häufig ein, um sich auf einen Wettkampf vorzubereiten. Man geht davon aus, dass damit die Muskeldefinition und die Reduzierung von Körperfett gefördert werden, da das Workout einem Kraftausdauerworkout ähnlich ist.

BEWERTUNG

Zeit	1	2	3	4	5
Länge	1	2	3	4	5
Schwierigkeitsgrad	1	2	3	4	5
Resultate	1	2	3	4	5

TABELLE 6.29 **Pausen-Rundown**

Woche	Satzpause
1	3 min
2	2 min 45 sek
3	2 min 30 sek
4	2 min 15 sek
5	2 min
6	1 min 45 sek
7	1 min 30 sek
8	1 min 15 sek
9	1 min
10	45 sek
11	30 sek
12	15 sek

PROGRAMM MIT ABWECHSELNDEN PAUSEN

Training mit abwechselnden Pausen bietet gute Möglichkeiten, mit Übungen für einen Arm oder ein Bein zu arbeiten. Beim Trainieren einer Körperseite erholt sich die andere und Sie wechseln von einer Seite zur anderen. Dafür wählen Sie ein Gewicht, mit dem Sie 6–8 Wdh. machen können; als Beispiel hier Kurzhantelcurls mit einem Arm: Führen Sie mit dem rechten Arm 3 Wdh. Curls aus; dann wechseln Sie sofort zum linken Arm und führen auch da 3 Wdh. aus; nun wieder zurück und 3 Wdh. rechts; so fahren Sie abwechselnd fort und führen je 2, 2 und 1 Wdh. aus. Am Ende haben Sie 14 Wdh. pro Satz mit einem Gewicht, mit dem Sie sonst nur 6–8 schaffen würden. Sie verdoppeln hier quasi die Wiederholungen für ein Gewicht. Dadurch wird nicht nur das Muskelwachstum angeregt, sondern auch die Muskelkraft verbessert. Da immer nur ein Körperteil trainiert, sind Sie stärker als beim Üben mit beiden Armen gleichzeitig. Das bedeutet, dass Sie bei der Ausführung von einarmigen Übungen, wie Kurzhantelcurls mit einem Arm, mehr als die Hälfte des Gewichts heben, das Sie mit einer Langhantel unter Verwendung beider Arme schaffen würden. Das führt zu einem noch größeren Anstieg an Muskelkraft.

Beim jeweils letzten Satz jeder Übung sollten Sie aber nicht einfach nur 1 Wdh. machen, wie hier schematisch angegeben, sondern so viele Sie können. Dadurch wird nicht nur die Intensität im letzten Satz gesteigert, sondern dient auch als Kontrolle für das Gewicht. Wenn Sie nach der letzten Pause beim letzten Satz mehr als 1 Wdh. ausführen können, sollten Sie das Gewicht im nächsten Workout um 2–5 kg erhöhen. Wenn Sie nach der letzten Pause nur 1 Wdh. im letzten Satz schaffen, dann ist das Gewicht richtig gewählt. Können Sie dagegen die letzte Wiederholung des letzten Satzes nicht mehr ausführen, dann reduzieren Sie das Gewicht für das nächste Workout um 2–5 kg. Schaffen Sie die letzte Wiederholung bei keinem der ersten beiden Sätze, verringern Sie das Gewicht beim jeweils nächsten Satz um 2–5 kg. Das Programm in Tabelle 6.30 mit abwechselnden Pausen sollte 4 Wochen ausgeführt werden, bevor Sie zu einem neuen wechseln.

BEWERTUNG

Zeit	1	2	3	4	5
Länge	1	2	3	4	5
Schwierigkeitsgrad	1	2	3	4	5
Resultate	1	2	3	4	5

TABELLE 6.30 Programm mit abwechselnden Pausen

Muskelgruppe	Übung	Sätze	Wdh.
	MONTAG: BRUST, TRIZEPS, BAUCH		
Brust	Bankdrücken mit der Kurzhantel mit einem Arm	3	3, 3, 3, 2, 2, 1
	Schrägbankdrücken an der Multipresse mit einem Arm	3	3, 3, 3, 2, 2, 1
	Einarmige Kabelzüge über Kreuz von unten	3	3, 3, 3, 2, 2, 1
	Einarmige Kabelzüge über Kreuz	3	3, 3, 3, 2, 2, 1
Trizeps	Einarmiges Trizepsdrücken	3	3, 3, 3, 2, 2, 1
	Einarmiges Trizepsstrecken im Liegen	3	3, 3, 3, 2, 2, 1
	Einarmiges Überkopfstrecken mit der Kurzhantel	3	3, 3, 3, 2, 2, 1
Bauch*			
	DIENSTAG: BEINE UND WADEN		
Beine	Beinpresse mit einem Bein	3	3, 3, 3, 2, 2, 1
	Umgekehrter Ausfallschritt an der Multipresse	3	3, 3, 3, 2, 2, 1
	Aufsteigen mit Kurzhanteln	3	3, 3, 3, 2, 2, 1
	Beinstrecken mit einem Bein	3	3, 3, 3, 2, 2, 1
	Beincurls mit einem Bein	3	3, 3, 3, 2, 2, 1
Waden	Wadenheben mit einem Bein	3	3, 3, 3, 2, 2, 1
	Wadenheben im Sitzen mit einem Bein	3	3, 3, 3, 2, 2, 1

Muskelgruppe	Übung	Sätze	Wdh.
	DONNERSTAG: SCHULTERN, TRAPEZMUSKEL, BAUCH		
Schultern	Einarmiges Schulterdrücken mit der Kurzhantel	3	3, 3, 3, 2, 2, 1
	Aufrechtes Rudern an der Multipresse mit einem Arm	3	3, 3, 3, 2, 2, 1
	Seitheben am Kabelzug mit einem Arm	3	3, 3, 3, 2, 2, 1
	Vorgebeugtes Seitheben am Kabelzug mit einem Arm	3	3, 3, 3, 2, 2, 1
Trapezmuskel	Schulterheben an der Multipresse mit einem Arm	3	3, 3, 3, 2, 2, 1
Bauch*			
	FREITAG: RÜCKEN UND BIZEPS		
Rücken	Kurzhantel-Powerrudern	3	3, 3, 3, 2, 2, 1
	Einarmiger Latzug	3	3, 3, 3, 2, 2, 1
	Einarmiges Rudern am Kabelzug im Sitzen	3	3, 3, 3, 2, 2, 1
	Finarmiger Latzug mit gestrecktem Arm	3	3, 3, 3, 2, 2, 1
Bizeps	Einarmige Kurzhantelcurls	3	3, 3, 3, 2, 2, 1
	Einarmige Kurzhantelcurls auf der Schrägbank	3	3, 3, 3, 2, 2, 1
	Einarmige Preacher Curls mit der Kurzhantel	3	3, 3, 3, 2, 2, 1

* Machen Sie hier Ihr übliches Bauchmuskelworkout.

QUALTITÄTSTRAINING

Qualitätstraining ist ein System, bei dem die Satzpausen bei 1 min oder kürzer gehalten werden, unabhängig von der Übung oder dem Gewicht. Viele Bodybuilder schwören auf diese Methode, wenn es darum geht, Muskelmasse aufzubauen, und halten somit Ihre Ruhepausen immer unter 1 min, ganz egal, wie schwer sie trainieren. Aus physiologischer Sicht gibt es Belege, die auch einige Einzelstudien bestätigen. Wenn die Satzpausen minimal gehalten werden, wird der Laktatspiegel auf ein relatives hohes Niveau angehoben. Nachdem der Laktatspiegel mit dem Wachstumshormonspiegel (HGH-Spiegel) im Zusammenhang steht, wäre die Wirkung des HGH und des IGF-1 (im Zusammenhang mit dem HGH-Spiegel) bei diesem Training höher. In Tabelle 6.31 finden Sie als Beispiel ein Qualitätstrainingworkout für den Trizeps.

BEWERTUNG

Zeit	1	2	3	4	5
Länge	1	2	3	4	5
Schwierigkeitsgrad	1	2	3	4	5
Resultate	1	2	3	4	5

TABELLE 6.31 **Qualitätstrainingworkout für den Trizeps**

Übung	Sätze	Wdh.	Satzpause
Bankdrücken mit engem Griff	3	8–10	60 sek
Trizepsdrücken	3	8–12	30–45 sek
Einarmiges Trizepsstrecken über Kopf	3	10–15	So lange, wie Sie für die Ausführung der Übung mit dem anderen Arm benötigen.

POWERZIRKELTRAINING

Dieses Zirkeltraining bezieht grundlegende Schnellkraftübungen mit schweren Gewichten ein. Normales Zirkeltraining umfasst die Verwendung von Geräten und sehr leichten Gewichten. Beide Formen haben jedoch dasselbe Ziel: Übungswechsel ohne regelrechte Pause. Statt mehrerer Sätze einer Übung wird hier nur einer gemacht. Also führt man so viele Sätze jeder Übung aus, wie viele Zirkelrunden man gemacht hat.

Powerzirkel sind auf eine Steigerung von Kraft und Muskelumfang bei gleichzeitiger Unterstützung der Körperfettreduzierung ausgerichtet. Die ununterbrochene Bewegung beim Zirkeltraining hält Ihren Stoffwechsel während des gesamten Workouts hoch. Beim Powerzirkel macht man etwa 30 Wdh. für jeden Körperteil mit einem Gewicht von 75–85 % von 1RM oder einem für 8–10 Wdh. Es ist sinnvoll, beim Powerzirkel entweder mit Trainingspartner zu trainieren, der die Zeit im Auge behält, oder mit Armbanduhr für die Zeitnahme pro Übung. Jede Zirkelübung wird 15 sek lang ausgeführt und wechselt dann ohne Pause zur nächsten Übung. Nach 30 Wdh. für eine Übung wird diese Übung aus dem Zirkel gestrichen und eine 15-sek-Pause an dieser Stelle in den folgenden Zirkeldurchgängen eingelegt. Wenn Sie etwa im Wadenheben bei der 1. Runde 17 Wdh. und bei der 2. noch 13 schaffen, dann legen Sie bei der 3. Runde statt des Wadenhebens eine 15-sek-Pause vor der nächsten Übung ein.

Die Reihenfolge der Übungen im Zirkel hat Einfluss auf den Grad des Muskelversagens. Ein Wechsel zwischen Übungen für den Oberkörper und solchen für den Unterkörper ist zweckmäßig, sodass sich die Muskeln erholen können und die Erschöpfung während des Powerzirkels verzögert wird (siehe Tab. 6.32). Auch Drück- und Zugübungen sollten abgewechselt werden. Beginnt der Powerzirkel mit einer Zugübung wie dem Latzug, gefolgt von einer Unterkörperübung wie Beinpresse für den Quadrizeps, dann sollte die nächste Übung für den Oberkörper eine Drückübung wie Bankdrücken sein und die nächste für den Unterkörper könnten Beincurls sein. Idealerweise sollte der Powerzirkel maximal 25 min dauern. Powerzirkel für den ganzen Körper können zweimal pro Woche durchgeführt werden, solange 2 Tage Ruhepause zwischen den Workouts gegeben sind.

BEWERTUNG

Zeit	1	2	3	4	5
Länge	1	2	3	4	5
Schwierigkeitsgrad	1	2	3	4	5
Resultate	1	2	3	4	5

TABELLE 6.32 **Powerzirkel**

	ZIRKEL 1		ZIRKEL 2		ZIRKEL 3		ZIRKEL 4	
Übung	**Zeit**	**Wdh.***	**Zeit**	**Wdh.***	**Zeit**	**Wdh.***	**Zeit**	**Wdh.***
Vorgebeugtes Rudern	15 sek	8	15 sek	8	15 sek	8	15 sek	6
Beinpresse	15 sek	8	15 sek	8	15 sek	8	15 sek	6
Bankdrücken	15 sek	8	15 sek	8	15 sek	8	15 sek	6
Beincurls	15 sek	10	15 sek	8	15 sek	6	15 sek	6
Langhantelcurls	15 sek	10	15 sek	10	15 sek	10	15 sek	0
Wadenheben im Stehen	15 sek	15	15 sek	15	15 sek	0	15 sek	0
Schulterdrücken	15 sek	8	15 sek	8	15 sek	8	15 sek	6
Rückenstrecken	15 sek	10	15 sek	8	15 sek	6	15 sek	6
Trizepsstrecken im Liegen	15 sek	10	15 sek	10	15 sek	10	15 sek	0
	2 min Pause		2 min Pause		2 min Pause			

* Die gelisteten Wiederholungszahlen sind ein Vorschlag. Machen Sie so viele, wie Sie in 15 sek können, und machen Sie so viele Durchgänge des Zirkels, bis Sie von jeder Übung insgesamt 30 Wdh. ausgeführt haben.

Hinweis: Für alle Übungen mit Gewicht sollten Sie eines von 75—85 % von 1RM verwenden oder eines, mit dem Sie normalerweise 8–10 Wdh. der jeweiligen Übung ausführen können. Wenn Sie etwa 1 Wdh. im Bankdrücken mit 90 kg machen, dann sollten Sie die Hantel für das Zirkeltraining mit 68–76 kg beladen.

PROGRAMME MIT VARIIERENDER ÜBUNGSAUSWAHL

Es gibt Hunderte von Krafttrainingsübungen, in Teil V finden Sie eine Liste der häufigsten. Mit einer solchen Auswahl an Übungen je Muskelgruppe ist die Änderung der Übungen eine gute Gestaltungsmöglichkeit beim Planen eines Trainingsprogramms, etwa durch Änderung der Abfolge von Verbund- und Isolationsübungen zu einer Muskelgruppe, der Ausführungsform (Griff oder Positionierung der Füße), der Beschränkung des Workouts auf ein bestimmtes Gerät oder der Ausführung von Übungen, bei denen jeweils nur eine Seite des Körpers trainiert wird. All diese Methoden wirken sich förderlich auf den Muskelaufbau aus.

VORERMÜDUNGSTRAINING

Bei dieser Trainingsmethode wird für eine Muskelgruppe eine Isolationsübung vor einer Verbundübung ausgeführt. Der Muskel soll bei der Isolationsübung ermüden, sodass er bei der Verbundübung zum schwachen Glied wird. So wird z. B. eine isolierte Muskelgruppe wie der Deltamuskel mit einer Isolationsübung wie dem Seitheben mit Kurzhanteln erschöpft (vorermüdet), bevor die Muskelgruppe mit einer schwereren Verbundübung wie dem Schulterdrücken mit Kurzhanteln weitertrainiert wird. Grund dafür ist, dass bei der Verbundübung nicht nur der zu trainierende Muskel, sondern auch mindestens ein Synergist zum Einsatz kommt. So wird beim Schulterdrücken der Deltamuskel vom Trizeps unterstützt. Bei Verbundübungen kann so einerseits mehr Gewicht gehoben werden, andererseits ist die Erschöpfung durch solch eine Übung begrenzt, speziell dann, wenn der Synergist viel schwächer als der Muskel ist, auf den die Übung abzielt. Falls dies der Fall ist, endet die Übung oft damit, dass der Synergist und nicht der zu trainierende Muskel erschöpft wurde.

Vorermüdung zielt darauf ab, die zu trainierende primäre Muskelgruppe durch eine Isolationsübung vorzuermüden, sodass sie bei der anschließenden Verbundübung noch weiter ermüdet wird. Diese Methode wird von den meisten Bodybuildern nicht regelmäßig angewandt, einige verwenden sie speziell dafür, das Gewicht der Verbundübung zu reduzieren. Wenn ein Bodybuilder etwa eine Verletzung hat, die durch eine bestimmte Mehrgelenkbewegung verschlechtert wird, dann wird durch das Vorermüdungstraining das Gewicht, das er für den Satz verwenden kann, begrenzt und damit auch die Belastung auf den verletzten Muskel oder das verletzte Gelenk insgesamt. Die Vorermüdung kann 4–6 Wochen lang angewandt werden oder aber für jeden Körperteil einmal in 4–6 Workouts. In Tabelle 6.33 finden Sie gute Übungskombinationen für das Vorermüdungstraining. Ein Workout sollte aus 3 Sätzen zu 10–15 Wdh. für die 1. Übung und 3 Sätzen zu 6–10 Wdh. für die 2. bestehen. Wenn Sie diese Methode in Form kombinierter Sätze anwenden, dann sollten Sie einen Satz zu 10–15 Wdh. für die 1. Übung und sogleich im Anschluss einen Satz zu 6–10 Wdh. für die 2. machen. Dann pausieren Sie 2–3 min und wiederholen dies zweimal. Unabhängig von der Methode sollte im Anschluss an die Vorermüdungskombination eine andere Übung für dieselbe Muskelgruppe als einfacher Satz folgen.

BEWERTUNG

Zeit	1	2	3	4	5
Länge	1	2	3	4	5
Schwierigkeitsgrad	1	2	3	4	5
Resultate	1	2	3	4	5

TABELLE 6.33 **Übungskombinationen für die Vorermüdung**

Muskelgruppe	Isolationsübung	Verbundübung
Brust	Butterflys	Bankdrücken
	Flys auf der Schrägbank	Schrägbankdrücken
	Kabelzüge über Kreuz	Negativbankdrücken
Schultern	Seitheben mit Kurzhanteln	Schulterdrücken mit Kurzhanteln
	Frontheben	Schulterdrücken mit der Langhantel
Rücken	Latzug mit gestreckten Armen	Latzug, Klimmzug, Langhantelrudern
Trizeps	Trizepsdrücken	Trizepsdips
	Überkopfstrecken	Bankdrücken mit engem Griff
Bizeps	Preacher Curls	Klimmzug im engen Untergriff
Beine	Beinstrecken	Beinpresse
	Beincurls	Kniebeugen

TRAINING MIT ERWEITERTEN SÄTZEN

Diese einzigartige Methode basiert auf Variationen einer Übung, und zwar von der schwersten zur leichtesten geordnet. Anhand des Bankdrückens mit Kurzhanteln erklärt: Die schwerste Variation des Bankdrückens mit Kurzhanteln ist ein Satz auf der Schrägbank bei 30–45°. Auf der Flachbank ist das schon einfacher, aber schwieriger als auf der Negativbank. Kurz gefasst als Beispiel des Trainings mit erweiterten Sätzen anhand des Bankdrückens mit Kurzhanteln: ein Satz auf der Schrägbank, ein Satz auf der Flachbank und ein Satz Negativbankdrücken mit Kurzhanteln – alles ohne Pausen und mit demselben Gewicht. Da eine Art Pause nur fürs Einstellen der Bank nötig ist und somit minimal, können diese 3 Übungen als ein Satz betrachtet werden.

Jeder Positionswechsel bei diesem Training bringt den Körper in eine bessere Position als vorher. Dadurch kann das Gewicht nach jedem Wechsel leichter gehoben werden, sodass Sie mehr Wiederholungen ausführen können als unter normalen Umständen, ohne die Änderung der Position. Dadurch steigert sich nicht nur die Trainingsintensität, sondern es werden auch mehr Muskelfasern pro Muskelgruppe beansprucht.

Für ein solches Training wählen Sie ein Gewicht, mit dem Sie für die erste Übung maximal 4–5 Wdh. schaffen, wobei Sie nur 4 Wdh. versuchen. Nach jeder Änderung der Ausführung für den erweiterten Satz sollten Sie 2–4 Wdh. versuchen und keinesfalls mehr als 4 Wdh. machen – außer bei der letzten Ausführung. Hier können Sie bis PmM trainieren. Wenn Sie je erweitertem Satz 3–4 Übungsvariationen haben, dann führen Sie also insgesamt 7–16 Wdh. aus. Sie verwenden also für jede Übung ein Gewicht, das den Kraftzuwachs fördert. Am Ende des erweiterten Satzes liegt die von der Muskelgruppe ausgeführte Anzahl der Wiederholungen in dem Bereich, der das Muskelwachstum optimal unterstützt.

Die Übungsvariante 1 ist jeweils die, bei der der Körper am schwächsten ist. Bei jeder folgenden kommt der Körper in eine bessere Position als bei der vorhergehenden. Die Satzpausen sind minimal, können jedoch je nach biomechanischem Vorteil aus dem folgenden Satz variiert werden. Manche Übungen sind einfacher als die vorhergehenden. Bei wesentlich einfacherer Nachfolgeübung sollte die Pause nur den Positionswechsel ausmachen. Im entgegengesetzten Fall, wenn eine Folgeübung nur minimale biomechanische Vorteile bringt, pausieren Sie vorher bis zu 15 sek. Zwischen erweiterten Sätzen legen Sie 3–4 min Pause ein. Jeder erweiterte Satz sollte 1–3 zusammengesetzte umfassen – gemäß der Anzahl der Übungen und Ihrer Trainingserfahrung.

Dies ist eine Trainingstechnik für weit Fortgeschrittene, da mit schwerem Gewicht und kurzen Pausen gearbeitet wird. Üblicherweise steht das im Gegensatz zueinander: Entweder trainieren Sie mit schwerem Gewicht oder mit kurzen Pausen, aber niemals beides zusammen – bisher!

Für die meisten Bodybuilder reicht ein erweiterter Satz, allerdings abhängig von den Übungsvariationen eines Satzes sowie von ihrer Trainingserfahrung. Es gibt erweiterte Sätze mit nur 2 Übungsvariationen (Schulterheben), während andere bis zu 9 beinhalten (ultimativ erweiterter Satz für den Bizeps). Beispiele für erweiterte Sätze finden Sie in Tabelle 6.34. Je höher die Übungsvariationen je erweitertem Satz, desto geringer die Gesamtzahl der erweiterten Sätze. Die meisten Kraftsportler brauchen 2–3 erweiterte Sätze für ein Trapezmuskelworkout, während viele bei der Ausführung nur eines ultimativen erweiterten Satzes für den Bizeps schon kämpfen werden.

Sie können einen erweiterten Satz pro Muskelgruppe mit weiteren einfachen Sätzen für dieselbe Muskelgruppe ausführen, Sie können auch einen gigantischen erweiterten Satz je Muskelgruppe machen oder Sie wählen 2 unterschiedliche erweiterte Sätze für jede Muskelgruppe, solange sie sich ergänzen und nicht ähnliche Bewegungen aufweisen. Ein Training mit erweiterten Sätzen können Sie 4–6 Wochen lang machen. Im Anschluss wählen Sie ein Programm mit Standardsätzen und höherer Wiederholungszahl wie die Finish-Pump- oder die Pyramidenmethode. Vor Ablauf von 12 Wochen sollten Sie ein Training mit erweiterten Sätzen nicht wieder aufgreifen; die Gründe: der hohe Intensitätsgrad und die umgekehrte Reihenfolge der Übungen, denn bei erweiterten Sätzen kommen zahlreiche Grundübungen erst gegen Satzende vor; dies ist die gegenläufige Reihenfolge eines üblichen Bodybuildingworkouts.

BEWERTUNG

Zeit	1	2	3	4	5
Länge	1	2	3	4	5
Schwierigkeitsgrad	1	2	3	4	5
Resultate	1	2	3	4	5

TABELLE 6.34 **Erweiterte Sätze für erweiterte Resultate**

Muskelgruppe	Übung	Variationen
Brust	Kurzhantelflys	1. Schrägbank: 3–4 Wdh. Pause, um die Bank einzustellen
		2. Flachbank: 2–4 Wdh. Pause, um die Bank einzustellen
		3. Negativbank: 2–4 Wdh.
	Kurzhanteldrücken	1. Schrägbank: 3–4 Wdh. Pause, um die Bank einzustellen
		2. Flachbank: 2–4 Wdh. Pause, um die Bank einzustellen
		3. Negativbank: 2–4 Wdh.
	Kabelzüge über Kreuz	1. von unten: 3–4 Wdh. Pause, um die Kabelstation einzurichten
		2. von oben: 2–4 Wdh. Machen Sie sofort mit dem Brustdrücken am Kabelzug weiter.
		3. Brustdrücken am Kabelzug: 2–4 Wdh.
	Bankdrücken mit der Langhantel	1. im Nacken: 3–4 Wdh. Wechseln Sie ohne Pause zur nächsten Übung.
		2. zur Brust: 2–4 Wdh. Pause, um die Stange abzulegen und die Position zu wechseln
		3. zur unteren Brust (Füße auf der Bank, Gesäß oben und weg von der Bank)
Ultimativer erweiterter Satz für die Brust: Führen Sie Kurzhantelflys und Kurzhanteldrücken als erweiterte Sätze ohne Pause und mit demselben Gewicht aus.		

Muskelgruppe	Übung	Variationen
Rücken	Latzug und Klimmzug	1. zum Nacken: 3–4 Wdh. Bringen Sie die Stange sogleich vor Ihren Kopf und fahren Sie fort.
		2. im weiten Griff nach vorn: 2–4 Wdh., Pause: 15 sek
		3. mit engem Griff nach vorn: 2–4 Wdh., Pause, um Griff zu wechseln
		4. Latzug oder Klimmzug im Untergriff: 2–4 Wdh.
	Rudern (mit der Langhantel oder am Kabelzug im Sitzen)	1. im weiten Griff (weiter als schulterbreit): 3–4 Wdh., Pause: 15 sek
		2. im engen (schulterbreit) oder im neutralen Griff: 2–4 Wdh., Pause, um Griff oder Stange zu wechseln
		3. Rudern im Untergriff: 2–4 Wdh.
Schultern	Langhantel	1. Aufrechtes Rudern im weiten Griff: 3–4 Wdh. Pause, um die Stange abzulegen und die Position zu wechseln
		2. Nackendrücken: 2–4 Wdh. Wechseln Sie sogleich zum Frontdrücken.
		3. Frontdrücken: 2–4 Wdh.
	Seitheben mit Kurzhanteln	1. Seitheben mit gestreckten Armen und Kurzhanteln an der Körperseite: 3–4 Wdh. Wechseln Sie ohne Pause zur nächsten Variation.
		2. Seitheben mit gestreckten Armen und Kurzhanteln vor den Oberschenkeln: 2–4 Wdh. Wechseln Sie ohne Pause zur nächsten Variation.
		3. Seitheben mit im 90°-Winkel gebeugten Ellbogen
	Beenden Sie das Deltamuskelworkout mit Kurzhanteln	1. Vorgebeugtes Seitheben: 3–4 Wdh. Wechseln Sie ohne Pause zur nächsten Variation.
		2. Frontheben: 2–4 Wdh. Wechseln Sie ohne Pause zur nächsten Variation.
		3. Seitheben: 2–4 Wdh. Wechseln Sie ohne Pause zur nächsten Variation.
		4. Aufrechtes Rudern mit Kurzhanteln: 2–4 Wdh. Wechseln Sie ohne Pause zur nächsten Variation.
		5. Kurzhanteldrücken im Stehen: 2–4 Wdh.
Trapezmuskel	Schulterheben mit der Langhantel	1. hinter dem Körper: 3–4 Wdh. Pause, um Position und Griff zu wechseln
		2. klassische Variante: 3–4 Wdh.
Beine	Kniebeugen	1. Frontkniebeugen im engen Stand (Füße hüftbreit oder enger): 3–4 Wdh. Legen Sie das Gewicht nicht ab, wechseln Sie nur den Stand und machen Sie gleich weiter.
		2. Frontkniebeugen im weiten Stand (Füße weiter als schulterbreit): 2–4 Wdh. Legen Sie das Gewicht ab und pausieren Sie nur so lange, um die Position der Stange zu ändern.
		3. Kniebeugen nach hinten im engen Stand: 2–4 Wdh. Legen Sie das Gewicht nicht ab und pausieren Sie nur so lange, um die Position der Stange zu ändern.
		4. Kniebeugen nach hinten im weiten Stand: 2–4 Wdh.
	Beinpresse	1. mit einem Bein: 3–4 Wdh. pro Bein Sichern Sie den Schlitten und pausieren Sie 15 sek.
		2. mit Füßen dicht beieinander: 2–4 Wdh. Sichern Sie den Schlitten nur so lange, um die Position der Füße zu wechseln.
		3. mit Füßen weit auseinander (mehr als schulterbreit): 2–4 Wdh.

Muskelgruppe	Übung	Variationen
Bizeps	Kurzhantelcurls im Obergriff	1. Schrägbank (~45°): 3–4 Wdh.
		2. im Sitzen: 2–4 Wdh.
		3. im Stehen: 2–4 Wdh. Führen Sie alle 3 Variationen ohne Pause und Ablegen der Kurzhanteln nacheinander aus.
	Kurzhantelcurls	1. Schrägbank (~45°): 3–4 Wdh.
		2. im Sitzen: 2–4 Wdh.
		3. im Stehen: 2–4 Wdh. Führen Sie alle 3 Variationen ohne Pause und Ablegen der Kurzhanteln nacheinander aus.
	Hammercurls	1. Schrägbank (~45°): 3–4 Wdh.
		2. im Sitzen: 2–4 Wdh.
		3. im Stehen: 2–4 Wdh. Führen Sie alle 3 Variationen ohne Pause und Ablegen der Kurzhanteln nacheinander aus.
	Langhantelcurls	1. im Untergriff: 3–4 Wdh., Pause, um den Griff zu wechseln
		2. im Untergriff: 3–4 Wdh., Pause, um den Griff zu wechseln
		3. mit engem Griff (hüftbreit): 2–4 Wdh.
Ultimativer erweiterter Satz für den Bizeps: Führen Sie alle 3 erweiterten Sätze mit den Kurzhanteln mit jeweils nur 15 sek Pause aus.		
Trizeps	Trizepsstrecken im Liegen	1. zur Stirn: 3–4 Wdh. Wechseln Sie ohne Pause zur nächsten Variation.
		2. zur Nase: 2–4 Wdh. Wechseln Sie ohne Pause zur nächsten Variation.
		3. zum Kinn (lassen Sie die Ellbogen zur Seite ziehen): 2–4 Wdh. Wechseln Sie ohne Pause zur nächsten Variation.
		4. Bankdrücken mit engem Griff: 2–4 Wdh.
	Trizepsdrücken	1. im Untergriff: 3–4 Wdh. Pause, um Griff und Position zu wechseln
		2. über den Kopf (von oben): 2–4 Wdh., Pause, um Griff und Position zu wechseln
		3. klassisch: 2–4 Wdh.
Bauch	Unterer Bauch	1. Hängendes Beinheben: ~10–15 Wdh. Wechseln Sie ohne Pause zur nächsten Variation.
		2. Hängendes Knieheben: ~5–10 Wdh. Wechseln Sie ohne Pause zur nächsten Variation.
		3. Reverse Crunches mit gestreckten Beinen: ~10–15 Wdh. Wechseln Sie ohne Pause zur nächsten Variation.
		4. Reverse Crunches mit abgewinkelten Beinen: ~5–10 Wdh.
	Oberer Bauch	1. Crunches auf der Negativbank: ~10–15 Wdh., Pause, um Position zu wechseln
		2. Crunches: ~10–15 Wdh., Pause, um Position einzunehmen
		3. Crunches am Kabelzug im Stehen: ~10–15 Wdh. Pause, um Position zu wechseln
		4. Crunches am Kabelzug im Knien: ~10–15 Wdh.
Da die Bauchmuskulatur eine einzigartige Muskelgruppe ist, was das Widerstandstraining betrifft, sind die Wiederholungszahlen bei einem Bauchtraining mit erweiterten Sätzen üblicherweise viel höher als bei anderen Muskelgruppen. Genauso wie beim Training für andere Muskelgruppen sollte jede Übung für den Bauch bis nahe an PmM durchgeführt werden.		

TRAINING MIT KLEINEN WINKELÄNDERUNGEN

Vom Gedanken her ist dieses Training dem mit erweiterten Sätzen ähnlich. Auch hier werden verschiedene Variationen einer Übung verwendet, sodass alle Muskelfasern trainiert werden. Um den Begriff Übungswinkel zu verstehen, müssen Sie den Grundaufbau des Muskels kennen. Eine wichtige, aber überraschende Information ist, dass Muskelfasern selten über die gesamte Länge eines Muskels gehen. Muskeln bestehen aus 2,5–10 cm langen Abschnitten von Muskelfasern, die miteinander verbunden sind. Daher sollten Sie sich Muskelfasern nicht als Synonym für den Muskel selbst vorstellen. Dies ist von Bedeutung, da das Wachstum jeder einzelnen Muskelfaser davon abhängt, ob sie bei einer bestimmten Übung tatsächlich stimuliert wurde. Beim Heben etwa kommen Muskelfasern nicht zum Einsatz und machen die Bewegung einfach nur mit. Ob die Faser tatsächlich beansprucht wird, hängt nicht nur vom Widerstand ab, sondern auch vom Winkel, in dem die Übung ausgeführt wird, sowie vom Bewegungsverlauf. Wenn durch den Winkel (Flachbankdrücken im Vergleich zu Schrägbankdrücken) und die Bewegung (Teilbewegungen im Vergleich zum gesamten Bewegungsverlauf) eine bestimmte Muskelfaser nicht zum Einsatz kommt, dann wird diese nicht wachsen. Damit Sie aber alle Muskelfasern beanspruchen und damit zum Wachsen anregen, muss eine Vielzahl an Übungen ausgeführt werden. So können Sie beim Bankdrücken mit Kurzhanteln die Neigung der Bank von 30° nach unten bis zu 45° nach oben in zahlreichen Stufen variieren, wie es die Möglichkeiten der Bank eben erlauben. In Tabelle 6.35 finden Sie ein Beispiel für ein Trainingsprogramm, das auf winzige Winkeländerungen setzt, mit dem die Hauptmuskelgruppen trainiert werden. Sie sollten jede Muskelgruppe damit nur einmal je Woche trainieren.

BEWERTUNG

Zeit	1	2	3	4	5
Länge	1	2	3	4	5
Schwierigkeitsgrad	1	2	3	4	5
Resultate	1	2	3	4	5

TABELLE 6.35 **Workout mit kleinen Winkeländerungen**

Übung	Satzanzahl	Wdh.	Übungsdetails
			WORKOUT 1 **BRUST**
Flachbankdrücken	Aufwärmen	10	Schulterbreiter Griff
	Aufwärmen	10	15–20 cm breiter als schulterbreit
	1	6–8	Natürlicher Griff (bequemster Griff)
	2	6–8	Schulterbreiter Griff
	3	6–8	5 cm breiter als schulterbreit
	4	4–8	10 cm breiter als schulterbreit
	5	4–8	15 cm breiter als schulterbreit
	6	4–8	20 cm breiter als schulterbreit
Alternativ können Sie auch Schrägbankdrücken mit derselben Abänderung der Griffbreite ausführen.			
Kurzhantelflys	1	8–10	45–60° Neigung nach unten
	2	8–10	15–30° Neigung nach unten
	3	8–10	Flach
	4	6–10	15–30° Neigung nach oben
	5	6–10	45° Neigung nach oben
Alternativ zu den Flys können Sie diese Progression mit Kabelzügen über Kreuz versuchen:			
Kabelzüge über Kreuz	1	8–10	Von unten
	2	8–10	In der Mitte zwischen der untersten Position und Schulterhöhe
	3	8–10	Schulterhöhe
	4	8–10	Von oben

Übung	Satzanzahl	Wdh.	Übungsdetails
			TRIZEPS
Trizepsstrecken oder -drücken	Aufwärmen	10	Überkopfstrecken im Sitzen (mit Kurzhanteln)
	Aufwärmen	10	Trizepsdrücken im Sitzen
	1	8–10	Überkopfstrecken im Sitzen (mit Kurzhanteln)
	2	6–8	Überkopfstrecken im Sitzen (mit Kurzhanteln)
	3	8–10	Trizepsstrecken über dem Scheitel (Arme etwa im 45°-Winkel gebeugt)
	4	8–10	Trizepsstrecken zur Stirn im Liegen
	5	8–10	Trizepsdrücken mit leicht vorgebeugtem Oberkörper
	6	8–10	Trizepsdrücken mit geradem Oberkörper (mit Seilgriff)
	7	6–8	Trizepsdrücken mit geradem Oberkörper (mit Stangengriff)
Dips	1	6–10	Parallele Griffstangen
	2	6–10	Bank
			BAUCH
Hängendes Knieheben zu den Seiten	1	15–20	
Hängendes Knieheben	2	15–20	
Crunches auf der Negativbank	3	15–20	
Beinheben sitzend	4	15–20	
Seitliche Crunches	5	15–20	
Crunches	6	15–20	
Führen Sie alle Übungen mit minimal kurzen Satzpausen aus.			
			WORKOUT 2 **RÜCKEN**
Latzug oder Rudern am Kabelzug	Aufwärmen	10	Latzug zum Nacken
	Aufwärmen	10	Latzug zur oberen Brust
	1	8–10	Latzug zum Nacken
	2	8–10	Latzug zur oberen Brust, weiter Griff
	3	6–10	Latzug zur oberen Brust, enger Griff
	4	6–8	Latzug nach vorn im Hammergriff oder Rudern am Kabelzug (von oben) im Stehen
	5	6–8	Rudern am Kabelzug (auf Brusthöhe) im Stehen oder Rudern im Sitzen
	6	6–8	Rudern am Kabelzug (von unten) im Stehen
Rudern mit der Langhantel	Aufwärmen	10	Natürlicher Griff (bequemster Griff)
	1	6–8	Natürlicher Griff (bequemster Griff)
	2	6–8	20 cm weiter als schulterbreit
	3	6–8	15 cm weiter als schulterbreit
	4	6–8	10 cm weiter als schulterbreit
	5	6–8	5 cm weiter als schulterbreit
	6	6–8	Schulterbreiter Griff

Übung	Satzanzahl	Wdh.	Übungsdetails
BIZEPS			
Curls	Aufwärmen	10	Auf dem Rücken liegend
	Aufwärmen	10	Im Stehen
	1	8–10	Auf dem Rücken liegend
	2	8–10	Auf der Schrägbank im 15°-Winkel
	3	8–10	Auf der Schrägbank im 30°-Winkel
	4	8–10	Auf der Schrägbank im 45°-Winkel
	5	8–10	Auf der Schrägbank im 60°-Winkel
	6	8–10	Auf der Schrägbank im 75°-Winkel
	7	8–10	Abwechselnde Kurzhantelcurls im Stehen
	8	8–10	Preacher Curls
	9	8–10	Scott Curls
	10	8–10	Curls über den Kopf (an der Latzugstation)
Als Alternative, um den Bizeps zu trainieren, versuchen Sie doch diese Progression mit Langhantelcurls:			
Langhantelcurls	Aufwärmen	10	Weiter Griff
	Aufwärmen	10	Schulterbreiter Griff
	1	8–10	Natürlicher Griff (bequemster Griff)
	2	8–10	15 cm weiter als schulterbreit
	3	6–10	10 cm weiter als schulterbreit
	4	6–10	5 cm weiter als schulterbreit
	5	6–10	Schulterbreiter Griff
	6	6–10	Enger Griff (etwa 10 cm Abstand zwischen den Händen)
WORKOUT 3 SCHULTERN			
Latzug oder Rudern am Kabelzug	Aufwärmen	10	Latzug zum Nacken
	Aufwärmen	10	Latzug zur oberen Brust
	1	8–10	Latzug zum Nacken
	2	8–10	Latzug zur oberen Brust, weiter Griff
	3	6–10	Latzug zur oberen Brust, enger Griff
	4	6–8	Latzug nach vorn im Hammergriff oder Rudern am Kabelzug (von oben) im Stehen
	5	6–8	Rudern am Kabelzug (auf Brusthöhe) im Stehen oder Rudern im Sitzen
	6	6–8	Rudern am Kabelzug (von unten) im Stehen
Kurzhanteldrücken	Aufwärmen	10	Arnold-Presse
	Aufwärmen	10	Mit den Handflächen zueinander
	1	6–8	Arnold-Presse
	2	6–8	Neutraler Griff
	3	6–8	Mit den Handflächen zueinander
	4	4–8	Mit den Handflächen zueinander
Kurzhantelheben	1	8–10	Frontheben (im neutralen Griff); führen Sie die Übung jeweils mit einem Arm durch.
	2	8–10	45°-Frontheben*
	3	8–10	Seitheben
	4	8–10	Seitheben
	5	8–10	30° nach hinten**
	6	8–10	Vorgebeugtes Seitheben
	7	8–10	Vorgebeugtes Seitheben

* Die Ausführung ist wie beim Seitheben, wobei der Arm auf eine Position in der Mitte zwischen Front- und Seitheben geführt wird.

** Die Ausführung ist wie beim Seitheben, wobei der Arm zu einem Punkt 30° weiter hinten als beim Seitheben geführt wird.

Übung	Satzanzahl	Wdh.	Übungsdetails
			BAUCH
Hängendes Knieheben	1	15–20	
Diagonale Crunches auf der Negativbank	2	15–20	
Crunches auf der Negativbank	3	15–20	
Zusammenziehen auf dem Pezziball	4	15–20	
Reverse Crunches	5	15–20	
Diagonale Crunches	6	15–20	
Führen Sie alle Übungen mit minimal kurzen Satzpausen aus.			
			WORKOUT 4 BEINE
Latzug oder Rudern am Kabelzug	Aufwärmen	10	Latzug zum Nacken
	Aufwärmen	10	Latzug zur oberen Brust
	1	8–10	Latzug zum Nacken
	2	8–10	Latzug zur oberen Brust, weiter Griff
	3	6–10	Latzug zur oberen Brust, enger Griff
	4	6–8	Latzug nach vorn im Hammergriff oder Rudern am Kabelzug (von oben) im Stehen
	5	6–8	Rudern am Kabelzug (auf Brusthöhe) im Stehen oder Rudern im Sitzen
	6	6–8	Rudern am Kabelzug (von unten) im Stehen
Kniebeugen*	Aufwärmen	10	Weiter Stand
	Aufwärmen	10	Enger Stand
	1	6–10	Schulterbreiter Stand
	2	6–10	Schulterbreiter Stand
	3	6–10	Hüftbreiter Stand
	4	6–10	10 cm weiter als hüftbreiter Stand
	5	6–10	15 cm weiter als hüftbreiter Stand
	6	6–10	20 cm weiter als hüftbreiter Stand
	7	6–10	25 cm weiter als hüftbreiter Stand
	8	6–10	30 cm weiter als hüftbreiter Stand
* Alternativ können Sie diese Progression mit der Beinpresse oder der Hackenschmidt-Kniebeugen machen. In Bezug auf die Positionierung der Füße durch die Platte haben Sie nur begrenzten Spielraum.			
Als Alternative zu Kniebeugen, Beinpresse oder Hackenschmidt-Kniebeugen versuchen Sie doch diese Progression mit Ausfallschritten:			
Ausfallschritte	1	10–15	Ausfallschritte
	2	10–15	Ausfallschritte 45° zur Seite*
	3	6–10	Ausfallschritte zur Seite
	4	6–10	Ausfallschritte 45° nach hinten**
	5	6–10	Ausfallschritte nach hinten

* Hier sollte Ihr Fuß in der Mitte zwischen der Ausführung nach vorn und der Ausführung zur Seite landen.
** Hier sollte Ihr Fuß in der Mitte zwischen der Ausführung nach vorn und der Ausführung zur Seite landen.

Übung	Satzanzahl	Wdh.	Übungsdetails
Beinstrecken	1	10–12	Zehen nach oben gezogen
	2	10–12	Zehen nach oben gezogen
	3	8–12	Zehen zeigen nach außen
	4	8–12	Zehen zeigen nach innen
Kreuzheben mit gestreckten Beinen	1–3	10–12	Führen Sie die Langhantel etwas über Kniehöhe.
Beincurls im Liegen*	1	10–12	Zehen zeigen nach unten
	2	10–12	Zehen zeigen nach innen
	3	8–12	Zehen zeigen nach außen
*Alternativ können Sie diese Übung am Beincurl-Gerät im Sitzen oder im Stehen ausführen.			
Wadenheben im Stehen	1	10–15	Zehen zeigen gerade nach vorn
	2	10–15	Zehen zeigen nach außen
	3	10–15	Zehen zeigen nach innen
Alternativ können Sie diese Übung an der Beinpresse, am Gerät für (vorgebeugtes) Wadenheben ausführen.			
Wadenheben im Sitzen	1	10–15	Zehen zeigen gerade nach vorn
	2	10–15	Zehen zeigen nach außen
	3	8–15	Zehen zeigen nach innen

DURCHSTARTEN MIT DER LANGHANTEL

Ziel dieser Trainingsmethode ist es, die gesamte Übungsbandbreite auf die Langhantel zu beschränken und durch Variationen jede Muskelgruppe aus unterschiedlichen Winkeln zu beanspruchen – eine gute Möglichkeit, um kurzfristige Abwechslung in Ihr Training zu bringen und kreativ im Umgang mit Langhantelübungen zu werden. Diese Methode eignet sich auch hervorragend für das Training zu Hause, falls Sie keine Kurzhanteln besitzen.

Eine Möglichkeit des Langhanteltrainings ist das Üben im Power-Rack. Das spart Zeit und sorgt für Sicherheit, speziell wenn Sie allein trainieren. In Tabelle 6.36 finden Sie ein Beispiel für ein Programm für die Langhantel. Dabei kommen bei einem 3-Tages-Trainingssplit alle wichtigen Muskelgruppen zum Einsatz. Es kann ein- bis zweimal pro Woche durchgeführt werden. Doch sollten Sie diese Methode nicht länger als 3 Wochen am Stück anwenden, bevor Sie zu einem Programm wechseln, das größere Übungsvielfalt bietet. Sie können das Langhanteltraining immer wieder mal in Ihren Trainingsplan einbauen, wenn Sie Abwechslung brauchen oder das Fitnessstudio überfüllt ist.

BEWERTUNG

Zeit	1	2	3	4	5
Länge	1	2	3	4	5
Schwierigkeitsgrad	1	2	3	4	5
Resultate	1	2	3	4	5

TABELLE 6.36 **Durchstarten mit der Langhantel**

Übung	Sätze	Wdh.
WORKOUT 1: BRUST UND TRIZEPS		
Langhanteldrücken auf der Schrägbank (schulterbreiter Griff)	2	8–10
Langhanteldrücken auf der Schrägbank (weiter Griff)	2	8–10
Langhanteldrücken auf der Negativbank	3	6–8
Langhanteldrücken auf der Flachbank	3	6–8
Bankdrücken mit der Langhantel im Untergriff	2	8–10
Bankdrücken mit der Langhantel mit engem Griff	2	6–8
Trizepsstrecken mit der Langhantel im Sitzen	2	10–12
Trizepsstrecken im Liegen	2	8–10
WORKOUT 2: BEINE, SCHULTERN UND TRAPEZMUSKEL		
Frontkniebeugen mit der Langhantel	3	8–10
Kniebeugen mit der Langhantel	3	6–8
Hackenschmidt-Kniebeugen mit der Langhantel	3	6–8
Ausfallschritte mit der Langhantel	3	8–10
Rumänisches Kreuzheben mit der Langhantel	3	10–12
Wadenheben mit der Langhantel im Stehen	3	10–12
Wadenheben mit der Langhantel im Sitzen	3	15–20
Wadenheben mit der Langhantel im Sitzen	3	8–10
Schulterdrücken mit der Langhantel im Stehen	3	10–12
Aufrechtes Rudern mit der Langhantel (weiter Griff)	3	8–10
Aufrechtes Rudern mit der Langhantel (enger Griff)	3	8–10
Aufrechtes Rudern mit der Langhantel (enger Griff)	2	6–8
Schulterheben mit der Langhantel hinter dem Körper	2	8–10
WORKOUT 3: RÜCKEN, BIZEPS UND UNTERARME		
Vorgebeugtes Rudern mit der Langhantel (schulterbreiter Obergriff)	3	8–10
Vorgebeugtes Rudern mit der Langhantel (weiter Obergriff)	3	8–10
Vorgebeugtes Rudern mit der Langhantel (Untergriff)	3	8–10
Überzüge mit der Langhantel auf der Negativbank	3	10–12
Langhantelcurls	3	8–10
Konzentrationscurls mit der Langhantel auf der Schrägbank	3	10–12
Preacher Curls mit der Langhantel	3	10–12
Langhantelcurls im Obergriff	2	10–12
Unterarmbeugen mit der Langhantel	2	10–12
Unterarmstrecken mit der Langhantel	2	10–12

TRAINING NACH KÖRPERSEITEN

Diese Methode verwendet Übungen nur für eine Seite des Körpers, das ist auch als unilaterales Training bekannt. Die meisten Trainingsprogramme vernachlässigen unilaterales Training. Manche beinhalten immerhin noch Übungen mit einem Arm oder Bein, etwa in Form von Konzentrationscurls oder der Beinpresse mit einem Bein. Dies kann zu Unausgewogenheiten bei der Muskelkraft und -entwicklung führen.

Forschungen belegen, dass bei unilateralen Übungen beide Körperseiten summiert mehr Kraft aufbauen können als bei bilateralen Übungen wie etwa dem Bankdrücken mit der Langhantel. Abgesehen davon zeigt das Training der Muskeln je Körperseite nicht nur Wirkung auf der trainierten Körperseite, es kann auch zu einem besseren Muskelwachstum auf der anderen führen. Denn die pausierende Seite erfährt ebenfalls eine Stimulierung der Nerven und eine erhöhte Blutzufuhr, die durch das Training der Muskeln auf der anderen Körperseite entsteht. Dadurch wird die Zufuhr von Sauerstoff, Nährstoffen und Hormonen in die ruhenden Muskeln erhöht, während der Abbau von Stoffwechselprodukten aus vorhergehenden Workouts unterstützt wird. Das Resultat sind bessere Muskelregeneration und besseres Muskelwachstum.

Ein weiterer Vorteil des Trainings nach Körperseiten liegt darin, dass damit auch die Muskeln der Körpermitte trainiert werden (die sichtbaren und tief liegenden Muskeln des Bauches und des unteren Rückens). Das ist wichtig für eine insgesamt bessere Kraftbasis. Der größte Vorteil dieser Methode ist jedoch vermutlich schlicht und einfach die Neuartigkeit des Stimulus, die es auf den Körper hat. Dieses Training stimuliert das Nervensystem und die Muskelfasern einzigartig im Gegensatz zu allen anderen Trainingsprogrammen. Und neue Stimuli können zu Zuwächsen an Muskelmasse und Muskelkraft führen.

Das Training nach Körperseiten teilt die Workouts in Trainingstage für die rechte und für die linke Körperseite. Es werden also die Muskeln der linken Körperseite (etwa Bizeps und Trizeps) an einem Tag trainiert und dieselben Muskeln der rechten Seite an einem anderen Tag. Das Programm (Tab. 6.37) besteht aus 4 Workouts je Woche, bei denen der Körper einmal durchtrainiert wird. Workout 1 besteht aus der rechten Brust, Schulter, dem rechten Trapezmuskel, Trizeps, Rücken und Bizeps. Workout 2 besteht aus der linken Brust, Schulter, dem linken Trizeps, Rücken und Bizeps. Beim Workout 3 trainieren Sie den rechten Quadrizeps, die rechte hintere Oberschenkelmuskulatur, die rechte Gesäßhälfte und Wade. Mit Workout 4 kommen schließlich der linke Quadrizeps, die linke hintere Oberschenkelmuskulatur, die linke Gesäßhälfte und Wade zum Einsatz – damit ist der gesamte Körper einmal trainiert. Der Bauch kann am Ende von Workout 1 oder 4 trainiert werden.

Das Arbeitsvolumen je Muskelgruppe ist relativ niedrig (2 Übungen je Muskelgruppe für 2–3 Sätze/Übung), da dieses Training einen leichten Schock im Nervensystem bewirkt. Das Gewicht sollte leicht genug sein, dass Sie 10–12 Wdh. pro Satz ausführen können. Sie sollten das Training pro Körperseite nur 2–4 Wochen ausführen, bevor Sie wieder zum gewöhnlichen bilateralen Training wechseln. Wenden Sie diese Trainingstechnik maximal einmal in 4–6 Monaten an.

Abgesehen von den Übungen, die in den Beispielworkouts gelistet sind, gibt es noch zahlreiche weitere einseitige Übungen für jede Muskelgruppe. In Tabelle 6.38 finden Sie eine Liste von Möglichkeiten.

BEWERTUNG

Zeit	1	2	3	4	5
Länge	1	2	3	4	5
Schwierigkeitsgrad	1	2	3	4	5
Resultate	1	2	3	4	5

TABELLE 6.37 Eins nach dem anderen

Muskelgruppe	Übung	Sätze	Wdh.
WORKOUT 1: RECHTER OBERKÖRPER (BRUST, SCHULTER, TRAPEZMUSKEL, TRIZEPS, RÜCKEN, BIZEPS)			
Brust	Brustdrücken mit der Kurzhantel mit einem Arm	3	10
	Flys am Kabelzug mit einem Arm	3	12
Schulter	Schulterdrücken mit der Kurzhantel mit einem Arm	3	10
	Seitheben am Kabelzug mit einem Arm	3	12
Trapezmuskel	Einarmiges Schulterheben an der Multipresse	3	10
Trizeps	Kickbacks mit Kurzhanteln	2	12
	Einarmiges Trizepsstrecken mit der Kurzhantel über Kopf	2	12
Rücken	Kurzhantelrudern	3	10
	Einarmiger Latzug	3	12
Bizeps	Einarmige Preacher Curls	2	12
	Einarmige Konzentrationscurls mit der Kurzhantel	2	12
WORKOUT 2: LINKER OBERKÖRPER (BRUST, SCHULTER, TRAPEZMUSKEL, TRIZEPS, RÜCKEN, BIZEPS)			
Brust	Brustdrücken mit der Kurzhantel mit einem Arm	3	10
	Flys am Kabelzug mit einem Arm	3	12
Schulter	Schulterdrücken mit der Kurzhantel mit einem Arm	3	10
	Seitheben am Kabelzug mit einem Arm	3	12
Trapezmuskel	Einarmiges Schulterheben an der Multipresse	3	10
Trizeps	Kickbacks mit Kurzhanteln	2	12
	Einarmiges Trizepsstrecken mit der Kurzhantel über Kopf	2	12
Rücken	Kurzhantelrudern	3	10
	Einarmiger Latzug	3	12
Bizeps	Einarmige Preacher-Curls	2	12
	Einarmige Konzentrationscurls mit der Kurzhantel	2	12

Muskelgruppe	Übung	Sätze	Wdh.
WORKOUT 3: RECHTER UNTERKÖRPER (QUADRIZEPS, HINT. OBERSCHENKELMUSKULATUR, GESÄSS, WADEN)			
Beine	Beinpresse mit einem Bein	3	10
	Beinstrecken mit einem Bein	3	12
	Rumänisches Kreuzheben mit einem Bein	3	10
	Beincurls mit einem Bein	3	12
	Wadenheben an der Beinpresse mit einem Bein	2	12
	Wadenheben im Sitzen mit einem Bein	2	12

Muskelgruppe	Übung	Sätze	Wdh.
WORKOUT 4: LINKER UNTERKÖRPER (QUADRIZEPS, HINT. OBERSCHENKELMUSKULATUR, GESÄSS, WADEN)			
Beine	Beinpresse mit einem Bein	3	10
	Beinstrecken mit einem Bein	3	12
	Rumänisches Kreuzheben mit einem Bein	3	10
	Beincurls mit einem Bein	3	12
	Wadenheben an der Beinpresse mit einem Bein	2	12
	Wadenheben im Sitzen mit einem Bein	2	12

TABELLE 6.38 **Übungen für eine Körperseite**

Muskelgruppe	Übung
Brust	Kurzhanteldrücken auf der Schrägbank mit einem Arm
	Kurzhanteldrücken auf der Negativbank mit einem Arm
	Einarmige Kurzhantelflys (Flach-, Schräg-, Negativbank)
	Einarmige Kabelzüge über Kreuz
Schultern	Frontheben mit einem Arm (Kurzhantel oder am Kabelzug)
	Seitheben mit Kurzhantel mit einem Arm
	Vorgebeugtes Seitheben mit einem Arm (Kurzhantel oder am Kabelzug)
	Einarmiges aufrechtes Rudern mit Kurzhantel
Trapezmuskel	Schulterdrücken mit Kurzhantel mit einem Arm

Muskelgruppe	Übung
Trizeps	Kickbacks am Kabelzug
	Trizepsdrücken mit einem Arm (Bügelgriff oder Seil)
	Trizepsstrecken im Liegen mit einem Arm
Rücken	Einarmiges Rudern im Sitzen
	Einarmiger Latzug mit gestrecktem Arm
	Kickbacks mit einem gestreckten Arm
Bizeps	Konzentrationscurls am Kabelzug
	Einarmige Kurzhantelcurls (im Sitzen, auf der Schrägbank, im Stehen)
	Einarmige Curls am Kabelzug von oben
Quadrizeps	Aufsteigen
	Ausfallschritte
	Kniebeugen

RAHMENTRAINING

Die Workouts eines Rahmentrainings wie in Tabelle 6.39 beginnen und enden mit derselben Übung. Dadurch werden alle Vorteile genutzt: Muskelzuwachs, Kraft und Fettverbrennung.

Indem die Übungen zu Anfang und am Ende eines Workouts gemacht werden, kommt es zur Maximierung von Muskelwachstum und Kraft. Wenn zu Beginn die Muskeln noch frisch und stark sind, werden Kraft und mechanische Überlastung maximal gefordert – bei hohem Gewicht und wenig Wiederholungen (6–8/Satz), denn dieser Wiederholungsbereich ist am besten für den Aufbau von Kraft und Muskelmasse geeignet (große Belastung der Muskeln erhöht die Muskelschädigung und damit Zuwachs an Kraft und Muskelmasse). Geschädigte Muskelfasern werden durch neue ersetzt und die sind wegen der Anpassung an die Überlastung größer und stärker. Dies ist die eine Möglichkeit. Üben in diesem Wiederholungsbereich regt auch die Produktion des anabolen Hormons Testosteron an.

Wenn Sie dieselbe Übung am Ende eines Workouts ausführen, dann sind die Muskeln durch die Übungen zuvor bereits ermüdet. Dadurch werden die Muskeln maximal erschöpft, ebenso durch den Wiederholungsbereich: Am Ende des Workouts werden 3 Sätze ausgeführt, beim 1. mit demselben Gewicht wie zu Beginn des Workouts, um die Muskelschädigung von dort fortzuführen, indem Sie die bereits erschöpften Muskeln zwingen, das Gewicht zu heben. Sie werden nur ein paar Wiederholungen schaffen, doch jede einzelne treibt die Muskelschädigung voran. Mit 2 Sätzen zu 12–15 Wdh. wird abgeschlossen. Dieser hohe Wiederholungsbereich erschöpft die Muskeln bis an ihre Grenzen. Überdies beträgt auch noch die Pause zwischen den letzten 3 Sätzen nur 1 min. Auch PmM ist ein wichtiger Faktor für das Wachstum wegen der biochemischen Stoffwechselprodukte, die durch die Verbrennung von Glukose und Fett zur Energiegewinnung für die Muskelkontraktion in den Muskelzellen entstehen. Dadurch wird ein Anstieg des anabolen Hormons und von Wachstumsfaktoren wie dem Wachstumshormon (HGH) und dem insulinähnlichen Wachstumsfaktor-1 (IGF-1) angezeigt. Gemeinsam mit Testosteron fördern die anabolen Faktoren das Muskelwachstum und steigern die Proteinsynthese. Diese ist für den Aufbau von Muskelfasern zuständig, indem sie diese mit Protein versorgt. Muskelfasern bestehen aus Protein, daher bedeutet mehr Protein größere Muskelfasern.

BEWERTUNG

Zeit	1	2	3	4	5
Länge	1	2	3	4	5
Schwierigkeitsgrad	1	2	3	4	5
Resultate	1	2	3	4	5

TABELLE 6.39 Rahmenworkouts

Muskelgruppe	Übung	Sätze/Wdh.	Pause
WORKOUT 1: BRUST, BIZEPS, BAUCH			
Brust	Bankdrücken	3/6–8	2–3 min
	Kurzhanteldrücken auf der Schrägbank	3/8–10	2 min
	Kurzhantelflys auf der Schrägbank	3/10–12	1–2 min
	Kabelzüge über Kreuz	2/12–15	1–2 min
	Bankdrücken	1/bis PmM[1] 2/12–15	1 min 1 min
Bizeps	Langhantelcurls	3/6–8	2–3 min
	Kurzhantelcurls auf der Schrägbank	3/8–10	2 min
	Konzentrationscurls am Kabelzug	3/10–12	1 min
	Langhantelcurls	1/bis PmM[1] 2/12–15	1 min 1 min
Bauch	Hängendes Beinheben	2/6–8[2]	1–2 min
	Crunches	3/bis PmM	1 min
	Hängendes Beinheben	1/bis PmM[3] 2/bis PmM[3]	1 min 1 min

[1] Verwenden Sie dasselbe Gewicht beim zuletzt ausgeführten Satz dieser Übung.
[2] Halten Sie eine Kurzhantel oder einen Medizinball zwischen Ihren Füßen eingeklemmt.
[3] Trainieren Sie nur mit Ihrem Körpergewicht.

Muskelgruppe	Übung	Sätze/Wdh.	Pause
	WORKOUT 2: BEINE UND WADEN		
Beine	Kniebeugen	3/6–8	2–3 min
	Beinpresse	3/8–10	2 min
	Ausfallschritte nach hinten mit Kurzhanteln	3/10–12	1–2 min
	Beinstrecken	3/12–15	1 min
	Beincurls im Liegen	3/12–15	1 min
	Kniebeugen	1/bis PmM[1] 2/12–15	1 min 1 min
Waden	Wadenheben im Stehen	3/6–8	1–2 min
	Wadenheben im Sitzen	3/15–20	1 min
	Wadenheben im Stehen	1/bis PmM[1] 2/12–15	1 min 1 min
	WORKOUT 3: SCHULTERN, TRAPEZMUSKEL, BAUCH		
Schultern	Schulterdrücken mit der Langhantel	3/6–8	2–3 min
	Aufrechtes Rudern mit Kurzhanteln	2/8–10	2 min
	Seitheben am Kabelzug	3/10–12	1–2 min
	Heben für den hinteren Deltamuskel	3/12–15	1 min
	Schulterdrücken mit der Langhantel	1/bis PmM[1] 2/12–15	1 min 1 min
Trapezmuskel	Schulterheben mit der Langhantel	3/6–8	2–3 min
	Schulterheben mit der Langhantel hinter dem Körper	2/10–12	1–2 min
	Schulterheben	1/bis PmM[1] 2/12–15	1 min 1 min
Bauch	Crunches am Kabelzug mit Seil	2/6–8	1–2 min
	Reverse Crunches	3/bis PmM	1 min
	Crunches am Kabelzug mit Seil	1/bis PmM[1] 2/12–15	1 min 1 min
	WORKOUT 4: RÜCKEN UND TRIZEPS		
Rücken	Langhantelrudern	3/6–8	2–3 min
	Klimmzug	3/bis PmM	2 min
	Rudern am Kabelzug im Sitzen	3/10–12	1–2 min
	Einarmiger Latzug mit gestrecktem Arm	3/12–15	1 min
	Langhantelrudern	1/bis PmM[1] 2/12–15	1 min 1 min
Trizeps	Bankdrücken mit engem Griff	3/6–8	2–3 min
	Trizepsdrücken	3/8–10	2 min
	Trizepsstrecken über Kopf am Kabelzug	3/10–12	1 min
	Bankdrücken mit engem Griff	1/bis PmM[1] 2/12–15	1 min 1 min

[1] Verwenden Sie dasselbe Gewicht beim zuletzt ausgeführten Satz dieser Übung.
[2] Halten Sie eine Kurzhantel oder einen Medizinball zwischen Ihren Füßen eingeklemmt.
[3] Trainieren Sie nur mit Ihrem Körpergewicht.

PUSH-PULL-WINKEL-TRAINING

Der Push-Pull-Trainingsplan (siehe Kap. 8) ist einer der einfachsten und effektivsten Trainingspläne. Er wurde bereits von zahlreichen Bodybuildern für Wettkämpfe wie von anderen Hochleistungssportlern verwendet und basiert auf einer Kategorisierung der Gewichthebeübungen in 2 Gruppen: Drück- und Zugbewegungen. Dieser Kategorisierung entsprechend werden die Workouts aufgeteilt. An einem typischen Drücktag werden Übungen für Brust, Schultern, Quadrizeps und Trizeps, die Drückmuskeln, gemacht. An einem typischen Zugtag werden Rücken, Bizeps, hintere Oberschenkelmuskulatur und Trapezmuskel trainiert. Doch das Training mit Gewichten ist nicht ganz so einfach.

Für die meisten Muskelgruppen können Sie zumindest einige Übungen ausführen, die, streng genommen, nicht in eine der beiden Kategorien Druck oder Zug passen. So sind Beinstrecken, Beincurls, Bizepscurls, Trizepsstrecken, Seitheben und Flys technisch gesehen weder Drück- noch Zugbewegungen. Wir würden sie vielmehr Winkelbewegungen nennen. D. h., die Bewegung wird nicht in gerader Linie ausgeführt, sondern bogenförmig. Es handelt sich dabei immer um Isolationsübungen, denn es geht um die Bewegung eines Gelenks. Dagegen arbeiten beim Drücken oder Ziehen eines Gewichts in gerader Linie mehrere Gelenke zusammen. Daher sind Drück- und Zugübungen immer Verbund- oder Mehrgelenkübungen.

Der Push-Pull-Trainingsplan ist eine gute Variante für Powerlifter und Kraftsportler, die nur selten Winkelübungen (Isolationsübungen) machen. Nachdem das Bodybuilding jedoch zu einem Großteil auf Winkelübungen aufbaut, habe ich den Push-Pull-Trainingsplan zu einem Push-Pull-Winkel-Trainingsplan umgewandelt. Somit haben Sie einen Drücktag mit Verbundübungen für Brust, Beine, Schultern, Trizeps und Waden, einen Zugtag mit Mehrgelenkbewegungen für Rücken, Trapezmuskel und Bizeps, ebenso den Bauch, und 2 Winkeltage mit Isolationsübungen für alle wichtigen Muskelgruppen gemeinsam.

An einem der Winkeltage werden Brust, Beine, Schultern und Trizeps trainiert, am anderen Rücken, Bizeps, Unterarme und Bauch. So üben Sie jede Muskelgruppe zweimal pro Woche, einmal mit Verbundübungen (Drücken oder Ziehen) und dann noch mal mit Isolationsübungen (Winkelübungen). Dadurch können Sie sich auf jeweils einen schweren Trainingstag mit Grundübungen für jede Muskelgruppe bei weniger Wiederholungen konzentrieren und einen leichteren Tag mit Isolationsübungen in vielen Wiederholungen. So entsteht ein variantenreicher Ansatz, der auf generelles Wachstum, Muskelmasse und Kraft abzielt. Es wird nicht nur jede Muskelgruppe häufiger trainiert, in jeder Woche werden auch unterschiedliche Formen der Belastung (schwer und leicht) ausgeübt. Die Unterteilung in 2 Workouts für jeden Körperteil bietet den Muskeln eine willkommene Abwechslung, wodurch Muskelhypertrophie und Kraftzuwachs gesteigert werden.

Wenden Sie den 4-Tages-Push-Pull-Winkel-Trainingsplan aus Tabelle 6.40 4 Wochen lang an. Sie können diese Trainingsmethode gern länger einsetzen, doch sollten Sie den Beispielplan nach den 4 Wochen abändern, indem Sie die Übungen durch welche aus Tabelle 6.41 (Push-Pull-Winkel-Übungen) ersetzen. Sie können auch die Wiederholungszahlen und Pausenzeiten abwandeln, je nach Ihren Trainingszielen. Das Beispiel in Tabelle 6.40 ist eine Trainingskombination für Kraft und Hypertrophie, bei dem niedrige (4–7), moderate (8–12) und hohe Wiederholungsbereiche (15–25) enthalten sind.

BEWERTUNG

Zeit	1	2	3	4	5
Länge	1	2	3	4	5
Schwierigkeitsgrad	1	2	3	4	5
Resultate	1	2	3	4	5

TABELLE 6.40 **Push-Pull-Winkel-Training**

Muskelgruppe	Übung	Sätze	Wdh.	Pause
	PUSH (MONTAG)			
Brust	Bankdrücken mit der Langhantel	3	4–6	2 min
	Kurzhanteldrücken auf der Schrägbank	3	6–8	2 min
	Negativbankdrücken an der Multipresse	3	8–10	2 min
Beine	Kniebeugen mit der Langhantel	3	4–6	2 min
	Frontkniebeugen an der Multipresse	3	6–8	2 min
	Beinpresse	3	8–10	2 min
Schultern	Überkopfdrücken mit der Langhantel	4	4–6	2 min
	Überkopfdrücken mit Kurzhanteln	4	6–8	2 min
Trizeps	Bankdrücken mit engem Griff	3	6–8	2 min
	Dips	3	8–10	2 min
Waden	Wadenheben im Stehen	3	8–10	1 min
	PULL (DIENSTAG)			
Rücken	Kreuzheben	3	4–6	2 min
	Vorgebeugtes Rudern mit der Langhantel	3	6–8	2 min
	Latzug	3	8–10	2 min
Rücken und Bizeps	Klimmzug im Obergriff	3	6–8	2 min
	Dragcurls	3	8–10	2 min
Trapezmuskel	Schulterheben mit der Langhantel	3	6–8	2 min
	Schulterheben mit der Kurzhantel	3	8–10	2 min
Bauch	Hängendes Beinheben	2	10–12	1 min
	Crunches mit Seil	2	10–12	1 min
	WINKEL 1 (DONNERSTAG)			
Brust	Kurzhantelflys auf der Schrägbank Kabelzüge über Kreuz Butterflys	3 3 3	10–12 12–15 15–20	1 min 1 min 1 min
Quadrizeps	Beinstrecken	4	15–20	1 min
Hint. Oberschenkel-muskulatur	Beincurls im Liegen	4	15–20	1 min
Schultern	Seitheben am Kabelzug Frontheben mit Kurzhanteln Vorgebeugtes Seitheben	3 2 2	10–12 12–15 15–20	1 min 1 min 1 min
Trizeps	Trizepsdrücken am Kabelzug Trizepsstrecken mit Kurzhantel über Kopf	3 3	10–12 12–15	1 min 1 min
	WINKEL 2 (FREITAG)			
Rücken	Überzüge mit Kurzhanteln auf der Negativbank Latzug mit gestreckten Armen	4 4	10–12 12–15	1 min 1 min
Bizeps	Langhantelcurls Kurzhantelcurls auf der Schrägbank	3 3	10–12 12–15	1 min 1 min
Unterarme	Unterarmbeugen mit der Langhantel	3	12–15	1 min
Bauch	Reverse Crunches Crunches	3 3	15–20 20–25	1 min 1 min

Push-Pull-Winkel-Übungen

In Tabelle 6.41 wird praktisch jede Drück-, Zug- und Winkelübung für die wichtigsten Körperteile aufgelistet. Verwenden Sie diese Liste, um Übungen aus dem Beispiel zum 4-Tages-Trainingssplit für ein Push-Pull-Winkel-Training auszutauschen.

TABELLE 6.41 Push-Pull-Winkel-Übungen

Muskelgruppe	Drücken	Ziehen	Winkelübung
Brust	Langhanteldrücken auf der Flach-, Schräg- oder Negativbank Kurzhanteldrücken auf der Flach-, Schräg- oder Negativbank Flach-, Schräg- oder Negativbankdrücken an der Multipresse Alle anderen Formen des Brustdrückens am Gerät Liegestütz	k. A.	Kurzhantelflys auf der Flach-, Schräg- oder Negativbank Flys am Kabelzug auf der Flach-, Schräg- oder Negativbank Flys am Gerät Kabelzüge über Kreuz (von oben oder von unten) Butterflys Überzüge
Rücken	k. A.	Vorgebeugtes Rudern mit der Langhantel, mit Kurzhanteln, mit gestreckten Armen an der Multipresse oder am Kabelzug Rudern am Kabelzug im Sitzen Kreuzheben Latzug Klimmzug Rudern mit der T-Stange Rudern am Kabelzug von oben	Latzug Überzüge
Schultern	Überkopfdrücken mit der Langhantel, mit Kurzhanteln oder an der Multipresse	Aufrechtes Rudern mit der Langhantel, mit Kurzhanteln, an der Multipresse oder am Kabelzug*	Seitheben mit Kurzhanteln, am Kabelzug oder mit der Langhantel Frontheben mit Kurzhanteln, am Kabelzug oder mit der Langhantel Vorgebeugtes Seitheben mit Kurzhanteln oder mit der Langhantel Reverse Butterflys
Trizeps	Bankdrücken mit engem Griff mit der Langhantel, an der Multipresse oder mit Kurzhanteln Dips (inkl. am Gerät)	k. A.	Trizepsdrücken am Kabelzug Trizepsstrecken im Liegen mit Kurzhanteln, mit der Langhantel oder am Kabelzug Trizepsstrecken über Kopf mit Kurzhanteln, mit der Langhantel oder am Kabelzug Kickbacks mit Kurzhanteln oder am Kabelzug Trizepsstrecken am Gerät
Bizeps	k. A.	Klimmzug im Untergriff Dragcurls	Curls mit der Langhantel, mit Kurzhanteln oder am Kabelzug Preacher Curls mit der SZ-Hantel oder mit Kurzhanteln Kurzhantelcurls auf der Schrägbank Konzentrationscurls Curls am Gerät

Muskelgruppe	Drücken	Ziehen	Winkelübung
Quadrizeps	Kniebeugen mit der Langhantel oder an der Multipresse Beinpresse Hackenschmidt-Kniebeugen Frontkniebeugen mit der Langhantel oder an der Multipresse Kniebeugen am Gerät Ausfallschritte mit der Langhantel oder mit Kurzhanteln	k. A.	Beinstrecken Sissy-Kniebeugen
Hintere Oberschenkelmuskulatur	Kniebeugen mit Langhanteln oder an der Multipresse Kniebeugen am Gerät Ausfallschritte mit der Langhantel oder mit Kurzhanteln	k. A.	Beincurls im Liegen, Sitzen oder Stehen Rumänisches Kreuzheben
Waden	Wadenheben im Stehen oder im Sitzen, in Vorbeuge oder an der Beinpresse	k. A.	k. A.
Bauch	k. A.	k. A.	Crunches Reverse Crunches Seitliche Crunches Hängendes Bein- oder Knieheben Crunches mit Seil
Trapezmuskel	k. A.	k. A.	Schulterheben mit der Langhantel, mit Kurzhanteln oder an der Multipresse Aufrechtes Rudern mit der Langhantel, mit Kurzhanteln, an der Multipresse oder am Gerät

* Das aufrechte Rudern mit weitem Griff mit der Langhantel, an der Multipresse, am Gerät oder mit Kurzhanteln ist die einzige Schultermuskulaturübung, die als echte Zugübung gilt. Obwohl dies nicht dem Push-Pull-Winkel-Programm entspricht, können Sie aufrechtes Rudern auch am 1. Tag ausführen, der für das Winkeltraining vorgesehen ist.

GROSSES BANDPROGRAMM

Wie in Kapitel 4 erläutert, bieten Widerstands- oder Kraftbänder eine einzigartige Form von Widerstand, den sog. linear variablen, der einen progressiv zunehmenden Widerstand mit dem Bewegungsverlauf beschreibt. Wenn wir uns das Bankdrücken als Beispiel dafür ansehen, dann bedeutet der Einsatz von Bändern hier, dass beim Drücken der Hantel von der Brust weg der Widerstand immer größer wird, je weiter die Hantel nach oben bis zur vollständigen Streckung der Arme gedrückt wird. Durch diese Widerstandssteigerung wird mehr Kraft auf dem höchsten Punkt der Übung benötigt, wodurch die Verlangsamung, die normalerweise auf dem höchsten Punkt einer Übung stattfindet, um das Gewicht zum Stillstand zu bringen, begrenzt wird.

Bänder eignen sich auch hervorragend für Reisen, da sie wenig wiegen und großen Widerstand bieten. Das große Bandprogramm in Tabelle 6.42 ist ein gutes Workout, selbst wenn Sie über ein vollständiges Sortiment an Gewichten verfügen, da die Muskeln damit mit einer einzigartigen Form von Widerstand trainiert werden.

BEWERTUNG

Zeit	1	2	3	4	5
Länge	1	2	3	4	5
Schwierigkeitsgrad	1	2	3	4	5
Resultate	1	2	3	4	5

TABELLE 6.42 Großes Bandprogramm

Muskelgruppe	Übung	Sätze/ Wdh.	Pause
WOCHE 1 **WORKOUT 1 (MONTAG): BRUST, TRIZEPS, BAUCH**			
Brust	Bankdrücken mit Bändern	3/15–20	2 min
	Brustdrücken in Vorbeuge im Stehen	3/15–20	2 min
	Einarmige Flys mit Bändern von unten im Stehen	3/15–20	2 min
	Einarmige Flys mit Bändern im Stehen	3/15–20	2 min
Trizeps	Bankdrücken mit Bändern mit engem Griff	3/15–20	2 min
	Trizepsstrecken über Kopf mit Band	3/15–20	2 min
	Kickbacks mit Band im Untergriff	3/15–20	2 min
Bauch	Crunches mit Band im Stehen	2/15–20	1 min
	Knieheben mit Band	2/15–20	1 min
	Ellbogen-Rumpfdrehen mit Band	2/15–20	1 min
WORKOUT 2 (DIENSTAG): RÜCKEN UND BIZEPS			
Rücken	Langhantelrudern mit Bändern	3/15–20	2 min
	Latzug mit Bändern	3/15–20	2 min
	Einarmiges Rudern mit Bändern im Stehen	3/15–20	2 min
	Latzug mit gestreckten Armen mit Bändern	3/15–20	2 min
Bizeps	Langhantelcurls mit Bändern	3/15–20	2 min
	Curls hinter dem Körper mit Bändern	3/15–20	2 min
	Curls von oben mit Bändern	3/15–20	2 min
WORKOUT 3 (DONNERSTAG): SCHULTERN, TRAPEZMUSKEL, BAUCH			
Schultern	Schulterdrücken mit der Langhantel mit Bändern	3/15–20	2 min
	Seitheben mit Bändern	3/15–20	2 min
	Schulterdrücken mit Bändern	3/15–20	2 min
	Reverse Flys für den hinteren Deltamuskel mit Bändern	3/15–20	2 min
Trapezmuskel	Schulterheben mit der Langhantel mit Bändern	3/15–20	2 min
	Schulterheben hinter dem Körper mit der Langhantel mit Bändern	3/15–20	2 min
Bauch	Knieheben mit Band	2/15–20	1 min
	Ellbogen-Rumpfdrehen mit Band	2/15–20	1 min
	Twist Crunches im Stehen mit Band	2/15–20	1 min
WORKOUT 4 (FREITAG): BEINE UND WADEN			
Quadrizeps	Kniebeugen mit der Langhantel mit Bändern	3/15–20	2 min
	Aufsteigen mit Bändern	3/15–20	2 min
	Aufsteigen mit Bändern	3/15–20	1 min
Hint. Oberschenkelmuskulatur	Rumänisches Kreuzheben mit der Langhantel mit Bändern	3/15–20	2 min
	Beincurls im Stehen mit Bändern	3/15–20	1 min
Waden	Wadenheben mit der Langhantel im Stehen mit Bändern	3/15–20	1 min
	Wadenheben im Sitzen mit Bändern	3/15–20	1 min
WOCHE 2 **WORKOUT 1 (MONTAG): BRUST, TRIZEPS, BAUCH**			
Brust	Bankdrücken mit Bändern	3/12–15	2 min
	Brustdrücken in Vorbeuge im Stehen	3/12–15	2 min
	Einarmige Flys mit Bändern von unten im Stehen	3/12–15	2 min
	Einarmige Flys mit Bändern im Stehen	3/12–15	2 min
Trizeps	Bankdrücken mit Bändern mit engem Griff	3/12–15	2 min
	Trizepsstrecken über Kopf mit Band	3/12–15	2 min
	Kickbacks mit Band im Untergriff	3/12–15	2 min
Bauch	Crunches mit Band im Stehen	2/12–15	1 min
	Knieheben mit Band	2/12–15	1 min
	Ellbogen-Rumpfdrehen mit Band	2/12–15	1 min

Muskelgruppe	Übung	Sätze/ Wdh.	Pause
WORKOUT 2 (DIENSTAG): RÜCKEN UND BIZEPS			
Rücken	Langhantelrudern mit Bändern	3/12–15	2 min
	Latzug mit Bändern	3/12–15	2 min
	Einarmiges Rudern mit Bändern im Stehen	3/12–15	2 min
	Latzug mit gestreckten Armen mit Bändern	3/15–20	2 min
Bizeps	Langhantelcurls mit Bändern	3/12–15	2 min
	Langhantelcurls mit Bändern	3/12–15	2 min
	Curls von oben mit Bändern	3/12–15	2 min
WORKOUT 3 (DONNERSTAG) SCHULTERN, TRAPEZMUSKEL, BAUCH			
Schultern	Schulterdrücken mit der Langhantel mit Bändern	3/12–15	2 min
	Seitheben mit Bändern	3/12–15	2 min
	Schulterdrücken mit Bändern	3/12–15	2 min
	Reverse Flys für den hinteren Deltamuskel mit Bändern	3/12–15	2 min
Trapezmuskel	Schulterheben mit der Langhantel mit Bändern	3/12–15	2 min
	Schulterheben hinter dem Körper mit der Langhantel mit Bändern	3/12–15	2 min
Bauch	Knieheben mit Band	2/12–15	1 min
	Ellbogen-Rumpfdrehen mit Band	2/12–15	1 min
	Twist Crunches im Stehen mit Band	2/12–15	1 min
WORKOUT 4 (FREITAG): BEINE UND WADEN			
Quadrizeps	Kniebeugen mit der Langhantel mit Bändern	3/12–15	2 min
	Aufsteigen mit Bändern	3/12–15	2 min
	Beinstrecken im Stehen mit Bändern	3/12–15	1 min
Hint. Oberschenkelmuskulatur	Rumänisches Kreuzheben mit der Langhantel mit Bändern	3/12–15	2 min
	Beincurls im Stehen mit Bändern	3/12–15	1 min
Waden	Wadenheben mit der Langhantel im Stehen mit Bändern	3/12–15	1 min
	Wadenheben im Sitzen mit Bändern	3/12–15	1 min

Muskelgruppe	Übung	Sätze/ Wdh.	Pause
WOCHE 3 WORKOUT 1 (MONTAG): BRUST, TRIZEPS, BAUCH			
Brust	Bankdrücken mit Bändern	3/8–12	2–3 min
	Brustdrücken in Vorbeuge im Stehen	3/8–12	2–3 min
	Einarmige Flys mit Bändern von unten im Stehen	3/8–12	2–3 min
	Einarmige Flys mit Bändern im Stehen	3/8–12	2–3 min
Trizeps	Bankdrücken mit Bändern mit engem Griff	3/8–12	2–3 min
	Trizepsstrecken über Kopf mit Band	3/8–12	2–3 min
	Kickbacks mit Band im Untergriff	3/8–12	2–3 min
Bauch	Crunches mit Band im Stehen	3/10–12	1 min
	Knieheben mit Band	3/10–12	1 min
	Ellbogen-Rumpfdrehen mit Band	3/10–12	1 min
WORKOUT 2 (DIENSTAG): RÜCKEN UND BIZEPS			
Rücken	Langhantelrudern mit Bändern	3/8–12	2–3 min
	Latzug mit Bändern	3/8–12	2–3 min
	Einarmiges Rudern mit Bändern im Stehen	3/8–12	2–3 min
	Latzug mit gestreckten Armen mit Bändern	3/8–12	2–3 min
Bizeps	Langhantelcurls mit Bändern	3/8–12	2–3 min
	Curls hinter dem Körper mit Bändern	3/8–12	2–3 min
	Curls von oben mit Bändern	3/8–12	2–3 min
WORKOUT 3 (DONNERSTAG): SCHULTERN, TRAPEZMUSKEL, BAUCH			
Schultern	Schulterdrücken mit der Langhantel mit Bändern	3/8–12	2–3 min
	Seitheben mit Bändern	3/8–12	2–3 min
	Schulterdrücken mit Bändern	3/8–12	2–3 min
	Reverse Flys für den hinteren Deltamuskel mit Bändern	3/8–12	2–3 min
Trapezmuskel	Schulterheben mit der Langhantel mit Bändern	3/8–12	2–3 min
	Schulterheben hinter dem Körper mit der Langhantel mit Bändern	3/8–12	2–3 min

Muskelgruppe	Übung	Sätze/ Wdh.	Pause
Bauch	Knieheben mit Band	3/10–12	1 min
	Ellbogen-Rumpfdrehen mit Band	3/10–12	1 min
	Twist Crunches im Stehen mit Band	3/10–12	1 min
WORKOUT 4 (FREITAG): BEINE UND WADEN			
Quadrizeps	Kniebeugen mit der Langhantel mit Bändern	3/8–12	2–3 min
	Aufsteigen mit Bändern	3/8–12	2–3 min
	Beinstrecken im Stehen mit Bändern	3/8–12	2 min
Hint. Oberschenkelmuskulatur	Rumänisches Kreuzheben mit der Langhantel mit Bändern	3/8–12	2–3 min
	Beincurls im Stehen mit Bändern	3/8–12	2 min
Waden	Wadenheben mit der Langhantel im Stehen mit Bändern	3/10–12	1 min
	Wadenheben im Sitzen mit Bändern	3/10–12	1 min
WOCHE 4 WORKOUT 1 (MONTAG): BRUST, TRIZEPS, BAUCH			
Brust	Bankdrücken mit Bändern	3/5–8	3 min
	Brustdrücken in Vorbeuge im Stehen	3/5–8	3 min
	Einarmige Flys mit Bändern von unten im Stehen	3/5–8	3 min
	Einarmige Flys mit Bändern im Stehen	3/5–8	3 min
Trizeps	Bankdrücken mit Bändern mit engem Griff	3/5–8	3 min
	Trizepsstrecken über Kopf mit Band	3/5–8	3 min
	Kickbacks mit Band im Untergriff	3/5–8	3 min
Bauch	Crunches mit Band im Stehen	3/8–10	1 min
	Knieheben mit Band	3/8–10	1 min
	Ellbogen-Rumpfdrehen mit Band	3/8–10	1 min
WORKOUT 2 (DIENSTAG): RÜCKEN UND BIZEPS			
Rücken	Langhantelrudern mit Bändern	3/5–8	3 min
	Latzug mit Bändern	3/5–8	3 min
	Einarmiges Rudern mit Bändern im Stehen	3/5–8	3 min
	Einarmiges Rudern mit Bändern im Stehen	3/5–8	3 min

Muskelgruppe	Übung	Sätze/ Wdh.	Pause
Bizeps	Langhantelcurls mit Bändern	3/5–8	3 min
	Curls hinter dem Körper mit Bändern	3/5–8	3 min
	Curls von oben mit Bändern	3/5–8	3 min
WORKOUT 3 (DONNERSTAG): SCHULTERN, TRAPEZMUSKEL, BAUCH			
Schultern	Schulterdrücken mit der Langhantel mit Bändern	3/5–8	3 min
	Seitheben mit Bändern	3/5–8	3 min
	Schulterdrücken mit Bändern	3/5–8	3 min
	Reverse Flys für den hinteren Deltamuskel mit Bändern	3/5–8	3 min
Trapezmuskel	Schulterheben mit der Langhantel mit Bändern	3/5–8	3 min
	Schulterheben hinter dem Körper mit der Langhantel mit Bändern	3/5–8	3 min
Bauch	Knieheben mit Band	3/8–10	1 min
	Ellbogen-Rumpfdrehen mit Band	3/8–10	1 min
	Twist Crunches im Stehen mit Band	3/8–10	1 min
WORKOUT 4 (FREITAG): BEINE UND WADEN			
Quadrizeps	Kniebeugen mit der Langhantel mit Bändern	3/5–8	3 min
	Aufsteigen mit Bändern	3/5–8	3 min
	Beinstrecken im Stehen mit Bändern	3/5–8	3 min
Hint. Oberschenkelmuskulatur	Rumänisches Kreuzheben mit der Langhantel mit Bändern	3/5–8	3 min
	Beincurls im Stehen mit Bändern	3/5–8	3 min
Waden	Wadenheben mit der Langhantel im Stehen mit Bändern	3/8–10	1 min
	Wadenheben im Sitzen mit Bändern	3/8–10	1 min

MUSKELN AM GERÄT

Durch das Training mit Geräten wird die Kraft Ihrer Stabilisatoren nicht verbessert, doch Widerstandstrainingsgeräte bieten auch zahlreiche Vorteile:

1. Die **einfache und bequeme Bedienung** ist effektiv, wenn Sie nur wenig Zeit haben.
2. **Konstante Spannung**: Am Gerät lässt die Belastung/Spannung auf den Muskel niemals nach. Vergleichen Sie Kurzhantelflys mit Flys am Gerät: Die Belastung des Muskels nimmt nicht ab wie bei Kurzhantelflys, wenn sich Ihre Hände treffen.
3. Mit Geräten können Sie abgesichert bis zum vollständigen Muskelversagen (PmM) trainieren, auch ohne fremde Hilfe. An manchen Geräten können Sie sogar allein erzwungene Wiederholungen ausführen.

Das pure Geräteworkout in Tabelle 6.43 ist nicht für eine unbestimmte Anwendungsdauer konzipiert, nur für 1–2 Wochen, um Abwechslung zu schaffen. Das gibt Ihren Gelenken eine Pause vom schweren Training, was sonst beim Training mit freien Gewichten passiert, und Sie stimulieren dabei neues Muskelwachstum, weil eine konstante Belastung wirkt. Wenn Sie einmal zu wenig Zeit für das Brust- oder Armworkout haben, dann wählen Sie doch das aus dem Geräteprogramm aus und trainieren diese so in einem Schnelldurchlauf.

Diese Workouts nutzen den Vorteil von Geräten, wenn das Gewicht einfach und unkompliziert mit Reduktionssätzen verändert werden soll. Sie bieten auch Sicherheit über das Muskelversagen (PmM) hinaus wie mit erzwungenen Wiederholungen. Versuchen Sie diese Workouts und Sie werden überrascht sein. Die Satzpausen sollten dabei minimal gehalten werden (1–2 min).

BEWERTUNG

Zeit	1	2	3	4	5
Länge	1	2	3	4	5
Schwierigkeitsgrad	1	2	3	4	5
Resultate	1	2	3	4	5

TABELLE 6.43 Pures Geräteworkout

Muskelgruppe	Übung	Sätze/ Wdh.
WORKOUT 1: BRUST, SCHULTERN, TRIZEPS, BAUCH		
Brust	Brustdrücken am Gerät im Sitzen[1]	3/8–10[2]
	Schrägdrücken am Gerät[1]	3/8–10[3]
	Butterflys[4]	3/12–15[3]
Schultern	Schulterdrücken am Gerät[1]	3/8–10[2]
	Aufrechtes Rudern an der Multipresse	3/10–12[3]
	Seitheben am Gerät im Sitzen[4]	3/12–15[3]
Trizeps	Dips am Gerät im Sitzen[5]	3/8–10[2]
	Trizepsstrecken über Kopf am Gerät[4]	3/12–15[3]
Bauch	Crunches am Gerät	3/12–15[3]
WORKOUT 2: QUADRIZEPS, HINTERE OEBRSCHENKELMUSKULATUR, WADEN		
Quadrizeps	Kniebeugen am Gerät[1]	3/8-10[3]
	Beinpresse	3/8-10[3]
	Beinstrecken	3/12-15[2]
Hint. Oberschenkelmuskulatur	Beincurls im Liegen	3/12-15[2]
	Beincurls im Sitzen	3/12-15[2]
Waden	Wadenheben in Vorbeuge	3/15-20[3]
	Wadenheben an der Beinpresse	3/10-12[3]
WORKOUT 3: RÜCKEN, TRAPEZMUSKEL, BIZEPS, BAUCH		
Rücken	Vorgebeugtes Rudern an der Multipresse	3/8–10[3]
	Klimmzug mit Stütze[5]	3/10–12[2]
	Rudern am Gerät im Sitzen[4]	3/10–12[3]
Trapezmuskel	Schulterheben an der Multipresse	3/8–10[3]
Bizeps	Preacher Curls am Gerät[5]	3/8–10[2]
	Horizontale Curls am Gerät[4]	3/10–12[3]
Bauch	Übungen für den unteren Bauch am Gerät[5]	3/12–15[3]

[1] Wenn Ihr Fitnessstudio nicht über das entsprechende Gerät verfügt, machen Sie die Übungsvariante an der Multipresse.

[2] Führen Sie beim letzten Satz 2–3 erzwungene Wiederholungen nach Eintreten von PmM aus.

[3] Führen Sie nach Eintritt von PmM beim letzten Satz einen Reduktionssatz aus, indem Sie das Gewicht um etwa 30 % verringern, und fahren Sie bis PmM fort.

[4] Wenn Ihr Fitnessstudio nicht über das entsprechende Gerät verfügt, machen Sie die Übungsvariante am Kabelzug.

[5] Wenn Ihr Fitnessstudio nicht über das entsprechende Gerät verfügt, machen Sie die Übungsvariante mit freien Gewichten.

PROGRAMME MIT VARIIERENDER TRAININGSHÄUFIGKEIT

Bei normalen Trainingsmethoden wird für einen soliden Muskelaufbau eine Pause von mindestens 48 h zwischen den Trainingseinheiten einer bestimmten Muskelgruppe eingehalten. Dadurch wird sichergestellt, dass der Regenerationsprozess den Muskelschaden durch die Workouts behoben hat und die Energiespeicher wieder gefüllt sind. Manchmal kann es jedoch für das Muskelwachstum auch von Vorteil sein, entgegen dieser Logik zu handeln, etwa durch Training derselben Muskelgruppe an aufeinanderfolgenden Tagen oder sogar zweimal pro Tag. Größere Trainingshäufigkeit kann über einen kurzen Zeitraum zu einem erhöhten Muskelwachstum führen.

SCHLAG-AUF-SCHLAG-TRAINING

Dieser Name bezieht sich auf die Methode, bei der eine Muskelgruppe an 2 aufeinanderfolgenden Tagen trainiert wird. In Bodybuildingkreisen wird auch von Feeder Workouts gesprochen, denn bei diesem Training wird dieselbe Muskelgruppe am folgenden Tag nochmals, allerdings mit geringerem Gewicht, hoher Wiederholungszahl, weniger Sätzen und sehr niedriger Intensität, trainiert, um die Blutzufuhr in das Muskelgewebe zu erhöhen. Die Theorie besagt, dass die sich regenerierenden Muskelzellen mit mehr Nährstoffen wie Aminosäuren und Glukose (beide wichtig für Muskelwachstum und Kraft), mit anabolen Hormonen wie dem HGH und Testosteron sowie mit mehr Sauerstoff für eine schnellere Regeneration versorgt werden. Auch die Beseitigung von Stoffwechselprodukten und Zellmaterial wird gefördert. Außerdem entsteht ein gesteigerter Wasserfluss durch die Blutzufuhr in den Muskel, der für den Muskelpump verantwortlich ist. Man geht davon aus, dass dies die Prozesse für den Muskelaufbau in Gang setzt, und zwar aufgrund der Dehnung, die die Muskelzelle durch die volumenmäßige Überladung erfährt. Es gibt zwar noch keine Studien zu dieser Wirkung auf das Muskelwachstum direkt, allerdings zeigt eine Studie, dass am zweiten Workouttag viel weniger Cortisol ausgeschüttet wird, während der Testosteronspiegel weitaus höher ist (Pullinen et al. 2002). Hormonelle Reaktionen auf Widerstandsübungen, beeinflusst durch einen verspäteten Einsatz von Muskelschmerzen, lassen darauf schließen, dass ein größeres anaboles Umfeld im Muskel geschaffen wird, wodurch das Potenzial für Muskelwachstum und Kraftzuwächse steigt. Das erste Workout in diesem Training sollte für jede Muskelgruppe besonders intensiv sein, alle Sätze sollten bis PmM durchgeführt werden, mit erzwungenen Wiederholungen oder Reduktionssätzen abschließend. Das Volumen ist demnach hoch (12–16 Sätze/Muskelgruppe), damit die Muskeln durch und durch erschöpft werden. Das zweite Workout sollte, sowohl was die Intensität als auch was das Volumen betrifft, niedriger gestaltet werden. Machen Sie nur 6–8 Sätze pro Muskelgruppe und führen Sie 15–20 Wdh. aus und niemals bis PmM. In Tabelle 6.44 finden Sie ein Beispiel für ein solches Schlag-auf-Schlag-Programm.

BEWERTUNG

Zeit	1	2	3	4	5
Länge	1	2	3	4	5
Schwierigkeitsgrad	1	2	3	4	5
Resultate	1	2	3	4	5

TABELLE 6.44 **Schlag-auf-Schlag-Training**

Workouts 1 und 2 werden an aufeinanderfolgenden Tagen ausgeführt.

Übung	Sätze	Wdh.
WORKOUT 1		
Latzug (weiter Griff)	3	6–10*
Langhantelrudern	4	6–10**
Rudern am Kabelzug im Sitzen	4	6–10**
Latzug (im Untergriff)	4	6–10**
WORKOUT 2		
Latzug (weiter Griff)	2	15–20
Landhantelrudern	2	15–20
Rudern am Kabelzug im Sitzen	1	15–20
Latzug (im Untergriff)	1	15–20

* Führen Sie 2–3 erzwungene Wiederholungen am Ende jedes Satzes aus.

** Führen Sie jeden Satz bis PmM aus und nehmen Sie am Ende des letzten ca. 30 % Gewicht herunter, führen Sie damit möglichst viele Wiederholungen aus. Danach reduzieren Sie das Gewicht nochmals um rund 30 % und trainieren noch mal weiter bis PmM.

ZWEIMAL-PRO-TAG-TRAINING

Wie beim Schlag-auf-Schlag-Training wird hier dieselbe Muskelgruppe zweimal hintereinander trainiert, hier am selben Tag. Forschungen haben gezeigt, dass Muskeln, die zweimal täglich trainiert werden, eine Steigerung von Muskelglykogen um etwa das Doppelte aufweisen. Da Glykogen den Muskelzellen Wasser zuführt, werden diese dadurch voller (aufgepumpt). Somit entsteht eine Dehnung in den Muskelzellen. Sie soll Muskelwachstum bewirken.

Dieses Training fördert auch das Kapillarwachstum im Muskelgewebe und die Dichte der für die Energieumwandlung in den Muskelzellen zuständigen Mitochondrien. Beide unterstützen die Muskeln bei der Verwertung der Nährstoffe. Das Training eignet sich aber auch für die Erhöhung des Ruhestoffwechsels nach einem Workout. Das regt den Abbau der Fettreserven während der sog. Fettabbauphase an.

Es sollten also dieselben Übungen in beiden Workouts gemacht werden, denn das ist gerade der Effekt, beim zweiten Workout dieselben Muskelfasern wie beim ersten zu beanspruchen. Die Reihenfolge spielt hingegen keine Rolle. Manche Bodybuilder beginnen Workout 1 mit Verbundübungen und schließen es mit Isolationsübungen ab. Bei Workout 2 drehen sie die Reihenfolge um, um Monotonie zu vermeiden. Die Wiederholungszahl sollte für beide Workouts hoch sein (12–20), sodass eine Überlastung der Muskeln vermieden und das Muskelglykogen besser verbraucht wird. Die Satzpausen dauern maximal 60 sek, um die Glykogenreserven auszuschöpfen, den Kalorienverbrauch zu erhöhen und den Fettabbau anzuregen.

Zwischen den Workouts sollten zumindest 3, aber nicht mehr als 8 h vergehen. Wenn zwischen den Einheiten nicht ausreichend Zeit liegt, könnte die durch das Training hervorgerufene Testosteronausschüttung herabgesetzt werden und der Kortisolspiegel zu hoch ansteigen. Die Muskeln sollten 3–7 Tage Ruhe bekommen, bevor sie erneut trainiert werden. Wenden Sie das Zweimal-pro-Tag-Training nicht länger als 6 Wochen an, da das Trainingsfortschritte blockieren könnte. In Tabelle 6.45 finden Sie ein Beispiel für ein Zweimal-pro-Tag-Workout.

BEWERTUNG

Zeit	1	2	3	4	5
Länge	1	2	3	4	5
Schwierigkeitsgrad	1	2	3	4	5
Resultate	1	2	3	4	5

TABELLE 6.45 **Zweifachworkout**

Übung	Sätze	Wdh.
BRUSTWORKOUT 1		
Langhanteldrücken auf der Schrägbank	3	12–15
Bankdrücken mit Kurzhanteln	3	12–15
Kurzhantelflys auf der Schrägbank	3	15
BRUSTWORKOUT 2		
Kurzhantelflys auf der Schrägbank	3	15
Bankdrücken mit Kurzhanteln	3	12–15
Langhanteldrücken auf der Schrägbank	3	12–15
SCHULTERWORKOUT 1		
Schulterdrücken mit Kurzhanteln	3	12–15
Aufrechtes Rudern im weiten Griff	3	12–15
Seitheben mit Kurzhanteln	3	15

Übung	Sätze	Wdh.
SCHULTERWORKOUT 2		
Seitheben mit Kurzhanteln	3	15
Aufrechtes Rudern im weiten Griff	3	12–15
Schulterdrücken mit Kurzhanteln	3	12–15
RÜCKENWORKOUT 1		
Langhantelrudern	3	12–15
Latzug im weiten Griff	3	12–15
Latzug mit gestreckten Armen	3	15
RÜCKENWORKOUT 2		
Latzug mit gestreckten Armen	3	15
Latzug im weiten Griff	3	12–15
Langhantelrudern	3	12–15

Übung	Sätze	Wdh.
BEINWORKOUT 1		
Kniebeugen	3	15–20
Beinpresse	3	15–20
Beinstrecken	3	15–20
Beincurls im Liegen	3	15–20
Wadenheben im Stehen	3	20
Wadenheben im Sitzen	3	20
BEINWORKOUT 2		
Beincurls im Liegen	3	15–20
Beinstrecken	3	15–20
Beinpresse	3	15–20
Kniebeugen	3	15–20
Wadenheben im Sitzen	3	20
Wadenheben im Stehen	3	20

Übung	Sätze	Wdh.
BIZEPSWORKOUT 1		
Langhantelcurls	2	12–15
Curls auf der Schrägbank im Sitzen	2	12–15
Konzentrationscurls	2	15
BIZEPSWORKOUT 2		
Konzentrationscurls	2	15
Curls auf der Schrägbank im Sitzen	2	12–15
Langhantelcurls	2	12–15
TRIZEPSWORKOUT 1		
Bankdrücken mit engem Griff	2	12–15
Trizepsstrecken im Liegen	2	12–15
Trizepsdrücken	2	15
TRIZEPSWORKOUT 2		
Trizepsdrücken	2	15
Trizepsstrecken im Liegen	2	12–15
Bankdrücken mit engem Griff	2	12–15

KAPITEL 7

Trainingszyklen für den Muskelaufbau

Wenn Sie mit den Grundlagen des Krafttrainings vertraut sind, die Faustregeln zur Gestaltung eines Trainings für den Muskelaufbau kennen und über fortgeschrittene Trainingstechniken für den Muskelaufbau verfügen, dann können Sie sich über eine langfristige Umsetzung Gedanken machen. Für ein bestimmtes Ziel wenden Sie Ihr Wissen an und bauen damit ein langfristiges Programm auf. Egal, wie viel Erfahrung Sie im Krafttraining haben oder ganz generell Muskelmasse aufbauen, ob Sie Körperfett ab- und Muskeln aufbauen oder aber sich auf bestimmte Muskelgruppen konzentrieren möchten, hier finden Sie ein Programm.

MUSKELAUFBAUPROGRAMME

Es ist bekannt, dass sich bestimmte Übungen und Programme besser für den Aufbau von Muskelmasse eignen als andere. Nur immer dasselbe zu machen kann weiteren Fortschritt sogar verhindern. Darauf baut die Periodisierung (siehe Kap. 3) auf. Aus dem Repetition-Maximum-Kontinuum etwa lässt sich ableiten, dass der Bereich von 6–12 Wdh. pro Satz am besten auf die Muskelhypertrophie wirkt. Doch trainieren Sie immer in diesem einen Bereich, führt es zum Stillstand. Also enthält ein Teil Ihres Trainings sicherlich diesen Bereich und Sie sollten genauso auch mit anderen trainieren – aber wie und wann? Das gilt auch für die anderen grundlegenden Trainingsvariablen. Für optimale und kontinuierliche Zuwächse an Muskelmasse spielt häufigeres Abwechseln der Workouts genauso eine wesentliche Rolle wie die grundlegenden Trainingsvariablen selbst.

Das Ausarbeiten eines Zyklus, auf dem Ihr Training in den nächsten 6 Monaten oder über ein Jahr aufbaut, kann mit einer Versicherungspolice verglichen werden, die Ihren Fortschritt absichert. Das Grundgerüst hier soll Ihnen zur Orientierung auf Ihrem Weg zu mehr Muskelmasse dienen. Stehen Sie noch am Anfang, dann sollten Sie das Programm für die ersten 6 Monate ernsthaften Trainings anwenden. Mäßig Fortgeschrittene (6–12 Monate Trainingserfahrung) und Fortgeschrittene (mehr als 1 Jahr durchgehend) erhalten hier einen Trainingsleitfaden für ein Jahr. Nach ersten Fortschritten können Sie immer wieder andere Möglichkeiten wählen, solange Sie generell in der vorgegebenen Richtung bleiben: Generell funktioniert alles, aber nichts für immer.

Programm für Anfänger (Monate 1–6)

Dieses Programm wird in 6 4-wöchige Einheiten gegliedert (siehe Tab. 7.1). Die ersten 3 basieren auf einem Ganzkörpertrainingsplan, wobei Sie 3 Tage je Woche mit Gewichten eben Ihren ganzen Körper trainieren. In den ersten 4 Wochen gibt es für jede Muskelgruppe eine Übung. Diese bleiben immer, Sie machen 15 Wdh. pro Satz mit Satzpausen von 2–3 min. Dadurch wird das Nervensystem in dieser Einführungsphase trainiert. Im zweiten 4-Wochen-Zyklus kommt je eine weitere Übung für jede Muskelgruppe dazu, um so das Volumen zu steigern und mehr Abwechslung für die Muskeln zu schaffen. Auch hier bleiben die Übungen dieselben für alle Workouts. Sie machen 12–15 Wdh. pro Satz mit Satzpausen von 2–3 min. Beim dritten 4-Wochen-Zyklus schließlich werden die Übungen in jedem Workout wöchentlich abgewechselt. Damit haben Sie am Ende jeder Woche 3 verschiedene Übungen pro Muskelgruppe, sodass möglichst alle Muskelfasern einer Muskelgruppe beansprucht werden.

Zu den Brustmuskelübungen zählen Bankdrücken auf der Flachbank, Kurzhantelflys auf der Schrägbank und Kurzhanteldrücken auf der Negativbank, sie fordern die Muskelfasern des Brustbereichs. Die Übungen pro Muskelgruppe sinken auf nur eine je Workout, die Zahl der Sätze erhöht sich. Die Wiederholungen werden auf 10–12 verringert, die Satzpausen konstant bei 2–3 min gehalten. Die letzten 3 Einheiten arbeiten mit einem 2-Tages-Trainingssplit mit 4 Workouts je Woche. In den ersten 4 Wochen bleiben die Übungen für jede Muskelgruppe bei den beiden Workouts je Woche dieselben. Die meisten wichtigen Muskelgruppen werden mit 3 Übungen zu 6 Sätzen pro Muskelgruppe trainiert. Eine Ausnahme sind die Beine, sie werden mit 4 Übungen trainiert und kleinere Muskelgruppen wie Bizeps und Trizeps mit nur 2 Übungen pro Workout. Während des zweiten 4-Wochen-Zyklus werden die Übungen pro Muskelgruppe auf 2 verringert und die Sätze pro Übung auf 3 erhöht. Die Satzpausen reduzieren sich in dieser Phase auf 1–2 min. Jede Muskelgruppe wird mit unterschiedlichen Übungen an den verschiedenen Tagen trainiert. Beim letzten 4-Wochen-Zyklus werden die Übungen noch mal auf etwa 3 für alle großen Muskelgruppen gesteigert, ebenso die Sätze (3/Übung). Nach dieser Phase können Sie zum Programm für mäßig Fortgeschrittene wechseln.

TABELLE 7.1 **Basisprogramm für Anfänger**

Übung	Sätze	Wdh.
WOCHE 1–4 (MONTAG, MITTWOCH, FREITAG)		
Beinpresse	3	15
Bankdrücken	3	15
Rudern am Kabelzug im Sitzen	3	15
Schulterdrücken mit Kurzhanteln	3	15
Langhantelcurls	3	15
Trizepsdrücken	3	15
Wadenheben im Stehen	3	15
Crunches	3	15
WOCHE 5–8 (MONTAG, MITTWOCH, FREITAG)		
Beinpresse	2	12–15
Ausfallschritte	2	15
Bankdrücken	2	12–15
Kurzhantelflys auf der Schrägbank	2	15
Rudern am Kabelzug im Sitzen	2	12–15
Latzug	2	15
Schulterdrücken mit Kurzhanteln	2	12–15
Seitheben mit Kurzhanteln	2	15
Langhantelcurls	2	12–15
Curls auf der Schrägbank im Sitzen	2	15
Trizepsstrecken im Liegen	2	12–15
Trizepsdrücken	2	15
Wadenheben im Stehen	2	15
Wadenheben im Sitzen	2	15
Hängendes Knieheben	2	15
Crunches	2	15

Übung	Sätze	Wdh.
WOCHE 9–12 (MONTAG)		
Beinpresse	4	10–12
Bankdrücken	4	10–12
Rudern am Kabelzug im Sitzen	4	10–12
Schulterdrücken mit Kurzhanteln	4	10–12
Langhantelcurls	4	10–12
Trizepsdrücken	4	10–12
Wadenheben im Stehen	4	10–12
Crunches	4	15
WOCHE 9–12 (MITTWOCH)		
Kniebeugen	4	10–12
Kurzhanteldrücken auf der Negativbank	4	10–12
Latzug mit gestreckten Armen	4	10–12
Seitheben in Vorbeuge mit Kurzhanteln	4	10–12
Preacher Curls	4	10–12
Trizepsstrecken über Kopf im Sitzen	4	10–12
Wadenheben im Sitzen	4	10–12
Hängendes Beinheben	4	15
WOCHE 9–12 (FREITAG)		
Ausfallschritte	4	12
Kurzhantelflys auf der Schrägbank	4	12
Latzug	4	12
Seitheben mit Kurzhanteln	4	12
Curls auf der Schrägbank im Sitzen	4	12
Trizepsstrecken im Liegen	4	12
Wadenheben an der Beinpresse	4	15
Seitliche Crunches	4	15

Übung		Sätze	Wdh.
WOCHE 13–16 (MONTAG UND DONNERSTAG): BRUST, SCHULTERN, TRAPEZMUSKEL, RÜCKEN, BAUCH			
Brust	Schrägbankdrücken	2	8–10
	Bankdrücken mit Kurzhanteln	2	8–10
	Kabelzüge über Kreuz	2	8–10
Schultern	Schulterdrücken mit der Langhantel	2	8–10
	Seitheben am Kabelzug	2	8–10
	Kurzhantelseitheben	2	8–10
Trapez-muskel	Schulterheben mit der Langhantel	3	8–10
Rücken	Klimmzug	2	8–10
	Kurzhantelrudern	2	8–10
	Latzug im Untergriff	2	8–10
Bauch	Hängendes Knieheben	3	10–15
	Crunches auf der Negativbank	3	8–10
WOCHE 13–16 (DIENSTAG UND FREITAG): BEINE, WADEN, TRIZEPS, BIZEPS, UNTERARME			
Beine	Kniebeugen	2	8–10
	Beinpresse	2	8–10
	Beinstrecken	2	8–10
	Beincurls im Liegen	2	8–10
Waden	Wadenheben im Stehen	3	8–10
	Wadenheben im Sitzen	2	8–10
Trizeps	Bankdrücken mit engem Griff	2	8–10
	Trizepsdrücken	2	8–10
Bizeps	Langhantelcurls	3	8–10
	Preacher Curls	2	8–10
Unterarme	Unterarmbeugen	2	8–10
	Unterarmstrecken	2	8–10
WOCHE 17–20 (MONTAG): BRUST, SCHULTERN, TRAPEZMUSKEL, RÜCKEN, BAUCH			
Brust	Bankdrücken	3	10–12
	Flys am Kabelzug auf der Schrägbank	3	10–12
Schultern	Schulterdrücken mit Kurzhanteln	3	10–12
	Aufrechtes Rudern im weiten Griff	3	10–12
Trapez-muskel	Schulterheben mit der Langhantel	4	10–12
Rücken	Latzug	3	10–12
	Rudern mit der T-Stange	3	10–12

Übung		Sätze	Wdh.
Bauch	Beckenheben	3	10–15
	Crunches auf dem Pezziball	3	10–15
WOCHE 17–20 (DIENSTAG): BEINE, WADEN, TRIZEPS, BIZEPS, UNTERARME			
Beine	Kniebeugen an der Multipresse	3	10–12
	Ausfallschritte	3	10–12
	Beinstrecken	2	10–12
	Beincurls im Liegen	2	10–12
Waden	Wadenheben im Stehen	3	10–12
	Wadenheben im Sitzen	3	10–12
Trizeps	Dips	3	10–12
	Trizepsdrücken	2	10–12
Bizeps	Curls mit der SZ-Hantel	3	10–12
	Konzentrationscurls	3	10–12
Unterarme	Unterarmbeugen mit Kurzhanteln	2	10–12
	Unterarmstrecken im Stehen	2	10–12
WOCHE 17–20 (DONNERSTAG): BRUST, SCHULTERN, TRAPEZMUSKEL, RÜCKEN, BAUCH			
Brust	Negativbankdrücken	3	10–12
	Kurzhantelflys auf der Schrägbank	3	10–12
Schultern	Schulterdrücken mit der Langhantel	3	10–12
	Seitheben am Kabelzug	3	10–12
Trapez-muskel	Schulterheben mit Kurzhanteln	4	10–12
Rücken	Klimmzug	3	10–12
	Rudern an der Multipresse	3	10–12
Bauch	Hängendes Knieheben	3	10–12
	Crunches auf der Negativbank	3	10–12
WOCHE 17–20 (FREITAG): BEINE, WADEN, TRIZEPS, BIZEPS, UNTERARME			
Beine	Kniebeugen	3	10–12
	Hackenschmidt-Kniebeugen	3	10–12
	Beinstrecken mit einem Bein	2	10–12
	Rumänisches Kreuzheben	2	10–12
Waden	Wadenheben in Vorbeuge	3	10–12
	Wadenheben im Sitzen	3	10–12
Trizeps	Trizepsdrücken	3	10–12
	Trizepsstrecken mit Kurzhanteln im Liegen	2	10–12

Übung		Sätze	Wdh.
Bizeps	Langhantelcurls	3	10–12
	Scott Curls	3	10–12
Unterarme	Unterarmbeugen	2	8–10
	Unterarmstrecken	2	8–10
WOCHE 21–24 (MONTAG UND DONNERSTAG): BRUST, SCHULTERN, TRAPEZMUSKEL, RÜCKEN, BAUCH			
Brust	Bankdrücken	3	6–8
	Kurzhanteldrücken auf der Negativbank	3	6–8
	Kurzhantelflys auf der Schrägbank	2	6–8
Schultern	Schulterdrücken mit Kurzhanteln	3	6–8
	Seitheben mit Kurzhanteln	2	6–8
	Seitheben in Vorbeuge mit der Kurzhantel	2	6–8
Trapezmuskel	Schulterheben mit der Langhantel	3	6–8
	Schulterheben mit Kurzhanteln	3	6–8
Rücken	Klimmzug	3	6–8
	Langhantelrudern	3	6–8
	Latzug mit gestreckten Armen	3	6–8
Bauch	Hängendes Knieheben	3	10–12
	Crunches auf der Negativbank	3	10–12
WOCHE 21–24 (DIENSTAG UND FREITAG): BEINE, WADEN, TRIZEPS, BIZEPS, UNTERARME			
Beine	Beinpresse	3	6–8
	Beinstrecken	3	6–8
	Rumänisches Kreuzheben	3	6–8
Waden	Wadenheben im Stehen	3	6–8
	Wadenheben im Sitzen	3	10–12
Trizeps	Trizepsdrücken	3	6–8
	Trizepsstrecken im Liegen	3	6–8
Bizeps	Langhantelcurls	3	6–8
	Preacher Curls mit Kurzhanteln	3	6–8
Unterarme	Unterarmbeugen	2	8–10
	Unterarmstrecken	2	8–10

Programm für mäßig Fortgeschrittene (Monate 6–12)

Wenn Sie über mäßig fortgeschrittene Erfahrung im Krafttraining verfügen, dann haben Sie bereits ein gutes Niveau erreicht. Nach dem neurologischen Training haben Sie die Phase der schnellen Zuwächse an Kraft, die Anfänger erfahren, hinter sich gelassen. Doch noch haben Sie keine Stagnation in Bezug auf Muskelfaserwachstum erreicht. Außerdem verfügen Sie über ein umfangreiches Wissen über und ausreichend Enthusiasmus für das Krafttraining. Auf dieser Stufe ist das Trainingsprogramm im Speziellen nicht so entscheidend für kontinuierliche Zuwächse, solange Sie ein periodisiertes Programm weiterführen.

Mit mäßig fortgeschrittener Trainingserfahrung sollten Sie ein Grundtrainingsprogramm anwenden, das auf einem 3- bis 4-Tages-Trainingssplit aufbaut (siehe Kap. 5). Laufende Wechsel bei der Übungsauswahl bewirken, dass die Muskeln mit Widerstand aus unterschiedlichen Winkeln bearbeitet werden – unterschiedliche Muskelfasern werden beansprucht. Die wichtigste Abwechslung bieten jedoch Widerstand (Gewicht) und Wiederholungen.

Das einjährige Programm in Tabelle 7.2 gibt eine Richtlinie für die Wiederholungsbereiche, in denen Sie trainieren sollten, bevor Sie Fortgeschrittenestatus erreichen. Forschungen zeigen, dass periodisierte Programme von 8–20 Wochen die meisten Vorteile bringen (Rhea und Alderman 2004), daher besteht dieses Programm für mäßig Fortgeschrittene aus einem linearen Zyklus für den Muskelaufbau von 20 Wochen, gefolgt von einem 8-wöchigen Muskelaufbaumikrozyklus und einem wellenförmigen Zyklus für den Aufbau von Muskelmasse von 20 Wochen (Voraussetzung: 4-Tages-Trainingssplit). Jede Trainingsphase sieht eine einwöchige aktive Erholung vor, in der andere körperliche Betätigung empfohlen wird, bevor Sie zur nächsten Phase übergehen. So entsteht ein 52-wöchiges Programm mit kontinuierlichem Muskelzuwachs. Wenn Sie aber lieber ohne Pause durchtrainieren wollen, können Sie die Ruhephasen auch gern auslassen.

Die mäßig Fortgeschrittenen mit dem Ziel von Zuwachs an Muskelmasse sollten die Gestaltungsrichtlinien für die Übungsauswahl in Kapitel 5 berücksichtigen. Die Ruhepausen zwischen den Übungen sollten 2–3 min dauern, aber auch hin und wieder angepasst werden. Liegt die Wiederholungszahl im niedrigen Bereich (4–6), dann sollten die Satzpausen bis zu 4 min dauern, im hohen Bereich (>12) reduzieren sich die Ruhepausen auf 1 min. Bei allen anderen Wiederholungsbereichen sollten die Satzpausen bei 2–3 min liegen. Durch eine Änderung der Satzpausenlänge werden die Zuwächse an Muskelmasse zusätzlich gefördert.

Wollen Sie Muskelmasse auf- und Fett abbauen, sollten Sie die Satzpausen bei maximal 1 min halten. Forschungen zeigen, dass solche kurzen Satzpausen die Kalorienverbrennung während und nach einem Krafttrainingsworkout erhöhen, und zwar unabhängig vom Wiederholungsbereich (Falvo et al. 2005). Somit ist es sinnvoll, viele Verbundübungen auszuführen, denn sie trainieren mehr Muskelgruppen als Isolationsübungen, verbrennen somit auch mehr Kalorien. Auch Ausdauertraining zusätzlich zum Krafttraining ist ein entscheidender Faktor für die Fettverbrennung, genauso wie eine geringere Kalorienaufnahme durch angemessene Ernährung. Informationen zur Maximierung der Fettverbrennung während des Trainings für Muskelaufbau und Kraftsteigerung finden Sie in Teil IV.

Sollten Sie mit mäßiger Trainingserfahrung mehr Techniken für Fortgeschrittene einsetzen wollen, dann finden Sie in Kapitel 6 zahlreiche Methoden, die Sie für Ihren Wiederholungsbereich anwenden können. Bei zahlreichen Techniken dieser Programme, basierend auf Sätzen und Übungsauswahl, und sogar bei einigen der Methoden mit Änderung der Wiederholungen spielt der Wiederholungsbereich selbst keine Rolle, sodass Sie nach eigenem Wunsch vorgehen können, etwa das Training mit langsamen Wiederholungen in Woche 5–8 versuchen, das Training mit Negativwiederholungen in Woche 23 und das Durchstarten mit der Langhantel in Woche 26, schließlich Supersatztraining und eines mit erzwungenen Wiederholungen zwischen Woche 31 und 51 einbauen.

TABELLE 7.2 **Programm für mäßig Fortgeschrittene**

Woche		Wdh.
PHASE 1: LINEARER MUSKELAUFBAU		
1–4		4–6
5–8		6–8
9–12		8–10
13–16		10–12
17–20		12–15
21	Aktive Ruhephase	
PHASE 2: MIKROZYKLUS FÜR DEN MUSKELAUFBAU		
22		8–10
23		5–8
24		3–5
25		12–15
26		3–5
27		5–8
28		8–10
29		10–12
30	Aktive Ruhephase	
PHASE 3: WELLENFÖRMIGER MUSKELAUFBAU		
31	Workout 1	8–10
	Workout 2	12–15
	Workout 3	6–8
	Workout 4	12–15
32	Workout 1	6–8
	Workout 2	10–12
	Workout 3	8–10
	Workout 4	12–15
33	Workout 1	8–10
	Workout 2	3–5
	Workout 3	6–8
	Workout 4	12–15
34	Workout 1	10–12
	Workout 2	8–10
	Workout 3	6–8
	Workout 4	12–15
35	Workout 1	3–5
	Workout 2	10–12
	Workout 3	6–8
	Workout 4	8–10
36	Workout 1	12–15
	Workout 2	10–12
	Workout 3	6–8
	Workout 4	3–5

Woche		Wdh.
37	Workout 1	8–10
	Workout 2	12–15
	Workout 3	6–8
	Workout 4	10–12
38	Workout 1	12–15
	Workout 2	8–10
	Workout 3	3–5
	Workout 4	12–15
39	Workout 1	6–8
	Workout 2	10–12
	Workout 3	12–15
	Workout 4	8–10
40	Workout 1	10–12
	Workout 2	12–15
	Workout 3	6–8
	Workout 4	3–5
41	Aktive Ruhephase	
42	Workout 1	8–10
	Workout 2	12–15
	Workout 3	6–8
	Workout 4	12–15
43	Workout 1	10–12
	Workout 2	8–10
	Workout 3	12–15
	Workout 4	10–12
44	Workout 1	3–5
	Workout 2	10–12
	Workout 3	12–15
	Workout 4	6–8
45	Workout 1	8–10
	Workout 2	10–12
	Workout 3	12–15
	Workout 4	3–5
46	Workout 1	6–8
	Workout 2	12–15
	Workout 3	10–12
	Workout 4	8–10

Woche		Wdh.
47	Workout 1	12–15
	Workout 2	6–8
	Workout 3	8–10
	Workout 4	10–12
48	Workout 1	3–5
	Workout 2	10–12
	Workout 3	12–15
	Workout 4	6–8
49	Workout 1	8–10
	Workout 2	12–15
	Workout 3	6–8
	Workout 4	10–12
50	Workout 1	12–15
	Workout 2	8–10
	Workout 3	12–15
	Workout 4	6–8
51	Workout 1	3–5
	Workout 2	10–12
	Workout 3	8–10
	Workout 4	12–15
52	Aktive Ruhephase	

Programm für Fortgeschrittene (mehr als 1 Jahr Trainingserfahrung)

Mit fortgeschrittenem Niveau im Krafttraining haben Sie ein Level, auf dem es am schwierigsten ist, Muskelwachstum anzuregen, weil Sie bereits einige Zeit trainiert haben und somit an Ihrem genetischen Limit für Muskelwachstum angelangt sind. So müssen Sie häufig mit fortgeschrittenen, auf hoher Intensität basierten Trainingstechniken arbeiten, um Muskelwachstum anzuregen. Das einjährige Programm für Fortgeschrittene in Tabelle 7.3 wechselt fortgeschrittene Techniken wie in Kapitel 6 mit Grundtrainings ab, um auch Zeiten niedriger Intensität für Muskelerholung zu haben. Sie können die Techniken natürlich auch durch welche ersetzen, die gerade besser für Sie passen, das gilt auch für die Pläne. Entscheidend bei diesem einjährigen Programm ist, dass sich ein fortgeschrittenes Programm von 4–6 Wochen mit einem ebenso langen Grundtrainingsprogramm niedrigerer Intensität abwechselt.

TABELLE 7.3 Fortgeschrittenes Wachstum

Woche	Technik	Anmerkungen
1–4	Grundlegender 4- oder 5-Tages-Trainingssplit	10–12 Wdh., 2–3 min Pause
5–8	5-10-20er-Training	5-Tages-Trainingssplit
9–12	Fortgeschrittener Trainingsplan Ganzkörpertraining	12–15 Wdh., 1–2 min Pause
13–16	Supersatztraining	2- bis 3-Tages-Trainingssplit zweimal pro Woche 3-Tages-Split: Workout 1 und 4: Brust/Rücken, Schultern/Rücken Workout 2 und 5: Bizeps/Trizeps Workout 3 und 6: Beine (Quadrizeps und hintere Oberschenkelmuskulatur) 2-Tages-Split: Workout 1 und 3: Brust/Rücken, Schultern/Rücken Workout 2 und 4: Bizeps/Trizeps, Beine (Quadrizeps und hintere Oberschenkelmuskulatur) 8–10 Wdh.
17	Aktive Ruhephase	
18–21	Grundlegender 4- oder 5-Tages-Trainingssplit	6–8 Wdh., 2–3 min Pause
22–25	Reduktionssatztraining	5-Tages-Trainingssplit 10–12 Wdh. zu Beginn jedes Reduktionssatzes, 2–3 min Pause
26–29	Grundlegender 2-Tages-Trainingssplit	Verschiedene Übungen für Workout 1 und 2 sowie 3 und 4 8–10 Wdh., 2–3 min Pause
30–31	Powerzirkeltraining	Zweimal je Woche
32	Dreisatztraining	4-Tages-Trainingssplit 2 Dreisatzgruppen für Brust, Schultern, Rücken, Beine; eine Dreisatzgruppe für Bizeps, Trizeps, Trapezmuskel, Unterarme, Waden, Bauch 8–10 Wdh., 3 Sätze pro Dreisatz, 2–3 min Pause zwischen den Dreisätzen
33	Monstersatztraining	5-Tages-Trainingsplan Ein Monstersatz für alle Muskelgruppen 4 Sätze für Brust, Schultern, Rücken und Beine 3 Sätze für Bizeps, Trizeps, Trapezmuskel, Unterarme, Waden und Bauch 10–12 Wdh., 2–3 min Pause zwischen den Dreisätzen
34	Aktive Ruhephase	
35–38	Training mit langsamen Wdh.	3-Tages-Trainingssplit; Training einmal pro Woche 5–10 Wdh., 2–3 min Pause
39–42	Grundlegender 2- oder 3-Tages-Trainingssplit	Training zweimal pro Woche 12–15 Wdh., 1–2 min Pause
43–46	Kombination schwerer und leichter Wdh.	4-Tages-Trainingssplit 2–3 min Pause
47	100er-Training	2-Tages-Trainingssplit Training zweimal pro Woche
48–49	Grundlegender 5-Tages-Trainingssplit	3–6 Wdh.
50–51	Training nach Körperseiten	Workoutplan wie Seite 133f.
52	Aktive Ruhephase	

ZIELDEFINITION

Diese langfristigen Programme sind ein guter Anfang für alle, unabhängig vom Erfahrungsstand, solange das Ziel darin besteht, den Muskelumfang insgesamt zu vergrößern. Im Lauf des Trainings wird die Zielsetzung spezifischer, etwa Muskelmasse wie Muskelkraft vergrößern oder schlanke und große Muskeln ausbilden oder eine bestimmte Muskelgruppe entwickeln. Wenn Sie mäßig fortgeschritten oder fortgeschritten sind und bestimmte Ziele haben, sollten Sie ein langfristiges Programm anwenden, das auf der Änderung der Trainingsvariablen basiert. Dieser Teil dieses Kapitels stellt detaillierte Programmzyklen vor, die den Zielen der meisten Bodybuilder entsprechen. Sie werden hier wahrscheinlich jedes erdenkliche Ziel für Muskelaufbau durch Krafttraining finden. Testen Sie eines dieser Programme mit Ihren Zielen oder gestalten Sie mit dem Wissen aus diesem Buch Ihr eigenes Programm.

Schlank und Groß

Wenn man sich für Bodybuilding oder für Krafttraining zum Muskelaufbau interessiert, dann ist man meist auch am Aufbau von schlanker Muskelmasse interessiert, aber sicher nicht an einer zusätzlichen Ansammlung von Körperfett. Denn durch Körperfett werden Form und Linien gut definierter Muskeln schwammig.

Obwohl eine angemessene Ernährung und viel Ausdauertraining gute Werkzeuge sind, um Körperfett ab- und Muskeln aufzubauen, sind doch einige Krafttrainingsprogramme besser als andere dazu geeignet, schlanke Muskeln zu modellieren. Dieses Programm hier besteht aus 3 4-wöchigen Phasen, die sich allesamt auf Verbundübungen konzentrieren (siehe Tab. 7.4). Denn Verbundübungen eignen sich einfach am besten für diesen Zweck, da hiermit die meisten Muskelfasern beansprucht und damit auch die meisten Kalorien verbrannt werden.

TABELLE 7.4 **Schlank und Groß**

Muskelgruppe	Übung	Sätze	Wdh.
PHASE 1: WOCHE 1–4 WORKOUT 1: BRUST UND TRIZEPS			
Brust	Schrägbankdrücken	2 2	6 12
	Bankdrücken mit Kurzhanteln	2 2	6 12
	Flys auf der Schrägbank	4	12
Trizeps	Dips	2 2	6 12
	Bankdrücken mit engem Griff	2 2	6 12
	Trizepsstrecken mit Kurzhanteln über Kopf	2	12
WORKOUT 2: BEINE, WADEN, BAUCH			
Beine	Kniebeugen	2 2	6 12
	Beinpresse	2 2	6 12
	Beinstrecken	4	12
	Beincurls	4	12
Waden	Wadenheben im Stehen	4	12
	Wadenheben im Sitzen	4	12
Bauch	Hängendes Beinheben	4	12
	Crunches	4	12
WORKOUT 3: SCHULTERN UND TRAPEZMUSKEL			
Schultern	Schulterdrücken mit der Langhantel	2 2	6 12
	Schulterdrücken mit Kurzhanteln im Sitzen	2 2	6 12
	Seitheben	4	12
Trapezmuskel	Schulterheben mit der Langhantel	2 2	6 12
	Schulterheben mit Kurzhanteln	2 2	6 12
WORKOUT 4: RÜCKEN, BIZEPS, UNTERARME, BAUCH			
Rücken	Kreuzheben	4	6
	Langhantelrudern	2 2	6 12
	Latzug	2 2	6 12
	Latzug mit gestreckten Armen	4	12

Muskelgruppe	Übung	Sätze	Wdh.
Bizeps	Langhantelcurls	2 2	6 12
	Kurzhantelcurls auf der Schrägbank im Sitzen	2 2	6 12
	Curls im Hammergriff	2 2	6 12
Unterarme	Unterarmstrecken	2	12
	Unterarmstrecken	2	12
Bauch	Reverse Crunches	4	15
	Crunches am Kabelzug	4	12
PHASE 2: WOCHE 5–8 WORKOUT 1: BRUST UND TRIZEPS			
Brust	Bankdrücken	2 3	5 15
	Kurzhanteldrücken auf der Schrägbank	2 3	5 15
	Flys auf der Negativbank	4	15
Trizeps	Bankdrücken mit engem Griff an der Multipresse	2 3	5 15
	Trizepsdips am Gerät	2 3	5 15
	Trizepsstrecken im Liegen	2	15
WORKOUT 2: BEINE, WADEN, BAUCH			
Beine	Kniebeugen an der Multipresse	2 3	5 15
	Ausfallschritte	2 3	5 15
	Beinstrecken	4	15
	Rumänisches Kreuzheben	4	15
Waden	Wadenheben an der Beinpresse	4	15
	Wadenheben im Sitzen	4	15
Bauch	Beckenheben	4	15
	Diagonale Crunches	4	15
WORKOUT 3: SCHULTERN UND TRAPEZMUSKEL			
Schultern	Schulterdrücken mit Kurzhanteln	2 3	5 15
	Schulterdrücken an der Multipresse	2 3	5 15
	Aufrechtes Rudern im weiten Griff	4	15

Muskelgruppe	Übung	Sätze	Wdh.
Trapezmuskel	Schulterheben mit der Langhantel	2 3	5 15
	Schulterheben mit Kurzhanteln	2 3	5 15
WORKOUT 4: RÜCKEN, BIZEPS, UNTERARME, BAUCH			
Rücken	Kreuzheben	5	5
	Kurzhantelrudern	2 3	5 15
	Latzug im Untergriff	2 3	5 15
	Latzug mit gestreckten Armen	4	15
Bizeps	Kurzhantelcurls im Stehen	2 3	5 15
	Preacher Curls	2 3	5 15
	Reverse Curls	2 2	5 15
Unterarme	Unterarmbeugen	2	15
	Unterarmstrecken	2	15
Bauch	Reverse Crunches	4	15
	Crunches auf dem Pezziball	4	15
PHASE 3: WOCHE 9–12 WORKOUT 1: BRUST UND TRIZEPS			
Brust	Bankdrücken mit Kurzhanteln	3 3	4 20
	Schrägbankdrücken an der Multipresse	3 3	4 20
	Kabelzüge über Kreuz	4	20
Trizeps	Bankdrücken mit Kurzhanteln mit engem Griff	3 3	4 20
	Trizepsstrecken mit Kurzhanteln über Kopf	2 3	4 20
	Trizepsdrücken	2	20
WORKOUT 2: BEINE, WADEN, BAUCH			
Beine	Kniebeugen	3 3	4 20
	Beinpresse mit einem Bein	3 3	4 20
	Beinstrecken	4	20
	Rumänisches Kreuzheben	4	20

Muskelgruppe	Übung	Sätze	Wdh.
Waden	Wadenheben im Stehen	4	20
	Wadenheben im Sitzen	4	20
Bauch	Hängendes Knieheben	4	20
	Crunches auf der Negativbank	4	20
WORKOUT 3: SCHULTERN UND TRAPEZMUSKEL			
Schultern	Schulterdrücken mit Kurzhanteln im Stehen	3 3	4 20
	Schulterdrücken mit der Langhantel im Stehen	3 3	4 20
	Seitheben am Kabelzug	4	20
Trapezmuskel	Schulterheben mit der Langhantel	3 3	4 20
	Schulterheben mit Kurzhanteln	2 3	4 20
WORKOUT 4: RÜCKEN, BIZEPS, UNTERARME, BAUCH			
Rücken	Kreuzheben	5	4
	Rudern mit der T-Stange	3 3	4 20
	Latzug	3 3	4 20
	Latzug mit gestreckten Armen	4	20
Bizeps	Langhantelcurls	3 3	4 20
	Konzentrationscurls	3 3	4 20
	Curls mit Seil im Hammergriff	2 2	4 20
Unterarme	Unterarmbeugen mit Kurzhanteln	2	20
	Unterarmstrecken im Stehen	2	20
Bauch	Reverse Crunches	4	20
	Diagonale Crunches	4	20

Das Training mit schwerem Gewicht und niedrigem Wiederholungsbereich (4–6) hält den Stoffwechsel auch nach dem Workout am besten in Gang. Eines mit hohem Wiederholungsbereich (12–20) dagegen verbrennt die meisten Kalorien beim Workout. Training mit schwerem Gewicht und vielen Wiederholungen wirkt am besten auf die Kalorienverbrennung. Daher enthält dieses Programm bei den meisten Übungen hohes Gewicht für Hälfte 1 der Sätze und leichtes für die zweite. Die Dauer der Satzpausen spielt für die Kalorienverbrennung auch eine wichtige Rolle: Eine kürzere bewirkt eine erhöhte Kalorienverbrennung. Dieses Programm sieht Satzpausen von 30–60 sek bei einem 4-Tages-Trainingssplit vor. Sie trainieren allerdings 6 Tage die Woche, um den Kalorienverbrauch zu maximieren, also den 4-Tages-Trainingssplit an aufeinanderfolgenden Tagen mit einem Tag Ruhe zwischen Workout 4 und 1 insgesamt sechsmal. Sie beginnen z. B. mit Workout 1 am Montag, Workouts 2–4 folgen von Dienstag bis Donnerstag, am Freitag pausieren Sie und setzen den Zyklus mit Workout 1 am Samstag fort.

In Phase 1 trainieren Sie mit 6 Wdh. bei schweren Sätzen und 12 Wdh. bei leichten, die meisten Übungen haben 2 schwere und 2 leichte Sätze. Die Satzpausen sind hier 60 sek lang.

In Phase 2 reduzieren sich die Wiederholungen bei den schweren Sätzen auf je 5, bei den leichten steigen sie auf je 15. Auch die leichteren Sätze erhöhen sich auf 3 pro Übung, sodass Volumen und Kalorienverbrennung während des Workouts größer werden. Die Satzpausen sollten auf 30 sek verringert werden, um die Kalorienverbrennung während und nach dem Workout weiter zu steigern.

In Phase 3 wird die Zahl der Wiederholungen der schweren Sätze abermals reduziert, auf 4 jeweils, die Wiederholungszahl der leichten Sätze geht hoch auf 20 und es gibt 3 schwere Sätze. Die Satzpausen bleiben bei 30 sek.

Nach Phase 3 können Sie mit dem 12-wöchigen Programm fortfahren, falls Sie noch mehr Körperfett abbauen wollen. Nehmen Sie sich dann mit anderen Aktivitäten 1 Woche Pause vom Fitnessstudio als aktive Ruhephase, mindestens 6 Tage die Woche. Dann starten Sie das Programm wieder mit Phase 1.

Groß und Stark

Manche Kraftsportler haben nicht größeren Muskelumfang als einziges Ziel, sie wollen vielmehr Kraft und gleichzeitig Muskelmasse aufbauen – aus gutem Grund: Muskeln werden grundsätzlich größer, wenn sie stärker werden. Es ist zwar kein eindeutiger Zusammenhang zwischen Muskelkraft und Muskelgröße bekannt, aber es erscheint logisch, dass das Muskelwachstum besser stimuliert wird, wenn Sie mehr Wiederholungen mit einem bestimmten Gewicht ausführen können. Dies entspricht dem Prinzip der Überlastung.

Das 6-monatige Groß-und-Stark-Programm stützt sich auf 2 Pyramidentechniken: die aufsteigende DeLorme-Pyramidentechnik (siehe Kap. 9) und die absteigende Oxford-Pyramidentechnik (siehe Kap. 6). In Tabelle 7.5 finden Sie ein Beispiel dafür. Bei der aufsteigenden DeLorme-Pyramidentechnik wird Satz 1 mit etwa 50% von 10RM bei 10 Wdh. gemacht. Bei Satz 2 geht das Gewicht auf etwa 75% von 10RM hoch – wieder für 10 Wdh. In Satz 3 geht das Gewicht auf 100% von 10RM hoch, und zwar bei so vielen Wiederholungen wie möglich bis PmM. Das Repetition Maximum ist nicht so entscheidend, da viele Powerlifter diese Pyramidenmethode mit 3RM, 4RM, 5RM und 6RM als Krafttraining verwenden. Bei der zweiten Hälfte wird bei diesem Programm mit 6RM im DeLorme-Teil gearbeitet. Bei der absteigenden Oxford-Pyramide wird Satz 1 mit 100% von 10RM bis PmM ausgeführt, bei Satz 2–3 das Gewicht gerade so reduziert, dass Sie etwa 10 Wdh. schaffen. Wiederum spielt das Repetition Maximum keine entscheidende Rolle, da hier sonst mit 6RM, 8RM, 12RM und 15RM gearbeitet wird. In Hälfte 2 des Programms gehen die Wiederholungen auf 12 pro Satz rauf (siehe Tab. 7.5).

TABELLE 7.5 **Groß und Stark**

Übung	Satz	Gewicht	Wdh.
WOCHE 1–6: DELORME-10RM-KRAFTPHASE MONTAG UND DONNERSTAG: BRUST, SCHULTERN, TRIZEPS			
Schrägbankdrücken	1	50% 10RM	10
	2	75% 10RM	10
	3	100% 10RM	10*
Bankdrücken mit Kurzhanteln	1	50% 10RM	10
	2	75% 10RM	10
	3	100% 10RM	10*
Schulterdrücken mit der Langhantel	1	50% 10RM	10
	2	75% 10RM	10
	3	100% 10RM	10*
Aufrechtes Rudern	1	50% 10RM	10
	2	75% 10RM	10
	3	100% 10RM	10*
Schulterheben mit der Langhantel	1	50% 10RM	10
	2	75% 10RM	10
	3	100% 10RM	10*
Bankdrücken mit engem Griff	1	50% 10RM	10
	2	75% 10RM	10
	3	100% 10RM	10*

Übung	Satz	Gewicht	Wdh.
DIENSTAG UND FREITAG: RÜCKEN, BIZEPS, BEINE			
Trizepsdrücken	1	50% 10RM	10
	2	75% 10RM	10
	3	100% 10RM	10*
Langhantelrudern	1	50% 10RM	10
	2	75% 10RM	10
	3	100% 10RM	10*
Latzug	1	50% 10RM	10
	2	75% 10RM	10
	3	100% 10RM	10*
Langhantelcurls	1	50% 10RM	10
	2	75% 10RM	10
	3	100% 10RM	10*
Kurzhantelcurls im Hammergriff	1	50% 10RM	10
	2	75% 10RM	10
	3	100% 10RM	10*
Kniebeugen	1	50% 10RM	10
	2	75% 10RM	10
	3	100% 10RM	10*
Beinpresse	1	50% 10RM	10
	2	75% 10RM	10
	3	100% 10RM	10*
Rumänisches Kreuzheben	1	50% 10RM	10
	2	75% 10RM	10
	3	100% 10RM	10*

Übung	Satz	Gewicht	Wdh.
Wadenheben im Stehen	1	50 % 10RM	10
	2	75 % 10RM	10
	3	100 % 10RM	10*
Wadenheben im Sitzen	1	50 % 10RM	10
	2	75 % 10RM	10
	3	100 % 10RM	10*
WOCHE 7–12: OXFROD-10RM-MUSKELMASSENPHASE MONTAG: BRUST UND TRIZEPS**			
Schrägbankdrücken mit Kurzhanteln	1	100 % 10RM	10
	2	<100 % 10RM**	10
	3	<100 % 10RM	10
Bankdrücken an der Multipresse	1	100 % 10RM	10
	2	<100 % 10RM	10
	3	<100 % 10RM	10
Kurzhantelflys auf der Schrägbank	1	100 % 10RM	10
	2	<100 % 10RM	10
	3	<100 % 10RM	10
Trizepsdrücken	1	100 % 10RM	10
	2	<100 % 10RM	10
	3	<100 % 10RM	10
Trizepsstrecken über Kopf im Sitzen	1	100 % 10RM	10
	2	<100 % 10RM	10
	3	<100 % 10RM	10
DIENSTAG: BEINE			
Kniebeugen an der Multipresse	1	100 % 10RM	10
	2	<100 % 10RM	10
	3	<100 % 10RM	10
Ausfallschritte	1	100 % 10RM	10
	2	<100 % 10RM	10
	3	<100 % 10RM	10
Beinstrecken	1	100 % 10RM	10
	2	<100 % 10RM	10
	3	<100 % 10RM	10
Beincurls	1	100 % 10RM	10
	2	<100 % 10RM	10
	3	<100 % 10RM	10

Übung	Satz	Gewicht	Wdh.
DONNERSTAG: SCHULTERN			
Schulterdrücken mit Kurzhanteln	1	100 % 10RM	10
	2	<100 % 10RM	10
	3	<100 % 10RM	10
Seitheben	1	100 % 10RM	10
	2	<100 % 10RM	10
	3	<100 % 10RM	10
Seitheben in Vorbeuge	1	100 % 10RM	10
	2	<100 % 10RM	10
	3	<100 % 10RM	10
Schulterheben mit Kurzhanteln	1	100 % 10RM	10
	2	<100 % 10RM	10
	3	<100 % 10RM	10
FREITAG: RÜCKEN UND BIZEPS			
Latzug	1	100 % 10RM	10
	2	<100 % 10RM	10
	3	<100 % 10RM	10
Rudern mit der T-Stange	1	100 % 10RM	10
	2	<100 % 10RM	10
	3	<100 % 10RM	10
Latzug mit gestreckten Armen	1	100 % 10RM	10
	2	<100 % 10RM	10
	3	<100 % 10RM	10
Curls auf der Schrägbank im Sitzen	1	100 % 10RM	10
	2	<100 % 10RM	10
	3	<100 % 10RM	10
Preacher Curls	1	100 % 10RM	10
	2	<100 % 10RM	10
	3	<100 % 10RM	10
Curls im Obergriff	1	100 % 10RM	10
	2	<100 % 10RM	10
	3	<100 % 10RM	10

Übung	Satz	Gewicht	Wdh.
WOCHE 13–18: DELORME-6RM-KRAFTPYRAMIDE MONTAG UND DONNERSTAG: BRUST, SCHULTERN, TRIZEPS			
Schrägbankdrücken	1	50% 6RM	6
	2	75% 6RM	6
	3	100% 6RM	6*
Bankdrücken mit Kurzhanteln	1	50% 6RM	6
	2	75% 6RM	6
	3	100% 6RM	6*
Schulterdrücken mit der Langhantel	1	50% 6RM	6
	2	75% 6RM	6
	3	100% 6RM	6*
Aufrechtes Rudern	1	50% 6RM	6
	2	75% 6RM	6
	3	100% 6RM	6*
Schulterheben mit der Langhantel	1	50% 6RM	6
	2	75% 6RM	6
	3	100% 6RM	6*
Bankdrücken mit engem Griff	1	50% 6RM	6
	2	75% 6RM	6
	3	100% 6RM	6*
Trizepsdrücken	1	50% 6RM	6
	2	75% 6RM	6
	3	100% 6RM	6*
DIENSTAG UND FREITAG: RÜCKEN, BIZEPS, BEINE			
Langhantelrudern	1	50% 6RM	6
	2	75% 6RM	6
	3	100% 6RM	6*
Latzug	1	50% 6RM	6
	2	75% 6RM	6
	3	100% 6RM	6*
Langhantelcurls	1	50% 6RM	6
	2	75% 6RM	6
	3	100% 6RM	6*
Kurzhantelcurls im Hammergriff	1	50% 6RM	6
	2	75% 6RM	6
	3	100% 6RM	6*

Übung	Satz	Gewicht	Wdh.
Kniebeugen	1	50% 6RM	6
	2	75% 6RM	6
	3	100% 6RM	6*
Beinpresse	1	50% 6RM	6
	2	75% 6RM	6
	3	100% 6RM	6*
Rumänisches Kreuzheben	1	50% 6RM	6
	2	75% 6RM	6
	3	100% 6RM	6*
Wadenheben im Stehen	1	50% 6RM	6
	2	75% 6RM	6
	3	100% 6RM	6*
Wadenheben im Sitzen	1	50% 6RM	6
	2	75% 6RM	6
	3	100% 6RM	6*
WOCHE 19–24: OXFORD-12RM-MUSKELPHASE MONTAG: BRUST UND TRIZEPS**			
Schrägbankdrücken mit Kurzhanteln	1	100% 12RM	12
	2	<100% 12RM**	12
	3	<100% 12RM	12
Bankdrücken an der Multipresse	1	100% 12RM	12
	2	<100% 12RM	12
	3	<100% 12RM	12
Kurzhantelflys auf der Schrägbank	1	100% 12RM	12
	2	<100% 12RM	12
	3	<100% 12RM	12
Trizepsdrücken	1	100% 12RM	12
	2	<100% 12RM	12
	3	<100% 12RM	12
Trizepsstrecken über Kopf im Sitzen	1	100% 12RM	12
	2	<100% 12RM	12
	3	<100% 12RM	12
DIENSTAG: BEINE			
Kniebeugen an der Multipresse	1	100% 12RM	12
	2	<100% 12RM	12
	3	<100% 12RM	12

Übung	Satz	Gewicht	Wdh.
Ausfallschritte	1	100% 12RM	12
	2	<100% 12RM	12
	3	<100% 12RM	12
Beinstrecken	1	100% 12RM	12
	2	<100% 12RM	12
	3	<100% 12RM	12
Beincurls	1	100% 12RM	12
	2	<100% 12RM	12
	3	<100% 12RM	12
DONNERSTAG: SCHULTERN			
Schulterdrücken mit Kurzhanteln	1	100% 12RM	12
	2	<100% 12RM	12
	3	<100% 12RM	12
Seitheben	1	100% 12RM	12
	2	<100% 12RM	12
	3	<100% 12RM	12
Seitheben in Vorbeuge	1	100% 12RM	12
	2	<100% 12RM	12
	3	<100% 12RM	12
Schulterheben mit Kurzhanteln	1	100% 12RM	12
	2	<100% 12RM	12
	3	<100% 12RM	12
FREITAG: RÜCKEN UND BIZEPS			
Latzug	1	100% 12RM	12
	2	<100% 12RM	12
	3	<100% 12RM	12
Rudern mit der T-Stange	1	100% 12RM	12
	2	<100% 12RM	12
	3	<100% 12RM	12
Latzug mit gestreckten Armen	1	100% 12RM	12
	2	<100% 12RM	12
	3	<100% 12RM	12
Curls auf der Schrägbank im Sitzen	1	100% 12RM	12
	2	<100% 12RM	12
	3	<100% 12RM	12

Übung	Satz	Gewicht	Wdh.
Preacher Curls	1	100% 12RM	12
	2	<100% 12RM	12
	3	<100% 12RM	12
Curls im Obergriff	1	100% 12RM	12
	2	<100% 12RM	12
	3	<100% 12RM	12

Hinweis: Bauchmuskelübungen können jeweils am Ende jedes Workouts gemacht werden.

* bis PmM

** Reduzieren Sie das Gewicht bei Satz 2–3 jeder Übung in dieser Phase auf so viel, dass Sie gerade 10 Wdh. schaffen.

Die DeLorme-Methode ist tendenziell effektiver für Kraftzuwächse, die Oxford-Methode für Muskelwachstum (Fish et al. 2003). Der Grund könnte in der Häufigkeit von PmM bei jeder Übung liegen. Mit der DeLorme-Technik wird PmM nur einmal erreicht, während Sie mit der Oxford-Technik bei allen 3 Sätzen bis PmM trainieren. Australische Forscher haben belegt, dass nur 1 Satz bis PmM ausgeführt eine bessere Anregung von Kraftzuwachs bewirkt als mehrere Sätze (Drinkwater et al. 2005). PmM scheint eine wichtige Rolle für das Muskelwachstum zu spielen, da durch die Erzielung von PmM die Ausschüttung des Wachstumshormons (HGH) und des insulinähnlichen Wachstumsfaktors-1 (IGF-1) besser stimuliert wird. Es handelt sich dabei um anabole Hormone, die die Muskeln zum Wachsen anregen. Beide Methoden im Wechsel steigern Kraft und Muskelwachstum.

Beim Groß-und-Stark-Programm wird das Gewicht in ansteigender Pyramide bei den Übungen von Woche 1–6 und wieder von Woche 13–18 gesteigert. Der Unterschied zwischen den beiden Phasen liegt im Gewicht des letzten Satzes jeder Übung: In Woche 1–6 beenden Sie das Workout mit einen Gewicht, mit dem Sie 10 Wdh. schaffen, in Woche 13–18 mit einem für 6 Wdh. Sie trainieren jede Muskelgruppe zweimal die Woche, da Sie weniger Erholung zwischen den Workouts benötigen wegen insgesamt weniger Trainingssätzen pro Workout und nur einem Satz je Übung bis PmM.

Den Kraftzuwachs von Woche 1–6 und 13–18 können Sie für die schwereren Gewichte, die in Woche 7–12 und in 19–24 folgen, gut gebrauchen. In diesen Wochen wird nach einer absteigenden Pyramide trainiert, das Gewicht pro Satz für alle Übungen allmählich reduziert. Jede Muskelgruppe wird nur einmal pro Woche trainiert, da die Muskeln Erholung benötigen, weil Sie mehr Trainingssätze je Muskelgruppe durchführen und bei jedem Satz bis PmM.

Kurzer Weg zu mehr Umfang (Mikromuskel)

Eines meiner populärsten Programme ist das 12-wöchige »Kurzer Weg zu mehr Umfang« (oder »Mikromuskel«). Sie finden es unter bodybuilding.com und hier in Tabelle 7.6. Mehr als 1 Million Menschen haben es angewandt, viele haben dadurch rund 10 kg reine Muskelmasse gewonnen. Auch die Kraftzuwächse damit sind beachtlich.

»Kurzer Weg zu mehr Umfang« basiert auf einer linearen Periodisierung mit Mikrozyklen (siehe Kap. 3). Die Wiederholungen liegen in Woche 1 bei 12–15, in Woche 2 wird das Gewicht aufgestockt und die Wiederholungen werden auf 9–12 reduziert. In Woche 3 wird wiederum das Gewicht erhöht und der Wiederholungsbereich gesenkt (6–8) und in Woche 4 noch mal das Gewicht gesteigert, der Wiederholungsbereich auf 3–5 je Satz verringert. Dies sind die 4 Mikrozyklen. Mit Woche 4 endet Phase 1. In Woche 5 wird das Gewicht wieder reduziert, um mit 12–15 Wdh. je Satz wieder von vorn zu beginnen, Beginn von Phase 2. Nun werden Sie in der Lage sein, in jedem Wiederholungsbereich mit um 2,5–9 kg höherem Gewicht als in Phase 1 zu trainieren. In Woche 6 (Woche 2 von Phase 2) trainieren Sie wieder im Bereich von 9–11 Wdh., in Woche 7 (Woche 3 von Phase 2) wird das Gewicht abermals aufgestockt bei 6–8 Wdh. je Satz, und in Woche 8 (Woche 4 von Phase 2) steigt das Gewicht so, dass Sie auf 3–5 Wdh. je Satz heruntergehen können, Ende Phase 2. Mit Woche 9 beginnt als Letztes Phase 3 mit Absenkung auf 12–15 Wdh. je Satz. Die 4 Mikrozyklen werden noch einmal durchlaufen, bis Sie wieder mit 3–5 Wdh. je Satz trainieren. Nun trainieren Sie in Phase 3 mit 2,5–9 kg mehr als in Phase 2 und sogar mit 5–18 kg mehr als in Phase 1. Dadurch werden Sie in 12 Wochen stärker, und zwar um einiges.

Die kontinuierliche wöchentliche Gewichtssteigerung und die Wiederholung der 4 Phasen im Wechsel führen zu beachtlichen Kraftzuwächsen. Zudem bewirken Mikrozyklen durch die wöchentliche Änderung der Wiederholungsbereiche Muskelhypertrophie. Auch dass das Gewicht bei jeder Übung und allen Sätzen gleich bleibt und Sie gezwungen werden, die Mindestwiederholungen des jeweiligen Bereichs auszuführen, hängt mit dem Kraftzuwachs und der Erhöhung der Muskelmasse zusammen.

Dieses Programm ist ein Garant für größeren Zuwachs an Kraft und Muskelmasse. Ich konnte beeindruckende Resultate nach der Ausführung dieses Programms beobachten. Bei Männern habe ich Steigerungen von mehr als 40 kg bei der Kniebeuge und rund 25 kg beim Bankdrücken beobachtet. An Muskelmasse haben viele Männer einen Zuwachs von mehr als 10 kg verzeichnet, und zwar reiner Muskelmasse, während Körperfett abgebaut wurde. Apropos: Einige Männer haben dank meiner Trainings- und Ernährungstipps mehr als 10 kg Körperfett abgebaut. Bei Frauen ist es ähnlich: Es gab Kraftzuwachs von rund 30 kg bei den Kniebeugen und 15 kg beim Bankdrücken, Zuwachs an Muskelmasse von mehr als 5 kg und Fettabbau von ebenso mehr als 5 kg.

Die erste Übung für jede Muskelgruppe – außer beim Training der Bauch- und Wadenmuskulatur – bleibt während der gesamten 12 Wochen stets dieselbe. Dabei liegt der Fokus auf dem Kraftaufbau. Die meisten Hilfsübungen danach verändern sich von Phase zu Phase. Die Übungen für die Bauchmuskulatur werden jede Woche entsprechend dem Wiederholungsbereich abgeändert. Der Grund dafür ist, dass sich einige Bauchmuskelübungen besser für das Training im hohen Wiederholungsbereich eignen und andere für das bei wenigen Wiederholungen. Entsprechend wurden die Bauchmuskelübungen nach dem Wiederholungsbereich ausgewählt.

Auch dieses Programm verfolgt die 3 Hauptziele, die alle verfolgen: Steigerung der Muskelkraft, Vergrößerung der Muskelmasse und Intensivierung der Fettreduktion. Wenn Sie sich aber vorrangig einem bestimmten Ziel widmen wollen, dann können Sie das mit diesem Programm tun und immer noch von den weiteren Vorteilen profitieren.

Pausieren Sie gute 3 min oder sogar länger zwischen den Sätzen. Der Knackpunkt ist, so viele Wiederholungen wie möglich innerhalb des jeweiligen Bereichs auszuführen. Mehr Wiederholungen bedeuten mehr Training und dies bedeutet größeren Kraftzuwachs über längere Zeit. In Woche 1–2 jeder Phase dieses Programms gibt es einen Pausensatz als letzten Satz jeder Übung. Dafür sollten Sie beim letzten Übungssatz bis PmM trainieren. Dann legen Sie das Gewicht ab und pausieren 15 sek. Fahren Sie dann mit dem Satz fort, bis Sie wiederum PmM erreichen. In Woche 3–4 aller Phasen führen Sie als letzten Satz jeder Übung einen Reduktionssatz aus. Dafür wird der letzte Satz bis PmM trainiert, dann das Gewicht um 20–30 % verringert und der Satz wiederum bis PmM fortgesetzt.

TABELLE 7.6 Kurzer Weg zu mehr Umfang

Übung	Sätze × Wdh.	Übung	Sätze × Wdh.
PHASE 1: WOCHE 1 WORKOUT 1: BRUST, TRIZEPS, WADEN		**PHASE 1: WOCHE 2 WORKOUT 1: BRUST, TRIZEPS, WADEN**	
Bankdrücken	4 × 12–15	Bankdrücken	4 × 9–11
Schrägbankdrücken	3 × 12–15	Schrägbankdrücken	3 × 9–11
Kurzhantelflys auf der Schrägbank	3 × 12–15	Kurzhantelflys auf der Schrägbank	3 × 9–11
Kabelzüge über Kreuz	3 × 12–15	Kabelzüge über Kreuz	3 × 9–11
Trizepsdrücken	3 × 12–15	Trizepsdrücken	3 × 9–11
Trizepsstrecken im Liegen	3 × 12–15	Trizepsstrecken im Liegen	3 × 9–11
Trizepsstrecken am Kabelzug über Kopf	3 × 12–15	Trizepsstrecken am Kabelzug über Kopf	3 × 9–11
Wadenheben im Stehen	4 × 25–30	Wadenheben im Stehen	4 × 15–20
Wadenheben im Sitzen	4 × 25–30	Wadenheben im Sitzen	4 × 15–20
WORKOUT 2: RÜCKEN, BIZEPS, BAUCH		**WORKOUT 2: RÜCKEN, BIZEPS, BAUCH**	
Kurzhantelrudern in Vorbeuge	4 × 12–15	Kurzhantelrudern in Vorbeuge	4 × 9–11
Latzug mit weitem Griff	3 × 12–15	Latzug mit weitem Griff	3 × 9–11
Latzug im Stehen	3 × 12–15	Latzug im Stehen	3 × 9–11
Latzug mit gestreckten Armen	3 × 12–15	Latzug mit gestreckten Armen	3 × 9–11
Langhantelcurls	4 × 12–15	Langhantelcurls	4 × 9–11
Kurzhantelcurls auf der Schrägbank	3 × 12–15	Kurzhantelcurls auf der Schrägbank	3 × 9–11
Einarmige Curls am Kabelzug von oben	3 × 12–15	Einarmige Curls am Kabelzug von oben	3 × 9–11
Beckenheben	3 × 20–30[1]	Hängendes Beinheben	3 × 15–19[2]
Crunches	3 × 20–30[1]	Crunches am Gerät	3 × 15–19
Seitliche Crunches	3 × 20–30[1]	Seitneigen mit Kurzhantel	3 × 15–19
WORKOUT 3: SCHULTERN, TRAPEZMUSKEL, WADEN		**WORKOUT 3: SCHULTERN, TRAPEZMUSKEL, WADEN**	
Schulterdrücken mit Kurzhanteln	4 × 12–15	Schulterdrücken mit Kurzhanteln	4 × 9–11
Seitheben mit Kurzhanteln	3 × 12–15	Seitheben mit Kurzhanteln	3 × 9–11
Einarmiges Frontheben am Kabelzug	3 × 12–15	Einarmiges Frontheben am Kabelzug	3 × 9–11
Reverse Flys am Kabelzug von oben	3 × 12–15	Reverse Flys am Kabelzug von oben	3 × 9–11
Schulterheben mit Kurzhanteln	4 × 12–15	Schulterheben mit Kurzhanteln	4 × 9–11
Wadenheben im Sitzen	4 × 25–30	Wadenheben im Sitzen	4 × 15–20
Wadenheben an der Beinpresse	4 × 25–30	Wadenheben an der Beinpresse	4 × 15–20
WORKOUT 4: BEINE UND BAUCH		**WORKOUT 4: BEINE UND BAUCH**	
Kniebeugen	4 × 12–15	Kniebeugen	4 × 9–11
Beinpresse mit einem Bein	3 × 12–15	Beinpresse mit einem Bein	3 × 9–11
Beinstrecken	3 × 12–15	Beinstrecken	3 × 9–11
Rumänisches Kreuzheben	4 × 12–15	Rumänisches Kreuzheben	4 × 9–11
Beincurls im Liegen	3 × 12–15	Beincurls im Liegen	3 × 9–11
Beckenheben	3 × 20–30[1]	Beckenheben an der Multipresse	3 × 15–19[2]
Crunches	3 × 20–30[1]	Crunches am Kabelzug	3 × 15–19
Unterarmstütz	3 × 1 min	Seitstütz	3 × 1 min

[1] Zielen Sie zunächst auf 20–30 Wdh. ab. Wenn Sie mehr machen können, setzen Sie die Übung bis PmM fort. Schaffen Sie 20 Wdh. nicht, dann machen Sie so viele, wie Sie können, um so nahe wie möglich an die 20 heranzukommen.

[2] Wenn Sie 15 Wdh. nicht ausführen können, machen Sie so viele, wie Sie können, um so nahe wie möglich an die 15 heranzukommen.

[3] Klemmen Sie für das Beckenheben einen Medizinball oder eine Kurzhantel zwischen Ihre Füße oder nehmen Sie Fußmanschetten.

Übung	Sätze × Wdh.
PHASE 1: WOCHE 3 **WORKOUT 1: BRUST, TRIZEPS, WADEN**	
Bankdrücken	4 × 6–8
Schrägbankdrücken	3 × 6–8
Kurzhantelflys auf der Schrägbank	3 × 6–8
Kabelzüge über Kreuz	3 × 6–8
Trizepsdrücken	3 × 6–8
Trizepsstrecken im Liegen	3 × 6–8
Trizepsstrecken am Kabelzug über Kopf	3 × 6–8
Wadenheben im Stehen	4 × 10–14
Wadenheben im Sitzen	4 × 10–14
WORKOUT 2: RÜCKEN, BIZEPS, BAUCH	
Kurzhantelrudern in Vorbeuge	4 × 6–8
Latzug mit weitem Griff	3 × 6–8
Latzug im Stehen	3 × 6–8
Latzug mit gestreckten Armen	3 × 6–8
Langhantelcurls	4 × 6–8
Kurzhantelcurls auf der Schrägbank	3 × 6–8
Einarmige Curls am Kabelzug von oben	3 × 6–8
Beckenheben mit Gewichten[3]	3 × 10–14
Crunches am Kabelzug	3 × 10–14
Seitliche Crunches am Kabelzug	3 × 10–14
WORKOUT 3: SCHULTERN, TRAPEZMUSKEL, WADEN	
Schulterdrücken mit Kurzhanteln	4 × 6–8
Seitheben mit Kurzhanteln	3 × 6–8
Einarmiges Frontheben am Kabelzug	3 × 6–8
Reverse Flys am Kabelzug von oben	3 × 6–8
Schulterheben mit Kurzhanteln	4 × 6–8
Wadenheben im Sitzen	4 × 10–14
Wadenheben an der Beinpresse	4 × 10–14
WORKOUT 4: BEINE UND BAUCH	
Kniebeugen	4 × 6–8
Beinpresse mit einem Bein	3 × 6–8
Beinstrecken	3 × 6–8
Rumänisches Kreuzheben	4 × 6–8
Beincurls im Liegen	3 × 6–8
Beckenheben mit Gewichten[3]	3 × 10–14
Crunches am Kabelzug	3 × 10–14
Holzhacken am Kabelzug	3 × 10–14

Übung	Sätze × Wdh.
PHASE 1: WOCHE 4 **WORKOUT1: BRUST, TRIZEPS, WADEN**	
Bankdrücken	4 × 3–5
Schrägbankdrücken	3 × 3–5
Kurzhantelflys auf der Schrägbank	3 × 3–5
Kabelzüge über Kreuz	3 × 3–5
Trizepsdrücken	3 × 3–5
Trizepsstrecken im Liegen	3 × 3–5
Trizepsstrecken am Kabelzug über Kopf	3 × 3–5
Wadenheben im Stehen	4 × 6–9
Wadenheben im Sitzen	4 × 6–9
WORKOUT 2: RÜCKEN, BIZEPS, BAUCH	
Kurzhantelrudern in Vorbeuge	4 × 3–5
Latzug mit weitem Griff	3 × 3–5
Latzug im Stehen	3 × 3–5
Latzug mit gestreckten Armen	3 × 3–5
Langhantelcurls	4 × 3–5
Kurzhantelcurls auf der Schrägbank	3 × 3–5
Einarmige Curls am Kabelzug von oben	3 × 3–5
Beckenheben an der Multipresse	3 × 6–9
Crunches am Gerät	3 × 6–9
Ellbogen-Rumpfdrehen mit Band	3 × 6–9
WORKOUT 3: SCHULTERN, TRAPEZMUSKEL, WADEN	
Schulterdrücken mit Kurzhanteln	4 × 3–5
Seitheben mit Kurzhanteln	3 × 3–5
Einarmiges Frontheben am Kabelzug	3 × 3–5
Reverse Flys am Kabelzug von oben	3 × 3–5
Schulterheben mit Kurzhanteln	4 × 3–5
Wadenheben im Sitzen	4 × 6–9
Wadenheben an der Beinpresse	4 × 6–9
WORKOUT 4: BEINE UND BAUCH	
Kniebeugen	4 × 3–5
Beinpresse mit einem Bein	3 × 3–5
Beinstrecken	3 × 3–5
Rumänisches Kreuzheben	4 × 3–5
Beincurls im Liegen	3 × 3–5
Beckenheben an der Multipresse	3 × 6–9
Crunches am Kabelzug	3 × 6–9
Unterarmstütz	3 × 75 sek

Übung	Sätze × Wdh.
PHASE 2: WOCHE 1 WORKOUT 1: BRUST, TRIZEPS, WADEN	
Bankdrücken	4 × 12–15
Schrägbankdrücken mit Kurzhanteln	3 × 12–15
Kurzhantelflys	3 × 12–15
Flys am Kabelzug auf der Schrägbank	3 × 12–15
Trizepsdrücken	3 × 12–15
Trizepsstrecken mit Kurzhanteln über Kopf	3 × 12–15
Trizepsstrecken am Kabelzug im Liegen	3 × 12–15
Wadenheben im Stehen	4 × 25–30
Wadenheben im Sitzen	4 × 25–30
WORKOUT 2: RÜCKEN, BIZEPS, BAUCH	
Kurzhantelrudern in Vorbeuge	4 × 12–15
Latzug in den Nacken	3 × 12–15
Rudern am Kabelzug im Sitzen	3 × 12–15
Latzug im Untergriff	3 × 12–15
Langhantelcurls	4 × 12–15
Preacher Curls	3 × 12–15
Curls am Kabelzug hinter dem Rücken	3 × 12–15
Beckenheben	3 × 20–30[1]
Crunches	3 × 20–30[1]
Seitliche Crunches	3 × 20–30[1]
WORKOUT 3: SCHULTERN, TRAPEZMUSKEL, WADEN	
Schulterdrücken mit Kurzhanteln	4 × 12–15
Aufrechtes Rudern an der Multipresse	3 × 12–15
Einarmiges Seitheben am Kabelzug	3 × 12–15
Seitheben in Vorbeuge	3 × 12–15
Schulterheben mit der Langhantel	4 × 12–15
Wadenheben im Sitzen	4 × 25–30
Wadenheben an der Beinpresse	4 × 25–30
WORKOUT 4: BEINE UND BAUCH	
Kniebeugen	4 × 12–15
Frontkniebeugen	3 × 12–15
Beinstrecken	3 × 12–15
Rumänisches Kreuzheben	4 × 12–15
Beincurls im Sitzen	3 × 12–15
Beckenheben	3 × 20–30[1]
Crunches	3 × 20–30[1]
Unterarmstütz	3 × 75 sek

Übung	Sätze × Wdh.
PHASE 2: WOCHE 2 WORKOUT 1: BRUST, TRIZEPS, WADEN	
Bankdrücken	4 × 9–11
Schrägbankdrücken mit Kurzhanteln	3 × 9–11
Kurzhantelflys	3 × 9–11
Flys am Kabelzug auf der Schrägbank	3 × 9–11
Trizepsdrücken	3 × 9–11
Trizepsstrecken mit Kurzhanteln über Kopf	3 × 9–11
Trizepsstrecken am Kabelzug im Liegen	3 × 9–11
Wadenheben im Stehen	4 × 15–20
Wadenheben im Sitzen	4 × 15–20
WORKOUT 2: RÜCKEN, BIZEPS, BAUCH	
Kurzhantelrudern in Vorbeuge	4 × 9–11
Latzug in den Nacken	3 × 9–11
Rudern am Kabelzug im Sitzen	3 × 9–11
Latzug im Untergriff	3 × 9–11
Langhantelcurls	4 × 9–11
Preacher Curls	3 × 9–11
Curls am Kabelzug hinter dem Rücken	3 × 9–11
Hängendes Beinheben	3 × 15–19[2]
Crunches mit Gewichten	3 × 15–19
Seitbeugen mit Kurzhantel	3 × 15–19
WORKOUT 3: SCHULTERN, TRAPEZMUSKEL, WADEN	
Schulterdrücken mit Kurzhanteln	4 × 9–11
Aufrechtes Rudern an der Multipresse	3 × 9–11
Einarmiges Seitheben am Kabelzug	3 × 9–11
Seitheben in Vorbeuge	3 × 9–11
Schulterheben mit der Langhantel	4 × 9–11
Wadenheben im Sitzen	4 × 15–20
Wadenheben an der Beinpresse	4 × 15–20
WORKOUT 4: BEINE UND BAUCH	
Kniebeugen	4 × 9–11
Frontkniebeugen	3 × 9–11
Beinstrecken	3 × 9–11
Rumänisches Kreuzheben	4 × 9–11
Beincurls im Sitzen	3 × 9–11
Hängendes Beinheben	3 × 15–19[1]
Crunches mit Gewichten	3 × 15–19
Seitstütz	3 × 75 sek

[1] Zielen Sie zunächst auf 20–30 Wdh. ab. Wenn Sie mehr machen können, setzen Sie die Übung bis PmM fort. Schaffen Sie 20 Wdh. nicht, dann machen Sie so viele, wie Sie können, um so nahe wie möglich an die 20 heranzukommen.

[2] Wenn Sie 15 Wdh. nicht ausführen können, machen Sie so viele, wie Sie können, um so nahe wie möglich an die 15 heranzukommen.

[3] Klemmen Sie für das Beckenheben einen Medizinball oder eine Kurzhantel zwischen Ihre Füße oder nehmen Sie Fußmanschetten.

Übung	Sätze × Wdh.
PHASE 2: WOCHE 3 WORKOUT 1: BRUST, TRIZEPS, WADEN	
Bankdrücken	4 × 6–8
Schrägbankdrücken mit Kurzhanteln	3 × 6–8
Kurzhantelflys	3 × 6–8
Flys am Kabelzug auf der Schrägbank	3 × 6–8
Trizepsdrücken	3 × 6–8
Trizepsstrecken mit Kurzhanteln über Kopf	3 × 6–8
Trizepsstrecken am Kabelzug im Liegen	3 × 6–8
Wadenheben im Stehen	4 × 10–14
Wadenheben im Sitzen	4 × 10–14
WORKOUT 2: RÜCKEN, BIZEPS, BAUCH	
Kurzhantelrudern in Vorbeuge	4 × 6–8
Latzug in den Nacken	3 × 6–8
Rudern am Kabelzug im Sitzen	3 × 6–8
Latzug im Untergriff	3 × 6–8
Langhantelcurls	4 × 6–8
Preacher Curls	3 × 6–8
Curls am Kabelzug hinter dem Rücken	3 × 6–8
Beckenheben mit Gewichten[3]	3 × 10–14
Crunches am Kabelzug	3 × 10–14
Seitliche Crunches am Kabelzug	3 × 10–14
WORKOUT 3: SCHULTERN, TRAPEZMUSKEL, WADEN	
Schulterdrücken mit Kurzhanteln	4 × 6–8
Aufrechtes Rudern an der Multipresse	3 × 6–8
Einarmiges Seitheben am Kabelzug	3 × 6–8
Seitheben in Vorbeuge	3 × 6–8
Schulterheben mit der Langhantel	4 × 6–8
Wadenheben im Sitzen	4 × 10–14
Wadenheben an der Beinpresse	4 × 10–14
WORKOUT 4: BEINE UND BAUCH	
Kniebeugen	4 × 6–8
Frontkniebeugen	3 × 6–8
Beinstrecken	3 × 6–8
Rumänisches Kreuzheben	4 × 6–8
Beincurls im Sitzen	3 × 6–8
Beckenheben mit Gewichten[3]	3 × 10–14
Crunches am Kabelzug	3 × 10–14
Holzhacken am Kabelzug	3 × 10–14

Übung	Sätze × Wdh.
PHASE 2: WOCHE 4 WORKOUT 1: BRUST, TRIZEPS, WADEN	
Bankdrücken	4 × 3–5
Schrägbankdrücken mit Kurzhanteln	3 × 3–5
Kurzhantelflys	3 × 3–5
Flys am Kabelzug auf der Schrägbank	3 × 3–5
Trizepsdrücken	3 × 3–5
Trizepsstrecken mit Kurzhanteln über Kopf	3 × 3–5
Trizepsstrecken am Kabelzug im Liegen	3 × 3–5
Wadenheben im Stehen	4 × 6–9
Wadenheben im Sitzen	4 × 6–9
WORKOUT 2: RÜCKEN, BIZEPS, BAUCH	
Kurzhantelrudern in Vorbeuge	4 × 3–5
Latzug in den Nacken	3 × 3–5
Rudern am Kabelzug im Sitzen	3 × 3–5
Latzug im Untergriff	3 × 3–5
Langhantelcurls	4 × 3–5
Preacher Curls	3 × 3–5
Curls am Kabelzug hinter dem Rücken	3 × 3–5
Beckenheben an der Multipresse	3 × 6–9
Crunches am Gerät	3 × 6–9
Ellbogen-Rumpfdrehen mit Band	3 × 6–9
WORKOUT 3: SCHULTERN, TRAPEZMUSKEL, WADEN	
Schulterdrücken mit Kurzhanteln	4 × 3–5
Aufrechtes Rudern an der Multipresse	3 × 3–5
Einarmiges Seitheben am Kabelzug	3 × 3–5
Seitheben in Vorbeuge	3 × 3–5
Schulterheben mit der Langhantel	4 × 3–5
Wadenheben im Sitzen	4 × 6–9
Wadenheben an der Beinpresse	4 × 6–9
WORKOUT 4: BEINE UND BAUCH	
Kniebeugen	4 × 3–5
Frontkniebeugen	3 × 3–5
Beinstrecken	3 × 3–5
Rumänisches Kreuzheben	4 × 3–5
Beincurls im Sitzen	3 × 3–5
Beckenheben an der Multipresse	3 × 6–9
Crunches am Gerät	3 × 6–9
Unterarmstütz	3 × 90 sek

Übung	Sätze × Wdh.
PHASE 3: WOCHE 1 WORKOUT 1: BRUST, TRIZEPS, WADEN	
Bankdrücken	4 × 12–15
Schrägbankdrücken mit Kurzhanteln im Untergriff	3 × 12–15
Kurzhantelflys auf der Schrägbank	3 × 12–15
Kabelzüge über Kreuz	3 × 12–15
Trizepsdrücken	3 × 12–15
Einarmiges Trizepsstrecken am Kabelzug über Kopf	3 × 12–15
Bankdrücken mit engem Griff	3 × 12–15
Wadenheben im Stehen	4 × 25–30
Wadenheben im Sitzen	4 × 25–30
WORKOUT 2: RÜCKEN, BIZEPS, BAUCH	
Kurzhantelrudern in Vorbeuge	4 × 12–15
Latzug mit weitem Griff	3 × 12–15
Latzug mit gestreckten Armen	3 × 12–15
Rudern am Kabelzug im Sitzen	3 × 12–15
Langhantelcurls	4 × 12–15
Curls am Kabelzug auf der Schrägbank	3 × 12–15
Konzentrationscurls mit der Kurzhantel	3 × 12–15
Beckenheben	3 × 20–30[1]
Crunches	3 × 20–30[1]
Seitliche Crunches	3 × 20–30[1]
WORKOUT 3: SCHULTERN, TRAPEZMUSKEL, WADEN	
Schulterdrücken mit Kurzhanteln	4 × 12–15
Seitheben mit Kurzhanteln	3 × 12–15
Aufrechtes Rudern mit Kurzhanteln	3 × 12–15
Seitheben in Vorbeuge	3 × 12–15
Einarmiges Schulterheben an der Multipresse	4 × 12–15
Wadenheben im Sitzen	4 × 25–30
Wadenheben an der Beinpresse	4 × 25–30
WORKOUT 4: BEINE UND WADEN	
Kniebeugen	4 × 12–15
Beinpresse	3 × 12–15
Beinstrecken	3 × 12–15
Rumänisches Kreuzheben	4 × 12–15
Beincurls im Liegen	3 × 12–15
Beckenheben	3 × 20–30[1]
Crunches	3 × 20–30[1]
Unterarmstütz	3 × 90 sek

Übung	Sätze × Wdh.
PHASE 3: WOCHE 2 WORKOUT 1: BRUST, TRIZEPS, WADEN	
Bankdrücken	4 × 9–11
Schrägbankdrücken mit Kurzhanteln im Untergriff	3 × 9–11
Kurzhantelflys auf der Schrägbank	3 × 9–11
Kabelzüge über Kreuz	3 × 9–11
Trizepsdrücken	3 × 9–11
Einarmiges Trizepsstrecken am Kabelzug über Kopf	3 × 9–11
Bankdrücken mit engem Griff	3 × 9–11
Wadenheben im Stehen	4 × 15–20
Wadenheben im Sitzen	4 × 15–20
WORKOUT 2: RÜCKEN, BIZEPS, BAUCH	
Kurzhantelrudern in Vorbeuge	4 × 9–11
Latzug mit weitem Griff	3 × 9–11
Latzug mit gestreckten Armen	3 × 9–11
Rudern am Kabelzug im Sitzen	3 × 9–11
Langhantelcurls	4 × 9–11
Curls am Kabelzug auf der Schrägbank	3 × 9–11
Konzentrationscurls mit der Kurzhantel	3 × 9–11
Hängendes Beinheben	3 × 15–19[2]
Crunches mit Gewichten	3 × 15–19
Seitbeugen mit Kurzhantel	3 × 15–19
WORKOUT 3: SCHULTERN, TRAPEZMUSKEL, WADEN	
Schulterdrücken mit Kurzhanteln	4 × 9–11
Seitheben mit Kurzhanteln	3 × 9–11
Aufrechtes Rudern mit Kurzhanteln	3 × 9–11
Seitheben in Vorbeuge	3 × 9–11
Einarmiges Schulterheben an der Multipresse	4 × 9–11
Wadenheben im Sitzen	4 × 15–20
Wadenheben an der Beinpresse	4 × 15–20
WORKOUT 4: BEINE UND BAUCH	
Kniebeugen	4 × 9–11
Beinpresse	3 × 9–11
Beinstrecken	3 × 9–11
Rumänisches Kreuzheben	4 × 9–11
Beincurls im Liegen	3 × 9–11
Hängendes Beinheben	3 × 15–19[2]
Crunches mit Gewichten	3 × 15–19
Seitstütz	3 × 90 sek

1 Zielen Sie zunächst auf 20–30 Wdh. ab. Wenn Sie mehr machen können, setzen Sie die Übung bis PmM fort. Schaffen Sie 20 Wdh. nicht, dann machen Sie so viele, wie Sie können, um so nahe wie möglich an die 20 heranzukommen.

2 Wenn Sie 15 Wdh. nicht ausführen können, machen Sie so viele, wie Sie können, um so nahe wie möglich an die 15 heranzukommen.

3 Klemmen Sie für das Beckenheben einen Medizinball oder eine Kurzhantel zwischen Ihre Füße oder nehmen Sie Fußmanschetten.

Übung	Sätze × Wdh.
PHASE 3: WOCHE 3 WORKOUT 1: BRUST, TRIZEPS, WADEN	
Bankdrücken	4 × 6–8
Schrägbankdrücken mit Kurzhanteln im Untergriff	3 × 6–8
Kurzhantelflys auf der Schrägbank	3 × 6–8
Kabelzüge über Kreuz	3 × 6–8
Trizepsdrücken	3 × 6–8
Einarmiges Trizepsstrecken am Kabelzug über Kopf	3 × 6–8
Wadenheben im Stehen	4 × 10–14
Wadenheben im Sitzen	4 × 10–14
WORKOUT 2: RÜCKEN, BIZEPS, BAUCH	
Kurzhantelrudern in Vorbeuge	4 × 6–8
Latzug mit weitem Griff	3 × 6–8
Latzug mit gestreckten Armen	3 × 6–8
Rudern am Kabelzug im Sitzen	3 × 6–8
Langhantelcurls	4 × 6–8
Kurzhantelcurls auf der Schrägbank	3 × 6–8
Konzentrationscurls mit der Kurzhantel	3 × 6–8
Beckenheben mit Gewichten[3]	3 × 10–14
Crunches am Kabelzug	3 × 10–14
Seitliche Crunches am Kabelzug	3 × 10–14
WORKOUT 3: SCHULTERN, TRAPEZMUSKEL, WADEN	
Schulterdrücken mit Kurzhanteln	4 × 6–8
Seitheben mit Kurzhanteln	3 × 6–8
Aufrechtes Rudern mit Kurzhanteln	3 × 6–8
Seitheben in Vorbeuge	3 × 6–8
Einarmiges Schulterheben an der Multipresse	4 × 6–8
Wadenheben im Sitzen	4 × 10–14
Wadenheben an der Beinpresse	4 × 10–14
WORKOUT 4: BEINE UND BAUCH	
Kniebeugen	4 × 6–8
Beinpresse	3 × 6–8
Beinstrecken	3 × 6–8
Rumänisches Kreuzheben	4 × 6–8
Beincurls im Liegen	3 × 6–8
Beckenheben mit Gewichten[3]	3 × 10–14
Crunches am Kabelzug	3 × 10–14
Holzhacken am Kabelzug	3 × 10–14

Übung	Sätze × Wdh.
PHASE 3: WOCHE 4 WORKOUT 1: BRUST, TRIZEPS, WADEN	
Bankdrücken	4 × 3–5
Schrägbankdrücken mit Kurzhanteln im Untergriff	3 × 3–5
Kurzhantelflys auf der Schrägbank	3 × 3–5
Kabelzüge über Kreuz	3 × 3–5
Trizepsdrücken	3 × 3–5
Einarmiges Trizepsstrecken am Kabelzug über Kopf	3 × 3–5
Bankdrücken mit engem Griff	3 × 3–5
Wadenheben im Stehen	4 × 6–9
Wadenheben im Sitzen	4 × 6–9
WORKOUT 2: RÜCKEN, BIZEPS, BAUCH	
Kurzhantelrudern in Vorbeuge	4 × 3–5
Latzug mit weitem Griff	3 × 3–5
Latzug mit gestreckten Armen	3 × 3–5
Curls am Kabelzug auf der Schrägbank	3 × 3–5
Langhantelcurls	4 × 3–5
Kurzhantelcurls auf der Schrägbank	3 × 3–5
Konzentrationscurls mit der Kurzhantel	3 × 3–5
Beckenheben an der Multipresse	3 × 6–9
Crunches am Gerät	3 × 6–9
Ellbogen-Rumpfdrehen mit Band	3 × 6–9
WORKOUT 3: SCHULTERN, TRAPEZMUSKEL, WADEN	
Schulterdrücken mit Kurzhanteln	4 × 3–5
Seitheben mit Kurzhanteln	3 × 3–5
Aufrechtes Rudern mit Kurzhanteln	3 × 3–5
Seitheben in Vorbeuge	3 × 3–5
Einarmiges Schulterheben an der Multipresse	4 × 3–5
Wadenheben im Sitzen	4 × 6–9
Wadenheben an der Beinpresse	4 × 6–9
WORKOUT 4: BEINE UND BAUCH	
Kniebeugen	4 × 3–5
Beinpresse	3 × 3–5
Beinstrecken	3 × 3–5
Rumänisches Kreuzheben	4 × 3–5
Beincurls im Liegen	3 × 3–5
Beckenheben an der Multipresse	3 × 6–9
Crunches am Gerät	3 × 6–9
Unterarmstütz	3 × 105 sek

[1] Zielen Sie zunächst auf 20–30 Wdh. ab. Wenn Sie mehr machen können, setzen Sie die Übung bis PmM fort. Schaffen Sie 20 Wdh. nicht, dann machen Sie so viele, wie Sie können, um so nah wie möglich an die 20 heranzukommen.

[2] Wenn Sie 15 Wdh. nicht ausführen können, machen Sie so viele, wie Sie können, um so nahe wie möglich an die 15 heranzukommen.

[3] Klemmen Sie für das Beckenheben einen Medizinball oder eine Kurzhantel zwischen Ihre Füße oder nehmen Sie Fußmanschetten.

Superman-Training

Dieses Workoutprogramm basiert auf Supersätzen, bei denen entgegengesetzte Muskelgruppen gepaart werden. Dies ist der große Unterschied zur einfachen Paarung von Antagonisten, dass hier die Übungspaare jeweils Übungen sind, bei denen die Bewegungen genau entgegengesetzt sind. So würde man etwa das Bankdrücken für die Brust mit dem Langhantelrudern für die breiten Rückenmuskeln *(Latissimus dorsi)* paaren, aber nicht den Latzug für die breiten Rückenmuskeln mit einer Brustmuskelübung. Vielmehr wird hier Schulterdrücken für die Deltamuskeln mit Latzügen kombiniert, da diese Übungen den Bewegungsverlauf besser ergänzen.

Ein Training mit Supersätzen in dieser Form bringt zunächst den Vorteil, dass mehr normale Kraft und mehr Schnellkraft generiert werden. Forschungen zeigen, dass ein Muskel mit größerer Schnellkraft und Kraft kontrahiert, wenn unmittelbar zuvor Kontraktionen des jeweiligen Antagonisten oder der entgegengesetzten Muskelgruppe waren. Wenn Sie etwa einen Supersatz Rudern mit der Langhantel ausführen und danach Bankdrücken, dann werden Sie beim Bankdrücken stärker sein. Baker und Newton (2005) haben festgestellt, dass trainierte Sportler beträchtlich mehr Schnellkraft beim Bankdrücken mit Ausstoßen aufbrachten, wenn sie zuvor Ruderübungen ausgeführt hatten. Forscher der University of Wisconsin-Parkside (Kenosha) (Ebben et al. 2011) fanden heraus, dass bei Probanden, die 6 sek lange isometrische Beincurls ausführten, um die hintere Oberschenkelmuskulatur vor der Ausführung von Vertikalsprüngen zu ermüden, die Kraft im Quadrizeps bei den Sprüngen um 15 % höher war als ohne Beincurls. Grund könnte eine verstärkte Hemmung der Antagonisten sein: Üblicherweise ist der Muskel, mit dem Sie arbeiten, bis zu einem gewissen Grad durch seinen Antagonisten eingeschränkt – ähnlich wie die Bremsen eines Autos die Geschwindigkeit einschränken, wenn Sie bremsen. So wird beim Bankdrücken die Kraft der Brustmuskulatur bis zu einem gewissen Grad durch die Kontraktion der Rückenmuskeln gehemmt. Wenn Sie nun 1 Satz Rudern vor dem Bankdrücken ausführen, wird diese Hemmung verringert, sodass die Brustmuskeln mit mehr Kraft kontrahieren. Robbins et al. (2010) berichteten, dass Probanden, die 3 Supersätze mit 4RM für jede Übung ausführten, mehr Wiederholungen bei Satz 2–3 schafften als bei der Ausführung von klassischen Sätzen. Grund dafür könnte auch die größere Hemmung der Antagonisten sein, doch es könnte auch daran liegen, dass jeder Muskel eine längere Pause bekommt. Wird die entgegengesetzte Muskelgruppe trainiert, pausiert die jeweils andere Muskelgruppe. Wenn die Pausen zwischen den Supersätzen noch dazugezählt werden, erhält man insgesamt eine längere Pause für jede Muskelgruppe. Bei 3 einfachen Sätzen Bankdrücken mit 1 min Satzpause haben Sie genau 1 min Pause zwischen den Sätzen. Wenn Sie Supersätze mit Langhantelrudern und Bankdrücken ausführen und 1 min zwischen den Supersätzen pausieren, dann haben Sie nicht nur die 1 min Pause zwischen den Sätzen im Bankdrücken, sondern auch die Zeit, die Sie darauf verwendet haben, die Ruderübungen auszuführen, als zusätzliche Pausenzeit. Das kann die Satzpausen für jede Muskelgruppe verdoppeln. Doch unabhängig davon wird die Tatsache, dass Sie mehr Wiederholungen mit einem bestimmten Gewicht ausführen können, mit der Zeit zu größerer Muskelkraft und Muskelwachstum führen.

Ein weiterer Vorteil des antagonistischen Supersatztrainings: Sie verbrennen damit mehr Körperfett. Eine Untersuchung der Syracuse University (Kelleher et al. 2010) zeigt, dass Probanden bei Ausführung von Supersätzen für Brust und Rücken, für Bizeps und Trizeps sowie für Quadrizeps und hintere Oberschenkelmuskulatur sowohl beim Workout als auch nachher 35 % mehr Kalorien verbrannten als bei einfachen Trainingssätzen. Die große Neuigkeit hier ist die gesteigerte Kalorienverbrennung im Anschluss an das Workout. Ein Workout dauert ja nicht mehr als 1–2 h, man würde also auch nur in dieser Zeit zusätzliche Kalorien verbrennen. Doch dass auch 35 % mehr Kalorien verbrannt werden, nachdem das Workout bereits abgeschlossen ist und man den restlichen Tag nur noch herumsitzt, führt zu dieser Steigerung der Fett- und Kalorienverbrennung. Dies ist auch eine der Hauptursachen, weshalb Hochintensives Intervalltraining (HIIT) ein gewöhnliches gleichmäßiges Cardiotraining weit übertrifft, wenn es um schnellen Fettabbau geht. Mit dem Supersatztraining können Sie den restlichen Tag mehr Kalorien und Fett verbrennen. Das führt zu einem beachtlichen Abbau Ihrer Körperfettreserven.

Ein weiterer Vorteil eines Supersatztrainings ist, dass Sie dadurch Muskelgruppen trainieren, die Sie wohl vernachlässigt hätten. Wann haben Sie das letzte Mal intensiver mit Ihren vorderen Schienbeinmuskeln *(M. tibialis anterior)* oder mit Ihren unteren Trapezmuskeln gearbeitet? Wahrscheinlich noch nie! Dadurch werden nicht nur zumeist schwächere Muskelgruppen auf Vordermann gebracht, es wird auch mehr Ausgleich geschaffen. Dabei geht es nicht nur um eine ausgeglichene Muskelentwicklung, sondern es werden auch unausgewogene Kraftverhältnisse ausgeglichen, die zu Kraftunterdrückungen führen und Verletzungen begünstigen.

Noch ein Vorteil, das Zeitmanagement: Denn Sie können viel mehr Übungssätze in weniger Zeit ausführen. In jedem Workout machen Sie etwa 40–50 Trainingssätze. Ja, da haben Sie richtig gelesen: 40–50 Sätze insgesamt! Dafür würden Sie sonst mehr als 2 h benötigen, vielleicht sogar fast 3 h bei Ausführung einfacher Sätze. Mit dem Superman-Trainingsprogramm brauchen Sie dafür aber nur 60–90 min. Damit wird die Fettverbrennung so richtig angeheizt, ganz zu schweigen von der Stimulierung des Muskelwachstums.

Vorteil Nummer 5 dieses Trainings ist die Abwechslung. Einer meiner Leitsätze lautet ja: Abwechslung ist gut. Sie spielt eine entscheidende Rolle für ständige Fortschritte in Wachstum und Kraftaufbau. Deswegen bringe ich auch so viele Trainingsprogramme. Denn damit können Sie Ihr Training laufend wechseln und so immer größere, stärkere, besser ausgeprägte und verfeinerte Muskeln erzielen. Abwechslung im Training ist genau das, was Ihr Körper braucht, um die Grenzen zu durchbrechen. Wann haben Sie zum letzten Mal Supersätze für jede Muskelgruppe und in jedem Workout ausgeführt? Oder wann war Ihr letztes Supersatztraining mit der entgegengesetzten Bewegung für jede Übung? Wahrscheinlich noch nie! Aber ich spreche nicht nur von den körperlichen Veränderungen dieser Supersätze. Es ergibt sich auch eine Veränderung in Ihrem Trainingsplan: Mit diesem Programm trainieren Sie Ihren ganzen Körper in nur 2 Tagen. Es ergibt sich auch eine Veränderung der Trainingshäufigkeit. Wenn Sie nach dem Programm »Kurzer Weg zu mehr Umfang (Mikromuskel)« trainiert haben, dann haben Sie jede Muskelgruppe nur einmal je Woche trainiert, abgesehen von Bauch und Waden. Die meisten trainieren auch mit anderen Programmen jede Muskelgruppe einmal je Woche. Mit dem Superman-Programm jedoch wird jede Muskelgruppe zweimal je Woche trainiert. Die erhöhte Frequenz stimuliert neues Muskelwachstum und Kraftzuwächse besser, ganz zu schweigen vom Fettabbau.

Dazu kommt noch die Veränderung im Hinblick auf die Wiederholungsbereiche, mit denen in diesem 5-wöchigen Programm gearbeitet wird. Das Superman-Programm in Tabelle 7.7 basiert auf einem kombinierten Periodisierungsschema: In Woche 1–3 wird nach einem linearen Periodisierungsschema trainiert, wobei jede Woche das Gewicht gesteigert und die Wiederholungszahl verringert wird. Sie beginnen die meisten Übungen in Woche 1 mit 12–15 Wdh. je Satz. Danach wird das Gewicht gesteigert, sodass Sie auf 8–10 Wdh. je Satz in Woche 2 reduzieren müssen. Dann erhöhen Sie das Gewicht noch mal in Woche 3 und Ihre Muskeln schaffen nur noch 4–6 Wdh. je Satz. In Woche 3 beginnt die nächste Phase, da sich das Wiederholungsmuster hier umkehrt und nach einem umgekehrt linearen Periodisierungsschema gearbeitet wird. In Woche 3 waren wir bei 4–6 Wdh. je Satz, also kehren Sie in Woche 4 zu 8–10 Wdh. zurück. In Woche 5 kehren Sie zum Anfang mit 12–15 Wdh. je Satz zurück. Sie werden feststellen, dass Sie beim Training in Woche 4–5 in diesen Wiederholungsbereichen viel stärker sind als noch in Woche 1–2. Grund dafür ist die Periodisierung.

Sie werden an Ihren größeren, stärkeren und verfeinerten Muskeln durch dieses 5-wöchige Programm Gefallen finden. Wenn Sie mit dem Supersatztraining fortfahren möchten, können Sie es zu einem 9-wöchigen Programm aufstocken.

TABELLE 7.7 Superman-Workout

Übung	Sätze	Wdh.	Pause
WOCHE 1 WORKOUT 1: BRUST/RÜCKEN/SCHULTERN/TRAPEZMUSKEL/WADEN/SCHIENBEIN			
Vorgebeugtes Langhantelrudern	4	12–15	–
Supersatz mit Bankdrücken	4	12–15	1 min
Latzug	4	12–15	–
Supersatz mit Schulterdrücken mit Kurzhanteln	4	12–15	1 min
Kurzhantelflys auf der Schrägbank	2	12–15	–
Supersatz mit Seitheben für den hinteren Deltamuskel	2	12–15	1 min
Kabelzüge über Kreuz	2	12–15	–
Supersatz mit Seitheben am Kabelzug	2	12–15	1 min
Schulterheben mit Kurzhanteln	4	12–15	–
Supersatz mit Dips mit gestreckten Armen	4	12–15	1 min
Wadenheben im Stehen	4	12–15	–
Supersatz mit Zehenheben im Stehen	4	12–15	1 min
WORKOUT 2: BEINE/BAUCH, BIZEPS/TRIZEPS/UNTERARME			
Kniebeugen	4	12–15	–
Supersatz mit hängendem Knieheben	4	12–15*	1 min
Rumänisches Kreuzheben	4	12–15	–
Supersatz mit Crunches	4	12–15	1 min
Beinstrecken	4	12–15	–
Supersatz mit Beincurls	4	12–15	1 min
Seitstütz mit Durchgreifen	3	bis PmM	**
Trizepsdrücken	4	12–15	–
Supersatz mit Langhantelcurls	4	12–15	1 min
Trizepsstrecken am Kabelzug über Kopf	3	12–15	–
Supersatz mit Curls am Kabelzug über Kopf	3	12–15	1 min
Unterarmstrecken mit der Langhantel	3	12–15	–
Supersatz mit Unterarmbeugen mit der Langhantel	3	12–15	1 min
WORKOUT 3: BRUST/RÜCKEN/SCHULTERN/TRAPEZMUSKEL			
Bankdrücken im Untergriff	4	12–15	–
Supersatz mit Langhantelrudern im Untergriff	4	12–15	1 min
Seitheben mit Kurzhanteln	2	12–15	–
Supersatz mit Kurzhantelflys auf der Negativbank	2	12–15	1 min
Aufrechtes Rudern mit Kurzhanteln	2	12–15	–
Supersatz mit Dips	2	12–15*	1 min
Arnold-Presse	4	12–15	–
Supersatz mit Latzügen im Untergriff	4	12–15	1 min
Schulterheben an der Multipresse hinter dem Körper	4	12–15	–
Supersatz mit Dips mit gestreckten Armen an der Multipresse hinter dem Körper	4	12–15	1 min
Zehenheben mit Kurzhanteln im Sitzen	4	12–15	–
Supersatz mit Wadenheben im Sitzen	4	12–15	1 min
WORKOUT 4: BEINE/BAUCH, BIZEPS/TRIZEPS/UNTERARME			
Aufrollen mit der Langhantel	4	bis PmM	–
Supersatz mit Kreuzheben	4	12–15	1 min
Crunches auf der römischen Liege	4	12–15*	–

* Wenn Sie die vorgesehene Wiederholungszahl nicht schaffen, dann führen Sie bis PmM aus, so viele Sie können.

** Machen Sie keine Pause zwischen den Seiten und wechseln Sie immer zwischen rechts und links ab, bis Sie alle 3 Sätze auf beiden Seiten ausgeführt haben

Übung	Sätze	Wdh.	Pause
Supersatz mit Rückenstrecken	4	12–15	1 min
Beincurls	4	12–15	–
Supersatz mit Beinstrecken	4	12–15	1 min
Beincurls	4	12–15	–
Supersatz mit Beinstrecken	4	12–15	1 min
Seitliche Crunches	3	bis PmM	**
Konzentrationscurls am Kabelzug im Liegen	4	12–15	–
Supersatz mit Trizepsstrecken am Kabelzug im Liegen	4	12–15	1 min
Kurzhantelcurls auf der Schrägbank	3	12–15	–
Supersatz mit Dips an der Bank	3	12–15	1 min
Unterarmbeugen mit der Langhantel hinter dem Körper	3	12–15	–
Supersatz mit Unterarmstrecken mit der Langhantel im Stehen	3	12–15	1 min
WOCHE 2 **WORKOUT 1: BRUST/RÜCKEN/SCHULTERN/TRAPEZMUSKEL/WADEN/SCHIENBEIN**			
Bankdrücken	4	8–10	–
Supersatz mit Langhantelrudern in Vorbeuge	4	8–10	1 min
Schulterdrücken mit Kurzhanteln	4	8–10	–
Supersatz mit Latzügen	4	8–10	1 min
Seitheben in Vorbeuge	2	8–10	–
Supersatz mit Kurzhantelflys auf der Schrägbank	2	8–10	1 min
Seitheben am Kabelzug	2	8–10	–
Supersatz mit Kabelzügen über Kreuz	2	8–10	1 min
Dips mit gestreckten Armen	4	8–10	–
Supersatz mit Schulterheben mit Kurzhanteln	4	8–10	1 min
Zehenheben im Stehen	4	8–10	–
Supersatz mit Wadenheben im Stehen	4	8–10	1 min

Übung	Sätze	Wdh.	Pause
WORKOUT 2: BEINE/BAUCH, BIZEPS/TRIZEPS/UNTERARME			
Hängendes Knieheben	4	8–10*	–
Supersatz mit Kniebeugen	4	8–10	1 min
Crunches	4	8–10	–
Supersatz mit Rumänischem Kreuzheben	4	8–10	1 min
Beincurls	4	8–10	–
Supersatz mit Beinstrecken	4	8–10	1 min
Seitstütz mit Durchgreifen	3	bis PmM	**
Langhantelcurls	4	8–10	–
Supersatz mit Trizepsdrücken	4	8–10	1 min
Curls über Kopf am Kabelzug	3	8–10	–
Supersatz mit Trizepsstrecken über Kopf am Kabelzug	3	8–10	1 min
Unterarmbeugen mit der Langhantel	3	8–10	–
Supersatz mit Unterarmstrecken mit der Langhantel	3	8–10	1 min
WORKOUT 3: BRUST/RÜCKEN/SCHULTERN/TRAPEZMUSKEL			
Langhantelrudern im Untergriff	4	8–10	–
Supersatz mit Bankdrücken im Untergriff	4	8–10	1 min
Kurzhantelflys auf der Negativbank	2	8–10	–
Supersatz mit Seitheben mit Kurzhanteln	2	8–10	1 min
Dips	2	8–10*	–
Supersatz mit aufrechtem Rudern mit Kurzhanteln	2	8–10	1 min
Latzug im Untergriff	4	8–10	–
Supersatz mit Arnold-Presse	4	8–10	1 min
Dips mit gestreckten Armen an der Multipresse hinter dem Körper	4	8–10	–
Supersatz mit Arnold-Presse	4	8–10	1 min

Übung	Sätze	Wdh.	Pause
Wadenheben im Sitzen	4	12–15	–
Supersatz mit Zehenheben mit Kurzhanteln im Sitzen	4	12–15	1 min
WORKOUT 4: BEINE/BAUCH, BIZEPS/TRIZEPS/ UNTERARME			
Kreuzheben	4	8–10	–
Supersatz mit Aufrollen mit der Langhantel	4	bis PmM	1 min
Rückenstrecken	4	8–10	–
Supersatz mit Crunches auf der römischen Liege	4	8–10*	1 min
Beinstrecken	4	8–10	–
Supersatz mit Beincurls	4	8–10	1 min
Seitliche Crunches	3	bis PmM	**
Trizepsstrecken am Kabelzug im Liegen	4	8–10	–
Supersatz mit Konzentrationscurls am Kabelzug im Liegen	4	8–10	1 min
Dips an der Bank	3	8–10	–
Supersatz mit Konzentrationscurls am Kabelzug im Liegen	3	8–10	1 min
Unterarmstrecken mit der Langhantel hinter dem Körper	3	8–10	–
Supersatz mit Unterarmbeugen mit der Langhantel hinter dem Körper	3	8–10	1 min
WOCHE 3 WORKOUT 1: BRUST/RÜCKEN/SCHULTERN/ TRAPEZMUSKEL/WADEN/SCHIENBEIN			
Vorgebeugtes Langhantelrudern	4	4–6	–
Supersatz mit Bankdrücken	4	4–6	1 min
Latzug	4	4–6	–
Supersatz mit Schulterdrücken mit Kurzhanteln	4	4–6	1 min
Kurzhantelflys auf der Schrägbank	2	4–6	–

Übung	Sätze	Wdh.	Pause
Supersatz mit Seitheben in Vorbeuge	2	4–6	1 min
Kabelzüge über Kreuz	2	4–6	–
Supersatz mit Seitheben am Kabelzug	2	4–6	1 min
Schulterheben mit Kurzhanteln	4	4–6	–
Supersatz mit Dips mit gestreckten Armen	4	4–6	1 min
Wadenheben im Stehen	4	4–6	–
Supersatz mit Zehenheben im Stehen	4	4–6	1 min
WORKOUT 2: BEINE/BAUCH, BIZEPS/TRIZEPS/ UNTERARME			
Kniebeugen	4	4–6	–
Supersatz mit hängendem Knieheben	4	4–6*	1 min
Rumänisches Kreuzheben	4	4–6	–
Supersatz mit Crunches	4	4–6	1 min
Beinstrecken	4	4–6	–
Supersatz mit Beincurls	4	4–6	1 min
Seitstütz mit Durchgreifen	3	bis PmM	**
Trizepsdrücken	4	4–6	–
Supersatz mit Langhantelcurls	4	4–6	1 min
Trizepsstrecken am Kabelzug über Kopf	3	4–6	–
Supersatz mit Curls über Kopf am Kabelzug	3	4–6	1 min
Unterarmstrecken mit der Langhantel	3	4–6	–
Supersatz mit Unterarmbeugen mit der Langhantel	3	4–6	1 min
WORKOUT 3: BRUST/RÜCKEN/SCHULTERN/ TRAPEZMUSKEL			
Bankdrücken im Untergriff	4	4–6	–
Supersatz mit Langhantelrudern im Untergriff	4	4–6	1 min

* Wenn Sie die vorgesehene Wiederholungszahl nicht schaffen, dann führen Sie bis PmM aus, so viele Sie können.

** Machen Sie keine Pause zwischen den Seiten und wechseln Sie immer zwischen rechts und links ab, bis Sie alle 3 Sätze auf beiden Seiten ausgeführt haben

Übung	Sätze	Wdh.	Pause
Seitheben mit Kurzhanteln	2	4–6	–
Supersatz mit Kurzhantelflys auf der Negativbank	2	4–6	1 min
Aufrechtes Rudern mit Kurzhanteln	2	4–6	–
Supersatz mit Dips	2	4–6*	1 min
Arnold-Presse	4	4–6	–
Supersatz mit Latzügen im Untergriff	4	4–6	1 min
Schulterheben an der Multipresse hinter dem Körper	4	4–6	–
Supersatz mit Dips mit gestreckten Armen an der Multipresse hinter dem Körper	4	4–6	1 min
Wadenheben im Sitzen	4	4–6	–
Supersatz mit Zehenheben mit Kurzhanteln im Sitzen	4	4–6	1 min
WORKOUT 4: BEINE/BAUCH, BIZEPS/TRIZEPS/ UNTERARME			
Aufrollen mit der Langhantel	4	bis PmM	–
Supersatz mit Kreuzheben	4	4–6	1 min
Crunches auf der römischen Liege	4	4–6*	–
Supersatz mit Rückenstrecken	4	4–6	1 min
Beincurls	4	4–6	–
Supersatz mit Beinstrecken	4	4–6	1 min
Seitliche Crunches	3	bis PmM	**
Konzentrationscurls am Kabelzug im Liegen	4	4–6	–
Supersatz mit Trizepsstrecken am Kabelzug im Liegen	4	4–6	1 min
Kurzhantelcurls auf der Schrägbank	3	4–6	–
Supersatz mit Dips an der Bank	3	4–6	1 min
Unterarmbeugen mit der Langhantel hinter dem Körper	3	4–6	–
Supersatz mit Unterarmstrecken mit der Langhantel hinter dem Körper	3	4–6	1 min

Übung	Sätze	Wdh.	Pause
WOCHE 4 **WORKOUT 1: BRUST/RÜCKEN/SCHULTERN/ TRAPEZMUSKEL/WADEN/SCHIENBEIN**			
Bankdrücken	4	8–10	–
Supersatz mit Langhantelrudern in Vorbeuge	4	8–10	1 min
Schulterdrücken mit Kurzhanteln	4	8–10	–
Supersatz mit Latzügen	4	8–10	1 min
Seitheben in Vorbeuge mit Kurzhanteln	2	8–10	–
Supersatz mit Kurzhantelflys auf der Schrägbank	2	8–10	1 min
Seitheben am Kabelzug	2	8–10	–
Supersatz mit Kabelzügen über Kreuz	2	8–10	1 min
Dips mit gestreckten Armen	4	8–10	–
Supersatz mit Schulterheben mit Kurzhanteln	4	8–10	1 min
Zehenheben im Stehen	4	8–10	–
Supersatz mit Wadenheben im Sitzen	4	8–10	1 min
WORKOUT 2: BEINE/BAUCH, BIZEPS/TRIZEPS/ UNTERARME			
Hängendes Knieheben	4	8–10*	–
Supersatz mit Kniebeugen	4	8–10	1 min
Crunches	4	8–10	–
Supersatz mit Rumänischem Kreuzheben	4	8–10	1 min
Beincurls	4	8–10	–
Supersatz mit Beinstrecken	4	8–10	1 min
Seitstütz mit Durchgreifen	3	bis PmM	**
Langhantelcurls	4	8–10	–
Supersatz mit Trizepsdrücken	4	8–10	1 min
Curls über Kopf am Kabelzug	3	8–10	–
Supersatz mit Trizepsstrecken über Kopf am Kabelzug	3	8–10	1 min
Unterarmbeugen mit der Langhantel	3	8–10	–
Supersatz mit Unterarmstrecken mit der Langhantel	3	8–10	1 min

Übung	Sätze	Wdh.	Pause
WORKOUT 3: BRUST/RÜCKEN/SCHULTERN/ TRAPEZMUSKEL			
Langhantelrudern im Untergriff	4	8–10	–
Supersatz mit Bankdrücken im Untergriff	4	8–10	1 min
Kurzhantelflys auf der Negativbank	2	8–10	–
Supersatz mit Seitheben mit Kurzhanteln	2	8–10	1 min
Dips	2	8–10*	–
Supersatz mit aufrechtem Rudern mit Kurzhanteln	2	8–10	1 min
Latzug im Untergriff	4	8–10	–
Supersatz mit Arnold-Presse	4	8–10	1 min
Dips mit gestreckten Armen an der Multipresse hinter dem Körper	4	8–10	–
Supersatz mit Arnold-Presse	4	8–10	1 min
Wadenheben im Sitzen	4	12–15	–
Supersatz mit Zehenheben mit Kurzhanteln im Sitzen	4	12–15	1 min
WORKOUT 4: BEINE/BAUCH, BIZEPS/TRIZEPS/ UNTERARME			
Kreuzheben	4	8–10	–
Supersatz mit Aufrollen mit der Langhantel	4	bis PmM	1 min
Rückenstrecken	4	8–10	–
Supersatz mit Crunches auf der römischen Liege	4	8–10*	1 min
Beinstrecken	4	8–10	–
Supersatz mit Beincurls	4	8–10	1 min
Seitliche Crunches	3	bis PmM	**
Trizepsstrecken am Kabelzug im Liegen	4	8–10	–
Supersatz mit Konzentrationscurls am Kabelzug im Liegen	4	8–10	1 min
Dips an der Bank	3	8–10	–
Supersatz mit Kurzhantelcurls auf der Schrägbank	3	8–10	1 min

Übung	Sätze	Wdh.	Pause
Unterarmstrecken mit der Langhantel	3	8–10	–
Supersatz mit Unterarmbeugen mit der Langhantel hinter dem Körper	3	8–10	1 min
WOCHE 5 WORKOUT 1: BRUST/RÜCKEN/SCHULTERN/ TRAPEZMUSKEL/WADEN/SCHIENBEIN			
Vorgebeugtes Langhantelrudern	4	12–15	–
Supersatz mit Bankdrücken	4	12–15	1 min
Latzug	4	12–15	–
Supersatz mit Schulterdrücken mit Kurzhanteln	4	12–15	1 min
Kurzhantelflys auf der Schrägbank	2	12–15	–
Supersatz mit Seitheben in Vorbeuge	2	12–15	1 min
Kabelzüge über Kreuz	2	12–15	–
Supersatz mit Seitheben am Kabelzug	2	12–15	1 min
Schulterheben mit Kurzhanteln	4	12–15	–
Supersatz mit Dips mit gestreckten Armen	4	12–15	1 min
Wadenheben im Stehen	4	12–15	–
Supersatz mit Zehenheben im Stehen	4	12–15	1 min
WORKOUT 2: BEINE/BAUCH, BIZEPS/TRIZEPS/ UNTERARME			
Kniebeugen	4	12–15	–
Supersatz mit hängendem Knieheben	4	12–15*	1 min
Rumänisches Kreuzheben	4	12–15	–
Supersatz mit Crunches	4	12–15	1 min
Beinstrecken	4	12–15	–
Supersatz mit Beincurls	4	12–15	1 min
Seitstütz mit Durchgreifen	3	bis PmM	**
Trizepsdrücken	4	12–15	–

* Wenn Sie die vorgesehene Wiederholungszahl nicht schaffen, dann führen Sie bis PmM aus, so viele Sie können.
** Machen Sie keine Pause zwischen den Seiten und wechseln Sie immer zwischen rechts und links ab, bis Sie alle 3 Sätze auf beiden Seiten ausgeführt haben

Übung	Sätze	Wdh.	Pause
Supersatz mit Langhantelcurls	4	12–15	1 min
Trizepsstrecken am Kabelzug über Kopf	3	12–15	–
Supersatz mit Curls über Kopf am Kabelzug	3	12–15	1 min
Unterarmstrecken mit der Langhantel	3	12–15	–
Supersatz mit Unterarmbeugen mit der Langhantel	3	12–15	1 min
WORKOUT 3: BRUST/RÜCKEN/SCHULTERN/ TRAPEZMUSKEL			
Bankdrücken im Untergriff	4	12–15	–
Supersatz mit Langhantelrudern im Untergriff	4	12–15	1 min
Seitheben mit Kurzhanteln	2	12–15	–
Supersatz mit Kurzhantelflys auf der Negativbank	2	12–15	1 min
Aufrechtes Rudern mit Kurzhanteln	2	12–15	–
Supersatz mit Dips	2	12–15*	1 min
Arnold-Presse	4	12–15	–
Supersatz mit Latzügen im Untergriff	4	12–15	1 min
Schulterheben an der Multipresse hinter dem Körper	4	12–15	–
Supersatz mit Dips mit gestreckten Armen an der Multipresse hinter dem Körper	4	12–15	1 min
Zehenheben mit Kurzhanteln im Sitzen	4	12–15	–
Supersatz mit Wadenheben im Sitzen	4	12–15	1 min

Übung	Sätze	Wdh.	Pause
WORKOUT 4: BEINE/BAUCH, BIZEPS/TRIZEPS/ UNTERARME			
Aufrollen mit der Langhantel	4	bis PmM	–
Supersatz mit Kreuzheben	4	12–15	1 min
Crunches auf der römischen Liege	4	12–15*	–
Supersatz mit Rückenstrecken	4	12–15	1 min
Beincurls	4	12–15	–
Supersatz mit Beinstrecken	4	12–15	1 min
Seitliche Crunches	3	bis PmM	**
Konzentrationscurls am Kabelzug im Liegen	4	12–15	–
Supersatz mit Trizepsstrecken am Kabelzug im Liegen	4	12–15	1 min
Kurzhantelcurls auf der Schrägbank	3	12–15	–
Supersatz mit Dips an der Bank	3	12–15	1 min
Unterarmbeugen mit der Langhantel hinter dem Körper	3	12–15	–
Supersatz mit Unterarmstrecken mit der Langhantel hinter dem Körper	3	12–15	1 min

* Wenn Sie die vorgesehene Wiederholungszahl nicht schaffen, dann führen Sie bis PmM aus, so viele Sie können.

** Machen Sie keine Pause zwischen den Seiten und wechseln Sie immer zwischen rechts und links ab, bis Sie alle 3 Sätze auf beiden Seiten ausgeführt haben

Superpump

Für Bodybuilder ist der Muskelpump das ultimative Ziel der meisten Workouts. Der Muskelpump ist die schnelle Ausdehnung des Muskels während eines Workouts. Der Begriff »Pump« bezieht sich hier auf das Auffüllen der Muskelzellen mit Wasser. Beim Training werden Stoffwechselprodukte in den Muskelzellen erzeugt. Diese entstehen durch die Verbrennung von Glukose und Fett, um die Muskelkontraktionen in Gang zu setzen, wobei durch deren Aufbau innerhalb der Muskelzellen Wasser (aus dem Blut der Blutgefäße, die den Muskel und den Bereich um die Zellen versorgen) in die Muskelzellen aufgenommen wird. Wie bei einem Ballon ist der Pump umso größer, je mehr Wasser die Muskelzellen aufnehmen können. Durch den Pump wird die Muskelzelle im Grunde gedehnt und durch die Dehnung werden die Muskeln nicht nur vorübergehend größer, es werden auch biochemische Prozesse eingeleitet, die der Muskelzelle signalisieren, dass sie wachsen soll.

Das Training mit einer sehr hohen Zahl an Wiederholungen bewirkt eine größere Blutzufuhr in den trainierten Muskel. Durch die Muskelkontraktion wird das Blut in diese Richtung geleitet. Beim Superpump-Programm konzentriert man sich in den Workouts auf nur 1 oder 2 Muskelgruppen je Einheit (siehe Tab. 7.8). Jede Muskelgruppe wird nur einmal je Woche mit hoher Wiederholungszahl und zahlreichen Sätzen trainiert. Die Workouts stützen sich auf Isolationsübungen und Kabelzüge, um konstante Spannung zu erhalten. Dabei werden Techniken wie Vorermüdung sowie Super-, kombinierte, Dreifach- und Reduktionssätze verwendet. Die Satzpausen werden auf nur 90 sek reduziert oder nach Anweisung im Trainingsprogramm. Sie sollten dieses Programm nicht länger als 6 Wochen anwenden, bevor Sie zu einem wechseln, das mit schwereren Gewichten und weniger Wiederholungen arbeitet. Danach können Sie nochmals den Superpump einsetzen, um den Muskelpump während des Workouts zu maximieren und langfristiges Muskelwachstum anzuregen.

TABELLE 7.8 **Superpump**

Übung	Sätze	Wdh.	Anmerkungen
MONTAG: BRUST, WADEN			
Kurzhantelflys auf der Schrägbank	4	12	Jeden Satz bis PmM
Schrägbankdrücken	4	12–15	Letzter Satz als Reduktionssatz; das Gewicht um 30% reduzieren und weiter bis PmM
Bankdrücken mit Kurzhanteln	4	12–15	Letzter Satz als Reduktionssatz; das Gewicht um 30% reduzieren und weiter bis PmM
Butterflys	4	20–30	Satzpausen unter 30 sek
Wadenheben im Stehen	5	20–30	Satzpausen unter 30 sek
Wadenheben im Sitzen	5	20–30	Satzpausen unter 30 sek
DIENSTAG: RÜCKEN, BAUCH			
Latzug mit gestreckten Armen	3	12–15	Jeder Satz bis PmM
Langhantelrudern	4	12–15	Letzter Satz als Reduktionssatz; das Gewicht um 30% reduzieren und weiter bis PmM
Latzug mit weitem Griff und im Untergriff	4	12–15	Kombinierter Satz
Latzug mit gestreckten Armen	4	20–30	Satzpausen unter 30 sek
Hängendes Beinheben	4	12–15	Satzpausen unter 30 sek
Crunches	4	15–25	Satzpausen unter 30 sek

Übung	Sätze	Wdh.	Anmerkungen
MITTWOCH: QUADRIZEPS, HINTERE OBERSCHENKELMUSKULATUR, WADEN			
Beinstrecken und Beincurls	4	12–15	Supersatz
Kniebeugen an der Multipresse	4	12–15	Letzter Satz als Reduktionssatz; das Gewicht um 30 % reduzieren und weiter bis PmM
Beinpresse	4	12–15	Letzter Satz als Reduktionssatz; das Gewicht um 30 % reduzieren und weiter bis PmM
Beinstrecken und Rumänisches Kreuzheben	4	20–30	Supersatz
Wadenheben im Sitzen	5	20–30	Satzpausen unter 30 sek
Wadenheben an der Beinpresse	5	20–30	Satzpausen unter 30 sek
DONNERSTAG: SCHULTERN, TRAPEZMUSKEL, BAUCH			
Seitheben in Vorbeuge Frontheben und Seitheben mit Kurzhanteln	3	12–15	Dreifachsatz
Schulterdrücken mit Kurzhanteln	4	12–15	Letzter Satz als Reduktionssatz; das Gewicht um 30 % reduzieren und weiter bis PmM
Aufrechtes Rudern im weiten Griff	4	12–15	Letzter Satz als Reduktionssatz; das Gewicht um 30 % reduzieren und weiter bis PmM
Einarmiges Seitheben am Kabelzug	4	20–30	Satzpausen unter 30 sek
Schulterheben mit Kurzhanteln	4	12–15	Letzter Satz als Reduktionssatz; das Gewicht um 30 % reduzieren und weiter bis PmM
Schulterheben an der Multipresse vor und hinter dem Körper	4	12–15	Kombinierter Satz
Reverse Crunches	4	15–20	Satzpausen unter 30 sek
Crunches am Kabelzug	4	15–20	Satzpausen unter 30 sek
FREITAG: TRIZEPS, BIZEPS, UNTERARME			
Kickbacks mit Kurzhanteln	4	12–15	Jeder Satz bis PmM
Bankdrücken mit engem Griff	4	12–15	Letzter Satz als Reduktionssatz; das Gewicht um 30 % reduzieren und weiter bis PmM
Trizepsstrecken über den Kopf mit Seil	4	20–30	Satzpausen unter 30 sek
Curls auf der Schrägbank im Sitzen	4	12–15	Satzpausen unter 30 sek
Langhantelcurls	4	12–15	Letzter Satz als Reduktionssatz; das Gewicht um 30 % reduzieren und weiter bis PmM
Einarmige Curls am Kabelzug von oben	4	20–30	Satzpausen unter 30 sek
Unterarmstrecken mit der Langhantel	4	15–20	Satzpausen unter 30 sek
Unterarmbeugen mit der Langhantel	4	15–20	Satzpausen unter 30 sek

Periodisiertes Full-Split-Training

Dies ist eines meiner beliebtesten Muskelaufbau-workouts. Von dem 10-wöchigen Programm gibt es 2 Varianten: erstens das Original, das eine herkömmliche Aufteilung auf 4 Tage vorsieht; und zweitens das periodisiertes Full-Split-Training, das einen 5-Tages-Split mit Ganzkörpertraining nach dem Full-Split-System kombiniert. Hier folgt die letztere Variante für alle, die den Muskelzuwachs maximieren und gleichzeitig Körperfett verbrennen möchten, damit der Zuwachs so schlank wie möglich bleibt (das Original finden Sie auf JimStoppani.com).

Das Hauptmerkmal beider Versionen besteht darin, dass sie 4 verschiedene Arten der Periodisierung umfassen: klassisch (linear), umgekehrt linear, wellenförmig und pendelnd. Linear und umgekehrt linear wechseln sich im Laufe der 10 Wochen ab. Ein lineares Schema tritt in den Wochen 1, 3, 5, 6, 8 und 10 auf, während in den Wochen 2, 4, 5, 6, 7 und 9 ein umgekehrt lineares Schema zum Zuge kommt (mit Überschneidung in den Wochen 5 und 6). Dieser Wechsel zwischen den beiden Schemata sorgt für eine wellenförmige Periodisierung. Und da in den ersten 5 Wochen zwischen linear in ungeraden Wochen und umgekehrt linear in geraden Wochen gewechselt wird, in den zweiten 5 Wochen dagegen umgekehrt, liegt auch eine Pendelperiodisierung vor. Auf diese Weise ist es möglich, dass in einem relativ kurzen Programm 4 Periodisierungsmodelle vorkommen.

Falls meine Erklärung zu verwirrend ist, wird das Prinzip vielleicht klarer, wenn wir uns die Wiederholungsbereiche von Woche zu Woche anschauen. Im Programm werden 6 verschiedene Wiederholungsbereiche verwendet: 3 schwere (3–5, 6–8, 9–11) und 3 leichte (12–15, 16–20, 21–30). Hier sind sie wochenweise aufgeführt:

Woche 1: 9–11 Wdh.
Woche 2: 12–15 Wdh.
Woche 3: 6–8 Wdh.
Woche 4: 16–20 Wdh.
Woche 5: 3–5 Wdh.
Woche 6: 21–30 Wdh.
Woche 7: 6–8 Wdh.
Woche 8: 16–20 Wdh.
Woche 9: 9–11 Wdh.
Woche 10: 12–15 Wdh.

Wie aus den Tabellen hervorgeht, sollten die Gewichte jede Woche entsprechend geändert werden. Je weniger Wiederholungen, desto schwerer sollte das Gewicht sein. Je mehr Wiederholungen, desto geringer das Gewicht. Idealerweise wird man im Laufe des Programms stärker, sodass man beim zweiten Einsatz eines bestimmten Wiederholungsbereichs schwerere Gewichte verwendet (z. B. indem man die 6–8 Wdh. in Woche 7 schwerer ausführt als in Woche 3).

Durch die Verwendung von 6 verschiedenen Wiederholungsbereichen werden die Muskeln sowohl sehr schweren als auch sehr leichten Gewichten sowie allem dazwischen (bei moderaten Wiederholungsbereichen) ausgesetzt. Das fördert Kraft- und Größenzuwächse sowie eine erhöhte Muskelausdauer. Da die Periodisierungsmodelle dem Training einen Rahmen geben, werden Wiederholungszahlen und Gewichte nicht nur zufällig verändert. Vielmehr geht man systematisch vor, um optimale Ergebnisse zu erreichen.

Neben der wechselnden Periodisierung kommen in diesem Programm auch 3 ganz eigene Trainingstechniken zum Einsatz: Pausensätze, Reduzierungssätze und Vorermüdung (bei Trainingseinheiten ohne Pausensätze oder Reduzierungssätze). Pausensätze und Reduzierungssätze steigern die Intensität und sorgen dadurch für größeren Masse- und Kraftzuwachs. Vorermüdung fördert den Muskelaufbau, indem die Muskeln gründlich erschöpft werden.

Das periodisierte Full-Split-Training umfasst 5 wöchentliche Trainingseinheiten mit einem 5-Tages-Split in Kombination mit Ganzkörpertraining (siehe Tabelle 7.9). Bei jedem Training gibt es 2 oder 3 Schwerpunktmuskelgruppen, die jeweils 2–5 Übungen absolvieren. Bauch und Waden werden als Schwerpunktmuskelgruppen jeweils zweimal pro Woche trainiert, während alle anderen Muskelgruppen nur einmal pro Woche im Fokus stehen.

Tabelle 7.9 **Periodisiertes Full-Split-Training**

Muskelgruppe	Übung	Sätze	Wdh.*
WOCHE 1			
WORKOUT 1: BRUST UND BAUCH			
Brust	Bankdrücken	2	9–11
	Schrägbankdrücken mit Kurzhanteln im Untergriff	2	9–11
	Kurzhantelflys	2	9–11
	Kabelzüge über Kreuz	2	9–11
Oberschenkel, Gesäß	Frontkniebeugen	2	9–11
Rücken	Latzug im Untergriff	2	9–11
Schultern	Arnold-Presse	2	9–11
Trapezmuskel	Schulterheben mit Kurzhanteln	2	9–11
Unterschenkel	Zehenheben im Sitzen am Kabelzug	2	9–11
Trizeps	Trizepsdrücken am Kabelzug	2	9–11
Bizeps	Curls am hohen Kabelzug	2	9–11
Unterarme	Unterarmcurls mit der Langhantel	2	9–11
Bauch, Core	Beckenheben an der Multipresse	2	9–11
	Crunches an der Multipresse	2	9–11
WORKOUT 2: RÜCKEN UND WADEN			
Oberschenkel, Gesäß	Kreuzheben	2	9–11
Rücken	Langhantelrudern	2	9–11
	Rudern am Kabelzug im Sitzen	2	9–11
	Latzug	2	9–11
	Latzug mit gestreckten Armen	2	9–11
Brust	Schrägbankdrücken	2	9–11
Schultern	Reverse Flys am Kabelzug im Stehen	2	9–11
Trapezmuskel	Schulterheben an der Multipresse	2	9–11
Trizeps	Kickbacks mit Kurzhanteln	2	9–11
Bizeps	Curls im Hammergriff	2	9–11
Unterarme	Unterarmstrecken mit der Langhantel	2	9–11
Bauch, Core	Seitliche Bauchpresse am Kabelzug	2	9–11
Waden	Wadenheben im Stehen	2	9–11
	Wadenheben im Sitzen	2	9–11
WORKOUT 3: SCHULTERN, TRAPEZMUSKEL, BAUCH			
Schultern	Schulterdrücken mit der Langhantel	2	9–11
	Aufrechtes Rudern an der Multipresse	2	9–11
	Seitheben mit Kurzhanteln	2	9–11
	Face Pull	2	9–11
Trapezmuskel	Schulterheben mit der Langhantel	2	9–11
	Schulterheben mit der Langhantel hinter dem Körper	2	9–11
Oberschenkel, Gesäß	Aufsteigen	2	9–11
Brust	Kabelzüge über Kreuz (von unten)	2	9–11
Rücken	Rudern mit der T-Hantel	2	9–11
Waden	Wadenheben an der Beinpresse	2	9–11
Trizeps	Trizepsstrecken am Kabelzug über Kopf	2	9–11
Bizeps	Curls am Kabelzug im Liegen	2	9–11
Bauch	Hängendes Beinheben	2	PmM
	Holzhacken mit Band	2	9–11

Muskelgruppe	Übung	Sätze	Wdh.*
WORKOUT 4: TRIZEPS, BIZEPS, UNTERARME			
Trizeps	Bankdrücken mit engem Untergriff	2	9–11
	Trizepsstrecken mit Kurzhanteln über Kopf	2	9–11
	Trizepsstrecken mit der Langhantel im Liegen	2	9–11
Bizeps	Langhantelcurls	2	9–11
	Kurzhantelcurls auf der Schrägbank	2	9–11
	Kurzhantelcurls auf der Schrägbank bäuchlings	2	9–11
Oberschenkel, Gesäß	Hackenschmidt-Kniebeugen mit der Langhantel	2	9–11
Brust	Flys am Kabelzug auf der Flachbank	2	9–11
Rücken	Latzug mit gestreckten Armen	2	9–11
Schultern	Seitheben am Kabelzug	2	9–11
Trapezmuskel	Schulterheben mit Kurzhanteln bäuchlings auf der Schrägbank	2	9–11
Waden	Wadenheben in Vorbeuge	2	9–11
Unterarme	Unterarmcurls mit der Langhantel	2	9–11
	Unterarmstrecken mit der Langhantel	2	9–11
Bauch, Core	Crunches am Kabelzug im Stehen	2	9–11
WORKOUT 5: BEINE UND WADEN			
Oberschenkel, Gesäß	Kniebeugen	2	9–11
	Beinpresse mit einem Bein	2	9–11
	Gehende Ausfallschritte	2	9–11
	Rumänisches Kreuzheben	2	9–11
	Beincurls im Liegen	2	9–11
Brust	Negativbankdrücken	2	9–11

Muskelgruppe	Übung	Sätze	Wdh.*
Rücken	Latzug im Stehen	2	9–11
Schultern	Schulterdrücken mit Kurzhanteln	2	9–11
Trapezmuskel	Hinunterdrücken mit gestreckten Armen	2	9–11
Trizeps	Trizepsdrücken am Kabelzug im Untergriff	2	9–11
Bizeps	Curls am Kabelzug im Obergriff	2	9–11
Waden	Wadenheben im Sitzen	2	9–11
	Wadenheben im Stehen	2	9–11
Bauch	Beinheben sitzend	2	9–11
WOCHE 2 **WORKOUT 1: BRUST UND BAUCH**			
Brust	Kabelzüge über Kreuz	3	12–15
	Kabelzüge über Kreuz (von unten)	3	12–15
	Kurzhantelflys auf der Schrägbank	3	12–15
	Bankdrücken mit Kurzhanteln	3	12–15
Oberschenkel, Gesäß	Frontkniebeugen	3	12–15
Rücken	Latzug im Stehen	3	12–15
Schultern	Schulterdrücken mit der Langhantel	3	12–15
Trapezmuskel	Schulterheben mit Kurzhanteln	3	12–15
Unterschenkel	Wadenheben im Stehen	3	12–15
Trizeps	Trizepsstrecken mit der Langhantel über Kopf	3	12–15
Bizeps	Preacher Curls	3	12–15
Unterarme	Unterarmcurls hinter dem Rücken im Stehen	3	12–15
Bauch, Core	Hängendes Beinheben	3	12–15
	Crunches auf der Negativbank	3	12–15

* Der zweite Satz jeder Übung ist ein Pausensatz, unmittelbar gefolgt von einem Reduktionssatz.

Muskelgruppe	Übung	Sätze	Wdh.*
WORKOUT 2: RÜCKEN UND WADEN			
Oberschenkel, Gesäß	Kreuzheben	3	12–15
Rücken	Latzug mit gestreckten Armen	3	12–15
	Latzug	3	12–15
	Einarmiges Rudern am Kabelzug im Sitzen	3	12–15
	Langhantelrudern	3	12–15
Brust	Bankdrücken	3	12–15
Schultern	Aufrechtes Rudern mit Kurzhanteln	3	12–15
Trapezmuskel	Schulterheben an der Wadenmaschine	3	12–15
Trizeps	Kickbacks mit der Langhantel	3	12–15
Bizeps	Langhantelcurls im Sitzen	3	12–15
Unterarme	Unterarmstrecken mit der Kurzhantel	3	12–15
Bauch, Core	Seitstütz mit Durchgreifen	3	12–15
Unterschenkel	Wadenheben im Sitzen	3	12–15
	Zehenheben im Sitzen am Kabelzug	3	12–15
WORKOUT 3: SCHULTERN, TRAPEZMUSKEL, BAUCH			
Schultern	Reverse Flys am Kabelzug im Stehen	3	12–15
	Seitheben am Kabelzug	3	12–15
	Frontheben am Kabelzug	3	12–15
	Schulterdrücken am Kabelzug	3	12–15
Oberschenkel, Gesäß	Hackenschmidt-Kniebeugen mit der Langhantel	3	12–15
Brust	Kurzhantelflys	3	12–15
Rücken	Kurzhantelrudern	3	12–15
Trapezmuskel	Schulterheben mit der Langhantel	3	12–15
	Hinunterdrücken mit gestreckten Armen	3	12–15

Muskelgruppe	Übung	Sätze	Wdh.*
Waden	Bizepsleiter	3	PmM
Trizeps	Trizepsstrecken am Kabelzug über Kopf	3	12–15
Bizeps	Curls am Kabelzug im Liegen	3	12–15
Bauch, Core	Crunches am Kabelzug	2	12–15
	Seitbeugen mit Kurzhantel	2	12–15
Schienbein-muskel	Zehenheben im Stehen mit Kettlebell	3	12–15
WORKOUT 4: TRIZEPS, BIZEPS, UNTERARME			
Trizeps	Kickbacks mit Kurzhanteln	3	12–15
	Trizepsdrücken am Kabelzug	3	12–15
	Trizepsstrecken am Kabelzug über Kopf	3	12–15
Bizeps	Kurzhantelcurls auf der Schrägbank bäuchlings	3	12–15
	Curls am Kabelzug hinter dem Rücken	3	12–15
	Langhantelcurls	3	12–15
Oberschenkel, Gesäß	Gehende Ausfallschritte	3	12–15
Brust	Kurzhantelflys auf der Negativbank	3	12–15
Rücken	Einarmiger Latzug mit gestreckten Armen	3	12–15
Schultern	Seitheben mit Kurzhanteln	3	12–15
Trapezmuskel	Schulterheben an der Multipresse hinter dem Körper	3	12–15
Waden	Wadenheben an der Beinpresse	3	12–15
Unterarme	Unterarmcurls mit der Langhantel	3	12–15
	Unterarmstrecken mit der Langhantel	3	12–15
Bauch, Core	Beckenheben	3	12–15

Muskelgruppe	Übung	Sätze	Wdh.*
WORKOUT 5: BEINE UND WADEN			
Oberschenkel, Gesäß	Beinstrecken	3	12–15
	Beinpresse mit einem Bein	3	12–15
	Kniebeugen	3	12–15
	Beincurls im Liegen	3	12–15
	Rumänisches Kreuzheben	3	12–15
Brust	Schrägbankdrücken	3	12–15
Rücken	Latzug im Untergriff	3	12–15
Schultern	Face Pull	3	12–15
Trapezmuskel	Aufrechtes Rudern mit Kurzhanteln hinter dem Rücken	3	12–15
Trizeps	Trizepsstrecken am Kabelzug im Liegen	3	12–15
Bizeps	Konzentrationscurls am Kabelzug	3	12–15
Bauch, Core	Ellbogen-Rumpfdrehen am Kabelzug (oder mit Band)	3	12–15
Waden	Wadenheben im Sitzen	3	12–15
	Wadenheben im Stehen	3	12–15
WOCHE 3 **WORKOUT 1: BRUST UND BAUCH**			
Brust	Bankdrücken	2	6–8
	Schrägbankdrücken mit Kurzhanteln im Untergriff	2	6–8
	Kurzhantelflys	2	6–8
	Kabelzüge über Kreuz	2	6–8
Oberschenkel, Gesäß	Frontkniebeugen	2	6–8
Rücken	Latzug im Untergriff	2	6–8
Schultern	Arnold-Presse	2	6–8
Trapezmuskel	Schulterheben mit Kurzhanteln	2	6–8
Unterschenkel	Zehenheben im Sitzen am Kabelzug	2	6–8
Trizeps	Trizepsdrücken am Kabelzug	2	6–8
Bizeps	Curls am hohen Kabelzug	2	6–8
Unterarme	Unterarmcurls mit der Langhantel	2	6–8
Bauch, Core	Beckenheben an der Multipresse	2	6–8
	Crunches an der Multipresse	2	6–8
WORKOUT 2: RÜCKEN UND WADEN			
Oberschenkel, Gesäß	Kreuzheben	2	6–8
Rücken	Langhantelrudern	2	6–8
	Rudern am Kabelzug im Sitzen	2	6–8
	Latzug	2	6–8
	Latzug mit gestreckten Armen	2	6–8
Brust	Schrägbankdrücken	2	6–8
Schultern	Reverse Flys am Kabelzug im Stehen	2	6–8
Trapezmuskel	Einarmiges Schulterheben an der Multipresse	2	6–8
Trizeps	Kickbacks mit Kurzhanteln	2	6–8
Bizeps	Curls im Hammergriff	2	6–8
Unterarme	Unterarmstrecken mit der Langhantel	2	6–8
Bauch, Core	Seitliche Bauchpresse am Kabelzug	2	6–8
Waden	Wadenheben im Stehen	2	6–8
	Wadenheben im Sitzen	2	6–8
WORKOUT 3: SCHULTERN, TRAPEZMUSKEL, BAUCH			
Schultern	Schulterdrücken mit der Langhantel	2	6–8
	Aufrechtes Rudern an der Multipresse	2	6–8
	Seitheben mit Kurzhanteln	2	6–8
	Face Pull	2	6–8
Trapezmuskel	Schulterheben mit der Langhantel	2	6–8

* Der zweite Satz jeder Übung ist ein Pausensatz, unmittelbar gefolgt von einem Reduktionssatz.

Muskelgruppe	Übung	Sätze	Wdh.*
Trapezmuskel	Schulterheben mit der Langhantel hinter dem Körper	2	6–8
Oberschenkel, Gesäß	Aufsteigen	2	6–8
Brust	Kabelzüge über Kreuz (von unten)	2	6–8
Rücken	Rudern mit der T-Hantel	2	6–8
Waden	Wadenheben an der Beinpresse	2	6–8
Trizeps	Trizepsstrecken am Kabelzug über Kopf	2	6–8
Bizeps	Curls am Kabelzug im Liegen	2	6–8
Bauch	Hängendes Beinheben	2	PmM
	Holzhacken mit Band	2	6–8
WORKOUT 4: TRIZEPS, BIZEPS, UNTERARME			
Trizeps	Bankdrücken mit engem Untergriff	2	6–8
	Trizepsstrecken mit Kurzhanteln über Kopf	2	6–8
	Trizepsstrecken mit der Langhantel im Liegen	2	6–8
Bizeps	Langhantelcurls	2	6–8
	Kurzhantelcurls auf der Schrägbank	2	6–8
	Kurzhantelcurls auf der Schrägbank bäuchlings	2	6–8
Oberschenkel, Gesäß	Hackenschmidt-Kniebeugen mit der Langhantel	2	6–8
Brust	Flys am Kabelzug auf der Flachbank	2	6–8
Rücken	Latzug mit gestreckten Armen	2	6–8
Schultern	Seitheben am Kabelzug	2	6–8
Trapezmuskel	Schulterheben mit Kurzhanteln bäuchlings auf der Schrägbank	2	6–8

Muskelgruppe	Übung	Sätze	Wdh.*
Waden	Wadenheben in Vorbeuge	2	6–8
Unterarme	Unterarmcurls mit der Langhantel	2	6–8
	Unterarmstrecken mit der Langhantel	2	6–8
Bauch, Core	Crunches am Kabelzug im Stehen	2	6–8
WORKOUT 5: BEINE UND WADEN			
Oberschenkel, Gesäß	Kniebeugen	2	6–8
	Beinpresse mit einem Bein	2	6–8
	Gehende Ausfallschritte	2	6–8
	Rumänisches Kreuzheben	2	6–8
	Beincurls im Liegen	2	6–8
Brust	Negativbankdrücken	2	6–8
Rücken	Latzug im Stehen	2	6–8
Schultern	Schulterdrücken mit Kurzhanteln	2	6–8
Trapezmuskel	Hinunterdrücken mit gestreckten Armen	2	6–8
Trizeps	Trizepsdrücken am Kabelzug im Untergriff	2	6–8
Bizeps	Curls am Kabelzug im Obergriff	2	6–8
Waden	Wadenheben im Sitzen	2	6–8
	Wadenheben im Stehen	2	6–8
Bauch	Beinheben sitzend	2	6–8
WOCHE 4 **WORKOUT 1: BRUST UND BAUCH**			
Brust	Kabelzüge über Kreuz	3	16–20
	Kabelzüge über Kreuz (von unten)	3	16–20
	Kurzhantelflys auf der Schrägbank	3	16–20
	Bankdrücken mit Kurzhanteln	3	16–20
Oberschenkel, Gesäß	Frontkniebeugen	3	16–20

Muskelgruppe	Übung	Sätze	Wdh.*
Rücken	Latzug im Stehen	3	16–20
Schultern	Schulterdrücken mit der Langhantel	3	16–20
Trapezmuskel	Schulterheben mit Kurzhanteln	3	16–20
Unterschenkel	Wadenheben im Stehen	3	16–20
Trizeps	Trizepsstrecken mit der Langhantel über Kopf	3	16–20
Bizeps	Preacher Curls	3	16–20
Unterarme	Unterarmcurls hinter dem Rücken im Stehen	3	16–20
Bauch, Core	Hängendes Beinheben	3	16–20
	Crunches auf der Negativbank	3	16–20
WORKOUT 2: RÜCKEN UND WADEN			
Oberschenkel, Gesäß	Kreuzheben	3	16–20
Rücken	Latzug mit gestreckten Armen	3	16–20
	Latzug	3	16–20
	Einarmiges Rudern am Kabelzug im Sitzen	3	16–20
	Langhantelrudern	3	16–20
Brust	Bankdrücken	3	16–20
Schultern	Aufrechtes Rudern mit Kurzhanteln	3	16–20
Trapezmuskel	Schulterheben an der Wadenmaschine	3	16–20
Trizeps	Kickbacks mit der Langhantel	3	16–20
Bizeps	Langhantelcurls im Sitzen	3	16–20
Unterarme	Unterarmstrecken mit der Kurzhantel	3	16–20
Bauch, Core	Seitstütz mit Durchgreifen	3	16–20
Unterschenkel	Wadenheben im Sitzen	3	16–20
	Zehenheben im Sitzen am Kabelzug	3	16–20

Muskelgruppe	Übung	Sätze	Wdh.*
WORKOUT 3: SCHULTERN, TRAPEZMUSKEL, BAUCH			
Schultern	Reverse Flys am Kabelzug im Stehen	3	16–20
	Seitheben am Kabelzug	3	16–20
	Frontheben am Kabelzug	3	16–20
	Schulterdrücken am Kabelzug	3	16–20
Oberschenkel, Gesäß	Hackenschmidt-Kniebeugen mit der Langhantel	3	16–20
Brust	Kurzhantelflys	3	16–20
Rücken	Kurzhantelrudern	3	16–20
Trapezmuskel	Schulterheben mit der Langhantel	3	16–20
	Hinunterdrücken mit gestreckten Armen	3	16–20
Waden	Bizepsleiter	3	PmM
Trizeps	Trizepsstrecken am Kabelzug über Kopf	3	16–20
Bizeps	Curls am Kabelzug im Liegen	3	16–20
Bauch, Core	Crunches am Kabelzug	2	16–20
	Seitbeugen mit Kurzhantel	2	16–20
Schienbein-muskel	Zehenheben im Stehen mit Kettlebell	3	16–20
WORKOUT 4: TRIZEPS, BIZEPS, UNTERARME			
Trizeps	Kickbacks mit Kurzhanteln	3	16–20
	Trizepsdrücken am Kabelzug	3	16–20
	Trizepsstrecken am Kabelzug über Kopf	3	16–20
Bizeps	Kurzhantelcurls auf der Schrägbank bäuchlings	3	16–20
	Curls am Kabelzug hinter dem Rücken	3	16–20
	Langhantelcurls	3	16–20
Oberschenkel, Gesäß	Gehende Ausfallschritte	3	16–20

* Der zweite Satz jeder Übung ist ein Pausensatz, unmittelbar gefolgt von einem Reduktionssatz.

Muskelgruppe	Übung	Sätze	Wdh.*
Brust	Kurzhantelflys auf der Negativbank	3	16–20
Rücken	Einarmiger Latzug mit gestreckten Armen	3	16–20
Schultern	Seitheben mit Kurzhanteln	3	16–20
Trapezmuskel	Schulterheben an der Multipresse hinter dem Körper	3	16–20
Waden	Wadenheben an der Beinpresse	3	16–20
Unterarme	Unterarmcurls mit der Langhantel	3	16–20
	Unterarmstrecken mit der Langhantel	3	16–20
Bauch, Core	Beckenheben	3	16–20
WORKOUT 5: BEINE UND WADEN			
Oberschenkel, Gesäß	Beinstrecken	3	16–20
	Beinpresse mit einem Bein	3	16–20
	Kniebeugen	3	16–20
	Beincurls im Liegen	3	16–20
	Rumänisches Kreuzheben	3	16–20
Brust	Schrägbankdrücken	3	16–20
Rücken	Latzug im Untergriff	3	16–20
Schultern	Face Pull	3	16–20
Trapezmuskel	Aufrechtes Rudern mit Kurzhanteln hinter dem Rücken	3	16–20
Trizeps	Trizepsstrecken am Kabelzug im Liegen	3	16–20
Bizeps	Konzentrationscurls am Kabelzug	3	16–20
Bauch, Core	Ellbogen-Rumpfdrehen am Kabelzug (oder mit Band)	3	16–20
Waden	Wadenheben im Sitzen	3	16–20
	Wadenheben im Stehen	3	16–20

Muskelgruppe	Übung	Sätze	Wdh.*
WOCHE 5			
WORKOUT 1: BRUST UND BAUCH			
Brust	Bankdrücken	2	3–5
	Schrägbankdrücken mit Kurzhanteln im Untergriff	2	3–5
Oberschenkel, Gesäß	Frontkniebeugen	2	3–5
Rücken	Latzug im Untergriff	2	3–5
Schultern	Arnold-Presse	2	3–5
Trapezmuskel	Schulterheben mit Kurzhanteln	2	3–5
Unterschenkel	Zehenheben im Sitzen am Kabelzug	2	3–5
Trizeps	Trizepsdrücken am Kabelzug	2	3–5
Bizeps	Curls am hohen Kabelzug	2	3–5
Unterarme	Unterarmcurls mit der Langhantel	2	3–5
Bauch, Core	Beckenheben an der Multipresse	2	3–5
	Crunches an der Multipresse	2	3–5
WORKOUT 2: RÜCKEN UND WADEN			
Oberschenkel, Gesäß	Kreuzheben	2	3–5
Rücken	Langhantelrudern	2	3–5
	Rudern am Kabelzug im Sitzen	2	3–5
	Latzug	2	3–5
	Latzug mit gestreckten Armen	2	3–5
Brust	Schrägbankdrücken	2	3–5
Schultern	Reverse Flys am Kabelzug im Stehen	2	3–5
Trapezmuskel	Einarmiges Schulterheben an der Multipresse	2	3–5
Trizeps	Kickbacks mit Kurzhanteln	2	3–5
Bizeps	Curls im Hammergriff	2	3–5
Unterarme	Unterarmstrecken mit der Langhantel	2	3–5

Muskelgruppe	Übung	Sätze	Wdh.*
Bauch, Core	Seitliche Bauchpresse am Kabelzug	2	3–5
Waden	Wadenheben im Stehen	2	3–5
	Wadenheben im Sitzen	2	3–5
WORKOUT 3: SCHULTERN, TRAPEZMUSKEL, BAUCH			
Schultern	Schulterdrücken mit der Langhantel	2	3–5
	Aufrechtes Rudern an der Multipresse	2	3–5
	Seitheben mit Kurzhanteln	2	3–5
	Face Pull	2	3–5
Trapezmuskel	Schulterheben mit der Langhantel	2	3–5
	Schulterheben mit der Langhantel hinter dem Körper	2	3–5
Oberschenkel, Gesäß	Aufsteigen	2	3–5
Brust	Kabelzüge über Kreuz (von unten)	2	3–5
Rücken	Rudern mit der T-Hantel	2	3–5
Waden	Wadenheben an der Beinpresse	2	3–5
Trizeps	Trizepsstrecken am Kabelzug über Kopf	2	3–5
Bizeps	Curls am Kabelzug im Liegen	2	3–5
Bauch	Hängendes Beinheben	2	PmM
	Holzhacken mit Band	2	3–5
WORKOUT 4: TRIZEPS, BIZEPS, UNTERARME			
Trizeps	Bankdrücken mit engem Untergriff	2	3–5
	Trizepsstrecken mit Kurzhanteln über Kopf	2	3–5
	Trizepsstrecken mit der Langhantel im Liegen	2	3–5

Muskelgruppe	Übung	Sätze	Wdh.*
Bizeps	Langhantelcurls	2	3–5
	Kurzhantelcurls auf der Schrägbank	2	3–5
	Kurzhantelcurls auf der Schrägbank bäuchlings	2	3–5
Oberschenkel, Gesäß	Hackenschmidt-Kniebeugen mit der Langhantel	2	3–5
Brust	Flys am Kabelzug auf der Flachbank	2	3–5
Rücken	Latzug mit gestreckten Armen	2	3–5
Schultern	Seitheben am Kabelzug	2	3–5
Trapezmuskel	Schulterheben mit Kurzhanteln bäuchlings auf der Schrägbank	2	3–5
Waden	Wadenheben in Vorbeuge	2	3–5
Unterarme	Unterarmcurls mit der Langhantel	2	3–5
	Unterarmstrecken mit der Langhantel	2	3–5
Bauch, Core	Crunches am Kabelzug im Stehen	2	3–5
WORKOUT 5: BEINE UND WADEN			
Oberschenkel, Gesäß	Kniebeugen	2	3–5
	Beinpresse	2	3–5
	Gehende Ausfallschritte	2	3–5
	Rumänisches Kreuzheben	2	3–5
	Beincurls im Liegen	2	3–5
Brust	Negativbankdrücken	2	3–5
Rücken	Latzug im Stehen	2	3–5
Schultern	Schulterdrücken mit Kurzhanteln	2	3–5
Trapezmuskel	Hinunterdrücken mit gestreckten Armen	2	3–5
Trizeps	Trizepsdrücken am Kabelzug im Untergriff	2	3–5
Bizeps	Curls am Kabelzug im Obergriff	2	3–5

* Der zweite Satz jeder Übung ist ein Pausensatz, unmittelbar gefolgt von einem Reduktionssatz.

Muskelgruppe	Übung	Sätze	Wdh.*
Waden	Wadenheben im Sitzen	2	3–5
	Wadenheben im Stehen	2	3–5
Bauch	Beinheben sitzend	2	3–5
WOCHE 6 WORKOUT 1: BRUST UND BAUCH			
Brust	Kabelzüge über Kreuz	3	21–30
	Kabelzüge über Kreuz (von unten)	3	21–30
	Kurzhantelflys auf der Schrägbank	3	21–30
	Bankdrücken mit Kurzhanteln	3	21–30
Oberschenkel, Gesäß	Frontkniebeugen	3	21–30
Rücken	Latzug im Stehen	3	21–30
Schultern	Schulterdrücken mit der Langhantel	3	21–30
Trapezmuskel	Schulterheben mit Kurzhanteln	3	21–30
Unterschenkel	Wadenheben im Stehen	3	21–30
Trizeps	Trizepsstrecken mit der Langhantel über Kopf	3	21–30
Bizeps	Preacher Curls	3	21–30
Unterarme	Unterarmcurls hinter dem Rücken im Stehen	3	21–30
Bauch, Core	Hängendes Beinheben	3	21–30
	Crunches auf der Negativbank	3	21–30
WORKOUT 2: RÜCKEN UND WADEN			
Oberschenkel, Gesäß	Kreuzheben	3	21–30
Rücken	Latzug mit gestreckten Armen	3	21–30
	Latzug	3	21–30
	Einarmiges Rudern am Kabelzug im Sitzen	3	21–30
	Langhantelrudern	3	21–30

Muskelgruppe	Übung	Sätze	Wdh.*
Brust	Bankdrücken	3	21–30
Schultern	Aufrechtes Rudern mit Kurzhanteln	3	21–30
Trapezmuskel	Schulterheben an der Wadenmaschine	3	21–30
Trizeps	Kickbacks mit der Langhantel	3	21–30
Bizeps	Langhantelcurls im Sitzen	3	21–30
Unterarme	Unterarmstrecken mit der Kurzhantel	3	21–30
Bauch, Core	Seitstütz mit Durchgreifen	3	21–30
Unterschenkel	Wadenheben im Sitzen	3	21–30
	Zehenheben im Sitzen am Kabelzug	3	21–30
WORKOUT 3: SCHULTERN, TRAPEZMUSKEL, BAUCH			
Schultern	Reverse Flys am Kabelzug im Stehen	3	21–30
	Seitheben am Kabelzug	3	21–30
	Frontheben am Kabelzug	3	21–30
	Schulterdrücken am Kabelzug	3	21–30
Oberschenkel, Gesäß	Hackenschmidt-Kniebeugen mit der Langhantel	3	21–30
Brust	Kurzhantelflys	3	21–30
Rücken	Kurzhantelrudern	3	21–30
Trapezmuskel	Schulterheben mit der Langhantel	3	21–30
	Hinunterdrücken mit gestreckten Armen	3	21–30
Waden	Bizepsleiter	3	PmM
Trizeps	Trizepsstrecken am Kabelzug über Kopf	3	21–30
Bizeps	Curls am Kabelzug im Liegen	3	21–30
Bauch, Core	Crunches am Kabelzug	2	21–30
	Seitbeugen mit Kurzhantel	2	21–30

Muskelgruppe	Übung	Sätze	Wdh.*
Schienbeinmuskel	Zehenheben im Stehen mit Kettlebell	3	21–30
WORKOUT 4: TRIZEPS, BIZEPS, UNTERARME			
Trizeps	Kickbacks mit Kurzhanteln	3	21–30
	Trizepsdrücken am Kabelzug	3	21–30
	Trizepsstrecken am Kabelzug über Kopf	3	21–30
Bizeps	Kurzhantelcurls auf der Schrägbank bäuchlings	3	21–30
	Curls am Kabelzug hinter dem Rücken	3	21–30
	Langhantelcurls	3	21–30
Oberschenkel, Gesäß	Gehende Ausfallschritte	3	21–30
Brust	Kurzhantelflys auf der Negativbank	3	21–30
Rücken	Einarmiger Latzug mit gestreckten Armen	3	21–30
Schultern	Seitheben mit Kurzhanteln	3	21–30
Trapezmuskel	Schulterheben an der Multipresse hinter dem Körper	3	21–30
Waden	Wadenheben an der Beinpresse	3	21–30
Unterarme	Unterarmcurls mit der Langhantel	3	21–30
	Unterarmstrecken mit der Langhantel	3	21–30
Bauch, Core	Beckenheben	3	21–30
WORKOUT 5: BEINE UND WADEN			
Oberschenkel, Gesäß	Beinstrecken	3	21–30
	Beinpresse mit einem Bein	3	21–30
	Kniebeugen	3	21–30
	Beincurls im Liegen	3	21–30
	Rumänisches Kreuzheben	3	21–30
Brust	Schrägbankdrücken	3	21–30

Muskelgruppe	Übung	Sätze	Wdh.*
Rücken	Latzug im Untergriff	3	21–30
Schultern	Face Pull	3	21–30
Trapezmuskel	Aufrechtes Rudern mit Kurzhanteln hinter dem Rücken	3	21–30
Trizeps	Trizepsstrecken am Kabelzug im Liegen	3	21–30
Bizeps	Konzentrationscurls am Kabelzug	3	21–30
Bauch, Core	Ellbogen-Rumpfdrehen am Kabelzug (oder mit Band)	3	21–30
Waden	Wadenheben im Sitzen	3	21–30
	Wadenheben im Stehen	3	21–30
WOCHE 7 WORKOUT 1: BRUST UND BAUCH			
Brust	Bankdrücken	2	6–8
	Schrägbankdrücken mit Kurzhanteln im Untergriff	2	6–8
	Kurzhantelflys	2	6–8
	Kabelzüge über Kreuz	2	6–8
Oberschenkel, Gesäß	Frontkniebeugen	2	6–8
Rücken	Latzug im Untergriff	2	6–8
Schultern	Arnold-Presse	2	6–8
Trapezmuskel	Schulterheben mit Kurzhanteln	2	6–8
Unterschenkel	Zehenheben im Sitzen am Kabelzug	2	6–8
Trizeps	Trizepsdrücken am Kabelzug	2	6–8
Bizeps	Curls am hohen Kabelzug	2	6–8
Unterarme	Unterarmcurls mit der Langhantel	2	6–8
Bauch, Core	Beckenheben an der Multipresse	2	6–8
	Crunches an der Multipresse	2	6–8

* Der zweite Satz jeder Übung ist ein Pausensatz, unmittelbar gefolgt von einem Reduktionssatz.

Muskelgruppe	Übung	Sätze	Wdh.*
WORKOUT 2: RÜCKEN UND WADEN			
Oberschenkel, Gesäß	Kreuzheben	2	6–8
Rücken	Langhantelrudern	2	6–8
	Rudern am Kabelzug im Sitzen	2	6–8
	Latzug	2	6–8
	Latzug mit gestreckten Armen	2	6–8
Brust	Schrägbankdrücken	2	6–8
Schultern	Reverse Flys am Kabelzug im Stehen	2	6–8
Trapezmuskel	Einarmiges Schulterheben an der Multipresse	2	6–8
Trizeps	Kickbacks mit Kurzhanteln	2	6–8
Bizeps	Curls im Hammergriff	2	6–8
Unterarme	Unterarmstrecken mit der Langhantel	2	6–8
Bauch, Core	Seitliche Bauchpresse am Kabelzug	2	6–8
Waden	Wadenheben im Stehen	2	6–8
	Wadenheben im Sitzen	2	6–8
WORKOUT 3: SCHULTERN, TRAPEZMUSKEL, BAUCH			
Schultern	Schulterdrücken mit der Langhantel	2	6–8
	Aufrechtes Rudern an der Multipresse	2	6–8
	Seitheben mit Kurzhanteln	2	6–8
	Face Pull	2	6–8
Trapezmuskel	Schulterheben mit der Langhantel	2	6–8
	Schulterheben mit der Langhantel hinter dem Körper	2	6–8
Oberschenkel, Gesäß	Aufsteigen	2	6–8
Brust	Kabelzüge über Kreuz (von unten)	2	6–8

Muskelgruppe	Übung	Sätze	Wdh.*
Rücken	Rudern mit der T-Hantel	2	6–8
Waden	Wadenheben an der Beinpresse	2	6–8
Trizeps	Trizepsstrecken am Kabelzug über Kopf	2	6–8
Bizeps	Curls am Kabelzug im Liegen	2	6–8
Bauch	Hängendes Beinheben	2	PmM
	Holzhacken mit Band	2	6–8
WORKOUT 4: TRIZEPS, BIZEPS, UNTERARME			
Trizeps	Bankdrücken mit engem Untergriff	2	6–8
	Trizepsstrecken mit Kurzhanteln über Kopf	2	6–8
	Trizepsstrecken mit der Langhantel im Liegen	2	6–8
Bizeps	Langhantelcurls	2	6–8
	Kurzhantelcurls auf der Schrägbank	2	6–8
	Kurzhantelcurls auf der Schrägbank bäuchlings	2	6–8
Oberschenkel, Gesäß	Hackenschmidt-Kniebeugen mit der Langhantel	2	6–8
Brust	Flys am Kabelzug auf der Flachbank	2	6–8
Rücken	Latzug mit gestreckten Armen	2	6–8
Schultern	Seitheben am Kabelzug	2	6–8
Trapezmuskel	Schulterheben mit Kurzhanteln bäuchlings auf der Schrägbank	2	6–8
Waden	Wadenheben in Vorbeuge	2	6–8
Unterarme	Unterarmcurls mit der Langhantel	2	6–8
	Unterarmstrecken mit der Langhantel	2	6–8
Bauch, Core	Crunches am Kabelzug im Stehen	2	6–8

Muskelgruppe	Übung	Sätze	Wdh.*
WORKOUT 5: BEINE UND WADEN			
Oberschenkel, Gesäß	Kniebeugen	2	6–8
	Beinpresse mit einem Bein	2	6–8
	Gehende Ausfallschritte	2	6–8
	Rumänisches Kreuzheben	2	6–8
	Beincurls im Liegen	2	6–8
Brust	Negativbankdrücken	2	6–8
Rücken	Latzug im Stehen	2	6–8
Schultern	Schulterdrücken mit Kurzhanteln	2	6–8
Trapezmuskel	Hinunterdrücken mit gestreckten Armen	2	6–8
Trizeps	Trizepsdrücken am Kabelzug im Untergriff	2	6–8
Bizeps	Curls am Kabelzug im Obergriff	2	6–8
Waden	Wadenheben im Sitzen	2	6–8
	Wadenheben im Stehen	2	6–8
Bauch	Beinheben sitzend	2	6–8
WOCHE 8 **WORKOUT 1: BRUST UND BAUCH**			
Brust	Kabelzüge über Kreuz	3	16–20
	Kabelzüge über Kreuz (von unten)	3	16–20
	Kurzhantelflys auf der Schrägbank	3	16–20
	Bankdrücken mit Kurzhanteln	3	16–20
Oberschenkel, Gesäß	Frontkniebeugen	3	16–20
Rücken	Latzug im Stehen	3	16–20
Schultern	Schulterdrücken mit der Langhantel	3	16–20
Trapezmuskel	Schulterheben mit Kurzhanteln	3	16–20
Unterschenkel	Wadenheben im Stehen	3	16–20
Trizeps	Trizepsstrecken mit Langhantel über Kopf	3	16–20

Muskelgruppe	Übung	Sätze	Wdh.*
Bizeps	Preacher Curls	3	16–20
Unterarme	Unterarmcurls hinter dem Rücken im Stehen	3	16–20
Bauch, Core	Hängendes Beinheben	3	16–20
	Crunches auf der Negativbank	3	16–20
WORKOUT 2: RÜCKEN UND WADEN			
Oberschenkel, Gesäß	Kreuzheben	3	16–20
Rücken	Latzug mit gestreckten Armen	3	16–20
	Latzug	3	16–20
	Einarmiges Rudern am Kabelzug im Sitzen	3	16–20
	Langhantelrudern	3	16–20
Brust	Bankdrücken	3	16–20
Schultern	Aufrechtes Rudern mit Kurzhanteln	3	16–20
Trapezmuskel	Schulterheben an der Wadenmaschine	3	16–20
Trizeps	Kickbacks mit der Langhantel	3	16–20
Bizeps	Langhantelcurls im Sitzen	3	16–20
Unterarme	Unterarmstrecken mit der Kurzhantel	3	16–20
Bauch, Core	Seitstütz mit Durchgreifen	3	16–20
Unterschenkel	Wadenheben im Sitzen	3	16–20
	Zehenheben im Sitzen am Kabelzug	3	16–20
WORKOUT 3: SCHULTERN, TRAPEZMUSKEL, BAUCH			
Schultern	Reverse Flys am Kabelzug im Stehen	3	16–20
	Seitheben am Kabelzug	3	16–20
	Frontheben am Kabelzug	3	16–20
	Schulterdrücken am Kabelzug	3	16–20

* Der zweite Satz jeder Übung ist ein Pausensatz, unmittelbar gefolgt von einem Reduktionssatz.

Muskelgruppe	Übung	Sätze	Wdh.*
Oberschenkel, Gesäß	Hackenschmidt-Kniebeugen mit der Langhantel	3	16–20
Brust	Kurzhantelflys	3	16–20
Rücken	Kurzhantelrudern	3	16–20
Trapezmuskel	Schulterheben mit der Langhantel	3	16–20
	Hinunterdrücken mit gestreckten Armen	3	16–20
Waden	Bizepsleiter	3	PmM
Trizeps	Trizepsstrecken am Kabelzug über Kopf	3	16–20
Bizeps	Curls am Kabelzug im Liegen	3	16–20
Bauch, Core	Crunches am Kabelzug	2	16–20
	Seitbeugen mit Kurzhantel	2	16–20
Schienbein-muskel	Zehenheben im Stehen mit Kettlebell	3	16–20
WORKOUT 4: TRIZEPS, BIZEPS, UNTERARME			
Trizeps	Kickbacks mit Kurzhanteln	3	16–20
	Trizepsdrücken am Kabelzug	3	16–20
	Trizepsstrecken am Kabelzug über Kopf	3	16–20
Bizeps	Kurzhantelcurls auf der Schrägbank bäuchlings	3	16–20
	Curls am Kabelzug hinter dem Rücken	3	16–20
	Langhantelcurls	3	16–20
Oberschenkel, Gesäß	Gehende Ausfallschritte	3	16–20
Brust	Kurzhantelflys auf der Negativbank	3	16–20
Rücken	Einarmiger Latzug mit gestreckten Armen	3	16–20
Schultern	Seitheben mit Kurzhanteln	3	16–20
Trapezmuskel	Schulterheben an der Multipresse hinter dem Körper	3	16–20

Muskelgruppe	Übung	Sätze	Wdh.*
Waden	Wadenheben an der Beinpresse	3	16–20
Unterarme	Unterarmcurls mit der Langhantel	3	16–20
	Unterarmstrecken mit der Langhantel	3	16–20
Bauch, Core	Beckenheben	3	16–20
WORKOUT 5: BEINE UND WADEN			
Oberschenkel, Gesäß	Beinstrecken	3	16–20
	Beinpresse mit einem Bein	3	16–20
	Kniebeugen	3	16–20
	Beincurls im Liegen	3	16–20
	Rumänisches Kreuzheben	3	16–20
Brust	Schrägbankdrücken	3	16–20
Rücken	Latzug im Untergriff	3	16–20
Schultern	Face Pull	3	16–20
Trapezmuskel	Aufrechtes Rudern mit Kurzhanteln hinter dem Rücken	3	16–20
Trizeps	Trizepsstrecken am Kabelzug im Liegen	3	16–20
Bizeps	Konzentrationscurls am Kabelzug	3	16–20
Bauch, Core	Ellbogen-Rumpfdrehen am Kabelzug (oder mit Band)	3	16–20
Waden	Wadenheben im Sitzen	3	16–20
	Wadenheben im Stehen	3	16–20
WOCHE 9 **WORKOUT 1: BRUST UND BAUCH**			
Brust	Bankdrücken	2	9–11
	Schrägbankdrücken mit Kurzhanteln im Untergriff	2	9–11
	Kurzhantelflys	2	9–11
	Kabelzüge über Kreuz	2	9–11
Oberschenkel, Gesäß	Frontkniebeugen	2	9–11

Muskelgruppe	Übung	Sätze	Wdh.*
Rücken	Latzug im Untergriff	2	9–11
Schultern	Arnold-Presse	2	9–11
Trapezmuskel	Schulterheben mit Kurzhanteln	2	9–11
Unterschenkel	Zehenheben im Sitzen am Kabelzug	2	9–11
Trizeps	Trizepsdrücken am Kabelzug	2	9–11
Bizeps	Curls am hohen Kabelzug	2	9–11
Unterarme	Unterarmcurls mit der Langhantel	2	9–11
Bauch, Core	Beckenheben an der Multipresse	2	9–11
	Crunches an der Multipresse	2	9–11
WORKOUT 2: RÜCKEN UND WADEN			
Oberschenkel, Gesäß	Kreuzheben	2	9–11
Rücken	Langhantelrudern	2	9–11
	Rudern am Kabelzug im Sitzen	2	9–11
	Latzug	2	9–11
	Latzug mit gestreckten Armen	2	9–11
Brust	Schrägbankdrücken	2	9–11
Schultern	Reverse Flys am Kabelzug im Stehen	2	9–11
Trapezmuskel	Einarmiges Schulterheben an der Multipresse	2	9–11
Trizeps	Kickbacks mit Kurzhanteln	2	9–11
Bizeps	Curls im Hammergriff	2	9–11
Unterarme	Unterarmstrecken mit der Langhantel	2	9–11
Bauch, Core	Seitliche Bauchpresse am Kabelzug	2	9–11
Waden	Wadenheben im Stehen	2	9–11
	Wadenheben im Sitzen	2	9–11

Muskelgruppe	Übung	Sätze	Wdh.*
WORKOUT 3: SCHULTERN, TRAPEZMUSKEL, BAUCH			
Schultern	Schulterdrücken mit der Langhantel	2	9–11
	Aufrechtes Rudern an der Multipresse	2	9–11
	Seitheben mit Kurzhanteln	2	9–11
	Face Pull	2	9–11
Trapezmuskel	Schulterheben mit der Langhantel	2	9–11
	Schulterheben mit der Langhantel hinter dem Körper	2	9–11
Oberschenkel, Gesäß	Aufsteigen	2	9–11
Brust	Kabelzüge über Kreuz (von unten)	2	9–11
Rücken	Rudern mit der T-Hantel	2	9–11
Waden	Wadenheben an der Beinpresse	2	9–11
Trizeps	Trizepsstrecken am Kabelzug über Kopf	2	9–11
Bizeps	Curls am Kabelzug im Liegen	2	9–11
Bauch	Hängendes Beinheben	2	PmM
	Holzhacken mit Band	2	9–11
WORKOUT 4: TRIZEPS, BIZEPS, UNTERARME			
Trizeps	Bankdrücken mit engem Untergriff	2	9–11
	Trizepsstrecken mit Kurzhanteln über Kopf	2	9–11
	Trizepsstrecken mit der Langhantel im Liegen	2	9–11
Bizeps	Langhantelcurls	2	9–11
	Kurzhantelcurls auf der Schrägbank	2	9–11
	Kurzhantelcurls auf der Schrägbank bäuchlings	2	9–11

* Der zweite Satz jeder Übung ist ein Pausensatz, unmittelbar gefolgt von einem Reduktionssatz.

Muskelgruppe	Übung	Sätze	Wdh.*
Oberschenkel, Gesäß	Hackenschmidt-Kniebeugen mit der Langhantel	2	9–11
Brust	Flys am Kabelzug auf der Flachbank	2	9–11
Rücken	Latzug mit gestreckten Armen	2	9–11
Schultern	Seitheben am Kabelzug	2	9–11
Trapezmuskel	Schulterheben mit Kurzhanteln bäuchlings auf der Schrägbank	2	9–11
Waden	Wadenheben in Vorbeuge	2	9–11
Unterarme	Unterarmcurls mit der Langhantel	2	9–11
	Unterarmstrecken mit der Langhantel	2	9–11
Bauch, Core	Crunches am Kabelzug im Stehen	2	9–11
WORKOUT 5: BEINE UND WADEN			
Oberschenkel, Gesäß	Kniebeugen	2	9–11
	Beinpresse mit einem Bein	2	9–11
	Gehende Ausfallschritte	2	9–11
	Rumänisches Kreuzheben	2	9–11
	Beincurls im Liegen	2	9–11
Brust	Negativbankdrücken	2	9–11
Rücken	Latzug im Stehen	2	9–11
Schultern	Schulterdrücken mit Kurzhanteln	2	9–11
Trapezmuskel	Hinunterdrücken mit gestreckten Armen	2	9–11
Trizeps	Trizepsdrücken am Kabelzug im Untergriff	2	9–11
Bizeps	Curls am Kabelzug im Obergriff	2	9–11
Waden	Wadenheben im Sitzen	2	9–11
	Wadenheben im Stehen	2	9–11
Bauch	Beinheben sitzend	2	9–11

Muskelgruppe	Übung	Sätze	Wdh.*
WOCHE 10 **WORKOUT 1: BRUST UND BAUCH**			
Brust	Kabelzüge über Kreuz	3	12–15
	Kabelzüge über Kreuz (von unten)	3	12–15
	Kurzhantelflys auf der Schrägbank	3	12–15
	Bankdrücken mit Kurzhanteln	3	12–15
Oberschenkel, Gesäß	Frontkniebeugen	3	12–15
Rücken	Latzug im Stehen	3	12–15
Schultern	Schulterdrücken mit der Langhantel	3	12–15
Trapezmuskel	Schulterheben mit Kurzhanteln	3	12–15
Unterschenkel	Wadenheben im Stehen	3	12–15
Trizeps	Trizepsstrecken mit der Langhantel über Kopf	3	12–15
Bizeps	Preacher Curls	3	12–15
Unterarme	Unterarmcurls hinter dem Rücken im Stehen	3	12–15
Bauch, Core	Hängendes Beinheben	3	12–15
	Crunches auf der Negativbank	3	12–15
WORKOUT 2: RÜCKEN UND WADEN			
Oberschenkel, Gesäß	Kreuzheben	3	12–15
Rücken	Latzug mit gestreckten Armen	3	12–15
	Latzug	3	12–15
	Einarmiges Rudern am Kabelzug im Sitzen	3	12–15
	Langhantelrudern	3	12–15
Brust	Bankdrücken	3	12–15
Schultern	Aufrechtes Rudern mit Kurzhanteln	3	12–15
Trapezmuskel	Schulterheben an der Wadenmaschine	3	12–15

Muskelgruppe	Übung	Sätze	Wdh.*
Trizeps	Kickbacks mit der Langhantel	3	12–15
Bizeps	Langhantelcurls im Sitzen	3	12–15
Unterarme	Unterarmstrecken mit der Kurzhantel	3	12–15
Bauch, Core	Seitstütz mit Durchgreifen	3	12–15
Unterschenkel	Wadenheben im Sitzen	3	12–15
	Zehenheben im Sitzen am Kabelzug	3	12–15
WORKOUT 3: SCHULTERN, TRAPEZMUSKEL, BAUCH			
Schultern	Reverse Flys am Kabelzug im Stehen	3	12–15
	Seitheben am Kabelzug	3	12–15
	Frontheben am Kabelzug	3	12–15
	Schulterdrücken am Kabelzug	3	12–15
Oberschenkel, Gesäß	Hackenschmidt-Kniebeugen mit der Langhantel	3	12–15
Brust	Kurzhantelflys	3	12–15
Rücken	Kurzhantelrudern	3	12–15
Trapezmuskel	Schulterheben mit der Langhantel	3	12–15
	Hinunterdrücken mit gestreckten Armen	3	12–15
Waden	Bizepsleiter	3	PmM
Trizeps	Trizepsstrecken am Kabelzug über Kopf	3	12–15
Bizeps	Curls am Kabelzug im Liegen	3	12–15
Bauch, Core	Crunches am Kabelzug	2	12–15
	Seitbeugen mit Kurzhantel	2	12–15
Schienbein-muskel	Zehenheben im Stehen mit Kettlebell	3	12–15

Muskelgruppe	Übung	Sätze	Wdh.*
WORKOUT 4: TRIZEPS, BIZEPS, UNTERARME			
Trizeps	Kickbacks mit Kurzhanteln	3	12–15
	Trizepsdrücken am Kabelzug	3	12–15
	Trizepsstrecken am Kabelzug über Kopf	3	12–15
Bizeps	Kurzhantelcurls auf der Schrägbank bäuchlings	3	12–15
	Curls am Kabelzug hinter dem Rücken	3	12–15
	Langhantelcurls	3	12–15
Oberschenkel, Gesäß	Gehende Ausfallschritte	3	12–15
Brust	Kurzhantelflys auf der Negativbank	3	12–15
Rücken	Einarmiger Latzug mit gestreckten Armen	3	12–15
Schultern	Seitheben mit Kurzhanteln	3	12–15
Trapezmuskel	Schulterheben an der Multipresse hinter dem Körper	3	12-15
Waden	Wadenheben an der Beinpresse	3	12–15
Unterarme	Unterarmcurls mit der Langhantel	3	12–15
	Unterarmstrecken mit der Langhantel	3	12–15
Bauch, Core	Beckenheben	3	12–15

* Der zweite Satz jeder Übung ist ein Pausensatz, unmittelbar gefolgt von einem Reduktionssatz.

Muskelgruppe	Übung	Sätze	Wdh.*
WORKOUT 5: BEINE UND WADEN			
Oberschenkel, Gesäß	Beinstrecken	3	12–15
	Beinpresse mit einem Bein	3	12–15
	Kniebeugen	3	12–15
	Beincurls im Liegen	3	12–15
	Rumänisches Kreuzheben	3	12–15
Brust	Schrägbankdrücken	3	12–15
Rücken	Latzug im Untergriff	3	12–15
Schultern	Face Pull	3	12–15
Trapezmuskel	Aufrechtes Rudern mit Kurzhanteln hinter dem Rücken	3	12–15
Trizeps	Trizepsstrecken am Kabelzug im Liegen	3	12–15
Bizeps	Konzentrationscurls am Kabelzug	3	12–15
Bauch, Core	Ellbogen-Rumpfdrehen am Kabelzug (oder mit Band)	3	12–15
Waden	Wadenheben im Sitzen	3	12–15
	Wadenheben im Stehen	3	12–15

* Der zweite Satz jeder Übung ist ein Pausensatz, unmittelbar gefolgt von einem Reduktionssatz.

MUSKELFOKUS

Bodybuilder konzentrieren sich oft auf den Aufbau bestimmter Muskelgruppen (Bizeps, Brust und Schultern), evtl. wegen einer Unausgewogenheit der Muskelentwicklung, die oftmals auf die Genetik oder unsachgemäßes Training zurückgeht. In anderen Fällen möchte der Bodybuilder ganz einfach bestimmte Muskelgruppen (häufig den Bizeps) so groß wie möglich haben. Wollen Sie sich auch auf die Entwicklung einer bestimmten Muskelgruppe konzentrieren, versuchen Sie es mit einem der folgenden muskelspezifischen Programme. Für jede wichtige Muskelgruppe gibt es eines. Alle wurden bezüglich Anwendung und Resultaten erprobt.

Großes Brustprogramm

Große Brustmuskeln sind charakteristische Merkmale professioneller Bodybuilder. Wenn die Brust Ihre Schwachstelle ist, versuchen Sie das große Brustprogramm aus Tabelle 7.10: ein 16-wöchiges Programm in 4 Phasen, wobei Übungsauswahl, Trainingstechniken, Gewicht und Wiederholungsbereiche, Satzzahl und Satzpausen wechseln.

Wechseln Sie zwischen einem 4- und einem 5-Tages-Trainingssplit. In den ungeraden Wochen 1–15 wird die Brust zweimal, alle anderen Muskelgruppen werden nur einmal je Woche trainiert. Dafür wird ein 4-Tages-Trainingssplit angewandt: Brust und Bauch an Montag und Freitag, Schultern und Trizeps am Dienstag, Rücken, Bizeps und Bauch am Mittwoch sowie Beine und Waden am Donnerstag. In den geraden Wochen 2–16 wird die Brust mit einem 5-Tages-Trainingssplit einmal je Woche trainiert: Brust und Bauch am Montag, Beine und Waden am Dienstag, Schultern und Bauch am Mittwoch, Rücken am Donnerstag sowie Bizeps, Trizeps und Bauch am Freitag.

In Phase 1 sollen Masse und Kraft aufgebaut werden. Daher werden vorranging Verbundübungen mit niedriger Wiederholungszahl eingesetzt. In Phase 2 sollen Größe und Isolierung der Muskeln entwickelt werden, indem die Isolationsübungen und die Wiederholungen je Satz erhöht werden. In Phase 3 soll der in 8 Wochen aufgebaute Muskel geformt und definiert werden, indem die Wiederholungszahl noch mal angehoben und Verbundübungen eingebaut werden. Abschlussphase 4 ist eine Kombination aus den 3 Phasen vorher. Dabei werden nur schwere Drückübungen für 2 der Workouts in Woche 13 und 15 eingesetzt und leichtere Isolationsübungen für 2 weitere Workouts in diesen Wochen sowie Sätze von Verbundübungen mit einem höheren Volumen für die reinen Brustworkouts in Woche 14 und 16.

TABELLE 7.10 **Großes Brustprogramm**

Übung	Sätze	Wdh.
PHASE 1: WOCHE 1–4		
Satzpausen 60–120 sek		
Kabelzüge über Kreuz (Vorermüdung)	1	25
Langhanteldrücken auf der Schrägbank	3	6
Kurzhanteldrücken auf der Flachbank	4	6
Langhanteldrücken auf der Negativbank	4	6
Überzüge mit Kurzhanteln	3	6
PHASE 2: WOCHE 5–8		
Satzpausen ca. 60 sek		
Negativer Liegestütz (Vorermüdung)	1	25
Kurzhanteldrücken auf der Negativbank	3	8–10
Kurzhanteldrücken auf der Schrägbank	4	8–10
Kurzhantelflys auf der Flachbank	4	8–10
Kabelzüge über Kreuz	3	8–10
PHASE 3: WOCHE 9–13		
Satzpausen ca. 60 sek		
Butterflys	1	25
Kurzhanteldrücken auf der Flachbank	3	12–15
Kurzhantelflys auf der Schrägbank	3	12–15
Kombinierter Satz mit Überzügen über Kreuz	3	12–15
Langhanteldrücken auf der Negativbank	3	12–15
Kombinierter Satz mit Überzügen	3	12–15
PHASE 4: WOCHE 13–16		
Satzpausen 60 sek in Woche 13 und 15, 2 min in Woche 14 und 16		
MONTAG (WOCHE 13 UND 15)		
Bankdrücken	4	4–6
Schrägbankdrücken	4	6–8
Negativbankdrücken	4	8–10
FREITAG (WOCHE 13 UND 15)		
Flys auf der Schrägbank	4	12–15
Flys auf der Flachbank	4	12–15
Butterflys	4	12–15
MONTAG (WOCHE 14 UND 16)		
Kurzhantelflys auf der Schrägbank	4	10–12
Kombinierter Satz mit Schrägbankdrücken	4	8–10
Butterflys	4	12–15
Kombinierter Satz mit Bankdrücken am Gerät	4	10–12

Programm, das Ihnen Beine macht

Starke Beinmuskeln stehen offenbar an letzter Stelle der Prioritätenliste vieler Bodybuilder. Die untere Körperhälfte wird so zugunsten der augenfälligeren Muskelgruppen am Oberkörper vernachlässigt. Wenn Sie Ihr Beintraining tatsächlich vernachlässigt haben oder erkennen, dass muskulöse Beine für einen ausgewogenen Körperbau genauso wichtig wie ein muskulöser Oberkörper sind, dann versuchen Sie es mit diesem Programm. Es wird Ihnen Beine machen, indem es Quadrizeps und hintere Oberschenkelmuskulatur aufbaut.

Das 16-wöchige Programm (siehe Tab. 7.11) ist in 4 4-wöchige Phasen gegliedert. Phase 1 beginnt mit einem Hochintensiven Training (HIT) für die Beine mit schweren Gewichten. Bei diesem Training wird mit hochintensiven Techniken und geringem Volumen gearbeitet (siehe Kap. 6). Machen Sie vor jedem normalen einen kurzen Aufwärmsatz mit ca. 50% des Gewichts der Trainingssätze. Diese führen Sie bis PmM aus. Sie sollten einen Helfer haben, der Sie bei 3–4 erzwungenen Wiederholungen nach PmM unterstützen kann. Dabei sollten Sie beim negativen Teil jeder erzwungenen Wiederholung Widerstand leisten. Das HIT-Beinworkout wird Montag und Freitag ausgeführt (hängen Sie die Bauchübungen am Freitag an). Brust, Rücken und Bauch werden am Dienstag trainiert, Schultern, Bizeps und Trizeps am Mittwoch. Der Donnerstag bleibt frei.

Bei Phase 2 kommt es zu einer Reduzierung auf ein Workout je Woche. Volumen und Wiederholungszahl werden drastisch gesteigert. Supersätze und Vorermüdungstechniken halten die Intensität hoch. Diese Phase sollte im Rahmen eines 5-Tages-Trainingssplits gemacht werden: Beine am Montag, Brust und Bauch am Dienstag, Schultern und Trapezmuskeln am Mittwoch, Rücken am Donnerstag sowie Trizeps, Bizeps und Waden am Freitag. Zusätzlich zum Training im Fitnessstudio wird die 50-50-Methode für Kniebeugen mit Kurzhanteln gestartet (siehe Kap. 6). Das 50-50-Programm reicht nach Phase 3 hinüber und wird 8 Wochen angewandt. Verwenden Sie leichte Kurzhanteln. Führen Sie jeden Tag morgens und abends einen Satz mit 50 Wdh. Kniebeugen mit Kurzhanteln aus.

In Phase 3 werden die Wiederholungen auf 10–12 je Satz verringert – außer beim Beinstrecken mit 3 Sätzen zu 21 Wdh. (siehe Kap. 6). Das Beintraining wird wieder zweimal je Woche ausgeführt. Es gilt derselbe Trainingsplan wie in Woche 1–4.

In Phase 4 werden die Beine nur noch einmal je Woche trainiert, die Workouts in 2 je Tag gegliedert: Quadrizeps am Montagmorgen und hintere Oberschenkelmuskulatur sowie Waden am Montagabend. Demzufolge ist das Volumen sehr hoch, es gibt viele Übungen für jede Muskelgruppe. Wenden Sie denselben Trainingsplan an wie in Phase 2. Die Wiederholungen werden auf 8–10 je Satz gesenkt, um optimale Muskelzuwächse zu erzielen.

TABELLE 7.11 **Programm, das Ihnen Beine macht**

Übung	Sätze	Wdh.
PHASE 1: WOCHE 1–4		
Beinstrecken	1	10–12
Kniebeugen an der Multipresse	1	6–8
Beinpresse	1	6–8
Hackenschmidt-Kniebeugen	1	6–8
Rumänisches Kreuzheben	1	6–8
Beincurls im Liegen	1	10–12
Beincurls im Sitzen	1	10–12
Wadenheben im Stehen	1	12–15
Wadenheben im Sitzen	1	12–15
Wadenheben an der Beinpresse	1	12–15
PHASE 2: WOCHE 5–8		
Beinstrecken	5	20
Supersatz Beincurls im Liegen	5	20
Kniebeugen	5	20
Beinpresse	5	20
Rumänisches Kreuzheben	5	20
PHASE 3: WOCHE 9–12		
Kniebeugen	4	10–12
Hackenschmidt-Kniebeugen	4	10–12
Beinstrecken	3	21s
Beincurls im Liegen	4	10–12
Wadenheben im Stehen	4	10–12
Kombinierter Satz mit Wadenheben in Vorbeuge	4	10–12
PHASE 4: WOCHE 13–16		
MORGENS: OBERSCHENKEL		
Beinstrecken	3	8–10
Kniebeugen	3	8–10
Beinpresse	3	8–10
Hackenschmidt-Kniebeugen	3	8–10
Gehende Ausfallschritte	3	20
Beinstrecken mit einem Bein	3	8–10
ABENDS: HINTERE OBERSCHENKELMUSKULATUR UND WADEN		
Beincurls im Liegen	3	8–10
Rumänisches Kreuzheben	3	8–10
Beincurls im Stehen	3	8–10
Beincurls im Sitzen	3	8–10
Wadenheben im Sitzen	3	8–10
Wadenheben in Vorbeuge	3	8–10
Wadenheben im Stehen	3	8–10
Wadenheben an der Beinpresse	3	8–10

Waden aus Stahl

Die Waden scheinen die Muskelgruppe des Unterkörpers zu sein, die die wenigsten Bodybuilder zufriedenstellend entwickelt haben. Ohne genetische Prädisposition ist für den Aufbau großer Wadenmuskeln sehr hartes Training für jeden winzigen Muskelzuwachs notwendig. Das Waden-aus-Stahl-Programm (siehe Tab. 7.12) ist für Bodybuilder gedacht, die an ihren Waden hart und konsequent arbeiten wollen. Das Programm besteht aus 4 4-wöchigen Phasen. Dabei werden Wiederholungsbereich, Gewicht, Volumen und Trainingshäufigkeit nach einem Schema abgewandelt. In jeder Phase werden die Häufigkeit des Wadenmuskeltrainings und der Wiederholungsbereich verringert, aber Volumen (Satzanzahl und ausgeführte Übungen) und Gewicht erhöht. Phase 1 beginnt mit dem Wadentraining an 5 Tagen je Woche. Verwenden Sie einen 5-Tages-Trainingssplit und trainieren Sie die Waden am Ende der Workouts. Die Wiederholungszahl ist äußerst hoch, das Volumen relativ niedrig. In Phase 2 wird die Übungszahl erhöht, die Sätze auf 4 je Übung gesteigert bei nur 4 Tagen Training je Woche. Hier können Sie einen 4- oder 5-Tages-Trainingssplit einsetzen – bei 15–20 Wdh. je Satz. Phase 3 reduziert sogar auf dreimal je Woche, eine zusätzliche Wadenübung kommt hinzu und das Training wird in kombinierten Sätzen ausgeführt bei 12–15 Wdh. je Satz. Sie können einen einfachen 3-, 4- oder 5-Tages-Trainingsplan dafür anwenden. In der letzten Phase werden die Waden nur zweimal je Woche trainiert, doch die Übungszahl wird erhöht und der letzte Satz jeder Übung als Reduktionssatz ausgeführt. Nach PmM beim letzten Satz sollten Sie das Gewicht auf etwa 30% verringern und damit zweimal fortfahren. Nun können Sie jede Art von Trainingsplan anwenden.

TABELLE 7.12 **Waden aus Stahl**

Übung	Sätze	Wdh.
PHASE 1: WOCHE 1–4		
Wadenheben im Stehen	3	25–30
Wadenheben im Sitzen	3	25–30
PHASE 2: WOCHE 5–8		
Wadenheben an der Beinpresse	4	15–20
Wadenheben im Sitzen	4	15–20
Wadenheben im Stehen	4	15–20
PHASE 3: WOCHE 9–12		
Wadenheben im Stehen	4	12–15
Wadenheben in Vorbeuge	4	12–15
Wadenheben an der Beinpresse	4	12–15
Kombinierter Satz aus Wadenheben im Sitzen	4	12–15
PHASE 4: WOCHE 13–16		
Wadenheben im Sitzen (Zehen nach außen)	2	8–10*
Wadenheben im Sitzen (Zehen nach innen)	2	8–10*
Wadenheben im Sitzen (Zehen gerade)	2	8–10*
Wadenheben im Stehen (Zehen gerade)	2	8–10*
Wadenheben im Stehen (Zehen nach außen)	2	8–10*
Wadenheben im Stehen (Zehen nach innen)	2	8–10*
Wadenheben an der Beinpresse (Zehen gerade)	2	8–10*
Wadenheben an der Beinpresse (Zehen nach außen)	2	8–10*
Wadenheben an der Beinpresse (Zehen nach innen)	2	8–10*

* Reduktionssätze

6 Wochen Ärmel hochkrempeln

Dieses 6-wöchige Programm wird Ihren Armumfang deutlich vergrößern – Sie können von 2–3 cm mehr ausgehen. Es ist fortlaufend, wobei die Trainingshäufigkeit der Arme gesteigert wird: Woche 1 einmal je Woche, Woche 2 zweimal, Woche 3–5 dreimal und dann nur noch einmal in Woche 6 – hinter diesem verrückten Wechsel steckt Methode.

In Woche 1 legen wir den Fokus auf Bizeps und Trizeps. Mit einem Training mit Negativwiederholungen werden alle Hemmnisse aus dem Weg geräumt, um jede einzelne Muskelfaser in den Armen zu zerstören. Sie werden eine gute Woche brauchen, um sich davon zu erholen. In der nächsten wird mit leichten Gewichten und hoher Wiederholungszahl gearbeitet. Das Volumen ist dabei niedrig, da Sie sich noch immer von der Woche zuvor erholen. Die Workouts helfen bei der Regeneration und der Vorbereitung auf die folgenden 3 irren Wochen. In Woche 3–5 werden die Arme dreimal je Woche trainiert. Wenn Sie denken, das klingt nach Übertraining, dann haben Sie recht. Doch das Übertraining setzt nicht sofort ein. Es dauert einige Wochen, bis es wirklich dazu kommt. Der Fachbegriff für Workout, das zu Übertraining führen kann, lautet »vorübergehender Übertrainingszustand«. Das Interessante daran ist, dass Forschungen zeigen, dass es mit einer hinsichtlich Kalorien, Proteinen und Kohlenhydraten angemessenen Ernährung sowie den entsprechenden Nahrungsergänzungsmitteln möglich ist, Vorteile aus diesem vorübergehenden Übertrainingszustand zu ziehen und größere, stärkere Muskeln zu erreichen. (Ernährungsempfehlungen zum Aufbau von Muskelmasse und -kraft finden Sie in Kapitel 28.) Einige von der University of Connecticut durchgeführte Studien (Ratamess et al. 2003; Kraemer et al. 2006) zeigen, dass Probanden, die ihren Körper über mehrere Wochen überbelastet hatten, in den darauffolgenden 2 Wochen, in denen sie es ruhiger angingen, beachtliche Kraft- und Größenzuwächse verzeichnen konnten. Der Trick ist, mit dem vorübergehenden Übertrainingszustand genau dann aufzuhören, bevor es zum Übertraining kommt. Daher werden die Arme dreimal je Woche in Woche 3–5 trainiert und in Woche 6 nur noch einmal. Ich würde auch empfehlen, dass Sie den Armen nach Woche 6 etwas mehr Ruhe gönnen und sie nur einmal in dieser Woche trainieren, bevor Sie ein neues Trainingsprogramm beginnen.

Ein Armtraining dreimal je Woche und mit häufigen und intensiven Workouts wirkt nicht nur wie ein Schock auf die Muskeln, um sie zum Wachstum anzuregen, es wird auch der Stufeneffekt für Muskelwachstum genutzt. Das Training aktiviert Gene in den Muskelfasern, die für Veränderungen verantwortlich sind, wie etwa Muskelwachstum und Kraftzuwächse. Ein kontinuierliches Training aktiviert nun bestimmte Gene, die mehr Muskelprotein bewirken, was mehr Umfang und Kraft bedeutet. Diese Gene bleiben über einige Stunden hinweg aktiv, einige über Tage. Wiederholte Workouts in den richtigen Zeitabständen bauen auf der Aktivierung der Gene auf, um so ein noch höheres Aktivitätslevel zu erreichen und damit gesteigertes Muskelwachstum. Das heißt Stufeneffekt: Nehmen wir ein bestimmtes Gen, das am Muskelwachstum beteiligt ist. Es wird durch ein Workout aktiviert, sodass seine Aktivität im Anschluss an das Workout um 100% gesteigert bleibt, in den folgenden Tagen sinkt, sodass sie am Tag nach dem Workout immer noch um 75% über dem normalen Level liegt, am darauffolgenden Tag um 50% und an Tag 3 nach dem Workout noch um 25% erhöht ist, um schließlich an Tag 4 wieder das normale Level zu erreichen. Wenn Sie dann oder noch später nach Workout 1 fortfahren, würde das Gen wieder um 100% mehr Aktivität angetrieben. Wenn Sie aber das nächste Workout an Tag 2 nach dem ersten ansetzen, dann hat das Gen immer noch eine um 50% erhöhte Aktivität und seine Aktivität könnte somit um 150% gesteigert werden. Dies kann zu noch mehr Muskelwachstum und Kraftzuwächsen führen, als wenn Sie mit dem Training bis nach Tag 4 oder länger, etwa eine Woche, warten. Deshalb kann das Training einer Muskelgruppe jeden 2. Tag noch größere Zuwächse an Muskelwachstum und Kraft bewirken als wöchentliches.

Bei diesem Programm geht es nicht nur um die Trainingshäufigkeit. Häufigere Workouts können Ihnen helfen, den Umfang Ihrer Arme zu vergrößern, doch um sie wirklich auf Vordermann zu bringen, müssen Sie alle Hemmnisse beiseiteschaffen. Techniken wie Reduktions- oder erzwungene Sätze, der Umgang mit Pausen, Negativwiederholungen und Supersätze sind essenziell dabei. Mit diesen Techniken werden die Muskeln einerseits mehr belastet, andererseits wird auch der Wachstumshormonspiegel erhöht. Anhand einer Studie aus Finnland (Ahtiainen et al. 2003) hat man herausgefunden, dass der Wachstumshormonspiegel bei Probanden durch erzwungene Wiederho-

TABELLE 7.13 **Beispieltrainingspläne für 6 Wochen Ärmel hochkrempeln**

Tag	Muskelgruppen
WOCHE 1	
Montag	Brust, Trizeps, Bizeps
Dienstag	Beine, Waden
Mittwoch	Pause
Donnerstag	Rücken, Bauch
Freitag	Schultern, Trapezmuskel
Samstag	Pause
Sonntag	Pause
WOCHE 2	
Montag	Brust, Trizeps, Bizeps
Dienstag	Beine, Waden
Mittwoch	Pause
Donnerstag	Rücken, Bizeps, Trizeps
Freitag	Schultern, Trapezmuskel, Bauch
Samstag	Pause
Sonntag	Pause

Tag	Muskelgruppen
WOCHE 3–5	
Montag	Brust, Trizeps, Bizeps
Dienstag	Schultern, Trapezmuskel, Bauch
Mittwoch	Rücken, Bizeps, Trizeps
Donnerstag	Pause
Freitag	Bizeps, Trizeps, Beine, Waden
Samstag	Pause
Sonntag	Pause
WOCHE 6	
Montag	Brust, Bauch
Dienstag	Rücken, Waden
Mittwoch	Pause
Donnerstag	Schultern, Trapezmuskel
Freitag	Trizeps, Bizeps, Beine

lungen dreimal höher war als bei Beendigung des Trainings nach Erreichen von PmM. Die erhöhte Menge an Wachstumshormonen kann gut für die Initiierung der Muskelregeneration und des Wachstums eingesetzt werden. Yarrow et al. (2007) berichteten, dass das Training mit Negativwiederholungen zu einem höheren Wachstumshormonspiegel führt. Ein weiterer Aspekt des Programms ist die fortlaufende Änderung von Gewicht und Wiederholungsbereichen bei jedem Workout (wellenförmige Periodisierung), sodass Ihre Arme fortlaufend wachsen.

Nachdem Sie Ihre Arme in Woche 3–5 fast jeden zweiten Tag trainiert haben, sorgen Sie sich evtl., dass sie noch mitgenommen sein könnten. Keine Sorge! Nosaka und Newton (2002) haben aufgezeigt, dass die Erholung der Muskeln durch ein intensives Training bis zum Muskelkater, wobei die Probanden dieselben Muskeln nur 2 Tage später wieder und dann 4 Tage später noch mal trainierten, als der Muskelkater noch zu spüren war, nicht verhindert wurde. Außerdem kann Muskelwachstum dadurch gefördert werden. Pullinen et al. (2002) fanden heraus, dass Probanden, die dieselbe Muskelgruppe nur 2 Tage trainierten, bereits einen niedrigeren Spiegel des katabolen Hormons Cortisol hatten. Da es der Gegenspieler von Testosteron ist, kann ein niedriger Cortisolspiegel während und nach dem Workout die Aufbauphase des Stoffwechsels verbessern, sodass das Testosteron das Muskelwachstum stärker fördern kann.

Um Ihre Arme in diesen 6 Wochen so richtig zu trainieren, sollten Sie Ihren Trainingsplan abwechseln. Wenden Sie jede Woche einen 4-Tages-Trainingssplit an: Die Arme werden an 4 Tagen in der Woche trainiert, aber je nach Woche werden unterschiedliche Muskelgruppen kombiniert (siehe Tab. 7.13); 6-Wochen-Ärmel-hochkrempeln-Programm (siehe Tab. 7.14).

TABELLE 7.14 **6 Wochen Ärmel hochkrempeln**

Übung	Sätze	Wdh.	Pause
WOCHE 1			
MONTAG: BRUST, TRIZEPS, BIZEPS			
Bankdrücken	3	8–10	1–2 min
Bankdrücken im Untergriff	3	8–10	1–2 min
Kurzhantelflys auf der Schrägbank	3	8–10	1–2 min
Kabelzüge über Kreuz	3	10–12	1–2 min
Bankdrücken mit engem Griff (Negativwiederholungen)[1]	3	3–5	2–3 min
Bankdrücken mit engem Griff	3[2]	6–8	2–3 min
Trizepsstrecken über Kopf mit der Kurzhantel im Sitzen	3[3]	6–8	2–3 min
Trizepsdrücken	3[3]	6–8	2–3 min
Langhantelcurls (Negativwiederholungen)[1]	3	3–5	2–3 min
Langhantelcurls	3[2]	6–8	2–3 min
Kurzhantelcurls auf der Schrägbank	3[3]	6–8	2–3 min
DIENSTAG: BEINE, WADEN			
Kniebeugen	3	8–10	1–2 min
Beinpresse	3	10–12	1–2 min
Beinstrecken	3	12–15	1–2 min
Rumänisches Kreuzheben	3	8–10	1–2 min
Beincurls im Liegen	3	12–15	1–2 min
Wadenheben im Stehen	4	12–15	1 min
Wadenheben im Sitzen	4	12–15	1 min
DONNERSTAG: RÜCKEN, BAUCH			
Vorgebeugtes Langhantelrudern	3	8–10	1–2 min
Latzug mit weitem Griff	3	8–10	1–2 min
Latzug im Untergriff	3	8–10	1–2 min
Latzug mit gestreckten Armen	3	10–12	1–2 min
Rudern am Kabelzug im Sitzen	3	10–12	1–2 min
Hängendes Beinheben	3	bis PmM	1 min
Crunches am Kabelzug im Stehen	3	10–12	1 min
FREITAG: SCHULTERN, TRAPEZMUSKEL			
Schulterheben mit der Langhantel	4	8–10	1–2 min

1 Führen Sie Negativwiederholungen mit einem Gewicht von ca. 20 % über Ihrem 1RM mit einem Helfer für die positive Phase aus. Sie sollten die negative Phase langsam, in 3–5 sek, ausführen.

2 Machen Sie 2 Pausen beim letzten Satz: 15 sek nach PmM, und nach dem Weitermachen pausieren Sie noch mal 15 sek wieder nach PmM, bevor Sie den Satz nochmals fortsetzen.

3 Führen Sie den letzten Satz als Reduktionssatz aus, indem Sie das Gewicht um 20–30 % verringern und den Satz fortsetzen.

Übung	Sätze	Wdh.	Pause
Aufrechtes Rudern mit Kurzhanteln	3	8–10	1–2 min
Seitheben mit Kurzhanteln	3	10–12	1–2 min
Vorgebeugtes Seitheben mit Kurzhanteln	3	10–12	1–2 min
Schulterheben mit der Langhantel	4	8–10	1–2 min
WOCHE 2			
MONTAG: BRUST, TRIZEPS, BIZEPS			
Schrägbankdrücken	3	8–10	1–2 min
Kurzhanteldrücken auf der Schrägbank im Untergriff	3	8–10	1–2 min
Kurzhantelflys	3	12–15	1–2 min
Kurzhantelflys auf der Negativbank	3	12–15	1–2 min
Trizepsdrücken	3	15–20	1 min
Trizepsstrecken im Liegen	3	15–20	1 min
Trizepsstrecken über Kopf mit Kurzhanteln	3	15–20	1 min
Kurzhantelcurls auf der Schrägbank	3	15–20	1 min
Preacher Curls mit Kurzhanteln	3	15–20	1 min
Kurzhantelcurls im Hammergriff	3	15–20	1 min
DIENSTAG: BEINE, WADEN			
Frontkniebeugen	3	8–10	1–2 min
Hackenschmidt-Kniebeugen	3	8–10	1–2 min
Beinstrecken	3	8–10	1–2 min
Beincurls im Sitzen	3	8–10	1–2 min
Rumänisches Kreuzheben mit Kurzhanteln	3	8–10	1–2 min
Wadenheben im Sitzen	4	20–25	1 min
Wadenheben an der Beinpresse	4	15–20	1 min
DONNERSTAG: RÜCKEN, BIZEPS, TRIZEPS			
Klimmzug	3	bis PmM	1–2 min
Einarmiges Kurzhantelrudern	3	8–10	1–2 min
Latzug mit weitem Griff	3	10–12	1–2 min
Rudern am Kabelzug im Sitzen	3	10–12	1–2 min
Latzug mit gestreckten Armen	3	12–15	1–2 min
Curls mit der SZ-Stange	3	20–25	1 min
Curls am Kabelzug von oben	3	20–25	1 min

Übung	Sätze	Wdh.	Pause
Curls am Kabelzug hinter dem Rücken	3	20–25	[1]
Trizepsdips	3	bis PmM	1 min
Trizepsstrecken am Kabelzug über Kopf	3	20–25	1 min
Trizepsdrücken mit Seil	3	20–25	1 min
FREITAG: SCHULTERN, TRAPEZMUSKEL, BAUCH			
Schulterdrücken mit Kurzhanteln	3	8–10	1–2 min
Seitheben am Gerät	3	12–15	1–2 min
Aufrechtes Rudern an der Multipresse	3	12–15	1–2 min
Flys für den hinteren Deltamuskel am Gerät	3	12–15	1–2 min
Schulterheben mit Kurzhanteln	4	10–12	1–2 min
Reverse Crunches	3	bis PmM	–
Supersatz mit Crunches	3	bis PmM	1 min
WOCHE 3			
MONTAG: BRUST, TRIZEPS, BIZEPS			
Kabelzüge über Kreuz	3	15–20	1–2 min
Bankdrücken	3	15–20	1–2 min
Kurzhantelflys auf der Schrägbank	3	15–20	1–2 min
Kurzhanteldrücken auf der Schrägbank	3	15–20	1–2 min
Bankdrücken mit engem Griff (Negativwiederholungen)[1]	3	3–5	2–3 min
Bankdrücken mit engem Griff	3[2]	4–6	2–3 min
Trizepsstrecken über Kopf mit Kurzhanteln im Sitzen	3[3]	4–6	2–3 min
Trizepsdrücken	3[3]	4–6	2–3 min
Langhantelcurls (Negativwiederholungen)[1]	3	3–5	2–3 min
Langhantelcurls	3[2]	4–6	2–3 min
Kurzhantelcurls auf der Schrägbank	3[3]	4–6	2–3 min
Preacher Curls mit der SZ-Stange	3[3]	4–6	2–3 min
DIENSTAG: SCHULTERN, TRAPEZMUSKEL, BAUCH			
Seitheben am Kabelzug	3	15–20	1–2 min
Schulterdrücken zum Nacken an der Multipresse	3	15–20	1–2 min
Aufrechtes Rudern an der Multipresse	3	15–20	1–2 min

Übung	Sätze	Wdh.	Pause
Face Pull	3	15–20	1–2 min
Schulterheben mit Kurzhanteln	4	15–20	1–2 min
Crunches mit Radfahren	3	bis PmM	1 min
Seitliche Crunches auf einer schrägen Rückenstreckerbank	3	bis PmM	1 min
MITTWOCH: RÜCKEN, BIZEPS, TRIZEPS			
Latzug mit gestreckten Armen	3	15–20	1–2 min
Latzug mit weitem Griff	3	15–20	1–2 min
Vorgebeugtes Langhantelrudern	3	15–20	1–2 min
Rudern am Kabelzug im Sitzen	3	15–20	1–2 min
Konzentrationscurls am Kabelzug im Stehen	3	10–12	1–2 min
Curls am Kabelzug hinter dem Rücken	3	10–12	1–2 min
Curls am Gerät	3	10–12	1–2 min
Einarmiges Trizepsstrecken über Kopf mit der Kurzhantel	3	10–12	1–2 min
Trizepsdrücken	3	10–12	1–2 min
Dips an der Bank	3	10–12	1–2 min
FREITAG: TRIZEPS, BIZEPS, BEINE, WADEN			
Trizepsstrecken im Liegen	4	8–10	–
Supersatz mit Langhantelcurls	4	8–10	1–2 min
Trizepsdrücken	4	8–10	–
Supersatz mit Curls am Kabelzug von oben	4	8–10	1–2 min
Beinstrecken	3	15–20	1–2 min
Kniebeugen	3	15–20	1–2 min
Beinpresse	3	15–20	1–2 min
Beincurls im Liegen	3	15–20	1–2 min
Rumänisches Kreuzheben	3	15–20	1–2 min
Wadenheben im Sitzen	4	20–25	1 min
Wadenheben an der Beinpresse	4	15–20	1 min

Übung	Sätze	Wdh.	Pause
WOCHE 4			
MONTAG: BRUST, TRIZEPS, BIZEPS			
Schrägbankdrücken im Untergriff	3	10–12	1–2 min
Bankdrücken mit Kurzhanteln	3	10–12	1–2 min
Flys am Gerät	3	10–12	1–2 min
Kabelzüge über Kreuz von unten	3	10–12	1–2 min
Bankdrücken mit engem Griff (Negativwiederholungen)[1]	3	3–5	2–3 min
Bankdrücken mit engem Griff	3[2]	10–12	2–3 min
Trizepsstrecken über Kopf mit Kurzhanteln im Sitzen	3[3]	10–12	2–3 min
Trizepsdrücken	3[3]	10–12	2–3 min
Langhantelcurls (Negativwiederholungen)[1]	3	3–5	2–3 min
Langhantelcurls	3[2]	10–12	2–3 min
Kurzhantelcurls auf der Schrägbank	3[3]	10–12	2–3 min
Preacher Curls mit der SZ-Stange	3[3]	10–12	2–3 min
DIENSTAG: SCHULTERN, TRAPEZMUSKEL, BAUCH			
Schulterdrücken mit Kurzhanteln	3	10–12	1–2 min
Aufrechtes Rudern am Kabelzug	3	10–12	1–2 min
Seitheben am Kabelzug	3	10–12	1–2 min
Vorgebeugtes Seitheben mit Kurzhanteln	3	10–12	1–2 min
Schulterheben mit einem Arm an der Multipresse	4	10–12	1–2 min
Hängendes Beinheben	3	bis PmM	–
Dreifachsatz mit Twisting Crunches	3	bis PmM	–
Dreifachsatz mit umgekehrten Crunches	3	bis PmM	1 min
MITTWOCH: RÜCKEN, BIZEPS, TRIZEPS			
Klimmzug	3	10–12	1–2 min
Einarmiges Kurzhantelrudern	3	10–12	1–2 min
Latzug im Untergriff	3	10–12	1–2 min

[1] Führen Sie Negativwiederholungen mit einem Gewicht von ca. 20 % über Ihrem 1RM mit einem Helfer für die positive Phase aus. Sie sollten die negative Phase langsam, in 3–5 sek, ausführen.

[2] Machen Sie 2 Pausen beim letzten Satz: 15 sek nach PmM, und nach dem Weitermachen pausieren Sie noch mal 15 sek wieder nach PmM, bevor Sie den Satz nochmals fortsetzen.

[3] Führen Sie den letzten Satz als Reduktionssatz aus, indem Sie das Gewicht um 20–30 % verringern und den Satz fortsetzen.

Übung	Sätze	Wdh.	Pause
Latzug mit gestreckten Armen	3	10–12	1–2 min
Curls am Kabelzug hinter dem Rücken	3	15–20	1 min
Curls am Kabelzug von oben	3	15–20	1 min
Curls am Kabelzug mit Seil	3	15–20	1 min
Trizepsdrücken	3	15–20	1 min
Trizepsstrecken am Kabelzug über Kopf	3	15–20	1 min
Trizepsdrücken im Untergriff	3	15–20	1 min
FREITAG: TRIZEPS, BIZEPS, BEINE			
Trizepsstrecken im Liegen	3	25–30	–
Supersatz mit Bankdrücken mit engem Griff	3	25–30	1–2 min
Trizepspresse (mit Seilgriff)	3	25–30	–
Supersatz mit Trizepsstrecken über Kopf am Kabelzug	3	25–30	1–2 min
Kurzhantelcurls auf der Schrägbank	3	25–30	–
Supersatz mit abwechselnden Kurzhantelcurls	3	25–30	1–2 min
Curls am Kabelzug mit Seil	3	25–30	–
Supersatz mit Curls am Kabelzug (gerade Stange)	3	25–30	1–2 min
Trizepsstrecken im Liegen	4	8–10	–
Supersatz mit Langhantelcurls	4	8–10	1–2 min
Trizepsdrücken	4	8–10	–
Supersatz mit Curls am Kabelzug von oben	4	8–10	1–2 min
Frontkniebeugen	3	10–12	1–2 min
Aufsteigen mit Kurzhanteln	3	10–12	1–2 min
Beinpresse	3	10–12	1–2 min
Beinstrecken	3	10–12	1–2 min
Beincurls im Liegen	3	10–12	1–2 min
Wadenheben an der Beinpresse	4	10–12	1 min
Wadenheben im Sitzen	4	10–12	1 min
WOCHE 5 **MONTAG: BRUST, TRIZEPS, BIZEPS**			
Bankdrücken	3	4–6	2–3 min
Schrägbankdrücken mit Kurzhanteln	3	4–6	2–3 min
Kurzhantelflys	3	12–15	1–2 min

Übung	Sätze	Wdh.	Pause
Kabelzüge über Kreuz vom mittleren Zug	3	12–15	1–2 min
Bankdrücken mit engem Griff (Negativwiederholungen)[1]	3	3–5	2–3 min
Bankdrücken mit engem Griff	3[2]	8–10	2–3 min
Trizepsstrecken über Kopf mit Kurzhanteln im Sitzen	3[3]	8–10	2–3 min
Trizepsdrücken	3[3]	8–10	2–3 min
Langhantelcurls (Negativwiederholungen)[1]	3	3–5	2–3 min
Langhantelcurls	3[2]	8–10	2–3 min
Kurzhantelcurls auf der Schrägbank	3[3]	8–10	2–3 min
Preacher Curls mit der SZ-Stange	3[3]	8–10	2–3 min
DIENSTAG: SCHULTERN, TRAPEZMUSKEL, BAUCH			
Schulterdrücken mit der Langhantel	3	4–6	2–3 min
Schulterdrücken mit Kurzhanteln im Stehen	3	4–6	2–3 min
Seitheben mit Kurzhanteln	3	12–15	1–2 min
Flys für den hinteren Deltamuskel am Gerät	3	12–15	1–2 min
Schulterheben an der Multipresse	2	4–6	2–3 min
Schulterheben an der Multipresse hinter dem Körper	2	12–15	1–2 min
Crunches mit Radfahren	3	bis PmM	1–2 min
Holzhacken am Kabelzug	3	15–20	1–2 min
MITTWOCH: RÜCKEN, BIZEPS, TRIZEPS			
Vorgebeugtes Langhantelrudern	3	4–6	2–3 min
Latzug mit weitem Griff	3	4–6	2–3 min
Latzug im Untergriff	3	12–15	1–2 min
Latzug mit gestreckten Armen	3	12–15	1–2 min
Preacher Curls	3	20–25	1 min
Kurzhantelcurls auf der Schrägbank	3	20–25	1 min
Kurzhantelcurls im Hammergriff	3	20–25	1 min
Trizepsdrücken	3	20–25	1 min
Trizepsstrecken am Gerät	3	20–25	1 min
Trizepsstrecken über Kopf mit Kurzhanteln	3	20–25	1 min

Übung	Sätze	Wdh.	Pause
FREITAG: TRIZEPS, BIZEPS, WADEN			
Bankdrücken mit engem Griff	3	12–15	–
Monstersatz mit Trizepsstrecken im Liegen	3	12–15	–
Monstersatz mit Trizepsstrecken mit Kurzhanteln über Kopf	3	12–15	–
Monstersatz mit Dips an der Bank	3	12–15	2–3 min
Curls auf der Schrägbank bäuchlings	3	12–15	–
Monstersatz mit Kurzhantelcurls auf der Schrägbank	3	12–15	–
Monstersatz mit Curls mit der SZ-Stange	3	12–15	–
Monstersatz mit Kurzhantelcurls im Hammergriff	3	12–15	2–3 min
Kniebeugen	3	4–6	2–3 min
Beinpresse	3	4–6	2–3 min
Beinstrecken	3	12–15	1–2 min
Rumänisches Kreuzheben	3	4–6	2–3 min
Beincurls im Sitzen	3	12–15	1–2 min
Wadenheben im Stehen	4	12–15	1 min
Wadenheben im Sitzen	4	20–25	1 min
WOCHE 6: EINFACHES ARMWORKOUT – MEHR ODER MODERATE WDH.			
MONTAG: BRUST, BAUCH			
Bankdrücken	3	8–10	1–2 min
Kurzhanteldrücken im Untergriff auf der Schrägbank	3	8–10	1–2 min
Kurzhantelflys auf der Schrägbank	3	15–20	1 min
Bankdrücken an der Multipresse	3	15–20	1–2 min
Hängendes Beinheben	3	bis PmM	1 min
Crunches am Kabelzug	3	15–20	1 min
Seitliche Crunches am Kabelzug	3	15–20	1 min

Übung	Sätze	Wdh.	Pause
DIENSTAG: RÜCKEN, WADEN			
Vorgebeugtes Langhantelrudern	3	8–10	1–2 min
Latzug mit weitem Griff	3	8–10	1–2 min
Latzug mit gestreckten Armen	3	15–20	1–2 min
Rudern am Kabelzug im Sitzen	3	15–20	1–2 min
Wadenheben im Sitzen	3	15–20	–
Supersatz mit Wadenheben im Stehen mit einem Bein (Körpergewicht)	3	6–20	1 min
DONNERSTAG: SCHULTERN, TRAPEZMUSKEL			
Schulterdrücken mit der Langhantel	3	8–10	1–2 min
Seitheben mit Kurzhanteln	3	8–10	1–2 min
Seitheben in Vorbeuge mit Kurzhanteln	3	15–20	1–2 min
Schulterdrücken am Gerät	3	15–20	1–2 min
Schulterheben mit der Langhantel	4	8–10	1–2 min
Schulterheben an der Multipresse hinter dem Körper	2	12–15	1–2 min
FREITAG: TRIZEPS, BIZEPS, BEINE			
Bankdrücken mit engem Griff	3	8–10	1–2 min
Trizepsstrecken über Kopf mit Kurzhanteln	3	8–10	1–2 min
Trizepsdrücken	3	8–10	1–2 min
Langhantelcurls	3	8–10	1–2 min
Kurzhantelcurls auf der Schrägbank	3	8–10	1–2 min
Kurzhantelcurls im Hammergriff	3	8–10	1–2 min
Kniebeugen	3	8–10	1–2 min
Beinpresse	3	8–10	1–2 min
Beinstrecken	3	15–20	1 min
Kniebeugen an der Multipresse	3	15–20	1 min
Rumänisches Kreuzheben	3	8–10	1–2 min
Beincurls im Sitzen	3	15–20	1 min

[1] Führen Sie Negativwiederholungen mit einem Gewicht von ca. 20% über Ihrem 1RM mit einem Helfer für die positive Phase aus. Sie sollten die negative Phase langsam, in 3–5 sek, ausführen.
[2] Machen Sie 2 Pausen beim letzten Satz: 15 sek nach PmM, und nach dem Weitermachen pausieren Sie noch mal 15 sek wieder nach PmM, bevor Sie den Satz nochmals fortsetzen.
[3] Führen Sie den letzten Satz als Reduktionssatz aus, indem Sie das Gewicht um 20–30% verringern und den Satz fortsetzen.

Programm für einen breiten Rücken

Ein breiter Rücken beeindruckt sowohl von vorn als auch von hinten. Außerdem ist er wichtig, um auch für alle anderen Übungen Kraft aufzubauen. Mit diesem 16-wöchigen Programm können Sie einen schwachen Rücken auf Vordermann bringen (siehe Tab. 7.15). In Phase 1 werden Klimmzüge zum Aufwärmen verwendet. Danach kommen Kreuzheben, Rudern und Good Mornings zum Einsatz. Die Wiederholungszahl ist niedrig, um Kraftzuwächse zu fördern, und das Volumen ist gering, da das Workout in dieser Phase zweimal je Woche, am Montag und am Freitag, gemeinsam mit Übungen für den Bauch ausgeführt wird. Brust, Schultern und Waden werden am Dienstag trainiert, Bizeps, Trizeps und Bauch am Mittwoch und die Beine am Donnerstag. In Phase 2 wird das Volumen erhöht und die Trainingshäufigkeit auf einmal je Woche verringert. Brust, Schultern und Bauch werden am Montag trainiert. Die Sätze mit Verbundübungen stellen auch eine Herausforderung dar, sodass die Rückenmuskeln zur Erholung in dieser Phase eine ganze Woche benötigen. In Phase 3 wird zweimal je Woche mit demselben Trainingsplan wie in Phase 1 gearbeitet. Die Workouts am Montag und am Freitag sind aber unterschiedlich. Während man sich am Montag auf Ruderübungen mit schwerem Gewicht und einer niedrigeren Wiederholungszahl konzentriert, liegt das Augenmerk am Freitag auf Klimm- und Latzügen mit leichterem Gewicht und einer höheren Wiederholungszahl. Dieses Workout sollte ein Monstersatz sein, zweimal ausgeführt. In Phase 4 werden die breiten Rückenmuskeln aus diversen Winkeln mit allen möglichen Bewegungen am Kabelzug trainiert. Dadurch wird eine maximale Belastung für die Muskeln während der gesamten Bewegungsausführung erzielt. Die Zahl der Wiederholungen ist höher, der letzte Satz jeder Übung am Kabelzug sollte als Reduktionssatz ausgeführt werden. Dieses Workout wird einmal je Woche ausgeführt mit einem Trainingsplan wie in Phase 2. Nach Phase 4 können Sie zu einem einfacheren Rückenworkout wechseln, in dem von Ihnen sonst angewandten Trainingsplan.

TABELLE 7.15 **Programm für einen breiten Rücken**

Übung	Sätze	Wdh.
PHASE 1: WOCHE 1–4		
Klimmzug	3	8–10
Kreuzheben	3	4–6
Vorgebeugtes Langhantelrudern	3	4–6
Latzug	3	4–6
Good Mornings	3	8–10
PHASE 2: WOCHE 5–8		
Klimmzug	2	10–12
Langhantelrudern	3	8–10
Kombinierter Satz mit Latzügen	3	8–10
Rudern mit der T-Stange	3	8–10
Kombinierter Satz mit Latzügen mit gestreckten Armen	3	8–10
Rückenstrecken	3	8–10
PHASE 3: WOCHE 9–12 MONTAG		
Langhantelrudern	4	6–8
Kurzhantelrudern	4	6–8
Rudern am Kabelzug im Sitzen	4	6–8
FREITAG		
Klimmzug	2	8–10
Latzug (weiter Griff)	2	10–12
Latzug (enger Griff)	2	10–12
Latzug (Untergriff)	2	10–12
PHASE 4: WOCHE 13–16		
Latzug	4	12–15
Rudern am Kabelzug auf der Schrägbank von oben	4	12–15
Rudern am Kabelzug im Sitzen	4	12–15
Einarmiges vorgebeugtes Rudern am Kabelzug	4	12–15
Rückenstrecken	3	12–15

Schultern wie Kanonenkugeln

Genauso wie der Rücken lassen auch große, runde, muskulöse Schultern Ihren ganzen Körper größer erscheinen. Da der Deltamuskel aus 3 Köpfen besteht, sollte ein ausgewogenes Schulterprogramm auf alle 3 Köpfe abzielen. Das Schultern-wie-Kanonenkugeln-Programm (siehe Tab. 7.16) lässt alle 3 Köpfe wachsen, um wuchtige, harmonische Deltamuskeln aufzubauen. Phase 1 beginnt mit einem grundlegenden Kraft- und Muskelaufbauprogramm zweimal je Woche am Montag und am Freitag, gemeinsam mit Übungen für die Trapezmuskeln und den Bauch. Beim Workout am Montag wird mit der Langhantel, bei dem am Freitag mit Kurzhanteln gearbeitet. Die Waden werden am Dienstag trainiert, Brust, Trizeps und Bauch am Mittwoch, Rücken und Bizeps am Donnerstag – alles mit niedriger Wiederholungszahl und geringem Volumen. In Phase 2 reduziert sich die Häufigkeit auf einmal je Woche, während die Intensität durch ein Training mit hoher Wiederholungszahl, hohem Volumen und mit Vorermüdung gesteigert wird. Brust, Trizeps und Bauch werden am Montag trainiert, Schultern und Trapezmuskeln am Mittwoch, Beine am Donnerstag sowie Rücken, Bizeps und Bauch am Freitag. Phase 3 trennt das Training in ein Drückworkout am Montag und ein Hebeworkout als Dreifachsatz am Freitag. Dies sollten Sie mit dem Trainingsplan von Phase 1 ausführen. Das Deltamuskeltraining wird in Phase 4 mit einem Mikrozyklus einmal je Woche abgeschlossen. Er lässt die Muskeln durch eine wöchentlich ansteigende Wiederholungszahl und zahlreiche Reduktionssätze als letzten Satz jeder Übung wachsen.

Table 7.16 **Schultern wie Kanonenkugeln**

Übung	Sätze	Wdh.
PHASE 1: WOCHE 1–4 **MONTAG**		
Push Press mit der Langhantel	4	3–5
Schulterdrücken mit der Langhantel im Sitzen	4	4–6
Aufrechtes Rudern im weiten Griff	4	4–6
Frontheben mit der Langhantel	4	6–8
Schulterheben mit der Langhantel	4	6–8
FREITAG		
Schulterdrücken mit Kurzhanteln im Stehen	3	6–8
Einarmiges Seitheben mit der Kurzhantel	3	6–8
Vorgebeugtes Seitheben mit Kurzhanteln	3	6–8
Abwechselndes Frontheben mit Kurzhanteln	3	6–8
Schulterheben mit Kurzhanteln	3	6–8
PHASE 2: WOCHE 5–8		
Frontheben am Kabelzug	4	12–15
Schulterdrücken mit der Langhantel	4	8–10
Seitheben mit Kurzhanteln	4	10–12
Schulterdrücken mit Kurzhanteln	4	8–10
Seitheben in Vorbeuge	4	10–12
Einarmiges Schulterheben mit der Kurzhantel*	4	8–10
PHASE 3: WOCHE 9–12 **MONTAG**		
Schulterdrücken mit der Langhantel im Stehen	4	8–10
Kurzhanteldrücken im Sitzen	4	8–10
Schulterdrücken an der Multipresse	4	8–10
Schulterheben mit der Langhantel hinter dem Körper	4	8–10
FREITAG		
Vorgebeugtes Seitheben mit Kurzhanteln	4	15–20
Seitheben mit Kurzhanteln	4	15–20
Frontheben mit Kurzhanteln	4	15–20
Schulterheben mit Kurzhanteln im Sitzen	4	10–12

Übung	Sätze	Wdh.	Sätze	Wdh.	Sätze	Wdh.	Sätze	Wdh.
PHASE 4: WOCHE 13–16*	**WOCHE 13**		**WOCHE 14**		**WOCHE 15**		**WOCHE 16**	
Schulterdrücken mit der Langhantel	4	6	4	10	4	15	4	20
Schulterdrücken mit Kurzhanteln	4	6	4	10	4	15	4	20
Aufrechtes Rudern mit Kurzhanteln	4	6	4	10	4	15	4	20
Seitheben am Kabelzug	4	6	4	10	4	15	4	20
Reverse Flys am Kabelzug im Stehen	4	6	4	10	4	15	4	20
Schulterheben mit Kurzhanteln	4	6	4	10	4	15	4	20

* Wechseln Sie den rechten und den linken Arm ohne Pause ab, bis Sie mit jedem Arm 4 Sätze ausgeführt haben.

TEIL III

Das Training für Maximalkraft unterscheidet sich stark vom Training für die Muskelmasse. Beim Training für Maximalkraft sind das Gesamtvolumen und die Wiederholungen pro Satz meistens niedriger als beim Training für die Muskelmasse. Physiologisch gesehen sind für das Wachstum eher die Nachwirkungen des Trainings entscheidend, während es bei der Maximalkraft auch eine Lernkomponente gibt, die sich während des Workouts entwickelt. Natürlich sind die mechanische und metabole Belastung wichtige Faktoren für die Entwicklung der Muskelkraft, aber ein Großteil beruht auch auf dem Training des Nervensystems.

Muskelkontraktionen werden von Motoneuronen ausgelöst, die von der Wirbelsäule zu den Muskelfasern verlaufen. Krafttraining erhöht die Kraft durch diverse Anpassungen der Motoneuronen. Bei einem dieser Mechanismen lernen die Motoneuronen, schneller zu arbeiten. So können die Muskelfasern stärker (also mit mehr Kraft) kontrahieren. Beim Krafttraining lernen die Motoneuronen auch, über eine längere Zeit schneller zu arbeiten, ohne zu ermüden. So schaffen Sie mit dem gleichen Gewicht mehr Wiederholungen. Ein weiterer Mechanismus zur Erhöhung der Kraft ist die Synchronisierung der Motoneuronen. Das bezieht sich auf die Fähigkeit der Motoneuronen, die in einem Muskel mehrere Fasern steuern, genau zur richtigen Zeit einzusetzen, um die größtmögliche Muskelkraft zu erzeugen.

Gemeinsam haben die Trainingsprogramme für Maximalkraft und Muskelmasse, dass die optimalen Techniken und Programme aus Versuch und Irrtum im Studio und aus wissenschaftlichen Forschungen hervorgegangen sind. In Teil III lernen Sie, wie Sie die Maximalkraft trainieren. Kapitel 8 beschreibt die wichtigen Workouts für den Kraftaufbau. Es beginnt mit einer Erläuterung der wöchentlichen Trainingssplits, die unabhängig von Ihrem Trainingsplan optimal für den Aufbau von Maximalkraft sind. Danach werden allgemeine Richtlinien für ein wirksames Krafttraining beschrieben. Schließlich bekommen Sie Tipps und Strategien für die Optimierung der Maximalkraft bei den 3 wichtigen Kraftübungen (Bankdrücken, Kniebeugen, Kreuzheben) sowie Regeln für das Rumpftraining an die Hand.

Kapitel 9 enthält fortgeschrittene Trainingstechniken, mit denen Sie schnell höhere Gewichte heben. Diese Techniken erhöhen die mechanische und metabole Belastung sowie die Frequenz und die Synchronisation der Motoneuronen.

Kapitel 10 schließlich beschreibt langfristig periodisierte Trainingszyklen, die Ihnen helfen, Ihre Kraft beständig und ohne Plateaus zu erhöhen. Sie lernen zunächst, wie Sie Ihre Maximalkraft testen; ein wichtiger Faktor in jedem Krafttrainingszyklus, um den eigenen Fortschritt zu beurteilen. Dann können Sie einen Trainingszyklus auswählen, der am besten zu Ihrer Trainingserfahrung passt, und ihm phasenweise folgen – oder Sie befolgen einen speziellen Zyklus für die Übung, in der Sie Ihre Maximalkraft erhöhen wollen. Unabhängig von Ihrer Trainingserfahrung und Ihren Zielen beschreibt dieser Abschnitt alles, was Sie wissen müssen, um Ihr Kraftpotenzial auszuschöpfen.

KAPITEL 8

Taktiken für die Optimierung der Kraft

Im ersten Schritt lernen Sie, wie Sie selbst Workouts und Trainingsprogramme entwickeln, mit denen Sie Ihre Ziele umsetzen. Wie in Kapitel 2 beschrieben, gelten folgende Variablen für die Entwicklung von Workouts für das Krafttraining: die Auswahl der Übungen, ihre Reihenfolge, die Anzahl der Sätze pro Übung, das Gewicht bei den Übungen und die Pause zwischen den Sätzen. Dazu müssen Sie wissen, wie oft Sie jede Muskelgruppe trainieren und welchen Split Sie anwenden wollen

Dieses Kapitel konzentriert sich auf die üblichen Splits für die Optimierung der Muskelkraft. So können Sie am besten den Wochenplan für das Krafttraining bestimmen. Danach behandelt das Kapitel die Variablen in jedem einzelnen Workout. Es folgen die Details der einzelnen Übungen. In jedem Schritt erfahren Sie mehr über Regeln, Techniken und Tipps für die Optimierung von Muskelkraft.

WÖCHENTLICHE SPLITS

Ganz gleich, ob Sie Maximalkraft oder Muskelmasse aufbauen wollen, es ist stets am einfachsten, ein Training im Wochenrhythmus zu halten. Der Körper folgt zwar nicht unbedingt einem Siebentagezyklus, aber aus praktischen Gründen ist das für die meisten von uns sinnvoll. Die nächsten Splits für den Kraftaufbau folgen allesamt einem Siebentagezyklus und eignen sich für jeden Zeitplan und jede Trainingserfahrung.

Eines ist allen gemeinsam: Sie konzentrieren sich auf die 3 wichtigsten Kraftübungen, das Bankdrücken (für den Oberkörper), Kniebeugen (für die Beine) und Kreuzheben (für den gesamten Körper). Diese 3 Übungen sind auch die Bestandteile jedes Powerliftingwettkampfs. Der Widerstand bei diesen Übungen wird als Prozentsatz des persönlichen 1RM ausgedrückt, während bei allen anderen Übungen ein RM-Ziel angesetzt wird: Das ist der Widerstand, mit dem ein Sportler nur eine bestimmte Zahl an Wiederholungen schafft. Der Hintergrund: Powerlifter und Kraftsportler überprüfen immer wieder ihr 1RM mit diesen 3 Übungen.

Das liegt daran, dass das Krafttraining auf diesen 3 Grundübungen basiert und nicht auf dem Training möglichst vieler Muskelgruppen. Daher werden in der Regel weniger verschiedene Splits eingesetzt. Trotzdem ist ein Krafttrainingsprogramm nicht auf eine bestimmte Zahl von Splits beschränkt. Die folgenden werden von den meisten Experten und Kraftsportlern akzeptiert.

Ganzkörperkrafttraining

Ganzkörperkrafttraining bezieht sich auf einzelne Workouts, die die meisten größeren Muskelgruppen einbeziehen. Mit diesem Split werden also die meisten großen Muskelgruppen dreimal wöchentlich trainiert, meist montags, mittwochs und freitags. Viele Experten sind überzeugt, dass die Trainingsfrequenz wichtig für den Kraftzuwachs ist. So lassen viele Krafttrainer ihre Athleten nach einem Ganzkörpersystem trainieren. Sie halten nicht nur die Trainingsfrequenz für wichtig, sondern glauben auch, dass der Körper als Gesamteinheit entsprechend trainiert werden sollte. So kann ein Ganzkörperkrafttraining effektiv die Gesamtkraft aller Muskelgruppen erhöhen.

Die Frequenz des Ganzkörperkrafttrainings bietet auch Anfängern Vorteile. Wie in Kapitel 5 erklärt, liegt das daran, dass zu den ersten Anpassungen bei einem Krafttraining das Training des Nervensystems gehört. Anfänger im Krafttraining sollten etwas mehr Wiederholungen als trainierte Sportler ausführen und die gleichen Übungen häufiger absolvieren als erfahrene Kraftsportler, um ihr Nervensystem darauf zu programmieren.

TABELLE 8.1 **Ganzkörpersplit für Krafttraining**

Übung	Sätze	% 1RM oder Wdh.
WORKOUT 1 MONTAG: FOKUS AUF KNIEBEUGEN		
Kniebeugen	4	85 %
Beinpresse	3	8–10
Schrägbankdrücken	4	6–8
Schulterdrücken mit Kurzhanteln	3	6–8
Langhantelrudern	3	6–8
Kreuzheben mit gestreckten Beinen	3	6–8
Bankdrücken mit engem Griff	3	6–8
Kurzhantelcurls	3	8–10
Beinheben hängend	3	10–12
WORKOUT 2 MITTWOCH: FOKUS AUF BANKDRÜCKEN		
Bankdrücken	4	85 %
Bankdrücken mit der Kurzhantel	3	8–10
Hackenschmidt-Kniebeugen mit der Langhantel	3	6–8
Schulterdrücken mit der Langhantel	3	6–8
Kreuzheben	3	80 %
Kurzhantelrudern	3	8–10
Trizepsdips	3	8–10
Langhantelcurls	3	6–8
Holzhacken am Kabelzug	3	20
WORKOUT 3 FREITAG: FOKUS AUF KREUZHEBEN		
Kreuzheben	4	85 %
Einarmiges Kreuzheben mit der Kurzhantel	3	8–10
Bankdrücken	3	8–10
Aufrechtes Rudern	3	6–8
Latzüge	3	8–10
Trizepsstrecken im Liegen	3	6–8
Preacher Curls	3	8–10
Rückenstrecken	3	15–20

Die Workouts umfassen beim Ganzkörpersplit meist eine Übung für jede größere Muskelgruppe. Dazu zählen in der Regel Bankdrücken, Kniebeugen und Kreuzheben oder verwandte Übungen sowie Hilfsübungen, die die Kraft bei diesen Übungen erhöhen. Die meisten Sportler, die einen Ganzkörpersplit anwenden, trainieren kleine Muskelgruppen wie die Trapezmuskeln, Unterarme und Waden nicht einzeln, um sich ganz auf die Muskeln zu konzentrieren, die für die Hauptübungen Bankdrücken, Kniebeugen und Kreuzheben benötigt werden.

Verwenden Sie einen Ganzkörpersplit, dann sollte die erste Übung abwechselnd Bankdrücken, Kniebeugen oder Kreuzheben sein. So kommt jede große Kraftübung einmal wöchentlich bei frischem Körper zum Einsatz. Einige Powerlifter machen auch zusätzliche Hilfsübungen für die Hauptübung des jeweiligen Workouts. So werden die Kniebeugen in Tabelle 8.1 montags durch Beinpressen ergänzt.

Push-Pull-Split

Bei diesem Split werden die Workouts in Drück- und Zugübungen (Push- und Pull-Übungen) unterteilt. Zu den Drückübungen zählen alle, bei denen im positiven (konzentrischen) Teil das Gewicht vom Körper weggeschoben oder -gedrückt wird (wie Bankdrücken oder Schulterdrücken) oder der Körper vom Boden oder der Plattform weggedrückt wird (wie Kniebeugen). Zugübungen sind alle, bei denen im positiven (konzentrischen) Teil das Gewicht zum Körper herangezogen wird (wie Bizepscurls, Langhantelrudern oder Beincurls) oder der Körper zu einem festen Objekt gezogen wird (wie Klimmzüge). Das Kreuzheben gilt in diesem Zusammenhang als Zugübung, weil dabei das Gewicht vom Boden hoch in Richtung Körper gezogen wird.

Der Grund für die Aufteilung in Drück- und Zugübungen liegt darin, dass bei diesen Übungen ähnliche Muskeln gemeinsam daran arbeiten, die Übung zu absolvieren. So werden die Brust-, Delta- und Trizepsmuskeln beim Bankdrücken und Schulterdrücken alle in verschiedenem Ausmaß eingesetzt.

Beim Push-Pull-Split kann man jedes Workout zweimal wöchentlich machen und hat dann, wie in Tabelle 8.2 gezeigt, 4 Workouts pro Woche. Am Drücktag sollte man abwechselnd Bankdrücken und Kniebeugen als erste Übung machen.

TABELLE 8.2 **Push-Pull-Split**

Übung	Sätze	% 1RM oder Wdh.
WORKOUT 1 MONTAG UND DONNERSTAG: PUSH-WORKOUT		
Kniebeugen*	4	90 %
Beinpresse	3	8–10
Beinstrecken	3	8–10
Bankdrücken*	4	75 %
Schrägbankdrücken mit Kurzhanteln	3	8–10
Schulterdrücken mit Kurzhanteln	4	6–8
Bankdrücken mit engem Griff	4	6 8
Wadenheben im Stehen	4	8–10
WORKOUT 2 DIENSTAG UND FREITAG*: PULL-WORKOUT		
Kreuzheben	4	90 %
Beincurls im Liegen	3	8–10
Langhantelrudern	4	6–8
Latzüge	3	8–10
Langhantelcurls	4	6–8
Crunches mit Gewichten	4	8–10

* Am Donnerstag Bankdrücken und Schrägbankdrücken mit Kurzhanteln vor den Kniebeugen

Powerliftingsplit für Ober- und Unterkörper

Hier werden die Workouts in einen Tag für den Oberkörper und einen für den Unterkörper eingeteilt. Die Oberkörperübungen umfassen alle Übungen für die großen Muskelgruppen des Oberkörpers, die Unterkörperübungen die für die großen Muskelgruppen des Unterkörpers.

Wie beim Drück-Zug kann man jedes Workout zweimal wöchentlich machen und hat dann 4 Workouts pro Woche (siehe Tab. 8.3). Die meisten Powerlifter, die mit diesem Split arbeiten, machen 2 Oberkörperworkouts, um das Bankdrücken zu betonen. Dazu kann man bei einem Workout die unterstützenden Muskeln für das Drücken wie Schultern und Trizepse betonen und beim anderen Oberkörperworkout die unterstützenden Muskeln für das Ziehen wie Rücken und Bizepse. Bei den Unterkörperworkouts machen die meisten Powerlifter eines mit Fokus auf Kniebeugen und Unterstützung durch die Quadrizepse und eines mit Fokus auf Kreuzheben und Unterstützung durch die hinteren Oberschenkel.

TABELLE 8.3 **Powerliftingsplit für Ober- und Unterkörper**

Übung	Sätze	% 1RM oder Wdh.
OBERKÖRPERWORKOUT 1 MONTAG: BANKDRÜCKEN UND PUSH-ÜBUNGEN		
Bankdrücken	4	90 %
Bankdrücken mit der Kurzhantel	3	4–6
Schulterdrücken mit der Langhantel	3	4–6
Aufrechtes Rudern	3	6–8
Bankdrücken mit engem Griff	3	4–6
Dips	3	6–8
Crunches im Stehen	3	8–10
UNTERKÖRPERWORKOUT 1 DIENSTAG: KNIEBEUGEN UND QUADRIZEPSÜBUNGEN		
Kniebeugen	5	90 %
Beinpresse	3	4–6
Beinstrecken	3	6–8
Wadenheben im Stehen	4	8–10
OBERKÖRPERWORKOUT 2 DONNERSTAG: BANKDRÜCKEN UND PULL-ÜBUNGEN		
Bankdrücken	5	75 %
Latzüge	3	6–8
Langhantelrudern	3	6–8
Langhantelcurls	4	6–8
Russian Twist	3	20
UNTERKÖRPERWORKOUT 2 FREITAG: KREUZHEBEN UND ÜBUNGEN FÜR DEN HINTEREN OBERSCHENKEL		
Kreuzheben	5	90 %
Rumänisches Kreuzheben	3	6–8
Beincurls im Liegen	3	6–8
Good Mornings	3	8–10
Wadenheben im Sitzen	4	10–12

Split für Maximal- und Schnellkraft

Dieser Split ist im Prinzip eine Abwandlung des Ober- und Unterkörper-Powerliftingsplits Bei jedem Split wird der ganze Körper an 2 Tagen trainiert, macht 4 Workouts pro Woche. Der größte Unterschied zum Ober- und Unterkörpersplit ist der spezifische Widerstand beim Split für Maximal- und Schnellkraft. Details zur Methode für Maximal- und Schnellkraft finden Sie in Kapitel 9.

Bei diesem Split werden die ersten beiden Workouts der Woche zur Maximalkraftsteigerung eingesetzt (siehe Tab. 8.4). Hier wird das Gewicht bei jedem Satz Bankdrücken, Kniebeugen oder Kreuzheben stufenweise erhöht, bis Sie 90–95% von 1RM erreichen. Einige Sportler gehen bei manchen Workouts bis zu 100%.

Während der beiden letzten Workouts der Woche beträgt das Gewicht bei Bankdrücken, Kniebeugen und Kreuzheben nur 50–60% von 1RM. Die meisten schaffen mit diesen Gewichten etwa 20 Wdh., aber die Sätze enden nach 3–5 Wdh. Entscheidend ist hier das Wiederholungstempo. Bei den Workouts für die Schnellkraft werden die Wiederholungen so schnell wie möglich absolviert.

TABELLE 8.4 **Split für Maximal- und Schnellkraft**

Übung	Sätze	Wdh.	% 1RM
UNTERKÖRPERWORKOUT 1 MONTAG: MAXIMALKRAFT			
Kniebeugen	1	5	10%
	1	5	20%
	1	5	30%
	1	3	40%
	1	3	50%
	1	3	60%
	1	1	70%
	1	1	80%
	1	1	90%
	1	1	95%
	1	1	100%
Kreuzheben	1	5	10%
	1	5	20%
	1	5	30%
	1	3	40%
	1	3	50%
	1	3	60%
	1	1	70%
	1	1	80%
	1	1	90%
	1	1	95%
	1	1	100%
Rumänisches Kreuzheben	3	4–6	85%
Good Mornings mit der Langhantel	3	6–8	80%
Ausrollen mit dem Pezziball	3	12–15	Körpergewicht
OBERKÖRPERWORKOUT 1 DIENSTAG: MAXIMALKRAFT			
Bankdrücken	1	5	10%
	1	5	20%
	1	5	30%
	1	3	40%
	1	3	50%
	1	3	60%
	1	1	70%
	1	1	80%
	1	1	90%
	1	1	95%
	1	1	100%
Bankdrücken mit der Kurzhantel	3	4–6	85%
Schulterdrücken mit der Langhantel	3	4–6	85%
Bankdrücken mit engem Griff	3	4–6	85%
Langhantelrudern	3	4–6	85%
Langhantelcurls	3	6–8	80%
Knieheben hängend	3	10	Körpergewicht

Übung	Sätze	Wdh.	% 1RM
UNTERKÖRPERWORKOUT 2 DONNERSTAG: SCHNELLKRAFT			
Kniebeugen	2	5	10%
	1	5	20%
	1	3	30%
	1	3	40%
	8	3	50%
Kreuzheben	2	5	10%
	1	5	20%
	1	3	30%
	1	3	40%
	8	3	50%
Rumänisches Kreuzheben	3	8–10	75%
Good Mornings mit der Langhantel	3	8–10	75%
Russian Twist	3	15–20	Körpergewicht
OBERKÖRPERWORKOUT 2 FREITAG: SCHNELLKRAFT			
Bankdrücken	2	5	10%
	1	5	20%
	1	3	30%
	1	3	40%
	8	3	50%
Bankdrücken mit der Kurzhantel	3	8–10	75%
Schulterdrücken mit der Langhantel	3	8–10	75%
Bankdrücken mit engem Griff	3	8–10	75%
Langhantelrudern	3	8–10	75%
Langhantelcurls	3	8–10	75%
Crunches auf der Negativbank	3	12	Körpergewicht

Split Kniebeugen/Bankdrücken/Kreuzheben

Einige Heber teilen ihr Training in 3 Workouts pro Woche auf: jeweils eines mit Fokus auf Kniebeugen, Bankdrücken und Kreuzheben. So erhält jede der großen Übungen die gleiche Trainingszeit. In der Regel werden die Kniebeugen in Workout 1 absolviert, um genügend Zeit für die Erholung bis zum Kreuzheben zu haben, das die Beinmuskeln ebenfalls stark beansprucht. Zu den Kniebeugen werden meist Hilfsübungen gemacht, die die Quadrizepse, die hinteren Oberschenkelmuskeln und manchmal auch die Wadenmuskeln trainieren. Workout 2 (frühestens 48 h nach den Kniebeugen) ist in der Regel das Bankdrücken. Hier werden auch Hilfsübungen für Brust, Schultern und Trizeps gemacht. Workout 3 (frühestens 48 h nach dem Bankdrücken) ist das Kreuzheben. Zum Kreuzheben kommen hier noch ziehende Hilfsübungen für Rücken und Bizeps. Tabelle 8.5 zeigt einen Mustersplit Kniebeugen/Bankdrücken/Kreuzheben.

TABELLE 8.5 **Split Kniebeugen/Bankdrücken/Kreuzheben**

Übung	Sätze	Wdh.
WORKOUT 1 MONTAG: KNIEBEUGEN		
Kniebeugen	4	85%
Beinpresse	3	6–8
Beinstrecken	3	8–10
Wadenheben im Stehen	3	8–10
Holzhacken am Kabelzug	3	20
WORKOUT 2 MITTWOCH: BANKDRÜCKEN		
Bankdrücken	4	85%
Schrägbankdrücken mit Kurzhanteln	3	6–8
Schulterdrücken mit der Langhantel	4	6–8
Bankdrücken mit engem Griff	4	6–8
Crunches im Stehen	4	8–10
WORKOUT 3 FREITAG: KREUZHEBEN		
Kreuzheben	4	85%
Good Mornings	3	6–8
Beincurls im Liegen	3	8–10
Langhantelrudern	4	6–8
Langhantelcurls	4	6–8

Wechsel des Splits für das Krafttraining

Die bislang behandelten Splits unterscheiden sich kaum voneinander. Alle konzentrieren sich auf die 3 großen Kraftübungen und auf die Hilfsübungen dazu. Daher sollte man seinen Split alle paar Monate ändern, um Abwechslung in sein Trainingsprogramm zu bekommen. Die meisten professionellen Powerlifter arbeiten aber wiederum mit einem Split, dem sie das ganze Jahr über treu bleiben. Sollten Sie also einen Split finden, der besser in Ihren Zeitplan passt, dann können Sie ihn auch unbegrenzt anwenden.

GRUNDLAGEN DER KRAFTPROGRAMME

Erfolge beim Kraftaufbau hängen nicht so sehr von der Art des Splits ab als vielmehr von der richtigen Auswahl der Übungen, ihrer Reihenfolge, dem Widerstand und dem Volumen. Unabhängig vom Split müssen Sie für den Erfolg bestimmte Regeln einhalten. Mit diesen Regeln stellen Sie sicher, dass Ihr Programm sich ideal für den Kraftaufbau eignet. Dazu müssen Sie die Details der 3 großen Kraftübungen kennen. Wenn Sie die jeweilige Technik nämlich nicht wirklich gut beherrschen, können Sie Ihre Kraft bei diesen Übungen nicht richtig steigern. Dazu erfahren Sie in diesem Kapitel etwas über das Training des Rumpfes. Denn Sie brauchen auch einen starken Rumpf, um die Kraft auf die Extremitäten zu übertragen. Wenn Sie dann die Grundlagen des Krafttrainings beherrschen, können Sie sich den Techniken für die Steigerung der Maximalkraft (siehe Kap. 9) widmen.

Allgemeine Krafttrainingregeln

Beim Training für die Muskelmasse sind die Übungen ein Mittel zum Zweck. Beim Training für optimale Kraft sind sie hingegen weit mehr als ein Werkzeug. Hier geht es ja gerade darum, die Leistung bei diesen Übungen zu steigern. Die meisten Kraftsportler trainieren Bankdrücken, Kniebeugen und Kreuzheben. Daher besagt die erste und wichtigste Regel, dass diese Übungen in Ihrem Programm sein sollten. Dazu sollten Sie Hilfsübungen einführen, die die Kraft beim Bankdrücken, bei den Kniebeugen und beim Kreuzheben steigern. Dafür eignen sich unter Umständen auch Verbundübungen.

Auch die Reihenfolge der Übungen ist wichtig – Bankdrücken, Kniebeugen und Kreuzheben sollten jeweils einmal wöchentlich als erste Übung absolviert werden. Nach der Grundübung folgt die entsprechende Hilfsübung. Übung 2 sollte eine Verbundübung sein, die die große Muskelgruppe fordert, die bei der vorherigen Grundübung eingesetzt wurde. Übung 3 und alle weiteren sollten auf die Muskelgruppen abzielen, die die jeweilige Grundübung unterstützen.

Der Widerstand ist entscheidend für die Resultate des Krafttrainings. Bei den 3 großen Kraftübungen wird der Widerstand als Prozentsatz des Einer-Wiederholungsmaximums (1RM) ausgedrückt. Das ist praktisch, weil Sportler, die auf optimale Kraft trainieren, ihr 1RM öfter überprüfen. Für Kraftzuwächse sollte ein Großteil der Trainingszeit mit einer Belastung von 85–95% von 1RM absolviert werden. Viele Kraftsportler setzen oft Widerstände von 50% von 1RM ein, um die Leistung zu steigern, was ebenfalls die Kraft fördert. Der Widerstand bei den Hilfsübungen wird meist als spezifisches Wiederholungsmaximum ausgedrückt. Dieses stimmt oft mit dem Prozentsatz von 1RM überein.

Wenn Sie Kniebeugen mit 85% Ihres 1RM trainieren, sollten Sie bei den Beinpressen 4–6 Wdh. machen. Unabhängig von der Übung sollten Sie höchstens bei einem Satz pro Übung zu PmM (zum Muskelversagen) kommen. Viele Powerlifter trainieren selten oder gar nicht bis PmM. Forschungsergebnisse aus Australien besagen allerdings, dass das Training bis PmM bei einem Satz pro Übung zu besseren Kraftzuwächsen führt als das Training nicht bis PmM oder das Training bis PmM bei 2 oder mehr Sätzen pro Übung (Drinkwater et al. 2005).

Beim Krafttraining ist das Volumen pro Workout generell niedrig. Bei den großen Kraftübungen werden in der Regel 3–8 Sätze je Übung absolviert. Bei den Hilfsübungen sind es meist 3–4 Sätze je Übung. Je nach Split und Trainingsphase umfasst das gesamte Workout dann 12–30 Sätze.

Was die Regeln angeht, so müssen sie nirgendwo so streng eingehalten werden wie beim Training für die optimale Kraft. Forschungsergebnisse und Erfahrungen beschränken uns auf ein kleines Spektrum an Übungen, Reihenfolgen, Widerständen und Volumina und sogar Pausen, die sich als effektiv erwiesen haben. Aber man sagt ja auch, Regeln seien dazu da, um gebrochen zu werden. So wichtig es auch ist, die Regeln für das Krafttraining einzuhalten, kann es doch ab und an effektiv zu Kraftzuwächsen führen, wenn man sie bricht. Das gilt besonders bei Plateaus, wenn man mit seinen Standardverfahren nicht mehr weiterkommt. Die Trainingsstrategien in Kapitel 9 stellen die bewährten Regeln infrage, die die meisten Kraftsportler als Standardregeln akzeptieren. Das Wissen darum, wie und wann man sie einsetzt, kann die Resultate Ihres Trainingsprogramms entscheidend beeinflussen.

Training für das Bankdrücken

Die meisten sehen beim Thema Kraft nur das Bankdrücken. Ein muskulöser Sportler wird selten gefragt, welches Gewicht er bei den Kniebeugen schafft. Alle wollen wissen, was er auf der Bank drückt. Natürlich wird ein männlicher Körper oft mit einem starken, gut gebauten Oberkörper verbunden und das Bankdrücken ist der Beweis seiner Kraft. Das Bankdrücken kräftigt die großen Muskeln des Oberkörpers, Brust, Schultern, Trizepse und in einem gewissen Maß sogar den Rücken.

Ein weiterer Grund, warum die Kraft oft nur mit dem Bankdrücken assoziiert wird, liegt darin, dass es von den 3 großen Kraftübungen am einfachsten auszuführen ist. Fast jeder kann ins Studio gehen und einfach und sicher auf der Bank drücken. Wie auch immer, das Bankdrücken ist die herausragende Kraftübung.

Wenn es um die Strategien geht, um die Kraft beim Bankdrücken zu steigern, kommt es unabhängig vom Split vor allem auf die Übungen und ihre Reihenfolge an. Natürlich können Sie keine optimale Kraft für das Bankdrücken aufbauen, wenn Sie es nicht regelmäßig trainieren. Das ist das sogenannte Spezifitätsprinzip. An den Tagen für das Bankdrücken sollten Sie dieses als Erstes trainieren, wenn die Muskeln noch erholt sind. Damit stellen Sie sicher, dass die Muskeln ihre maximale Belastung über die vorgeschriebene Anzahl an Wiederholungen bewältigen.

Nach dem Bankdrücken machen Sie eine Hilfsübung für das Brustdrücken wie Langhanteldrücken auf der Schräg- oder Negativbank oder Kurzhanteldrücken (Flach-, Schräg- oder Negativbank). Ab und zu können Sie auch Isolationsübungen für die Brust machen. Diese werden aber selten eingesetzt, es sei denn in der Hypertrophiephase Ihres Trainings. Die Isolationsübungen folgen nämlich nicht der Drückbewegung des Bankdrückens. Auf die Brustübungen folgen meist eine Schulter- und eine Trizepsübung. Das sind vorzugsweise Verbundübungen wie Schulterdrücken oder aufrechtes Rudern für die Schultern und Dips oder auch Bankdrücken mit engem Griff für den Trizeps. Gelegentlich kann man hier auch Isolationsübungen machen. Je nach Split schließen Sie das Workout mit einer Rücken- und einer Bizepsübung ab. Sie können diese aber auch separat an einem Tag mit Zugübungen trainieren. Tabelle 8.6 zeigt ein Musterworkout für das Bankdrücken.

Beim Bankdrücken machen Sie in der Regel 3–5 Sätze ohne die Aufwärmsätze. Die Hilfsübungen sind in der Regel auf 3 Sätze je Übung beschränkt. Beim Bankdrücken sollten Sie leicht beginnen (10–50 % von 1RM) und sich zu den schweren Sätzen im Bereich von 85–95 % von 1RM hocharbeiten. Je nach Trainingsphase spielen sich die meisten Workouts in diesem Bereich ab. Während bestimmter Trainingsphasen innerhalb des Zyklus kann das Gewicht bis zu 100 % von 1RM, aber durchaus auch 50 % betragen.

TABELLE 8.6 **Großer Bankdrücktag**

Dieses Workout gilt für einen Powerlifter, der beim Bankdrücken 225 kg schafft und mit 90 % seines 1RM trainiert.

Übung	Sätze	Gewicht (kg)	Bankdrücken	Pause
Bankdrücken	1	61,25	10*	1 min
	1	102	8*	1 min
	1	143	6*	2 min
	1	165,75	5*	2 min
	1	184	3*	3 min
	3	202	3**	3–4 min
Schrägbankdrücken	3	170,25	4–6**	3 min
Schulterdrücken mit der Langhantel	3	170,25	4–6**	3 min
Bankdrücken mit engem Griff	3	174,75	4–6**	3 min
Crunches im Stehen	4	50	8–10**	1 min

* Aufwärmsätze

** Arbeitssätze

Bei Hilfsübungen entsprechen die Wiederholungen in der Regel dem Prozentsatz 1RM, der beim Bankdrücken benutzt wurde. So liegt der Wiederholungsbereich bei den Hilfsübungen je nach Trainingsphase bei 2–10.

Die Pausen zwischen den Sätzen sollten länger sein als beim Training für die Muskelmasse. Es kommt nicht auf die exakte Zeit an, sondern dass sich der Körper vom vorherigen Satz gut erholt hat. Beim Maximalkrafttraining ist die Ermüdung nicht so entscheidend wie beim Training für die Muskelmasse. So liegen die Pausen meist bei 2–5 min. Eine detaillierte Beschreibung der korrekten Übungstechnik finden Sie in den Tipps für das Bankdrücken und in Kapitel 15. Die Technik ist beim Maximalkrafttraining ein wichtiger Faktor. Wenn Sie die Technik beim Bankdrücken nicht perfektionieren, werden Sie selbst mit dem besten Programm keine optimalen Kraftzuwächse erzielen.

Tipps fürs Bankdrücken

Wenn Sie diese Richtlinien befolgen, können Sie beim Bankdrücken (S. 368) mehr Gewicht stemmen. Ich nenne sie meine »5 Kontaktpunkte«, und zu jedem Punkt habe ich Tipps zur Technik, auch zur richtigen Stangenführung und Armposition.

5 Kontaktpunkte beim Bankdrücken:

1. **Füße** – Um beim Bankdrücken maximale Kraft zu generieren, sollten die Füße so weit wie möglich angezogen werden und unterhalb der Oberschenkelmitte oder sogar auf Hüfthöhe stehen. Stellen Sie die Füße nach Möglichkeit flach auf den Boden, besonders wenn Sie lange Beine haben oder wenn die Bank relativ niedrig ist. Andernfalls dürfen die Fersen leicht über dem Boden schweben.
2. **Gesäßmuskulatur** – Der Po bleibt während des Bankdrückens ständig in Kontakt mit der Bank, der untere Rücken sollte keinen Kontakt haben. Behalten Sie eine Krümmung des unteren Rückens bei, sodass man problemlos eine Hand zwischen den unteren Rücken und die Bank schieben kann. Die Krümmung schützt den unteren Rücken vor Verletzungen und sorgt gleichzeitig für eine stabilere Basis im Bauch- und Wirbelsäulenbereich, von der aus Sie drücken können. Krümmen Sie den Rücken jedoch nicht so stark, dass sich der Po von der Bank löst.
3. **Oberkörper/Schultern** – Pressen Sie die Schulterblätter fest gegen die Bank. Stellen Sie sich vor, dass Sie die Schulterblätter nach hinten und zueinanderziehen. Schieben Sie die Schultern am oberen Ende der Wiederholung nicht nach oben in Richtung Decke, sondern halten Sie die Schultern unten, auch wenn Sie die Arme über die Brust nach oben strecken.
4. **Kopf** – Lassen Sie den Hinterkopf die ganze Zeit über in Kontakt mit der Bank. Heben Sie nicht den Kopf, um zu beobachten, wie die Stange hinab zur Brust sinkt. Dies kann der Wirbelsäule sehr schaden und auch Ihre Kraft beeinträchtigen.
5. **Hände** – Der richtige Griff beim Bankdrücken ist ein viel diskutiertes Thema. Vor allem empfehle ich einen offenen Griff, bei dem die Daumen nicht um die Stange gelegt werden, denn das steigert die Druckkraft. Ein offener Griff sorgt für eine direktere Kraftübertragung, denn die Stange liegt mehr oder weniger über den Unterarmen, und die Handgelenke sind weniger involviert. Dieser Griff erleichtert auch das Anziehen der Ellbogen, was ebenfalls mehr Druck ermöglicht. Der offene Griff ist allerdings gefährlicher, da die Stange leichter aus den Händen rutschen kann. Deshalb sollten die meisten Menschen einen geschlossenen Griff verwenden und die Daumen um die Stange legen.

Was die Griffweite angeht, empfehle ich sehr die einfache biakromiale Abstandsformel, mit der sich die optimale Griffweite für die maximal Kraftentfaltung ermitteln lässt:

- Messen Sie den Abstand zwischen Ihren Akromionfortsätzen, den beiden Höckern oben auf den Schultern. Dies ist Ihr biakromialer Abstand. Meiner beträgt z. B. 36 cm.
- Multiplizieren Sie Ihren biakromialen Abstand mit 1,5 und Sie erhalten Ihre ideale Griffweite. Bei mir wären das 54 cm.
- Platzieren Sie die Hände vor dem Bankdrücken im errechneten Abstand (gemessen an den Daumen, nicht an den kleinen Fingern). In meinem Fall sind das jeweils 27 cm von der Mitte der Stange aus nach links und rechts. Auf diese Markierungen lege ich meine Daumen.

Ausführung:

Absenken

Heben Sie die Stange vom Ständer und halten Sie sie so, dass sie sich über dem oberen Brustkorb befindet. Dies ist die Ausgangsposition. Senken Sie die Stange langsam ab. So können die beim Abstieg gespeicherte Energie und die Elastizität der Muskeln beim Heben mehr Kraft erzeugen.

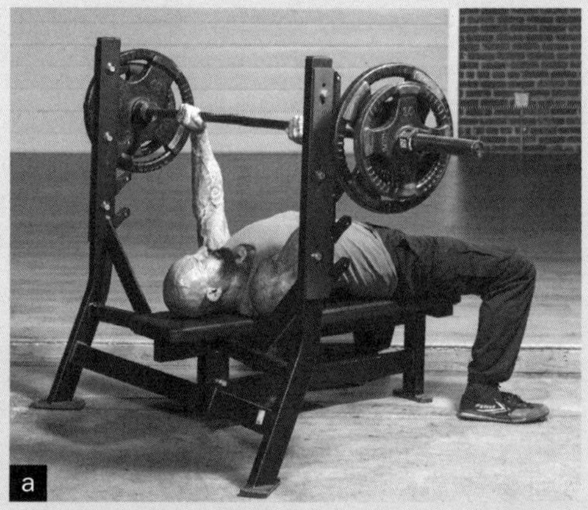

Armposition

Die Oberarme sollten beim Senken und Heben einen Winkel von 30–60° zum Oberkörper bilden.

Aufsetzen

Wenn die Stange die Brust erreicht, sollte sie die Brustwarzen berühren, aber nicht viel tiefer landen.

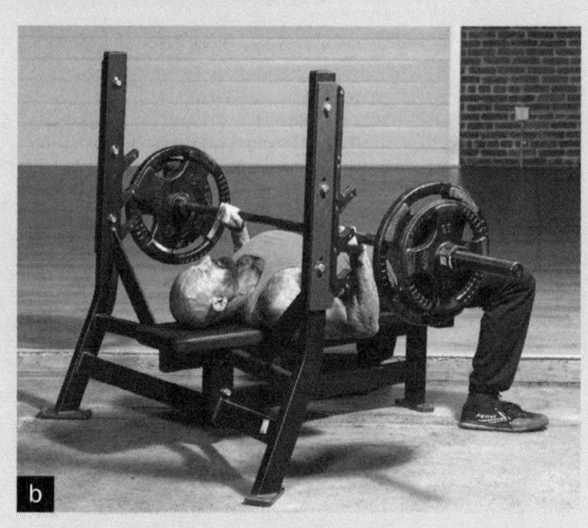

Drücken

Stemmen Sie das Gewicht so explosiv und kraftvoll wie möglich weg von der Brust. Stellen Sie sich vor, eine Hantel wegzustoßen, die nur 5 kg wiegt, auch wenn sich die Hantel in Wirklichkeit ziemlich langsam bewegen wird. Die Absicht, die Stange so schnell wie möglich zu bewegen, erzeugt einen neuronalen Schub, der mehr Muskelfasern mit hoher Reizschwelle aktiviert.

Drücken Sie die Hantel geradewegs nach oben oder leicht nach hinten in Richtung Kopf. Versuchen Sie beim Hochdrücken, die Stange auseinanderzureißen, indem Sie die Arme seitlich nach außen ziehen, ohne den Griff an der Stange zu ändern.

Beine

Zwar handelt es sich beim Bankdrücken um eine Oberkörperübung, aber man sollte nicht vergessen, die Beine zu benutzen. Wenn Sie das Gewicht mit den Armen hochdrücken, stemmen auch die Beine in den Boden, um mehr Kraft auf den Oberkörper zu übertragen.

Atmung

Atmen Sie tief ein und halten Sie den Atem an, während Sie das Gewicht senken. Durch den erhöhten Druck im Brust- und Bauchraum wird der Körper stabilisiert, sodass die Muskeln mehr Kraft erzeugen können. Das Einatmen erweitert auch den Brustkorb und verkürzt den Weg, den die Hantel zurücklegen muss.

Atmen Sie aus, nachdem Sie die schwierigste Stelle des Hebevorgangs überwunden haben oder nachdem Sie die Ausgangsposition erreicht haben.

Training für Kniebeugen

Die Kniebeugen definieren die Kraft des Unterkörpers. Sie gelten zwar als Beinübung, aber technisch gesehen bauen Sie am ganzen Körper Kraft und Masse auf. Man schätzt, dass über 200 Muskeln an Kniebeugen beteiligt sind. Der höhere Ausstoß an HGH und Testosteron während der Kniebeugen im Vergleich zu anderen Übungen steigert Kraft und Wachstum aller Muskeln. Viele starke Bankdrücker betonen immer wieder die Bedeutung der Kniebeugen für die Verbesserung ihrer Kraft auch beim Bankdrücken.

Die wichtigsten Faktoren zur Erhöhung der Maximalkraft bei den Kniebeugen sind die Auswahl und die Reihenfolge der Übungen. Es ist ganz einfach: Wer bei den Kniebeugen stark sein möchte, muss sie auch trainieren. Bei Workouts mit Fokus auf den Kniebeugen sollten diese auch immer die erste Übung sein. Beim Krafttraining ist der entscheidende Faktor für Kraftzuwächse das Gewicht, das bewegt wird. Daher sollten Sie die Kniebeugen zuerst machen, wenn die Muskeln frisch sind und ihre volle Kraft haben.

Nach den Kniebeugen fügen Sie eine Hilfsübung (Beinpresse oder Kniebeugen an der Maschine) ein und gelegentlich eine Isolationsübung für die Quadrizepse wie Beinstrecken. Viele Heber machen auch 1 oder 2 Wadenübungen am Ende der Kniebeugenworkouts. Das macht Sinn, weil auch die Wadenmuskeln an den Kniebeugen beteiligt sind.

Bei den Kniebeugen machen Sie in der Regel 3–5 Sätze ohne die Aufwärmsätze. Die Hilfsübungen sind in der Regel auf 3 Sätze pro Übung beschränkt. Das Gewicht bei den Kniebeugen sollte sich allmählich von den sehr leichten Aufwärmsätzen (etwa 10–50% von 1RM) zu den schweren Arbeitssätzen (85–95% von 1RM) hin steigern. Je nach Trainingsphase spielen sich die meisten Workouts in diesem Bereich ab. Allerdings kann das Gewicht im Training bis an 100% von 1RM heranreichen. Genauso gut kann es bei den Arbeitssätzen aber auch auf bis zu 30% heruntergehen, z.B. in Trainingsphasen zur Erhöhung der Schnellkraft. Bei Hilfsübungen entsprechen die Wiederholungen in der Regel dem Prozentsatz von 1RM, der beim Bankdrücken benutzt wurde. So liegt der Wiederholungsbereich bei den Hilfsübungen je nach Trainingsphase bei 2–10. Die Pausen zwischen den Sätzen betragen meist 2–5 min. Tabelle 8.7 zeigt ein Musterworkout für Kniebeugen. Eine detaillierte Beschreibung der richtigen Übungstechnik finden Sie in Kapitel 22. Die korrekte Technik ist wichtig für die optimale Kraft. Unten in der Box »Tipps für Kniebeugen« finden Sie Vorschläge dazu, wie Sie Ihre Maximalkraft steigern können.

TABELLE 8.7 **Kniebeugentag**

Dieses Workout gilt für einen Powerlifter, der bei den Kniebeugen 256,5kg schafft und mit 90% seines 1RM (231,5kg) trainiert.

Übung	Sätze	Gewicht (kg)	Wdh.	Pause
Kniebeugen	1	61,25	10*	1 min
	1	102	10*	1 min
	1	143	8*	2 min
	1	165,75	8*	2 min
	1	184	6*	3 min
	1	206,5	4*	3 min
	3	231,5	3**	4 min
Beinpresse	3	327	4–6**	3 min
Beinstrecken	3	95,5	4–6**	2 min
Wadenheben im Stehen	3	150	8–10**	1 min

* Aufwärmsätze ** Arbeitssätze

Tipps für Kniebeugen

Beachten Sie zu Ihrer eigenen Sicherheit folgende Tipps (siehe Seite 501):

Ausgangsposition

Legen Sie die Hantel auf ein Rack für Kniebeugen oder ein Power-Rack in etwa Mitte Brusthöhe. Nehmen Sie die Hantel mit einem weiten Obergriff und positionieren Sie sich so darunter, dass der Nacken sich in der Mitte der Hantel befindet. Den Rücken gegen die Hantel drücken, sodass die Hantel nicht mehr als 5cm von der Oberkante der Schultern entfernt ist. Mit der Hantel auf dem Rücken aufstehen und vom Rack zurücktreten.

Griff

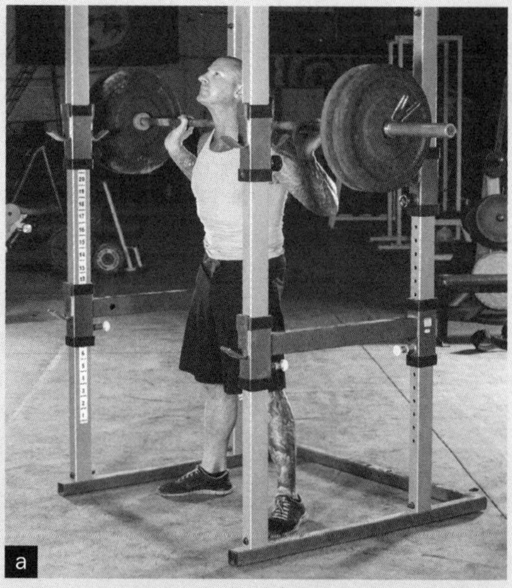

a

Die Hantel im Obergriff nehmen und die Daumen um die Stange legen. Die Hände so nah wie möglich an die Schultern bringen. Mit den Händen die Hantel gegen den Rücken drücken und zur Unterstützung der Hantel die Schulterblätter zusammenziehen und die Ellbogen nach vorn bringen.

Kopf

Der Kopf bleibt in einer Linie mit der Wirbelsäule. Sie halten ihn hoch und blicken nach vorn oder leicht nach oben.

Oberkörper

Die Wölbung im unteren Rücken beibehalten, die Schultern zurück ziehen und die Brust nach oben und vorn schieben. Um den Rumpf zu straffen, die Strecker der Wirbelsäule und die Bauchmuskeln kontrahieren lassen.

Stand

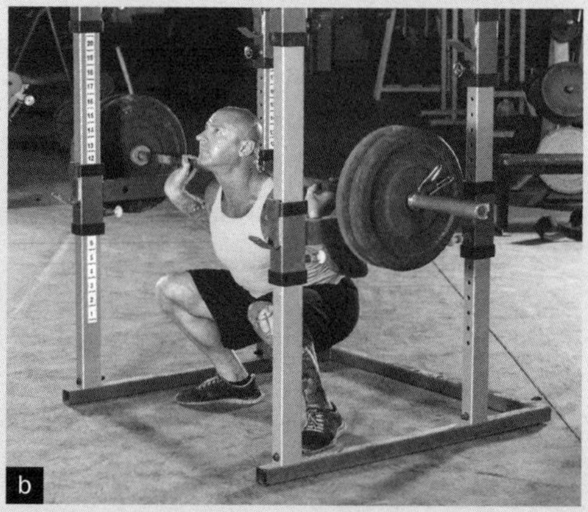

b

Die Füße sollten schulterbreit stehen oder breiter, je nachdem, wie Sie es mögen. Hier ist die individuelle Biomechanik wichtig. Auf alle Fälle muss die Fußstellung bequem für Sie sein. Stehen die Füße zu nah beisammen, können Beinbizepse und Gesäß die Quadrizepse kaum richtig unterstützen. Sind sie zu weit auseinander, passiert das Gegenteil: Die Quadrizepse können nicht eingreifen. Für Sportler mit langen Beinen ist es meist bequemer und biomechanisch vorteilhafter, die Beine weiter zu spreizen. Sind Sie durchschnittlich groß und sind Ihre Beine im Verhältnis zum Oberkörper normal proportioniert, ist es wohl am bequemsten, wenn die Füße etwas außerhalb der Schulterbreite stehen. Bei kürzeren Beinen ist die Schulterbreite meist die bequemste Stellung. Halten Sie die Knie leicht gebeugt und lassen Sie Ihre Quadrizepse, Beinbizepse und das Gesäß isometrisch kontrahieren, bevor Sie hinuntergehen.

Abwärtsbewegung

Bei der Abwärtsbewegung strecken Sie das Gesäß heraus und tun, als ob Sie sich auf einen Stuhl setzen wollen, bis die Oberschenkel parallel zum Boden stehen oder sogar tiefer. Halten Sie die Hüfte möglichst unter der Hantel, um ein übermäßiges Vorbeugen des Oberkörpers zu vermeiden. Achten Sie darauf, dass die Fersen nicht vom Boden abheben.

Aufwärtsbewegung

Gehen Sie in die Aufwärtsbewegung über, indem Sie kräftig mit den Beinen nach oben drücken. Konzentrieren Sie sich darauf, die Hüfte vor den Knien zu bewegen. Beim Hochdrücken schieben Sie die Knie stark nach außen und drücken auf den Seiten der Schuhe nach außen. Das hält die Spannung auf der Hüfte und sorgt für mehr Kraft. Beim Hochgehen drücken Sie den Kopf nach hinten. Heben Sie nicht das Kinn, nehmen Sie nur den Kopf zurück, um die Kontraktion der Trapezmuskeln zu unterstützen.

Atmung

Atmen Sie tief ein und halten Sie die Luft während der Abwärtsbewegung an. Wenn Sie an der schwierigsten Stelle sind, atmen Sie aus.

Training für das Kreuzheben

Das Kreuzheben gilt als bester Indikator für die gesamte Körperkraft. Da Sie die Hantel mit den Händen halten müssen, während Sie sie mit den Beinen nach oben ziehen, wird ein Großteil der Körpermuskulatur gefordert. Beim Kreuzheben wird die exzentrische Bewegung ausgeschaltet, die den meisten Übungen wie Kniebeugen und Bankdrücken vorausgeht; englisch heißt es *deadlift*, nämlich das Heben aus der toten, d. h. ruhenden Position heraus. Die exzentrische Bewegung unterstützt die Kraft, die die Muskeln während der konzentrischen Phase der Bewegung aufbauen. Daher ist das Kreuzheben wesentlich schwieriger als Kniebeugen.

Wie für Kniebeugen und Bankdrücken gilt auch hier: Wer beim Kreuzheben stärker sein möchte, muss das Kreuzheben trainieren. Sie sollten also mindestens ein Workout pro Woche speziell dem Kreuzheben widmen. Das Kreuzheben sollte auch die erste Übung in Ihrem Workout sein. Denn da sind die Muskeln am stärksten und noch nicht erschöpft. Viele Powerlifter machen nach dem Kreuzheben Hilfsübungen für den Beinbizeps wie Rumänisches Kreuzheben oder Beincurls. Je nach Trainingsplan trainieren viele Powerlifter am Tag des Kreuzhebens auch den Rücken und manchmal den Bizeps. Diese Strategie macht Sinn, denn diese Muskelgruppen werden auch beim Kreuzheben eingesetzt.

Beim Kreuzheben machen Sie in der Regel 3–5 Sätze ohne die Aufwärmsätze. Alle Hilfsübungen wie die Beincurls sind zumeist auf 3 Sätze pro Übung beschränkt. Wie bei den anderen beiden Kraftübungen auch sollte man das Gewicht beim Kreuzheben allmählich von den sehr leichten Aufwärmsätzen (etwa 10–50 % von 1RM) zu den schweren Arbeitssätzen (85–95 % von 1RM) hin steigern. In diesem Bereich trainieren die meisten Heber. Bei einigen Workouts allerdings kann das Gewicht in den Arbeitssätzen sogar auf bis zu 100 % von 1RM ansteigen, in anderen Fällen wiederum nur bei 50 % liegen. Bei Hilfsübungen entsprechen die Wiederholungen in der Regel dem Prozentsatz von 1RM, der beim Kreuzheben benutzt wurde. So liegt der Wiederholungsbereich bei den Hilfsübungen je nach Trainingsphase bei 2–10. Die Pausen zwischen den Sätzen betragen meist 2–5 min.

Tabelle 8.8 zeigt ein Musterworkout für das Kreuzheben. Eine detaillierte Beschreibung der richtigen Übungstechnik finden Sie in Kapitel 23. Die richtige Technik ist wichtig für den Einsatz der optimalen Kraft beim Kreuzheben. Im Kasten »Tipps für das Kreuzheben« finden Sie Vorschläge, wie Sie die Übung optimal ausführen, um maximale Kraft zu erzeugen.

TABELLE 8.8 **Tag für das Kreuzheben**

Dieses Workout gilt für einen Powerlifter, der beim Kreuzheben 229,25 kg schafft und mit 90 % seines 1RM trainiert

Übung	Sätze	Gewicht (kg)	Wdh.	Pause
Kreuzheben	1	61,25	10*	1 min
	1	102	10*	1 min
	1	143	8*	2 min
	1	143	8*	2 min
	1	165,75	6*	3 min
	1	184	4*	3 min
	3	206,5	3**	4 min
Rumänisches Kreuzheben	3	229,25	4–6**	3 min
Beincurls	3	81,75	4–6**	2 min

* Aufwärmsätze ** Arbeitssätze

Tipps für das Kreuzheben

Beachten Sie zu Ihrer eigenen Sicherheit und für eine saubere, d. h. auch effektive Ausführung folgende Tipps. Bei Wettkämpfen sind 2 Arten des Kreuzhebens – normales (siehe Seite 517) und Sumo-Kreuzheben (siehe Seite 518) – akzeptiert. Beim normalen Kreuzheben sind die Füße etwas weniger als schulterweit gespreizt, beim Sumo-Kreuzheben viel weiter als schulterweit. Über die Vorzüge der beiden Formen gibt es unterschiedliche Ansichten. Daher sollten Sie selbst entscheiden. Die folgende Beschreibung deckt beide Formen ab.

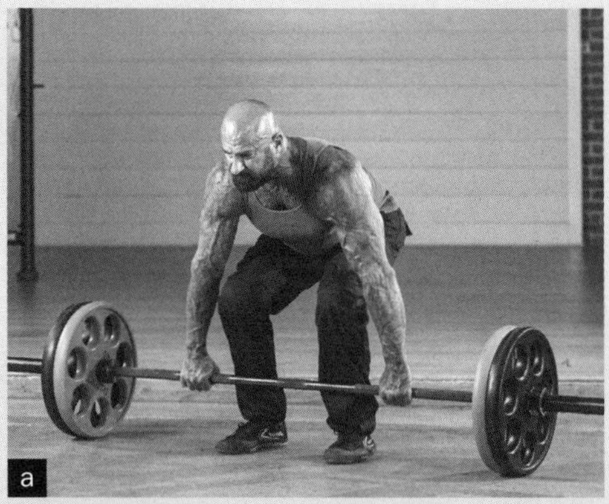

a

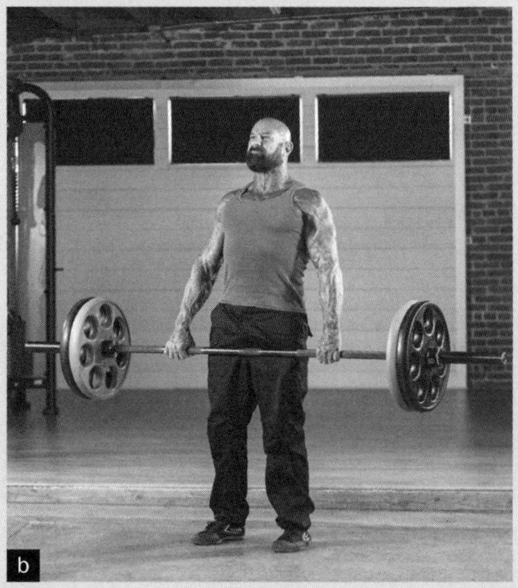

b

Aufbau

Legen Sie eine Langhantel mit dem gewünschten Gewicht auf den Boden. Treten Sie so weit an die Langhantel, bis sich die Stange direkt über der Mitte Ihrer Füße befindet.

Beine

Die Beine sind etwa schulterweit gespreizt, beim normalen Kreuzheben etwas enger. Beim Sumo-Kreuzheben sind die Füße viel weiter gespreizt als schulterweit.

Beim normalen Kreuzheben sollten die Zehen nach vorn oder leicht mach außen (max. 25°) weisen. In der Sumo-Variante weisen sie weiter, um 30–40°, nach außen.

Gehen Sie in eine Position hinunter, die der unteren Position bei der Kniebeuge ähnelt. Beim normalen Kreuzheben sind die Oberschenkel aber etwas höher als parallel zum Boden. Beim Sumo-Kreuzheben sind sie mehr oder weniger parallel zum Boden. Ihr Gewicht sollte überwiegend auf den Fersen ruhen, um die maximale Unterstützung des Gesäßes und der hinteren Oberschenkel sicherzustellen.

Griff

Unabhängig von der Form haben Sie 2 Griffmöglichkeiten. Der erste ist der gewöhnliche Obergriff, bei dem beide Hände die Hantel mit schulterbreitem Abstand im Obergriff halten. Die zweite Möglichkeit ist der Kreuzgriff. Dabei greift eine Hand im Untergriff und die andere Hand im Obergriff. Damit verhindern Sie, dass Ihnen die Hantel aus der Hand rutscht.

Beim normalen Kreuzheben hängen die Arme neben den Oberschenkeln gerade herunter. Beim Sumo-Kreuzheben hängen sie an den Innenseiten der Oberschenkel herunter.

Oberkörper

Beugen Sie beim normalen Kreuzheben den Oberkörper leicht nach vorn, etwa 45° zum Boden. Beim Sumo-Kreuzheben hingegen ist der Oberkörper etwas aufrechter, etwa 50–60° zum Boden. Bei beiden Formen ziehen Sie die Schulterblätter während der gesamten Übung eng zusammen.

Lassen Sie die Muskeln Ihres unteren Rückens isometrisch kontrahieren, um die natürliche Wölbung zu erhalten. Die Bauchmuskeln sind während der gesamten Übung straff angespannt.

Kopf

Der Kopf bleibt in einer geraden Linie mit dem Rücken. Suchen Sie sich dazu einen Punkt auf dem Boden 1,5–2 m vor Ihnen und fokussieren Sie ihn.

Aufwärtsbewegung

Wenn Sie sich mit dem Gewicht aufrichten, stellen Sie sich vor, Sie würden den Boden mit den Füßen wegdrücken. Hüften und Schultern sollten zusammen hochgehen. Dabei bleibt die Hantel so nah wie möglich an den Schienbeinen und Oberschenkeln.

Durchstrecken

Wenn Knie, Hüfte und Rücken voll durchgestreckt sind, haben Sie den oberen Punkt erreicht. Dabei sollte der vordere Teil der Schultern vor dem vorderen Teil der Hüfte liegen.

Atmung

Atmen Sie tief ein und halten Sie während des Hebens die Luft an. Wenn Sie an der schwierigsten Stelle sind, atmen Sie aus. Atmen Sie oben wieder ein und halten Sie die Luft an, bevor Sie das Gewicht wieder absenken.

Abwärtsbewegung

Legen Sie die Hantel langsam in umgekehrter Bewegung wieder auf den Boden.

Training für den Bauch und den unteren Rücken

Powerlifter und andere Kraftsportler trainieren ihre Bauchmuskeln. Aber anders als Bodybuilder, denen es um ein scharf gemeißeltes Sixpack geht, sind die Kraftsportler daran interessiert, möglichst starke Bauchmuskeln zu haben. Das Gleiche gilt für den unteren Rücken. Die oberflächlichen und tief liegenden Muskeln des Bauches und des unteren Rückens stellen die Rumpfmuskulatur dar. Diese Muskeln unterstützen die Schultern, die Wirbelsäule und die Hüfte bei allen Bewegungen. Die Kräftigung dieser Muskeln hilft nicht nur, Rückenverletzungen vorzubeugen, sie erhöht auch die Kraft, weil der Körper ein solideres Fundament hat. Eine komplette Liste und Beschreibung der Übungen für Bauch und Rumpf finden Sie in Kapitel 25, Übungen für den unteren Rücken enthält Kapitel 17.

Übungen für den Rumpf, den Bauch und den unteren Rücken sollten Sie zum Ende des Workouts machen, um der Ermüdung der Rumpfmuskulatur vor den schweren Kraftübungen vorzubeugen. Viele Powerlifter machen am Ende von 2–4 Workouts wöchentlich 1–2 Übungen für den Rumpf, den Bauch und den unteren Rücken. Einige haben sogar einen eigenen Trainingstag für den Rumpf.

Werden Rumpfübungen in einem Workout gemacht, kommen Sie in der Regel vor den Übungen für den Bauch und den unteren Rücken. Die Anzahl der Wiederholungen hängt von der Art der Übungen ab. Bei Übungen für den Rumpf und den unteren Rücken ist ein Wiederholungsbereich von 20–30 akzeptabel. Viele Powerlifter absolvieren aber die Good Mornings mit extrem schweren Gewichten und nur 6–12 Wdh. Auch bei den Bauchübungen bevorzugen viele von ihnen schwerere Gewichte und wenige Wiederholungen (6–10), um Kraft im Bauch aufzubauen.

Tabelle 8.9 enthält ein Musterprogramm für den Rumpf, das zweimal wöchentlich am Ende typischer Kraftworkouts durchgeführt wird. Zwischen beiden Workouts sollten mindestens 48 h liegen. Das Programm umfasst pro Workout je eine Übung für den Rumpf, den Bauch und den unteren Rücken.

TABELLE 8.9 **Rumpftraining**

Übung	Sätze	Wdh.	Pause
WORKOUT 1			
Holzhacken mit der Kurzhantel	3	20	1 min
Rückenstrecken im Liegen	3	25	1 min
Crunches im Stehen	3	8–10	1 min
WORKOUT 2			
Russian Twist	3	25	1 min
Good Mornings mit der Langhantel	3	8–10	2 min
Beinheben hängend	3	10–12	1 min

KAPITEL 9

Programme für die Optimierung der Kraft

Das Training der Maximalkraft ist viel einfacher als das für maximale Muskelmasse. Die mit den Splits in Kapitel 8 gelieferten Musterworkouts stammen aus bewährten Programmen, die ausgezeichnet funktionieren, wenn der Widerstand und die Wiederholungen periodisiert werden. Natürlich funktionieren sie, aber nicht auf alle Ewigkeit. Und wenn ein Standardprogramm nicht mehr die erwarteten Resultate bringt, ist es an der Zeit, etwas anderes, ja Außergewöhnliches auszuprobieren.

Dieses Kapitel zeigt Methoden des Krafttrainings, die besonders effektiv Muskelkraft aufbauen. Wie in Kapitel 6 werden auch hier die Techniken nach der jeweiligen Trainingsvariablen kategorisiert, die dabei manipuliert wird. Und ebenso wird jede Technik in 4 wichtigen Aspekten auf einer Skala von 1 bis 5 bewertet:

1. **Zeit:** Die Frist, die Sie in der Regel für dieses bestimmte Workout benötigen. So können Sie sofort feststellen, ob diese Technik in Ihren Trainingsplan passt. Je höher die Zahl, desto länger ist das Workout für die jeweilige Technik.
2. **Länge:** Die Zeit, über die hinweg das Programm konsequent genutzt werden muss, um spürbare Resultate zu erzielen. So können Sie überlegen, ob Sie die Geduld haben zu warten, bis das Programm entsprechende Resultate liefert. Je höher die Zahl, desto länger müssen Sie trainieren, bis Sie Resultate sehen.
3. **Schwierigkeitsgrad:** Der Grad der Erfahrung, den Sie benötigen, um das Programm effektiv einzusetzen. Damit können Sie entscheiden, ob Sie bereits genügend Erfahrung haben, um ein bestimmtes Programm in Angriff zu nehmen. Je höher die Zahl, desto mehr Trainingserfahrung brauchen Sie, um es mit diesem Programm zu versuchen.
4. **Resultate:** Die Effektivität, mit der das Programm bei den meisten Sportlern für Kraftzuwächse sorgt. Damit können Sie feststellen, wie viel Kraft Sie vermutlich mit dem Programm gewinnen werden. Je höher die Zahl, desto größer die Kraftzuwächse, die Sie von diesem Programm erwarten können.

Zu jeder Methode erhalten Sie eine Mustertabelle, die Ihnen zeigt, wie die jeweilige Technik eingesetzt wird. Einige dieser Tabellen enthalten komplette Trainingsprogramme mit Musterworkouts, die über mehrere Wochen laufen. Andere enthalten nur kurze Anmerkungen zur Periodisierung der Gewichte. Dabei sollten Sie eines der Grundprogramme aus Kapitel 8 auswählen sowie die im Musterprogramm vorgeschlagenen Änderungen an Gewicht, Wiederholungen, Sätzen oder Pausen vornehmen.

Versuchen Sie, die Programme für Fortgeschrittene aus Kapitel 9 mit den in Kapitel 8 besprochenen Grundprogrammen abzuwechseln. Die für Fortgeschrittene sind ideal, wenn Ihre Zuwächse auf einem Plateau angelangt sind, wenn Stagnation eintritt. Die ungewöhnlichen Techniken dieser Programme geben den Muskeln einen einzigartigen Stimulus, um stärker zu werden und weiter zu wachsen.

PROGRAMME ZUR ÄNDERUNG DER TRAININGSSÄTZE

Wenn es um die Quantifizierung eines Workouts geht, wird der Trainingssatz oder Satz als Einheit von allen verstanden, die damit zu tun haben. Er sagt Ihnen, wie viel Sie arbeiten. Wenn man seine Maximalkraft steigern möchte, ist die Veränderung der Arbeit eine logische Möglichkeit der Anpassung. Dieser Abschnitt enthält 3 Techniken des Krafttrainings, bei denen im Workout die Sätze verändert werden. Bei der ersten Technik machen Sie Sätze, die nur abgeschlossen werden, wenn der Muskel zu erschöpft ist, um eine weitere Wiederholung zu schaffen, bei der zweiten Technik basiert das Satzsystem auf der Zeitdauer, bei der dritten wird die Anzahl der Sätze reduziert, die man benötigt, um eine bestimmte Zahl an Wiederholungen zu schaffen.

TRAINING BIS ZUM MUSKELVERSAGEN (PMM)

Wie in Kapitel 1 definiert, ist das Muskelversagen (PmM) der Punkt bei einer Übung, an dem die Muskeln völlig erschöpft sind und keine weitere Wiederholung in strikter Form mehr schaffen. Bodybuilder trainieren in der Regel immer bis zum Muskelversagen, Powerlifter selten oder überhaupt nicht. Die Programme aus Kapitel 8 sind auch nicht darauf ausgelegt, bis PmM zu gehen. Dort machen Sie bei jedem Satz eine feste Zahl an Wiederholungen mit einem bestimmten Gewicht. Haben Sie diese Wiederholungen geschafft, ist der Satz beendet. In den meisten Fällen werden Sie das Gefühl haben, Sie könnten noch mindestens eine Wiederholung schaffen. So trainieren die meisten Powerlifter ihre Muskelkraft. Viele glauben, dass das Training bis PmM Kraftzuwächse verhindert. Dabei legt eine Studie aus Australien nahe, dass Training bis PmM Kraftzuwächse bringen kann (Drinkwater et. al. 2005). Wichtig scheint die Zahl der Sätze zu sein, bei denen Sie bis zum Versagen trainieren. Es darf nämlich nicht mehr als einer sein.

Die Forscher haben festgestellt, dass Sportler, die über 6 Wochen bei einem von 4 Sätzen Bankdrücken bis zum Muskelversagen gingen, deutlich mehr Kraftzuwachs hatten als Sportler, die bei keinem Satz bis zum Versagen trainierten. In einer Folgestudie wurde festgestellt, dass mehr als ein Satz bis zum Muskelversagen beim Bankdrücken keine weiteren Kraftzuwächse brachte. Wenn man dann die beiden Studien vergleicht, waren die Kraftzuwächse bei der Studie mit mehreren Sätzen bis PmM weniger beeindruckend als die bei der Studie mit nur einem Satz. Das mag daran liegen, dass bei nur einem Satz bis PmM genügend Stimulus für die Muskelfasern erzeugt wird, ohne den Muskel zu sehr zu ermüden. Denn das kann nämlich bei zu vielen Sätzen bis PmM die Kraft des Muskels einschränken.

Diese Erkenntnis lässt sich sehr einfach ausnutzen. Nehmen Sie ein beliebiges Krafttrainingsprogramm aus Kapitel 8 und führen Sie den letzten, aber auch nur den letzten Satz jeder Übung (bis auf die Bauchmuskeln) bis zum Versagen aus. Tabelle 9.1 zeigt ein Musterprogramm, bei dem jeder letzte Satz jeder Übung bis PmM geführt wird. Beim Training bis zum Muskelversagen sollte man auch stets an die Sicherheit denken. Aus offensichtlichen Gründen sollte man so nicht allein trainieren – außer an Maschinen oder bei Übungen, wo man das Gewicht sicher absetzen kann, wie Kreuzheben, Bankdrücken mit Kurzhanteln, Kniebeugen an der Multipresse oder Curls mit der Langhantel. Keinesfalls sollten Sie Drückübungen mit der Langhantel, Kniebeugen mit der Langhantel, Beinpressen oder Hackenschmidt-Kniebeugen allein bis PmM oder kurz davor trainieren. Hier brauchen Sie einen erfahrenen Helfer, der sicherstellt, dass Sie die letzte Wiederholung ohne Gefahr für sich und andere präzise und sicher absolvieren.

BEWERTUNG

Zeit	1	2	3	4	5
Länge	1	2	3	4	5
Schwierigkeitsgrad	1	2	3	4	5
Resultate	1	2	3	4	5

TABELLE 9.1 Versagen für die Kraft

Übung	Sätze	Wdh.
WORKOUT 1 MONTAG: KNIEBEUGEN		
Kniebeugen	1	10 mit 50% von 1RM
	1	6 mit 60% von 1RM
	1	5 mit 75% von 1RM
	3	5 mit 85% von 1RM
	1	bis PmM mit 85% von 1RM
Beinpresse	2	6
	1	bis PmM, Gewicht wie Sätze 1–2
Beinstrecken	2	8
	1	bis PmM, Gewicht wie Sätze 1–2
Wadenheben im Stehen	2	8
	1	bis PmM, Gewicht wie Sätze 1–2
Holzhacken am Kabelzug	3	20
WORKOUT 2 MITTWOCH: BANKDRÜCKEN		
Bankdrücken	1	10 mit 50% von 1RM
	1	6 mit 60% von 1RM
	1	5 mit 75% von 1RM
	3	5 mit 85% von 1RM
	1	bis PmM mit 85% von 1RM
Schrägbankdrücken mit Kurzhanteln	2	6
	1	bis PmM, Gewicht wie Sätze 1–2
Schulterdrücken mit der Langhantel	2	6
	1	bis PmM, Gewicht wie Sätze 1–2
Bankdrücken mit engem Griff	2	6
	1	bis PmM, Gewicht wie Sätze 1–2
Crunches im Stehen	4	8–10
WORKOUT 3 FREITAG: KREUZHEBEN		
Kreuzheben	1	10 mit 50% von 1RM
	1	6 mit 60% von 1RM
	1	5 mit 75% von 1RM
	3	5 mit 85% von 1RM
	1	bis PmM mit 85% von 1RM
Good Mornings	2	6
	1	bis PmM, Gewicht wie Sätze1–2
Beincurls im Liegen	2	8
	1	bis PmM, Gewicht wie Sätze 1–2
Langhantelrudern	2	6
	1	bis PmM, Gewicht wie Sätze 1–2
Langhantelcurls	2	6
	1	bis PmM Gewichte wie Sätze 1–2

SPANNUNGSDAUER

Die Spannungsdauer (*time under tension* oder TUT) ist noch eine weitere Art, einen Satz zu definieren. Hier wird nicht die Anzahl der Wiederholungen gezählt, sondern die Zeit, die man braucht, um den Satz zu absolvieren. Die Zeit für den gesamten Satz gilt als die Zeit, in der der Muskel unter Spannung steht. Die Spannung bezieht sich auf den Widerstand des Gewichts. Die Spannungsdauer jedes Satzes kann eine entscheidende Komponente für die Erhöhung der Kraft sein. Stellen Sie sich einen Satz Bankdrücken zu 5 Wdh. vor. Wenn Sie bei diesen 5 Wdh. jeweils 2 sek zum Absenken des Gewichts und 2 sek zum Heben brauchen, sind das 4 sek pro Wdh. Bei 5 solcher Wiederholungen würden Sie für den Satz etwa 20 sek brauchen. Die Spannungsdauer beträgt dabei also 20 sek. Würden Sie die Dauer jeder einzelnen Wiederholung auf 6 sek erhöhen, würde sich die Spannungsdauer auf 30 sek verlängern. Obwohl die Zahl der Wiederholungen und das Gewicht unverändert geblieben sind, ist der erste Satz mit einer Spannungsdauer von 20 sek besser für Ihre Kraftzuwächse.

So wie man weiß, dass man die Kraft am besten mit 1–6 Wdh. pro Satz und die Muskelmasse mit 8–12 Wdh. fördert, meinen einige Experten, dass die Spannungsdauer eines Satzes ebenso wichtig ist wie die Anzahl der Wiederholungen. Es gibt zwar noch keine kontrollierten Studien für die optimale Spannungsdauer für Kraft- und Massezuwächse, aber anekdotische Belege von Trainern lassen vermuten, dass für die Kraft eine Dauer von 4–20 sek pro Satz am besten ist und für das Muskelwachstum eine von 40–60 sek. Tabelle 9.2 zeigt den optimalen Wiederholungsbereich und die ideale Spannungsdauer für die gewünschte Muskelanpassung. Die letzte Spalte zeigt die Zeit pro Wiederholungsbereich, damit Sie den Satz in der optimalen Spannungsdauer absolvieren.

Trotz der Bedeutung der Spannungsdauer für die Muskelanpassung hat noch niemand empfohlen, sie anstelle des Wiederholungsbereichs zu verwenden. Wenn man beides in einem Satz kombiniert, kann man präziser beschreiben, wie stark ein Muskel für die gewünschte Anpassung zu belasten ist. Wenn Sie beim Bankdrücken 5 Wdh. (das liegt im optimalen Bereich für Kraftzuwächse) bei 4 sek pro Wiederholung absolvieren, dauert der gesamte Satz 20 sek. Damit haben Sie den optimalen Wiederholungsbereich und die ideale Spannungsdauer, um den Muskel für maximale Kraftzuwächse zu belasten. Wenn Sie Ihr Krafttraining aber mithilfe der Spannungsdauer machen, können Sie den Wiederholungsbereich etwas über den optimalen Wert hinausschieben, solange die Spannungsdauer im Rahmen der Dauer für maximale Kraftzuwächse bleibt. So bringen Sie mehr Abwechslung in Ihr Programm, ohne das Ziel der Kraftzuwächse zu vernachlässigen.

Beim Krafttraining mit der Spannungsdauer halten Sie den Wiederholungsbereich bei 1–8 und die Spannungsdauer bei 4–20 sek pro Satz. Wie bei jedem guten periodisierten Programm sollten Sie den Wiederholungsbereich und die Spannungsdauer öfter ändern.

Tabelle 9.3 zeigt ein Kraftprogramm mit der Spannungsdauer, bei denen beides öfter abwechselt. Nehmen Sie ein Workout aus den Splits aus Kapitel 8 und ändern Sie, wie in der Tabelle gezeigt, wöchentlich den Wiederholungsbereich, das Wiederholungstempo und die Spannungsdauer. Idealerweise ermitteln Sie die Spannungsdauer mit einer Stoppuhr, mit der Sie jeden Satz messen.

BEWERTUNG

Zeit	1	2	3	4	5
Länge	1	2	3	4	5
Schwierigkeitsgrad	1	2	3	4	5
Resultate	1	2	3	4	5

TABELLE 9.2 Wiederholungsdauer

Muskelanpassung	Optimaler Wiederholungsbereich	Optimale Spannungsdauer	sek pro Wdh.
Kraft und Leistung	1–6	4–20 sek	1 Wdh. 4–20 2 Wdh. 2–10 3 Wdh. 2–6 4 Wdh. 1–5 5 Wdh. 1–4 6 Wdh. 1–3 7 Wdh. 1–2 8 Wdh. 1–2
Muskelwachstum	6–15	40–60 sek	6 Wdh. 7–10 7 Wdh. 6–8 8 Wdh. 5–7 9 Wdh. 5–6 10 Wdh. 4–6 11 Wdh. 4–5 12 Wdh. 4–5 13 Wdh. 4 14 Wdh. 3–4 15 Wdh. 3–4

TABELLE 9.3 Countdown für die Muskeln

Woche	Wdh./Satz	Tempo pro Wdh.	Spannungsdauer/Satz
1	5	4 sek	20 sek
2	3	4 sek	12 sek
3	8	2 sek	16 sek
4	6	3 sek	18 sek
5	2	10 sek	20 sek
6	4	5 sek	20 sek
7	5	3 sek	15 sek
8	2	4 sek	8 sek

SATZREDUZIERUNG

Bei der Technik der Satzreduzierung geht es darum, 70 Wdh. einer Übung in 4 Sätzen zu schaffen. Sie beginnen mit einem Gewicht, mit dem Sie bei der Übung etwa 20 Wdh. schaffen. Beim ersten Mal werden Sie vermutlich für die 70 Wdh. 6–8 Sätze benötigen mit jeweils 2 min Pause dazwischen. Das Ziel ist es, die 70 Wdh. in 4 Sätzen oder weniger zu schaffen. Diese Methode bietet den Vorteil, dass sie Änderungen bei Kraft und Wachstum durch Veränderung der biochemischen Pfade in der Muskulatur fördert. Mit der Zeit schaffen die Muskeln immer mehr Wiederholungen pro Satz, denn Sie können die Energie für die Kontraktionen besser generieren. Dazu können Sie sich wegen der effizienteren biochemischen Pfade besser zwischen den Sätzen erholen. Diese Methode ist ideal für die Kraftausdauer und eignet sich daher am besten für Phasen, in denen Sie in Ihrem Zyklus ohnehin viele Wiederholungen machen. Tabelle 9.4 zeigt ein Workout mit Satzreduzierung für das Bankdrücken. Ideal ist es, pro Muskelgruppe 2 Übungen zu machen und bei beiden diese Methode anzuwenden. So können Sie nach dem Bankdrücken mit Satzreduzierung eine weitere Brustübung wie Schrägbankdrücken mit Kurzhanteln zu machen.

BEWERTUNG

Zeit	1	2	3	4	5
Länge	1	2	3	4	5
Schwierigkeitsgrad	1	2	3	4	5
Resultate	1	2	3	4	5

TABELLE 9.4 **Satzreduzierung für das Krafttraining**

Satz	Gewicht (kg)	Wdh.	Pause
		WOCHE 1	
1	125	20*	2 min
2	125	16*	2 min
3	125	12*	2 min
4	125	9*	2 min
5	125	6*	2 min
6	125	5*	2 min
7	125	2**	2 min
		WOCHE 2	
1	125	22*	2 min
2	125	17*	2 min
3	125	13*	2 min
4	125	10*	2 min
5	125	7*	2 min
6	125	3**	2 min
		WOCHE 3	
1	125	23*	2 min
2	125	18*	2 min
3	125	14*	2 min
4	125	10*	2 min
5	125	5**	2 min
		WOCHE 4	
1	125	24*	2 min
2	125	19*	2 min
3	125	15*	2 min
4	125	10*	2 min
5	125	2**	2 min
		WOCHE 5	
1	125	24*	2 min
2	125	20*	2 min
3	125	16*	2 min
4	125	10*	2 min

* bis PmM
** Stopp bei Wdh. 70

PROGRAMME ZUR WIEDERHOLUNGSVARIATION

Bei der Maximalkraft geht es um die einzelne Wiederholung. Die Kraft einer Person wird meist daran bemessen, welches Gewicht sie bei einer Wiederholung schafft. Aber beim Krafttraining macht man selten einzelne Wiederholungen. Um das Einer-Wiederholungsmaximum zu steigern, kommen verschiedene Wiederholungsbereiche zum Einsatz. Dieser Abschnitt zeigt Programme, bei denen die Zahl der Wiederholungen pro Satz verändert wird. Dazu zählen Programme, bei denen sich die Zahl der Wiederholungen pro Satz ändert (wie 6×6×6, 5×10, Reduzierung über 16 Wochen, Methode 5-3-2, Programm für mehr Kraft), wie auch Programme, bei denen sich die Art der Wiederholung ändert (statisches Krafttraining, stärker nach Zentimetern, ballistisches Training und negative Wiederholungen).

SYSTEM 6×6×6

Wie bei anderen Programmen mit Zahlen im Namen geht es einfach darum, ein Gewicht zu wählen, mit dem Sie 6 Sätze zu 6 Wdh. schaffen. Beim idealen Gewicht kommen Sie nur im letzten Satz bis PmM. Wegen des höheren Volumens und der höheren Intensität sollten Sie die Muskelgruppen nicht mehr als zweimal pro Woche trainieren. Bei diesem Wiederholungsbereich bauen Sie viel Kraft und Muskelmasse auf.

Das Ziel besteht darin, am Ende der 6 Wochen bei jeder Übung das Gewicht zu erhöhen. Erhöhen Sie das Gewicht, wenn Sie in Satz 6 mehr als 6 Wdh. schaffen. Tabelle 9.5 zeigt ein Musterprogramm für ein Workout 6×6×6 über 6 Wochen, getrennt nach Ober- und Unterkörper.

BEWERTUNG

Zeit	1	2	3	4	5
Länge	1	2	3	4	5
Schwierigkeitsgrad	1	2	3	4	5
Resultate	1	2	3	4	5

TABELLE 9.5 **Krafttraining 6 × 6 × 6**

Übung	Sätze	Wdh.
OBERKÖRPERWORKOUT 1 MONTAG: BANKDRÜCKEN UND PUSH-ÜBUNGEN		
Bankdrücken	6	6
Bankdrücken mit der Kurzhantel	6	6
Schulterdrücken mit der Langhantel	6	6
Aufrechtes Rudern	6	6
Bankdrücken mit engem Griff	6	6
Dips	6	6
Crunches im Stehen	6	8–10
UNTERKÖRPERWORKOUT 1 DIENSTAG: KNIEBEUGEN UND QUADRIZEPSÜBUNGEN		
Kniebeugen	6	6
Beinpresse	6	6
Beinstrecken	6	6
Wadenheben im Stehen	6	8–10

Übung	Sätze	Wdh.
OBERKÖRPERWORKOUT 2 DONNERSTAG: BANKDRÜCKEN UND PULL-ÜBUNGEN		
Bankdrücken	6	6
Latzüge	6	6
Langhantelrudern	6	6
Langhantelcurls	6	6
Russian Twist	6	20
UNTERKÖRPERWORKOUT 2 FREITAG: KREUZHEBEN UND ÜBUNGEN FÜR DEN HINTEREN OBERSCHENKEL		
Kreuzheben	6	6
Rumänisches Kreuzheben	6	6
Beincurls im Liegen	6	6
Good Mornings	6	6
Wadenheben im Sitzen	6	10–12

5×10

Beim Programm 5×10 kommen 2 verschiedene Wiederholungsbereiche zum Einsatz, einer für Kraft und einer für Muskelmasse. Die Zahl 5 im Namen kommt von der Trainingsmethode 5×5, 5 Sätze zu 5 Wdh. mit jeweils 2 min Pause dazwischen. Diese Methode des Krafttrainings stammt aus den 1950er-Jahren. Das Ziel ist es, 5 Sätze zu 5 Wdh. mit einem bestimmten Gewicht zu schaffen. Nehmen Sie für Workout 1 ein schweres Gewicht, mit dem Sie in Satz 1 nur 5 Wdh. schaffen und im zweiten eventuell auch. Es sollte bei den meisten Übungen bei etwa 85% Ihres 1RM liegen. Schaffen Sie in Satz 3 auch 5 Wdh., war das Gewicht zu leicht; je nach Übung müssen Sie es nun um 2–5 kg erhöhen. Schaffen Sie über die 5 Sätze nicht mindestens 14 Wdh., war das Gewicht zu schwer. Reduzieren Sie es um 2–5 kg. Wenn Sie das richtige Gewicht gefunden haben, bleiben Sie dabei, bis Sie bei allen 5 Sätzen 5 Wdh. schaffen. Dann fangen Sie von vorn an und nehmen ein Gewicht, mit dem Sie nur im 1. Satz 5 Wdh. schaffen. Machen Sie pro Muskelgruppe 2 Übungen (wie Bankdrücken und Schrägbankdrücken mit Kurzhanteln, Kniebeugen und Beinpressen, Kreuzheben und Rumänisches Kreuzheben). Bei der jeweils 2. Übung machen Sie 3 Sätze zu 7 Wdh. (bei den Waden und beim Bauch dürfen es auch mehr sein).

Die Zahl 10 im Namen kommt von dem Programm 10×10, das wir bei diesem Workout verwenden. Hier geht es darum, 10 Sätze zu 10 Wdh. mit einem bestimmten Gewicht zu schaffen. Es ist in diesem Kraftprogramm enthalten, damit die Muskelfasern bei jedem Workout einen anderen Stimulus erhalten. Die Programme 5×5 und 10×10 sind ähnlich, arbeiten aber mit unterschiedlichen Gewichten, Wiederholun-

TABELLE 9.6 **Krafttraining 5 × 10**

Übung	Sätze	Wdh.
5 × 5 WOCHEN WORKOUT 1 (MONTAG): KNIEBEUGEN		
Kniebeugen	5	5
Beinpresse	5	5
Beinstrecken	3	5–7
Wadenheben im Stehen	3	8–10
Russian Twist	3	10–15
WORKOUT 2 (MITTWOCH): BANKDRÜCKEN		
Bankdrücken	5	5
Bankdrücken mit der Kurzhantel	5	5
Schulterdrücken mit der Langhantel	3	5–7
Bankdrücken mit engem Griff	3	5–7
Crunches am Kabelzug	3	10–12
WORKOUT 3 (FREITAG): KREUZHEBEN		
Kreuzheben	5	5
Rumänisches Kreuzheben	5	5
Beincurls im Liegen	3	5–7
Langhantelrudern	3	5–7
Langhantelcurls	3	5–7
Beinheben hängend	3	12–15

Übung	Sätze	Wdh.
10 × 10 WOCHEN WORKOUT 1 (MONTAG): KNIEBEUGEN		
Kniebeugen	10	10
Beinpresse	3	8–10
Ausfallschritte	3	8–10
Wadenheben im Sitzen	3	12–15
Holzhacken am Kabelzug	3	15–20
WORKOUT 2 (MITTWOCH): BANKDRÜCKEN		
Bankdrücken	10	10
Bankdrücken mit Kurzhanteln	3	8–10
Schulterdrücken mit Kurzhanteln	3	8–10
Trizepsdips	3	8–10
Reverse Crunches	3	10–12
WORKOUT 3 (FREITAG): KREUZHEBEN		
Kreuzheben	10	10
Rumänisches Kreuzheben	3	8–10
Beincurls im Sitzen	3	8–10
Latzüge	3	8–10
Kurzhantelcurls	3	8–10
Crunches mit Gewichten	3	8–10

gen und Sätzen. Dieser Wechsel von Gewichten, Wiederholungen und Sätzen verhindert, dass eine Stagnation eintritt, er fördert die Anpassung der Muskeln.

Beim Training 10 × 10 machen Sie bei einer Übung 10 Sätze zu 10 und bei der zweiten 3 Sätze zu 8–10 (bei den Waden und beim Bauch dürfen es auch mehr sein). Beim 10 × 10 nehmen Sie ein Gewicht, mit dem Sie normalerweise 12–15 Wdh. schaffen. Das sollte bei den meisten Übungen bei etwa 65–70 % Ihres 1RM liegen. Die ersten Sätze werden sich sehr leicht anfühlen. Sie dienen zum gründlichen Aufwärmen. Machen Sie diese ersten Sätze mit explosiver Kraft, um mehr FT-Fasern zu aktivieren, die größere Zuwächse an Muskelmasse und Kraft garantieren. Allmählich wird dann die Erschöpfung einsetzen und die Zahl der Wiederholungen drastisch zurückgehen. Wie beim 5 × 5 können Sie auch das Gewicht erhöhen und von vorn beginnen, sobald Sie 10 Sätze zu 10 schaffen.

Da Sie bei jedem Workout mehrfach bis PmM kommen, sollten Sie jede Muskelgruppe nur einmal pro Woche trainieren, so wie beim Split Kniebeugen/Bankdrücken/Kreuzheben. Dieser Split wird im Musterprogramm für 5 × 10 in Tabelle 9.6 benutzt. Befolgen Sie diesen Split und ändern Sie Gewicht, Wiederholungen und Sätze alle 2 Wochen. Das Ziel 5 × 5 werden Sie wohl zuerst erreichen. Erhöhen Sie das Gewicht erneut und machen Sie weiter, bis Sie das Ziel 10 × 10 erreicht haben oder 8 Wochen vorüber sind. Danach machen Sie wieder ein konventionelleres Programm.

BEWERTUNG

Zeit	1	2	3	4	5
Länge	1	2	3	4	5
Schwierigkeitsgrad	1	2	3	4	5
Resultate	1	2	3	4	5

WIEDERHOLUNGSREDUZIERUNG ÜBER 16 WOCHEN

Dieses Programm bietet über 16 Wochen hinweg einen schrittweisen Aufbau von leichten Gewichten mit vielen Wiederholungen zu schweren Gewichten mit wenigen Wiederholungen. Es ist ideal für Anfänger und etwas fortgeschrittene Kraftsportler, die auf maximale Kraft trainieren. Da es mit leichten Gewichten und vielen Wiederholungen beginnt und die Gewichte langsam erhöht und die Wiederholungen reduziert werden, hat der Anfänger genügend Zeit, sich mit niedriger Intensität einzuarbeiten, bevor er in das Krafttraining mit schweren Gewichten und wenigen Wiederholungen einsteigt. Das funktioniert mit jedem Split gut, selbst mit einem Ganzkörpersplit.

Das Programm beginnt mit Sätzen zu 12 Wdh. und einem Gewicht von 70 % von 1RM. In den folgenden 3 Wochen sinken die Wiederholungen auf 10 und das Gewicht beträgt 75 % von 1RM. In den 3 Wochen darauf sind es 80 % von 1RM und 8 Wdh. pro Satz. Im nächsten Schritt machen Sie 3 Wochen 5 Wdh. pro Satz mit 85 % von 1RM. Schließlich folgen 4 Wdh. pro Satz mit 90 % von 1RM. In der letzten Woche sind es dann 2 Wdh. pro Satz mit 95 % von 1RM. Nach der letzten Trainingswoche können Sie Ihr Einer-Wiederholungsmaximum bei allen 3 Übungen überprüfen. Tabelle 9.7 enthält ein Musterworkout für die Reduzierung über 16 Wochen hinweg.

BEWERTUNG

Zeit	1	2	3	4	5
Länge	1	2	3	4	5
Schwierigkeitsgrad	1	2	3	4	5
Resultate	1	2	3	4	5

TABELLE 9.7 **16-Wochen-Drop**

Übung	Gewicht (% 1RM)	Sätze	Wdh.
WOCHE 1–3			
WORKOUT 1 (MONTAG): FOKUS AUF KNIEBEUGEN			
Kniebeugen	70%	5	12
Beinpresse	70%	3	12
Schrägbankdrücken	70%	3	12
Schulterdrücken mit Kurzhanteln	70%	3	12
Langhantelrudern	70%	3	12
Kreuzheben mit gestreckten Beinen	70%	3	12
Bankdrücken mit engem Griff	70%	3	12
Kurzhantelcurls	70%	3	12
Beinheben hängend		3	12–15
WORKOUT 2 (MITTWOCH): FOKUS AUF BANKDRÜCKEN			
Bankdrücken	70%	5	12
Bankdrücken mit der Kurzhantel	70%	3	12
Hackenschmidt-Kniebeugen mit der Langhantel	70%	3	12
Schulterdrücken mit der Langhantel	70%	3	12
Kreuzheben	70%	3	12
Kurzhantelrudern	70%	3	12
Trizepsdips	70%	3	12
Langhantelcurls	70%	3	12
Holzhacken am Kabelzug		3	20
WORKOUT 3 (FREITAG): FOKUS AUF KREUZHEBEN			
Kreuzheben	70%	5	12
Einarmiges Kreuzheben mit der Kurzhantel	70%	3	12
Bankdrücken	70%	3	12
Aufrechtes Rudern	70%	3	12
Latzüge	70%	3	12
Trizepsstrecken im Liegen	70%	3	12
Preacher Curls	70%	3	12
Rückenstrecken		3	15–20

Übung	Gewicht (% 1RM)	Sätze	Wdh.
WOCHE 4–6			
WORKOUT 1 (MONTAG): FOKUS AUF KNIEBEUGEN			
Kniebeugen	75%	5	10
Beinpresse	75%	3	10
Schrägbankdrücken	75%	3	10
Schulterdrücken mit Kurzhanteln	75%	3	10
Rudern mit der T-Stange	75%	3	10
Rumänisches Kreuzheben	75%	3	10
Bankdrücken mit engem Griff	75%	3	10
Kurzhantelcurls	75%	3	10
Reverse Crunches		3	12–15
WORKOUT 2 (MITTWOCH): FOKUS AUF BANKDRÜCKEN			
Bankdrücken	75%	5	10
Schrägbankdrücken	75%	3	10
Ausfallschritte	75%	3	10
Schulterdrücken mit der Langhantel	75%	3	10
Kreuzheben	75%	3	10
Kurzhantelrudern	75%	3	10
Trizepsdips	75%	3	10
Langhantelcurls	75%	3	10
Holzhacken mit der Kurzhantel		3	15
WORKOUT 3 (FREITAG): FOKUS AUF KREUZHEBEN			
Kreuzheben	75%	5	10
Good Mornings	75%	3	10
Bankdrücken	75%	3	10
Aufrechtes Rudern	75%	3	10
Latzüge	75%	3	10
Trizepsdrücken am Kabelzug	75%	3	10
Preacher Curls	75%	3	10
Rückenstrecken		3	15

Übung	Gewicht (% 1RM)	Sätze	Wdh.
WOCHE 7–9			
WORKOUT 1 (MONTAG): FOKUS AUF KNIEBEUGEN			
Kniebeugen	80 %	5	8
Beinpresse	80 %	3	8
Schrägbankdrücken	80 %	3	8
Schulterdrücken mit Kurzhanteln	80 %	3	8
Langhantelrudern	80 %	3	8
Kreuzheben mit gestreckten Beinen	80 %	3	8
Bankdrücken mit engem Griff	80 %	3	8
Kurzhantelcurls	80 %	3	8
Beinheben hängend		3	12–15
WORKOUT 2 (MITTWOCH): FOKUS AUF BANKDRÜCKEN			
Bankdrücken	80 %	5	8
Bankdrücken mit der Kurzhantel	80 %	3	8
Hackenschmidt-Kniebeugen mit der Langhantel	80 %	3	8
Schulterdrücken mit der Langhantel	80 %	3	8
Kreuzheben	80 %	3	8
Kurzhantelrudern	80 %	3	8
Trizepsdips	80 %	3	8
Langhantelcurls	80 %	3	8
Holzhacken am Kabelzug		3	12
WORKOUT 3 (FREITAG): FOKUS AUF KREUZHEBEN			
Kreuzheben	80 %	5	8
Einarmiges Kreuzheben mit der Kurzhantel	80 %	3	8
Bankdrücken	80 %	3	8
Aufrechtes Rudern	80 %	3	8
Latzüge	80 %	3	8
Trizepsstrecken im Liegen	80 %	3	8
Preacher Curls	80 %	3	8
Rückenstrecken		3	12–15

Übung	Gewicht (% 1RM)	Sätze	Wdh.
WOCHE 10–12			
WORKOUT 1 (MONTAG): FOKUS AUF KNIEBEUGEN			
Kniebeugen	85 %	5	5
Beinpresse	85 %	3	5
Schrägbankdrücken mit Kurzhanteln	85 %	3	5
Schulterdrücken mit Kurzhanteln	85 %	3	5
Rudern mit der T-Stange	85 %	3	5
Rumänisches Kreuzheben	85 %	3	5
Bankdrücken mit engem Griff	85 %	3	5
Kurzhantelcurls	85 %	3	5
Reverse Crunches		3	12–15
WORKOUT 2 (MITTWOCH): FOKUS AUF BANKDRÜCKEN			
Bankdrücken	85 %	5	5
Schrägbankdrücken	85 %	3	5
Ausfallschritte	85 %	3	5
Schulterdrücken mit der Langhantel	85 %	3	5
Kreuzheben	85 %	3	5
Kurzhantelrudern	85 %	3	5
Trizepsdips	85 %	3	5
Langhantelcurls	85 %	3	5
Holzhacken mit der Kurzhantel		3	15
WORKOUT 3 (FREITAG): FOKUS AUF KREUZHEBEN			
Kreuzheben	85 %	5	5
Good Mornings	85 %	3	5
Bankdrücken	85 %	3	5
Aufrechtes Rudern	85 %	3	5
Latzüge	85 %	3	5
Trizepsdrücken am Kabelzug	85 %	3	5
Preacher Curls	85 %	3	5
Rückenstrecken		3	15

Übung	Gewicht (% 1RM)	Sätze	Wdh.
WOCHE 13–15			
WORKOUT 1 (MONTAG): FOKUS AUF KNIEBEUGEN			
Kniebeugen	90 %	5	4
Beinpresse	90 %	3	4
Schrägbankdrücken	90 %	3	4
Schulterdrücken mit Kurzhanteln	90 %	3	4
Langhantelrudern	90 %	3	4
Kreuzheben mit gestreckten Beinen	90 %	3	4
Bankdrücken mit engem Griff	90 %	3	4
Kurzhantelcurls	90 %	3	4
Beinheben hängend		3	10
WORKOUT 2 (MITTWOCH): FOKUS AUF BANKDRÜCKEN			
Bankdrücken	90 %	5	4
Bankdrücken mit der Kurzhantel	90 %	3	4
Hackenschmidt-Kniebeugen mit der Langhantel	90 %	3	4
Schulterdrücken mit der Langhantel	90 %	3	4
Kreuzheben	90 %	3	4
Kurzhantelrudern	90 %	3	4
Trizepsdips	90 %	3	4
Langhantelcurls	90 %	3	4
Holzhacken am Kabelzug		3	10
WORKOUT 3 (FREITAG): FOKUS AUF KREUZHEBEN			
Kreuzheben	90 %	5	4
Einarmiges Kreuzheben mit der Kurzhantel	90 %	3	4
Bankdrücken	90 %	3	4
Aufrechtes Rudern	90 %	3	4
Latzüge	90 %	3	4
Trizepsstrecken im Liegen	90 %	3	4
Preacher Curls	90 %	3	4
Rückenstrecken		3	10

Übung	Gewicht (% 1RM)	Sätze	Wdh.
WOCHE 16			
WORKOUT 1 (MONTAG): FOKUS AUF KNIEBEUGEN			
Kniebeugen	95 %	5	2
Beinpresse	95 %	3	2
Schrägbankdrücken mit Kurzhanteln	95 %	3	2
Schulterdrücken mit Kurzhanteln	95 %	3	2
Rudern mit der T-Stange	95 %	3	2
Rumänisches Kreuzheben	95 %	3	2
Bankdrücken mit engem Griff	95 %	3	2
Kurzhantelcurls	95 %	3	2
Reverse Crunches		3	12–15
WORKOUT 2 (MITTWOCH): FOKUS AUF BANKDRÜCKEN			
Bankdrücken	95 %	5	2
Schrägbankdrücken	95 %	3	2
Ausfallschritte	95 %	3	2
Schulterdrücken mit der Langhantel	95 %	3	2
Kreuzheben	95 %	3	2
Kurzhantelrudern	95 %	3	2
Trizepsdips	95 %	3	2
Langhantelcurls	95 %	3	2
Holzhacken mit der Kurzhantel		3	10
WORKOUT 3 (FREITAG): FOKUS AUF KREUZHEBEN			
Kreuzheben	95 %	5	2
Good Mornings	95 %	3	2
Bankdrücken	95 %	3	2
Aufrechtes Rudern	95 %	3	2
Latzüge	95 %	3	2
Trizepsdrücken am Kabelzug	95 %	3	2
Preacher Curls	95 %	3	2
Rückenstrecken		3	10

METHODE 5-3-2

Dieses 10-wöchige Programm für maximale Kraft eignet sich am besten für Sportler mit mindestens einem Jahr Trainingserfahrung. Es beginnt schon schwer und wird mit der Zeit immer noch schwerer. Dabei ist es einfach zu befolgen, denn die Zahl der Wiederholungen entspricht der Zahl der Wochen für den jeweiligen Wiederholungsbereich. Woche 1 beginnt mit der Methode 5×5. Dazu nehmen Sie ein Gewicht, bei dem Sie 5 Sätze zu 5 Wdh. schaffen. In den folgenden 3 Wochen kommt ein Gewicht für 3 Sätze mit 3 Wdh., also 3×3. Zum Abschluss machen Sie 2 Wochen 2×2, also mit einem Gewicht, mit dem Sie 2 Sätze zu 2 Wdh. schaffen. Ähnlich wie andere Kraftprogramme mit zunehmendem Gewicht funktioniert dieses Programm, weil es das Gewicht langsam bis fast zum Einer-Wiederholungsmaximum erhöht. Tabelle 9.8 zeigt ein Musterprogramm für 5-3-2, das Ihre Kraft bei allen 3 Grundübungen erhöht. Hier wird ein Push-Pull-Split angewandt.

BEWERTUNG

Zeit	1	2	3	4	5
Länge	1	2	3	4	5
Schwierigkeitsgrad	1	2	3	4	5
Resultate	1	2	3	4	5

TABELLE 9.8 **Kraftprogramm 5-3-2**

Übung	Gewicht (% 1RM)	Sätze	Wdh.
WOCHE 1–5			
WORKOUT 1 (MONTAG UND DONNERSTAG): PUSH			
Kniebeugen[1]	85 %	5	5
Beinpresse	85 %	5	5
Beinstrecken	85 %	5	5
Bankdrücken[1]	85 %	5	5
Schrägbankdrücken mit Kurzhanteln	85 %	5	5
Schulterdrücken mit Kurzhanteln	85 %	5	5
Bankdrücken mit engem Griff	85 %	5	5
Wadenheben im Stehen[2]		5	10–12
WORKOUT 2 (DIENSTAG UND FREITAG): PULL			
Kreuzheben	85 %	5	5
Beincurls im Liegen	85 %	5	5
Langhantelrudern	85 %	5	5
Latzüge	85 %	5	5
Langhantelcurls	85 %	5	5
Crunches mit Gewichten[3]		5	10–12

Übung	Gewicht (% 1RM)	Sätze	Wdh.
WOCHE 6–8			
WORKOUT 1 (MONTAG UND DONNERSTAG): PUSH			
Kniebeugen[1]	90 %	3	3
Beinpresse	90 %	3	3
Kniebeugen auf einem Bein	90 %	3	3
Bankdrücken[1]	90 %	3	3
Schrägbankdrücken	90 %	3	3
Schulterdrücken mit der Langhantel	90 %	3	3
Dips	90 %	3	3
Wadenheben im Stehen[2]		4	8–10
WORKOUT 2 (DIENSTAG UND FREITAG): PULL			
Kreuzheben	90 %	3	3
Good Mornings	90 %	3	3
Rudern am Kabelzug im Sitzen	90 %	3	3
Latzüge	90 %	3	3
Langhantelcurls	90 %	3	3
Crunches im Stehen[4]		4	8–10

[1] Donnerstag: Bankdrücken und Schrägbankdrücken mit Kurzhanteln vor den Kniebeugen
[2] Donnerstag: Wadenheben im Sitzen
[3] Freitag: Beinheben hängend
[4] Freitag: Russian Twist

Übung	Gewicht (% 1RM)	Sätze	Wdh.
WOCHE 9–12 **WORKOUT 1 (MONTAG UND DONNERSTAG): PUSH**			
Kniebeugen[1]	95%	2	2
Frontkniebeugen	95%	2	2
Beinpresse	95%	2	2
Bankdrücken[1]	95%	2	2
Bankdrücken mit der Kurzhantel	95%	2	2
Schulterdrücken mit der Langhantel	95%	2	2
Bankdrücken mit engem Griff	95%	2	2
Wadenheben im Stehen[2]		3	6–8

Übung	Gewicht (% 1RM)	Sätze	Wdh.
WORKOUT 2 (DIENSTAG UND FREITAG): PULL			
Kreuzheben	95%	2	2
Rumänisches Kreuzheben	95%	2	2
Langhantelrudern	95%	2	2
Latzüge	95%	2	2
Langhantelcurls	95%	2	2
Crunches im Stehen[5]		3	6–8

[1] Donnerstag: Bankdrücken und Schrägbankdrücken mit Kurzhanteln vor den Kniebeugen
[2] Donnerstag: Wadenheben im Sitzen
[3] Freitag: Beinheben hängend
[4] Freitag: Russian Twist
[5] Freitag: Holzhacken mit der Kurzhantel

PROGRAMM FÜR MEHR KRAFT

Dieses Programm basiert auf einer japanischen Studie, bei der festgestellt wurde, dass ein Satz mit vielen Wiederholungen nach dem letzten Satz bessere Kraftzuwächse bringt (Goto et al. 2004). Untersucht wurde die Beinkraft bei einem 10-wöchigen Programm aus Beinpressen und Beinstrecken. Eine Gruppe trainierte über 10 Wochen 5 Sätze mit 3–5 Wdh., die zweite Gruppe machte am Ende jeder Übung zusätzlich 1 Satz mit 25–30 Wdh. Dabei zeigte die zweite Gruppe 5% mehr Kraftzuwachs und auch mehr Zuwachs an Muskelmasse als die Gruppe, die nur Sätze mit 3–5 Wdh. absolvierte.

Der Mechanismus für die stärkeren Zuwächse war den Forschern nicht ganz klar, sie vermuten, dass der eine Satz mit vielen Wiederholungen einen zusätzlichen Stimulus bietet, der die Kraftzunahme beeinflusst. Der höhere HGH-Spiegel nach dem Training mit vielen Wiederholungen könnte Anpassungen in den Muskelfasern beeinflusst haben, die deren Kraft steigern. Diese Information können Sie ganz einfach für sich nutzen: Machen Sie zusätzlich zu einem Programm mit dem System 5×5 einen zusätzlichen Satz von 25–30 Wdh. mit einem Gewicht von 45–50% Ihres 1RM. Führen Sie diesen Satz bis zum Muskelversagen aus. Da dieses Programm die Muskelfasern stark fordert, sollten Sie das Training gemäß Tabelle 9.9 nur einmal wöchentlich pro Muskelgruppe durchführen, und das auch höchstens 8 Wochen.

BEWERTUNG

Zeit	1	2	**3**	4	5
Länge	1	2	**3**	4	5
Schwierigkeitsgrad	1	2	**3**	4	5
Resultate	1	2	3	**4**	5

TABELLE 9.9 Stark mit vielen Wiederholungen

Übung	Sätze	Wdh.	Gewicht (% 1RM)
WORKOUT 1 **MONTAG: KNIEBEUGEN**			
Kniebeugen	5	5	85%
	1	25–30	45–50%
Beinpresse	5	5	85%
	1	25–30	45–50%
Beinstrecken	5	5	85%
	1	25–30	45–50%
Wadenheben im Stehen	5	25–30	
Holzhacken am Kabelzug	5	25–30	

Übung	Sätze	Wdh.	Gewicht (% 1RM)
WORKOUT 2 **MITTWOCH: BANKDRÜCKEN**			
Bankdrücken	5	5	85%
	1	25–30	45–50%
Schrägbankdrücken	5	5	85%
	1	25–30	45–50%
Schulterdrücken mit der Langhantel	5	5	85%
	1	25–30	45–50%
Bankdrücken mit engem Griff	5	5	85%
	1	25–30	45–50%
Crunches im Stehen	5	8–10	

Übung	Sätze	Wdh.	Gewicht (% 1RM)
WORKOUT 3 **FREITAG: KREUZHEBEN**			
Kreuzheben	5	5	85%
	1	25–30	45–50%
Rumänisches Kreuzheben	5	5	85%
	1	25–30	45–50%
Beincurls im Liegen	5	5	85%
	1	25–30	45–50%
Langhantelrudern	5	5	85%
	1	25–30	45–50%
Langhantelcurls	5	5	85%
	1	25–30	45–50%
Reverse Crunches auf der Schrägbank	5	15–20	

STATISCHES KRAFTTRAINING

Hierbei halten Sie ein schweres Gewicht am Ende der positiven Phase einer Wdh. bis zu 20 sek lang oben. Normalerweise ist es sinnvoll, über den vollen Bewegungsbereich zu gehen, aber es gibt Momente, wo man mal gegen die Regeln verstößt, etwa wenn man ein Plateau erreicht hat. Sollte das bei Ihnen der Fall sein, probieren Sie das statische Krafttraining. Hier gibt es keine Bewegung ähnlich einer isometrischen Kontraktion. Hier nehmen Sie ein Gewicht und halten es mehrere Sekunden in einer festen Position. Dahinter steckt die Idee, dass Sie das Kraftpotenzial eines Muskels optimieren können, indem Sie ihn nur bei der maximalen Kontraktion und mit dem schwerstmöglichen Gewicht arbeiten lassen.

Es gibt zwar keine veröffentlichten Studien über die Effektivität dieser Methode, aber durchaus beeindruckende anekdotische Belege. So ließ Bob Hoffman, Gründer der York Barbell Company und früherer Trainer der olympischen Gewichtheber der USA, seine Sportler in den 1960er-Jahren mit viel Erfolg so trainieren. Auch der verstorbene Bodybuildingprofi Mike Mentzer betonte die Effektivität statischer Kontraktionen für Muskelmasse und Kraft. Sie scheinen wegen der Überlastung der Muskeln zu funktionieren. Wenn Sie über den vollen Bewegungsbereich trainieren, wird das Gewicht durch den toten Punkt begrenzt – den Punkt, an dem Sie am schwächsten sind. Sie können nur so schwer heben, wie Sie über den toten Punkt kommen. Bei statischen Kontraktionen gibt es keinen toten Punkt. Sie können die Muskelfasern mit einem Gewicht überlasten, das Sie mindestens 10 sek in der stärksten Position des Muskels halten können.

Beim statischen Krafttraining ist gründliches Aufwärmen sehr wichtig. Machen Sie zu jeder statischen Übung 2 leichte Aufwärmsätze. Bei jeder Wdh. halten Sie 5–10 cm vor dem Ende der vollen Kontraktion inne. Machen Sie dann einen dritten Aufwärmsatz mit einem Gewicht für etwa 6 Wdh., aber absolvieren Sie nur eine und halten Sie das Gewicht, indem Sie bis 3 zählen. Machen Sie pro Übung 2 statische Sätze mit 2 min Pause dazwischen. Das Gewicht sollte leicht genug sein, dass Sie es 5–10 cm vor dem Ende der vollen Kontraktion etwa 10 sek lang halten können, aber so schwer, dass Sie es nicht länger als 20 sek halten können. Die folgenden Fotos zeigen die Positionen für statische Kontraktionen bei bekannten Übungen. Können Sie das Gewicht länger als 20 sek halten, sollten Sie es erhöhen. Nach Satz 2 legen Sie das Gewicht ab und machen von der gleichen Übung 3 Sätze über den vollen Bewegungsbereich.

Dabei brauchen Sie unbedingt einen zuverlässigen Trainingspartner. Er muss Ihnen helfen, das Gewicht in die statische Position zu bringen, aber er sollte Sie dabei auch nicht mehr unterstützen als unbedingt nötig. So bereiten Sie Ihre Muskeln auf das Halten des Gewichts vor. Der Trainingspartner sollte auch die Uhr im Auge behalten, um sicherzustellen, dass Sie im Zeitfenster von 10–20 sek pro Satz bleiben. Die Multipresse bietet sich hier für viele Übungen an, weil es mit ihr einfacher ist, das Gewicht in die korrekte Position zu bringen. Versuchen Sie das in Tabelle 9.10 beschriebene Trainingsprogramm für 8 Wochen, bevor Sie wieder über den vollen Bewegungsbereich trainieren. Das Ziel ist, über die 8 Wochen immer schwerere Gewichte zu halten. Danach sollten Sie im konventionellen Training mehr Kraft haben.

BEWERTUNG

Zeit	1	2	3	4	5
Länge	1	2	3	4	5
Schwierigkeitsgrad	1	2	3	4	5
Resultate	1	2	3	4	5

TABELLE 9.10 **Statisches Workout**

Übung	Sätze	Wdh.
OBERKÖRPERWORKOUT 1 MONTAG: BANKDRÜCKEN UND PUSH-ÜBUNGEN		
Bankdrücken	2 statische Sätze/10–20 sek	
	3	6 mit 80%
Bankdrücken mit der Kurzhantel	2 statische Sätze/10–20 sek	
	3	6 mit 80%
Schulterdrücken mit der Langhantel	2 statische Sätze/10–20 sek	
	3	6 mit 80%
Seitheben mit Kurzhanteln	2 statische Sätze/10–20 sek	
	3	6 mit 80%
Bankdrücken mit engem Griff	2 statische Sätze/10–20 sek	
	3	6 mit 80%
Trizepsdrücken am Kabelzug	2 statische Sätze/10–20 sek	
	3	6 mit 80%
Crunches im Stehen	3	8–10
UNTERKÖRPERWORKOUT 1 DIENSTAG: KNIEBEUGEN UND QUADRIZEPSÜBUNGEN		
Kniebeugen	2 statische Sätze/10–20 sek	
	3	6 mit 80%
Beinpresse	2 statische Sätze/10–20 sek	
	3	6 mit 80%
Beinstrecken	2 statische Sätze/10–20 sek	
	3	6 mit 80%
Wadenheben im Stehen	2 statische Sätze/10–20 sek	
	3	10–12

Übung	Sätze	Wdh.
OBERKÖRPERWORKOUT 2 DONNERSTAG: BANKDRÜCKEN UND PULL-ÜBUNGEN		
Bankdrücken	5	75%*
	2 statische Sätze/10–20 sek	
Rudern am Kabelzug im Sitzen	3	6 mit 80%
Latzüge	2 statische Sätze/10–20 sek	
	3	6 mit 80%
Langhantelcurls	2 statische Sätze/10–20 sek	
	3	6 mit 80%
Russian Twist	3	15–20
UNTERKÖRPERWORKOUT 2 FREITAG: KREUZHEBEN UND ÜBUNGEN FÜR DEN HINTEREN OBERSCHENKEL		
Kreuzheben	2 statische Sätze/10–20 sek	
	3	6 mit 80%
Rumänisches Kreuzheben	2 statische Sätze/10–20 sek	
	3	6 mit 80%
Beincurls im Liegen	2 statische Sätze/10–20 sek	
	3	6 mit 80%
Wadenheben im Sitzen	2 statische Sätze/10–20 sek	
	3	12–15
Rückenstrecken	3	10–12

Positionen für die statische Konzentration

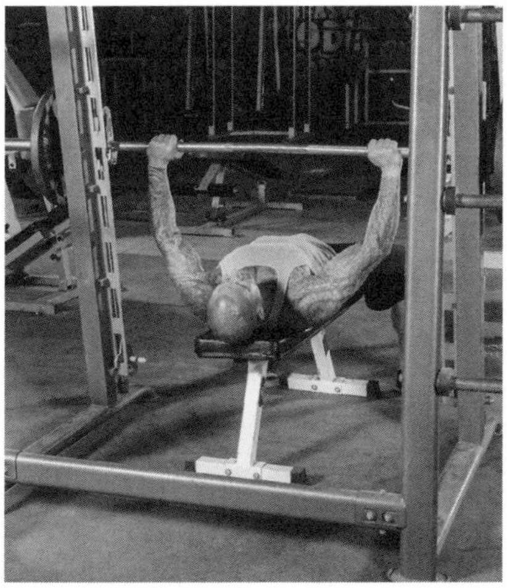

Statisches Bankdrücken

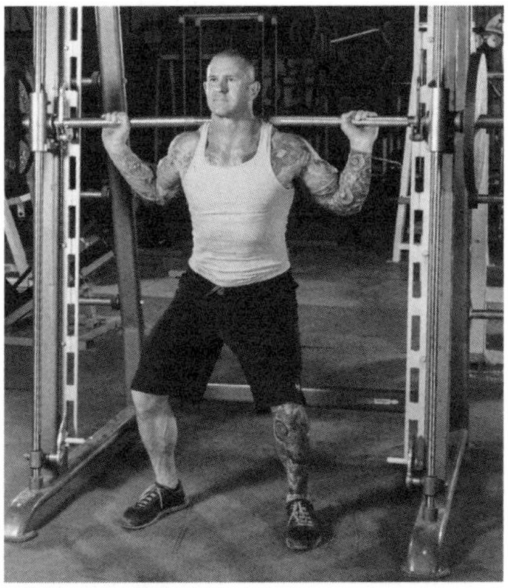

Statische Kniebeugen

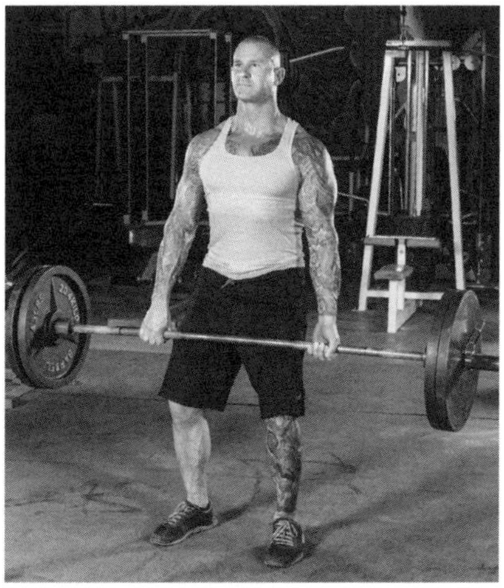

Statisches Kreuzheben

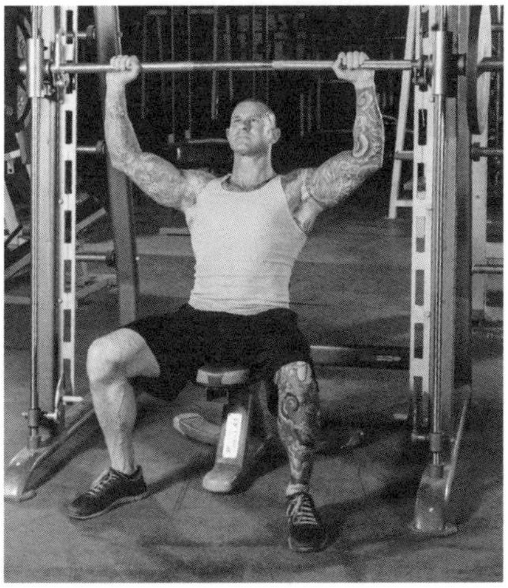

Statisches Schulterdrücken

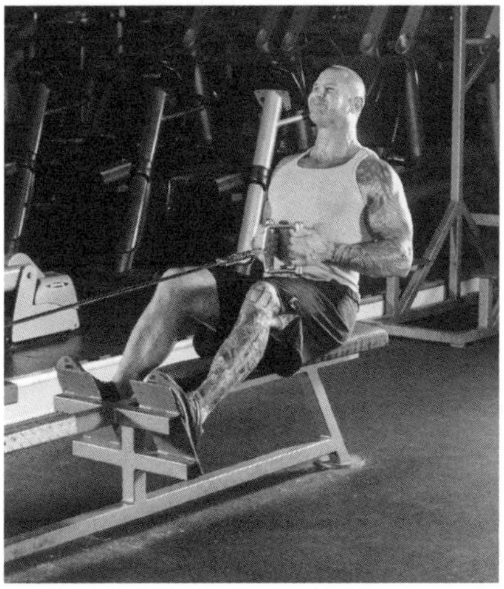

Statisches Rudern im Sitzen

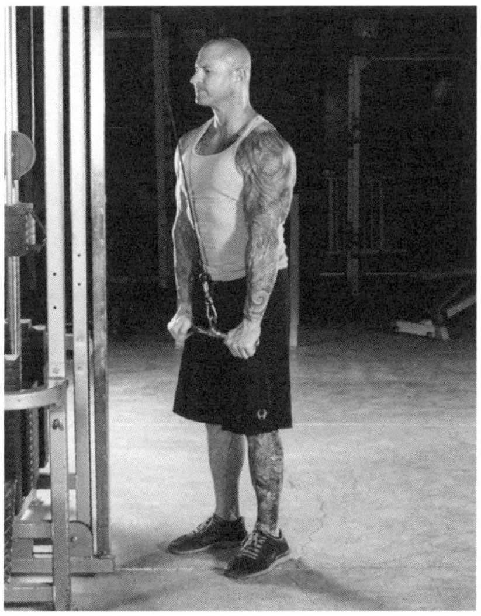

Statisches Trizepsdrücken

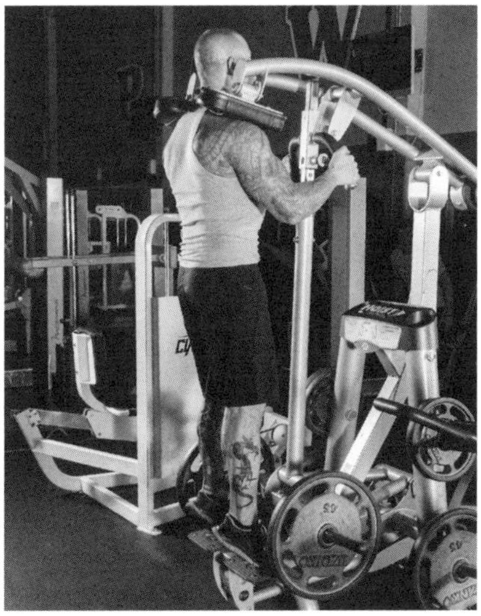

Statisches Wadenheben im Stehen

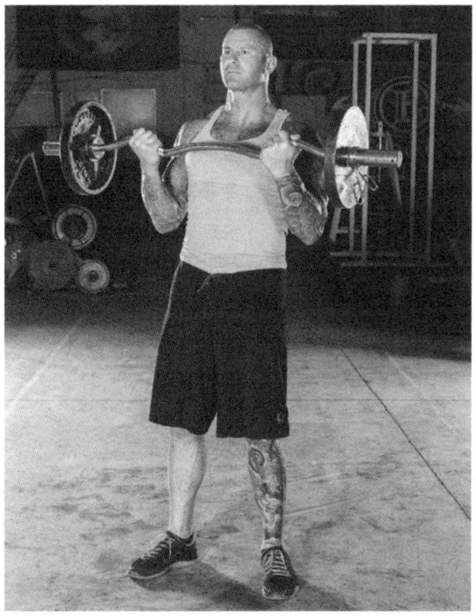

Statische Langhantelcurls

PROGRAMM »STÄRKER NACH ZENTIMETERN«

Dieses Programm nutzt die Überlastung, indem es mit einem Gewicht oberhalb von 1RM beginnt. Damit macht man dann Teilwiederholungen, die langsam erweitert werden, bis man den vollen Bewegungsbereich erreicht hat. Diese Methode sollte man nur selten einsetzen, etwa wenn man mit allen anderen Methoden keinen Kraftzuwachs mehr erreicht. Die fortschreitenden Teilwiederholungen funktionieren am besten mit Verbundübungen wie Bankdrücken, Kniebeugen und Kreuzheben. Um die Übungen sicher und effektiv auszuführen, sollten Sie ein Power-Rack benutzen. So können Sie den Bewegungsbereich exakt messen und eingrenzen. Außerdem dienen die Stifte als Sicherung, falls Sie versagen. In der Box »Im Rack« auf Seite 241 erfahren Sie, wie Sie die Einstellungen vornehmen.

Sie beginnen bei der Übung, in der Sie Ihre Kraft erhöhen wollen, mit einem Gewicht, das etwa 10% über Ihrem 1RM liegt. Wenn Sie beim Bankdrücken z.B. 100kg schaffen, nehmen Sie hier 110kg. Das Programm funktioniert am besten, wenn Sie sich auf eine Übung pro Workout konzentrieren und jede Grundübung nur einmal pro Woche trainieren. In Woche 1 machen Sie eine Teilwiederholung von 10cm. Sie senken die Hantel nur 10cm aus der höchsten Stellung ab. Jede Woche erweitern Sie diesen Bewegungsbereich, indem Sie die Stifte um 5cm weiter nach unten stellen. Wenn Sie in einer Stellung nicht weiterkommen und keine Wiederholung schaffen, stellen Sie die Stifte 5cm höher und machen das Workout so fertig. In der nächsten Woche versuchen Sie es erneut 5cm nach unten. Wenn Sie jetzt die Wiederholung nicht schaffen, nehmen Sie ein paar Scheiben ab, um ein Gewicht zu finden, mit dem Sie die Teilwiederholung schaffen. Mit diesem neuen Gewicht schließen Sie das Programm ab. Das Ziel ist, jede Woche um 5cm herunterzugehen, bis Sie etwa 10cm oberhalb der untersten Position sind. Wenn Sie innerhalb von 8 Wochen nicht zu diesem Punkt gelangen, hören Sie auf und prüfen Ihr 1RM. Sie sollten über den vollen Bewegungsbereich etwas Kraft zugelegt haben.

Die progressiven Teilwiederholungen funktionieren aufgrund der Überlastung. Durch das Gewicht, das schwerer ist als bei vollen Wiederholungen, überlasten Sie einen Großteil der Muskelfasern, die Sie bei der vollen Wiederholung einsetzen. Obwohl Ihre Kraft überwiegend in dem kleinen Bewegungsbereich wächst, geht davon auch etwas in den unteren Teil des Bewegungsbereichs über. Durch die langsame Erweiterung des Bewegungsbereichs nach unten können sich die Muskelfasern an das schwerere Gewicht anpassen und allmählich den Bewegungsbereich der neuen Kraft erweitern.

Tabelle 9.11 zeigt ein Programm für das Bankdrücken für einen Sportler mit einem Bewegungsbereich von 45cm und einem 1RM von 125kg, der nun aber 136kg drückt. Tabelle 9.12 zeigt ein Programm, bei dem die Teilwiederholungen beim Bankdrücken in ein Workout integriert werden.

BEWERTUNG

Zeit	1	2	3	4	5
Länge	1	2	3	4	5
Schwierigkeitsgrad	1	2	3	4	5
Resultate	1	2	3	4	5

TABELLE 9.11 **Zentimeter an der Bank**

Woche	Stellung der Stifte
1	10cm von oben
2	15cm von oben
3	20cm von oben
4	25cm von oben (wenn Sie es ohne Hilfe nicht schaffen, versuchen Sie es erneut)
5	25cm von oben
6	30cm von oben
7	35cm von oben
8*	1RM mit 136kg über den vollen Bewegungsbereich

* Prüfen Sie stets in Woche 8 Ihr 1RM, unabhängig von Ihrem Fortschritt im Rack. Eventuell schaffen Sie mit dem Gewicht den vollen Bewegungsbereich, auch wenn Sie es nicht tiefer als 25–30cm von oben geschafft haben. Auch wenn Sie mit dem neuen Gewicht keinen vollen Bewegungsbereich schaffen, sollte Ihr 1RM mindestens um 5% höher sein als vorher.

TABELLE 9.12 **Drücken mit vollem Bewegungsumfang**

Übung	Satz	ROM	Gewicht (% 1RM)	Wdh.
Bankdrücken	Warm-up	Voll	50%	10
	Warm-up	Voll	70%	6
	Warm-up	Teils	90%	2
	Warm-up	Teils	100%	1
	1	Teils	110%	1–3
	2	Teils	110%	1–3
	3	Voll	90%	2–3
	4	Voll	85%	5–6
	5	Voll	75%	10

Übung	Satz	ROM	Gewicht (% 1RM)	Wdh.
Bankdrücken mit der Kurzhantel	1	Voll	80%	6–8
	2	Voll	80%	6–8
	3	Voll	80%	6–8
Schulterdrücken mit der Langhantel	1	Voll	80%	6–8
	2	Voll	80%	6–8
	3	Voll	80%	6–8
Bankdrücken mit engem Griff	1	Voll	80%	6–8
	2	Voll	80%	6–8
	3	Voll	80%	6–8
Beinheben hängend	4	Voll	Körpergewicht	12–15

Im Rack

So richten Sie das Power-Rack für progressive Teilwiederholungen ein:

- Messen Sie die Abstände zwischen den Löchern für die Sicherungsstifte. Bei den meisten Racks haben Sie einen Abstand von 5–10 cm.
- Legen Sie die obere Position Ihres Bewegungsbereichs fest, kurz vor dem Durchstrecken. Das Loch darunter ist Ihr oberster Punkt.
- Legen Sie die untere Grenze Ihres Bewegungsbereichs fest und bestimmen ihn mit dem unteren Loch.
- Zählen Sie die Löcher zwischen der oberen und der unteren Stellung. Je nach Länge Ihrer Arme und der gewählten Übung werden Sie einen Bereich von 30–60 cm haben. Also liegen Sie zwischen 2–10 Löchern. Ihr Programm beruht zum Teil auf dieser Zahl.
- Ziehen Sie oben 10 cm ab, d. h., Sie benutzen das erste oder die beiden ersten Löcher nicht.
- Ziehen Sie unten 10 cm ab, d. h., Sie fangen erst 10 cm oberhalb der untersten Position an. (Wenn Sie nah an diesem Punkt sind, schaffen Sie wahrscheinlich auch eine volle Wiederholung). Sie gehen also nicht auf das unterste oder die beiden untersten Löcher herunter.
- Nun zählen Sie die Löcher zwischen diesen beiden Positionen. Die Zahl sollte zwischen 1 und 7 liegen.

Wenn die Abstände in Ihrem Rack größer als 5 cm sind, müssen Sie es so anpassen, dass Sie sich über jeweils 5 cm hocharbeiten können. Dafür können Sie Unterlagen, Handtücher oder 1,25-kg-Scheiben nehmen (die meist einen Radius von 5 cm haben).

BALLISTISCHES KRAFTTRAINING

Mit dieser Methode entwickeln Sie Explosivkraft. Auch das kann Ihre Kraft erhöhen. Es liegt daran, dass jede Kraftübung einen biomechanischen toten Punkt hat, und zwar an der Stelle, an der die Muskeln die Hauptarbeit an andere übergeben. So liegt der tote Punkt beim Bankdrücken bei vielen an der Stelle, an der die Hauptarbeit vom großen Brustmuskel an die Deltamuskeln und Trizepse übergeben wird. Beim ballistischen Training überwinden Sie diesen toten Punkt mit explosiven Bewegungen.

Der größte Vorteil dabei liegt in der Beschleunigung. Bei einer normalen Wiederholung beschleunigen Sie nur im ersten Drittel des konzentrischen Teils der Bewegung. Bei den anderen beiden Dritteln bremsen Sie wieder. Wenn Sie das nicht täten, könnten Sie das Gewicht oben nicht festhalten. Beim ballistischen Training jedoch beschleunigen Sie das Gewicht über den gesamten Bewegungsbereich und bremsen erst, wenn Sie die Hantel loslassen. So können Sie über die Wiederholung viel mehr Kraft aufbauen.

Das ballistische Training zwingt Ihren Körper auch, die FT-Muskelfasern zu rekrutieren. Das ist wichtig, denn diese Fasern haben das größte Potenzial für Kraftzuwachs. Da das ballistische Training die Muskeln zwingt, sich an schnelle, starke Kontraktionen anzupassen, werden die FT-Fasern darauf trainiert, in kurzer Zeit viel Kraft zu produzieren. Das ist nützlich bei Übungen, die viel Kraft erfordern, wie schweres Bankdrücken, Kniebeugen und Kreuzheben.

Das ballistische Training wird meist beim Bankdrücken mit Ausstoßen und bei Sprungkniebeugen eingesetzt, oft an der Multipresse, da die Hantel hier sicher geführt wird. Doch ist das nicht auf diese Übungen begrenzt, Sie können es auf fast jede Muskelgruppe anwenden. Tabelle 9.13 enthält eine Liste ballistischer Übungen, die Sie in jedem Studio machen können. Unabhängig von der Übung sollten Sie ein Gewicht von etwa 30–50% Ihres 1RM nehmen. Studien haben nämlich gezeigt, dass Sie bei 30–50% Ihres 1RM die optimale Leistung bringen. Wenn Sie beim Bankdrücken 140 kg schaffen, würden Sie beim Bankdrücken mit Ausstoßen an der Multipresse etwa 40–70 kg nehmen. Beim ballistischen Training machen Sie 3–5 Wdh., auf keinen Fall mehr. So bringen Sie bei jeder Wiederholung Ihre maximale Leistung und beugen der Erschöpfung vor. Denn Erschöpfung begünstigt nicht den Aufbau von Kraft und kann beim ballistischen Training die Verletzungsgefahr erhöhen. Daher brauchen Sie auch großzügige Pausen zwischen den Sätzen. Legen Sie vor dem nächsten Satz mindestens 3 min Pause ein.

Sie können das ballistische Training gut in Ihr Programm integrieren, wenn Sie es bei einem Split für Maximal- und Schnellkraft in den dynamischen Anteil einbauen. Ein Beispiel zeigt Tabelle 9.14, wo es in Workout 3–4 (zumeist donnerstags und freitags) des Splits für Maximal- und Schnellkraft absolviert wird. Sie können aber auch bei einem Split aus Kniebeugen, Bankdrücken und Kreuzheben an Tag 4 ein ballistisches Ganzkörperworkout machen. Ein Beispiel dafür zeigt Tabelle 9.15.

BEWERTUNG

Zeit	1	2	**3**	4	5
Länge	1	2	**3**	4	5
Schwierigkeitsgrad	1	2	3	**4**	5
Resultate	1	2	**3**	4	5

TABELLE 9.13 Ballistische Power

Muskelgruppe	Übung	Ausführung
Brust	Bankdrücken mit Ausstoßen an der Multipresse	Senken Sie an der Multipresse die Hantel wie bei einem normalen Satz zur Brust ab. Dann lassen Sie sie explosiv so hoch wie möglich nach oben explodieren. Halten Sie die Arme mit leicht gebeugten Ellbogen gestreckt und fangen Sie das Gewicht wieder auf. Richten Sie die Hände für die nächste Wiederholung aus.
Beine	Sprungkniebeugen	Sie stehen mit den Füßen etwa schulterweit auseinander. Gehen Sie in eine Kniebeuge, bis die Oberschenkel parallel zum Boden sind, und explodieren Sie dann so schnell nach oben, dass Ihre Füße abheben. Landen Sie mit lockeren Knien und gehen Sie für die nächste Wiederholung herunter. Studien zeigen, dass Sprungkniebeugen nur mit dem Körpergewicht mehr Kraft erzeugen als mit einer zusätzlichen Langhantel.

Muskelgruppe	Übung	Ausführung
Beine und Rücken	Kreuzheben mit Kurzhanteln und Sprung	Gehen Sie hinunter in die Kniebeuge, um die Hanteln vor Ihren Füßen aufzunehmen. Wie bei der Sprungkniebeuge explodieren Sie so schnell nach oben, dass Ihre Füße abheben. Landen Sie mit lockeren Knien und gehen Sie sofort hinunter, um die Gewichte abzulegen.
Rücken	Einarmiges Powerrudern an der Multipresse	Platzieren Sie die Hantel an der Multipresse ganz unten und stellen Sie sich seitlich so auf, dass Ihr rechter Fuß 30–45 cm Abstand hat, um genügend Bewegungsfreiheit für die Hantel zu haben. Nehmen Sie die Hantel mit der rechten Hand, die Knie leicht gebeugt, der Rücken bleibt flach. Mit den Rückenmuskeln ziehen Sie das Gewicht kräftig hoch und lassen die Hantel fallen, während Sie die Schulterblätter zurückziehen. Lassen Sie das Gewicht in die Ausgangsposition fallen, es wird von den Federn gedämpft. Machen Sie 3–5 Wdh. und wechseln Sie dann den Arm.
Schultern	Überkopfdrücken an der Multipresse mit Ausstoßen	Gehen Sie auf die Knie oder setzen Sie sich auf eine Bank mit niedriger Rückenlehne, die Hantel der Multipresse auf der Höhe der oberen Brust. Drücken Sie das Gewicht kräftig nach oben, lassen Sie es oben los und fangen Sie es auf, sobald es herunterkommt.
Trizeps	Bankdrücken mit Ausstoßen mit engem Griff an der Multipresse	Die Übung ähnelt dem Bankdrücken mit Ausstoßen, nur dass Sie hier die Hantel im schulterweiten Griff halten. Wenn Sie die Hantel wieder aufgefangen haben, richten Sie die Hände gleichmäßig und eng zusammen aus.
Bizepse	Curls an der Multipresse mit Ausstoßen	Da der Pfad an der Multipresse festgelegt ist, ist Ihr Bewegungsbereich hier kleiner als mit einem freien Gewicht. Beginnen Sie etwas unterhalb der Mitte (die Arme etwa 45° zum Boden) mit einem schulterweiten Griff. Werfen Sie das Gewicht hoch, dass es Ihre Hände verlässt, bevor Sie wie beim normalen Curl zur Kontraktion pressen. Fangen Sie die fallende Hantel auf und richten Sie Ihren Griff aus.

TABELLE 9.14 Ballistische Übungen

Übung	Sätze	Wdh.	% 1RM
UNTERKÖRPERWORKOUT 2: KNIEBEUGEN, KREUZHEBEN			
Sprungkniebeugen	3	3–5	30–50 %
Kreuzheben mit Kurzhanteln im Sprung	3	3–5	30–50 %
Rumänisches Kreuzheben	3	3–5	75 %
Good Mornings mit der Langhantel	3	3–5	75 %
Russian Twist	3	15–20	Körpergewicht
OBERKÖRPERWORKOUT 2: BANKDRÜCKEN			
Bankdrücken mit Ausstoßen an der Multipresse	3	3–5	30–50 %
Überkopfdrücken an der Multipresse mit Ausstoßen	3	3–5	30–50 %
Bankdrücken mit Ausstoßen mit engem Griff an der Multipresse	3	3–5	30–50 %
Einarmiges Powerrudern an der Multipresse	3	3–5	30–50 %
Curls an der Multipresse mit Ausstoßen	3	3–5	30–50 %
Crunches auf der Negativbank	3	12	Körpergewicht

TABELLE 9.15 Power Play

Übung	Sätze	Wdh.	% 1RM
Sprungkniebeugen	3	3–5	30–50 %
Bankdrücken mit Ausstoßen an der Multipresse	3	3–5	30–50 %
Einarmiges Powerrudern an der Multipresse	3	3–5	30–50 %
Kreuzheben mit Kurzhanteln im Sprung	3	3–5	30–50 %
Überkopfdrücken an der Multipresse mit Ausstoßen	3	3–5	30–50 %
Bankdrücken mit Ausstoßen mit engem Griff an der Multipresse	3	3–5	30–50 %
Curls an der Multipresse mit Ausstoßen	3–4	3–5	30–50 %

KRAFTTRAINING MIT NEGATIVEN WIEDERHOLUNGEN

Krafttraining mit negativen Wiederholungen bedeutet Betonung auf dem negativen oder exzentrischen Anteil der Übung. Anders als negative Wiederholungen zum Aufbau von Muskelmasse werden sie hier nicht zum Ende des Workouts absolviert, sondern als allererste Übung. Wenn man die negativen Wiederholungen in den ersten Sätzen der Übung macht, kann man über das 1RM hinausgehen. Viele Kraftsportler bewältigen im exzentrischen Teil der Wiederholung etwa 130% ihres 1RM. Das Training mit so viel Gewicht kann selbst bei der negativen Bewegung zu ordentlichen Kraftzuwächsen im positiven Teil der Übung führen. Das liegt an der Anpassung der Muskelfasern und Nerven. Die Überlastung durch das übermäßige Gewicht sorgt für Muskelschäden und beeinflusst die Neuronen. Die bringen Muskeln dazu, mehr FT-Fasern zu rekrutieren. Diese beiden Faktoren sorgen für eine Muskelregeneration, die größere, stärkere Muskelfasern und eine höhere Zahl an FT-Fasern bewirkt.

Beim Training mit negativen Wiederholungen müssen Sie langsam arbeiten. Nehmen Sie ein Gewicht von etwa 130% Ihres 1RM für die jeweilige Übung und widerstehen Sie ihm etwa 3–5 sek, bis die negative Wiederholung komplett ist. Können Sie das Gewicht länger als 5 sek halten, erhöhen Sie es. Schaffen Sie keine 3 sek, müssen Sie es reduzieren. Machen Sie 3 Sätze zu 4–6 negativen Wdh. bei allen Grundübungen – Bankdrücken, Kniebeugen (möglichst an der Multipresse) und Kreuzheben. Danach machen Sie 2 normale Sätze mit etwa 75–80% Ihres 1RM.

Wegen der hohen Intensität dieses Trainings brauchen Sie mehr Erholung zwischen den Sätzen, mindestens 3 min. Das Gleiche gilt für die Erholung zwischen den Workouts. Hier sollten Sie volle 7 Tage Pause einlegen. Deshalb ist der Split Kniebeugen/Bankdrücken/Kreuzheben für negative Wiederholungen so beliebt. Tabelle 9.16 zeigt Ihnen ein Musterworkout mit diesem Split. Trainieren Sie nicht länger als 6 Wochen so.

Um sicher und effektiv mit negativen Wiederholungen zu trainieren, brauchen Sie einen Trainingspartner. Wer keinen Partner hat, kann einseitige Übungen an der Multipresse machen. Dazu beladen Sie die Multipresse mit etwa 70% von 1RM für Bankdrücken, Kniebeugen oder Kreuzheben. Sie heben das Gewicht im positiven Teil beidseitig, im negativen Teil aber nur mit einem Arm oder Bein. Wechseln Sie die Seite nach jeder negativen Wiederholung, bis jede Seite 4–6 Wdh. geschafft hat.

Bedenken Sie auch, dass sich in der Regel nach dem Training mit negativen Wiederholungen ein nicht unerheblicher Muskelkater einstellt. Wer das nicht gewohnt ist, leidet darunter. Je öfter Sie so trainieren, desto leichter wird der Muskelkater. In seltenen Fällen kann es zu einer Rhabdomyolyse kommen. Sie tritt gelegentlich nach schweren Muskelschäden auf und kann tödlich sein. Wenn Muskeln zerfallen, geben Sie Kalium, Enzyme und Myoglobin an das Blut ab. Das Myoglobin kann sich in den Nieren sammeln und zu deren Ausfall führen. Das kann zu einem gefährlich hohen Kaliumspiegel und zu Herzversagen führen. Um dem Auftreten der Rhabdomyolyse beim Training mit negativen Wiederholungen vorzubeugen, trinken Sie viel Wasser (bis zu 3,7 l am Tag), reduzieren Sie Ihren Alkoholkonsum, trainieren Sie in den Wochen nach einer Virusinfektion nicht mit negativen Wiederholungen und gehen Sie sofort ins Krankenhaus, wenn Sie dunkelbraunen Urin haben.

BEWERTUNG

Zeit	1	2	3	4	5
Länge	1	2	3	4	5
Schwierigkeitsgrad	1	2	3	4	5
Resultate	1	2	3	4	5

TABELLE 9.16 Betonung der negativen Wiederholung

Übung	Sätze	Wdh.	Gewicht (% 1RM)
WORKOUT 1 **MONTAG: KNIEBEUGEN**			
Kniebeugen an der Multipresse	3	4–6	130%
Kniebeugen mit der Langhantel	2	6–8	80%
Beinpresse	3	6–8	80%
Beinstrecken	3	8–10	75%
Wadenheben im Stehen	3	8–10	75%
Crunches	3	20	

Übung	Sätze	Wdh.	Gewicht (% 1RM)
WORKOUT 2 MITTWOCH: BANKDRÜCKEN			
Bankdrücken	3	4–6	130 %
	2	6–8	80 %
Schrägbankdrücken mit Kurzhanteln	3	6–8	80 %
Schulterdrücken mit der Langhantel	3	6–8	80 %
Bankdrücken mit engem Griff	3	6–8	80 %
Beinheben hängend	3	12–15	–

Übung	Sätze	Wdh.	Gewicht (% 1RM)
WORKOUT 3 FREITAG: KREUZHEBEN			
Kreuzheben	3	4–6	130 %
	2	6–8	80 %
Good Mornings	3	6–8	80 %
Beincurls im Liegen	3	8–10	75 %
Langhantelrudern	4	6–8	80 %
Langhantelcurls	4	6–8	80 %
Russian Twist	4	15–20	–

PROGRAMME ZUR BELASTUNGSVARIATION

Bei der Kraft dreht sich alles um das Gewicht. Ihre Kraft wird danach berechnet, wie viel Gewicht Sie heben können. Da ist es nur logisch, dass Programme für das Krafttraining mit wechselnden Gewichten erfolgreich Kraft aufbauen. In diesem Abschnitt geht es um Programme, bei denen sich die Belastung während des Workouts ändert. Einige funktionieren mit Mechanismen, die das Nervensystem einbeziehen, so wie die Maximal- und die Wellenmethode. Bei der 5-%-Methode wird das Gewicht mit der Zeit systematisch erhöht und reduziert, bei der Pyramide von DeLorme wird das Gewicht mit jedem Satz erhöht. Ein Programm – die Methode mit einheitlichem Gewicht – nutzt das gleiche Gewicht in allen Sätzen. Wenn Sie mit einem dieser Programme Ihr Trainingsgewicht erhöhen, können Sie danach insgesamt mehr heben.

MAXIMALE MUSKELKRAFT

Diese Methode nutzt die sogenannte Postaktivierungspotenzierung (PAP). Dies bezieht sich darauf, dass man mit einer Übung die Leistung bei Übung 2 steigern kann, wenn man sie kurz nach der ersten absolviert. Dabei gibt es verschiedene Möglichkeiten: Bei der Maximalmethode absolviert man die gleiche Übung mit verschiedenen Gewichten, um diesen Effekt zu erzielen. Hier wird 1 Satz mit 1 Wdh. bei 90 % von 1RM gemacht, um im folgenden Satz die Zahl der Wiederholungen mit 80 % von 1RM zu erhöhen.

Wie dieser Mechanismus funktioniert, ist noch nicht ganz klar. Im Moment hält die Forschung die verstärkte Erregung des zentralen Nervensystems oder molekulare Ereignisse in den Muskelfasern für mögliche Erklärungen. Einfach gesagt verleitet der schwere Satz Ihr Nervensystem dazu, sich auf einen weiteren schweren Satz vorzubereiten. Wenn Sie dann das Gewicht reduzieren, fühlt es sich leichter an als gewohnt, denn Ihr Nervensystem spannt mehr Muskelfasern ein, als es ansonsten bei diesem Gewicht tun würde. Deswegen schwingen Baseballspieler einen schweren Schläger, bevor sie im Spiel zu einem leichteren Schläger greifen. Ganz gleich, wie es funktioniert, Sie können so Ihre Kraft bei leichteren Sätzen um knapp 10 % erhöhen.

Dazu machen Sie zunächst 1 Satz mit 1 Wdh. zu 90–95 % Ihres 1RM. Nach 3 min Pause machen Sie 1 weiteren Satz mit etwa 10 % mehr als 80 % Ihres 1RM (mit dem Sie normalerweise etwa 8 Wdh. schaffen). Dank der Potenzierung aus dem vorherigen Satz sollten Sie die 8 Wdh. mit einem schwereren Gewicht schaffen. Wenn Ihr 1RM beim Bankdrücken bei 140 kg liegt, machen Sie in Satz 1 (nach 2–3 Aufwärmsätzen) 1 Wdh. mit 126–133 kg. In Satz 2 machen Sie 8 Wdh. mit 123 kg. Normalerweise würden Sie bei 8 Wdh. nur 112 kg schaffen, aber durch die Potenzierung haben Sie Ihre Kraft um etwa 10 % erhöht.

Nutzen Sie diese Technik nur für die Hauptübungen und auch nur einmal pro Woche. Nutzen Sie die Maximalmethode bei keiner Übung länger als 8 Wochen. Tabelle 9.17 zeigt ein Musterworkout für Kniebeugen mit der Maximalmethode. Sie bezieht sich auf einen Kraftsportler, der bei den Kniebeugen ein 1RM von 165 kg schafft. 80 % seines 1RM (mit dem man in der Regel 8 Wdh. schafft) liegen bei 132 kg. Nach dem Workout machen Sie die typischen Hilfsübungen für die Kniebeugen.

BEWERTUNG

Zeit	1	2	3	4	5
Länge	1	2	3	4	5
Schwierigkeitsgrad	1	2	3	4	5
Resultate	1	2	3	4	5

TABELLE 9.17 **Schnelle Kraft**

Übung	Satz	Gewicht (kg)	Wdh.	Pause
Kniebeugen	Warm-up	67,5	10	2 min
	Warm-up	112,5	7	2 min
	Warm-up	137,5	5	2 min
	Warm-up	157,5	1	3 min
	Satz 1	165	1	3–5 min
	Satz 2	155*	8	5 min
	Satz 3	165	1	3–5 min
	Satz 4	155*	8	3 min

* Obwohl der Kraftsportler sonst 8 Wdh. nur mit 132 kg schafft, ermöglicht ihm die Potenzierung 2 Sätze zu 8 Wdh. mit 141 kg.

5-%-METHODE

Bei diesem Programm folgt das Gewicht einer Progression. Im Prinzip wird bei jedem Workout das Gewicht erhöht und die Zahl der Wiederholungen um eine reduziert. Das Programm selbst ist etwas komplizierter, aber es sorgt für eine Steigerung der Kraft um etwa 10 % nach nur 6 Workouts. Das 5 %-Programm eignet sich am besten für Grundübungen wie Bankdrücken, Schrägbankdrücken, Kniebeugen, Kreuzheben, Beinpressen, Schulterdrücken, Rudern mit der Langhantel und Latzüge. Dazu kann es an Armübungen wie Bankdrücken mit engem Griff, Trizepsdrücken am Kabelzug, Trizepsstrecken und Curls mit der Langhantel angepasst werden. Machen Sie nicht mehr als 3 Übungen pro Muskelgruppe und pausieren Sie jeweils 5–7 Tage zwischen diesen Workouts. Wählen Sie für jede Übung ein Gewicht, mit dem Sie 4 Sätze zu 6 Wdh. schaffen – mit 3–5 min Pause zwischen den Sätzen. Als Beispiel nehmen wir die Kniebeugen mit 136 kg. In Workout 1 machen Sie 4 Sätze zu 6 Wdh. mit diesen 136 kg. Für Workout 2 erhöhen Sie das Gewicht um 5 % auf 143 kg und machen 4 Sätze zu 5. In Workout 3 erhöhen Sie das Gewicht erneut um 5 % (ausgehend von den 136 kg) auf 150 kg und machen 4 Sätze zu 4 Wdh. Workout 4 bringt eine leichte Änderung. Hier reduzieren Sie das Gewicht wieder um 5 % auf 143 kg, machen aber 4 Sätze zu 6 Wdh. In Workout 5 legen Sie wieder 150 kg auf und machen 4 Sätze zu 5 Wdh. In Workout 6 schließlich steigern Sie das Gewicht erneut um 5 % auf 157 kg und machen 4 Sätze zu 4 Wdh. Im nächsten Workout sollten Sie dann 4 Sätze zu 6 Wdh. mit 150 kg schaffen – eine Steigerung Ihrer Kraft um 10 %. Tabelle 9.18 zeigt ein Beinworkout mit der 5-%-Methode. Machen Sie nach den Beinpressen andere Hilfsübungen, und zwar 3 Sätze zu 4–6 Wdh.

Trainieren Sie mit dieser Methode jede Muskelgruppe nur einmal wöchentlich, um ihr genügend Erholung zu geben. Der Split Kniebeugen/Bankdrücken/Kreuzheben eignet sich hier besonders gut.

BEWERTUNG

Zeit	1	2	3	4	5
Länge	1	2	3	4	5
Schwierigkeitsgrad	1	2	3	4	5
Resultate	1	2	3	4	5

TABELLE 9.18 **Kniebeugen mit der 5-%-Methode**

Workout	Übung	Gewicht (kg)	Sätze	Wdh.
1	Kniebeugen	150	4	6
	Beinpresse	350	4	6
2	Kniebeugen	157,5	4	5
	Beinpresse	367,5	4	5
3	Kniebeugen	165	4	4
	Beinpresse	385	4	4
4	Kniebeugen	157,5	4	6
	Beinpresse	367,5	4	6
5	Kniebeugen	165	4	5
	Beinpresse	386	4	5
6	Kniebeugen	162,5	4	4
	Beinpresse	402,5	4	4
7	Kniebeugen	165	4	6
	Beinpresse	385	4	6

METHODE MIT GLEICHBLEIBENDEM GEWICHT

Hierbei bleibt das Gewicht bei allen Sätzen einer Übung das gleiche. Sie müssen mit einem Gewicht beginnen, mit dem Sie mehr Wiederholungen schaffen würden, als Sie tatsächlich absolvieren. So beginnen Sie mit einem Gewicht, mit dem Sie 7–8 Wdh. schaffen (etwa 80% Ihres 1RM), aber Sie machen nur 6. Zwischen den Sätzen machen Sie nur 1–2 min Pause. In Satz 3–5 wird es schon schwer, 6 Wdh. zu schaffen. Sie hören auf, sobald Sie keine 6 Wdh. mehr schaffen. Ihr Ziel sind 5 Sätze zu 6 Wdh. Sobald Sie mehr als 5 Sätze zu 6 Wdh. schaffen, erhöhen Sie das Gewicht um 5–10% und beginnen von vorn. Tabelle 9.19 zeigt ein Musterworkout für das Bankdrücken. In diesem Beispiel liegt das 1RM bei 143 kg. Damit sind 80% von 1RM 115 kg. Sie brauchen 7 Wochen, um 2 Zyklen nach dieser Methode zu absolvieren. Nach jedem dieser Workouts können Sie Hilfsübungen wie Bankdrücken mit Kurzhanteln, Schulterdrücken mit der Langhantel und Trizepsdips machen.

Wenden Sie diese Methode nur auf die großen Grundübungen an und machen Sie dazu Hilfsübungen, 3 Sätze mit 6–8 Wdh. Machen Sie bei jeder Übung, die Sie nach dieser Methode trainieren, 2 komplette Zyklen. Dazu machen Sie zunächst einen Zyklus mit 5 Sätzen zu 6 Wdh. und erhöhen dann das Gewicht. Diesen Zyklus setzen Sie fort, bis Sie mit dem neuen Gewicht 5 Sätze zu 6 Wdh. schaffen. Danach wählen Sie wieder eine konventionellere Methode. Diese Methode funktioniert mit fast allen Splits und ganz besonders mit dem Split Kniebeugen/Bankdrücken/Kreuzheben.

BEWERTUNG

Zeit	1	2	**3**	4	5
Länge	1	2	3	**4**	5
Schwierigkeitsgrad	1	**2**	3	4	5
Resultate	1	2	**3**	4	5

TABELLE 9.19 **Methode mit gleichbleibendem Gewicht**

Gewicht	Satz	Wdh.	Pause
WORKOUT 1			
125	1	6	1 min
	2	6	1 min
	3	6	1 min
	4	4	
WORKOUT 2			
125	1	6	1 min
	2	6	1 min
	3	6	1 min
	4	6	1 min
	5	4	

Gewicht	Satz	Wdh.	Pause
WORKOUT 3			
125	1	6	1 min
	2	6	1 min
	3	6	1 min
	4	6	1 min
	5	6	
WORKOUT 4			
132,5	1	6	1 min
	2	6	1 min
	3	5	
WORKOUT 5			
132,5	1	6	1 min
	2	6	1 min
	3	6	1 min
	4	4	

Gewicht	Satz	Wdh.	Pause
WORKOUT 6			
132,5	1	6	1 min
	2	6	1 min
	3	6	1 min
	4	6	1 min
	5	5	
WORKOUT 7			
132,5	1	6	1 min
	2	6	1 min
	3	6	1 min
	4	6	1 min
	5	6	

WELLENTRAINING

Mit dieser Trainingsmethode können Sie Ihre Kraft in nur 6–8 Wochen um bis zu 10% steigern. Das liegt an den kleinen Fortschritten beim Gewicht in jeder einzelnen Welle. Mit den Wellen können Sie sofort bis zu 102% Ihres aktuellen 1RM heben. Das sind zwar nur ein paar Kilogramm, aber über 6–8 Wochen können Sie Ihre Kraft damit um etwa 10% erhöhen.

Bei diesem Programm machen Sie ein paar Aufwärmsätze, dann 2–3 Wellen zu je 3 Sätzen. Zwischen den Wellen und den einzelnen Sätzen liegen jeweils 4 min Pause. Bei Welle 1 besteht Satz 1 aus 3 Wdh. mit 90% Ihres 1RM (womit Sie sonst 4 Wdh. schaffen). Satz 2 enthält 2 Wdh. zu 95% Ihres 1RM, Satz 3 eine mit 100%. Bei Welle 2 erhöhen Sie das Gewicht bei jedem Satz um etwa 1%. Sie heben also in Satz 1 91% Ihres 1RM, in Satz 2 96% und in Satz 3 101%. Da die Abstände so klein sind und es keine Scheiben unter 500g gibt, beträgt der Fortschritt bei Gewichten unter 180kg mindestens 1kg. Bei Gewichten ab 180kg können Sie dann 2kg auflegen. Auf jeden Fall heben Sie in Satz 3 von Welle 2 mehr als Ihr aktuelles 1RM. Wenn Sie es schaffen, versuchen Sie eine 3. Welle. Dabei erhöhen Sie einfach das Gewicht pro Satz um weitere 1% und behalten die Wiederholungszahl der einzelnen Sätze bei. So sind Sie in Satz 3 bei 102% Ihres 1RM.

Das Ziel ist es, das Gewicht in jeder Welle in jedem Workout um 1–2% zu erhöhen. So steigern Sie ganz allmählich Ihre Kraft. Wenn Sie am letzten Satz der letzten Welle eines Workouts scheitern, beginnen Sie das nächste Workout erneut mit den gleichen Gewichten und versuchen Sie, es endgültig zu schaffen. Im Workout darauf können Sie das Gewicht dann wieder erhöhen.

BEWERTUNG

Zeit	1	2	3	**4**	5
Länge	**1**	2	3	4	5
Schwierigkeitsgrad	1	2	3	4	**5**
Resultate	1	2	3	**4**	5

Das Wellentraining basiert auf der Potenzierung, ähnlich der Potenzierung bei der Maximalmethode. Die ersten Sätze stimmen das Nervensystem oder die kontraktilen Fasern des Muskels so ein, dass er in den späteren Sätzen stärker kontrahieren kann. Wie bei den meisten Techniken zur Steigerung der Kraft beschränken Sie sich auch hier auf Grundübungen oder Übungen, mit denen Sie diese ersetzen. Machen Sie nach dem Wellentraining Hilfsübungen, und zwar 3 Sätze zu 4–6 Wdh.

Wegen der hohen Intensität sollten Sie jede Grundübung oder Muskelgruppe nur einmal wöchentlich trainieren. Daher eignet sich der Split Kniebeugen/Bankdrücken/Kreuzheben besonders gut für das Wellentraining. Tabelle 9.20 zeigt ein Wellentraining mit Kreuzheben am Beispiel einer Person, die eine Wiederholung mit 184 kg schafft und 202 kg schaffen möchte. Trainieren Sie so nicht länger als 8 Wochen.

TABELLE 9.20 **Starke Wellen**

Satz	Gewicht (kg)	Wdh.	Pause
WARM-UP			
1	61 (~30 % 1RM)	10	2 min
2	102 (~55 % 1RM)	8	2 min
3	143 (~75 % 1RM)	5	4 min
WELLE 1			
1	166 (90 % 1RM)	3	4 min
2	175 (95 % 1RM)	2	4 min
3	184 (100 % 1RM)	1	4 min

Satz	Gewicht (kg)	Wdh.	Pause
WELLE 2			
1	168 (91 % 1RM)	3	4 min
2	177 (96 % 1RM)	2	4 min
3	186 (101 % 1RM)	1	4 min
WELLE 3 (FALLS MÖGLICH)			
1	170 (92 % 1RM)	3	4 min
2	179 (97 % 1RM)	2	4 min
3	188 (102 % 1RM)	1	4 min

DIE PYRAMIDE VON DELORME

Bei diesem Programm wird über 3 Sätze das Gewicht erhöht, bis Sie das richtige Gewicht für den Wiederholungsbereich haben. So machen Sie beispielsweise in Satz 1 5 Wdh. mit 50 % Ihres 5RM, in Satz 2 5 Wdh. mit 75 % Ihres 5RM und in Satz 3 5 Wdh. (oder bis zum PmM) mit dem ganzen 5RM. Die ersten beiden Sätze dienen als Aufwärmsätze, weil das Gewicht für die Wiederholungen relativ leicht ist. So ist nur der letzte ein Arbeitssatz.

Das scheint für viele Kraftsportler wenig Arbeit zu sein, aber vielleicht funktioniert dieser eine Arbeitssatz gerade deshalb so gut. Sie wärmen sich gründlich auf und haben nur einen Satz bis PmM. Das deckt sich mit den Forschungsergebnissen, wonach ein Satz bis PmM besser ist als keiner oder mehrere.

Dabei kommt es gar nicht so auf die Art des Maximums an. Viele Powerlifter benutzen diese Methode mit dem 3er-, 4er-, 5er- und 6er-Maximum als Krafttraining. Man sollte das Maximum sogar regelmäßig wechseln. Da es pro Übung nur einen Arbeitssatz gibt, funktioniert das Programm gut mit einem Drück-Zug-Split oder einem Ober- und Unterkörper-Powerliftingsplit. Tabelle 9.21 zeigt ein DeLorme-Programm mit einem typischen Push-Pull-Split.

BEWERTUNG

Zeit	1	2	3	4	5
Länge	1	2	3	4	5
Schwierigkeitsgrad	1	2	3	4	5
Resultate	1	2	3	4	5

TABELLE 9.21 **Die Pyramide von DeLorme**

Übung	Satz	Gewicht	Wdh.
WORKOUT 1 MONTAG UND DONNERSTAG: PUSH			
Kniebeugen*	1	50% 5RM	5
	2	75% 5RM	5
	3	100% 5RM	5
Beinpresse	1	50% 5RM	5
	2	75% 5RM	5
	3	100% 5RM	5
Beinstrecken	1	50% 5RM	5
	2	75% 5RM	5
	3	100% 5RM	5
Bankdrücken*	1	50% 5RM	5
	2	75% 5RM	5
	3	100% 5RM	5
Schrägbankdrücken mit Kurzhanteln	1	50% 5RM	5
	2	75% 5RM	5
	3	100% 5RM	5
Schulterdrücken mit Kurzhanteln	1	50% 5RM	5
	2	75% 5RM	5
	3	100% 5RM	5
Bankdrücken mit engem Griff	1	50% 5RM	5
	2	75% 5RM	5
	3	100% 5RM	5
Wadenheben im Stehen	4 Sätze		8–10

Übung	Satz	Gewicht	Wdh.
WORKOUT 2 DIENSTAG UND FREITAG: PULL			
Kreuzheben	1	50% 5RM	5
	2	75% 5RM	5
	3	100% 5RM	5
Beincurls im Liegen	1	50% 5RM	5
	2	75% 5RM	5
	3	100% 5RM	5
Langhantelrudern	1	50% 5RM	5
	2	75% 5RM	5
	3	100% 5RM	5
Latzüge	1	50% 5RM	5
	2	75% 5RM	5
	3	100% 5RM	5
Langhantelcurls	1	50% 5RM	5
	2	75% 5RM	5
	3	100% 5RM	5
Crunches mit Gewichten	4 Sätze		8–10

* Am Donnerstag vor den Kniebeugen erst Bankdrücken und Schrägbankdrücken mit Kurzhanteln.

PROGRAMME ZUR VARIATION DER PAUSEN

Beim Krafttraining sind die Pausen in der Regel standardisiert. Die meisten Kraftsportler machen 3 min Pause zwischen den Sätzen und weichen selten davon ab. Bei richtiger Ausführung kann die Veränderung der Pausen aber zu beträchtlichen Kraftzuwächsen führen. In diesem Abschnitt werden Programme vorgestellt, bei denen die Pausen systematisch geändert werden, und zwar durch kurze Pausen zwischen den Wiederholungen (wie bei Pausensätzen), durch allmähliche Kürzung der Pausen zwischen den Sätzen Woche für Woche (wie bei »Von einer Wiederholung zu einem Satz«) oder durch Kürzung der Pausen zwischen den Sätzen durch die wöchentliche Steigerung der Wiederholungszahl (wie beim Verdichtungstraining).

PAUSENSÄTZE

Bei Pausensätzen halten Sie während eines Satzes an, legen eine kurze Pause ein und setzen den Satz dann fort. So schaffen Sie mehr Wiederholungen mit dem gleichen Gewicht. Diese Methode nutzt die Fähigkeit der Muskeln, sich schnell zu erholen; anders gesagt: Die Muskeln können ihre Kreatinphosphatspeicher füllen – das ist das gleiche Molekül wie in den Kreatinsupplementen. Dank dieser zusätzlichen Energie können die Muskeln stärker kontrahieren, erzeugen mehr Kraft und schaffen mehr Wiederholungen. Je mehr Kraft der Muskel erzeugt und je mehr Wiederholungen er schafft, desto größer ist der Stimulus für den Muskel und die zu erwartenden Kraftzuwächse.

Das Konzept der Pausensätze beim Krafttraining besteht nicht darin, mehr Wiederholungen zu schaffen oder den Muskel stärker zu ermüden, sondern die Kraft bei jeder Wiederholung zu optimieren. Um bei Pausensätzen auf Kraftzuwächse abzuzielen, nehmen Sie meist ein Gewicht für 3–5 Wdh. In der Regel kommt ein Gewicht zum Einsatz, mit dem Sie 3 Wdh. schaffen. Machen Sie 1 Wdh. und legen Sie dann das Gewicht ab. Nach 15 sek Pause machen Sie die nächste Wiederholung. Das machen Sie so lange, bis Sie 3 oder 5 Wdh. geschafft haben. Das war dann ein Pausensatz. Diese Technik produziert ordentliche Kraftzuwächse, aber es gibt sicherlich noch effektivere Techniken.

Im Labor wurde festgestellt, dass es noch eine bessere Pausensatztechnik mit kürzeren Pausen von 3–5 sek gibt. Statt das Gewicht abzulegen und 15 sek zu warten, halten Sie das Gewicht 3–5 sek und machen dann die nächste Wiederholung. Das machen Sie insgesamt dreimal. So schaffen Sie 3 Sätze mit dem gleichen Gewicht, was dem Muskel den optimalen Stimulus gibt. Pausensätze können Sie mit fast jedem Split anwenden. Um akzeptable Ergebnisse zu erzielen, müssen Sie die Methode konsequent 4–6 Wochen lang anwenden.

Tabelle 9.22 zeigt ein Programm für das Bankdrücken. Machen Sie alle 3 Sätze mit dieser Technik und danach eine 2. Übung für die Brust (wie Schrägbankdrücken oder Bankdrücken mit der Kurzhantel), ebenfalls 3 Sätze als Pausensätze. Sie werden feststellen, dass Sie bei Übung 2 ein wesentlich höheres Gewicht nehmen können als sonst, weil Sie nicht so erschöpft sind wie nach 3 normalen Sätzen.

BEWERTUNG

Zeit	1	2	**3**	4	5
Länge	1	2	**3**	4	5
Schwierigkeitsgrad	1	**2**	3	4	5
Resultate	1	2	3	**4**	5

TABELLE 9.22 **Stark mit Pausen**

Übung	Gewicht	Satz	Wdh.	Pause	Anmerkung
Bankdrücken	3RM–5RM	1, 2, 3	1, 1, 1	3 min	Machen Sie insgesamt 3 Wdh. mit jeweils 5 sek Pause in der obersten Position.

METHODE »VON EINER WIEDERHOLUNG ZU EINEM SATZ«

Hier wird die Pause zwischen den Übungen verkürzt, bis sich ein einziger durchgehender Satz ergibt. 10 Sätze zu 1 Wdh. mit dem gleichen Gewicht entsprechen 1 Satz zu 10 Wdh. mit ebendiesem Gewicht. Allerdings ist die Arbeit in einem einzigen Satz schwerer, weil die Erschöpfung einsetzt, auch wegen des höheren Laktatspiegels. Wenn Sie ganz langsam die Pause zwischen diesen 10 Sätzen reduzieren, wird der Muskel trainiert, die gebrauchte Energie schneller zu produzieren und mit dem Laktat fertigzuwerden. Dadurch wird er stärker. Am besten beginnen Sie mit einem Gewicht, mit dem Sie 10 Sätze zu 1 Wdh. schaffen, und 90 sek Pause zwischen den Sätzen. Bei jedem Workout versuchen Sie, die Pause um 15 sek zu verkürzen.

Das funktioniert ganz einfach: Stellen Sie sich vor, dass Sie mit dem Gewicht 10 Wdh. schaffen, nur nicht direkt nacheinander. Tabelle 9.23 zeigt ein Musterworkout. Das Programm eignet sich für jeden Split.

BEWERTUNG

Zeit	1	2	3	4	5
Länge	1	2	3	4	5
Schwierigkeitsgrad	1	2	3	4	5
Resultate	1	2	3	4	5

TABELLE 9.23 **Rund um die Bank**

Machen Sie nach dem Bankdrücken die üblichen Hilfsübungen, und zwar 3 Sätze zu 4–6 Wdh.

Workout	Übung	Sätze	Wdh.	Pause
1	Bankdrücken	10	1	90 sek
2	Bankdrücken	10	1	75 sek
3	Bankdrücken	10	1	60 sek
4	Bankdrücken	10	1	45 sek
5	Bankdrücken	10	1	30 sek
6	Bankdrücken	10	1	15 sek
7	Bankdrücken	10	1	10 sek
8	Bankdrücken	10	1	5 sek
9	Bankdrücken	1	10	0 sek

VERDICHTUNGSTRAINING

Dieses Training kann Ihre Muskeln überreden, mehr Wiederholungen mit höherem Gewicht zu schaffen. Das geht besonders gut bei Übungen mit dem eigenen Körpergewicht wie Klimmzügen, Dips und Liegestützen (denn das Körpergewicht lässt sich nicht so einfach ändern), funktioniert aber im Prinzip mit jeder Übung. Beim Verdichtungstraining verdoppeln Sie zunächst Ihr Arbeitsvolumen. Sind Ihr Ziel 12 Wdh. mit einem bestimmten Gewicht, dann beginnen Sie mit 12 Sätzen zu 2 Wdh. (insgesamt 24 Wdh.) in 12 min. Die Pause zwischen den Sätzen beträgt 50 sek. So haben Sie 1 min für den Satz und die Pause, bevor der nächste Satz folgt. Je mehr Wiederholungen pro Satz, desto kürzer wird die Pause. Wenn das zu leicht wird, gehen Sie auf 8 Sätze zu 3 Wdh. in 8 min. Wird das auch zu leicht, folgen 6 Sätze zu 4 in 6 min, dann 5 Sätze zu 5 in 5 min und 4 Sätze zu 6 in 4 min. Wenn Sie das bewältigen, folgen 3 Sätze zu 8 in 3 min. Schließlich sollten Sie in der Lage sein, 1 Satz mit 12 Wdh. zu schaffen. Dadurch, dass die Arbeit gleich bleibt (24 Wdh.) und die Pause immer weiter reduziert wird, erhöhen Sie die Arbeit innerhalb einer bestimmten Zeit bzw. erhöhen Sie die Dichte der Arbeit. Das Verdichtungstraining funktioniert aufgrund biochemischer Anpassungen innerhalb der Muskelzellen während des Programmfortschritts.

BEWERTUNG

Zeit	1	2	3	4	5
Länge	1	2	3	4	5
Schwierigkeitsgrad	1	2	3	4	5
Resultate	1	2	3	4	5

TABELLE 9.24 **Verdichtungsworkout**

Workout	Sätze*	Wdh.	Pause	Gesamtzeit Satz
1	12	2	50 sek	12 min
2	8	3	45 sek	8 min
3	6	4	40 sek	6 min
4	5	5	35 sek	5 min
5	4	6	30 sek	4 min
6	3	8	25 sek	3 min
7	1	12	–	1 min

* Wenn die Zahl der Sätze abnimmt, schaffen Sie vielleicht nicht alle Wiederholungen. Beim ersten Mal machen Sie beim nächsten Workout die gleiche Zahl an Sätzen und Wiederholungen. Schaffen Sie es immer noch nicht, gehen Sie trotzdem weiter. Reduzieren Sie die Sätze und machen Sie so viele Wiederholungen, wie Sie schaffen. Machen Sie das gleiche Workout höchstens zweimal.

PROGRAMME ZUR ÜBUNGSVARIATION

Es gibt zahllose Übungen zur Steigerung der Muskelkraft. Die Wahl der richtigen Übungen kann dabei entscheidend sein. Dieser Abschnitt behandelt Trainingsmethoden, bei denen die Übungen gewechselt werden, um die Kraft zu steigern. Einige dieser Techniken konzentrieren sich auf bestimmte Übungen, wie das einseitige Training und das Kurzhantel-Powerprogramm. Andere nutzen bestimmte Übungen in einer speziellen Reihenfolge wie die Dreistufenmethode, das »Training von vorn nach hinten« und das ECO-Training.

UNILATERALES TRAINING

Hierbei wird jeweils nur eine Körperseite trainiert. Anders als das unilaterale Training zum Muskelaufbau (siehe Kap. 6) werden hier die Trainingstage nicht nach Workouts für die linke und die rechte Seite eingeteilt. Hier kommen Übungen zur Anwendung, die nur einen Arm oder ein Bein trainieren, wie das einarmige Bankdrücken mit der Kurzhantel, die einbeinige Kniebeuge und sogar Kreuzheben mit einem Bein und einem Arm. Das ist nicht besonders revolutionär und wird von Powerliftern kaum benutzt. Das ist aber schade, denn Studien bestätigen, dass einseitig trainierte Muskeln mehr Kraft produzieren und mehr Muskelfasern (ganz speziell FT-Fasern) einsetzen. Bei einer Vergleichsstudie zwischen ein- und beidarmigen Bizepscurls war die mit dem beidarmigen Training produzierte Kraft um etwa 20 % niedriger als die Summe der Kraft aus den einseitigen Übungen (Jakobi und Chilibeck 2001). Wenn Sie bei den Kurzhantelcurls also eine Wiederholung mit 45 kg schaffen, würden Sie erwarten, mit einem Arm 22,5 kg zu curlen. Dabei schaffen Sie einarmig eine Wiederholung mit 27,5 kg. Wenn Sie das Gewicht aus den beiden einarmigen Übungen addieren, kommen Sie auf eine Summe von 55 kg, etwa 20 % mehr als bei der beidarmigen Ausführung.

Um die zusätzliche Kraft aus dem unilateralen Training zu nutzen, sollten Sie ab und zu einarmige und einbeinige Übungen machen. Tabelle 9.25 enthält eine Liste mit einarmigen und einbeinigen Übungen, die Sie in Ihr Programm aufnehmen können.

In Teil V ist beschrieben, wie Sie diese Übungen ausführen. Sie können sie gut in Ihr Kraftprogramm einbauen, indem Sie nach den Arbeitssätzen einer Übung 2 Sätze dieser unilateralen Übungen machen. Bei den Hilfsübungen machen Sie 2 Sätze der einseitigen Übungen, gefolgt von 2 Sätzen der beidseitigen Version der gleichen Übung. Tabelle 9.26 zeigt ein Musterprogramm, bei dem zahlreiche unilaterale Übungen in einen Powerliftingsplit für den Ober- und den Unterkörper integriert werden.

BEWERTUNG

Zeit	1	2	3	4	5
Länge	1	2	3	4	5
Schwierigkeitsgrad	1	2	3	4	5
Resultate	1	2	3	4	5

TABELLE 9.25 Einseitige Übungen

Muskelgruppe	Übung
Brust	Bankdrücken mit der Kurzhantel mit einem Arm (flach, schräg, negativ)
	Kurzhantelflys mit einem Arm (Flach-, Schräg-, Negativbank)
Schultern	Überkopfdrücken mit Kurzhanteln mit einem Arm
	Aufrechtes Kurzhantelrudern mit einem Arm
	Seitheben mit Kurzhanteln mit einem Arm
Rücken	Kurzhantelrudern mit einem Arm
	Latzüge am Kabelzug mit einem Arm
Beine	Kniebeugen mit einem Bein
	Beinpresse mit einem Bein
	Beinstrecken mit einem Bein
	Beincurls mit einem Bein
	Kreuzheben mit einem Arm und einem Bein
	Rumänisches Kreuzheben mit einem Bein
Trizeps	Trizepsstrecken mit Kurzhanteln mit einem Arm
	Trizepsdrücken am Kabelzug mit einem Arm
	Trizepsstrecken im Liegen mit einem Arm
Bizeps	Kurzhantelcurls mit einem Arm
	Konzentrationscurls mit Kurzhantel mit einem Arm
	Scott Curls am Kabel mit einem Arm

TABELLE 9.26 **Programm: Einseitig stark**

Übung	Sätze	Wdh.
OBERKÖRPERWORKOUT 1 MONTAG: BANKDRÜCKEN UND PUSH-ÜBUNGEN		
Bankdrücken	4	5 mit 85% 1RM
Bankdrücken mit der Kurzhantel mit einem Arm	2	4–6
Bankdrücken mit der Kurzhantel	2	4–6
Schulterdrücken mit Kurzhanteln mit einem Arm	2	4–6
Schulterdrücken mit Kurzhanteln	2	4–6
Aufrechtes Kurzhantelrudern mit einem Arm	2	6–8
Aufrechtes Kurzhantelrudern	2	6–8
Trizepsdrücken mit Kurzhanteln mit einem Arm	2	4–6
Crunches im Stehen	3	8–10
UNTERKÖRPERWORKOUT 1 DIENSTAG: KNIEBEUGEN UND QUADRIZEPSÜBUNGEN		
Kniebeugen	4	5 mit 85% 1RM
Kniebeugen mit einem Bein	2	4–6
Beinpresse mit einem Bein	2	4–6
Beinpresse	2	4–6
Beinstrecken mit einem Bein	2	6–8
Beinstrecken	2	6–8
Wadenheben im Stehen	4	8–10

Übung	Sätze	Wdh.
OBERKÖRPERWORKOUT 2 DONNERSTAG: BANKDRÜCKEN UND PULL-ÜBUNGEN		
Bankdrücken	4	75%
Kurzhantelrudern mit einem Arm	2	4–6
Langhantelrudern	2	4–6
Latzüge am Kabelzug mit einem Arm	2	6–8
Latzüge	3	6–8
Kurzhantelcurls mit einem Arm	2	6–8
Kurzhantelcurls	2	6–8
Russian Twist	3	20
UNTERKÖRPERWORKOUT 2 FREITAG: KREUZHEBEN UND ÜBUNGEN FÜR DEN HINTEREN OBERSCHENKEL		
Kreuzheben	4	5 mit 85% 1RM
Kreuzheben mit einem Arm und einem Bein	2	4–6
Rumänisches Kreuzheben mit einem Bein	2	6–8
Rumänisches Kreuzheben	2	6–8
Beincurls im Liegen mit einem Bein	2	6–8
Beincurls im Liegen	2	6–8
Wadenheben im Sitzen	4	10–12

DREISTUFENMETHODE

Bei dieser Methode machen Sie, um Kraft aufzubauen, jeweils die gleiche Übung mit Kurzhanteln, mit der Langhantel und an der Maschine. Ein Vorteil liegt in der Abwechslung der Übungen, aber entscheidend ist hier die Reihenfolge, in der Sie die Übungen absolvieren. Das liegt hauptsächlich an den Stabilisatoren.

Diese liegen in der Regel tief unter den großen Muskelgruppen, die die Hauptarbeit verrichten. Die Stabilisatoren sind zwar oft kleiner und schwächer, sichern aber die Gelenke bei den Bewegungen. Wenn Sie mit instabilem Gerät wie Kurzhanteln arbeiten, sind die Stabilisatoren schneller erschöpft als die eigentlich trainierte Muskelgruppe, denn sie sind wesentlich schwächer. Sind die Stabilisatoren erschöpft, bremst das Nervensystem die Hauptmuskeln aus, um Verletzungen vorzubeugen. So begrenzen die Stabilisatoren die Kraft, die die Hauptmuskeln erzeugen können.

Eine unorthodoxe Methode, die Schwäche der Stabilisatoren zu umgehen, besteht darin, die Übungen so anzuordnen, dass man von der instabilsten zur stabilsten Übung geht. Sobald die Stabilisatoren erschöpft sind, wechseln Sie zu einer Übung, bei der sie weniger beansprucht werden. So können Sie die Hauptmuskeln weiter mit schweren Gewichten belasten, ohne von den erschöpften Stabilisatoren ausgebremst zu werden. Daher beginnen Sie bei der Dreistufenmethode mit Kurzhantelübungen, die die meiste Hilfe der Stabilisatoren benötigen, weil der Arm sich in jede Richtung bewegen lässt, soweit die Gelenke das ermöglichen. Bei Beinübungen ersetzen Übungen mit einem Bein die Kurzhantelübungen. Als Nächstes folgt eine Langhantelübung. Hier sind die Stabilisatoren noch teilweise gefordert, da es sich um eine Übung mit freien Gewichten handelt. Da Sie diese Übung beidseitig machen und die Arme fest an der Hantel sind (bei Oberkörperübungen) bzw. die Beine fest am Boden (bei Beinübungen), sind die Stabilisatoren weniger gefordert als bei Kurzhantelübungen oder Übungen mit einem Bein. Als Letztes folgt eine Übung an der Maschine. Hier werden die Stabilisatoren kaum noch benötigt, denn die Bewegung der Maschine gibt dem Körper einen festen Pfad und keine Abweichungen vor. Da es hier um die großen Muskelgruppen geht, werden die Stabilisatoren im Prinzip nicht benötigt. So würden Sie bei einem Workout mit Bankdrücken zunächst Bankdrücken mit Kurzhanteln machen, dann zur Langhantel übergehen und abschließend Bankdrücken an der Maschine machen. Bei einem Workout mit Kniebeugen beginnen Sie mit Kniebeugen mit einem Bein, machen danach Kniebeugen mit der Langhantel und zum Abschluss Beinpressen. Beim Kreuzheben ist diese Methode nicht ideal, aber durchaus möglich. Hier beginnen Sie mit Kreuzheben mit einem Bein und einem Arm, machen dann das konventionelle Kreuzheben und schließlich horizontale Beinpressen (fangen Sie von unten an, das entspricht der Bewegung beim Kreuzheben). Diese Methode sollte nicht Ihr Standardtraining ersetzen, bei dem die wichtigen Kraftübungen an der ersten Stelle im Workout kommen. Besser ist es, die Dreistufenmethode bei einem zweiten Workout für die gleiche Übung später in der Woche anzuwenden. So können Sie zu Wochenbeginn ein normales Workout mit Bankdrücken machen und eines mit der Dreistufenmethode später in der Woche. Das funktioniert gut mit dem Split Kniebeugen/Bankdrücken/Kreuzheben und einem Dreistufenworkout am Samstag. Ein Beispiel ist das Workout in Tabelle 9.27. Sie sollten bei jeder Übung 3 Arbeitssätze machen. Gewichte und Wiederholungen können Sie entsprechend Ihrer Trainingsphase anpassen.

BEWERTUNG

Zeit	1	2	3	4	5
Länge	1	2	3	4	5
Schwierigkeitsgrad	1	2	3	4	5
Resultate	1	2	3	4	5

TABELLE 9.27 3 Stufen zur Kraft

Übung	Sätze	Wdh.
WORKOUT 1 MONTAG: KNIEBEUGEN		
Kniebeugen	4	5 mit 85% 1RM
Beinpresse	3	6–8
Beinstrecken	3	8–10
Wadenheben im Stehen	3	8–10
Holzhacken am Kabelzug	3	20
WORKOUT 2 MITTWOCH: BANKDRÜCKEN		
Bankdrücken	4	5 mit 85% 1RM
Schrägbankdrücken mit Kurzhanteln	3	6–8
Schulterdrücken mit der Langhantel	4	6–8
Bankdrücken mit engem Griff	4	6–8
Crunches im Stehen	4	8–10
WORKOUT 3 DONNERSTAG: KREUZHEBEN		
Kreuzheben	4	5 mit 85% 1RM
Good Mornings	3	6–8
Beincurls im Liegen	3	8–10
Langhantelrudern	4	6–8
Langhantelcurls	4	6–8
Beinheben hängend	4	10–12
WORKOUT 4 SAMSTAG: DREISTUFENPROGRAMM MIT BANKDRÜCKEN UND KNIEBEUGEN		
Bankdrücken mit der Kurzhantel	3	6–8
Bankdrücken	3	5 mit 80% 1RM
Bankdrücken an der Maschine	3	6–8
Kniebeugen mit einem Bein	3	6–8
Kniebeugen mit der Langhantel	3	5 mit 80% 1RM
Beinpresse	3	6–8

POWERPROGRAMM MIT KURZHANTELN

Dies ist ein einfaches Trainingsprogramm mit Kurzhanteln. Das bringt eigentlich nicht mehr Nutzen als das Training mit Langhanteln, kann Ihnen aber aus mehreren Gründen aus einem Plateau helfen und Ihre Zuwächse wieder in Gang bringen. Der erste Grund ist die Veränderung. Die Veränderung durch neue Übungen wie im Kurzhantel-Powerprogramm kann Ihre Kraft beeinflussen, indem sie Muskelfasern rekrutiert, die bei den Übungen in Ihrem Standardprogramm vernachlässigt wurden. Dazu kommt der Kraftunterschied bei den meisten Kraftsportlern. Einige haben bis 10% Unterschied zwischen der starken und der schwachen Seite. Das Training mit Kurzhanteln zwingt die schwache Seite, stärker zu werden, denn sie muss nun die Hantel ganz allein heben.

Dazu können Kurzhanteln die Kraft der Stabilisatoren steigern. Das leistet einen Beitrag zur gesamten Körperkraft und beugt Verletzungen der Gelenke vor. Krafttraining mit Kurzhanteln ist auch ideal für das Training zu Hause, denn die Geräte benötigen wenig Platz und Sie können auf engstem Raum trainieren. Die Übungen sind auch ideal für Sportler mit Verletzungen an Schultern, Ellbogen oder Handgelenk, weil Sie einen größeren Bewegungsbereich ermöglichen als mit der Langhantel.

Das Kurzhantel-Powerprogramm ist ein 6-wöchiges Programm mit vielen Verbund- und Mehrfachübungen, das die gesamte Körperkraft steigert. Tabelle 9.28 zeigt, wie das Programm aussieht. Detaillierte Beschreibungen zu diesen Übungen finden Sie in Teil V. Jedes Workout wird dreimal wöchentlich durchgeführt – in der Regel montags, mittwochs und freitags. Wenn Sie wollen, können Sie einen zusätzlichen Tag für Kniebeugen, Bankdrücken und Kreuzheben einlegen. In den Wochen 1 und 2 machen Sie 3 Sätze zu 10–12 Wdh. und 90 sek Pause zwischen den Sätzen. In den Wochen 3 und 4 erhöhen Sie die Gewichte und machen 6–8 Wdh. pro Satz. Die Pause erhöht sich auf 2 min. In den letzten beiden Wochen (5 und 6) erhöhen Sie die Gewichte erneut und gehen auf 4–6 Wdh. pro Satz. Die Pausen erhöhen sich auf 3 min, damit Sie sich richtig erholen können. Bei den Bauch- und Rumpfübungen machen Sie jedoch mehr Wiederholungen. Hier bleibt das Gewicht gleich oder wird über die 6 Wochen erhöht und die Pausen bleiben konstant bei 1 min.

BEWERTUNG

Zeit	1	2	3	4	5
Länge	1	2	3	4	5
Schwierigkeitsgrad	1	2	3	4	5
Resultate	1	2	3	4	5

TABELLE 9.28 **6-wöchiges Kurzhantel-Powerworkout**

Übung	WOCHE 1–2		WOCHE 3–4		WOCHE 5–6	
	Sätze	Wdh.	Sätze	Wdh.	Sätze	Wdh.
Umsetzen und Drücken mit der Kurzhantel	3	10–12	3	6–8	3	4–6
Liegestütze und Rudern mit der Kurzhantel	3	10–12	3	6–8	3	4–6
Kniebeugen und Überkopfdrücken mit der Kurzhantel	3	10–12	3	6–8	3	4–6
Überzüge und Drücken mit der Kurzhantel	3	10–12	3	6–8	3	4–6
Kreuzheben und aufrechtes Rudern mit der Kurzhantel	3	10–12	3	6–8	3	4–6
Kickbacks mit der Kurzhantel	3	10–12	3	6–8	3	4–6
Abwechselnde Kurzhantelcurls im Stehen	3	10–12	3	6–8	3	4–6
Holzhacken mit der Kurzhantel	3	10–12	3	12–15	3	15–20
V-Sits mit der Kurzhantel	3	10–12	3	12–15	3	15–20

ANTAGONISTISCHES TRAINING

Bei dieser Methode werden antagonistisch arbeitende Muskelgruppen und Bewegungen eingesetzt, um die Kraft zu erhöhen. Sie trainieren hier mit entgegengesetzten Bewegungen und die gegeneinander arbeitenden Muskelgruppen direkt nacheinander. Sie machen also einen Satz von Übung 1 und danach einen Satz einer Übung mit der entgegengesetzten Bewegung. Das entspricht in etwa Supersätzen mit einer längeren Pause zwischen den entgegengesetzten Bewegungen. Daher trainieren Sie hier Bankdrücken und Langhantelrudern zusammen. Wie bereits erwähnt hat das Hintereinandertrainieren antagonistischer Muskelgruppen den Vorteil, dass man in der zweiten Übung stärker wird. Muskeln sind tendenziell stärker, wenn gerade eine Kontraktion ihres Antagonisten oder der antagonistischen Muskelgruppe erfolgt ist. Wenn Sie also einen Supersatz aus Langhantelrudern und Bankdrücken in dieser Reihenfolge machen, werden Sie beim Bankdrücken stärker sein – wenn Sie nicht beim Rudern bis zum Versagen gegangen sind. Das liegt zu einem guten Teil daran, dass der Agonist durch den Antagonisten gehemmt wird. Wenn Sie normale Sätze Bankdrücken machen, verhindern die Rückenmuskeln in einem gewissen Maß die Kontraktion der Brustmuskeln. Ein Satz Rudern kurz vor dem Bankdrücken unterdrückt das zu einem guten Teil und Ihre Brustmuskeln können stärker kontrahieren. Das Programm für das antagonistische Training in Tabelle 9.29 basiert auf einem Push-Pull-Split mit 4 Workouts pro Woche. Das Oberkörperworkout machen Sie Montag und Donnerstag, das für den Unterkörper am Dienstag und Freitag. Beim Oberkörperworkout am Donnerstag sollten Sie bei allen Übungen bis auf das Bankdrücken die Reihenfolge wechseln. Das Unterkörperworkout am Dienstag konzentriert sich auf Kniebeugen, das am Freitag auf Kreuzheben. Pro Übungspaar machen Sie 5 Sätze. Machen Sie bei Übung 1 nur 5 Wdh. mit einem Gewicht von 50–70% Ihres 1RM (also ein Gewicht für 12–20 Wdh.). Wichtig ist, dass Sie explosiv heben und die Muskeln nicht ermüden. Machen Sie nicht mehr als 60 sek Pause zwischen den Übungen und bei Übung 2 4–6 Wdh. Dazu würden Sie nun ein Gewicht von 85–95% Ihres 1RM nehmen. Dank der zusätzlichen Kraft aus dem Training des Antagonisten schaffen Sie nun 4–6 Wdh. mit 95% Ihres 1RM. Nach Satz 5 von Übung 2 machen Sie einen Satz von Übung 1 bis zum Versagen, und zwar mit einem Gewicht für 8–10 Wdh. Trainieren Sie so nicht länger als 6 Wochen und kehren Sie dann zu Ihrem Standardtraining zurück.

BEWERTUNG

Zeit	1	**2**	3	4	5
Länge	1	**2**	3	4	5
Schwierigkeitsgrad	1	2	**3**	4	5
Resultate	1	2	3	**4**	5

TABELLE 9.29 Antagonistisches Training

Übungspaar	Sätze	ÜBUNG 1 Wdh.	ÜBUNG 2 Wdh.
OBERKÖRPERWORKOUT (MONTAG UND DONNERSTAG)			
Langhantelrudern und Bankdrücken	5	2–3	4–6
Latzüge und Überkopfdrücken	5	2–3	4–6
Langhantelcurls und Trizepsdips	5	2–3	4–6
Rückenstrecken und Crunches mit Gewichten	5	5–6	8–10
UNTERKÖRPERWORKOUT (DIENSTAG): KNIEBEUGEN			
Beinheben hängend (mit Kurzhantel) und Kniebeugen	5	2–3	4–6
Beincurls im Sitzen oder Liegen und Beinstrecken	5	3–4	6–8
Zehenheben im Sitzen und Wadenheben im Sitzen	5	5–6	6–8
Beinheben hängend (mit Kurzhantel) und Kreuzheben	5	2–3	4–6
Beinheben und Rumänisches Kreuzheben	5	5–6	6–8
Beinstrecken und Beincurls im Sitzen oder Liegen	5	3–4	6–8
Zehenheben im Stehen und Wadenheben im Stehen	3	5–6	6–8
UNTERKÖRPERWORKOUT (FREITAG): KREUZHEBEN			
Beinheben hängend (mit Kurzhantel) und Kreuzheben	5	2–3	4–6
Beinheben und Rumänisches Kreuzheben	5	5–6	6–8
Beinstrecken und Beincurls im Sitzen oder Liegen	5	3–4	6–8
Zehenheben im Stehen und Wadenheben im Stehen	3	5–6	6–8

ECO-TRAINING

Diese Trainingsmethode vereinigt 3 unterschiedliche Übungsarten, die alle für den Kraftaufbau nützlich sind. Die Abkürzung »ECO« steht für *explosive exercise, closed-chain exercise, open-chain exercise*. Explosive Übungen sind plyometrische, ballistische Bewegungen (siehe den Abschnitt über ballistisches Krafttraining) wie Kniebeugen mit Sprung und Bankdrücken mit Ausstoßen. Bei *closed-chain exercises* (Übungen in geschlossener Kette) bleiben Hände oder Füße am Ort und der Körper bewegt sich (wie bei Kniebeugen, Liegestützen und Klimmzügen). *Open-chain exercises* (Übungen in offener Kette) legen den Widerstand in die Hände oder Füße wie beim Beinstrecken und bei den meisten Oberkörperübungen mit Kurzhanteln. Das ECO-Workout ist genau in dieser Reihenfolge angelegt: erst die explosive Übung, dann die Übung in geschlossener Kette und schließlich die Übung in offener Kette.

Die explosiven Übungen kommen zuerst, weil die Muskelfasern noch frisch sind. Wären sie bereits ermüdet, könnten sie nicht so schnell und explosiv kontrahieren. Dazu besteht aufgrund der schnellen Bewegungen bei Ermüdung eine erhöhte Verletzungsgefahr. Explosive Übungen zielen auf die FT-Fasern ab. Der Gewinn an Explosivkraft aus diesen Übungen bringt mehr Kraft bei anderen Übungen wie Kniebeugen und Bankdrücken. Von den explosiven Übungen machen Sie nur 3 Wdh. Sie sollten bei allen jedenfalls explosiv arbeiten und den Muskel nicht ermüden. Das Gewicht ist sehr leicht (nur Körpergewicht oder ein Gewicht für 25–30 Wdh. für diese Übung, das sind 30–50% von 1RM).

Bei den Übungen in geschlossener Kette bewegt sich der Körper, während Hände oder Füße am Ort verbleiben. Mit diesen Übungen kann man in den trainierten Muskeln großartig Kraft aufbauen. Dazu entwickeln sie eine funktionale Kraft, denn die Balance und der Einsatz der Stabilisatoren sind gefordert. Da die einzige echte Brustübung in geschlossener Kette der Liegestütz ist, wird das Bankdrücken als Ersatz herangezogen. Beim Liegestütz gibt es ein Hindernis, es ist nämlich schwierig, den Widerstand so zu erhöhen, dass man auf nur 4–6 Wdh. kommt. Wenn Sie dazu bereit sind, können Sie natürlich Liegestütze mit einem Helfer oder Scheiben auf Ihrem Rücken machen oder mit einer beladenen Hantel der Multipresse auf Ihrem Rücken.

Bei einer Übung in offener Kette haben Sie das Gewicht in der Hand (Kurzhantelflys) oder an den Füßen (Beinstrecken). Beim ECO-Programm funktionieren Übungen in offener Kette als Isolationsübungen, um zur Steigerung der Kraft den trainierten Muskel zu belasten. Bei den Übungen in offener Kette machen Sie jeweils 8–10 Wdh. pro Satz.

Der ideale Split für das ECO-Training ist der von Tabelle 9.30, ein Ober- und Unterkörpersplit. Trainieren Sie so 4 Wochen und kehren dann zu Ihrem Standardtraining zurück.

BEWERTUNG

Zeit	1	2	3	4	5
Länge	1	2	3	4	5
Schwierigkeitsgrad	1	2	3	4	5
Resultate	1	2	3	4	5

TABELLE 9.30 **ECO-Training**

Muskelgruppe	Übung	Sätze	Wdh.
	OBERKÖRPERWORKOUT 1 MONTAG: BANKDRÜCKEN UND PUSH-ÜBUNGEN		
Brust	E: Powerliegestütze	3	3
	C: Bankdrücken	3	4–6
	O: Kurzhantelflys	3	8–10
Schultern	E: Überkopfdrücken an der Multipresse mit Ausstoßen	3	3
	C: Schulterdrücken mit der Langhantel	3	4–6
	O: Seitheben mit der Kurzhantel	3	8–10
Trizeps	E: Bankdrücken mit Ausstoßen mit engem Griff	3	3
	C: Dips	3	4–6
	O: Trizepsstrecken	3	8–10
	UNTERKÖRPERWORKOUT 1 DIENSTAG: KNIEBEUGEN UND QUADRIZEPSÜBUNGEN		
Quadrizeps	E: Sprungkniebeugen	3	3
	C: Kniebeugen mit der Langhantel	3	4–6
	O: Beinstrecken und Beincurls*	3	8–10

Muskel-gruppe	Übung	Sätze	Wdh.
Waden	Wadenheben im Stehen	3	8–10
Bauch	Crunches im Stehen	3	8–10
OBERKÖRPERWORKOUT 2 DONNERSTAG: BANKDRÜCKEN UND PULL-ÜBUNGEN			
Brust	E: Bankdrücken an der Multipresse mit Ausstoßen	3	3
	C: Liegestütze mit Gewicht	3	4–6
	O: Kurzhantelflys auf der Schrägbank	3	8–10
Rücken	E: Einarmiges Powerrudern an der Multipresse	3	3
	C: Klimmzüge	3	4–6
	O: Latzug mit gestreckten Armen	3	8–10
Bizeps	E: Bizepscurls mit Ausstoßen	3	3
	C: Klimmzüge mit engem Griff	3	4–6
	O: Kurzhantelcurls auf der Schrägbank	3	8–10
UNTERKÖRPERWORKOUT 2 FREITAG: KREUZHEBEN UND ÜBUNGEN FÜR DEN HINTEREN OBERSCHENKEL			
Quadrizeps	E: Kreuzheben mit Kurzhanteln im Sprung	3	3
	C: Kreuzheben	3	4–6
	O: Beincurls	3	8–10
Waden	Wadenheben im Stehen	3	8–10
Bauch und Rumpf	Russian Twist	3	12–15

* Als Supersatz durchführen

PROGRAMME ZUR VARIATION DER TRAININGSFREQUENZ

Dieser Abschnitt zeigt Programme, bei denen die Trainingsfrequenz verändert wird. Er enthält nur 2 Programme, denn nur wenige Kraftsportler, die an ihrer Kraft arbeiten, sehen die Trainingsfrequenz als Variable zur Steigerung der Muskelkraft. Allerdings kann der Wechsel der Trainingsfrequenz einen ganz entscheidenden Einfluss auf Ihre Kraftzuwächse haben. Die Methode der Überbelastung (*overreaching*) und das Auf-und-ab-Verfahren (*up and down*) können durch Änderung der Trainingsfrequenz sehr effektiv Ihre Kraft steigern.

ÜBERBELASTUNG

Hierbei werden Sie bewusst übertrainiert, um Ihre Kraft zu steigern. Das Programm basiert auf Studien zum Übertraining von Sportlern. Aber ganz neu ist das Konzept nicht. Es basiert auf Trainingsprinzipien der ehemaligen Ostblockstaaten. Die Überbelastung ist im Prinzip Übertraining ohne dessen schädliche Folgen. Man muss nur wissen, wann man aufhört. Der Unterschied zwischen Übertraining und Überbelastung liegt hauptsächlich im Zeitfaktor. Das Übertraining ist ein eher chronischer Zustand. Es tritt nicht nach ein paar Tagen auf. Sie müssen schon 2–4 Wochen zu schwer oder zu lange trainieren, bis Sie wirklich übertrainiert sind. Dann zeigen sich die Hormonstörungen und die klassischen Anzeichen: Erschöpfung, Appetitlosigkeit, fehlende Kraft, Muskelverluste, Schlaflosigkeit und Depressionen.

Die Überbelastung ähnelt dem Übertraining in Bezug auf das eigentliche Training. Der Unterschied liegt darin, dass Sie das für eine kurze Zeit machen und aufhören, bevor diese unguten Veränderungen in Ihrem Körper stattfinden. Die Überbelastung ist also Übertraining, ohne den Zustand des Übertrainings zu erreichen. 4 Wochen lang trainieren Sie alle Ihre Muskelgruppen fünfmal wöchentlich. Tabelle 9.31 erläutert den Split für das Training mit Überbelastung. Sie machen 3 Sätze pro Übung, jede Woche erhöhen Sie das Gewicht und reduzieren die Wiederholungen. Eine Ausnahme ist das Workout am Freitag. Hier geben Sie alles (bis zu 100% von 1RM) bei Kniebeugen, Bankdrücken und Kreuzheben. Am Ende der 4 Wochen reduzieren Sie Trainingsfrequenz und Gewicht und trainieren jede Muskelgruppe nur einmal wöchentlich mit einem Split Kniebeugen/Bankdrücken/Kreuzheben. Während dieser Phase wird sich Ihre Kraft drastisch erhöhen.

BEWERTUNG

Zeit	1	2	3	4	5
Länge	1	2	3	4	5
Schwierigkeitsgrad	1	2	3	4	5
Resultate	1	2	3	4	5

TABELLE 9.31 **Überbelastung zur Verbesserung der Maximalkraft**

WOCHE 1–4									
Übung	**WOCHE 1**		**WOCHE 2**		**WOCHE 3**		**WOCHE 4**		**Satzpausen**
	Sätze	**Wdh.**	**Sätze**	**Wdh.**	**Sätze**	**Wdh.**	**Sätze**	**Wdh.**	
MONTAG UND MITTWOCH									
Kniebeugen	3	10–12	3	8–10	3	6–8	3	4–6	3 min
Ausfallschritte	3	10–12	3	8–10	3	6–8	3	4–6	2 min
Bankdrücken	3	10–12	3	8–10	3	6–8	3	4–6	3 min
Schulterdrücken mit der Langhantel	3	10–12	3	8–10	3	6–8	3	4–6	2 min
Latzüge	3	10–12	3	8–10	3	6–8	3	4–6	2 min
Kurzhantelcurls	3	10–12	3	8–10	3	6–8	3	4–6	2 min
Trizepsstrecken im Liegen	3	10–12	3	8–10	3	6–8	3	4–6	2 min
Wadenheben im Stehen	3	15–20	3	12–15	3	10–12	3	8–10	1 min
Beinheben hängend	3	15–20	3	15–20	3	15–20	3	15–20	1 min
DIENSTAG UND DONNERSTAG									
Bankdrücken	3	10–12	3	8–10	3	6–8	3	4–6	3 min
Kreuzheben	3	10–12	3	8–10	3	6–8	3	4–6	3 min
Beinpresse	3	10–12	3	8–10	3	6–8	3	4–6	3 min
Aufrechtes Rudern	3	10–12	3	8–10	3	6–8	3	4–6	2 min
Langhantelrudern	3	10–12	3	8–10	3	6–8	3	4–6	2 min
Langhantelcurls	3	10–12	3	8–10	3	6–8	3	4–6	2 min
Dips	3	10–12	3	8–10	3	6–8	3	4–6	2 min
Wadenheben im Sitzen	3	15–20	3	12–15	3	10–12	3	8–10	1 min
Crunches	3	20	3	20	3	20	3	20	1 min

Übung	Sätze	Wdh.	% 1RM
FREITAG			
Dieses Muster für Sätze, Wdh. und Prozentanteile von 1RM gilt für Kniebeugen, Bankdrücken und Kreuzheben	1	5	10%
	1	5	20%
	1	5	30%
	1	3	40%
	1	3	50%
	1	3	60%
	1	1	70%
	1	1	80%
	1	1	90%
	1	1	95%
	1	1	100%
WOCHE 5–6 **WORKOUT 1 (MONTAG): KNIEBEUGEN**			
Kniebeugen	4	8–10	75%
Beinpresse	3	8–10	
Beinstrecken	3	8–10	
Wadenheben im Stehen	3	8–10	
Holzhacken am Kabelzug	3	20	
WORKOUT 2 (MITTWOCH): BANKDRÜCKEN			
Bankdrücken	4	8–10	75%
Schrägbankdrücken mit Kurzhanteln	3	8–10	
Schulterdrücken mit der Langhantel	4	8–10	
Bankdrücken mit engem Griff	4	8–10	
Crunches im Stehen	4	8–10	
WORKOUT 3 (FREITAG): KREUZHEBEN			
Kreuzheben	4	8–10	75%
Good Mornings	3	8–10	
Beincurls im Liegen	3	8–10	
Langhantelrudern	4	8–10	
Langhantelcurls	4	8–10	

KRAFTPROGRAMM AUF UND AB

Dieses 6-wöchige Programm ändert die Trainingsfrequenz jede Woche durch Wechsel der Splits. Das Programm von Tabelle 9.32 beginnt mit einem Ganzkörpersplit für das Krafttraining, bei dem jede Muskelgruppe dreimal wöchentlich trainiert wird. In Woche 2 wird ein Drück-Zug-Split angewandt, wobei jede Muskelgruppe zweimal trainiert wird. In Woche 3 kommt ein Split Kniebeugen/Bankdrücken/Kreuzheben, jede Muskelgruppe wird einmal trainiert. In Woche 4 beginnt der Zyklus wieder von vorn, aber nun machen Sie statt 6–8 Wdh. bei 80% Ihres 1RM die großen Übungen mit 2–3 Wdh. bei 95% Ihres 1RM. Dieses Programm erhöht Ihre Kraft schon durch die wöchentliche Steigerung der Erholungszeit für die Muskeln.

BEWERTUNG

Zeit	1	2	3	4	5
Länge	1	2	3	4	5
Schwierigkeitsgrad	1	2	3	4	5
Resultate	1	2	3	4	5

TABELLE 9.32 **Kraftsplit**

Übung	Sätze	% 1RM oder Wdh.
WOCHE 1		
WORKOUT 1 (MONTAG): FOKUS AUF KNIEBEUGEN		
Kniebeugen	4	6–8 mit 80% 1RM
Beinpresse	3	6–8
Schrägbankdrücken	4	6–8
Schulterdrücken mit Kurzhanteln	3	6–8
Langhantelrudern	3	6–8
Kreuzheben mit gestreckten Beinen	3	6–8
Bankdrücken mit engem Griff	3	6–8
Kurzhantelcurls	3	6–8
Beinheben hängend	3	10–12
WORKOUT 2 (MITTWOCH): FOKUS AUF BANKDRÜCKEN		
Bankdrücken	4	6–8 mit 80% 1RM
Bankdrücken mit der Kurzhantel	3	6–8
Hackenschmidt-Kniebeugen mit der Langhantel	3	6–8
Schulterdrücken mit der Langhantel	3	6–8
Kreuzheben	3	6–8 mit 80% 1RM
Kurzhantelrudern	3	6–8
Trizepsdips	3	6–8
Langhantelcurls	3	6–8
Holzhacken am Kabelzug	3	20
WORKOUT 3 (FREITAG): FOKUS AUF KREUZHEBEN		
Kreuzheben	4	6–8 mit 80% 1RM
Einarmiges Kreuzheben mit der Kurzhantel	3	6–8
Bankdrücken	3	6–8
Aufrechtes Rudern	3	6–8
Latzüge	3	8–10
Trizepsstrecken im Liegen	3	6–8
Preacher Curls	3	6–8
Rückenstrecken	3	15–20
WOCHE 2		
WORKOUT 1 (MONTAG UND DONNERSTAG): PUSH		
Kniebeugen*	4	6–8 mit 80% 1RM
Beinpresse	3	6–8
Beinstrecken	3	6–8
Bankdrücken*	4	6–8 mit 80% 1RM
Schrägbankdrücken mit Kurzhanteln	3	6–8
Schulterdrücken mit Kurzhanteln	4	6–8
Bankdrücken mit engem Griff	4	6–8
Wadenheben im Stehen	4	8–10

* Am Donnerstag vor den Kniebeugen Bankdrücken und Schrägbankdrücken mit Kurzhanteln.

Übung	Sätze	% 1RM oder Wdh.
WORKOUT 2 (DIENSTAG UND FREITAG): PULL		
Kreuzheben	4	6–8 mit 80 % 1RM
Beincurls im Liegen	3	6–8
Langhantelrudern	4	6–8
Latzüge	3	6–8
Langhantelcurls	4	6–8
Crunches mit Gewichten	4	8–10
WOCHE 3 **WORKOUT 1 (MONTAG): KNIEBEUGEN**		
Kniebeugen	4	6–8 mit 80 % 1RM
Beinpresse	3	6–8
Beinstrecken	3	6–8
Wadenheben im Stehen	3	12–15
Holzhacken am Kabelzug	3	12
WORKOUT 2 (MITTWOCH): BANKDRÜCKEN		
Bankdrücken	4	6–8 mit 80 %
Schrägbankdrücken mit Kurzhanteln	3	6–8
Schulterdrücken mit der Langhantel	4	6–8
Bankdrücken mit engem Griff	4	6–8
Crunches im Stehen	4	8–10
WORKOUT 3 (FREITAG): KREUZHEBEN		
Kreuzheben	4	6–8 mit 80 % 1RM
Good Mornings	3	6–8
Beincurls im Liegen	3	6–8
Langhantelrudern	4	6–8
Langhantelcurls	4	6–8

Übung	Sätze	% 1RM oder Wdh.
WOCHE 4 **WORKOUT 1 (MONTAG): FOKUS AUF KNIEBEUGEN**		
Kniebeugen	4	2–3 mit 95 % 1RM
Beinpresse	3	2–3
Schrägbankdrücken	4	2–3
Schulterdrücken mit Kurzhanteln	3	2–3
Langhantelrudern	3	2–3
Kreuzheben mit gestreckten Beinen	3	4–6
Bankdrücken mit engem Griff	3	2–3
Kurzhantelcurls	3	4–6
Beinheben hängend	3	12–15
WORKOUT 2 (MITTWOCH): FOKUS AUF BANKDRÜCKEN		
Bankdrücken	4	2–3 mit 95 % 1RM
Bankdrücken mit der Kurzhantel	3	2–3
Hackenschmidt-Kniebeugen mit der Langhantel	3	2–3
Schulterdrücken mit der Langhantel	3	2–3
Kreuzheben	3	2–3 mit 95 % 1RM
Kurzhantelrudern	3	2–3
Trizepsdips	3	4–6
Langhantelcurls	3	4–6
Holzhacken am Kabelzug	3	25
WORKOUT 3 (FREITAG): FOKUS AUF KREUZHEBEN		
Kreuzheben	4	2–3 mit 95 % 1RM
Einarmiges Kreuzheben mit der Kurzhantel	3	2–3
Bankdrücken	3	2–3
Aufrechtes Rudern	3	4–6
Latzug	3	4–6
Trizepsstrecken im Liegen	3	4–6
Preacher Curls	3	4–6
Rückenstrecken	3	15–20

Übung	Sätze	% 1RM oder Wdh.
WOCHE 5		
WORKOUT 1 (MONTAG UND DONNERSTAG): PUSH		
Kniebeugen*	4	2–3 mit 95% 1RM
Beinpresse	3	2–3
Beinstrecken	3	4–6
Bankdrücken*	4	2–3 mit 95% 1RM
Schrägbankdrücken mit Kurzhanteln	3	2–3
Schulterdrücken mit Kurzhanteln	4	2–3
Bankdrücken mit engem Griff	4	2–3
Wadenheben im Stehen	4	6–8
WORKOUT 2 (DIENSTAG UND FREITAG): PULL		
Kreuzheben	4	2–3 mit 95% 1RM
Beincurls im Liegen	3	4–6
Langhantelrudern	4	2–3
Latzüge	3	4–6
Langhantelcurls	4	4–6
Crunches mit Gewichten	4	6–8

Übung	Sätze	% 1RM oder Wdh.
WOCHE 6		
WORKOUT 1 (MONTAG): KNIEBEUGEN		
Kniebeugen	4	2–3 mit 95% 1RM
Beinpresse	3	2–3
Beinstrecken	3	4–6
Wadenheben im Stehen	3	10–12
Holzhacken am Kabelzug	3	15
WORKOUT 2 (MITTWOCH): BANKDRÜCKEN		
Bankdrücken	4	2–3 mit 95% 1RM
Schrägbankdrücken mit Kurzhanteln	3	2–3
Schulterdrücken mit der Langhantel	4	2–3
Bankdrücken mit engem Griff	4	2–3
Crunches im Stehen	4	6–8
WORKOUT 3 (FREITAG): KREUZHEBEN		
Kreuzheben	4	2–3 mit 95% 1RM
Good Mornings	3	2–3
Beincurls im Liegen	3	4–6
Langhantelrudern	4	2–3
Langhantelcurls	4	4–6

* Am Donnerstag vor den Kniebeugen Bankdrücken und Schrägbankdrücken mit Kurzhanteln

KAPITEL 10

Trainingszyklen zur Steigerung der Maximalkraft

Dank der in Teil I besprochenen Grundlagen des Krafttrainings verstehen Sie, wie man effektive Programme für ein Krafttraining aufstellt. Dieses Kapitel hier nun soll Ihnen helfen, die aus Kapitel 8 (Grundlegender Aufbau von Trainingsprogrammen für die optimale Kraft) und Kapitel 9 (Fortgeschrittene Trainingstechniken) gewonnenen Informationen zu nutzen, um daraus ein langfristiges Programm für den Kraftaufbau zu entwickeln.

Sie lernen zunächst, Ihr 1RM zu ermitteln. Denn unabhängig von Ihrem Trainingsstand müssen Sie wissen, wo Sie stehen, um optimale Resultate zu erzielen. Das erste Programm aus diesem Kapitel ist eines für Anfänger. Wer wenig Erfahrung im Krafttraining hat, nutzt am besten eines der grundlegenden Programme, die besonders effektiv Kraft aufbauen. Wer mindestens 6 Monate Krafttraining gemacht hat, kann eines der effektiven Programme auf der Grundlage der in Kapitel 8 behandelten Splits auswählen. Wenn Sie ein mittleres Niveau erreicht haben, nutzen Sie Programme auf Grundlage der Prozentmethode. Hierbei wird das Gewicht stufenweise um einen Prozentsatz von 1RM erhöht.

Fortgeschrittene Kraftsportler mit mehr als einem Jahr Trainingserfahrung können die in Kapitel 9 vorgestellten Methoden und Techniken nutzen. Ein Zyklus im nachfolgenden Abschnitt ist ein fortgeschrittenes Programm, bei dem sich diese Techniken in den einzelnen Phasen des Trainings abwechseln. Wenn Sie aber daran interessiert sind, bei nur einer Übung Ihre Kraft zu erhöhen, finden Sie auch hierfür Abschnitte, die sich genau damit befassen.

ERMITTELN DES EINER-WIEDERHOLUNGSMAXIMUMS (1RM)

Ganz gleich, wo sie im Moment stehen, alle Kraftsportler, die auf die Maximalkraft trainieren, wollen nur eines: Mehr Kraft! Mit der Ausnahme von Powerliftern, die Wettkämpfe um das Einer-Wiederholungsmaximum (1RM) machen, prüfen Kraftsportler ihr 1RM nicht regelmäßig. Wer es tut, möchte wissen, wie viel er bei einer bestimmten Übung heben kann. In der Regel geht es um die 3 Kraftübungen: Bankdrücken, Kniebeugen und Kreuzheben. Wer Muskelkraft aufbauen möchte, sollte regelmäßig sein 1RM bei diesen zentralen Übungen Bankdrücken, Kniebeugen und Kreuzheben ermitteln.

Das ist aus verschiedenen Gründen wichtig. Da das Bankdrücken für die Kraft des Oberkörpers steht, die Kniebeugen für den Unterkörper und das Kreuzheben für den gesamten Körper, erfahren Sie so, über wie viel Kraft Sie insgesamt verfügen, und können auch ein eventuelles Ungleichgewicht feststellen. Es gibt Normen, wie stark eine Person bei jeder dieser Übungen sein sollte. Die Kraftnormen in Bezug auf das Körpergewicht entnehmen Sie Tabelle 10.1. Durch die Ermittlung Ihres 1RM bei Bankdrücken, Kniebeugen und Kreuzheben sowie den Vergleich mit der Norm erfahren Sie, wie viel Kraft Sie im Vergleich zu anderen haben. Teilen Sie Ihr 1RM in Kilogramm für jede Übung durch Ihr Körpergewicht in Kilogramm. Wenn Ihr 1RM beim Bankdrücken 150 kg beträgt und Sie 75 kg wiegen, beträgt Ihre relative Kraft beim Bankdrücken 2. Der Kasten »Ausgeglichene Kraft« nennt das Verhältnis der Kraft im Vergleich von Bankdrücken, Kniebeugen und Kreuzheben. Wenn Sie Ihr 1RM aus diesen 3 Übungen vergleichen, sehen Sie, ob Ihre Kraft ausgeglichen ist oder ob Sie bei bestimmten Übungen besonders stark oder schwach sind. Dieses Wissen hilft

Ihnen, Ihr Training so zu gestalten, dass Sie sich bei den schwachen Übungen verbessern.

Das 1RM ist auch wichtig zur Festlegung der Gewichte, die Sie in den einzelnen Phasen Ihres Krafttrainingsprogramms heben. Beim Krafttraining nutzen Sie bei den großen Übungen einen Prozentsatz Ihres 1RM, beispielsweise 85 %. Dazu müssen Sie natürlich Ihr 1RM kennen. Wenn Sie z. B. bei den Kniebeugen ein 1RM von 200 kg haben und in der entsprechenden Phase 85 % Ihres 1RM benötigen, sind das 170 kg. Deshalb müssen Sie Ihr 1RM auch häufiger ermitteln, denn Sie werden durch das Programm ja stärker. Sie sollten alle 4–6 Wochen Ihr 1RM prüfen, um die richtigen Gewichte für Ihren Kraftstatus zu verwenden.

Sein 1RM zu kennen ist auch wichtig, um festzustellen, ob Ihr Krafttrainigsprogramm überhaupt effektiv ist. Die Ermittlung des 1RM für Bankdrücken, Kniebeugen und Kreuzheben (oder auch jede andere Übung, in der Sie sich verbessern wollen) vor und nach dem Programm ist die einzige Möglichkeit herauszufinden, ob es effektiv ist und ob Sie es in Zukunft wieder benutzen sollten und wollen.

TABELLE 10.1 **Relative Kraft**

Die als »Gut« bezeichneten Werte stehen für ein 1RM, das über dem Durchschnitt der Bevölkerung liegt, die als »Sehr gut« bezeichneten Werte stehen für das 1RM eines fortgeschrittenen Kraftsportlers und die als »Elite« bezeichneten Werte stehen für das 1RM eines Powerlifters auf Wettkampfniveau.

Bewertung	Männer	Frauen
	BANKDRÜCKEN	
Gut	>1,25 × Körpergewicht	>0,8 × Körpergewicht
Sehr gut	≥1,75 × Körpergewicht	1 × Körpergewicht
Elite	≥2 × Körpergewicht	≥1,25 × Körpergewicht
	KNIEBEUGEN	
Gut	>2 × Körpergewicht	>1,5 × Körpergewicht
Sehr gut	≥2,5 × Körpergewicht	≥2 × Körpergewicht
Elite	≥3 × Körpergewicht	≥2,5 × Körpergewicht
	KREUZHEBEN	
Gut	≥2 × Körpergewicht	≥1,5 × Körpergewicht
Sehr gut	≥2,5 × Körpergewicht	≥2 × Körpergewicht
Elite	≥3 × Körpergewicht	≥2,5 × Körpergewicht

Ermittlung des 1RM

Um das persönliche Maximalgewicht bei einer Übung zu ermitteln, benötigen Sie die Hilfe eines fähigen Spotters, denn um das echte 1RM zu bestimmen, müssen Sie das Muskelversagen erreichen. Wenn Sie Ihr 1RM für mehrere Übungen ermitteln möchten (z. B. Bankdrücken, Kniebeugen und Kreuzheben), empfehle ich, die Tests an verschiedenen Tagen durchzuführen, zum Beispiel Bankdrücken am Montag, Kniebeugen am Dienstag, Kreuzheben am Mittwoch. Wenn Sie ein bestimmtes Trainingsprogramm dieses Kapitels absolvieren möchten, sollten Sie die 1RM-Tests eine Woche vor Beginn des Programms durchführen.

Ausgeglichene Kraft

Ich schlage ein bestimmtes Verhältnis für das 1RM von Bankdrücken, Kniebeugen und Kreuzheben vor. Damit lässt sich feststellen, ob die Kraft von Oberkörper, Unterkörper und gesamtem Körper ausgeglichen ist. Ist das Verhältnis bei einer Übung wesentlich besser oder schlechter als bei dieser theoretischen Vorgabe, dann wissen Sie, an welchen Körperpartien Sie arbeiten müssen, um sie auf das Niveau der anderen zu bringen.

Ein ausgewogenes Verhältnis von Bankdrücken zu Kniebeugen zu Kreuzheben beträgt nach meinem Verständnis 1 : 1,5 : 1,5.*

Wenn Sie beispielsweise beim Bankdrücken 150 kg schaffen, bei den Kniebeugen 225 kg und beim Kreuzheben 210 kg, läge Ihr Verhältnis bei 1 : 1,5 : 1,4. Damit ist Ihre Kraft recht ausgeglichen. Ein anderes Beispiel: Schaffen Sie beim Bankdrücken 150 kg, bei den Kniebeugen 350 kg und beim Kreuzheben 300 kg, ergibt sich als Verhältnis 1 : 2,33 : 2. Damit liegt Ihre Kraft beim Bankdrücken deutlich unter der bei den Kniebeugen und beim Kreuzheben. Also müssten Sie am Bankdrücken und an der Kraft des Oberkörpers arbeiten, um ausgeglichener zu werden.

* Erfahrungsgemäß liegt das Gewicht beim Kreuzheben meist unter dem für die Kniebeugen.

Sie sollten einen 1RM-Test immer völlig ausgeruht durchführen. Falls Sie einen 1RM-Test als Teil eines Workouts durchführen möchten, sollten Sie den Test gleich zu Anfang erledigen und dann den Rest des Workouts nach Plan machen. Führen Sie z. B. an einem Tag, an dem Sie den Oberkörper trainieren, zuerst den 1RM-Test beim Bankdrücken durch, bevor Sie das Training absolvieren. Das Gleiche gilt für Kniebeugen und Kreuzheben an Tagen mit Trainingseinheiten für den Unterkörper.

Zum Ermitteln des 1RM-Gewichts beim Heben gehören Aufwärmsätze mit leichteren Gewichten, gefolgt von den offiziellen 1RM-Versuchen mit schwerer Last. Hier folgt eine Schritt-für-Schritt-Anleitung zum Ermitteln Ihres 1RM-Gewichts bei einer bestimmten Übung. Tabelle 10.2 zeigt einen beispielhaften 1RM-Test.

1. Legen Sie vor den Aufwärmsätzen ein 1RM-Startgewicht fest, indem Sie das Gewicht, das Sie normalerweise für 10 Wdh. bis zum Muskelversagen verwenden würden (10RM), mit 1,33 multiplizieren und aufrunden. Liegt Ihr 10RM beim Bankdrücken beispielsweise bei 100 kg, wählen Sie für Ihren ersten 1RM-Versuch 133 kg (100 × 1,33 = 133).
2. Führen Sie einige Aufwärmsätze (mindestens 3) mit nicht mehr als 2–5 Wdh. pro Satz durch und machen Sie zwischen jedem Satz eine Pause von 1–2 min. Beginnen Sie mit etwa 50 % Ihres geschätzten 1RM und steigern Sie das Gewicht schrittweise, bis Sie beim letzten Aufwärmsatz etwa 75 % erreicht haben. Machen Sie nach dem letzten Aufwärmsatz eine Pause von 4–5 min, bevor Sie Ihren ersten 1RM-Versuch angehen.
3. Heben Sie Ihr 1RM-Startgewicht mit 1 Wdh., nicht mehr. Machen Sie zwischen allen 1RM-Versuchen 4–5 min Pause.
4. Wenn Sie beim ersten Versuch erfolgreich waren und spüren, dass Sie mehr schaffen würden, erhöhen Sie das Gewicht und versuchen es erneut. Bei Oberkörperübungen (Bankdrücken, Schulterdrücken) fügen Sie 5–10 kg hinzu, bei Unterkörperübungen (Kniebeuge, Kreuzheben) addieren Sie 10–20 kg. Sollte der erste Versuch misslungen sein, ziehen Sie 2,5–5 kg ab und versuchen es erneut.
5. Wenn auch der zweite Versuch glückt, erhöhen Sie erneut das Gewicht und machen einen dritten Versuch.
6. Machen Sie mit 4–5 min Pause zwischen den Sätzen so weiter, bis Ihnen ein Versuch misslingt. Das Gewicht, das Sie im vorherigen Satz gehoben haben, ist Ihr echtes 1RM. Benutzen Sie dabei Ihren gesunden Menschenverstand. Wenn Sie den dritten Versuch knapp geschafft haben und wissen, dass Sie an einem schwereren Gewicht scheitern würden, können Sie aufhören und das letzte Gewicht als 1RM nehmen.
7. Belassen Sie es bei höchstens 3 1RM-Versuchen, denn danach beginnen Muskeln und Nerven zu ermüden, sodass weitere Versuche nutzlos werden. Eine Ausnahme besteht in dem Fall, dass das Gewicht bei einem oder mehreren 1RM-Versuchen zu gering war und die Übungen viel leichter waren als erwartet. In diesem Fall kann ein weiterer Versuch angebracht sein.

Tabelle 10.2 **Beispiel eines 1RM-Tests**

Hier ist ein Beispiel für die Aufwärmsätze und 1RM-Versuche für jemanden, der den Test beim Bankdrücken mit einem geschätzten 1RM von 150 kg beginnt.

Aufwärmsatz/ 1RM-Versuch	Gewicht in kg	Wdh.	Pause
Aufwärmsatz 1	75	5	1–2 min
Aufwärmsatz 2	93	3	1–2 min
Aufwärmsatz 3	113	2	4–5 min
1RM-Versuch 1*	150	1	4–5 min
1RM-Versuch 2*	158	1	4–5 min
1RM-Versuch 3*	163	1	4–5 min (oder Schluss)
1RM-Versuch 4**	168	1	Schluss

* Falls der vorherige Versuch erfolgreich war

** Falls vorherige Versuche erfolgreich und viel einfacher als erwartet waren

Ermittlung des 1RM ohne Test

Sie können natürlich Ihr 1RM schätzen, ohne es tatsächlich zu heben, aber das ist weniger genau. Es gibt mehrere Gleichungen zur Ermittlung des 1RM, basierend auf der Zahl der Wiederholungen mit einem bestimmten Gewicht. Das ist ideal, wenn Sie eine Verletzung haben, die durch das Heben extrem schwerer Gewichte schlimmer werden könnte, oder wenn Sie aus anderen Gründen nicht so schwer heben wollen. Am bekanntesten ist die Epley-Formel, auch als Nebraska-Formel bezeichnet.

$$1RM = [1 + (0{,}0333 \times \text{Wiederholungen})] \times \text{Gewicht}$$

Wenn Sie 10 Wdh. Bankdrücken mit 120 kg geschafft haben, dann ergibt sich:

$$1RM = [1 + (0{,}0333 \times 10)] \times 120\,\text{kg}$$
$$1RM = 1{,}333 \times 120\,\text{kg}$$
$$1RM = 160\,\text{kg}$$

Nachdem Sie Ihr 1RM so errechnet haben, benutzen Sie dieses Gewicht, um Ihre relative Kraft zu ermitteln, Ihr Trainingsgewicht oder Ihre Fortschritte mit einem bestimmten Trainingsprogramm.

KRAFTTRAININGSPROGRAMM FÜR ANFÄNGER

Wenn Sie seit mehr als 6 Monaten durchgehend trainieren, können Sie die meisten Übungen zur Erhöhung der Maximalkraft durchführen. Das liegt daran, dass die meisten dieser Programme mit leichten Gewichten und vielen Wiederholungen beginnen und dann allmählich das Gewicht erhöht und die Zahl der Wiederholungen reduziert wird. Dieser systematische Fortschritt bereitet Sie auf das Heben schwerer Gewichte vor. Mit weniger als 6 Monaten Trainingserfahrung ist Ihr Nervensystem noch nicht reif für bestimmte Übungen, die in diesen Programmen benutzt werden. Jedes Mal wenn der Körper eine neue Bewegung erlernt, brauchen die Muskel-Nerv-Verbindungen Zeit, um stärker zu werden und die Kontraktionen zu synchronisieren. Diese Anpassung des Nervensystems kann in kurzer Zeit zu enormen Kraftzuwächsen führen. Gerade sie machen einen Großteil des Zugewinns an Kraft aus, den Anfänger erzielen. Daher sollten Sie als Anfänger ein spezielles Programm entwickeln, um diese Anpassungen zu fördern.

Um also die neuralen Anpassungen, die Sie als Anfänger benötigen, zu unterstützen, setzt dieses Programm auf Wiederholung – was die Zahl der Wiederholungen je Satz und die Trainingsfrequenz betrifft. Es handelt sich um einen Krafttrainingssplit für den ganzen Körper. Sie trainieren montags, mittwochs und freitags bzw. an anderen Tagen, die Ihnen einen ganzen Tag Pause zwischen den Workouts ermöglichen (siehe Tab. 10.3). In jedem Workout wird eine andere Kraftübung betont und damit als erste Übung durchgeführt. Da Sie dreimal wöchentlich die gleichen Übungen trainieren, lernt Ihr Nervensystem die Bewegungsmuster und kräftigt die erforderlichen Muskel-Nerv-Verbindungen. Während der ersten 3 Monate bleiben die Hilfsübungen in jedem Workout unverändert (bis auf die Bauch- und Rumpfübungen). In den nächsten 3 Monaten werden die Hilfsübungen gewechselt. Das bringt mehr Abwechslung zur Stimulation der Muskelfasern, wodurch sich die Kraft bei diesen 3 Übungen steigern kann.

Sie fangen mit vielen Wiederholungen an (in den ersten 4 Wochen 20/Satz) und reduzieren sie alle 4 Wochen, während Sie das Gewicht erhöhen. Die ersten 4 Wochen beginnen mit 55 % von 1RM bei den meisten Übungen. Dieses Gewicht ist ideal, wenn Sie mit bestimmten Übungen noch nicht vertraut sind. Die hohe Zahl der Wiederholungen verbessert ebenfalls die Muskel-Nerv-Verbindungen und die Synchronisierung der Kontraktionen, die Sie benötigen, um die Übungen korrekt und mit maximaler Kraft zu absolvieren. In den ersten 3 Monaten machen Sie 3 Sätze pro Übung. In Monat 4–5 sind es 4 Sätze bei allen Übungen.

Im letzten Monat machen Sie bei den großen Übungen 5 Sätze, aber nur bei dem Workout, bei dem die Übung zuerst absolviert wird. Die anderen Workouts bleiben bei 4 Sätzen. In Phase 2 erhöhen Sie das Gewicht auf 65 % von 1RM und reduzieren auf 15 Wdh. pro Satz. In der Phase 3 sind es 70 % von 1RM und 12 Wdh. Phase 4 fordert 75 % von 1RM und 10 Wdh. pro Satz, Phase 5 80 % von 1RM und 8 Wdh. In den letzten 4 Wochen machen Sie 6 Wdh. pro Satz mit 85 % von 1RM.

In der letzten Woche jeder Phase sollten Sie Ihr 1RM überprüfen. Sie überprüfen das für die jeweilige Übung bei dem Workout, bei dem die Übung zuerst absolviert wird. Nach der Überprüfung des 1RM machen Sie 3 Sätze der gleichen Übung mit dem vorgesehenen Gewicht und Wiederholungsbereich. Am Ende der 6 Monate können Sie zu jedem der Programme aus diesem Kapitel wechseln. Beginnen sollten Sie aber mit den Krafttrainingszyklen für das mittlere Niveau.

TABELLE 10.3 **Anfänge des Krafttrainings**

	WOCHE 1–4			WOCHE 5–8			WOCHE 9–12		
Übung	Sätze	Wdh.	Gewicht	Sätze	Wdh.	Gewicht	Sätze	Wdh.	Gewicht
WORKOUT 1 MONTAG: FOKUS AUF KNIEBEUGEN									
Kniebeugen	3	20	55% 1RM	3	15	65% 1RM	3	12	70% 1RM
Bankdrücken	3	20	55% 1RM	3	15	65% 1RM	3	12	70% 1RM
Schulterdrücken mit der Langhantel	3	20		3	15		3	12	
Kreuzheben	3	20	55% 1RM	3	15	65% 1RM	3	12	70% 1RM
Langhantelrudern	3	20		3	15		3	12	
Bankdrücken mit engem Griff	3	20		3	15		3	12	
Langhantelcurls	3	20		3	15		3	12	
Beinheben hängend	3	12		3	15		3	15–20	
WORKOUT 2 MITTWOCH: FOKUS AUF BANKDRÜCKEN									
Bankdrücken	3	20	55% 1RM	3	15	65% 1RM	3	12	70% 1RM
Kniebeugen	3	20	55% 1RM	3	15	65% 1RM	3	12	70% 1RM
Schulterdrücken mit der Langhantel	3	20		3	15		3	12	
Kreuzheben	3	20	55% 1RM	3	15	65% 1RM	3	12	70% 1RM
Langhantelrudern	3	20		3	15		3	12	
Bankdrücken mit engem Griff	3	20		3	15		3	12	
Langhantelcurls	3	20		3	15		3	12	
Holzhacken am Kabelzug	3	12		3	15		3	15–20	
WORKOUT 3 FREITAG: FOKUS AUF KREUZHEBEN									
Kreuzheben	3	20	55% 1RM	3	15	65% 1RM	3	12	70% 1RM
Bankdrücken	3	20	55% 1RM	3	15	65% 1RM	3	12	70% 1RM
Langhantelüberkopfdrücken im Sitzen	3	20		3	15		3	12	
Kniebeugen	3	20	55% 1RM	3	15		3	12	70% 1RM
Langhantelrudern	3	20		3	15		3	12	
Bankdrücken mit engem Griff	3	20		3	15		3	12	
Langhantelcurls	3	20		3	15		3	12	
Rückenstrecken	3	12		3	15		3	15–20	

Übung	WOCHE 13–16			WOCHE 17–20			WOCHE 21–24		
	Sätze	Wdh.	Gewicht	Sätze	Wdh.	Gewicht	Sätze	Wdh.	Gewicht
WORKOUT 1 MONTAG: FOKUS AUF KNIEBEUGEN									
Kniebeugen	4	10	75% 1RM	4	8	80% 1RM	4	6	85% 1RM
Beinpresse	4	10		4	8		4	6	
Bankdrücken	4	10	75% 1RM	4	8	80% 1RM	4	6	85% 1RM
Schulterdrücken mit Kurzhanteln	4	10		4	8		4	6	
Langhantelrudern	4	10		4	8		4	6	
Kreuzheben	4	10	75% 1RM	4	8	80% 1RM	4	6	85% 1RM
Bankdrücken mit engem Griff	4	10		4	8		4	6	
Kurzhantelcurls	4	10		4	8		4	6	
Crunches im Stehen	4	12		4	10		4	8	
WORKOUT 2 MITTWOCH: FOKUS AUF BANKDRÜCKEN									
Bankdrücken	4	10	75% 1RM	4	8	80% 1RM	5	6	85% 1RM
Schrägbankdrücken mit Kurzhanteln	4	10		4	8		4	6	
Kniebeugen	4	10	75% 1RM	4	8	80% 1RM	4	6	85% 1RM
Schulterdrücken mit der Langhantel	4	10		4	8		4	6	
Kreuzheben	4	10	75% 1RM	4	8	80% 1RM	4	6	85% 1RM
Kurzhantelrudern	4	10		4	8		4	6	
Trizepsdips	4	10		4	8		4	6	
Langhantelcurls	4	10		4	8		4	6	
Russian Twist	4	12		4	15		4	15–20	
WORKOUT 3 FREITAG: FOKUS AUF KREUZHEBEN									
Kreuzheben	4	10	75% 1RM	4	8	80% 1RM	5	6	85% 1RM
Einarmiges Kreuzheben mit der Kurzhantel	4	10		4	8		4	6	
Bankdrücken	4	10	75% 1RM	4	8	80% 1RM	4	6	85% 1RM
Aufrechtes Rudern	4	10		4	8		4	6	
Latzüge	4	10		4	8		4	6	
Kniebeugen	4	10	75% 1RM	4	8	80% 1RM	4	6	85% 1RM
Trizepsstrecken im Liegen	4	10		4	8		4	6	
Preacher Curls	4	10		4	8		4	6	
Good Mornings	4	10		4	8		4	6	

KRAFTTRAININGSZYKLEN FÜR MÄSSIG FORTGESCHRITTENE

Wer bereits länger als 6 Monate durchgehend trainiert hat, kann sich an die meisten grundlegenden Kraftprogramme mit regelmäßiger Erhöhung der Gewichte wagen und gilt als mäßig Fortgeschrittener. Bei den meisten Kraftprogrammen wird immer allmählich um einen Prozentsatz von 1RM erhöht. Diese Methode wird am häufigsten angewendet, um an Kraft zuzulegen, und heißt deswegen auch Prozentsatzmethode.

Die größten Unterschiede zwischen den einzelnen Trainingsprogrammen liegen jeweils im Split, in der Dauer des Programms sowie dem Prozentsatz von 1RM am Anfang und zum Ende des Programms. Die 3 Zyklen, die darauf folgen, sind jeweils etwas anders aufgebaut. Hier wählen Sie die Übung aus. Das Programm gibt Ihnen nur die Zeit, die Zahl der Sätze pro Übung, die Anzahl der Wiederholungen pro Satz, das Arbeitsgewicht (als Prozentsatz von 1RM) und die Pause zwischen den Sätzen vor.

Wählen Sie also nach dieser Methode irgendeinen Split aus Kapitel 8 für die Auswahl der Übungen, deren Reihenfolge sowie der Zahl der wöchentlichen Workouts aus und wenden Sie ihn dann auf diese Zyklen an.

Kleine Schritte

Dieses periodisierte 20-Wochen-Programm können Sie auf jeden Split anwenden. Es hat die klassische Periodisierung, aber die Gewichte werden wöchentlich in eher kleinen Schritten erhöht, meist um 2–3% von 1RM. Tabelle 10.4 enthält die Details zu diesem Zyklus. Je nach der Höhe Ihres 1RM betragen die Steigerungen lediglich 1,25 kg (die kleinsten Scheiben), bei Elitepowerliftern können es aber auch schon mal 12,5 kg sein. Diese gleichmäßige geringe Erhöhung wird auch als »Microloading« bezeichnet. Man glaubt, dass die ständige Herausforderung der Muskeln mit immer schwereren Gewichten diese zwingt, sich anzupassen, indem sie ihre Krafterzeugung erhöhen. Das entspricht dem Prinzip der progressiven Belastungssteigerung. In diesem Zyklus sind der Prozentsatz von 1RM und dessen regelmäßige Überprüfung vorgegeben. Das sorgt für eine Feinanpassung des Prozentsatzes, denn das 1RM erhöht sich im Lauf des Programms.

TABELLE 10.4 **Kleine Schritte zur Kraft**

Woche	Sätze	Wdh.	Gewicht (% 1RM)	Pause
HYPERTROPHIEPHASE				
1*	5	15	55%	1–2 min
2	4	15	57%	1–2 min
3	3	12	60%	1–2 min
4	3	12	62%	1–2 min
5*	3	10	65%	1–2 min
KRAFTPHASE				
6	5	10	67%	2 min
7	5	8	70%	2 min
8	4	8	73%	2 min
9*	4	7	75%	2 min
10	3	6	77%	2 min
LEISTUNGSPHASE				
11	3	6	80%	3 min
12	3	4	82%	3 min
13*	3	4	85%	3 min
14	3	3	87%	3 min
SPITZENZYKLUS				
15	3	3	90%	4 min
16	2	2	92%	4 min
17*	2	1	95%	5 min
18	2	1	97%	5 min
19	Pause oder aktive Ruhe			
20	Wettkampf oder Überprüfung des 1RM			

* Testwoche für das 1RM

Countdown

Die meisten Kraftprogramme folgen einer allmählichen Progression, wobei mit jedem Workout die Zahl der Wiederholungen abnimmt. Dieser Zyklus hier basiert auf einem ähnlichen System, bei dem Sätze, Wiederholungen und Wochen aber im Countdown von 6 auf 1 angepasst werden. Tabelle 10.5 zeigt die wöchentliche Progression des Zyklus.

So dauert Phase 1 6 Wochen und enthält für jede Übung 6 Sätze zu 6 Wdh. In der nächsten Phase sind es 5 Sätze zu 5 über 5 Wochen hinweg. In jeder Phase entfallen 1 Woche, 1 Satz und 1 Wdh., bis es in der letzten Woche nur noch 1 Satz mit 1 maximalen Wiederholung ist. Wie alle auf dem Prozentsatz basierenden Kraftprogramme funktioniert auch dieses mit jedem Split aus Kapitel 8.

TABELLE 10.5 **Countdown zur Kraft**

Woche	Sätze	Wdh.	Gewicht (% 1RM)	Pause
		PHASE 6		
1*	6	6	55%	1–2 min
2	6	6	55%	1–2 min
3	6	6	55%	1–2 min
4	6	6	60%	1–2 min
5*	6	6	60%	1–2 min
6	6	6	60%	1–2 min
		PHASE 5		
7	5	5	65%	2 min
8	5	5	65%	2 min
9*	5	5	65%	2 min
10	5	5	70%	2 min
11	5	5	70%	2 min
		PHASE 4		
12	4	4	75%	3 min
13*	4	4	75%	3 min
14	4	4	80%	3 min
15	4	4	80%	3 min
		PHASE 3		
16	3	3	85%	4 min
17*	3	3	85%	4 min
18	3	3	85%	4 min
		PHASE 2		
19	2	2	90%	5 min
20	2	2	95%	5 min
		PHASE 1		
21*	1	1	100%	5 min

* Testwoche für das 1RM

Zyklus 9 zu 5

Dieser Zyklus ist simpel. Er hat nur 2 Wiederholungsbereiche, 9 oder 5 Wdh. pro Satz. Das ist gut für alle, die nicht ständig wechseln wollen, Dafür wechseln aber die Gewichte in jeder Woche dieses 15-wöchigen Programms, während die Wiederholungszahl in jeder der beiden Phasen konstant bleibt. Mit den höheren Gewichten wird die Zahl der Sätze erhöht und die Pausen werden länger. Tabelle 10.6 zeigt die Details für den Zyklus 9 zu 5. Ähnlich wie beim Zyklus der kleinen Schritte steigen die Gewichte nur geringfügig, hier hören Sie allerdings bei 85% auf. Viele sind der Meinung, dass man für die Maximalkraft nicht schwerer heben muss.

TABELLE 10.6 **Stark mit 9 zu 5**

Woche	Sätze	Wdh.	Gewicht (% 1RM)	Pause
		PHASE 1: 9 WDH.		
1*	8	9	50%	2 min
2	8	9	53%	2 min
3	8	9	55%	2 min
4	7	9	57%	2 min
5*	7	9	60%	2 min
6	7	9	62%	2 min
7	6	9	65%	3 min
8	6	9	67%	3 min
9*	6	9	70%	3 min
10	5	9	73%	3 min
		PHASE 2: 5 WDH.		
11	5	5	75%	4 min
12*	4	5	77%	4 min
13	4	5	80%	4 min
14	3	5	82%	4 min
15	3	5	85%	4 min
16*	Test des 1RM			

* Testwoche für das 1RM

Programm auf fortgeschrittenem Niveau über mehr als ein Jahr

Wenn Sie sich auf mäßig fortgeschrittenem Niveau befinden, sollten Sie die obigen Zyklen in der vorgestellten Reihenfolge absolvieren, also kleine Schritte, Countdown und zum Schuss 9 zu 5. Damit haben Sie mehr als 55 Wochen, also über ein Jahr, ein gut geplantes Krafttraining. Nach diesem Jahr können Sie sich an Zyklen für Fortgeschrittene wagen. Ein guter Zyklus für ein solches Niveau nach dem 9 zu 5, mit dem Sie das mäßig fortgeschrittene Niveau abschließen, ist der Zyklus 85 plus aus den im Folgenden präsentierten Zyklen. Tabelle 10.7 zeigt Ihnen eine Musterprogression, mit der Sie zum fortgeschrittenen Kraftsportler werden.

TABELLE 10.7 **Trainingsaufbau für Geübte**

Woche	Zyklus	Anmerkungen
1–20	Kleine Schritte	
21	Aktive Pause	Aktivitäten außerhalb des Fitnessstudios
22–43	Countdown	
44	Aktive Pause	Aktivitäten außerhalb des Fitnessstudios
45–60	Zyklus 9 zu 5	
61	Aktive Pause	Aktivitäten außerhalb des Fitnessstudios
62–	Kraftzyklus 85 plus	

KRAFTTRAININGSZYKLEN FÜR FORTGESCHRITTENE

Diese Zyklen eignen sich nur für Fortgeschrittene, weil die sichere Durchführung mehr Können und Trainingserfahrung erfordert. Sie gelten als fortgeschritten, weil sie entweder bereits mit schwereren Gewichten beginnen oder fortgeschrittene Technik voraussetzen. Das heißt aber nicht, dass die Krafttrainingszyklen für Anfänger nicht auch für Fortgeschrittene nützlich sein können. Die Progression ist zwar einfach, aber sie werden auch von Elitepowerliftern benutzt. Die Programme für Fortgeschrittene hingegen sind für erfahrene Kraftsportler, die damit Probleme haben, noch größere Zugewinne an Kraft zu erzielen. Hier helfen die Programme für Anfänger oft nicht mehr weiter.

Kraftzyklus 85 plus

Anders als die Programme auf mäßig fortgeschrittenem Niveau, die mit leichten Gewichten im Bereich von 50–60% von 1RM starten, beginnt dieses Programm bereits bei 85% und steigert sich dann auf 95%. Tabelle 10.8 zeigt die Details dazu. Außerdem werden mit jeder Steigerung beim Gewicht auch die Wiederholungen mehr. Das ist gut für Fortgeschrittene oder eine Alternative zu einem Programm, das mit einer leichteren Phase beginnt. So eignet sich der Zyklus 9 zu 5 gut als Einstieg zu diesem Zyklus. Dieser hier setzt auch auf das Training mit negativen Wiederholungen. Allerdings machen Sie diese nicht zu Beginn des Workouts beim Bankdrücken und Kreuzheben, sondern erst als letzten Arbeitssatz für jede große Übung.

TABELLE 10.8 **Kraftzyklus 85 plus**

Tag	Übung	Sätze	Wdh.	Gewicht (% 1RM)
		WOCHE 1*		
1	Kniebeugen	5	3	85%
		1	3	120% (Negativsatz)
	Beinpresse	3	3	
	Beinstrecken	3	3	
	Bankdrücken	5	2	80%
	Wadenheben im Stehen	3	6	
3	Bankdrücken	5	3	85%
		1	3	120% (Negativsatz)
	Bankdrücken mit der Kurzhantel	3	3	
	Kniebeugen	5	2	80%
	Schulterdrücken mit der Langhantel	3	3	
	Bankdrücken mit engem Griff	3	3	
5	Kreuzheben	5	3	85%
	Good Mornings	3	3	
	Beincurls im Liegen	3	3	
	Crunches im Stehen	3	6	
		WOCHE 2		
8	Kniebeugen	5	4	85%
		1	3	120% (Negativsatz)
	Beinpresse	3	4	
	Beinstrecken	3	4	
	Bankdrücken	5	2	80%
	Wadenheben im Stehen	3	8	
10	Bankdrücken	5	4	85%
		1	3	120% (Negativsatz)
	Bankdrücken mit der Kurzhantel	3	4	
	Kniebeugen	5	2	80%
	Schulterdrücken mit der Langhantel	3	4	
	Bankdrücken mit engem Griff	3	4	
12	Kreuzheben	5	4	85%
	Good Mornings	3	4	
	Beincurls im Liegen	3	4	
	Crunches im Stehen	3	8	

* Testwoche für das 1RM

Tag	Übung	Sätze	Wdh.	Gewicht (% 1RM)
		WOCHE 3		
15	Kniebeugen	5	5	85 %
		1	3	120 % (Negativsatz)
	Beinpresse	3	5	
	Beinstrecken	3	5	
	Bankdrücken	5	2	80 %
	Wadenheben im Stehen	3	10	
17	Bankdrücken	5	5	85 %
		1	3	120 % (Negativsatz)
	Bankdrücken mit der Kurzhantel	3	5	
	Kniebeugen	5	2	80 %
	Schulterdrücken mit der Langhantel	3	5	
	Bankdrücken mit engem Griff	3	5	
19	Kreuzheben	5	5	85 %
	Good Mornings	3	5	
	Beincurls im Liegen	3	5	
	Crunches im Stehen	3	10	
		WOCHE 4		
22	Kniebeugen	5	6	85 %
		1	3	120 % (Negativsatz)
	Beinpresse	3	6	
	Beinstrecken	3	6	
	Bankdrücken	5	2	80 %
	Wadenheben im Stehen	3	12	
24	Bankdrücken	5	6	85 %
		1	3	120 % (Negativsatz)
	Bankdrücken mit der Kurzhantel	3	6	
	Kniebeugen	5	2	80 %
	Schulterdrücken mit der Langhantel	3	6	
	Bankdrücken mit engem Griff	3	6	
26	Kreuzheben	5	6	85 %
	Good Mornings	3	6	
	Beincurls im Liegen	3	6	
	Crunches im Stehen	3	12	

Tag	Übung	Sätze	Wdh.	Gewicht (% 1RM)
		WOCHE 5*		
29	Kniebeugen	3	2	90%
		1	3	120% (Negativsatz)
	Beinpresse	3	3	
	Beinstrecken	3	3	
	Bankdrücken	5	2	80%
	Wadenheben im Stehen	3	6	
31	Bankdrücken	3	2	90%
		1	3	120% (Negativsatz)
	Bankdrücken mit der Kurzhantel	3	3	
	Kniebeugen	5	2	80%
	Schulterdrücken mit der Langhantel	3	3	
	Bankdrücken mit engem Griff	3	3	
33	Kreuzheben	3	2	90%
	Good Mornings	3	3	
	Beincurls im Liegen	3	3	
	Crunches im Stehen	3	6	
		WOCHE 6		
36	Kniebeugen	3	3	90%
		1	3	120% (Negativsatz)
	Beinpresse	3	3	
	Beinstrecken	3	3	
	Bankdrücken	5	2	80%
	Wadenheben im Stehen	3	6	
38	Bankdrücken	3	3	90%
		1	3	120% (Negativsatz)
	Bankdrücken mit der Kurzhantel	3	3	
	Kniebeugen	5	2	80%
	Schulterdrücken mit der Langhantel	3	3	
	Bankdrücken mit engem Griff	3	3	
40	Kreuzheben	3	3	90%
	Good Mornings	3	3	
	Beincurls im Liegen	3	3	
	Crunches im Stehen	3	6	

* Testwoche für das 1RM

Tag	Übung	Sätze	Wdh.	Gewicht (% 1RM)
		WOCHE 7		
43	Kniebeugen	3	4	90%
		1	3	120% (Negativsatz)
	Beinpresse	3	4	
	Beinstrecken	3	4	
	Bankdrücken	5	2	80%
	Wadenheben im Stehen	3	8	
45	Bankdrücken	3	4	90%
		1	3	120% (Negativsatz)
	Bankdrücken mit der Kurzhantel	3	3	
	Kniebeugen	5	2	80%
	Schulterdrücken mit der Langhantel	3	4	
	Bankdrücken mit engem Griff	3	4	
47	Kreuzheben	3	4	90%
	Good Mornings	3	4	
	Beincurls im Liegen	3	4	
	Crunches im Stehen	3	8	
		WOCHE 8		
Von nun an werden nur noch die Grundübungen ohne Hilfsübungen durchgeführt.				
50	Kniebeugen	3	2	95%
		1	3	120% (Negativsatz)
	Bankdrücken	5	2	80%
52	Bankdrücken	3	2	95%
		1	3	120% (Negativsatz)
	Kniebeugen	5	2	80%
54	Kreuzheben	3	2	95%
		WOCHE 9*		
62	Kniebeugen	1	1	100%
	Bankdrücken	1	1	100%
	Kreuzheben	1	1	100%

* Testwoche für das 1RM

Fortgeschrittener Sechserzyklus

Fortgeschrittene Kraftsportler haben oft Probleme, noch Kraft dazuzugewinnen. Je länger sie trainieren, desto stärker werden sie, und je stärker sie sind, desto schwerer ist es, noch stärker zu werden. Denn starke, trainierte Kraftsportler haben oft schon die genetische Grenze ihres Kraftpotenzials erreicht. Dieses Fortgeschrittenenprogramm ermöglicht aber dem erfahrensten Kraftsportler noch Zugewinne. In jeder der 6 Phasen kommt eine fortgeschrittene Technik zur Förderung von Kraftzuwächsen zum Einsatz. Der ständige Wechsel von Gewichten und Wiederholungen beugt zusammen mit den speziellen Techniken der Stagnation vor und sorgt während des 8-monatigen Zyklus für kontinuierliche Zugewinne an Kraft.

Dieser Zyklus setzt auf einen Split Kniebeugen/Bankdrücken/Kreuzheben, und zwar gemischt mit einem Druck-Zug-Split. Sie haben 3 separate Workouts – Kniebeugen, Bankdrücken und Kreuzheben – mit den Drückübungen für den Oberkörper (Schulter- und Trizepsübungen) am Tag des Bankdrückens und den Zugübungen für den Oberkörper am Tag des Kreuzhebens. Zudem verändert sich in jeder Phase die Reihenfolge des Splits. Tabelle 10.9, Fortgeschrittener Sechserzyklus, zeigt die Details.

Während Phase 1 (Woche 1–5) wenden Sie die Technik des Verdichtungstrainings an. Dabei steigern Sie das Gewicht, mit dem Sie 10 Wdh. Kniebeugen, Bankdrücken und Kreuzheben schaffen. Dabei steigert sich auch Ihr 1RM bei diesen Übungen. Das merken Sie dann, wenn Sie in Woche 6 Ihr 1RM überprüfen. Das ist in Woche 6 das einzige Workout im Studio.

In Phase 2 (Woche 7–9) beginnen Sie mit dem Tag für das Kreuzheben und hören mit dem Tag für die Kniebeugen auf. Das Bankdrücken bleibt in der Mitte, um für eine bessere Erholung die beiden Trainingseinheiten für den Unterkörper voneinander zu trennen. Sie machen Arbeitssätze mit 80% von 1RM. Das ist mehr, als Sie vorher schafften, denn das Verdichtungstraining hat Ihre Kraft gesteigert. In dieser Phase machen Sie erzwungene Wiederholungen. Diese Technik für Massezuwächse finden Sie in Kapitel 6. Sie ist hier in den Kraftzyklus eingebunden, um das Wachstum von Muskelfasern zu fördern, schließlich sorgen diese für eine stärkere Krafterzeugung und somit auch Muskelkraft. Dazu können die erzwungenen Wiederholungen auch direkt zur Erhöhung der Muskelkraft beitragen. Wegen der hohen Intensität der erzwungenen Wiederholungen dauert diese Phase nur 3 Wochen.

Phase 3 (Woche 11–17) beginnt mit einem Gewicht von etwa 80–85% des 1RM, mit dem Sie 4 Sätze zu 6 Wdh. schaffen. In diesen 7 Wochen werden Sie nach der 5-%-Methode trainieren: Wenden Sie diese bei jeder Grundübung und einer Hilfsübung mit ähnlicher Bewegung an. In Phase 4 (Woche 19–22) arbeiten Sie mit statischen Kontraktionen, bei denen in Satz 2 die Kraft mithilfe der Potenzierung gesteigert wird. Sie machen Arbeitssätze mit 90% von 1RM.

In Phase 5 (Woche 24–27) kommt eine weitere Potenzierungstechnik zur Steigerung der Kraft bei den 3 Grundübungen zum Einsatz. Bei jeder Kraftübung (Kniebeugen, Kreuzheben und Bankdrücken) machen Sie so schnell wie möglich eine Wiederholung mit 95% Ihres 1RM. Nach 3 min Pause gehen Sie wieder auf 50% Ihres 1RM herunter und machen dann 5 Wdh. so explosiv wie möglich. Das wiederholen Sie dreimal, um Ihre Explosivkraft zu entwickeln.

In der letzten Phase schließlich machen Sie ein weiteres Potenzierungsprogramm. Das ist praktisch eine Umkehr der vorherigen Phase, denn Sie nutzen explosive Bewegungen, um Ihre Maximalkraft zu steigern. Am Ende dieses Programms wird sich Ihr 1RM bei allen 3 Übungen deutlich gesteigert haben. Nach der letzten Phase legen Sie 1–2 Wochen aktiver Ruhe ein, bevor Sie den Zyklus erneut beginnen oder auch zu einem anderen wechseln.

TABELLE 10.9 Fortgeschrittener Sechserzyklus

Übung	Sätze	Wdh.	% 1RM	Anmerkungen
PHASE 1: WOCHE 1–5				
WORKOUT 1: KNIEBEUGEN				
Kniebeugen	10	2 (Woche 1)	80 %	Verdichtungstraining gemäß Kap. 9 mit dem Ziel von 10 Wdh.
	6	3 (Woche 2)		
	5	4 (Woche 3)		
	4	5 (Woche 4)		
	3	6 (Woche 5)		
Beinpresse	3	10		
Beinstrecken	3	10		
Beincurls	3	10		
Wadenheben im Stehen	4	20		
WORKOUT 2: BANKDRÜCKEN UND PUSH-ÜBUNGEN				
Bankdrücken	10	2 (Woche 1)	80 %	Verdichtungstraining gemäß Kap. 9 mit dem Ziel von 10 Wdh.
	6	3 (Woche 2)		
	5	4 (Woche 3)		
	4	5 (Woche 4)		
	3	6 (Woche 5)		
Schrägbankdrücken mit Kurzhanteln	2	10		Beim letzten Satz jeder Übung bis PmM
Kurzhanteldrücken auf der Flachbank	2	10		
Schulterdrücken mit der Langhantel	3	10		
Trizepsstrecken im Liegen	3	10		
Beinheben hängend	4	12–15		
WORKOUT 3: KREUZHEBEN UND PULL				
Kreuzheben	10	2 (Woche 1)	80 %	Verdichtungstraining gemäß Kap. 9 mit dem Ziel von 10 Wdh.
	6	3 (Woche 2)		
	5	4 (Woche 3)		
	4	5 (Woche 4)		
	3	6 (Woche 5)		
Langhantelrudern	2	10		Beim letzten Satz jeder Übung bis PmM
Latzüge	2	10		
Langhantelcurls	3	10		
Kabelcrunches im Stehen	3	12		
PHASE 1: WOCHE 6				
WORKOUT 1: MITTE BIS ENDE DER WOCHE				
Prüfung des 1RM bei Kniebeugen, Bankdrücken und Kreuzheben (in dieser Reihenfolge)				

Übung	Sätze	Wdh.	% 1RM	Anmerkungen
PHASE 2: WOCHE 7–9 **WORKOUT 1: KREUZHEBEN UND PULL**				
Kreuzheben	5	8	80 %	Letzter Satz jeder Übung mit erzwungenen Wiederholungen; nach PmM mit einem Helfer 2–3 Wdh., aber nicht bei Bauchübungen!
Klimmzüge	3	8		
Langhantelrudern	3	8		
Langhantelcurls	3	8		
Reverse Crunches	3	12–15		
WORKOUT 2: BANKDRÜCKEN UND PUSH-ÜBUNGEN				
Bankdrücken	5	8	80 %	
Schrägbankdrücken mit Kurzhanteln	3	8		
Schulterdrücken mit Kurzhanteln	2	8		
Seitheben	2	8		
Trizepsstrecken über Kopf im Sitzen	2	8		
Dips	3	8		
Crunches am Kabelzug	3	12–15		
WORKOUT 3: KNIEBEUGEN				
Kniebeugen	5	8	80 %	
Beinpresse	2	8		
Beinstrecken	2	8		
Beincurls	2	8		
Wadenheben an der Beinpresse	3	15–20		
PHASE 2: WOCHE 10 **WORKOUT 1: MITTE BIS ENDE DER WOCHE**				
Prüfung des 1RM bei Kniebeugen, Bankdrücken und Kreuzheben (in dieser Reihenfolge)				
PHASE 3: WOCHE 11 **WORKOUT 1: KNIEBEUGEN**				
Kniebeugen	4	6	~80–85 %	
Beinpresse	4	6	~80–85 %	
Beinstrecken	3	6		
Beincurls	3	6		
Wadenheben im Stehen	3	15–20		
WORKOUT 2: BANKDRÜCKEN UND PUSH-ÜBUNGEN				
Bankdrücken	4	6	~80–85 %	
Schrägbankdrücken	4	6	~80–85 %	
Schulterdrücken mit der Langhantel	3	6		
Bankdrücken mit engem Griff	3	6		
Crunches mit Gewichten	3	12–15		

Übung	Sätze	Wdh.	% 1RM	Anmerkungen
WORKOUT 3: KREUZHEBEN UND PULL				
Kreuzheben	4	6	~80–85 %	
Rumänisches Kreuzheben	4	6	~80–85 %	
Langhantelrudern	3	6		
Langhantelcurls	3	6		
Reverse Crunches	3	12–15		
PHASE 3: WOCHE 12 **WORKOUT 1: KNIEBEUGEN**				
Kniebeugen	4	5	~80–85 % + 5 %	
Beinpresse	4	5	~80–85 % + 5 %	
Beinstrecken	3	5		
Beincurls	3	5		
Wadenheben im Stehen	3	15–20		
WORKOUT 2: BANKDRÜCKEN UND PUSH-ÜBUNGEN				
Bankdrücken	4	5	~80–85 % + 5 %	
Schrägbankdrücken	4	5	~80–85 % + 5 %	
Schulterdrücken mit der Langhantel	3	5		
Bankdrücken mit engem Griff	3	5		
Crunches mit Gewichten	3	12–15		
WORKOUT 3: KREUZHEBEN UND PULL				
Kreuzheben	4	5	~80–85 % + 5 %	
Rumänisches Kreuzheben	4	5	~80–85 % + 5 %	
Langhantelrudern	3	5		
Langhantelcurls	3	5		
Reverse Crunches	3	12–15		
PHASE 3: WOCHE 13 **WORKOUT 1: KNIEBEUGEN**				
Kniebeugen	4	4	~80–85 % + 10 %	
Beinpresse	4	4	~80–85 % + 10 %	
Beinstrecken	3	4		
Beincurls	3	4		
Wadenheben im Sitzen	3	20		
WORKOUT 2: BANKDRÜCKEN UND PUSH-ÜBUNGEN				
Bankdrücken	4	4	~80–85 % + 10 %	
Schrägbankdrücken	4	4	~80–85 % + 10 %	
Schulterdrücken mit der Langhantel	3	4		
Bankdrücken mit engem Griff	3	4		
Crunches am Kabelzug	3	10		

Übung	Sätze	Wdh.	% 1RM	Anmerkungen
WORKOUT 3: KREUZHEBEN UND PULL				
Kreuzheben	4	4	~80–85 % + 10 %	
Rumänisches Kreuzheben	4	4	~80–85 % + 10 %	
Langhantelrudern	3	4		
Langhantelcurls	3	4		
Russian Twist	3	12–15		
PHASE 3: WOCHE 14 **WORKOUT 1: KNIEBEUGEN**				
Kniebeugen	4	6	~80–85 % + 5 %	
Beinpresse	4	6	~80–85 % + 5 %	
Beinstrecken	3	6		
Beincurls	3	6		
Wadenheben im Sitzen	3	25		
WORKOUT 2: BANKDRÜCKEN UND PUSH-ÜBUNGEN				
Bankdrücken	4	6	~80–85 % + 5 %	
Schrägbankdrücken	4	6	~80–85 % + 5 %	
Schulterdrücken mit der Langhantel	3	6		
Bankdrücken mit engem Griff	3	6		
Crunches am Kabelzug	3	12		
WORKOUT 3: KREUZHEBEN UND PULL				
Kreuzheben	4	6	~80–85 % + 5 %	
Rumänisches Kreuzheben	4	6	~80–85 % + 5 %	
Langhantelrudern	3	6		
Langhantelcurls	3	6		
Russian Twist	3	12–15		
PHASE 3: WOCHE 15 **WORKOUT 1: KNIEBEUGEN**				
Kniebeugen	4	5	~80–85 % + 10 %	
Beinpresse	4	5	~80–85 % + 10 %	
Beinstrecken	3	5		
Beincurls	3	5		
Wadenheben an der Beinpresse	3	12		
WORKOUT 2: BANKDRÜCKEN UND PUSH-ÜBUNGEN				
Bankdrücken	4	5	~80–85 % + 10 %	
Schrägbankdrücken	4	5	~80–85 % + 10 %	
Schulterdrücken mit der Langhantel	3	5		
Bankdrücken mit engem Griff	3	5		
Crunches am Kabelzug	3	15		

Übung	Sätze	Wdh.	% 1RM	Anmerkungen
WORKOUT 3: KREUZHEBEN UND PULL				
Kreuzheben	4	5	~80–85 % + 10 %	
Rumänisches Kreuzheben	4	5	~80–85 % + 10 %	
Langhantelrudern	3	5		
Langhantelcurls	3	5		
Holzhacken mit der Kurzhantel	3	12–15		
PHASE 3: WOCHE 16 **WORKOUT 1: KNIEBEUGEN**				
Kniebeugen	4	4	~80–85 % + 15 %	
Beinpresse	4	4	~80–85 % + 15 %	
Beinstrecken	3	4		
Beincurls	3	4		
Wadenheben im Sitzen	3	25		
WORKOUT 2: BANKDRÜCKEN UND PUSH-ÜBUNGEN				
Bankdrücken	4	4	~80–85 % + 15 %	
Schrägbankdrücken	4	4	~80–85 % + 15 %	
Schulterdrücken mit der Langhantel	3	4		
Bankdrücken mit engem Griff	3	4		
Crunches am Kabelzug	3	12		
WORKOUT 3: KREUZHEBEN UND PULL				
Kreuzheben	4	4	~80–85 % + 15 %	
Rumänisches Kreuzheben	4	4	~80–85 % + 15 %	
Langhantelrudern	3	4		
Langhantelcurls	3	4		
Russian Twist	3	12–15		
PHASE 3: WOCHE 17 **WORKOUT 1: KNIEBEUGEN**				
Kniebeugen	4	6	~80–85 % + 10 %	
Beinpresse	4	6	~80–85 % + 10 %	
Beinstrecken	3	6		
Beincurls	3	6		
Wadenheben im Stehen	3	15–20		
WORKOUT 2: BANKDRÜCKEN UND PUSH-ÜBUNGEN				
Bankdrücken	4	6	~80–85 % + 10 %	
Schrägbankdrücken	4	6	~80–85 % + 10 %	
Schulterdrücken mit der Langhantel	3	6		
Bankdrücken mit engem Griff	3	6		
Crunches mit Gewichten	3	12–15		

Übung	Sätze	Wdh.	% 1RM	Anmerkungen
WORKOUT 3: KREUZHEBEN UND PULL				
Kreuzheben	4	6	~80–85 % + 10 %	
Rumänisches Kreuzheben	4	6	~80–85 % + 10 %	
Langhantelrudern	3	6		
Langhantelcurls	3	6		
Reverse Crunches	3	12–15		
PHASE 3: WOCHE 18 **WORKOUT 1: MITTE BIS ENDE DER WOCHE**				
Prüfung des 1RM bei Kniebeugen, Bankdrücken und Kreuzheben (in dieser Reihenfolge)				
PHASE 4: WOCHE 19–22 **WORKOUT 1: KREUZHEBEN UND PULL**				
Statisches Kreuzheben	3	3	120 % +	Wechsel zwischen statischem Kreuzheben und regulärem schwerem Kreuzheben; 30 sek Pause nach dem statischen, 3 min nach dem regulären; nach 3 Sätzen jeder Version 1 min Pause, dann weiter mit den restlichen Übungen
Im Wechsel mit schwerem Kreuzheben	3	4	90 %	
Klimmzüge	3	6–8		
Langhantelrudern	3	3–4		
Langhantelcurls	3	3–4		
Preacher Curls	3	3–4		
Reverse Crunches	3	12–15		
WORKOUT 2: BANKDRÜCKEN UND PUSH-ÜBUNGEN				
Statisches Bankdrücken	3	3	120 % +	Wechsel zwischen statischem Bankdrücken und regulärem schwerem Bankdrücken; 30 sek Pause nach dem statischen, 3 min nach dem regulären; nach 3 Sätzen jeder Version 1 min Pause, dann weiter mit den restlichen Übungen
Im Wechsel mit schwerem Bankdrücken	3	4	90 %	
Schrägbankdrücken mit Kurzhanteln	3	3–4		
Schulterdrücken mit Kurzhanteln	3	3–4		
Dips	3	3–4		Erhöhung des Gewichts, um nach 3–4 Wdh. zum PmM zu kommen
Crunches am Kabelzug	3	8–10		
WORKOUT 3: KNIEBEUGEN				
Statische Kniebeugen	3	3	120 % +	Wechsel zwischen statischen Kniebeugen und regulären schweren Kniebeugen; 30 sek Pause nach den statischen, 3 min nach den regulären; nach 3 Sätzen jeder Version 1 min Pause, dann weiter mit den restlichen Übungen
Im Wechsel mit schweren Kniebeugen	3	4	90 %	
Beinpresse	3	3–4		
Beinstrecken	3	6–8		Erhöhung des Gewichts, um nach 6–8 Wdh. zum PmM zu kommen
Beincurls	3	6–8		
Wadenheben an der Beinpresse	3	12–15		

Übung	Sätze	Wdh.	% 1RM	Anmerkungen
PHASE 4: WOCHE 23 **WORKOUT 1: MITTE BIS ENDE DER WOCHE**				
Prüfung des 1RM bei Kniebeugen, Bankdrücken und Kreuzheben (in dieser Reihenfolge)				
PHASE 5: WOCHE 24–27 **WORKOUT 1: KNIEBEUGEN**				
Kniebeugen	3	1	95 %	Nach gründlichem Aufwärmen Satz 1 mit nur 1 Wdh. (um den Muskel nicht zu ermüden) bei 95 % von 1RM; nach 3 min Pause nächster Satz mit 3–5 Wdh. bei 50 % von 1RM; über 6 Sätze hinweg dreimal die Gewichte wechseln
	3	5	50 %	
Beinpresse	3	5	50 %	
Beinstrecken	3	5	50 %	
Beincurls	3	5	50 %	
Wadenheben an der Beinpresse	3	5	50 %	
WORKOUT 2: BANKDRÜCKEN				
Bankdrücken	3	1	95 %	Nach gründlichem Aufwärmen Satz 1 mit nur 1 Wdh. (um den Muskel nicht zu ermüden) bei 95 % von 1RM; nach 3 min Pause nächster Satz mit 3–5 Wdh. bei 50 % von 1RM; über 6 Sätze hinweg dreimal die Gewichte wechseln
	3	5	50 %	
Bankdrücken mit der Kurzhantel	3	5	50 %	
Schulterdrücken mit der Langhantel	3	5	50 %	
Aufrechtes Kurzhantelrudern	3	5	50 %	
Bankdrücken mit engem Griff	3	5	50 %	
Beinheben hängend	3	12–15		
WORKOUT 3: KREUZHEBEN				
Kreuzheben	3	1	95 %	Nach gründlichem Aufwärmen Satz 1 mit nur 1 Wdh. (um den Muskel nicht zu ermüden) bei 95 % von 1RM; nach 3 min Pause nächster Satz mit 3–5 Wdh. bei 50 % von 1RM; über 6 Sätze hinweg dreimal die Gewichte wechseln
	3	5	50 %	
Latzüge	3	5	50 %	
Langhantelrudern	3	5	50 %	
Langhantelcurls	3	5	50 %	
Reverse Crunches	3	12–15		
PHASE 5: WOCHE 28 **WORKOUT 1: MITTE BIS ENDE DER WOCHE**				
Prüfung des 1RM bei Kniebeugen, Bankdrücken und Kreuzheben (in dieser Reihenfolge)				

Übung	Sätze	Wdh.	% 1RM	Anmerkungen
PHASE 6: WOCHE 29–32 **WORKOUT 1: KREUZHEBEN**				
Kreuzheben mit Kurzhanteln im Sprung	3	3	30 %	
Im Wechsel mit Kreuzheben	3	2–3	95 %	
Langhantelrudern	3	2–3	95 %	
Langhantelcurls	3	2–3	95 %	
Kabelcrunches im Stehen	3	6–8		
WORKOUT 2: BANKDRÜCKEN				
Powerliegestütze	3	3	Körpergewicht	
Im Wechsel mit Bankdrücken	3	2–3	95 %	
Schrägbankdrücken mit der Langhantel	3	2	95 %	
Schulterdrücken mit der Langhantel	3	2	95 %	
Bankdrücken mit engem Griff	3	2	95 %	
Beinheben hängend	3	15–20		
WORKOUT 3: KNIEBEUGEN				
Kniebeugen mit Sprung mit der Langhantel	3	3	30 %	
Im Wechsel mit Kniebeugen	3	2–3	95 %	
Beinpresse	3	2	95 %	
Wadenheben im Stehen	3	2	95 %	
PHASE 6: WOCHE 33 **WORKOUT 1: MITTE BIS ENDE DER WOCHE**				
Prüfung des 1RM bei Kniebeugen, Bankdrücken und Kreuzheben				

ÜBUNGSSPEZIFISCHE ZYKLEN

Das Hauptziel eines Kraftsportlers sollte darin bestehen, die Gesamtkraft aufzubauen. Wer nach einer gewissen Zeit eine ordentliche Kraftbasis aufgebaut hat, möchte sich aber vielleicht bei bestimmten Übungen verbessern, denn möglicherweise fehlt es in einem bestimmten Bereich noch an Kraft. Oder man mag eine bestimmte Übung und möchte darin besonders gut sein. Oft gilt das für das Bankdrücken. Die folgenden Programme steigern Ihre Kraft bei einer einzigen Übung. Trotzdem sollten Sie natürlich daran arbeiten, Ihre Kraft auch bei den anderen Übungen zu steigern. Diese Programme fokussieren entweder das Bankdrücken, die Kniebeugen oder das Kreuzheben. Sie können sie aber in normale Splits integrieren. Sie können diese Zyklen auch abwechseln, indem Sie in einer Phase Ihres Trainingszyklus das Bankdrücken betonen, in einer anderen Kniebeugen und in einer weiteren das Kreuzheben, bevor Sie dann wieder auf das Bankdrücken zurückkommen.

Boosterzyklus für das Bankdrücken

Dieser 10-wöchige Zyklus enthält einen Ober-/Unterkörpersplit, sodass Sie die Brust zweimal wöchentlich trainieren (einmal montags beim schweren Bankdrücken und dann donnerstags beim leichten Bankdrücken). Die Details entnehmen Sie Tabelle 10.10, Großes Bankprogramm. Am schweren Brusttag machen Sie nur Bankdrücken. Alle 3 Wochen erhöhen Sie das Gewicht und reduzieren die Wiederholungen, bis Sie in der letzten Woche eine Wiederholung mit Ihrem neuen Maximum absolvieren. Machen Sie beim schweren

Bankdrücken 3–5 min Pause zwischen den Sätzen, um Ihre Kraft zu erhalten. Beachten Sie, dass es sich bei den ersten 3 in der Tabelle aufgeführten Sätzen (jeweils 10, 6 und 4 Wdh.) um Aufwärmsätze handelt, die während der 10 Wochen an allen »schweren« Tagen vor den Arbeitssätzen durchgeführt werden.

TABELLE 10.10 **Großes Bankprogramm**

Übung	Sätze	Wdh.	Gewicht (% 1RM)
MONTAG: SCHWERES BANKDRÜCKEN			
Bankdrücken (Aufwärmen)	1	10	50 %
	1	6	60 %
	1	4	70 %
Woche 1–3	4	6	85 %
	3	bis PmM	60 %
Woche 4–6	4	4	90 %
	3	bis PmM	60 %
Woche 7–9	4	2	95 %
	3	bis PmM	60 %
Woche 10	1	1RM	neue 100 %
DONNERSTAG: LEICHTES BANKDRÜCKEN			
Bankdrücken	1	10	50 %
	1	6	60 %
	3	4	75 %
	1	8	55 %
Bankdrücken mit der Kurzhantel	2	10	70 %
Kurzhantelflys auf der Schrägbank	2	10	70 %
Powerliegestütze	3	bis PmM	Körpergewicht
Überkopfdrücken mit der Langhantel	3	6	80 %
Langhantelrudern	3	6	80 %
Bankdrücken mit engem Griff	3	6	80 %
Langhantelcurls	3	6	80 %

Am leichten Brusttag machen Sie neben dem Bankdrücken andere Hilfsübungen für den Oberkörper. Dabei handelt es sich um Kurzhanteldrücken (Schrägbank oder Flachbank) und Flys (Schrägbank oder Flachbank). Wechseln Sie dabei zwischen Schräg- und Flachbank, also nach dem Kurzhanteldrücken auf der Schrägbank Flys auf der Flachbank und umgekehrt. Am leichten Brusttag machen Sie 2–3 min Pause zwischen den Sätzen.

Schließen Sie den Brusttag mit Powerliegestützen ab, um die Explosivkraft zu entwickeln. Diese macht es Ihnen möglich, beim Bankdrücken höhere Gewichte zu stemmen. Dieser leichte Tag ist wichtig, denn die Muskeln verlieren so die Erinnerung, wie schwer sie beim letzten Training gearbeitet haben, und er verbessert den Blutkreislauf in den für das Bankdrücken wichtigen Bereichen. Er erhält die Muskelgröße, verbessert die Bewegungstechnik, Ihre persönliche optimale Art, die Hantel hochzudrücken. Nach dem leichten Brustprogramm machen Sie je eine Übung für Schultern, Rücken, Trizeps und Bizeps.

Das machen Sie 9 Wochen. In der zehnten prüfen Sie am schweren Brusttag Ihr 1RM. Sie werden über Ihre neue Kraft überrascht sein. Machen Sie in dieser Woche keine anderen Übungen, Sie sollen ja Ihr Limit erreichen. Danach pflegen Sie eine Zeit lang aktive Ruhe mit einigen leichteren Übungen. Probieren Sie Aktivitäten, die Ober- und Unterkörper fordern, wie Schwimmen, Rückschlagsportarten oder Klettern.

Aufbauzyklus Kniebeugen

Dieses 6-wöchige Programm ist eine Abwandlung des russischen Kniebeugentrainings. In nur 6 Wochen erhöhen Sie Ihr Gewicht bei den Kniebeugen um 5–10 %. Dazu müssen Sie dreimal wöchentlich Kniebeugen machen (siehe Tab. 10.11). Dafür eignet sich der Split Kniebeugen/Bankdrücken/Kreuzheben besonders gut, allerdings mit einer Änderung. An allen 3 Tagen machen Sie die Kniebeugen zuerst. Montags machen Sie ein volles Kniebeugenworkout mit nur 2 Hilfsübungen für die Quadrizepse (Beinpressen und Beinstrecken) sowie 1 Wadenübung. Am Mittwoch machen Sie die vorgegebene Anzahl Kniebeugen und vor dem Bankdrücken keine weitere Beinarbeit. Am Freitag machen Sie das Gleiche vor dem Kreuzheben. Manche Kraftsportler machen ihre Kniebeugen am Mittwoch und Freitag am Vormittag und das Bankdrücken und Kreuzheben am Nachmittag. So können Sie der starken Ermüdung vorbeugen, unter der die anderen Übungen nach den Kniebeugen leiden.

Das Programm beginnt mit 80% von 1RM und erreicht nach 18 Tagen in Workout 16 die 100%. In Workout 17 geht es zurück auf 80%. Vor Workout 18 erhalten die Beine eine Pause und dann testen Sie Ihr 1RM mit mindestens 105% des Gewichts, das Sie vor diesem Programm gehoben haben.

TABELLE 10.11 **Russische Kniebeugen**

Machen Sie vor jedem Workout mehrere Aufwärmsätze, bevor Sie in die Arbeitssätze gehen.

Übung	Sätze	Wdh.	Gewicht (% 1RM)
WOCHE 1			
MONTAG: KNIEBEUGENTAG			
Kniebeugen	6	2	80%
Beinpresse	3	6	
Beinstrecken	3	6	
Wadenheben im Stehen	3	10	
MITTWOCH: BANKDRÜCKENTAG			
Kniebeugen	6	3	80%
Bankdrücken (unmittelbar nach den Kniebeugen oder später am Tag)			
FREITAG: KREUZHEBENTAG			
Kniebeugen	6	2	80%
Kreuzheben (unmittelbar nach den Kniebeugen oder später am Tag)			
WOCHE 2			
MONTAG: KNIEBEUGENTAG			
Kniebeugen	6	4	80%
Beinpresse	3	6	
Beinstrecken	3	6	
Wadenheben im Stehen	3	10	
MITTWOCH: BANKDRÜCKENTAG			
Kniebeugen	6	2	80%
Bankdrücken (unmittelbar nach den Kniebeugen oder später am Tag)			
FREITAG: KREUZHEBENTAG			
Kniebeugen	6	5	80%
Kreuzheben (unmittelbar nach den Kniebeugen oder später am Tag)			

Übung	Sätze	Wdh.	Gewicht (% 1RM)
WOCHE 3			
MONTAG: KNIEBEUGENTAG			
Kniebeugen	6	2	80%
Beinpresse	3	6	
Beinstrecken	3	6	
Wadenheben im Stehen	3	10	
MITTWOCH: BANKDRÜCKENTAG			
Kniebeugen	6	6	80%
Bankdrücken (unmittelbar nach den Kniebeugen oder später am Tag)			
FREITAG: KREUZHEBENTAG			
Kniebeugen	6	2	80%
Kreuzheben (unmittelbar nach den Kniebeugen oder später am Tag)			
WOCHE 4			
MONTAG: KNIEBEUGENTAG			
Kniebeugen	5	5	85%
Beinpresse	3	6	
Beinstrecken	3	6	
Wadenheben im Stehen	3	10	
MITTWOCH: BANKDRÜCKENTAG			
Kniebeugen	6	2	80%
Bankdrücken (unmittelbar nach den Kniebeugen oder später am Tag)			
FREITAG: KREUZHEBENTAG			
Kniebeugen	4	4	90%
Kreuzheben (unmittelbar nach den Kniebeugen oder später am Tag)			

Übung	Sätze	Wdh.	Gewicht (% 1RM)
WOCHE 5 **MONTAG: KNIEBEUGENTAG**			
Kniebeugen	6	2	80%
Beinpresse	3	6	
Beinstrecken	3	6	
Wadenheben im Stehen	3	10	
MITTWOCH: BANKDRÜCKENTAG			
Kniebeugen	3	3	95%
Bankdrücken (unmittelbar nach den Kniebeugen oder später am Tag)			
FREITAG: KREUZHEBENTAG			
Kniebeugen	6	2	80%
Kreuzheben (unmittelbar nach den Kniebeugen oder später am Tag)			
WOCHE 6 **MONTAG: KNIEBEUGENTAG**			
Kniebeugen	2	2	100%
Beinpresse	3	6	
Beinstrecken	3	6	
Wadenheben im Stehen	3	10	
MITTWOCH: BANKDRÜCKENTAG			
Kniebeugen	6	2	80%
Bankdrücken (unmittelbar nach den Kniebeugen oder später am Tag)			
FREITAG: KREUZHEBENTAG			
Keine Kniebeugen, nur Kreuzheben			
WOCHE 7			
Prüfung des neuen 1RM			

Zyklus für das Kreuzheben

Dieses 10-wöchige Programm hilft selbst erfahrenen Kreuzhebern noch, die Kraft zu steigern. Viele Elitekreuzheber wie Mark Phillipi wenden es an. Das funktioniert gut mit dem Split Kniebeugen/Bankdrücken/Kreuzheben, solange Sie das Kreuzheben zuerst in der Woche machen und die Kniebeugen zuletzt (siehe Tab. 10.12). Im ersten Arbeitssatz jedes Workouts machen Sie nur 1–2 Wdh. mit einem sehr schweren Gewicht. Über die 10 Wochen wird das Gewicht in diesem Satz von 75% auf 100% gesteigert. Nach dem schweren Satz machen Sie einige leichte, explosive Sätze Kreuzheben. So bauen Sie die Schnellkraft auf, die Sie benötigen, um beim Kreuzheben das Gewicht vom Boden zu bekommen. In den ersten Wochen machen Sie ein Zirkelprogramm für die Hilfsübungen. So werden die Muskeln konditioniert, was der Erschöpfung vorbeugt. In den letzten Wochen machen Sie bei allen Hilfsübungen normale Sätze.

TABELLE 10.12 Aus dem Kreuz

Machen Sie vor jedem Workout mehrere Aufwärmsätze, bevor Sie in die Arbeitssätze gehen. Die Hilfsübungen werden im Zirkelformat absolviert, und zwar mit 90 sek Pause zwischen jeder Übung und 3 min am Ende eines Zirkels, bevor der neue beginnt. Machen Sie für jede Übung 3 Zirkel mit insgesamt 8 Wdh.

Übung	Sätze	Wdh.	Gewicht (% 1RM)	Pause
WOCHE 1				
Kreuzheben	1	2	75%	3 min
	8	3	60%	90 sek
ZIRKEL MIT HILFSÜBUNGEN				
Rumänisches Kreuzheben	3	8		90 sek
Langhantelrudern	3	8		90 sek
Latzüge	3	8		90 sek
Good Mornings	3	8		90 sek
WOCHE 2				
Kreuzheben	1	2	80%	3 min
	8	3	65%	90 sek
ZIRKEL MIT HILFSÜBUNGEN				
Rumänisches Kreuzheben	3	8		90 sek
Langhantelrudern	3	8		90 sek
Latzüge	3	8		90 sek
Good Mornings	3	8		90 sek
WOCHE 3				
Kreuzheben	1	2	85%	3 min
	6	3	70%	2 min

Übung	Sätze	Wdh.	Gewicht (% 1RM)	Pause
ZIRKEL MIT HILFSÜBUNGEN				
Rumänisches Kreuzheben	3	8		90 sek
Langhantelrudern	3	8		90 sek
Latzüge	3	8		90 sek
Good Mornings	3	8		90 sek
WOCHE 4				
Kreuzheben	1	2	90%	3 min
	5	3	70%	2 min
ZIRKEL MIT HILFSÜBUNGEN				
Rumänisches Kreuzheben	3	8		90 sek
Langhantelrudern	3	8		90 sek
Latzüge	3	8		90 sek
Good Mornings	3	8		90 sek
WOCHE 5				
Kreuzheben	1	2	80%	3 min
	3	3	65%	2 min
Power-schulterheben	3	5	60%	2 min
Rumänisches Kreuzheben	3	5		2 min
Langhantelrudern	3	5		2 min
Latzüge	3	5		2 min
Good Mornings	3	5		2 min
WOCHE 6				
Kreuzheben	1	2	85%	3 min
	3	3	70%	2 min
Power-schulterheben	3	5	65%	2 min
Rumänisches Kreuzheben	3	5		2 min
Langhantelrudern	3	5		2 min
Latzüge	3	5		2 min
Good Mornings	3	5		2 min

Übung	Sätze	Wdh.	Gewicht (% 1RM)	Pause
WOCHE 7				
Kreuzheben	1	2	90%	3 min
	3	3	75%	2 min
Power-schulterheben	2	5	70%	2 min
Rumänisches Kreuzheben	2	5		2 min
Langhantelrudern	2	5		2 min
Latzüge	2	5		2 min
Good Mornings	2	5		2 min
WOCHE 8				
Kreuzheben	1	2	95%	3 min
	3	3	70%	2 min
Power-schulterheben	2	5	75%	2 min
Rumänisches Kreuzheben	2	5		2 min
Langhantelrudern	2	5		2 min
Latzüge	2	5		2 min
Good Mornings	2	5		2 min
WOCHE 9				
Kreuzheben	1	1	97,5%	3 min
	2	3	70%	2 min
Power-schulterheben	2	5	75%	2 min
Rumänisches Kreuzheben	2	5		2 min
WOCHE 10				
Kreuzheben	1	1	100%	3 min
	2	3	60%	2 min
Power-schulterheben	2	5	75%	2 min
Rumänisches Kreuzheben	2	5		2 min
WOCHE 11				
Test 1RM für das Kreuzheben				

TEIL IV

Das Krafttraining für den Fettabbau muss sich nicht großartig vom Training für die Muskelmasse oder maximale Kraft unterscheiden. So dienen viele Programme dieses Kapitels nicht nur dem Fettabbau, sie vergrößern auch die Muskelmasse und erhöhen die Kraft. Der Schlüssel zum Fettabbau liegt in den angewandten Cardiotechniken (siehe Kap. 12) und Ihrer Ernährung (Kap. 29). Aber natürlich gibt es ein paar Tricks beim Krafttraining für einen schnelleren Fettabbau wie Veränderungen bei den Pausenzeiten, Gewichten, Wiederholungen und Übungen.

Kapitel 11 zeigt die Grundlagen der Krafttrainingsprogramme für optimalen Fettabbau. Es beschreibt die Trainingsvariablen, die Sie ändern müssen, und erklärt, warum Sie damit den Fettabbau verbessern.

Kapitel 12 erläutert verschiedene Cardiotechniken, die Sie zusammen mit dem Krafttraining ausführen sollten. Sie erfahren etwas über die wissenschaftlichen Grundlagen von HIIT (hochintensives Intervalltraining), über HIIT-Techniken und wie Sie diese in Ihr Programm einbauen.

Kapitel 13 beschreibt besondere Trainingspläne für optimalen Fettabbau. Es enthält Programme für alle Erfahrungsstufen vom Anfänger bis zum Fortgeschrittenen.

Kapitel 14 beschließt diesen Teil des Buches mit langfristigen, für Anfänger, Fortgeschrittene und Erfahrene geeigneten Trainingszyklen, die den Fettabbau maximieren.

KAPITEL 11

Taktiken für optimalen Fettabbau

Wenn Sie nicht gerade ein Kraftsportler sind, der so viel wie möglich heben möchte, dann sollten Sie bei Ihrem Streben nach einem fitteren, muskulöseren und stärkeren Körper nicht nur auf die gesamte Masse achten, sondern vor allem auf die magere Muskelmasse. Denn was nützt die ganze Arbeit, wenn die mühsam aufgebauten Muskeln optisch nicht wahrnehmbar sind? Natürlich ist das Training mit Gewichten gesund und verbessert Ihre Lebensqualität, aber das sind eher Nebeneffekte. Sie trainieren, um gut auszusehen. Wer gut aussieht, fühlt sich auch besser.

Und am besten bauen Sie Ihr Fett mit einer Kombination aus Gewichtstraining, Cardio und der richtigen Ernährung ab. Techniken für das Gewichtstraining und das Cardiotraining finden Sie weiter hinten in diesem Kapitel, Ernährungstipps für den Fettabbau finden Sie in Kapitel 29.

WÖCHENTLICHE SPLITS

Bei der Aufteilung des wöchentlichen Trainings mit dem Hauptziel Fettabbau geht man ganz ähnlich vor wie bei dem Ziel, Muskelmasse oder Kraft zu maximieren. Wie bei Letzterem kann man entweder ein Ganzkörpertraining absolvieren oder das Training nach Körperregionen splitten, um Körperfett abzubauen. Der Unterschied beim Training zwecks Fettabbau besteht darin, dass die Trainingsfrequenz (die Anzahl der Trainingstage pro Woche) höher liegen muss, denn je mehr Tage man trainiert, desto mehr Kalorien verbrennt man. Wie oft trainiert wird, hängt vom Fitnesslevel ab, aber ein mittelschwerer oder fortgeschrittener Kraftsportler, der den Fettabbau maximieren möchte, sollte mindestens 5 Tage pro Woche Krafttraining betreiben und dabei jede Muskelgruppe mindestens zweimal pro Woche beanspruchen. Wird jede Muskelgruppe nur einmal pro Woche trainiert, können Masse und Kraft anwachsen, aber die Fettverbrennung wird weniger gefördert. Aus diesem Grund sind 4- und 5-Tages-Splits für den optimalen Fettabbau nicht empfehlenswert.

Mit jedem der folgenden Trainingssplits kann man effektiv Körperfett verlieren und gleichzeitig Muskelmasse und Kraft aufbauen. Wählen Sie den Ansatz, der Ihnen am meisten zusagt. Ich empfehle dringend, im Laufe der Zeit alle Methoden auszuprobieren, um herauszufinden, welche Trainingsaufteilung für Sie persönlich die besten Ergebnisse liefert.

Ganzkörpertraining

Dies ist das gleiche Konzept, das in Kapitel 5 beschrieben wurde. Wenn das Ziel maximaler Fettabbau ist, ist der effektivste Split das Ganzkörpertraining, bei dem bei jedem Workout alle wichtigen Muskelgruppen trainiert werden. Forschungsergebnisse bestätigen dies. In einer Studie aus Neuseeland aus dem Jahr 2016 folgten männliche Rugbyspieler 4 Wochen lang entweder einem Ganzkörpersplit, der dreimal pro Woche durchgeführt wurde, oder einem nach Muskelgruppen getrennten 3-Tages-Split, wobei bei jedem Programm genau das gleiche Volumen ausgeführt wurde (Crewther et al. 2016). Im Ergebnis führte das Ganzkörpertraining zu einem Rückgang des Körperfetts um 6%, während der 3-Tages-Split nur 2% erbrachte. Beim Ganzkörpertraining wurde auch ein größerer Anstieg des Testosteronspiegels festgestellt.

Die Gründe dafür liegen wahrscheinlich darin, dass beim Ganzkörpertraining insgesamt mehr Muskelfasern und Gene aktiv werden als beim Training einzelner Muskelgruppen. Jedes Mal wenn ein Muskel trainiert wird, werden Gene innerhalb des Muskels aktiviert, die Proteine bilden und eine stärkere Fettverbrennung ermöglichen. Je öfter man diese Gene aktiviert, desto stärker gerät der Fettverbrennungsprozess. Je höher die Trainingsfrequenz ist, desto umfangreicher fällt der Fettabbau aus, auch wenn das Gesamtvolumen (Anzahl der pro Woche durchgeführten Sätze) konstant bleibt.

Wer gut in Form ist und den Fettabbau maximieren möchte, dem empfehle ich, an mindestens 5 Tagen in der Woche Ganzkörpertraining zu betreiben, ja sogar gelegentlich an 6–7 Tagen. Bei diesem Ansatz sorgen sich viele um die Erholung: Wie sollen sich die Muskeln erholen, wenn man sie 5–7 Tage am Stück trainiert? Die Antwort ist einfach: Die Muskeln können sich erholen, weil in den meisten Fällen das Volumen, dem jede Muskelgruppe bei einzelnen Workouts ausgesetzt ist, relativ gering ist. Bei einem typischen Ganzkörperprogramm mit 5 Workouts pro Woche wird jede Muskelgruppe mit nur 1 Übung pro Trainingseinheit und 2–4 Sätzen pro Übung trainiert. Das bedeutet, dass jede Muskelgruppe wöchentlich in insgesamt 10–20 Sätzen trainiert wird. Vergleichen Sie das mit einem typischen Muskelgruppensplit, bei der einmal pro Woche große Muskelgruppen mit 4 oder 5 Übungen zu je 3 oder 4 Sätzen trainiert werden. Das sind 12–20 Sätze pro Muskelgruppe und Woche, genau wie beim Ganzkörpertraining. Wenn man eine Muskelgruppe in einem Workout mit 12–20 Sätzen beansprucht, braucht man wahrscheinlich mindestens 72 Stunden, bis sich die Muskeln erholt haben. Trainiert man diese Muskelgruppe jedoch nur mit 3 oder 4 Sätzen, dauert die Erholung nicht 72 Stunden, sondern eher 24 Stunden.

Auch hier gilt: Ganzkörpertraining an 5 oder mehr Tagen in der Woche eignet sich nur für Menschen mit ausreichend Trainingserfahrung. Anfängern empfehle ich, anfangs nicht mehr als 3 Ganzkörperworkouts pro Woche zu machen (einen beispielhaften Ganzkörpertrainingsplan für Anfänger finden Sie in Tab. 5.1 in Kap. 5).

3-Tages-Split (zweimal wiederholt)

Dieser auf 3 Tage aufgeteilte Trainingsplan trainiert den gesamten Körper (ähnlich einem normalen 3-Tages-Split) und wird zweimal wiederholt, sodass sich insgesamt 6 wöchentliche Trainingseinheiten ergeben. Indem man den 3-Tages-Split ein zweites Mal wiederholt, wird garantiert jede Muskelgruppe zweimal beansprucht, und man trainiert an 6 von 7 Wochentagen. Wie ich bereits erwähnt habe, geht es darum, die Trainingsfrequenz zu erhöhen, um die Muskel- und Genaktivierung sowie die Verbrennung von Kalorien (und Fett) zu maximieren.

Wenn Sie mit diesem Split arbeiten wollen, entscheiden Sie, an welchem Wochentag Sie nicht trainieren möchten, und trainieren dann an allen anderen Tagen. Sie können von Montag bis Samstag trainieren und sonntags freimachen, von Sonntag bis Freitag mit Samstag als freiem Tag oder so, wie es am besten in Ihren Zeitplan passt. Die Muskelgruppen, die Sie kombinieren, können variieren. Eine Möglichkeit wäre, montags und donnerstags Brust, Schultern, Trapezmuskeln, Trizeps und Bauchmuskulatur zu trainieren; dienstags und freitags Oberschenkel und Waden und mittwochs und samstags Rücken, Bizeps und Unterarme. Eine weitere Option wäre Unterkörper an den Trainingstagen 1 und 4; Drückübungen für den Oberkörper (Brust, Schultern und Trizeps) an den Tagen 2 und 5 und Zugübungen für den Oberkörper (Rücken, Bizeps, Trapezmuskeln und Unterarme) an den Tagen 3 und 6, wobei Bauch und Core beliebig untergebracht werden. Da jede Muskelgruppe zweimal pro Woche drankommt, sollte das Volumen der einzelnen Workouts zwischen dem von wöchentlichem und täglichem Training liegen. Wenn man jede große Muskelgruppe (Quadrizeps/Po, Brust, Rücken und Schultern) nur einmal pro Woche trainiert, absolviert man 16 –20 Sätze, während bei täglichem Training nur 3 oder 4 Sätze anfallen. Bei diesem Ansatz wählen Sie einen Mittelweg mit 8–10 Sätzen pro Workout für jede große Muskelgruppe.

2-Tages-Split (dreimal wiederholt)

Beim wiederholten 2-Tages-Split wird in nur 2 Tagen der gesamte Körper trainiert. Dies wird dreimal wiederholt, um auf eine Wochenfrequenz von 6 Workouts zu kommen. Auch hier können Sie wählen, welche Muskelgruppen Sie bei jedem Training koppeln möchten, aber für jedes Workout müssen Sie 4–6 Muskelgruppen einrechnen (einschließlich kleiner Regionen wie Bauch, Unterarme, Waden und Trapezmuskeln). Wenn Sie jede Muskelgruppe dreimal pro Woche trainieren, darf das Volumen der einzelnen Trainingseinheiten geringer sein als beim wiederholten 3-Tages-Split. Wählen Sie für jedes Training einen Wert zwischen 5 und 7 Sätzen pro großer Muskelgruppe.

Oberkörper-Unterkörper-Split (dreimal wiederholt)

Dies kann genau genommen als wiederholter 2-Tages-Split gelten, bei dem der gesamte Körper innerhalb von 2 Trainingstagen trainiert wird, die sich dreimal in der Woche wiederholen (insgesamt 6 Trainingseinheiten wöchentlich). Der Unterschied besteht darin, dass hier in einem Workout alle Oberkörperübungen und im anderen alle Unterkörperübungen gemacht werden. Beispielsweise wird der Oberkörper montags, mittwochs und freitags trainiert und der Unterkörper dienstags, donnerstags und samstags. Wie bereits erwähnt, sollte das Volumen behutsam gewählt werden (5–7 Sätze für große Muskelgruppen), da man das Training meist schon nach 48 Stunden wiederholt.

TECHNIKEN DES KRAFTTRAININGS FÜR EINEN BESSEREN FETTABBAU

Allein Gewichtheben beeinflusst den Fettabbau durch die Kalorien, die Sie während des Trainings verbrennen, und auch die, die Sie noch lange nach dem Training verbrennen. Schließlich ist der Körper, der regelmäßig mit Gewichten trainiert wird, besser in der Lage, über den Tag mehr Fett zu verbrennen und weniger zu speichern. Dazu hat die Forschung über die Jahre aber herausgefunden, dass die Veränderung bestimmter akuter Trainingsvariablen die Verbrennung von Kalorien während des Trainings und tagsüber nach dem Training noch weiter verbessern kann.

Übungsauswahl

Die Übungen sollten zwar abwechslungsreich sein, aber bestimmte Übungen gehören zur Unterstützung des Fettabbaus einfach dazu. Die Forschung sagt, dass Verbundübungen mit freien Gewichten wie Kniebeugen, Bankdrücken, Schulterdrücken und vorgebeugtes Rudern mehr Kalorien verbrennen als Maschinen- oder Isolationsübungen. Das liegt vermutlich daran, dass mehr Muskelgruppen eingespannt werden, darunter Hilfsmuskeln und Stabilisatoren, die die beteiligten Gelenke unterstützen – und je mehr Muskeln Sie trainieren, desto mehr Kalorien verbrennen Sie. So wurde bei einer Studie festgestellt, dass die Teilnehmer bei Kniebeugen mit der Langhantel 50% mehr Kalorien verbrannten als bei Beinpressen (Tower et al. 2005).

Last und Wiederholungsbereich

Das gehobene Gewicht und die Anzahl der Wiederholungen haben großen Einfluss auf die Kalorienverbrennung. Um mehr Kalorien zu verbrennen, eignen sich mehr Wiederholungen gut. Forscher am College of New Jersey haben festgestellt, dass Versuchsteilnehmer mit einem Gewicht, das 10 Wdh. Bankdrücken ermöglichte, etwa 10% mehr Kalorien verbrannten als mit einem Gewicht für 5 Wdh. (Ratamess et al. 2007); also: Je mehr Wiederholungen, desto mehr Kalorien verbrennen Sie. Auf der anderen Seite belegen mehrere Studien, dass schwere Gewichte mit wenigen Wiederholungen zwar während des Trainings weniger Kalorien verbrennen, dafür aber mehr am Rest des Tages nach dem Training. So hat es sich gezeigt, dass beim Trainieren mit schweren Gewichten, die nur 6 Wdh. pro Satz erlauben, die Beschleunigung des Stoffwechsels 2 Tage nach dem Training mehr als doppelt so hoch war wie mit leichten Gewichten, die 12 Wdh. pro Satz ermöglichen (Borshein und Bahr 2003). Wer beide Vorteile genießen möchte, sollte eine Kombination aus schweren Gewichten mit wenigen Wiederholungen und leichten Gewichten mit vielen Wiederholungen wählen. Das erreichen Sie durch den Einsatz beider Wiederholungsbereiche innerhalb eines Workouts oder durch Abwechseln im Rahmen Ihres Programms.

Volumen

Die Gesamtzahl der Sätze für jede Muskelgruppe pro Trainingseinheit (Volumen) beeinflusst die Menge der Kalorien, die Sie im Training verbrennen. Je mehr Sätze Sie absolvieren, desto mehr arbeiten Sie und umso mehr Kalorien werden Sie verbrennen. Die Erhöhung des Gesamtvolumens eines Workouts kann als Strategie nicht nur beim Muskelwachstum helfen (siehe Kap. 2), sondern auch die Zahl der verbrannten Kalorien erhöhen. Workouts mit mindestens 20 Sätzen, idealerweise näher an 30 oder sogar mehr können erheblich mehr zum Fettabbau beitragen als Workouts mit unter 20 Sätzen.

Wiederholungstempo

Eine vierte Variable, die es zu berücksichtigen gilt, ist das Wiederholungstempo. Die Forschung hat gezeigt, dass schnelle, explosive Wiederholungen während und nach dem Workout mehr Kalorien verbrennen können. Forscher von der Ball State University ließen erfahrene männliche Gewichtheber Kniebeugen bei 60% ihres Einer-Wiederholungsmaximums oder Repetition Maximum (1RM) normal schnell (2 sek für die positive und 2 sek für die negative) oder sehr schnell (1 sek für die positive und 2 sek für die negative) absolvieren. Bei beiden Workouts machten sie 4 Sätze zu 8 Wdh., wobei die verbrannten Kalorien mithilfe eines Stoffwechselgeräts gemessen wurden. Die Forscher stellten fest, dass die Teilnehmer bei den 4 Sätzen mit den schnellen Wiederholungen im Vergleich zu der Gruppe mit dem langsamen Wiederholungstempo während des Trainings 11% mehr Kalorien verbrauchten und in der Ruhephase nach dem Training 5% mehr (Mazzetti et al. 2007).

Sie sollten natürlich nicht jede Übung schnell und explosiv ausführen, also beginnen Sie idealerweise jedes Workout mit einer explosiven Übung für jede Muskelgruppe. So können Sie für die Brust das Training mit 3 oder 4 Sätzen Powerliegestützen oder mit Bankdrücken an der Multipresse mit Ausstoßen starten. Das gibt Ihren Brustmuskeln Kraft und Sie werden während des Fettabbaus noch stärker. Da derartige ballistische Übungen mit leichten Gewichten durchgeführt werden, sind sie ideal zum Aufwärmen für die folgenden Arbeitssätze wie das Bankdrücken.

Satzpause

Eine der wichtigeren Variablen für einen optimalen Fettabbau ist die Länge der Pause zwischen den Sätzen. In der Regel verbrennen Sie mehr Kalorien, wenn die Pause kürzer ist.

Forschungsergebnisse des College of New Jersey zeigen, dass bei einer Verkürzung der Pause zwischen den Sätzen von den üblichen 3 min auf 30 sek sich die Anzahl der während des Trainings verbrannten Kalorien um über 50% erhöht (Ratamess et al. 2007). Diese kürzeren Pausen führen auch zu einer stärkeren Beschleunigung des Stoffwechsels nach dem Training. Eine ähnliche Reaktion lässt sich auch für Supersätze nachweisen, bei denen die Pause zwischen den Sätzen praktisch ganz entfällt. Mehr darüber erfahren Sie im nachfolgenden Kapitel.

Sie sollten zwar die Pausen möglichst kurz halten, allerdings gilt das nicht für die Technik der Cardiobeschleunigung, wo Sie die Pause für das Cardiotraining nutzen. Hier sollte sie mindestens 1 min betragen. Mehr über Cardiobeschleunigung finden Sie auch im nächsten Kapitel.

Intensitätstechniken

Für den optimalen Fettabbau eignen sich auch Intensitätstechniken, mit denen Sie Ihre Sätze über das lokale Muskelversagen hinaus durchführen können. Bei erzwungenen Wiederholungen etwa hilft ein Partner Ihnen, über den Punkt des momentanen Muskelversagens (PmM) hinauszugehen. Mit seiner Hilfe schaffen Sie weitere Wiederholungen, die Sie allein nicht schaffen würden. Die Forschung zeigt, dass diese Technik im Vergleich zu Sätzen, die beim Muskelversagen beendet werden, zu einem höheren HGH-Spiegel führt (Ahtiainen et al. 2003). Da HGH auch die Lipolyse, die Freisetzung von Fett aus den Fettzellen, fördert, kann ein höherer HGH-Spiegel dazu beitragen, dass mehr Fett aus den Fettzellen gelöst und während des Trainings und danach als Kraftstoff verbrannt wird.

Bei einer Studie mit College-Footballspielern wurde festgestellt, dass bei einem hochintensiven Gewichtsprogramm aus nur einem Satz pro Übung mit 6–10 Wdh. bis zum Muskelversagen und erzwungenen Wiederholungen sowie einer statischen Kontraktion über mehrere Sekunden im Zeitraum von 10 Wochen mehr Fett verbrannt wurde als bei einem niedrigintensiven Programm mit 3 Sätzen zu 6–10 Wdh. nur bis zum Muskelversagen (Fincher 2004).

Im Rahmen der Intensitätstechniken können auch Supersätze die Verbrennung von Kalorien und damit den Fettabbau unterstützen. Bei einer Studie der Syracuse University machten Teilnehmer Supersätze für Brust und Rücken sowie für Bizeps und Trizeps und verbrannten dabei 35% mehr Kalorien während des Trainings und in der Stunde danach als eine Gruppe, die die gleichen Übungen mit normalen Sätzen ausführte (Kelleher et al. 2010). Das mag daran liegen, dass Sportler durch Supersätze mit verschiedenen Muskelgruppen mehr Muskelfasern beanspruchen, aber sicher auch an den minimalen Pausen zwischen den Supersätzen. Die Bedeutung der Pausen zwischen den Sätzen wurde bereits weiter oben abgehandelt. Das würde auch bedeuten, dass Techniken wie Dreier- und Mammutsätze, die 3 und 4 oder mehr Übungen in direkter Folge umfassen, einen ähnlichen, wenn nicht gar größeren Effekt hätten.

Im Allgemeinen kann jede Methode, die die Trainingsintensität erhöht, den Fettabbau steigern, auch wenn es eigentlich eine Methode zur Steigerung der Hypertrophie (des Muskelaufbaus) ist. Neben den bereits genannten Maßnahmen, die die Kalorienverbrennung und den Fettabbau (und gleichzeitig die Hypertrophie) fördern, wären auch noch Reduktionssätze, erweiterte Sätze und Pausensätze zu nennen. Viele dieser Techniken werden in den Programmen in Kapitel 14 verwendet.

Zirkeltraining

Zirkeltraining ist eine weitere Möglichkeit, die Intensität zu steigern und den Fettabbau zu maximieren. Bei einem typischen Masse- oder Krafttraining werden alle Sätze einer Übung durchgeführt, bevor mit der nächsten Übung fortgefahren wird, wobei zwischen den einzelnen Sätzen eine Pause eingelegt wird. Man spricht dann von geraden Sätzen. Wenn man einen Supersatz macht, werden alle Sätze der beiden gepaarten Übungen erledigt, bevor mit dem nächsten Supersatz fortgefahren wird, wobei in jedem Supersatz nach der zweiten Übung eine Pause eingelegt wird. Beim Zirkeltraining macht man dagegen von jeder Übung einen Satz, ohne zwischen den Übungen eine Pause einzulegen. Wenn ein Zirkeltraining z. B. insgesamt 10 Übungen umfasst, besteht ein Zirkel darin, alle 10 Übungen nacheinander ohne Pause auszuführen. Nach der 10. Übung macht man 1–3 min Pause und wiederholt dann den Zirkel noch zwei- oder dreimal (oder so oft, wie es der Trainingsplan vorschreibt).

Zirkeltraining fördert den Fettabbau auf verschiedene Arten. Erstens wird beim Zirkeltraining üblicherweise der gesamte Körper trainiert, sodass die fettabbauende Wirkung des Ganzkörpertrainings zum Zuge kommt. Da man außerdem direkt von einer Übung zur nächsten wechselt, gibt es praktisch keine Ruhezeiten, was die Intensität erhöht und die Kalorien- und Fettverbrennung anfacht. Viele der Trainingseinheiten in Kapitel 14 sind daher als Zirkeltraining konzipiert.

Trainingsfrequenz

Auch die Häufigkeit des Trainings kann Auswirkungen auf den Fettabbau haben. Das liegt ganz einfach daran, dass man in der Woche häufiger trainiert, wenn man die einzelnen Muskelgruppen öfter herannimmt. Mehr Workouts pro Woche führen mit der Zeit zu mehr verbrannten Kalorien.

Ein weiterer Grund für den stärkeren Fettabbau ist die Tatsache, dass man mehr Muskelgruppen pro Workout trainieren muss, um diese häufiger zu trainieren. Also muss sich nach dem Workout auch mehr Muskelgewebe erholen. Nach dem Workout ist Ihr Körper im Zustand des Sauerstoffdefizits. Er braucht also mehr Sauerstoff, um die ATP- und Kreatinphosphatspeicher zu füllen. Dieser Sauerstoff wird benötigt, um zur Erholung mehr Kraftstoff (Kalorien) zu verbrennen. Und da sich mehr Muskelfasern erholen müssen, hält die Kalorienverbrennung länger an.

ZUSAMMENFASSUNG

Der Aufbau Ihres Programms für ein Gewichtstraining kann den Fettabbau entscheidend beeinflussen. In der Regel helfen Programme mit Verbundübungen, explosiven und ballistischen Übungen, hohen Gewichten mit wenigen Wiederholungen, niedrigeren Gewichten mit mehr Wiederholungen und kurzen Pausen sowie Kombinationstechniken wie Supersätze, Intensitätstechniken wie erzwungene Wiederholungen, das häufigere Training der einzelnen Muskelgruppen oder aber häufigere Workouts, um möglichst viel Fett zu verbrennen.

Natürlich können Sie nicht in jedem Workout alle Techniken anwenden. Wenden Sie eine Auswahl dieser Techniken in jedem Programm an und wechseln Sie diese häufiger. Für einen optimalen Fettabbau müssen Sie diese Kraftprogramme mit einer Form von Cardio ergänzen. Die besten Cardiotechniken finden Sie in Kapitel 12.

Wenn Sie keine eigenen Programme erstellen mögen, finden Sie in Kapitel 13 mehrere fertige Programme für den Fettabbau. Sie sind nicht nur effektiv für den Fettabbau, sondern führen häufig auch zum Muskelwachstum. Diese Programme bilden auch eine ideale Schablone zur Kombination der Techniken aus diesem Kapitel.

KAPITEL 12
Cardiotraining für optimalen Fettabbau

Cardio ist unser Insiderbegriff für aerobes Training. Aerob bezieht sich auf das Energiesystem. Beim Krafttraining, kurze Spitzen mit hoher Intensität, gefolgt von kurzen Pausen, verlässt man sich eher auf die anaeroben Energiesysteme, um die Kontraktionen zu befeuern. Bei aerobem Training – in der Regel zyklischen Bewegungen mit niedriger bis mittlerer Intensität über einen längeren Zeitraum wie Joggen oder Radfahren – benötigen die entsprechenden Energiesysteme ausreichend Sauerstoff.

Man kann zwar auch mit reinem Krafttraining Fett abbauen, besonders mit bestimmten Programmen, aber für einen optimalen Fettabbau muss Ihr Training auch eine Form von Cardio enthalten. Das bietet auch Vorteile für die Gesundheit, für Herz und Kreislauf, reduziert das Risiko von Diabetes und anderen Stoffwechselstörungen und bestimmten Krebsarten. Außerdem unterstützt es die Erholung vom Krafttraining. Dieses Kapitel zeigt die effektivsten Formen von Cardio für das Ziel, Fett abzubauen und dabei Muskeln zu erhalten sowie Muskeln aufzubauen.

AKTIV BLEIBEN HEISST SCHLANK BLEIBEN: 30/60 UND DIE 10 000 SCHRITTE

Bevor ich mich mit Cardioworkouts befasse, die Körperfett verbrennen, möchte ich die allgemeine körperliche Aktivität im Alltag ansprechen. Denn die Wahrheit ist: Wenn Sie schlank, muskulös und gesund sein wollen, reicht Fitnesstraining nicht aus. Wenn Sie 60 oder 90 min am Tag hart trainieren, dann aber die restlichen wachen Stunden auf der Couch verbringen, machen Sie es sich unnötig schwer mit der Fettverbrennung. Ganz zu schweigen davon, dass 22 oder 23 Stunden Bewegungsmangel pro Tag eine ungesunde Angewohnheit sind.

Der menschliche Körper ist dazu gebaut, den ganzen Tag über aktiv zu sein. Wenn wir längere Zeit inaktiv sind, dazu noch im Sitzen, werden Stoffwechselgene, die die Fettverbrennung und den Glukosehaushalt steuern, »abgeschaltet«. In einer australischen Studie hatten die Probanden, die mehr als 40 Minuten pro Tag fernsahen, einen höheren Blutdruck und einen größeren Taillenumfang – selbst wenn sie Sport trieben – als diejenigen, die weniger Zeit vor dem Fernseher verbrachten (Healy et al. 2008).

Um den Fettabbau zu optimieren, die Körperfettspeicherung zu minimieren und gesund und voller Energie zu bleiben, muss man den ganzen Tag über aktiv bleiben und so viel Zeit wie möglich auf den Beinen verbringen. Es gibt viele verschiedene Ansätze, mit denen man dies erreichen kann. Einer davon ist der beliebte Richtwert von 10 000 Schritten pro Tag. Alle Smartphones und Smartwatches verfügen über Schrittzähler, mit denen man das eigene Bewegungsverhalten ganz einfach protokollieren kann. Wenn Sie keine Smartwatch besitzen oder Ihr Handy tagsüber nicht bei sich haben, können Sie sich auch einen eigenständigen Schrittzähler kaufen. Um täglich 10 000 Schritte zu schaffen, müssen sich die meisten Menschen Zeit zum Spazierengehen, Wandern oder Joggen nehmen. Wer jedoch berufsbedingt 8 Stunden oder länger auf den Beinen ist, schafft problemlos 10 000 Schritte, indem er einfach arbeiten geht. Der 10 000-Schritte-Richtwert richtet sich in erster Linie an Menschen, die Schreibtischarbeit leisten oder sonst wie zum Rumsitzen neigen. Um leichter auf 10 000 Schritte zu kommen, sollten Sie beim nächsten Einkauf weit weg vom Ladeneingang parken oder bei der Arbeit lieber die Treppe statt den Aufzug nehmen.

Eine weitere Methode ist meine 30/60-Regel: Nach jeden aufeinanderfolgenden 30 min Inaktivität (z. B. Sitzen) müssen Sie aufstehen und sich mindestens 60 sek lang in irgendeiner Form bewegen. Das 60-sek-Intervall muss nicht intensiv sein, darf es aber. Sie können spazieren gehen, Hampelmann oder Burpees turnen oder 60 sek lang Liegestütze oder Crunches machen. Die 30/60-Regel richtet sich vor allem an diejenigen unter uns, die beruflich viel vor dem Bildschirm sitzen oder im Wohnzimmer fernsehen. Die 30/60-Regel gilt den ganzen Tag lang, egal ob auf der Arbeit oder zu Hause. Wenn Sie 30 min lang am Schreibtisch gesessen haben, stehen Sie auf und machen 1 min lang ein paar Hampelmänner, gehen eine Runde durchs Büro oder steigen ein paar Treppen. Wenn Sie zu Hause ein Fußballspiel angucken, stehen Sie in der Halbzeitpause mindestens 1 min lang auf und bewegen sich.

Der Sinn des 10 000-Schritte-Ziels und der 30/60-Regel besteht darin, konsequent aktiv zu bleiben und nicht zu lange zu sitzen. Halten Sie sich zusätzlich zu den in diesem Kapitel vorgestellten Cardioworkouts an eine dieser Strategien.

HIIT UND STEADY-STATE CARDIO

Einst beschränkten sich die Bodybuilder auf niedrig- bis mittelmäßig intensives, gleichmäßiges Cardio wie schnelles Gehen oder Fahren auf dem Radergometer mit mäßiger Intensität. Alles, was intensiver war, galt als schlecht. Dafür gab es 2 Gründe. Zum einen hat man angenommen, dass intensiveres Cardio Muskelgewebe verbrennt, dieses also als Treibstoff für das Training zersetzt wird, und zum anderen ging man davon aus, dass man sich mit niedrigintensivem Cardio in der optimalen Fettverbrennungszone bewegt.

Heute weiß man, dass beides nicht stimmt. Das Konzept, wonach hochintensives Cardio Muskeln verbrennt, wogegen niedrigintensives Cardio sie erhält, ist einfach falsch. Man muss sich nur die Muskelmasse von Langstreckenläufern ansehen (die oft langsam und lange trainieren) und sie mit der Muskelmasse von Sprintern vergleichen (die kurz und hochintensiv trainieren), um zu erkennen, dass die Logik dahinter nicht stimmt.

Wenn Sie über einen längeren Zeitraum langsam und gleichmäßig trainieren, werden Ihre Muskelfasern aerober und haben mehr Ausdauer. Nun es gibt einige Belege dafür, dass Muskelfasern, die aerober und ausdauernder werden, auch dazu neigen, kleiner und schwächer zu werden. Denn je kleiner die Muskelfaser ist, desto schneller können sich die Nährstoffe in ihr bewegen und daher können die Nährstoffe so schneller verbrannt und umgesetzt werden.

Um zu beweisen, dass niedrigintensives Cardio über längere Zeiträume nicht muskelschonender ist als kurzes hochintensives, kann man auch ein intensiveres Kniebeugentraining über 5 Sätze mit einem Gewicht für 10 Wdh. mit einem weniger intensiven Training vergleichen, dessen Gewicht 100 Wdh. ermöglicht. Wird das intensivere Workout mit den 10 Wdh. das Muskelgewebe verbrennen, während das weniger intensive die Muskeln besser erhält? Natürlich nicht, eher ist das Gegenteil der Fall. Intensiveres, speziell hochintensives Intervalltraining (HIIT, mehr dazu weiter unten) kann sogar helfen, die Muskelmasse zu vergrößern.

Man weiß zwar, dass niedrigintensives Cardio mehr Kalorien aus Fett verbrennt, dafür verbrennt es aber insgesamt weniger Kalorien. Um also genauso viel Kalorien und Fett zu verbrennen wie mit intensiverem Cardio, müssten Sie beträchtlich länger trainieren. Dann kommt irgendwann das Problem mit der Zeit, denn viele haben einfach kaum Zeit für ein 60-minütiges Krafttraining, geschweige denn für weitere 60 min Cardio. Ein weiteres Problem bei übermäßig langem Cardiotraining ist, dass es gerade bei Männern den Testosteronspiegel senkt.

Es macht auch keinen Sinn, sich darauf zu konzentrieren, wie viele Kalorien und wie viel Fett man während eines Workouts verbrennt. Der große Vorteil des Cardiotrainings liegt ja darin, dass man am restlichen Tag nach dem Workout weitere Kalorien verbrennt. Das liegt am erhöhten Sauerstoffverbrauch nach dem Training (engl. EPOC – *excess post-exercise oxygen consumption*). Dieser Begriff bezieht sich auf den erhöhten Stoffwechsel bzw. Kalorienverbrauch nach dem Workout. Während des Workouts werden Kalorien für die Arbeit der Muskeln verbrannt. Aber auch nach dem Workout verbrennt der Körper mehr Kalorien, obwohl er nichts mehr tut. Das liegt an der Erholung nach dem Training. Der Körper muss nämlich beschädigte Muskelfasern reparieren, die Glykogenspeicher auffüllen, Milchsäure aus den Muskeln transportieren und vieles mehr. Für all das braucht er Kalorien und diese bezieht er teilweise aus dem Fett. Was diesen erhöhten Sauerstoffverbrauch nach dem Training betrifft, ist HIIT dem gleichmäßigen Cardio niedriger Intensität weit überlegen.

Die Wissenschaft hinter HIIT

Das hochintensive Intervalltraining (HIIT) ist eine Form von Cardio, bei der sich Intervalle hoher Intensität wie schnelles Laufen mit Intervallen niedriger Intensität wie langsames Gehen oder richtigen Pausen abwechseln. Das ist etwas ganz anderes als das typische gleichmäßige, langsame Training mittelmäßiger Intensität wie das schnelle Gehen oder Joggen über 30–60 min.

HIIT ist in den letzten Jahren recht beliebt geworden, ist aber eigentlich schon sehr lange bekannt. Seine Ursprünge liegen viele Jahrzehnte zurück, als die Trainer ihre Läufer mithilfe der Fartlek-Methode trainierten. Der Begriff kommt aus dem Schwedischen und bedeutet Tempo *(fart)* und Spiel *(lek)*, also ein Tempospiel, und genau das ist HIIT. Heute hat HIIT Einzug in die Fitnessbranche gehalten, weil seine Vorzüge durch anekdotische Belege und wissenschaftliche Studien belegt sind. Bei vergleichenden Studien hat sich herausgestellt, dass HIIT dem gleichmäßigen Cardio in Bezug auf den Fettabbau weit überlegen und bei Weitem nicht so zeitaufwendig ist.

Eine der ersten Studien, die die Effektivität von HIIT für den Fettabbau bewiesen, wurde 1994 an der Laval University in Sainte-Foy, Quebec, Kanada, durchgeführt (Tremblay et al. 1994). Dort wurde festgestellt, dass junge Männer und Frauen, die ein 15-wöchiges HIIT-Programm befolgten, wesentlich mehr Fett abbauten als eine Gruppe mit einem 20-wöchigen Programm mit gleichmäßigem Cardio, obwohl Letztere beim Training etwa 15 000 kcal mehr verbrannte. 2001 zeigt eine Studie der East Tennessee State University ähnliche Ergebnisse: Hier machten die Teilnehmer ein 8-wöchiges HIIT-Programm (und verloren 2 % Körperfett) bzw. ein Programm mit gleichmäßigem Cardio (ohne Fettverlust) auf dem Laufband. Bei einer Studie in Australien machten Frauen ein 20-minütiges HIIT-Programm aus 8-sek-Sprints, gefolgt von 12 sek Pause, und bauten sechsmal mehr Fett ab als eine Gruppe mit einem 40-minütigen gleichmäßigen Cardioprogramm bei 60 % des Maximalpulses (Trapp 2008).

Eine Studie der University of Western Ontario deutet darauf hin, dass man sogar mit weniger als 15 min HIIT mehr Fett abbauen kann als mit langsamem, gleichmäßigem Cardio (Macpherson 2011). Die Forscher ließen Männer und Frauen 6 Wochen lang 2 Cardioprogramme absolvieren. Eine Gruppe lief dreimal wöchentlich 30–60 min langsam und gleichmäßig. Die andere Gruppe machte dreimal pro Woche 4 bis 6 30-sek-Sprints mit 4 min Pause dazwischen. Das ist im Prinzip HIIT mit längeren Pausen zwischen den hochintensiven Intervallen. Die Gruppe mit den Sprintintervallen verlor doppelt so viel Körperfett wie die langsam und gleichmäßig trainierende, obwohl sie nur 2–3 min Cardio täglich und 6–9 min wöchentlich machte. Dazu legte die erste Gruppe über ein Pfund Muskeln zu. Diese Art von Cardio verbrennt nicht nur Fett und schont die Muskeln, sie baut sogar Muskelmasse auf.

Einer der Hauptgründe, weshalb HIIT so viel besser Fett abbaut als gleichmäßiges Cardio, liegt in der Erhöhung des Ruhestoffwechsels. Forscher vom Baylor College of Medicine berichteten, dass Teilnehmer nach einem HIIT-Workout auf einem Radergometer in den 24 h danach wesentlich mehr Kalorien verbrannten als andere, die gleichmäßig auf dem Radergometer fuhren (Treuth 1996). Bei der bereits erwähnten Studie der East Tennessee State University wurde außerdem festgestellt, dass Teilnehmer eines HIIT-Programms in den 24 h nach dem Workout mehr Kalorien verbrannten als eine Gruppe, die gleichmäßig trainierte. Eine Studie, die Forscher von der Florida State University beim jährlichen Treffen des American College of Sports Medicine vorstellten, zeigte, dass Teilnehmer, die ein HIIT-Programm absolvierten, in den 24 h danach etwa 10 % mehr Kalorien verbrannten als andere, die gleichmäßig trainierten, obwohl die Verbrennung von Kalorien während des Workouts gleich war (Meuret et al. 2007).

Die Wissenschaft bestätigt, dass HIIT nicht nur den Ruhestoffwechsel erhöht, sondern auch die metabolen Prozesse in den Muskelzellen verbessert, die die Fettverbrennung fördern und die Fettproduktion hemmen. Bei der Studie der Laval University, bei der festgestellt wurde, dass HIIT Körperfett abbaut, zeigte sich auch, dass die Muskelfasern der HIIT-Teilnehmer wesentlich höhere Marker für Fettoxidation (Fettverbrennung) aufwiesen als die der gleichmäßig Trainierenden (Tremblay et al. 1994).

Eine Studie an jungen Frauen, die über 2 Wochen 7 HIIT-Workouts absolvierten, zeigten einen Anstieg um 30 % bei der Fettverbrennung und dem Spiegel der Muskelenzyme, die die Fettverbrennung verbessern (Talanian et al. 2007). Das mag an der Zunahme der Mitochondrien liegen, die in Muskelzellen und anderen Zellen Fett als Energielieferanten verbrennen. Scalzo und Kollegen (2014) stellten fest, dass Männer und Frauen, die 4 bis 8 30-sek-Sprints auf einem Radergometer machten, eine wesentlich höhere mitochondriale Biogenese aufwiesen. Bei einer Studie der norwegischen Universität für Wissenschaft und Technologie zeigten die Teilnehmer mit dem metabolischen Syndrom, die ein 16-wöchiges HIIT-Programm absolvierten, eine um 100% stärkere Reduzierung des Fett produzierenden Enzyms Fettsäure-Synthase (FAS) im Gegensatz zu einer gleichmäßig trainierenden Gruppe. HIIT verbessert also die Fähigkeit des Körpers, Fett zu verbrennen, und beugt der Speicherung von Fett vor (Tjonna 2007).

HIIT scheint zudem das Fett auch an einen Ort zu transportieren, an dem es endgültig verbrannt wird. Talanian und Kollegen (2010) zeigen noch einen weiteren Weg, wie HIIT mehr Fett verbrennt: Ein 6-wöchiges HIIT-Training erhöhte den Spiegel bestimmter Proteine in den Muskelzellen, die Fett zur Verbrennung zu den Mitochondrien bringen, um bis zu 50%. Mehr dieser Proteine in den Muskeln führen offenbar zu erhöhter Fettverbrennung während des Workouts und selbst noch in der Ruhephase danach.

HIIT, intensiveres Training über einen kürzeren Zeitraum, erhält nicht nur Ihre Muskeln, sondern kann sogar helfen, Muskelmasse aufzubauen. In einer Studie von Smith und Kollegen (2009) absolvierten Männer ein 6-wöchiges HIIT-Programm (15 min täglich, dreimal wöchentlich, Verhältnis von Training zu Pause 2:1) und supplementierten mit Beta-Alanin. Sie nahmen 1kg Muskeln zu, obwohl sie dabei überhaupt keine Gewichte hoben. Die bereits erwähnte Studie der University of Western Ontario von 2011 berichtete, dass die 30-sek-Sprints für etwas Muskelzuwachs sorgten, das gleichmäßige Training jedoch nicht. Bei einer Studie in Großbritannien wurde festgestellt, dass Fettleibige bei einer Low-Carb-Diät Muskelmasse verloren, sie bei gleichzeitigem HIIT-Training jedoch erhalten konnten. Das ist logisch, weil Gewichtstraining ja auch eine Form von HIIT ist – kurze Perioden hochintensiver Aktivität im Wechsel mit Pausen dazwischen.

HIIT könnte auch aufgrund einer stärkeren Muskelproteinsynthese zu besseren Zuwächsen an Muskelmasse führen. Die Studie der Colorado State University, die über eine Zunahme der mitochondrialen Biogenese berichtete, zeigte auch eine wesentlich stärkere Muskelproteinsynthese nach den Sprints. Sie war bei Männern ausgeprägter als bei Frauen. Auch das anabole Hormon Testosteron kann im Zusammenhang mit den Zuwächsen durch HIIT stehen. Forscher aus Neuseeland (Paton et al. 2009) ließen Radrennfahrer 4 Wochen lang ein HIIT-Training mit 30-sek-Sprints auf dem Radergometer machen, jeweils unterbrochen durch 30 sek Pause. Eine Gruppe fuhr mit einem höheren Widerstand an den Pedalen, die andere mit weniger Widerstand, was das Training leichter machte. Beide fuhren während der 30-sek-Sprints so schnell wie möglich. Bei den Männern, die gegen den höchsten Widerstand ankämpften, stieg der Testosteronspiegel um fast 100%, während der geringere Widerstand nur für eine Steigerung um 60% sorgte.

Ein weiterer Grund für die Vorteile von HIIT für Gesundheit und Muskelmasse und natürlich den Fettverlust liegt in der erhöhten Insulinempfindlichkeit. Bei einer höheren Insulinempfindlichkeit bleiben Sie nicht nur schlank und beugen Diabetes vor, Sie können auch Ihr Muskelwachstum unterstützen. Insulin ist ein anaboles Hormon, das in den Muskelzellen die Proteinsynthese verbessert, dem Proteinzerfall vorbeugt und mehr Glukose, Aminosäuren, Kreatin und Carnitin in die Muskelzellen bringt. Forscher der Watt University in Edinburgh unterzogen ihre Versuchsteilnehmer einem 2-wöchigen Trainingsprogramm. Die Workouts bestanden lediglich aus 4 bis 6 30-sek-Sprints auf dem Radergometer (Babraj et al. 2009). Zwischen den Sprints lagen jeweils 4 min Pause. Am Ende der 2 Wochen waren nach der Gabe von 75g Glukose die Blutglukose- und Insulinwerte der Teilnehmer um fast 15% bzw. 40% gesunken. Die Insulinempfindlichkeit als Maß der erfolgreichen Aktivität von Insulin in den Muskelzellen verbesserte sich um etwa 25%. In einer neueren Studie von Racil und Kollegen (2013) absolvierten junge Frauen ein 12-wöchiges HIIT-Programm und zeigten Verbesserungen bei der Insulinempfindlichkeit sowie schmalere Taillen, ein niedrigeres Gesamt- und LDL-Cholesterin sowie ein höheres HDL-Cholesterin.

Das heißt aber nicht, dass Sie kein gleichmäßiges Cardio machen sollten. Wenn Ihnen Joggen, Wandern oder Radfahren Spaß macht, nehmen Sie es in Ihr Programm auf. Sie sollten aber auch ein paar HIIT-Trainingstage einlegen. Das verbessert nicht nur Ihren Körper, sondern auch Ihre Leistung beim gleichmäßigen Training.

Häufigkeit des Cardiotrainings

Viele Gewichtheber fragen, wie viel Cardio sie mindestens wöchentlich machen müssen, um Fett abzubauen. In der Regel sind das die Sportler, die unter Cardio nur das gleichmäßige Training auf dem Laufband oder Radergometer verstehen. Die meisten Gewichtheber hassen Cardio. Aber wenn sie dann erkennen, dass man Cardio mit Gewichten im HIIT-Stil machen kann, fragen sie schließlich, wie viel davon zu viel ist. Die Forschung und auch anekdotische Belege lassen darauf schließen, dass man mindestens 3 Cardioworkouts pro Woche machen sollte.

Bei einer Studie absolvierten 90 Männer und Frauen ein 8-wöchiges Programm, bestehend aus 30 min gleichmäßigem Cardio (Willis et al. 2009). Die Gruppen wurden nach der Häufigkeit des Trainings eingeteilt. Eine Kontrollgruppe machte gar kein Training, eine zweite weniger als 2 Einheiten pro Woche, eine dritte 2 bis 3 Einheiten pro Woche und die vierte 4 oder mehr Einheiten wöchentlich. Am Ende der 8 Wochen hatte nur die letzte Gruppe mit 4 und mehr Trainingseinheiten pro Woche messbar Körperfett verloren (fast 15%). Natürlich machten die Teilnehmer kein Krafttraining zum Cardio und auch kein HIIT, sodass aufgrund dieser Studie schwer zu sagen ist, wie viel Cardio man zum Krafttraining machen sollte.

Anekdotische Berichte legen mindestens 3 HIIT-Cardioworkouts wöchentlich zum Krafttraining nahe, aber je mehr Sie trainieren, desto mehr Fett bauen Sie ab. Sie können sogar an allen 7 Tagen der Woche Cardio machen, wenn Sie mögen, und das dürfen auch 7 Tage HIIT sein. Manche befürchten, dass HIIT jeden Tag zum Übertraining führt. Solange Sie aber die Übungen wechseln, können Sie jeden Tag HIIT machen. Schließlich sind das nur 15–30 min, von denen Sie nicht einmal die gesamte Zeit trainieren. Studien mit Sportlern haben gezeigt, dass tägliches HIIT nicht zu Leistungseinbußen führt. Hatle et al. (2014) stellten fest, dass Sportler nach 8 HIIT-Einheiten wöchentlich über 3 Wochen ähnliche Steigerungen der maximalen Sauerstoffaufnahme aufwiesen wie andere nach 3 Einheiten wöchentlich über 8 Wochen. Das bestätigt eine frühere Studie an Alpinskifahrern (Breil et al. 2010), die nach 15 HIIT-Einheiten über 11 Tage eine Steigerung der maximalen Sauerstoffaufnahme um 6% zeigte. In beiden Studien zeigte sich die Steigerung der maximalen Sauerstoffaufnahme jedoch erst mehrere Tage nach dem Ende des HIIT-Trainings. Das legt nahe, dass tägliches HIIT den Körper überfordern und zum Übertraining führen kann. Wollen Sie also Ihre aerobe Leistung verbessern, dann legen Sie pro Woche mindestens einen Tag Pause ein, wenn nicht gar 3 oder 4. 2 oder 3 Wochen tägliches HIIT können aber schnellere Steigerungen der Ausdauer bringen, wenn Sie die Frequenz danach senken. Für den optimalen Fettabbau machen Sie 3 bis 6 HIIT-Workouts pro Woche und legen dabei mindestens einen Tag Pause ein.

Das Timing des Cardio

Ob Sie das Cardio unmittelbar vor dem Krafttraining, unmittelbar danach oder sogar währenddessen durchführen (wie bei der zum Schluss dieses Kapitels erklärten Cardiobeschleunigung), zu einer anderen Tageszeit oder gar an einem anderen Tag, hat wenig Einfluss auf den Fettabbau. Wichtig ist nur, dass Sie einen Zeitpunkt wählen, an dem Sie dazu bereit sind.

Wenn Sie feststellen, dass Sie das Cardio nach dem Krafttraining oft auslassen, sollten Sie es vor dem Krafttraining oder währenddessen machen oder überhaupt zu einer anderen Tageszeit oder an einem anderen Tag. Für das Cardio während des Krafttrainings gibt es 2 Möglichkeiten: Die eine ist die Cardiobeschleunigung, eine hochintensive Cardioeinheit von 30–90 sek zwischen jedem Satz; oder Sie machen eine HIIT-Einheit zwischen den einzelnen Muskelgruppen. Wenn Sie Rücken, Bizepse und Waden in einem Workout trainieren, können Sie 10 min HIIT zwischen Rücken und Bizepsen, zwischen Bizepsen und Waden und nach den Waden einlegen und haben so 30 min HIIT. Mehrere Studien belegen, dass mehrere kürzere Cardioeinheiten statt einer langen mehr Kalorien während des Workouts und auch danach verbrennen (Altena 2003; Almuzaini 1998; Kaminsky 1990). Gleichzeitig hat sich auch erwiesen, dass so über einen längeren Zeitraum signifikant mehr Fett abgebaut wird.

Cardio auf nüchternen Magen

Ein weiterer Irrtum besteht in der Annahme, dass es am besten sei, das Cardio morgens auf nüchternen Magen zu machen. Die Forschung zeigt zwar, dass man beim Cardio auf nüchternen Magen tatsächlich mehr Kalorien verbrennt. Einige Studien verweisen sogar darauf, dass man beim Cardio auf nüchternen Magen bis zu 20% mehr Fett verbrennen kann (Gonzalez et al. 2013). Aber wie bereits gesagt ist es gar nicht so wichtig, wie viele Kalorien und vor allem wie viel Fett Sie während des Trainings verbrennen. Wenn Sie während des Trainings Kohlenhydrate verbrennen, dann verbrennen Sie danach mehr Fett und umgekehrt (Deighton 2012). Mit anderen Worten, es geht eher darum, wie viele Kalorien und wie viel Fett Sie während des Tages verbrennen, nicht nur während des Trainings. Studien deuten auch darauf hin, dass Sie während des Tages die gleiche Zahl an Kalorien verbrennen, unabhängig davon, ob Sie auf nüchternen Magen trainieren oder nicht (Hansen 2005).

Also brauchen Sie sich auch keine Gedanken darüber zu machen, ob Sie das Cardio auf nüchternen Magen machen oder nicht. Wenn es so am besten in Ihren Zeitplan passt, dann tun Sie es. Aber es ist ratsam, vor dem Workout zumindest einen Proteinshake zu sich zu nehmen, im Idealfall zusammen mit etwas Kohlenhydraten wie Obst. Wenn Sie dabei sind, die Kohlenhydrate zu reduzieren, dann nehmen Sie diese erst nach dem Workout ein. In diesem Fall bietet sich das Cardio auf nüchternen Magen an. Ich habe festgestellt, dass Männer mit wenig Körperfett (5–6%) oder Frauen im unteren Prozentbereich (13–14%), die noch eine Problemzone haben, oft durch Cardio auf nüchternen Magen das hartnäckige Fett beseitigen können. So haben viele Männer, speziell ältere, Fett am unteren Rücken und auf den schrägen Bauchmuskeln. Bei den Frauen sitzt es oft auf der Hüfte und den Oberschenkeln. Wenn Sie das subkutane Fett an den anderen Stellen Ihres Körpers überwiegend abgebaut haben, hilft Cardio auf nüchternen Magen, auch diese Reste zu beseitigen. Es gibt zwar keine direkten Daten, aber wenn jemand so wenig Körperfett hat, ist es wohl sinnvoll, den Körper dazu zu bringen, mehr Fett während des Trainings zu verbrennen, um das letzte unerwünschte Fett abzubauen.

FORMEN DES HIIT

Es gibt HIIT in vielen Formen – mit fast jedem Gerät und auch ohne. Sie können es beim Laufen draußen und auf dem Laufband anwenden, auf dem Radergometer oder einem Stepper, mit Körpergewichtsübungen oder explosiven Übungen und freien Gewichten. In Kapitel 26 (Ganzkörperübungen) und 27 (Körpergewichtsübungen) finden Sie Beispiele für geeignete Übungen. Sie können praktisch nichts falsch machen, außer Sie machen es gar nicht. Es gibt nicht nur zahlreiche Übungen für HIIT, es gibt auch unterschiedliche Verfahren. Die folgenden haben sich als besonders effektiv erwiesen.

Normales HIIT

Hier reservieren Sie einen Zeitraum ausschließlich für HIIT. Es gibt einige Belege dafür, dass ein Verhältnis von 2 : 1 bei hochintensivem und weniger intensivem Training bzw. zwischen Arbeit und Pause die meisten Vorzüge für Leistung, Fettabbau und Gesundheit bietet. So laufen Sie 30 sek so schnell wie möglich und gehen dann 15 sek oder Sie springen 1 min mit dem Seil und machen 30 sek Pause. Natürlich zeigen Studien wie die der University of Western Ontario mit 30-sek-Sprints und 4 min Pause, dass HIIT selbst bei einem Verhältnis von 1 : 8 noch effektiv ist. Ich empfehle trotzdem ein Verhältnis von 2 : 1. Wenn Ihnen das anfangs zu viel ist, beginnen Sie mit einem Verhältnis zwischen Arbeit und Pause von 1 : 2, 1 : 4 oder gar 1 : 8 und arbeiten sich erst langsam hoch.

Die Intensität der hochintensiven Intervalle kann exakt festgelegt sein, z. B. ein Prozentsatz des Maximalpulses, oder aber rein aus dem Bauchgefühl ermittelt werden. Da ich gern die Übungen abwechsle, wie Umsetzen mit Kurzhanteln, Schwingen von Kettlebells und Aufsteigen auf eine Bank, ist es kaum praktikabel, den Puls manuell oder mit einem Gerät zu messen. Also wende ich eine simple Tabelle über das Anstrengungsempfinden mit einer Skala von 1 bis 10 an wie in Tabelle 12.1. Während der hochintensiven Intervalle sollten Sie zwischen 6 und 9 liegen. Als Anfänger beginnen Sie zunächst einmal mit 6 oder 7 und arbeiten sich langsam hoch. Wenn Sie zwischen den hochintensiven Intervallen keine totalen Ruhepausen einlegen, sollten die niedrigintensiven Intervalle irgendwo zwischen 1 und 3 liegen.

Sie sollten auch anstreben, den gesamten Zeitraum für das HIIT-Training allmählich zu verlängern. Es ist in Ordnung, mit 10–15 min zu beginnen. Doch Sie sollten daran arbeiten, die Zeit allmählich zu erweitern.

TABELLE 12.1 **Skala zum Anstrengungsempfinden**

Bewerten Sie Ihre HIIT-Intervalle nach folgender Skala:

Stufe	Beschreibung
0	Keines
1	Sehr leicht
2	Leicht
3	Mittelmäßig
4	Etwas anstrengend
5	Anstrengend
6	
7	Sehr anstrengend
8	
9	
10	Extrem anstrengend
Maximal	

Ein HIIT-Programm für Anfänger bis Fortgeschrittene

Das HIIT-Programm in Tabelle 12.2 bringt Sie vom Anfängerniveau auf ein mittleres. Sie können jedes Gerät nehmen: das Laufband, das Springseil, Kurzhanteln, Kettlebell, Widerstandsbänder, den Medizinball, den Schlingentrainer oder einfach nur Ihr Körpergewicht.

Auch die Trainingsdauer ist nicht in Stein gemeißelt. Wenn Sie meinen, für eine bestimmte Phase mehr als 2 Wochen zu brauchen, dann nehmen Sie sich die Zeit. Wenn Ihnen eine Phase zu einfach erscheint, können Sie sie auch überspringen. In Phase 1 beginnen Sie mit einem Verhältnis zwischen Arbeit und Pause von 1 : 4 und einer Dauer von knapp 14 min. In Phase 2 verlängert sich die Arbeitsphase auf das Verhältnis von 1 : 2 und die gesamte Trainingsdauer auf 17 min. In Phase 3 wird die Pause halbiert, Sie liegen bei 1 : 1 und einer Trainingsdauer von 18,5 min. In Phase 4 schließlich wird die Pause erneut halbiert. Sie haben nun ein Verhältnis von 2 : 1 und eine Zeit von 20 min.

TABELLE 12.2 **HIIT-Programm für Anfänger bis Fortgeschrittene**

Zeit	Aktivität
	PHASE 1 (1:4): WOCHE 1–2
15 sek	Hochintensives Training
1 min	Pause oder niedrigintensives Training
15 sek	Hochintensives Training
1 min	Pause oder niedrigintensives Training
15 sek	Hochintensives Training
1 min	Pause oder niedrigintensives Training
15 sek	Hochintensives Training
1 min	Pause oder niedrigintensives Training
15 sek	Hochintensives Training
1 min	Pause oder niedrigintensives Training
15 sek	Hochintensives Training
1 min	Pause oder niedrigintensives Training
15 sek	Hochintensives Training
1 min	Pause oder niedrigintensives Training
15 sek	Hochintensives Training
1 min	Pause oder niedrigintensives Training
15 sek	Hochintensives Training
1 min	Pause oder niedrigintensives Training
15 sek	Hochintensives Training
1 min	Pause oder niedrigintensives Training
15 sek	Hochintensives Training
1 min	Pause oder niedrigintensives Training
15 sek	Hochintensives Training
Gesamtdauer: 14 min	

Zeit	Aktivität
	PHASE 2 (1:2): WOCHE 3–4
30 sek	Hochintensives Training
1 min	Pause oder niedrigintensives Training
30 sek	Hochintensives Training
1 min	Pause oder niedrigintensives Training
30 sek	Hochintensives Training
1 min	Pause oder niedrigintensives Training
30 sek	Hochintensives Training
1 min	Pause oder niedrigintensives Training
30 sek	Hochintensives Training
1 min	Pause oder niedrigintensives Training
30 sek	Hochintensives Training
1 min	Pause oder niedrigintensives Training
30 sek	Hochintensives Training
1 min	Pause oder niedrigintensives Training
30 sek	Hochintensives Training
1 min	Pause oder niedrigintensives Training
30 sek	Hochintensives Training
1 min	Pause oder niedrigintensives Training
30 sek	Hochintensives Training
1 min	Pause oder niedrigintensives Training
30 sek	Hochintensives Training
1 min	Pause oder niedrigintensives Training
30 sek	Hochintensives Training
Gesamtdauer: 17 min	

Zeit	Aktivität
	PHASE 3 (1:1): WOCHE 5–6
30 sek	Hochintensives Training
30 sek	Pause oder niedrigintensives Training
30 sek	Hochintensives Training
30 sek	Pause oder niedrigintensives Training
30 sek	Hochintensives Training
30 sek	Pause oder niedrigintensives Training
30 sek	Hochintensives Training
30 sek	Pause oder niedrigintensives Training
30 sek	Hochintensives Training
30 sek	Pause oder niedrigintensives Training
30 sek	Hochintensives Training
30 sek	Pause oder niedrigintensives Training
30 sek	Hochintensives Training
30 sek	Pause oder niedrigintensives Training
30 sek	Hochintensives Training
30 sek	Pause oder niedrigintensives Training
30 sek	Hochintensives Training
30 sek	Pause oder niedrigintensives Training
30 sek	Hochintensives Training
30 sek	Pause oder niedrigintensives Training
30 sek	Hochintensives Training
30 sek	Pause oder niedrigintensives Training
30 sek	Hochintensives Training
30 sek	Pause oder niedrigintensives Training
30 sek	Hochintensives Training
30 sek	Pause oder niedrigintensives Training
30 sek	Hochintensives Training
30 sek	Pause oder niedrigintensives Training
30 sek	Hochintensives Training
30 sek	Pause oder niedrigintensives Training
30 sek	Hochintensives Training
30 sek	Pause oder niedrigintensives Training
30 sek	Hochintensives Training
30 sek	Pause oder niedrigintensives Training
30 sek	Hochintensives Training
30 sek	Pause oder niedrigintensives Training
30 sek	Hochintensives Training
Gesamtdauer: 18,5 min	

Zeit	Aktivität
	PHASE 4 (2:1): WOCHE 7–8
30 sek	Hochintensives Training
15 sek	Pause oder niedrigintensives Training
30 sek	Hochintensives Training
15 sek	Pause oder niedrigintensives Training
30 sek	Hochintensives Training
15 sek	Pause oder niedrigintensives Training
30 sek	Hochintensives Training
15 sek	Pause oder niedrigintensives Training
30 sek	Hochintensives Training
15 sek	Pause oder niedrigintensives Training
30 sek	Hochintensives Training
15 sek	Pause oder niedrigintensives Training
30 sek	Hochintensives Training
15 sek	Pause oder niedrigintensives Training
30 sek	Hochintensives Training
15 sek	Pause oder niedrigintensives Training
30 sek	Hochintensives Training
15 sek	Pause oder niedrigintensives Training
30 sek	Hochintensives Training
15 sek	Pause oder niedrigintensives Training
30 sek	Hochintensives Training
15 sek	Pause oder niedrigintensives Training
30 sek	Hochintensives Training
15 sek	Pause oder niedrigintensives Training
30 sek	Hochintensives Training
15 sek	Pause oder niedrigintensives Training
30 sek	Hochintensives Training
15 sek	Pause oder niedrigintensives Training
30 sek	Hochintensives Training
15 sek	Pause oder niedrigintensives Training
30 sek	Hochintensives Training
15 sek	Pause oder niedrigintensives Training
30 sek	Hochintensives Training
15 sek	Pause oder niedrigintensives Training
30 sek	Hochintensives Training
15 sek	Pause oder niedrigintensives Training
30 sek	Hochintensives Training
15 sek	Pause oder niedrigintensives Training

Zeit	Aktivität
30 sek	Hochintensives Training
15 sek	Pause oder niedrigintensives Training
30 sek	Hochintensives Training
15 sek	Pause oder niedrigintensives Training
30 sek	Hochintensives Training
15 sek	Pause oder niedrigintensives Training
30 sek	Hochintensives Training
15 sek	Pause oder niedrigintensives Training
30 sek	Hochintensives Training
15 sek	Pause oder niedrigintensives Training
30 sek	Hochintensives Training
15 sek	Pause oder niedrigintensives Training
30 sek	Hochintensives Training
15 sek	Pause oder niedrigintensives Training
30 sek	Hochintensives Training
Gesamtdauer: 20 min	

Tabata-Intervalle

Bei Tabata gilt ein Verhältnis von 2 : 1 zwischen Arbeit und Pause, genauer gesagt, Sie wechseln zwischen 20 sek hochintensiver Arbeit und 10 sek Pause über 8 Zyklen, das sind 4 min pro Übung. Hier geht es nicht um einen bestimmten Puls, Sie sollen nur so intensiv wie möglich trainieren. Auf unserer Skala sollten Sie bei 9 oder 10 liegen.

Benannt ist das System nach seinem Erfinder, dem japanischen Wissenschaftler Dr. Izumi Tabata. Er suchte bessere Trainingsverfahren für Sportler. So analysierte er das Training der japanischen Eisschnellläufer, um ihre Leistung zu verbessern, und stellte fest, dass Sportler, die 8 Zyklen aus hochintensiven 20-sek-Workouts, gefolgt von 10 sek Pause, absolvierten, sowohl ihre aerobe (Ausdauer) als auch ihre anaerobe (Schnellkraft) Leistungsfähigkeit steigerten. Beides ist für Eisschnellläufer sehr nützlich (Tabata et al. 1996; 1997). Ob Sie nun Ausdauersportler, etwa Radfahrer sind oder Kraftsportler (Gewichtheber), Sie profitieren auf jeden Fall von Tabata, denn es trainiert beide wichtigen metabolen Pfade – nämlich den für die Ausdauer und den für explosive Energie. Deshalb machen so viele Sportler Tabata-Intervalle. Und sie eignen sich hervorragend für den Fettabbau. Wählen Sie 4 bis 8 Übungen und machen Sie damit einen Tabata-Block als Cardioworkout von insgesamt 16–32 min. Alternativ wählen Sie 1 oder 2 Übungen im Tabata-Stil zwischen den einzelnen Muskelgruppen. Wenn Sie z. B. Brust, Trizeps und Bauch in einem Workout trainieren, könnten Sie zum Aufwärmen 4 min Tabata-Seilspringen machen. Nach dem Brusttraining führen Sie 4 min Schwünge mit der Kettlebell im Tabata-Stil aus und vor dem Trizepstraining weitere 4 min Tabata-Aufsteigen auf eine Bank. Nach dem Trizepstraining wären 4 min Umsetzen mit Kurzhanteln im Tabata-Stil dran und vor dem Bauch Tabata-Hampelmänner. Nach dem Bauch machen Sie 2 weitere Übungen im Tabata-Stil und haben insgesamt 28 min Tabata-HIIT.

So sieht eine typische Tabata-Übung aus (Beispiel: Schwünge mit der Kettlebell):

Zeit	Aktivität
– 20 sek	Schwünge mit der Kettlebell
– 10 sek	Pause
– 20 sek	Schwünge mit der Kettlebell
– 10 sek	Pause
– 20 sek	Schwünge mit der Kettlebell
– 10 sek	Pause
– 20 sek	Schwünge mit der Kettlebell
– 10 sek	Pause
– 20 sek	Schwünge mit der Kettlebell
– 10 sek	Pause
– 20 sek	Schwünge mit der Kettlebell
– 10 sek	Pause
– 20 sek	Schwünge mit der Kettlebell
– 10 sek	Pause
– 20 sek	Schwünge mit der Kettlebell
– 10 sek	Pause

Power-HIIT

Bei Power-HIIT wechseln sich Intervalle explosiver Übungen mit kurzen Ruhepausen ab. Als Übungen eignen sich Standumsetzen, Reißen, Sprungkniebeugen, Powerliegestütze und Schwünge mit der Kettlebell. Mit diesen Übungen sollen Explosivkraft, Kraft und Schnellkraft für sportliche Höchstleistungen trainiert werden. Die Kombination mit HIIT bringt noch mehr Muskelleistung und unterstützt gleichzeitig den Fettabbau sowie Atmung und Kreislauf.

Beim Power-HIIT dauern Trainingsintervalle und Pausen jeweils 20 sek. Sie haben hier also ein Verhältnis von 1 : 1. So schaffen Sie in einem Trainingsintervall 3–4 Wdh. Dieser Wiederholungsbereich ist ideal für den Aufbau von Kraft. Dann ruhen Sie sich genauso lange aus, um beim nächsten Trainingsintervall wieder genügend Kraft zu haben. Das Verhältnis von 1:1 eignet sich durch die Erhöhung des Testosteronspiegels auch für den Aufbau von Muskelmasse, -kraft und -leistung. Bei der oben erwähnten Studie aus Neuseeland wurde festgestellt, dass bei Radfahrern, die 30-sek-Sprints im Wechsel mit 30 sek Pause absolvierten, der Testosteronspiegel um bis zu 100% anstieg (Paton et al. 2009). Bei jeder Übung machen Sie 3 Arbeit-Pausen-Intervalle und gehen dann zur nächsten Übung über. So haben Sie bei dieser Übung Leistung aufgebaut, ohne die hier erforderlichen Muskeln zu übermüden. Die Übungen beim Power-HIIT sind sehr schnell und explosiv. So rekrutieren Sie hauptsächlich FT-Fasern, die am größten und stärksten werden und am schnellsten wachsen. Somit ist klar, wie Sie mit HIIT-Workouts Muskelmasse und Kraft aufbauen. Aber die FT-Fasern verbrennen auch die meisten Kalorien, wie wir in Kapitel 11 gesehen haben. Und die meisten Übungen beim Power-HIIT beanspruchen so viele Muskelgruppen, dass sie auch mehr Kalorien verbrennen (siehe ebenfalls Kap. 11).

Power-HIIT-Workouts

Beginnen Sie jedes Power-HIIT-Workout mit einem 5-minütigen HIIT-Aufwärmen (Seilspringen oder Hampelmänner). Dieses Aufwärmen führen Sie in HIIT-Manier mit einem Verhältnis von 2:1 zwischen Springen und Pausen durch. Das wären hier 30 sek Springen, gefolgt von 15 sek Pause. Davon führen Sie 7 Zyklen über insgesamt 5 min aus. Machen Sie die Power-HIIT-Workouts nach dem Gewichtstraining, brauchen Sie die 5 min HIIT-Aufwärmen nicht.

Nach dem Aufwärmen mit Seilspringen (siehe Tab. 12.3) steigen Sie sofort in das Power-HIIT-Workout ein (siehe Tab. 12.4). Sie machen von jeder Übung 3 Sätze zu 20 sek, gefolgt von 20 sek Pause zwischen den Sätzen und Übungen. Bei Workout A beginnen Sie mit Sprungkniebeugen (Kap. 22) zum Aufbau der Beinkraft. Dann folgen Powerliegestütze (Kap. 15) für die Kraft in Brust und Trizeps. Darauf machen Sie Standumsetzen (Kap. 26) mit Kurzhanteln oder der Langhantel. Als Nächstes folgt Überkopfausstoßen mit dem Medizinball (Kap. 26). Haben Sie keinen Medizinball, machen Sie einfach Schulterdrücken mit dem Band (Kap. 16) oder Powerpressen mit Kurz- oder Langhantel (Kap. 26). Zum Abschluss machen Sie Crunches mit dem Band im Stehen (Kap. 25) zur Förderung von Kraft und Leistung im Rumpf. Sind die Bänder ein Problem, machen Sie Crunches mit Medizinballwerfen (Kap. 25) oder reguläre Crunches mit explosiven Wiederholungen im positiven Teil.

Tabelle 12.3 **Seilspringen oder Hampelmänner**

Führen Sie dieses Workout unabhängig von der Phase stets zu Beginn des Power-HIIT aus.

Zeit	Übung
30 sek	Seilspringen oder Hampelmänner
15 sek	Pause
30 sek	Seilspringen oder Hampelmänner
15 sek	Pause
30 sek	Springen
15 sek	Pause
30 sek	Springen
15 sek	Pause
30 sek	Springen
15 sek	Pause
30 sek	Springen
15 sek	Pause
30 sek	Springen
Gesamtdauer: 300 sek (5 min)	

Da Sie das mehrere Male in der Woche machen sollten, habe ich ein Workout B entwickelt, damit Sie abwechseln können und nicht immer die gleichen Übungen in der gleichen Reihenfolge machen müssen. Im Workout B beginnen Sie mit Reißen mit der Kettlebell (Kap. 26). Sie können auch Kurzhanteln nehmen, wenn es mit Kettlebells nicht funktioniert. Dann folgen der Bandsprint (Kap. 27) und der Wadensprung (Kap. 24) für Kraft und Leistung in den Waden. Schließlich kommen die Schwünge mit der Kettlebell (Kap. 26) oder mit der Kurzhantel und zum Abschluss Holzhacken mit dem Band (Kap. 25) bzw. Kabel oder der Kurzhantel, um Drehkraft im Oberkörper aufzubauen und den Rumpf zu kräftigen. Da Sie beide Körperseiten trainieren müssen, machen Sie nicht 3 Sätze zu 20 sek, sondern auf jeder Seite 2 Sätze zu 20 sek, also insgesamt 4 Sätze.

In den Workouts A und B machen Sie 5 Übungen mit je 3 Sätzen zu 20 sek (Workout B enthält einen zusätzlichen Satz für das Holzhacken) mit Pausen zu 20 sek, das ergibt insgesamt 10 min. Mit 5 min HIIT-Seilspringen und 10 min Power-HIIT haben Sie 15 min intensives Cardio, das nicht nur Fett verbrennt, sondern die kardiorespiratorische Fitness und Gesundheit fördert und Muskelkraft, -leistung und -masse aufbaut.

Wenn es Ihnen in erster Linie um Muskelkraft, -leistung und -masse geht und weniger um das Cardio, dann bleiben Sie bei diesen 15 min. Erhöhen Sie eher das Gewicht oder die Zahl der Wiederholungen, die Sie in 20 sek schaffen. Sind Sie eher an der Fettverbrennung und den kardiorespiratorischen Vorzügen interessiert, dann steigern Sie Ihre Trainingsdauer beim Power-HIIT allmählich. Ich biete 3 Phasen an, von denen jede etwas länger ist als die vorherige. Finden Sie Ihr Tempo. Wenn die 15 min keine große Herausforderung mehr sind, beginnen Sie mit Phase 2, in der Sie fast 20 min arbeiten. Wenn Sie schließlich auch diese gut bewältigen, ist es Zeit für die Phase 3, die das Workout auf 25 min ausdehnt.

Sie können das Power-HIIT vor oder nach dem Workout oder an einem separaten Tag machen. Das hängt von Ihren Zielen ab. Wollen Sie mit Power-HIIT Ihre Muskelkraft und sportliche Leistung steigern, machen Sie das Workout vor dem Krafttraining oder an einem ganz anderen Tag. Ist Ihr Ziel aber hauptsächlich der Fettabbau, können Sie es vor oder nach dem Krafttraining oder an einem ganz anderen Tag machen.

TABELLE 12.4 **Power-Cardioworkout**

Zeit	Übung
PHASE 1: WORKOUT A	
20 sek	Sprungkniebeugen
20 sek	Pause
20 sek	Sprungkniebeugen
20 sek	Pause
20 sek	Sprungkniebeugen
20 sek	Pause
20 sek	Powerliegestütze
20 sek	Pause
20 sek	Powerliegestütze
20 sek	Pause
20 sek	Powerliegestütze
20 sek	Pause
20 sek	Standumsetzen
20 sek	Pause
20 sek	Standumsetzen
20 sek	Pause
20 sek	Standumsetzen
20 sek	Pause
20 sek	Überkopfausstoßen mit dem Medizinball
20 sek	Pause
20 sek	Überkopfausstoßen mit dem Medizinball
20 sek	Pause
20 sek	Überkopfausstoßen mit dem Medizinball
20 sek	Pause
20 sek	Crunches mit Band im Stehen
20 sek	Pause
20 sek	Crunches mit Band im Stehen
20 sek	Pause
20 sek	Crunches mit Band im Stehen
Gesamtdauer: 9 min 40 sek	
PHASE 1: WORKOUT B	
20 sek	Reißen mit der Kettlebell
20 sek	Pause
20 sek	Reißen mit der Kettlebell
20 sek	Pause
20 sek	Reißen mit der Kettlebell
20 sek	Pause
20 sek	Bandsprint
20 sek	Pause
20 sek	Bandsprint
20 sek	Pause
20 sek	Bandsprint
20 sek	Pause
20 sek	Wadensprung
20 sek	Pause
20 sek	Wadensprung
20 sek	Pause
20 sek	Wadensprung
20 sek	Pause
20 sek	Schwünge mit der Kettlebell
20 sek	Pause

Zeit	Übung
20 sek	Schwünge mit der Kettlebell
20 sek	Pause
20 sek	Schwünge mit der Kettlebell
20 sek	Pause
20 sek	Holzhacken mit dem Band (rechts)
20 sek	Pause
20 sek	Holzhacken mit dem Band (links)
20 sek	Pause
20 sek	Holzhacken mit dem Band (rechts)
20 sek	Pause
20 sek	Holzhacken mit dem Band (links)
Gesamtdauer: 10 min 20 sek	
PHASE 2: WORKOUT A	
20 sek	Sprungkniebeugen
20 sek	Pause
20 sek	Sprungkniebeugen
20 sek	Pause
20 sek	Sprungkniebeugen
20 sek	Pause
20 sek	Powerliegestütze
20 sek	Pause
20 sek	Powerliegestütze
20 sek	Pause
20 sek	Powerliegestütze
20 sek	Pause
20 sek	Standumsetzen
20 sek	Pause
20 sek	Standumsetzen
20 sek	Pause
20 sek	Standumsetzen
20 sek	Pause
20 sek	Überkopfausstoßen mit dem Medizinball
20 sek	Pause
20 sek	Überkopfausstoßen mit dem Medizinball
20 sek	Pause
20 sek	Überkopfausstoßen mit dem Medizinball
20 sek	Pause
20 sek	Training am schweren Sandsack

Zeit	Übung
20 sek	Pause
20 sek	Training am schweren Sandsack
20 sek	Pause
20 sek	Training am schweren Sandsack
20 sek	Pause
20 sek	Crunches mit Band im Stehen
20 sek	Pause
20 sek	Crunches mit Band im Stehen
20 sek	Pause
20 sek	Crunches mit Band im Stehen
20 sek	Pause
20 sek	Medizinballschmettern
20 sek	Pause
20 sek	Medizinballschmettern
20 sek	Pause
20 sek	Medizinballschmettern
Gesamtdauer: 13 min 40 sek	
PHASE 2: WORKOUT B	
20 sek	Reißen mit der Kettlebell
20 sek	Pause
20 sek	Reißen mit der Kettlebell
20 sek	Pause
20 sek	Reißen mit der Kettlebell
20 sek	Pause
20 sek	Bandsprint
20 sek	Pause
20 sek	Bandsprint
20 sek	Pause
20 sek	Bandsprint
20 sek	Pause
20 sek	Wadensprung
20 sek	Pause
20 sek	Wadensprung
20 sek	Pause
20 sek	Wadensprung
20 sek	Pause
20 sek	Schwünge mit der Kettlebell
20 sek	Pause

Zeit	Übung
20 sek	Schwünge mit der Kettlebell
20 sek	Pause
20 sek	Schwünge mit der Kettlebell
20 sek	Pause
20 sek	Umsetzen und Stoßen mit der Kettlebell
20 sek	Pause
20 sek	Umsetzen und Stoßen mit der Kettlebell
20 sek	Pause
20 sek	Umsetzen und Stoßen mit der Kettlebell
20 sek	Pause
20 sek	Unterhandwurf mit dem Medizinball
20 sek	Pause
20 sek	Unterhandwurf mit dem Medizinball
20 sek	Pause
20 sek	Unterhandwurf mit dem Medizinball
20 sek	Pause
20 sek	Holzhacken mit dem Band (rechts)
20 sek	Pause
20 sek	Holzhacken mit dem Band (links)
20 sek	Pause
20 sek	Holzhacken mit dem Band (rechts)
20 sek	Pause
20 sek	Holzhacken mit dem Band (links)

Gesamtdauer: 14 min 20 sek

PHASE 3: WORKOUT A

20 sek	Sprungkniebeugen
20 sek	Pause
20 sek	Sprungkniebeugen
20 sek	Pause
20 sek	Sprungkniebeugen
20 sek	Pause
20 sek	Powerliegestütze
20 sek	Pause
20 sek	Powerliegestütze
20 sek	Pause
20 sek	Powerliegestütze
20 sek	Pause
20 sek	Standumsetzen

Zeit	Übung
20 sek	Pause
20 sek	Standumsetzen
20 sek	Pause
20 sek	Standumsetzen
20 sek	Pause
20 sek	Überkopfausstoßen mit dem Medizinball
20 sek	Pause
20 sek	Überkopfausstoßen mit dem Medizinball
20 sek	Pause
20 sek	Überkopfausstoßen mit dem Medizinball
20 sek	Pause
20 sek	Training am schweren Sandsack
20 sek	Pause
20 sek	Training am schweren Sandsack
20 sek	Pause
20 sek	Training am schweren Sandsack
20 sek	Pause
20 sek	Standumsetzen
20 sek	Pause
20 sek	Standumsetzen
20 sek	Pause
20 sek	Standumsetzen
20 sek	Pause
20 sek	Überkopfausstoßen mit dem Medizinball
20 sek	Pause
20 sek	Überkopfausstoßen mit dem Medizinball
20 sek	Pause
20 sek	Überkopfausstoßen mit dem Medizinball
20 sek	Pause
20 sek	Training am schweren Sandsack
20 sek	Pause
20 sek	Training am schweren Sandsack
20 sek	Pause
20 sek	Training am schweren Sandsack
20 sek	Pause
20 sek	Crunches mit Band im Stehen
20 sek	Pause
20 sek	Crunches mit Band im Stehen

Zeit	Übung
20 sek	Pause
20 sek	Crunches mit Band im Stehen
20 sek	Pause
20 sek	Medizinballschmettern
20 sek	Pause
20 sek	Medizinballschmettern
20 sek	Pause
20 sek	Medizinballschmettern
Gesamtdauer: 19 min 40 sek	
PHASE 3: WORKOUT B	
20 sek	Reißen mit der Kettlebell
20 sek	Pause
20 sek	Reißen mit der Kettlebell
20 sek	Pause
20 sek	Reißen mit der Kettlebell
20 sek	Pause
20 sek	Bandsprint
20 sek	Pause
20 sek	Bandsprint
20 sek	Pause
20 sek	Bandsprint
20 sek	Pause
20 sek	Wadensprung
20 sek	Pause
20 sek	Wadensprung
20 sek	Pause
20 sek	Wadensprung
20 sek	Pause
20 sek	Schwünge mit der Kettlebell
20 sek	Pause
20 sek	Schwünge mit der Kettlebell
20 sek	Pause
20 sek	Schwünge mit der Kettlebell
20 sek	Pause
20 sek	Umsetzen und Stoßen mit der Kettlebell
20 sek	Pause
20 sek	Umsetzen und Stoßen mit der Kettlebell
20 sek	Pause

Zeit	Übung
20 sek	Umsetzen und Stoßen mit der Kettlebell
20 sek	Pause
20 sek	Unterhandwurf mit dem Medizinball
20 sek	Pause
20 sek	Unterhandwurf mit dem Medizinball
20 sek	Pause
20 sek	Unterhandwurf mit dem Medizinball
20 sek	Pause
20 sek	Reißen mit der Kettlebell
20 sek	Pause
20 sek	Reißen mit der Kettlebell
20 sek	Pause
20 sek	Reißen mit der Kettlebell
20 sek	Pause
20 sek	Schwünge mit der Kettlebell
20 sek	Pause
20 sek	Schwünge mit der Kettlebell
20 sek	Pause
20 sek	Schwünge mit der Kettlebell
20 sek	Pause
20 sek	Umsetzen und Stoßen mit der Kettlebell
20 sek	Pause
20 sek	Umsetzen und Stoßen mit der Kettlebell
20 sek	Pause
20 sek	Umsetzen und Stoßen mit der Kettlebell
20 sek	Pause
20 sek	Holzhacken mit dem Band (rechts)
20 sek	Pause
20 sek	Holzhacken mit dem Band (links)
20 sek	Pause
20 sek	Holzhacken mit dem Band (rechts)
20 sek	Pause
20 sek	Holzhacken mit dem Band (links)
Gesamtdauer: 20 min 20 sek	

Cardiobeschleunigung

Unter Cardiobeschleunigung versteht man Cardiointervalle von 30–90 sek zwischen Sätzen von Krafttrainingsübungen. So machen Sie am Brusttag einen Satz Bankdrücken und dann nicht 2–3 min Pause auf der Bank, sondern 30–90 sek hochintensives Cardio. Dann folgt der nächste Satz Bankdrücken. Das gesamte Workout wird in dieser Weise fortgesetzt.

Wenn Sie diese 30–90 sek Cardio mit der Anzahl der Sätze Ihres Workouts multiplizieren, ist das nicht wenig. Wenn Sie Brust, Trizeps und Bauch trainieren und 12 Sätze Brust, 9 Sätze Trizeps und 9 Sätze Bauch (insgesamt 30 Sätze) machen und dazu 60 sek Cardio zwischen den Sätzen, haben Sie während Ihres Workouts 30 min hochintensives Cardio absolviert. So müssen Sie weder nach dem Workout noch an einem anderen Tag Zeit für Ihr Cardio aufwenden – und Sie haben sowohl Ihr Gewichtstraining wie Ihr Cardio in einem Aufwasch erledigt.

Auch wenn es nicht so erscheint, ist Cardiobeschleunigung eine Form von HIIT. Sie machen Cardiointervalle von 30–90 sek im Wechsel mit Sätzen Gewichtheben. Dann wieder Cardio und erneut einen Satz Gewichtstraining.

Die Cardiobeschleunigung basiert auf einer Studie von Forschern der University of California in Santa Cruz. Trainierte Teilnehmer, die über 2 Monate zwischen den Sätzen ihres Gewichtstrainings 30–60 sek Cardio machten, erholten sich besser als andere, die Pausen zwischen den Sätzen einlegten (Davis et al. 2008). Diese HIIT-Methode verbessert nicht nur die Erholung nach dem Workout, sondern auch die zwischen den Sätzen. Es ist verblüffend, dass die Erholung zwischen den Sätzen so gut funktioniert. Mit meinen Programmen haben Tausende Männer und Frauen persönliche Rekorde erzielt und dazu Fett abgebaut. Viele befürchten, dass Cardio zwischen den Sätzen der Kraft beim Heben schadet, aber ich habe festgestellt, dass nach einer Anpassungsphase sich die Kraft und die Erholung zwischen den Sätzen verbessern. Cardiobeschleunigung wird als »aktive Erholung« bezeichnet und kann dazu beitragen, dass sich der Körper schneller erholt als in einer absoluten Ruhephase, bei der man nur herumsitzt oder -steht. Das ist der Grund, warum man durch Cardiobeschleunigung stärker wird.

Eine weiterer guter Aspekt bei der Cardiobeschleunigung ist, dass Sie dafür kein Laufband oder anderes Cardiogerät brauchen. Sie können das Cardiointervall an der Station machen, an der Sie trainieren. Beim Bankdrücken etwa können Sie mit 30–90 sek Step-ups Aufsteigen an der gleichen Bank ausführen. Sind es Kurzhantelflys, dann führen Sie Umsetzen mit Kurzhanteln direkt neben der Bank aus. Eine der einfachsten Übungen ist das Laufen auf der Stelle. So müssen Sie im vollen Fitnessstudio Ihre Station nicht verlassen. Gute Übungen für die Cardiobeschleunigung finden Sie in Kapitel 27; auch viele Übungen aus Kapitel 26 eignen sich gut dafür.

Beginnen Sie ganz bescheiden mit 30 sek Cardio zwischen den Sätzen. Das können Sie schrittweise um 15 sek steigern, bis Sie bei 90 sek Cardiobeschleunigung zwischen den Sätzen angekommen sind. Beispielprogramme mit Cardiobeschleunigung sind das Schlingentrainer-Cardiobeschleunigungsprogramm (Tab. 12.5) und das Programm »Shortcut to Shred« in Kapitel 13.

Tabelle 12.5 **Schlingentrainer-Cardiobeschleunigungs-Workout**

Mit dem Schlingentrainer setzen Sie Ihr Körpergewicht als Widerstand ein, um mehr Fett abzubauen. Da Übungen mit dem Schlingentrainer den Körper als Widerstand nutzen, kräftigen sie nicht nur den Rumpf und die Stabilisatoren, sie verbrennen auch jede Menge Kalorien. Die Kombination von Cardiobeschleunigung und Schlingentrainerworkout verbrennt sogar noch mehr. Machen Sie zwischen allen Sätzen und Übungen eine Übung Ihrer Wahl.

Übungen mit dem Schlingentrainer	Sätze/Wdh.
Liegestütz	3/15–20
Horizontales Rudern	3/15–20
Einbeinige Kniebeuge	3/15–20
Liegestütze im umgekehrten V	3/15–20
Bizepscurls	3/15–20
Trizepsstrecken	3/15–20
Knieanziehen	3/15–20

ZUSAMMENFASSUNG

Da es viele Irrtümer um das Cardio gibt, erklärt dieses Kapitel, welches am besten ist und warum, wann und wie oft Sie es am besten machen. Die HIIT-Musterworkouts setzen das Wissen in die Praxis um und sorgen für optimale Fettverbrennung bei gleichzeitiger Leistungssteigerung und Zuwächsen an Muskelmasse. Unter den vielen Formen von HIIT finden Sie sicherlich auch das Richtige für Ihr Programm. Jetzt müssen Sie nur noch anfangen.

KAPITEL 13

Programme für optimalen Fettabbau

Die Trainingsprogramme dieses Kapitels basieren auf mehreren der in Kapitel 11 vorgestellten Techniken für das Krafttraining, kombiniert mit den Cardiotechniken aus Kapitel 12. Viele dieser Programme sind im Internet sehr beliebt. Über die Jahre habe ich Hunderttausende Rückmeldungen von Benutzern erhalten. Die Veränderungen sind durchaus spektakulär, viele haben bis zu 10% Fett verloren und gleichzeitig Muskelmasse, Kraft und Ausdauer gewonnen. Diese Programme eignen sich eher für mittlere bis fortgeschrittene Heber und weniger für Anfänger. Diese sollten sich auf die Grundlagen des Krafttrainings konzentrieren. Dafür biete ich Programme wie das HIIT-Programm für Anfänger bis Fortgeschrittene an. Anfänger verlieren anfangs ohnehin viel Körperfett, wenn sie ein Krafttraining konsequent absolvieren.

WORKOUT »SPÜR DAS BRENNEN«

Dieses Workout basiert auf den Techniken für mehr Fettabbau aus Kapitel 11. Jedes Workout beginnt mit einer explosiven Bewegung der FT-Fasern, die die meisten Kalorien verbrennen. Dazu enthält es viele Verbundübungen, um während des Workouts und danach noch mehr Kalorien zu verbrennen. Es gibt schwere Übungen mit wenigen Wiederholungen zum Anheizen des Stoffwechsels nach dem Workout und leichte mit vielen Wiederholungen, die beim Training mehr Kalorien verbrennen. Kurze Pausen halten die Kalorienverbrennung während des Workouts und danach in Gang, und ein paar Supersätze steigern diesen Effekt noch.

Dieses Programm basiert auf einem 4-Tages-Split (siehe Tab. 13.1). Um den Fettabbau zu optimieren, machen Sie alle Workouts an 4 Tagen nacheinander und legen dann einen Tag Pause ein. Am sechsten Tag beginnt der Zyklus von vorn. Machen Sie unbedingt etwas HIIT, ob nun einen separaten Block mit Standard-HIIT-Übungen, Cardiobeschleunigung oder irgendeine Form von HIIT zwischen den einzelnen Muskelgruppen.

Tabelle 13.1 **Workout »Spür das Brennen«**

Übung	Sätze/Wdh.	Pause
WORKOUT 1: BRUST, TRIZEPS, BAUCH		
Powerliegestütze	3/5–8	30 sek
Bankdrücken	3/6–8	1–2 min
Schrägbankdrücken mit Kurzhanteln	3/6–8	–
Supersatz mit Kurzhantelflys auf der Schrägbank	3/20	1 min
Kabelzüge über Kreuz	3/25	30 sek
Bankdrücken mit Ausstoßen mit engem Griff an der Multipresse	3/5–8	30 sek
Bankdrücken mit engem Griff	3/6–8	1–2 min
Trizepsstrecken im Liegen am Kabel	3/20	–
Supersatz mit Trizepsdrücken am Kabelzug	3/20	30 sek
Beckenheben	4/PmM	–
Supersatz mit Crunches über Kreuz	4/PmM	30 sek

Übung	Sätze/Wdh.	Pause
WORKOUT 2: BEINE, WADEN		
Sprungkniebeugen	3–3/5	30 sek
Kniebeugen	4/6–8	1–2 min
Beinpresse	3/20	30 sek
Beinstrecken	3/25	–
Supersatz mit Beincurls	3/25	30 sek
Rumänisches Kreuzheben	3/25	30 sek
Wadenheben im Stehen	4/10	–
Supersatz mit Wadenheben im Sitzen	4/30	30 sek
WORKOUT 3: SCHULTERN, TRAPEZMUSKELN, BAUCH		
Sprungkniebeugen	2–3/5	30 sek
Überkopfausstoßen mit dem Medizinball	2–3/5	30 sek
Überkopfdrücken an der Multipresse	3/6–8	1–2 min
Überkopfdrücken mit Kurzhanteln	3/6–8	–
Supersatz mit Seitheben mit Kurzhanteln	3/20	1 min
Vorgebeugtes Seitheben mit Kurzhanteln	3/25	30 sek
Schulterheben mit der Langhantel	4/6–8	1–2 min
Crunches am Kabelzug	3/10	–
Supersatz mit Unterarmstütz	3/PmM	30 sek
Schräge Crunches am Kabelzug	3/20	–

Übung	Sätze/Wdh.	Pause
WORKOUT 4: RÜCKEN, BIZEPS, WADEN		
Kurzhantel-Powerrudern	3/8	30 sek
Vorgebeugtes Langhantelrudern	4/6–8	1–2 min
Latzug	4/6–8	–
Supersatz mit Latzügen mit gestreckten Armen	4/20	1 min
Rudern am Kabelzug im Sitzen	3/25	30 sek
Curls an der Multipresse mit Werfen	3/8	30 sek
Langhantelcurls	3/6–8	1–2 min
Kurzhantelcurls auf der Schrägbank	3/20	–
Supersatz mit Kurzhantelcurls bäuchlings auf der Schrägbank	3/20	30 sek
Wadenheben im Sitzen	4/10	–
Supersatz mit Wadenheben an der Beinpresse	4/20	30 sek

PROGRAMM »SHORTCUT TO SHRED«

Dieses Programm verwendet die Periodisierung im Mikrozyklus. Dazu werden 2 Formen der Periodisierung eingesetzt: linear und rückwärts linear. Jede Muskelgruppe ist in 2 Workouts pro Woche aufgeteilt. In der ersten Hälfte der Woche (Montag, Dienstag und Mittwoch) machen Sie hauptsächlich Verbundübungen. So führen Sie für die Brust nur Drücken mit der Langhantel und Kurzhanteln aus. In der zweiten Hälfte (Donnerstag, Freitag und Samstag), wenn jede Gruppe zum zweiten Mal trainiert wird, machen Sie überwiegend Isolationsübungen. So führen Sie für die Brust nur Flys, mit der Kurzhantel oder als Kabelzüge über Kreuz durch.

Nach dem Prinzip der linearen Periodisierung werden die Workouts mit den Verbundübungen in der ersten Wochenhälfte immer schwerer. Die Workouts mit den Isolationsübungen folgen hingegen dem Prinzip der umgekehrten linearen Periodisierung und werden somit immer leichter. Aus offensichtlichen Gründen gibt es aber ein paar Ausnahmen. So gibt es für den Bizeps keine brauchbaren Verbundübungen. Also führen Sie im ersten Bizepsworkout der Woche Übungen mit der Langhantel – etwa Curls und Preacher Curls – aus und im zweiten Übungen mit Kurzhanteln und dem Kabelzug. Für den Rücken gibt es wiederum kaum Isolationsübungen bis auf Latzug mit geradem Arm und ähnliche. Daher kommen im ersten Workout der Woche Ruderübungen infrage wie vorgebeugtes Langhantelrudern und Rudern am Kabelzug im Sitzen. In der zweiten Wochenhälfte dann Latzug wie der Latzug mit geradem Arm. Weitere Ausnahmen sind der Bauch, die Waden und die Unterarme. Mit der Übungsauswahl und dem Wiederholungsbereich lässt sich auch die Fettverbrennung beeinflussen. Verbundübungen verbrennen mehr Kalorien während des Trainings und die Workouts mit mehr Wiederholungen steigern die Kalorienverbrennung danach. Die schweren Workouts mit wenigen Wiederholungen steigern die Verbrennung von Fett und Kalorien während des Workouts und danach.

Dieses 6-Wochen-Programm besteht aus 2 Phasen zu 3 Wochen (siehe Tab. 13.2). Phase 1 beginnt mit 9–11 Wdh. bei den Verbundübungen der ersten Hälfte von Woche 1. Bei den Isolationsübungen der zweiten Wochenhälfte liegen die Wiederholungen zwischen 12 und 15. In der ersten Hälfte von Woche 2 erhöhen Sie bei den Verbundübungen die Gewichte und machen 6–8 Wdh. pro Satz. Bei den Isolationsübungen in der zweiten Hälfte der Woche reduzieren Sie die Gewichte und führen 16–20 Wdh. durch. In der dritten und letzten Woche von Phase 1 erhöhen Sie bei den Verbundübungen die Gewichte weiter und machen nur noch 2–5 Wdh. pro Satz. Bei den Isolationsübungen reduzieren Sie die Gewichte weiter und kommen nun auf 21–30 Wdh. pro Satz.

In Phase 2 beginnt der Zyklus von vorn. Also reduzieren Sie in der ersten Woche (d. i. Woche 4) die Gewichte bei den Verbundübungen, um wieder auf 9–11 Wdh. zu kommen. Bei den Isolationsübungen der zweiten Wochenhälfte erhöhen Sie die Gewichte, um wieder 12–15 Wdh. zu machen. Danach verfahren Sie weiter wie in Phase 1. Der Unterschied ist aber, dass bis auf ein paar wichtige Übungen für die Kraft in der Phase 2 ganz andere Übungen durchgeführt werden. Das bewirkt, dass Sie hier etwas andere Muskelfasern attackieren können, um insgesamt optimal an Muskelmasse zuzulegen.

Zur Verbesserung des Fettabbaus und der Erholung wird hier zwischen jedem Workout Cardiobeschleunigung eingesetzt. Wenn Sie ohne Pausen vor oder nach der Cardiobeschleunigung von Übung zu Übung wechseln, sollten Sie den Großteil der Workouts in weniger als einer Stunde schaffen. Und Sie haben Ihr Gewichtstraining und das Cardio absolviert. Dazu habe ich eine Intensitätstechnik eingebaut, die ich cardiobeschleunigte Pausen-/Reduktionssätze nenne. Beim letzten Satz einer jeden Übung gehen Sie bis zum Muskelversagen. Dann legen Sie das Gewicht ab und »ruhen« 15–20 sek. Aber es handelt sich um keine echte Ruhe. Sie machen nämlich Cardiobeschleunigung, indem Sie auf der Stelle laufen. Dann nehmen Sie das Gewicht wieder auf und führen Wiederholungen bis zum erneuten Muskelversagen aus. Aber halt, Sie sind noch nicht fertig! Sie reduzieren das Gewicht sofort um 20–30 % und trainieren weiter, bis Sie wieder das Muskelversagen erreichen. Nun erst ist die Übung fertig und Sie können mit der nächsten beginnen.

Bei Übungen nur mit dem Körpergewicht oder mit leichten Gewichten, die sich nicht weiter reduzieren lassen, machen Sie 2 cardiobeschleunigte Pausen-/Reduktionssätze Nach dem Muskelversagen beim letzten Satz der Übung laufen Sie zuerst sofort 15–20 sek auf der Stelle. Dann trainieren Sie noch einmal weiter bis zum erneuten Muskelversagen.

Sofort danach laufen Sie wieder 15–20 sek auf der Stelle und machen weitere Wiederholungen bis zum endgültigen Muskelversagen. Geschafft!

Tabelle 13.2 **Programm »Shortcut to Shred«**

Übung	Sätze	Wdh.
WOCHE 1: WORKOUT 1: BRUST, TRIZEPS, BAUCH (VERBUNDÜBUNGEN)		
Bankdrücken	4*	9–11
Schrägbankdrücken mit Kurzhanteln	3*	9–11
Negativbankdrücken an der Multipresse	3*	9–11
Dips	4*	9–11
Bankdrücken mit engem Griff	4*	9–11
Crunches am Kabelzug	3*	9–11
Beckenheben an der Multipresse	3*	9–11
WORKOUT 2: SCHULTERN, BEINE, WADEN		
Schulterdrücken mit der Langhantel	4*	9–11
Abwechselndes Schulterdrücken mit Kurzhanteln (im Stehen)	3*	9–11
Aufrechtes Rudern an der Multipresse mit einem Arm	3*	9–11
Kniebeugen	4*	9–11
Kreuzheben	3*	9–11
Gehende Ausfallschritte	3*	9–11
Wadenheben im Stehen	3*	9–11
Wadenheben im Sitzen	3*	9–11

Übung	Sätze	Wdh.
WORKOUT 3: RÜCKEN, TRAPEZMUSKELN, BIZEPS		
Vorgebeugtes Langhantelrudern	4*	9–11
Vorgebeugtes Kurzhantelrudern	3*	9–11
Rudern am Kabelzug im Sitzen	3*	9–11
Schulterheben mit der Langhantel	4*	9–11
Langhantelcurls	3*	9–11
Preacher Curls mit der Langhantel oder SZ-Stange	3*	9–11
Langhantelcurls Im Obergriff	3*	9–11
Unterarmcurls mit der Langhantel	3*	9–11
WORKOUT 4: BRUST, TRIZEPS, BAUCH (ISOLATIONSÜBUNGEN)		
Kurzhantelflys auf der Schrägbank	4*	12–15
Kurzhantelflys	3*	12–15
Kabelzüge über Kreuz	3*	12–15
Trizepsdrücken am Kabelzug	3*	12–15
Überkopfstrecken mit Kurzhanteln	3*	12–15
Trizepsstrecken im Liegen am Kabel	3*	12–15
Crunches	3*	12–15
Schräge Crunches am Kabelzug im Stehen	3*	12–15
WORKOUT 5: SCHULTERN, BEINE, WADEN		
Seitheben mit Kurzhanteln	4*	12–15
Frontheben mit der Langhantel	3*	12–15
Vorgebeugtes Seitheben mit Kurzhanteln	3*	12–15
Beinstrecken	4*	12–15
Beincurls	4*	12–15
Wadenheben im Sitzen	3*	12–15
Wadenheben in Vorbeuge oder Wadenheben an der Beinpresse	3*	12–15
WORKOUT 6: RÜCKEN, TRAPEZMUSKELN, BIZEPS		
Latzug	4*	12–15
Latzug im Untergriff	3*	12–15
Latzug mit gestreckten Armen	3*	12–15
Schulterheben an der Multipresse hinter dem Körper	4*	12–15
Kurzhantelcurls auf der Schrägbank	3*	12–15
Curls am hohen Kabelzug	3*	12–15
Curls am Kabelzug	3*	12–15
Unterarmstrecken mit der Kurzhantel	3*	12–15

Übung	Sätze	Wdh.
WOCHE 2: WORKOUT 1: BRUST, TRIZEPS, BAUCH (VERBUNDÜBUNGEN)		
Bankdrücken	4*	6–8
Schrägbankdrücken mit Kurzhanteln	3*	6–8
Negativbankdrücken an der Multipresse	3*	6–8
Dips	4*	6–8
Bankdrücken mit engem Griff	4*	6–8
Crunches am Kabelzug	3*	7–8
Beckenheben an der Multipresse	3*	7–8
WORKOUT 2: SCHULTERN, BEINE, WADEN		
Schulterdrücken mit der Langhantel	4*	6–8
Abwechselndes Schulterdrücken mit Kurzhanteln (im Stehen)	3*	6–8
Aufrechtes Rudern an der Multipresse mit einem Arm	3*	6–8
Kniebeugen	4*	6–8
Kreuzheben	3*	6–8
Gehende Ausfallschritte	3*	6–8
Wadenheben im Stehen	3*	7–8
Wadenheben im Sitzen	3*	7–8
WORKOUT 3: RÜCKEN, TRAPEZMUSKELN, BIZEPS		
Vorgebeugtes Langhantelrudern	4*	6–8
Vorgebeugtes Kurzhantelrudern	3*	6–8
Rudern am Kabelzug im Sitzen	3*	6–8
Schulterheben mit der Langhantel	4*	6–8
Langhantelcurls	3*	6–8
Preacher Curls mit der Langhantel oder SZ-Stange	3*	6–8
Langhantelcurls Im Obergriff	3*	6–8
Unterarmcurls mit der Langhantel	3*	6–8
WORKOUT 4: BRUST, TRIZEPS, BAUCH (ISOLATIONSÜBUNGEN)		
Kurzhantelflys auf der Schrägbank	4*	16–20
Kurzhantelflys	3*	16–20
Kabelzüge über Kreuz	3*	16–20
Trizepsdrücken am Kabelzug	3*	16–20
Überkopfstrecken mit Kurzhanteln	3*	16–20
Trizepsstrecken im Liegen am Kabel	3*	16–20
Crunches	3*	16–20
Schräge Crunches am Kabelzug im Stehen	3*	16–20

* Beim letzten Satz cardiobeschleunigte Pausen-/Reduktionssätze
** Mit Gewichten an den Knöcheln oder bei Bedarf Kurzhantel zwischen den Füßen

Übung	Sätze	Wdh.
WORKOUT 5: SCHULTERN, BEINE, WADEN		
Seitheben mit Kurzhanteln	4*	16–20
Frontheben mit der Langhantel	3*	16–20
Vorgebeugtes Seitheben mit Kurzhanteln	3*	16–20
Beinstrecken	4*	16–20
Beincurls	4*	16–20
Wadenheben im Sitzen	3*	16–20
Wadenheben in Vorbeuge oder Wadenheben an der Beinpresse	3*	16–20
WORKOUT 6: RÜCKEN, TRAPEZMUSKELN, BIZEPS		
Latzug	4*	16–20
Latzug im Untergriff	3*	16–20
Latzug mit gestreckten Armen	3*	16–20
Schulterheben an der Multipresse hinter dem Körper	4*	16–20
Kurzhantelcurls auf der Schrägbank	3*	16–20
Curls am hohen Kabelzug	3*	16–20
Curls am Kabelzug	3*	16–20
Unterarmstrecken mit der Kurzhantel	3*	16–20
WOCHE 3 **WORKOUT 1: BRUST, TRIZEPS, BAUCH (VERBUNDÜBUNGEN)**		
Bankdrücken	4*	2–5
Schrägbankdrücken mit Kurzhanteln	3*	2–5
Negativbankdrücken an der Multipresse	3*	2–5
Dips	4*	2–5
Bankdrücken mit engem Griff	4*	2–5
Crunches am Kabelzug	3*	5–6
Beckenheben an der Multipresse	3*	5–6
WORKOUT 2: SCHULTERN, BEINE, WADEN		
Schulterdrücken mit der Langhantel	4*	2–5
Abwechselndes Schulterdrücken mit Kurzhanteln (im Stehen)	3*	2–5
Aufrechtes Rudern an der Multipresse mit einem Arm	3*	4–5
Kniebeugen	4*	2–5
Kreuzheben	3*	2–5
Gehende Ausfallschritte	3*	4–5
Wadenheben im Stehen	3*	5–6
Wadenheben im Sitzen	3*	5–6

Übung	Sätze	Wdh.
WORKOUT 3: RÜCKEN, TRAPEZMUSKELN, BIZEPS		
Vorgebeugtes Langhantelrudern	4*	2–5
Vorgebeugtes Kurzhantelrudern	3*	2–5
Rudern am Kabelzug im Sitzen	3*	2–5
Schulterheben mit der Langhantel	4*	2–5
Langhantelcurls	3*	2–5
Preacher Curls mit der Langhantel oder SZ-Stange	3*	4–5
Langhantelcurls Im Obergriff	3*	4–5
Unterarmcurls mit der Langhantel	3*	4–5
WORKOUT 4: BRUST, TRIZEPS, BAUCH (ISOLATIONSÜBUNGEN)		
Kurzhantelflys auf der Schrägbank	4*	21–30
Kurzhantelflys	3*	21–30
Kabelzüge über Kreuz	3*	21–30
Trizepsdrücken am Kabelzug	3*	21–30
Überkopfstrecken mit Kurzhanteln	3*	21–30
Trizepsstrecken im Liegen am Kabel	3*	21–30
Crunches	3*	21–30
Schräge Crunches am Kabelzug im Stehen	3*	21–30
WORKOUT 5: SCHULTERN, BEINE, WADEN		
Seitheben mit Kurzhanteln	4*	21–30
Frontheben mit der Langhantel	3*	21–30
Vorgebeugtes Seitheben mit Kurzhanteln	3*	21–30
Beinstrecken	4*	21–30
Beincurls	4*	21–30
Wadenheben im Sitzen	3*	21–30
Wadenheben in Vorbeuge oder Wadenheben an der Beinpresse	3*	21–30
WORKOUT 6: RÜCKEN, TRAPEZMUSKELN, BIZEPS		
Latzug	4*	21–30
Latzug im Untergriff	3*	21–30
Latzug mit gestreckten Armen	3*	21–30
Schulterheben an der Multipresse hinter dem Körper	4*	21–30
Kurzhantelcurls auf der Schrägbank	3*	21–30
Curls am hohen Kabelzug	3*	21–30
Curls am Kabelzug	3*	21–30
Unterarmstrecken mit der Kurzhantel	3*	21–30

Übung	Sätze	Wdh.
WOCHE 4 **WORKOUT 1: BRUST, TRIZEPS, BAUCH (VERBUNDÜBUNGEN)**		
Bankdrücken	4*	9–11
Schrägbankdrücken	3*	9–11
Negativbankdrücken mit Kurzhanteln	3*	9–11
Dips	4*	9–11
Bankdrücken mit engem Griff	4*	9–11
Crunches an der Multipresse	3*	9–11
Beinheben hängend	3*	9–11
WORKOUT 2: SCHULTERN, BEINE, WADEN		
Schulterdrücken mit der Langhantel	4*	9–11
Schulterdrücken mit Kurzhanteln (im Sitzen)	3*	9–11
Aufrechtes Kurzhantelrudern	3*	9–11
Kniebeugen	4*	9–11
Kreuzheben	3*	9–11
Beinpresse	3*	9–11
Wadenheben im Stehen	3*	9–11
Wadenheben im Sitzen	3*	9–11
WORKOUT 3: RÜCKEN, TRAPEZMUSKELN, BIZEPS		
Vorgebeugtes Langhantelrudern	4*	9–11
Kurzhantelrudern auf der Schrägbank	3*	9–11
Rudern am Kabelzug im Sitzen	3*	9–11
Schulterheben mit der Langhantel	4*	9–11
Langhantelcurls	3*	9–11
Langhantelcurls im Sitzen	3*	9–11
Curls im Obergriff mit Langhantel oder SZ-Stange	3*	9–11
Unterarmcurls hinter dem Rücken	3*	9–11
WORKOUT 4: BRUST, TRIZEPS, BAUCH (ISOLATIONSÜBUNGEN)		
Kabelzüge über Kreuz von unten	4*	12–15
Kabelzüge über Kreuz	3*	12–15
Kurzhantelflys	3*	12–15
Trizepsstrecken am Kabelzug über Kopf	3*	12–15
Trizepsstrecken im Liegen	3*	12–15
Trizepsdrücken am Kabelzug	3*	12–15
Crunches über Kreuz	3*	12–15
Holzhacken am Kabelzug	3*	12–15

Übung	Sätze	Wdh.
WORKOUT 5: SCHULTERN, BEINE, WADEN		
Seitheben mit Kurzhanteln	4*	12–15
Frontheben am Kabelzug	3*	12–15
Reverse Flys am Kabelzug im Liegen	3*	12–15
Beinstrecken	4*	12–15
Beincurls	4*	12–15
Wadenheben im Sitzen	3*	12–15
Wadenheben in Vorbeuge oder Wadenheben an der Beinpresse	3*	12–15
WORKOUT 6: RÜCKEN, TRAPEZMUSKELN, BIZEPS		
Latzug	4*	12–15
Latzug zum Nacken	3*	12–15
Latzug am Seil mit gestreckten Armen	3*	12–15
Schulterheben mit Kurzhanteln	4*	12–15
Curls am Kabelzug mit der SZ-Stange	3*	12–15
Kurzhantelcurls auf der Schrägbank	3*	12–15
Kurzhantelcurls im Hammergriff	3*	12–15
Unterarmstrecken mit der Kurzhantel	3*	12–15
WOCHE 5: **WORKOUT 1: BRUST, TRIZEPS, BAUCH (VERBUNDÜBUNGEN)**		
Bankdrücken	4*	6–8
Schrägbankdrücken	3*	6–8
Negativbankdrücken mit Kurzhanteln	3*	6–8
Dips	4*	6–8
Bankdrücken mit engem Griff	4*	6–8
Crunches an der Multipresse	3*	7–8
Beinheben hängend**	3*	7–8
WORKOUT 2: SCHULTERN, BEINE, WADEN		
Schulterdrücken mit der Langhantel	4*	6–8
Schulterdrücken mit Kurzhanteln (im Sitzen)	3*	6–8
Aufrechtes Kurzhantelrudern	3*	6–8
Kniebeugen	4*	6–8
Kreuzheben	3*	6–8
Beinpresse	3*	6–8
Wadenheben im Stehen	3*	7–8
Wadenheben im Sitzen	3*	7–8

* Beim letzten Satz cardiobeschleunigte Pausen-/Reduktionssätze
** Mit Gewichten an den Knöcheln oder bei Bedarf Kurzhantel zwischen den Füßen

Übung	Sätze	Wdh.
WORKOUT 3: RÜCKEN, TRAPEZMUSKELN, BIZEPS		
Vorgebeugtes Langhantelrudern	4*	6–8
Kurzhantelrudern auf der Schrägbank	3*	6–8
Rudern am Kabelzug im Sitzen	3*	6–8
Schulterheben mit der Langhantel	4*	6–8
Langhantelcurls	3*	6–8
Langhantelcurls im Sitzen	3*	6–8
Curls im Obergriff mit Langhantel oder SZ-Stange	3*	6–8
Unterarmcurls hinter dem Rücken	3*	6–8
WORKOUT 4: BRUST, TRIZEPS, BAUCH (ISOLATIONSÜBUNGEN)		
Kabelzüge über Kreuz von unten	4*	16–20
Kabelzüge über Kreuz	3*	16–20
Kurzhantelflys	3*	16–20
Trizepsstrecken am Kabelzug über Kopf	3*	16–20
Trizepsstrecken im Liegen	3*	16–20
Trizepsdrücken am Kabelzug	3*	16–20
Crunches über Kreuz	3*	16–20
Holzhacken am Kabelzug	3*	16–20
WORKOUT 5: SCHULTERN, BEINE, WADEN		
Seitheben mit Kurzhanteln	4*	16–20
Frontheben am Kabelzug	3*	16–20
Reverse Flys am Kabelzug im Liegen	3*	16–20
Beinstrecken	4*	16–20
Beincurls	4*	16–20
Wadenheben im Sitzen	3*	16–20
Wadenheben in Vorbeuge oder Wadenheben an der Beinpresse	3*	16–20
WORKOUT 6: RÜCKEN, TRAPEZMUSKELN, BIZEPS		
Latzug	4*	16–20
Latzug zum Nacken	3*	16–20
Latzug am Seil mit gestreckten Armen	3*	16–20
Schulterheben mit Kurzhanteln	4*	16–20
Curls am Kabelzug mit der SZ-Stange	3*	16–20
Kurzhantelcurls auf der Schrägbank	3*	16–20
Kurzhantelcurls im Hammergriff	3*	16–20
Unterarmstrecken mit der Kurzhantel	3*	16–20

Übung	Sätze	Wdh.
WOCHE 6: WORKOUT 1: BRUST, TRIZEPS, BAUCH (VERBUNDÜBUNGEN)		
Bankdrücken	4*	2–5
Schrägbankdrücken	3*	2–5
Negativbankdrücken mit Kurzhanteln	3*	2–5
Dips	4*	2–5
Bankdrücken mit engem Griff	4*	2–5
Crunches an der Multipresse	3*	4–5
Beinheben hängend**	3*	4–5
WORKOUT 2: SCHULTERN, BEINE, WADEN		
Schulterdrücken mit der Langhantel	4*	2–5
Schulterdrücken mit Kurzhanteln (im Sitzen)	3*	2–5
Aufrechtes Kurzhantelrudern	3*	2–5
Kniebeugen	4*	2–5
Kreuzheben	3*	2–5
Beinpresse	3*	2–5
Wadenheben im Stehen	3*	4–5
Wadenheben im Sitzen	3*	4–5
WORKOUT 3: RÜCKEN, TRAPEZMUSKELN, BIZEPS		
Vorgebeugtes Langhantelrudern	4*	2–5
Kurzhantelrudern auf der Schrägbank	3*	2–5
Rudern am Kabelzug im Sitzen	3*	2–5
Schulterheben mit der Langhantel	4*	2–5
Langhantelcurls	3*	2–5
Langhantelcurls im Sitzen	3*	2–5
Curls im Obergriff mit Langhantel oder SZ-Stange	3*	4–5
Unterarmcurls hinter dem Rücken	3*	4–5
WORKOUT 4: BRUST, TRIZEPS, BAUCH (ISOLATIONSÜBUNGEN)		
Kabelzüge über Kreuz von unten	4*	21–30
Kabelzüge über Kreuz	3*	21–30
Kurzhantelflys	3*	21–30
Trizepsstrecken am Kabelzug über Kopf	3*	21–30
Trizepsstrecken im Liegen	3*	21–30
Trizepsdrücken am Kabelzug	3*	21–30
Crunches über Kreuz	3*	21–30
Holzhacken am Kabelzug	3*	21–30

Übung	Sätze	Wdh.
WORKOUT 5: SCHULTERN, BEINE, WADEN		
Seitheben mit Kurzhanteln	4*	21–30
Frontheben am Kabelzug	3*	21–30
Reverse Flys am Kabelzug im Liegen	3*	21–30
Beinstrecken	4*	21–30
Beincurls	4*	21–30
Wadenheben im Sitzen	3*	21–30
Wadenheben in Vorbeuge oder Wadenheben an der Beinpresse	3*	21–30

Übung	Sätze	Wdh.
WORKOUT 6: RÜCKEN, TRAPEZMUSKELN, BIZEPS		
Latzug	4*	21–30
Latzug zum Nacken	3*	21–30
Latzug am Seil mit gestreckten Armen	3*	21–30
Schulterheben mit Kurzhanteln	4*	21–30
Curls am Kabelzug mit der SZ-Stange	3*	21–30
Kurzhantelcurls auf der Schrägbank	3*	21–30
Kurzhantelcurls im Hammergriff	3*	21–30
Unterarmstrecken mit der Kurzhantel	3*	21–30

* Beim letzten Satz cardiobeschleunigte Pausen-/Reduktionssätze
** Mit Gewichten an den Knöcheln oder bei Bedarf Kurzhantel zwischen den Füßen

PROGRAMM »SUPER SHREDDED 8«

Dieses Programm (siehe Tab. 13.3) enthält zahlreiche Techniken für die Optimierung der Fettverbrennung und für den Aufbau von Muskelmasse. Es beginnt mit Verbundsätzen, Supersätzen mit Übungen für dieselbe Muskelgruppe. Jeder Supersatz besteht aus einer schweren Übung mit wenigen Wiederholungen und einer leichten Übung mit vielen Wiederholungen. Er beginnt in der Regel mit der schweren Übung. Diese erste Übung ist meist eine Verbundübung, auf sie folgt dann eine Isolationsübung. Das zweite Supersatzpaar ist umgekehrt angelegt: zunächst die leichte Übung mit vielen Wiederholungen, dann die schwere mit wenigen. Bei vielen Muskelgruppen wird das zweite Übungspaar als Supersatz mit Vorermüdung durchgeführt, zunächst eine leichte Isolationsübung und darauf eine Verbundübung mit schweren Gewichten.

Die massebildende Wirkung von Supersätzen wurde in Kapitel 6 behandelt. Aber Supersätze haben aufgrund der erhöhten Kalorienverbrennung auch erhebliche Vorteile für den Fettabbau. In einer Studie der Syracuse University verbrannten Probanden sowohl während als auch nach dem Training mit Supersätzen 35 % mehr Kalorien als mit geraden Sätzen (Kelleher et al. 2010). Das Wichtigste an diesem Ergebnis ist der Anstieg der Kalorienverbrennung nach dem Training. Ein Training dauert möglicherweise nur 1 Stunde, und in dieser Zeit kann man nur eine begrenzte Menge zusätzlicher Kalorien verbrennen. Wenn man aber den Rest des Tages weitere 35 % mehr verbrennt, kann einiges zusammenkommen.

Alle 2 Wochen kommt eine Steigerung. Die schweren Übungen haben eine lineare Periodisierung, sie werden alle 2 Wochen schwerer und haben weniger Wiederholungen. Bei den leichten Übungen verhält es sich umgekehrt, sie werden leichter und haben pro Satz mehr Wiederholungen. So werden Sie größer und stärker und gleichzeitig schlanker, denn Sie steigern die Verbrennung von Kalorien während des Workouts und danach weiter.

Auch die Pause zwischen den Sätzen wird hier alle 2 Wochen geändert In Woche 1 und 2 machen Sie 1 min Pause zwischen den Supersätzen. Alle 2 Wochen wird diese Pause um 15 sek gekürzt. In Woche 3 und 4 haben Sie also 45 sek Pause, in Woche 5 und 6 bleiben 30 sek. In Woche 7 und 8 sind es nur noch 15 sek , wobei man kaum noch von einer Pause sprechen kann. Sie wechseln zwischen den beiden Übungen, und Ihre Pause besteht gerade aus den 15 sek, die Sie für den Wechsel brauchen. Das tun Sie, bis alle 3 oder 4 Supersätze absolviert sind. Dann gehen Sie sofort zum nächsten Supersatz über.

Zur maximalen Fettverbrennung wenden Sie hier auch noch Tabata-HIIT zwischen den Muskelgruppen an, etwa beim Workout für Brust, Schultern und Trizeps nach dem letzten Brustsupersatz, bevor Sie den Supersatz für die Schultern beginnen. Nach den Schultern machen Sie Tabata-HIIT und dann das Trizepstraining. Nach dem Ende des Workouts machen Sie weitere Tabata-HIIT-Arbeit. Mehr Informationen über Tabata siehe Kapitel 12.

Da die Pausen alle 2 Wochen kürzer werden, macht es hier keinen Sinn, mit Cardiobeschleunigung (siehe Kap. 12) zu arbeiten. Aber Tabata-HIIT zwischen den Muskelgruppen ist vielleicht sogar noch besser. In Woche 1 und 2 machen Sie nur eine Tabata-Übung zwischen den Muskelgruppen, das sind insgesamt 12 min Tabata. In Woche 3 sind es 2 Übungen im Tabata-Stil zwischen den Muskelgruppen, das sind insgesamt 6 Tabata-Übungen und 24 min. Wenn Sie gut in Form und an HIIT gewöhnt sind, können Sie auch in Woche 1 und 2 mit 2 Tabata-Übungen zwischen jeder Muskelgruppe beginnen.

Tabelle 13.3 **Programm »Super Shredded 8«**

Übung	Sätze/Wdh.	Pause
WOCHE 1, 2		
WORKOUT 1 (MONTAG): BRUST, SCHULTERN, TRIZEPS		
Bankdrücken	3/9–10	–
Supersatz mit Kurzhantelflys	3/12–15	1 min
Kurzhantelflys auf der Schrägbank	3/12–15	–
Supersatz mit Schrägbankdrücken mit Kurzhanteln	3/9–10	1 min
Liegestütze*	8/20 sek	10 sek
Schulterdrücken mit Kurzhanteln	3/9–10	–
Supersatz mit Seitheben mit Kurzhanteln	3/12–15	1 min
Vorgebeugtes Seitheben mit Kurzhanteln	3/12–15	–
Supersatz mit aufrechtem Kurzhantelrudern	3/9–10	1 min
Schwünge mit der Kettlebell/Kurzhantel*	8/20 sek	10 sek
Bankdrücken mit engem Griff	2/9–10	–
Supersatz mit Trizepsstrecken im Liegen	2/12–15	1 min
Trizepsdrücken am Kabelzug	2/12–15	–
Supersatz mit Trizepsstrecken am Kabelzug über Kopf	2/9–10	1 min
Dead Landmine*	8/20 sek	10 sek
WORKOUT 2 (DIENSTAG): BEINE, WADEN, BAUCH		
Sprungkniebeugen	3/3–5	–
Supersatz mit Beinstrecken	3/12–15	1 min
Frontkniebeugen	3/12–15	–
Supersatz mit Kniebeugen	3/9–10	1 min
Beincurls	3/12–15	–
Supersatz mit Rumänischem Kreuzheben mit Kurzhanteln	3/9–10	1 min
Kniebeugen*	8/20 sek	10 sek
Wadenheben an der Beinpresse	3/12	–
Supersatz mit Wadenheben im Stehen mit Körpergewicht	3/PmM	1 min
Ausfallschritte*	8/20 sek	10 sek
Beinheben hängend	3/PmM	–
Supersatz mit schrägen Crunches	3/PmM	1 min
Crunches*	8/20 sek	10 sek
WORKOUT 3 (MITTWOCH): RÜCKEN, TRAPEZMUSKELN, BIZEPS, UNTERARME		
Langhantelrudern	3/9–10	–
Supersatz mit Langhantelrudern mit Obergriff	3/12–15	30 sek
Latzug mit gestreckten Armen	3/12–15	–
Supersatz mit Latzügen mit weitem Griff	3/9–10	30 sek
Reißen mit der Kettlebell*	8/20 sek	10 sek
Schulterheben mit der Langhantel	3/9–10	–
Supersatz mit Schulterheben mit der Langhantel hinter dem Körper	3/12–15	30 sek
Umsetzen mit Kurzhanteln*	8/20 sek	10 sek
Langhantelcurls im Sitzen	2/9–10	–
Supersatz mit Langhantelcurls	2/12–15	30 sek
Kurzhantelcurls bäuchlings auf der Schrägbank	2/12–15	–
Supersatz mit Kurzhantelcurls auf der Schrägbank	2/9–10	30 sek
Unterarmcurls mit der Langhantel	2/9–10	–
Supersatz mit Unterarmcurls mit Langhantel	2/12–15	30 sek
Dead Landmine*	8/20 sek	10 sek

Übung	Sätze/Wdh.	Pause
WORKOUT 4 (DONNERSTAG): BRUST, SCHULTERN, TRIZEPS		
Schrägbankdrücken	3/9–10	–
Supersatz mit Kurzhantelflys auf der Schrägbank	3/12–15	1 min
Kabelzüge über Kreuz von unten	3/12–15	–
Supersatz mit Kabelzügen über Kreuz	3/9–10	1 min
Liegestütze*	8/20 sek	10 sek
Nackendrücken an der Multipresse	4/9–10	–
Supersatz mit aufrechtem Rudern an der Multipresse	3/12–15	1 min
Reverse Flys am Kabelzug	3/12–15	–
Supersatz mit Seitheben am Kabelzug	3/9–10	1 min
Schwünge mit der Kettlebell/ Kurzhantel*	8/20 sek	10 sek
Trizepsstrecken im Liegen	2/9–10	–
Supersatz mit Dips an der Bank	2/12–15	1 min
Trizepsdrücken am Kabelzug mit Untergriff	2/12–15	–
Supersatz mit Trizepsdrücken am Kabelzug	2/9–10	1 min
Dead Landmine*	8/20 sek	10 sek
WORKOUT 5 (FREITAG): BEINE, WADEN, BAUCH		
Kniebeugen	3/9–10	–
Supersatz mit Ausfallschritten	3/12–15	1 min
Beinpresse mit einem Bein (Beine abwechselnd)	3/12–15	–
Supersatz mit Beinpressen	3/9–10	1 min
Kreuzheben	3/9–10	–
Supersatz mit Rumänischem Kreuzheben	3/12–15	1 min
Kniebeugen*	8/20 sek	10 sek
Wadenheben im Sitzen	3/12	–
Supersatz mit Wadenheben im Stehen mit Körpergewicht	3/PmM	1 min
Ausfallschritte*	8/20 sek	10 sek
Crunches am Kabelzug	3/12	–
Supersatz mit schrägen Crunches	3/12	1 min
Reverse Crunches*	8/20 sek	10 sek
WORKOUT 6 (SAMSTAG): RÜCKEN, TRAPEZMUSKELN, BIZEPS, UNTERARME		
Latzug	3/9–10	–
Supersatz mit Latzügen im Untergriff	3/12–15	1 min
Latzug mit gestreckten Armen	3/12–15	–
Supersatz mit Latzügen im Stehen	3/9–10	1 min
Reißen mit der Kettlebell*	8/20 sek	10 sek
Schulterheben an der Multipresse hinter dem Körper	3/9–10	–
Supersatz mit Schulterheben an der Multipresse	3/12–15	1 min
Umsetzen mit Kurzhanteln*	8/20 sek	10 sek
Curls mit der SZ-Stange	2/9–10	–
Supersatz mit Preacher Curls mit der SZ-Stange	2/12–15	1 min
Kurzhantelcurls auf der Schrägbank	2/12–15	–
Supersatz mit abwechselnden Kurzhantelcurls im Stehen	2/9–10	1 min
Unterarmstrecken mit der Kurzhantel	2/9–10	–
Supersatz mit Unterarmcurls mit der Kurzhantel	2/12–15	1 min
Dead Landmine*	8/20 sek	10 sek
WOCHE 3, 4 WORKOUT 1 (MONTAG): BRUST, SCHULTERN, TRIZEPS		
Bankdrücken	3/7–8	–
Supersatz mit Kurzhantelflys	3/16–20	45 sek
Kurzhantelflys auf der Schrägbank	3/16–20	–
Supersatz mit Schrägbankdrücken mit Kurzhanteln	3/7–8	45 sek
Liegestütze*	8/20 sek	10 sek
Hampelmann	8/20 sek	10 sek
Schulterdrücken mit Kurzhanteln	3/7–8	–
Supersatz mit Seitheben mit Kurzhanteln	3/16–20	45 sek
Vorgebeugtes Seitheben mit Kurzhanteln	3/16–20	–

* Diese Übungen werden im Tabata-Stil gemacht.

Übung	Sätze/Wdh.	Pause
Supersatz mit aufrechtem Kurzhantelrudern	3/7–8	45 sek
Schwünge mit der Kettlebell/ Kurzhantel*	8/20 sek	10 sek
Standumsetzen aus dem Hang an der Multipresse*	8/20 sek	10 sek
Bankdrücken mit engem Griff	2/7–8	–
Supersatz mit Trizepsstrecken im Liegen	2/16–20	45 sek
Trizepsdrücken am Kabelzug	2/16–20	–
Supersatz mit Trizepsstrecken am Kabelzug über Kopf	2/7–8	45 sek
Dead Landmine*	8/20 sek	10 sek
Burpees*	8/20 sek	10 sek
WORKOUT 2 (DIENSTAG): BEINE, WADEN, BAUCH		
Sprungkniebeugen	3/5–6	–
Supersatz mit Beinstrecken	3/16–20	45 sek
Frontkniebeugen	3/16–20	–
Supersatz mit Kniebeugen	3/7–8	45 sek
Beincurls	3/16–20	–
Supersatz mit Rumänischem Kreuzheben mit Kurzhanteln	3/7–8	45 sek
Kniebeugen*	8/20 sek	10 sek
Reißen mit der Kettlebell*	8/20 sek	10 sek
Wadenheben an der Beinpresse	3/15	–
Supersatz mit Wadenheben im Stehen mit Körpergewicht	3/PmM	45 sek
Ausfallschritte*	8/20 sek	10 sek
Bergsteigen*	8/20 sek	10 sek
Beinheben hängend	3/PmM	–
Supersatz mit schrägen Crunches	3/PmM	45 sek
Crunches*	8/20 sek	10 sek
Holzhacken am Kabelzug*	8/20 sek	10 sek
WORKOUT 3 (MITTWOCH): RÜCKEN, TRAPEZMUSKELN, BIZEPS, UNTERARME		
Langhantelrudern	3/7–8	–
Supersatz mit Langhantelrudern mit Obergriff	3/16–20	45 sek
Latzug mit gestreckten Armen	3/16–20	–
Supersatz mit Latzügen mit weitem Griff	3/7–8	45 sek

Übung	Sätze/Wdh.	Pause
Reißen mit der Kettlebell*	8/20 sek	10 sek
Aufsteigen auf der Bank*	8/20 sek	10 sek
Schulterheben mit der Langhantel	3/7–8	–
Supersatz mit Schulterheben mit der Langhantel hinter dem Körper	3/16–20	45 sek
Umsetzen mit Kurzhanteln*	8/20 sek	10 sek
Hockwende*	8/20 sek	10 sek
Langhantelcurls im Sitzen	2/7–8	–
Supersatz mit Langhantelcurls	2/16–20	45 sek
Kurzhantelcurls bäuchlings auf der Schrägbank	2/16–20	–
Supersatz mit Kurzhantelcurls auf der Schrägbank	2/7–8	45 sek
Unterarmcurls mit der Langhantel	2/7–8	–
Supersatz mit Unterarmcurls mit Langhantel	2/16–20	45 sek
Dead Landmine*	8/20 sek	10 sek
Hampelmann*	8/20 sek	10 sek
WORKOUT 4 (DONNERSTAG): BRUST, SCHULTERN, TRIZEPS		
Schrägbankdrücken	3/7–8	–
Supersatz mit Kurzhantelflys auf der Schrägbank	3/16–20	45 sek
Kabelzüge über Kreuz von unten	3/15–20	–
Supersatz mit Kabelzügen über Kreuz	3/7–8	45 sek
Liegestütze*	8/20 sek	10 sek
Hampelmann*	8/20 sek	10 sek
Nackendrücken an der Multipresse	4/7–8	–
Supersatz mit aufrechtem Rudern an der Multipresse	3/16–20	45 sek
Reverse Flys am Kabelzug	3/16–20	–
Supersatz mit Seitheben am Kabelzug	3/7–8	45 sek
Schwünge mit der Kettlebell/ Kurzhantel*	8/20 sek	10 sek
Standumsetzen an der Multipresse*	8/20 sek	10 sek
Trizepsstrecken im Liegen	2/7–8	–
Supersatz mit Dips an der Bank	2/16–20	45 sek

Übung	Sätze/Wdh.	Pause
Trizepsdrücken am Kabelzug mit Untergriff	2/16–20	–
Supersatz mit Trizepsdrücken am Kabelzug	2/7–8	45 sek
Dead Landmine*	8/20 sek	10 sek
Burpees*	8/20 sek	10 sek
WORKOUT 5 (FREITAG): BEINE, WADEN, BAUCH		
Kniebeugen	3/7–8	–
Supersatz mit Ausfallschritten	3/15–20	45 sek
Beinpresse mit einem Bein (Beine abwechselnd)	3/16–20	–
Supersatz mit Beinpressen	3/7–8	45 sek
Kreuzheben	3/7–8	–
Supersatz mit Rumänischem Kreuzheben	3/16–20	45 sek
Kniebeugen*	8/20 sek	10 sek
Reißen mit der Kettlebell*	8/20 sek	10 sek
Wadenheben im Sitzen	3/15	–
Supersatz mit Wadenheben im Stehen mit Körpergewicht	3/PmM	45 sek
Ausfallschritte*	8/20 sek	10 sek
Bergsteigen*	8/20 sek	10 sek
Crunches am Kabelzug	3/10	–
Supersatz mit schrägen Crunches	3/15	45 sek
Reverse Crunches*	8/20 sek	10 sek
Aufrollen mit der Langhantel*	8/20 sek	10 sek
WORKOUT 6 (SAMSTAG): RÜCKEN, TRAPEZMUSKELN, BIZEPS, UNTERARME		
Latzug	3/7–8	–
Supersatz mit Latzügen im Untergriff	3/16–20	45 sek
Latzug mit gestreckten Armen	3/16–20	–
Supersatz mit Latzügen im Stehen	3/7–8	45 sek
Reißen mit der Kettlebell*	8/20 sek	10 sek
Aufsteigen auf der Bank*	8/20 sek	10 sek
Schulterheben an der Multipresse hinter dem Körper	3/7–8	–
Supersatz mit Schulterheben an der Multipresse	3/16–20	45 sek

* Diese Übungen werden im Tabata-Stil gemacht.

Übung	Sätze/Wdh.	Pause
Umsetzen mit Kurzhanteln	8/20 sek	10 sek
Hockwende*	8/20 sek	10 sek
Curls mit der SZ-Stange	2/7–8	–
Supersatz mit Preacher Curls mit der SZ-Stange	2/16–20	45 sek
Kurzhantelcurls auf der Schrägbank	2/16–20	–
Supersatz mit abwechselnden Kurzhantelcurls im Stehen	2/7–8	45 sek
Unterarmstrecken mit der Kurzhantel	2/7–8	–
Supersatz mit Unterarmcurls mit der Kurzhantel	2/16–20	45 sek
Dead Landmine*	8/20 sek	10 sek
Hampelmann*	8/20 sek	10 sek
WOCHE 5, 6 **WORKOUT 1 (MONTAG): BRUST, SCHULTERN, TRIZEPS**		
Bankdrücken	4/5–6	–
Supersatz mit Kurzhantelflys	4/21–25	30 sek
Kurzhantelflys auf der Schrägbank	4/21–25	–
Supersatz mit Schrägbankdrücken mit Kurzhanteln	4/5–6	30 sek
Liegestütze	8/20 sek	10 sek
Hampelmann	8/20 sek	10 sek
Schulterdrücken mit Kurzhanteln	4/5–6	–
Supersatz mit Seitheben mit Kurzhanteln	4/21–25	30 sek
Vorgebeugtes Seitheben mit Kurzhanteln	4/21–25	–
Supersatz mit aufrechtem Kurzhantelrudern	4/5–6	30 sek
Schwünge mit der Kettlebell/ Kurzhantel*	8/20 sek	10 sek
Standumsetzen an der Multipresse*	8/20 sek	10 sek
Bankdrücken mit engem Griff	3/5–6	–
Supersatz mit Trizepsstrecken im Liegen	3/21–25	30 sek
Trizepsdrücken am Kabelzug	3/21–25	–

Übung	Sätze/Wdh.	Pause
Supersatz mit Trizepsstrecken am Kabelzug über Kopf	3/5–6	30 sek
Dead Landmine*	8/20 sek	10 sek
Burpees*	8/20 sek	10 sek
WORKOUT 2 (DIENSTAG): BEINE, WADEN, BAUCH		
Sprungkniebeugen	4/7–8	–
Supersatz mit Beinstrecken	4/21–25	30 sek
Frontkniebeugen	4/21–25	–
Supersatz mit Kniebeugen	4/5–6	30 sek
Beincurls	4/21–25	–
Supersatz mit Rumänischem Kreuzheben mit Kurzhanteln	4/5–6	30 sek
Kniebeugen*	8/20 sek	10 sek
Reißen mit der Kettlebell*	8/20 sek	10 sek
Wadenheben an der Beinpresse	4/20	–
Supersatz mit Wadenheben im Stehen mit Körpergewicht	4/PmM	30 sek
Ausfallschritte*	8/20 sek	10 sek
Bergsteigen*	8/20 sek	10 sek
Beinheben hängend	4/PmM	–
Supersatz mit schrägen Crunches	4/PmM	30 sek
Crunches*	8/20 sek	10 sek
Holzhacken am Kabelzug*	8/20 sek	10 sek
WORKOUT 3 (MITTWOCH): RÜCKEN, TRAPEZMUSKELN, BIZEPS, UNTERARME		
Langhantelrudern	4/5–6	–
Supersatz mit Langhantelrudern mit Obergriff	4/21–25	30 sek
Latzug mit gestreckten Armen	4/21–25	–
Supersatz mit Latzügen mit weitem Griff	4/5–6	30 sek
Reißen mit der Kettlebell*	8/20 sek	10 sek
Aufsteigen auf der Bank*	8/20 sek	10 sek
Schulterheben mit der Langhantel	4/5–6	–
Supersatz mit Schulterheben mit der Langhantel hinter dem Körper	4/21–25	30 sek
Umsetzen mit Kurzhanteln*	8/20 sek	10 sek
Hockwende*	8/20 sek	10 sek
Langhantelcurls im Sitzen	3/5–6	–

Übung	Sätze/Wdh.	Pause
Supersatz mit Langhantelcurls	3/21–25	30 sek
Kurzhantelcurls bäuchlings auf der Schrägbank	3/21–25	–
Supersatz mit Kurzhantelcurls auf der Schrägbank	3/5–6	30 sek
Unterarmcurls mit der Langhantel	3/5–6	–
Supersatz mit Unterarmcurls mit Langhantel	3/21–25	30 sek
Dead Landmine*	8/20 sek	10 sek
Hampelmann*	8/20 sek	10 sek
WORKOUT 4 (DONNERSTAG): BRUST, SCHULTERN, TRIZEPS		
Schrägbankdrücken	4/5–6	–
Supersatz mit Kurzhantelflys auf der Schrägbank	4/21–25	30 sek
Kabelzüge über Kreuz von unten	4/21–25	–
Supersatz mit Kabelzügen über Kreuz	4/5–6	30 sek
Liegestütze*	8/20 sek	10 sek
Hampelmann*	8/20 sek	10 sek
Nackendrücken an der Multipresse	4/5–6	–
Supersatz mit aufrechtem Rudern an der Multipresse	4/21–25	30 sek
Reverse Flys am Kabelzug	4/21–25	–
Supersatz mit Seitheben am Kabelzug	4/5–6	30 sek
Schwünge mit der Kettlebell/Kurzhantel*	8/20 sek	10 sek
Standumsetzen aus dem Hang an der Multipresse*	8/20 sek	10 sek
Trizepsstrecken im Liegen	3/5–6	–
Supersatz mit Dips an der Bank	3/21–25	30 sek
Trizepsdrücken am Kabelzug mit Untergriff	3/21–25	–
Supersatz mit Trizepsdrücken am Kabelzug	3/5–6	30 sek
Dead Landmine*	8/20 sek	10 sek
Burpees*	8/20 sek	10 sek
WORKOUT 5 (FREITAG): BEINE, WADEN, BAUCH		
Kniebeugen	4/5–6	–
Supersatz mit Ausfallschritten	4/21–25	30 sek

Übung	Sätze/Wdh.	Pause
Beinpresse mit einem Bein (Beine abwechselnd)	4/21–25	–
Supersatz mit Beinpressen	4/5–6	30 sek
Kreuzheben	4/5–6	–
Supersatz mit Rumänischem Kreuzheben	4/21–25	30 sek
Kniebeugen*	8/20 sek	10 sek
Reißen mit der Kettlebell*	8/20 sek	10 sek
Wadenheben im Sitzen	4/20	–
Supersatz mit Wadenheben im Stehen mit Körpergewicht	4/PmM	30 sek
Ausfallschritte*	8/20 sek	10 sek
Bergsteigen*	8/20 sek	10 sek
Crunches am Kabelzug	4/8	–
Supersatz mit schrägen Crunches	4/20	30 sek
Reverse Crunches*	8/20 sek	10 sek
Aufrollen mit der Langhantel*	8/20 sek	10 sek
WORKOUT 6 (SAMSTAG): RÜCKEN, TRAPEZMUSKELN, BIZEPS, UNTERARME		
Latzug	4/5–6	–
Supersatz mit Latzügen im Untergriff	4/21–25	30 sek
Latzug mit gestreckten Armen	4/21–25	–
Supersatz mit Latzügen im Stehen	4/5–6	30 sek
Reißen mit der Kettlebell*	8/20 sek	10 sek
Aufsteigen auf der Bank*	8/20 sek	10 sek
Schulterheben an der Multipresse hinter dem Körper	4/5–6	–
Supersatz mit Schulterheben an der Multipresse	3/21–25	30 sek
Umsetzen mit Kurzhanteln*	8/20 sek	10 sek
Hockwende*	8/20 sek	10 sek
Curls mit der SZ-Stange	3/5–6	–
Supersatz mit Preacher Curls mit der SZ-Stange	3/21–25	30 sek
Kurzhantelcurls auf der Schrägbank	3/21–25	–
Supersatz mit abwechselnden Kurzhantelcurls im Stehen	3/5–6	30 sek
Unterarmstrecken mit der Kurzhantel	3/5–6	–

Übung	Sätze/Wdh.	Pause
Supersatz mit Unterarmcurls mit der Kurzhantel	3/21–25	30 sek
Dead Landmine*	8/20 sek	10 sek
Hampelmann*	8/20 sek	10 sek
WOCHE 7, 8		
WORKOUT 1 (MONTAG): BRUST, SCHULTERN, TRIZEPS		
Bankdrücken	4/3–4	–
Supersatz mit Kurzhantelflys	4/26–30	15 sek
Kurzhantelflys auf der Schrägbank	4/26–30	–
Supersatz mit Schrägbankdrücken mit Kurzhanteln	4/3–4	15 sek
Liegestütze*	8/20 sek	10 sek
Hampelmann*	8/20 sek	10 sek
Schulterdrücken mit Kurzhanteln	4/3–4	–
Supersatz mit Seitheben mit Kurzhanteln	4/26–30	15 sek
Vorgebeugtes Seitheben mit Kurzhanteln	4/26–30	–
Supersatz mit aufrechtem Kurzhantelrudern	4/3–4	15 sek
Schwünge mit der Kettlebell/ Kurzhantel*	8/20 sek	10 sek
Standumsetzen an der Multipresse*	8/20 sek	10 sek
Bankdrücken mit engem Griff	3/3–4	–
Supersatz mit Trizepsstrecken im Liegen	3/26–30	15 sek
Trizepsdrücken am Kabelzug	3/26–30	–
Supersatz mit Trizepsstrecken am Kabelzug über Kopf	3/3–4	15 sek
Dead Landmine*	8/20 sek	10 sek
Burpees*	8/20 sek	10 sek
WORKOUT 2 (DIENSTAG): BEINE, WADEN, BAUCH		
Sprungkniebeugen	4/9–10	–
Supersatz mit Beinstrecken	4/26–30	15 sek
Frontkniebeugen	4/26–30	–
Supersatz mit Kniebeugen	4/3–4	15 sek
Beincurls	4/26–30	–
Supersatz mit Rumänischem Kreuzheben mit Kurzhanteln	4/3–4	15 sek

* Diese Übungen werden im Tabata-Stil gemacht.

Übung	Sätze/Wdh.	Pause
Kniebeugen*	8/20 sek	10 sek
Reißen mit der Kettlebell*	8/20 sek	10 sek
Wadenheben an der Beinpresse	4/25	–
Supersatz mit Wadenheben im Stehen mit Körpergewicht	4/PmM	15 sek
Ausfallschritte*	8/20 sek	10 sek
Bergsteigen*	8/20 sek	10 sek
Beinheben hängend	4/PmM	–
Supersatz mit schrägen Crunches	4/PmM	15 sek
Crunches*	8/20 sek	10 sek
Holzhacken am Kabelzug*	8/20 sek	10 sek
WORKOUT 3 (MITTWOCH): RÜCKEN, TRAPEZMUSKELN, BIZEPS, UNTERARME		
Langhantelrudern	4/3–4	–
Supersatz mit Langhantelrudern mit Obergriff	4/26–30	15 sek
Latzug mit gestreckten Armen	4/26–30	–
Supersatz mit Latzügen mit weitem Griff	4/3–4	15 sek
Reißen mit der Kettlebell*	8/20 sek	10 sek
Aufsteigen auf der Bank*	8/20 sek	10 sek
Schulterheben mit der Langhantel	4/3–4	–
Supersatz mit Schulterheben mit der Langhantel hinter dem Körper	4/26–30	15 sek
Umsetzen mit Kurzhanteln*	8/20 sek	10 sek
Hockwende*	8/20 sek	10 sek
Langhantelcurls im Sitzen	3/3–4	–
Supersatz mit Langhantelcurls	3/26–30	15 sek
Kurzhantelcurls bäuchlings auf der Schrägbank	3/26–30	–
Supersatz mit Kurzhantelcurls auf der Schrägbank	3/3–4	15 sek
Unterarmcurls mit der Langhantel	3/3–4	–
Supersatz mit Unterarmcurls mit Langhantel	3/26–30	15 sek
Dead Landmine*	8/20 sek	10 sek
Hampelmann*	8/20 sek	10 sek
WORKOUT 4 (DONNERSTAG): BRUST, SCHULTERN, TRIZEPS		
Schrägbankdrücken	4/3–4	–

Übung	Sätze/Wdh.	Pause
Supersatz mit Kurzhantelflys auf der Schrägbank	4/26–30	15 sek
Kabelzüge über Kreuz von unten	4/26–30	–
Supersatz mit Kabelzügen über Kreuz	4/3–4	15 sek
Liegestütze*	8/20 sek	10 sek
Hampelmann*	8/20 sek	10 sek
Nackendrücken an der Multipresse	4/3–4	–
Supersatz mit aufrechtem Rudern an der Multipresse	4/26–30	15 sek
Reverse Flys am Kabelzug	4/26–30	–
Supersatz mit Seitheben am Kabelzug	4/3–4	15 sek
Schwünge mit der Kettlebell/Kurzhantel*	8/20 sek	10 sek
Standumsetzen aus dem Hang an der Multipresse*	8/20 sek	10 sek
Trizepsstrecken im Liegen	3/3–4	–
Supersatz mit Dips an der Bank	3/26–30	15 sek
Trizepsdrücken am Kabelzug mit Untergriff	3/26–30	–
Supersatz mit Trizepsdrücken am Kabelzug	3/3–4	15 sek
Dead Landmine*	8/20 sek	10 sek
Burpees*	8/20 sek	10 sek
WORKOUT 5 (FREITAG): BEINE, WADEN, BAUCH		
Kniebeugen	4/3–4	–
Supersatz mit Ausfallschritten	4/26–30	15 sek
Beinpresse mit einem Bein (Beine abwechselnd)	4/26–30	–
Supersatz mit Beinpressen	4/3–4	15 sek
Kreuzheben	4/3–4	–
Supersatz mit Rumänischem Kreuzheben	4/25–30	15 sek
Kniebeugen*	8/20 sek	10 sek
Reißen mit der Kettlebell*	8/20 sek	10 sek
Wadenheben im Sitzen	4/25	–
Supersatz mit Wadenheben im Stehen mit Körpergewicht	4/PmM	15 sek
Ausfallschritte	8/20 sek	10 sek
Bergsteigen*	8/20 sek	10 sek

Übung	Sätze/Wdh.	Pause
Crunches am Kabelzug	4/6	–
Supersatz mit schrägen Crunches	4/25	15 sek
Reverse Crunches*	8/20 sek	10 sek
Aufrollen mit der Langhantel*	8/20 sek	10 sek
WORKOUT 6 (SAMSTAG): RÜCKEN, TRAPEZMUSKELN, BIZEPS, UNTERARME		
Latzug	4/3–4	–
Supersatz mit Latzügen im Untergriff	4/26–30	15 sek
Latzug mit gestreckten Armen	4/26–30	–
Supersatz mit Latzügen im Stehen	4/3–4	15 sek
Reißen mit der Kettlebell*	8/20 sek	10 sek
Aufsteigen auf der Bank*	8/20 sek	10 sek
Schulterheben an der Multipresse hinter dem Körper	4/3–4	–

Übung	Sätze/Wdh.	Pause
Supersatz mit Schulterheben an der Multipresse	3/26–30	15 sek
Umsetzen mit Kurzhanteln*	8/20 sek	10 sek
Hockwende*	8/20 sek	10 sek
Curls mit der SZ-Stange	3/3–4	–
Supersatz mit Preacher Curls mit der SZ-Stange	3/26–30	15 sek
Kurzhantelcurls auf der Schrägbank	3/26–30	–
Supersatz mit abwechselnden Kurzhantelcurls im Stehen	3/3–4	15 sek
Unterarmstrecken mit der Kurzhantel	3/3–4	–
Supersatz mit Unterarmcurls mit der Kurzhantel	3/26–30	15 sek
Dead Landmine*	8/20 sek	10 sek
Hampelmann*	8/20 sek	10 sek

* Diese Übungen werden im Tabata-Stil gemacht.

HIIT-100ER

Bei den HIIT-100ern habe ich HIIT nicht nur mit Gewichten kombiniert, sondern mit 2 beliebten, äußerst intensiven und effektiven Techniken des Krafttrainings: 100er und German Volume Training (GVT). Das German Volume Training wird auch als 10×10 bezeichnet. Sie machen 10 Sätze zu 10 Wdh. Diese Technik wird in Kapitel 9 im Programm 5×10 angewandt. Beim 100er-Training machen Sie, wie der Name schon sagt, Sätze mit 100 Wdh.

Bei den HIIT-100ern führen Sie zu Beginn eines jeden Workouts 10 Sätze zu 10 Wdh. pro Muskelgruppe aus. Das HIIT ergibt sich aus den Pausen zwischen diesen 10 Sätzen. Beginnen Sie mit 60 sek Pause zwischen den Sätzen und reduzieren Sie diese über die 6 Wochen jeweils um 10 sek, bis Sie 100 Wdh. ohne Pause machen können. Und damit kommen wir zum 100er-Training. 10 Sätze zu 10 Wdh. sind natürlich auch 100 Wdh. Und in den letzten Wochen, bei 10 sek oder 20 sek Pause, fühlt es sich schon an wie 100 Wdh. am Stück. Die meisten Sportler sind jedoch gar nicht in der Lage, in Woche 6 wirklich 100 Wdh. am Stück zu absolvieren.

Das macht aber nichts. Wenn Sie das nicht schaffen, machen Sie so viele Sekunden Pause, wie Ihnen Wiederholungen fehlen, bis Sie 100 haben. Wenn Sie also nur 70 Wdh. schaffen, warten Sie 30 sek und machen weiter.

Zu Beginn eines jeden Workouts machen Sie pro Muskelgruppe eine Übung mit HIIT-100ern. Danach 3 weitere Sätze der gleichen Übung mit dem 10RM (das Gewicht, mit dem Sie 10 Wdh. schaffen.) Natürlich schaffen Sie nach 10 Sätzen zu 10 Wdh. mit dem 10RM keine vollen 10 Wdh. mehr, es werden 5–7 sein. Beim dritten Satz machen Sie einen Reduktionssatz mit dem Gewicht der HIIT-100er und so viele Wiederholungen wie möglich, bis zum Punkt des momentanen Muskelversagens (PmM). Danach machen Sie je nach Muskelgruppe 1 oder 2 weitere Übungen für dieselbe Muskelgruppe. Bei allen Sätzen nach den HIIT-100ern machen Sie nur 1 min Pause, um die Fettverbrennung zu optimieren.

Nach dem Training für die Muskelgruppe folgen HIIT-100er mit einer Körpergewichtsübung wie Umsetzen mit der Langhantel oder den Kurzhanteln, Schwünge mit der Kettlebell, Kreuzheben mit der Langhantel oder Kurzhanteln, Reißen mit der Langhantel oder mit Kurzhanteln, einarmiges Reißen mit Kettlebell oder Kurzhantel oder meine persönliche Übung, das kombinierte Kreuzheben, Curlen und Drücken.

Während der Woche 1–3, wo Sie 30 sek oder mehr Pause haben, machen Sie die ersten 3 Sätze von 10 so schnell und explosiv wie möglich. So bauen Sie auch mit leichten Gewichten Muskelleistung und -kraft auf. Satz 4–6 machen Sie langsam und kontrolliert; Sie konzentrieren sich bei jeder Wiederholung auf die Kontraktion und pressen oben 1–2 sek. Das trainiert die Hirn-Muskel-Verbindung, die wichtig ist für die Größe, Form und Trennungen der Muskeln. In Woche 4–6 geht es bei 20 sek Pause oder weniger nur darum, die 100 Wdh. zu schaffen. Tempo und Kontrolle spielen hier keine Rolle. Machen Sie die Wiederholungen in bestmöglicher Form, solange Ihre Muskeln brennen.

Bei jeder Übung machen Sie HIIT-100er mit einem Gewicht, das etwa 50 % Ihres 10RM bei der jeweiligen Übung entspricht. Es ist aber nicht schlimm, wenn Sie sich überschätzt haben. Wenn Sie nicht alle 10 Sätze zu 10 Wdh. schaffen, können Sie das Gewicht während des Satzes oder beim nächsten Workout anpassen. Wenn Sie schon vor dem achten Satz keine 10 Wdh. mehr schaffen, senken Sie sofort vor dem nächsten Satz das Gewicht um 2–5 kg. Schaffen Sie während des achten Satzes oder danach keine 10 Wdh. mehr, dann machen Sie so viele Wiederholungen wie möglich. Wenn Sie das nächste Mal diese Muskelgruppe trainieren, senken Sie das Gewicht um 2–5 kg.

Wenn einige der Übungen für die HIIT-100er neu für Sie sind, brauchen Sie etwas Zeit, um Ihr 10RM zu ermitteln. Bauen Sie diese Übungen eine Woche vor dem Beginn des HIIT-100er-Trainings in Ihr Programm ein, um ungefähr festzustellen, mit welchem Gewicht Sie 10 Wdh. schaffen. Wenn Sie dann mit den HIIT-100ern beginnen, nehmen Sie die Hälfte dieses Gewichts.

Wenn Sie Ihr 10RM für jede Übung ermitteln, achten Sie darauf, dass die HIIT-Übung die erste Übung für die jeweilige Muskelgruppe ist. Wenn Sie ihr 10RM beim Bankdrücken nicht kennen, dann machen Sie das Bankdrücken als erste Übung im Brustworkout und probieren Sie ein Gewicht, mit dem Sie nur 10 Wdh. schaffen. Danach machen Sie das normale Brustprogramm.

Der größte Vorteil dieses Programms (siehe Tab. 13.4) ist der schnelle Fettabbau, aber die Nebeneffekte sind auch nicht zu verachten. Trotz der geringen Gewichte werden Sie vom Muskelwachstum überrascht sein, besonders weil Sie gleichzeitig Fett verlieren. Sie erleben ein beträchtliches Wachstum bei Muskelgruppen, mit denen Sie sonst kein Volumentraining machen, wie Trapezmuskeln, Unterarme und Waden. Aber auch das Wachstum an den Armen und Beinen wird Sie überraschen. Sie optimieren das Wachstum bestens, wenn Sie ein bestimmtes Gewicht schwieriger machen. Und HIIT-100er machen ein leichtes Gewicht sehr schwer. Die Belastung des Muskels, der dieses Gewicht immer wieder heben muss, beeinflusst das Muskelwachstum. Die Ermüdung erreicht ganz neue Grenzen, was die Produktion und den Aufbau biochemischer Abfallprodukte stimuliert. Diese Abfallprodukte sind keineswegs Abfall, denn sie stimulieren den Ausstoß von Hormonen wie HGH, was nicht nur das Muskelwachstum anregt, sondern auch die Fettverbrennung.

Die 100 Wdh. mit immer kürzeren Pausen fördern natürlich auch die Muskelausdauer. Das steigert Ihre Kondition für fast jede Sportart. Und selbst wenn Sie keinen weiteren Sport treiben, spüren Sie die Vorteile in Ihren Workouts. Wenn Sie wieder Ihr normales Training mit mehreren Minuten Pause zwischen den Sätzen machen, wird Ihre Erholung schneller sein, d. h., in aufeinanderfolgenden Sätzen schaffen Sie mehr Wiederholungen mit dem gleichen Gewicht als vorher. Da Sie die Pausen jede Woche reduziert haben, haben Ihre Muskeln allmählich gelernt, sich zwischen den Sätzen schneller zu erholen.

Die meisten brauchen bei diesem Programm nicht einmal zusätzliches HIIT-Cardio. Die HIIT-100er-Sätze stimulieren die Fettverbrennung bereits genügend. Sie können natürlich trotzdem weiteres HIIT machen. Bei den Nicht-HIIT-100er-Sätzen können Sie mit Cardiobeschleunigung arbeiten oder HIIT zwischen den Muskelgruppen machen oder aber nach dem HIIT-100er-Workout ein HIIT-Workout.

Tabelle 13.4 **HIIT-100er-Workout**

Übung	Gewicht	Sätze/Wdh.	Pause
WOCHE 1			
WORKOUT 1 (MONTAG): BRUST, RÜCKEN, BAUCH			
HIIT-100er-Bankdrücken	50% 10RM	10/10	60 sek
Bankdrücken	10RM (getestet)	3[1]/PmM	60 sek
Schrägbankdrücken mit Kurzhanteln	10RM	3/PmM	60 sek
Kabelzüge über Kreuz	15RM	3/PmM	60 sek
Latzug mit weitem Griff	50% 10RM	10/10	60 sek
Latzug mit weitem Griff	10RM (getestet)	3[1]/PmM	60 sek
Vorgebeugtes Langhantelrudern	10RM	3/PmM	60 sek
Latzug mit gestreckten Armen	15RM	3/PmM	60 sek
Reverse Crunches	Körpergewicht[2]	10/10	60 sek
Crunches	Körpergewicht[2]	10/10	60 sek
Kombiniertes Kreuzheben, Curlen und Drücken	Leichte Kurzhantel	10/10	60 sek
WORKOUT 2 (DIENSTAG): BEINE, TRIZEPS, WADEN			
HIIT-100er-Kniebeugen	50% 10RM	10/10	60 sek
Kniebeugen	10RM (getestet)	3[1]/PmM	60 sek
Beinpresse	10RM	3/PmM	60 sek
Beinstrecken	15RM	3/PmM	60 sek
Beincurls	15RM	3/PmM	60 sek
Trizepsdrücken am Kabelzug	50% 10RM	10/10	60 sek
Trizepsdrücken am Kabelzug	10RM (getestet)	3[1]/PmM	60 sek
Trizepsstrecken im Liegen	15RM	3/PmM	60 sek
Wadenheben im Stehen	50% 10RM	10/10	60 sek
Wadenheben im Stehen	10RM (getestet)	3[1]/PmM	60 sek
Wadenheben im Sitzen	15RM	3/PmM	60 sek
Schwünge mit der Kettlebell	Leichte Kettlebell[3]	10/10	60 sek
WORKOUT 3 (MITTWOCH): SCHULTERN, TRAPEZMUSKELN, BIZEPS, UNTERARME			
HIIT-100er-Schulterdrücken mit Kurzhanteln	50% 10RM	10/10	60 sek
Schulterdrücken mit Kurzhanteln	10RM (getestet)	3[1]/PmM	60 sek
Seitheben mit Kurzhanteln	10RM	3/PmM	60 sek
Kurzhantelheben für die hinteren Deltamuskeln	15RM	3/PmM	60 sek
Schulterheben mit Kurzhanteln	50% 10RM	10/10	60 sek

1 Beim letzten Satz machen Sie einen Reduktionssatz mit dem Gewicht der HIIT-100er und so viele Wiederholungen wie möglich, bis zum Punkt des momentanen Muskelversagens (PmM).

2 Dies ist eine Übung mit dem Körpergewicht, hier können Sie das Gewicht nicht reduzieren. Wenn Sie hier bei 1 min Pause keine 10/10 Sätze/Wiederholungen schaffen, reduzieren Sie die Pause nicht jede Woche. Bleiben Sie bei 1 min, bis Sie 10/10 schaffen. In der Woche darauf reduzieren Sie dann die Pause.

3 Anstelle der Kettlebell können Sie auch eine Kurzhantel verwenden.

4 Ohne Pause abwechselnd, bis jeder Arm 3 Sätze absolviert hat

Übung	Gewicht	Sätze/Wdh.	Pause
Schulterheben mit Kurzhanteln	10RM (getestet)	3[1]/PmM	60 sek
Kurzhantelcurls	50% 10RM	10/10	60 sek
Kurzhantelcurls	10RM (getestet)	3[1]/PmM	60 sek
Kurzhantelcurls auf der Schrägbank	15RM	3/PmM	60 sek
Unterarmcurls mit der Langhantel	50% 10RM	10/10	60 sek
Unterarmcurls mit der Langhantel	10RM (getestet)	3[1]/PmM	60 sek
Umsetzen mit Kurzhanteln	50% 10RM	10/10	60 sek
WORKOUT 4 (DONNERSTAG): BRUST, RÜCKEN, BAUCH			
HIIT-100er-Bankdrücken	50% 10RM	10/10	50 sek
Bankdrücken	10RM (getestet)	3[1]/PmM	60 sek
Schrägbankdrücken im Untergriff	10RM	3/PmM	60 sek
Kurzhantelflys auf der Schrägbank	15RM	3/PmM	60 sek
Latzug mit weitem Griff	50% 10RM	10/10	50 sek
Latzug mit weitem Griff	10RM (getestet)	3[1]/PmM	60 sek
Einarmiges Kurzhantelrudern	10RM	3/PmM	[4]
Latzug im Untergriff	15RM	3/PmM	60 sek
Reverse Crunches	Körpergewicht[3]	10/10	50 sek
Crunches	Körpergewicht[3]	10/10	50 sek
Kombiniertes Kreuzheben, Curlen und Drücken	Leichte Kurzhantel	10/10	50 sek
WORKOUT 5 (FREITAG): BEINE, TRIZEPS, WADEN			
HIIT-100er-Kniebeugen	50% 10RM	10/10	50 sek
Kniebeugen	10RM (getestet)	3[1]/PmM	60 sek
Ausfallschritte mit der Kurzhantel	10RM	3/PmM	60 sek
Beinstrecken	15RM	3/PmM	60 sek
Rumänisches Kreuzheben	15RM	3/PmM	60 sek
Trizepsdrücken am Kabelzug	50% 10RM	10/10	50 sek
Trizepsdrücken am Kabelzug	10RM (getestet)	3[1]/PmM	60 sek
Trizepsstrecken am Kabelzug über Kopf	15RM	3/PmM	60 sek
Wadenheben im Stehen	50% 10RM	10/10	50 sek
Wadenheben im Stehen	10RM (getestet)	3[1]/PmM	60 sek
Wadenheben im Sitzen	15RM	3/PmM	60 sek
Schwünge mit der Kettlebell	Leichte Kettlebell[2]	10/10	50 sek
WORKOUT 6 (SAMSTAG): SCHULTERN, TRAPEZMUSKELN, BIZEPS, UNTERARME			
HIIT-100er-Schulterdrücken mit Kurzhanteln	50% 10RM	10/10	50 sek
Schulterdrücken mit Kurzhanteln	10RM (getestet)	3[1]/PmM	60 sek
Seitheben am Kabelzug mit einem Arm	10RM	3/PmM	[4]
Reverse Flys an der Maschine	15RM	3/PmM	60 sek
Schulterheben mit Kurzhanteln	50% 10RM	10/10	50 sek

Übung	Gewicht	Sätze/Wdh.	Pause
Schulterheben mit Kurzhanteln	10RM (getestet)	3[1]/PmM	60 sek
Kurzhantelcurls	50% 10RM	10/10	50 sek
Kurzhantelcurls	10RM (getestet)	3[1]/PmM	60 sek
Curls am Kabelzug hinter dem Rücken	15RM	3/PmM	[4]
Unterarmcurls mit der Langhantel	50% 10RM	10/10	50 sek
Unterarmcurls mit der Langhantel	10RM (getestet)	3[1]/PmM	60 sek
Umsetzen mit Kurzhanteln	50% 10RM	10/10	50 sek
WOCHE 2 WORKOUT 1 (MONTAG): BRUST, RÜCKEN, BAUCH			
HIIT-100er-Bankdrücken	50% 10RM	10/10	40 sek
Bankdrücken	10RM (getestet)	3[1]/PmM	60 sek
Schrägbankdrücken mit Kurzhanteln	10RM	3/PmM	60 sek
Kabelzüge über Kreuz	15RM	3/PmM	60 sek
Latzug mit weitem Griff	50% 10RM	10/10	40 sek
Latzug mit weitem Griff	10RM (getestet)	3[1]/PmM	60 sek
Vorgebeugtes Langhantelrudern	10RM	3/PmM	60 sek
Latzug mit gestreckten Armen	15RM	3/PmM	60 sek
Reverse Crunches	Körpergewicht[2]	10/10	40 sek
Crunches	Körpergewicht[2]	10/10	40 sek
Kombiniertes Kreuzheben, Curlen und Drücken	Leichte Kurzhantel	10/10	40 sek
WORKOUT 2 (DIENSTAG): BEINE, TRIZEPS, WADEN			
HIIT-100er-Kniebeugen	50% 10RM	10/10	40 sek
Kniebeugen	10RM (getestet)	3[1]/PmM	60 sek
Beinpresse	10RM	3/PmM	60 sek
Beinstrecken	15RM	3/PmM	60 sek
Beincurls	15RM	3/PmM	60 sek
Trizepsdrücken am Kabelzug	50% 10RM	10/10	40 sek
Trizepsdrücken am Kabelzug	10RM (getestet)	3[1]/PmM	60 sek
Trizepsstrecken im Liegen	15RM	3/PmM	60 sek
Wadenheben im Stehen	50% 10RM	10/10	40 sek
Wadenheben im Stehen	10RM (getestet)	3[1]/PmM	60 sek
Wadenheben im Sitzen	15RM	3/PmM	60 sek
Schwünge mit der Kettlebell	Leichte Kettlebell[3]	10/10	40 sek

[1] Beim letzten Satz machen Sie einen Reduktionssatz mit dem Gewicht der HIIT-100er und so viele Wiederholungen wie möglich, bis zum Punkt des momentanen Muskelversagens (PmM).

[2] Dies ist eine Übung mit dem Körpergewicht, hier können Sie das Gewicht nicht reduzieren. Wenn Sie hier bei 1 min Pause keine 10/10 Sätze/Wiederholungen schaffen, reduzieren Sie die Pause nicht jede Woche. Bleiben Sie bei 1 min, bis Sie 10/10 schaffen. In der Woche darauf reduzieren Sie dann die Pause.

[3] Anstelle der Kettlebell können Sie auch eine Kurzhantel verwenden.

[4] Ohne Pause abwechselnd, bis jeder Arm 3 Sätze absolviert hat

Übung	Gewicht	Sätze/Wdh.	Pause
WORKOUT 3 (MITTWOCH): SCHULTERN, TRAPEZMUSKELN, BIZEPS, UNTERARME			
HIIT-100er-Schulterdrücken mit Kurzhanteln	50% 10RM	10/10	40 sek
Schulterdrücken mit Kurzhanteln	10RM (getestet)	3[1]/PmM	60 sek
Seitheben mit Kurzhanteln	10RM	3/PmM	60 sek
Kurzhantelheben für die hinteren Deltamuskeln	15RM	3/PmM	60 sek
Schulterheben mit Kurzhanteln	50% 10RM	10/10	40 sek
Schulterheben mit Kurzhanteln	10RM (getestet)	3[1]/PmM	60 sek
Kurzhantelcurls	50% 10RM	10/10	40 sek
Kurzhantelcurls	10RM (getestet)	3[1]/PmM	60 sek
Kurzhantelcurls auf der Schrägbank	15RM	3/PmM	60 sek
Unterarmcurls mit der Langhantel	50% 10RM	10/10	40 sek
Unterarmcurls mit der Langhantel	10RM (getestet)	3[1]/PmM	60 sek
Umsetzen mit Kurzhanteln	50% 10RM	10/10	40 sek
WORKOUT 4 (DONNERSTAG): BRUST, RÜCKEN, BAUCH			
HIIT-100er-Bankdrücken	50% 10RM	10/10	40 sek
Bankdrücken	10RM (getestet)	3[1]/PmM	60 sek
Schrägbankdrücken im Untergriff	10RM	3/PmM	60 sek
Kurzhantelflys auf der Schrägbank	15RM	3/PmM	60 sek
Latzug mit weitem Griff	50% 10RM	10/10	40 sek
Latzug mit weitem Griff	10RM (getestet)	3[1]/PmM	60 sek
Einarmiges Kurzhantelrudern	10RM	3/PmM	[4]
Latzug im Untergriff	15RM	3/PmM	60 sek
Reverse Crunches	Körpergewicht[2]	10/10	40 sek
Crunches	Körpergewicht[2]	10/10	40 sek
Kombiniertes Kreuzheben, Curlen und Drücken	Leichte Kurzhantel	10/10	40 sek
WORKOUT 5 (FREITAG): BEINE, TRIZEPS, WADEN			
HIIT-100er-Kniebeugen	50% 10RM	10/10	40 sek
Kniebeugen	10RM (getestet)	3[1]/PmM	60 sek
Ausfallschritte mit der Kurzhantel	10RM	3/PmM	60 sek
Beinstrecken	15RM	3/PmM	60 sek
Rumänisches Kreuzheben	15RM	3/PmM	60 sek
Trizepsdrücken am Kabelzug	50% 10RM	10/10	40 sek
Trizepsdrücken am Kabelzug	10RM (getestet)	3[1]/PmM	60 sek
Trizepsstrecken am Kabelzug über Kopf	15RM	3/PmM	60 sek
Wadenheben im Stehen	50% 10RM	10/10	40 sek
Wadenheben im Stehen	10RM (getestet)	3[1]/PmM	60 sek
Wadenheben im Sitzen	15RM	3/PmM	60 sek
Schwünge mit der Kettlebell	Leichte Kettlebell[3]	10/10	40 sek

Übung	Gewicht	Sätze/Wdh.	Pause
WORKOUT 6 (SAMSTAG): SCHULTERN, TRAPEZMUSKELN, BIZEPS, UNTERARME			
HIIT-100er-Schulterdrücken mit Kurzhanteln	50% 10RM	10/10	40 sek
Schulterdrücken mit Kurzhanteln	10RM (getestet)	3[1]/PmM	60 sek
Seitheben am Kabelzug mit einem Arm	10RM	3/PmM	[4]
Reverse Flys an der Maschine	15RM	3/PmM	60 sek
Schulterheben mit Kurzhanteln	50% 10RM	10/10	40 sek
Schulterheben mit Kurzhanteln	10RM (getestet)	3[1]/PmM	60 sek
Kurzhantelcurls	50% 10RM	10/10	40 sek
Kurzhantelcurls	10RM (getestet)	3[1]/PmM	60 sek
Curls am Kabelzug hinter dem Rücken	15RM	3/PmM	[4]
Unterarmcurls mit der Langhantel	50% 10RM	10/10	40 sek
Unterarmcurls mit der Langhantel	10RM (getestet)	3[1]/PmM	60 sek
Umsetzen mit Kurzhanteln	50% 10RM	10/10	40 sek
WOCHE 3 WORKOUT 1 (MONTAG): BRUST, RÜCKEN, BAUCH			
HIIT-100er-Bankdrücken	50% 10RM	10/10	30 sek
Bankdrücken	10RM (getestet)	3[1]/PmM	60 sek
Schrägbankdrücken mit Kurzhanteln	12RM	3/PmM	60 sek
Kabelzüge über Kreuz	20RM	3/PmM	60 sek
Latzug mit weitem Griff	50% 10RM	10/10	30 sek
Latzug mit weitem Griff	10RM (getestet)	3[1]/PmM	60 sek
Vorgebeugtes Langhantelrudern	12RM	3/PmM	60 sek
Latzug mit gestreckten Armen	20RM	3/PmM	60 sek
Reverse Crunches	Körpergewicht[2]	10/10	30 sek
Crunches	Körpergewicht[2]	10/10	30 sek
Kombiniertes Kreuzheben, Curlen und Drücken	Leichte Kurzhantel	10/10	30 sek
WORKOUT 2 (DIENSTAG): BEINE, TRIZEPS, WADEN			
HIIT-100er-Kniebeugen	50% 10RM	10/10	30 sek
Kniebeugen	10RM (getestet)	3[1]/PmM	60 sek
Beinpresse	12RM	3/PmM	60 sek
Beinstrecken	20RM	3/PmM	60 sek
Beincurls	20RM	3/PmM	60 sek
Trizepsdrücken am Kabelzug	50% 10RM	10/10	30 sek

[1] Beim letzten Satz machen Sie einen Reduktionssatz mit dem Gewicht der HIIT-100er und so viele Wiederholungen wie möglich, bis zum Punkt des momentanen Muskelversagens (PmM).

[2] Dies ist eine Übung mit dem Körpergewicht, hier können Sie das Gewicht nicht reduzieren. Wenn Sie hier bei 1 min Pause keine 10/10 Sätze/Wiederholungen schaffen, reduzieren Sie die Pause nicht jede Woche. Bleiben Sie bei 1 min, bis Sie 10/10 schaffen. In der Woche darauf reduzieren Sie dann die Pause.

[3] Anstelle der Kettlebell können Sie auch eine Kurzhantel verwenden.

[4] Ohne Pause abwechselnd, bis jeder Arm 3 Sätze absolviert hat

Übung	Gewicht	Sätze/Wdh.	Pause
Trizepsdrücken am Kabelzug	10RM (getestet)	3[1]/PmM	60 sek
Trizepsstrecken im Liegen	20RM	3/PmM	60 sek
Wadenheben im Stehen	50% 10RM	10/10	30 sek
Wadenheben im Stehen	10RM (getestet)	3[1]/PmM	60 sek
Wadenheben im Sitzen	20RM	3/PmM	60 sek
Schwünge mit der Kettlebell	Leichte Kettlebell[3]	10/10	30 sek
WORKOUT 3 (MITTWOCH): SCHULTERN, TRAPEZMUSKELN, BIZEPS, UNTERARME			
HIIT-100er-Schulterdrücken mit Kurzhanteln	50% 10RM	10/10	30 sec
Schulterdrücken mit Kurzhanteln	10RM (getestet)	3[1]/PmM	60 sek
Seitheben mit Kurzhanteln	12RM	3/PmM	60 sek
Kurzhantelheben für die hinteren Deltamuskeln	20RM	3/PmM	60 sek
Schulterheben mit Kurzhanteln	50% 10RM	10/10	30 sek
Schulterheben mit Kurzhanteln	10RM (getestet)	3[1]/PmM	60 sek
Kurzhantelcurls	50% 10RM	10/10	30 sek
Kurzhantelcurls	10RM (getestet)	3[1]/PmM	60 sek
Kurzhantelcurls auf der Schrägbank	20RM	3/PmM	60 sek
Unterarmcurls mit der Langhantel	50% 10RM	10/10	30 sek
Unterarmcurls mit der Langhantel	10RM (getestet)	3[1]/PmM	60 sek
Umsetzen mit Kurzhanteln	50% 10RM	10/10	30 sek
WORKOUT 4 (DONNERSTAG): BRUST, RÜCKEN, BAUCH			
HIIT-100er-Bankdrücken	50% 10RM	10/10	30 sek
Bankdrücken	10RM (getestet)	3[1]/PmM	60 sek
Schrägbankdrücken im Untergriff	12RM	3/PmM	60 sek
Kurzhantelflys auf der Schrägbank	20RM	3/PmM	60 sek
Latzug mit weitem Griff	50% 10RM	10/10	30 sek
Latzug mit weitem Griff	10RM (getestet)	3[1]/PmM	30 sek
Einarmiges Kurzhantelrudern	12RM	3/PmM	[4]
Latzug im Untergriff	20RM	3/PmM	60 sek
Reverse Crunches	Körpergewicht[2]	10/10	30 sek
Crunches	Körpergewicht[2]	10/10	30 sek
Kombiniertes Kreuzheben, Curlen und Drücken	Leichte Kurzhantel	10/10	30 sek
WORKOUT 5 (FREITAG): BEINE, TRIZEPS, WADEN			
HIIT-100er-Kniebeugen	50% 10RM	10/10	30 sek
Kniebeugen	10RM (getestet)	3[1]/PmM	60 sek
Ausfallschritte mit der Kurzhantel	12RM	3/PmM	60 sek
Beinstrecken	20RM	3/PmM	60 sek
Rumänisches Kreuzheben	20RM	3/PmM	60 sek
Trizepsdrücken am Kabelzug	50% 10RM	10/10	30 sek

Übung	Gewicht	Sätze/Wdh.	Pause
Trizepsdrücken am Kabelzug	10RM (getestet)	3[1]/PmM	60 sek
Trizepsstrecken am Kabelzug über Kopf	20RM	3/PmM	60 sek
Wadenheben im Stehen	50% 10RM	10/10	30 sek
Wadenheben im Stehen	10RM (getestet)	3[1]/PmM	60 sek
Wadenheben im Sitzen	20RM	3/PmM	30 sek
Schwünge mit der Kettlebell	Leichte Kettlebell[3]	10/10	30 sek
WORKOUT 6 (SAMSTAG): SCHULTERN, TRAPEZMUSKELN, BIZEPS, UNTERARME			
HIIT-100er-Schulterdrücken mit Kurzhanteln	50% 10RM	10/10	30 sek
Schulterdrücken mit Kurzhanteln	10RM (getestet)	3[1]/PmM	60 sek
Seitheben am Kabelzug mit einem Arm	12RM	3/PmM	[4]
Reverse Flys an der Maschine	20RM	3/PmM	60 sek
Schulterheben mit Kurzhanteln	50% 10RM	10/10	30 sek
Schulterheben mit Kurzhanteln	10RM (getestet)	3[1]/PmM	60 sek
Kurzhantelcurls	50% 10RM	10/10	30 sek
Kurzhantelcurls	10RM (getestet)	3[1]/PmM	60 sek
Curls am Kabelzug hinter dem Rücken	20RM	3/PmM	[4]
Unterarmcurls mit der Langhantel	50% 10RM	10/10	30 sek
Unterarmcurls mit der Langhantel	10RM (getestet)	3[1]/PmM	60 sek
Umsetzen mit Kurzhanteln	50% 10RM	10/10	30 sek
WOCHE 4 **WORKOUT 1 (MONTAG): BRUST, RÜCKEN, BAUCH**			
HIIT-100er-Bankdrücken	50% 10RM	10/10	20 sek
Bankdrücken	10RM (getestet)	3[1]/PmM	60 sek
Schrägbankdrücken mit Kurzhanteln	12RM	3/PmM	60 sek
Kabelzüge über Kreuz	20RM	3/PmM	60 sek
Latzug mit weitem Griff	50% 10RM	10/10	20 sek
Latzug mit weitem Griff	10RM (getestet)	3[1]/PmM	60 sek
Vorgebeugtes Langhantelrudern	12RM	3/PmM	60 sek
Latzug mit gestreckten Armen	20RM	3/PmM	60 sek
Reverse Crunches	Körpergewicht[2]	10/10	20 sek
Crunches	Körpergewicht[2]	10/10	20 sek
Kombiniertes Kreuzheben, Curlen und Drücken	Leichte Kurzhantel	10/10	20 sek

[1] Beim letzten Satz machen Sie einen Reduktionssatz mit dem Gewicht der HIIT-100er und so viele Wiederholungen wie möglich, bis zum Punkt des momentanen Muskelversagens (PmM).

[2] Dies ist eine Übung mit dem Körpergewicht, hier können Sie das Gewicht nicht reduzieren. Wenn Sie hier bei 1 min Pause keine 10/10 Sätze/Wiederholungen schaffen, reduzieren Sie die Pause nicht jede Woche. Bleiben Sie bei 1 min, bis Sie 10/10 schaffen. In der Woche darauf reduzieren Sie dann die Pause.

[3] Anstelle der Kettlebell können Sie auch eine Kurzhantel verwenden.

[4] Ohne Pause abwechselnd, bis jeder Arm 3 Sätze absolviert hat

Übung	Gewicht	Sätze/Wdh.	Pause
WORKOUT 2 (DIENSTAG): BEINE, TRIZEPS, WADEN			
HIIT-100er-Kniebeugen	50% 10RM	10/10	20 sek
Kniebeugen	10RM (getestet)	3[1]/PmM	60 sek
Beinpresse	12RM	3/PmM	60 sek
Beinstrecken	20RM	3/PmM	60 sek
Beincurls	20RM	3/PmM	60 sek
Trizepsdrücken am Kabelzug	50% 10RM	10/10	20 sek
Trizepsdrücken am Kabelzug	10RM (getestet)	3[1]/PmM	60 sek
Trizepsstrecken im Liegen	20RM	3/PmM	60 sek
Wadenheben im Stehen	50% 10RM	10/10	20 sek
Wadenheben im Stehen	10RM (getestet)	3[1]/PmM	60 sek
Wadenheben im Sitzen	20RM	3/PmM	60 sek
Schwünge mit der Kettlebell	Leichte Kettlebell[3]	10/10	20 sek
WORKOUT 3 (MITTWOCH): SCHULTERN, TRAPEZMUSKELN, BIZEPS, UNTERARME			
HIIT-100er-Schulterdrücken mit Kurzhanteln	50% 10RM	10/10	20 sek
Schulterdrücken mit Kurzhanteln	10RM (getestet)	3[1]/PmM	60 sek
Seitheben mit Kurzhanteln	12RM	3/PmM	60 sek
Kurzhantelheben für die hinteren Deltamuskeln	20RM	3/PmM	60 sek
Schulterheben mit Kurzhanteln	50% 10RM	10/10	20 sek
Schulterheben mit Kurzhanteln	10RM (getestet)	3[1]/PmM	60 sek
Kurzhantelcurls	50% 10RM	10/10	20 sek
Kurzhantelcurls	10RM (getestet)	3[1]/PmM	60 sek
Kurzhantelcurls auf der Schrägbank	20RM	3/PmM	60 sek
Unterarmcurls mit der Langhantel	50% 10RM	10/10	20 sek
Unterarmcurls mit der Langhantel	10RM (getestet)	3[1]/PmM	60 sek
Umsetzen mit Kurzhanteln	50% 10RM	10/10	20 sek
WORKOUT 4 (DONNERSTAG): BRUST, RÜCKEN, BAUCH			
HIIT-100er-Bankdrücken	50% 10RM	10/10	20 sek
Bankdrücken	10RM (getestet)	3[1]/PmM	60 sek
Schrägbankdrücken im Untergriff	12RM	3/PmM	60 sek
Kurzhantelflys auf der Schrägbank	20RM	3/PmM	60 sek
Latzug mit weitem Griff	50% 10RM	10/10	20 sek
Latzug mit weitem Griff	10RM (getestet)	3[1]/PmM	30 sek
Einarmiges Kurzhantelrudern	12RM	3/PmM	[4]
Latzug im Untergriff	20RM	3/PmM	60 sek
Reverse Crunches	Körpergewicht[2]	10/10	20 sek
Crunches	Körpergewicht[2]	10/10	20 sek
Kombiniertes Kreuzheben, Curlen und Drücken	Leichte Kurzhantel	10/10	20 sek

Übung	Gewicht	Sätze/Wdh.	Pause
WORKOUT 5 (FREITAG): BEINE, TRIZEPS, WADEN			
HIIT-100er-Kniebeugen	50% 10RM	10/10	20 sek
Kniebeugen	10RM (getestet)	3[1]/PmM	60 sek
Ausfallschritte mit der Kurzhantel	12RM	3/PmM	60 sek
Beinstrecken	20RM	3/PmM	60 sek
Rumänisches Kreuzheben	20RM	3/PmM	60 sek
Trizepsdrücken am Kabelzug	50% 10RM	10/10	20 sek
Trizepsdrücken am Kabelzug	10RM (getestet)	3[1]/PmM	60 sek
Trizepsstrecken am Kabelzug über Kopf	20RM	3/PmM	60 sek
Wadenheben im Stehen	50% 10RM	10/10	20 sek
Wadenheben im Stehen	10RM (getestet)	3[1]/PmM	60 sek
Wadenheben im Sitzen	20RM	3/PmM	30 sek
Schwünge mit der Kettlebell	Leichte Kettlebell[3]	10/10	20 sek
WORKOUT 6 (SAMSTAG): SCHULTERN, TRAPEZMUSKELN, BIZEPS, UNTERARME			
HIIT-100er-Schulterdrücken mit Kurzhanteln	50% 10RM	10/10	20 sek
Schulterdrücken mit Kurzhanteln	10RM (getestet)	3[1]/PmM	60 sek
Seitheben am Kabelzug mit einem Arm	12RM	3/PmM	[4]
Reverse Flys an der Maschine	20RM	3/PmM	60 sek
Schulterheben mit Kurzhanteln	50% 10RM	10/10	20 sek
Schulterheben mit Kurzhanteln	10RM (getestet)	3[1]/PmM	60 sek
Kurzhantelcurls	50% 10RM	10/10	20 sek
Kurzhantelcurls	10RM (getestet)	3[1]/PmM	60 sek
Curls am Kabelzug hinter dem Rücken	20RM	3/PmM	[4]
Unterarmcurls mit der Langhantel	50% 10RM	10/10	20 sek
Unterarmcurls mit der Langhantel	10RM (getestet)	3[1]/PmM	60 sek
Umsetzen mit Kurzhanteln	50% 10RM	10/10	20 sek
WOCHE 5 **WORKOUT 1 (MONTAG): BRUST, RÜCKEN, BAUCH**			
HIIT-100er-Bankdrücken	50% 10RM	10/10	10 sek
Bankdrücken	10RM (getestet)	3[1]/PmM	60 sek
Schrägbankdrücken mit Kurzhanteln	15RM	3/PmM	60 sek
Kabelzüge über Kreuz	30RM	3/PmM	60 sek
Latzug mit weitem Griff	50% 10RM	10/10	10 sek

[1] Beim letzten Satz machen Sie einen Reduktionssatz mit dem Gewicht der HIIT-100er und so viele Wiederholungen wie möglich, bis zum Punkt des momentanen Muskelversagens (PmM).

[2] Dies ist eine Übung mit dem Körpergewicht, hier können Sie das Gewicht nicht reduzieren. Wenn Sie hier bei 1 min Pause keine 10/10 Sätze/Wiederholungen schaffen, reduzieren Sie die Pause nicht jede Woche. Bleiben Sie bei 1 min, bis Sie 10/10 schaffen. In der Woche darauf reduzieren Sie dann die Pause.

[3] Anstelle der Kettlebell können Sie auch eine Kurzhantel verwenden.

[4] Ohne Pause abwechselnd, bis jeder Arm 3 Sätze absolviert hat

Übung	Gewicht	Sätze/Wdh.	Pause
Latzug mit weitem Griff	10RM (getestet)	3[1]/PmM	60 sek
Vorgebeugtes Langhantelrudern	15RM	3/PmM	60 sek
Latzug mit gestreckten Armen	30RM	3/PmM	60 sek
Reverse Crunches	Körpergewicht[2]	10/10	10 sek
Crunches	Körpergewicht[2]	10/10	10 sek
Kombiniertes Kreuzheben, Curlen und Drücken	Leichte Kurzhantel	10/10	10 sek
WORKOUT 2 (DIENSTAG): BEINE, TRIZEPS, WADEN			
HIIT-100er-Kniebeugen	50 % 10RM	10/10	10 sek
Kniebeugen	10RM (getestet)	3[1]/PmM	60 sek
Beinpresse	15RM	3/PmM	60 sek
Beinstrecken	30RM	3/PmM	60 sek
Beincurls	30RM	3/PmM	60 sek
Trizepsdrücken am Kabelzug	50 % 10RM	10/10	10 sek
Trizepsdrücken am Kabelzug	10RM (getestet)	3[1]/PmM	60 sek
Trizepsstrecken im Liegen	30RM	3/PmM	60 sek
Wadenheben im Stehen	50 % 10RM	10/10	10 sek
Wadenheben im Stehen	10RM (getestet)	3[1]/PmM	60 sek
Wadenheben im Sitzen	30RM	3/PmM	60 sek
Schwünge mit der Kettlebell	Leichte Kettlebell[3]	10/10	10 sek
WORKOUT 3 (MITTWOCH): SCHULTERN, TRAPEZMUSKELN, BIZEPS, UNTERARME			
HIIT-100er-Schulterdrücken mit Kurzhanteln	50 % 10RM	10/10	10 sek
Schulterdrücken mit Kurzhanteln	10RM (getestet)	3[1]/PmM	60 sek
Seitheben mit Kurzhanteln	15RM	3/PmM	60 sek
Kurzhantelheben für die hinteren Deltamuskeln	30RM	3/PmM	60 sek
Schulterheben mit Kurzhanteln	50 % 10RM	10/10	10 sek
Schulterheben mit Kurzhanteln	10RM (getestet)	3[1]/PmM	60 sek
Kurzhantelcurls	50 % 10RM	10/10	10 sek
Kurzhantelcurls	10RM (getestet)	3[1]/PmM	60 sek
Kurzhantelcurls auf der Schrägbank	30RM	3/PmM	60 sek
Unterarmcurls mit der Langhantel	50 % 10RM	10/10	10 sek
Unterarmcurls mit der Langhantel	10RM (getestet)	3[1]/PmM	60 sek
Umsetzen mit Kurzhanteln	50 % 10RM	10/10	10 sek
WORKOUT 4 (DONNERSTAG): BRUST, RÜCKEN, BAUCH			
HIIT-100er-Bankdrücken	50 % 10RM	10/10	10 sek
Bankdrücken	10RM (getestet)	3[1]/PmM	60 sek
Schrägbankdrücken im Untergriff	15RM	3/PmM	60 sek
Kurzhantelflys auf der Schrägbank	30RM	3/PmM	60 sek
Latzug mit weitem Griff	50 % 10RM	10/10	10 sek

Übung	Gewicht	Sätze/Wdh.	Pause
Latzug mit weitem Griff	10RM (getestet)	3[1]/PmM	30 sek
Einarmiges Kurzhantelrudern	15RM	3/PmM	[4]
Latzug im Untergriff	30RM	3/PmM	60 sek
Reverse Crunches	Körpergewicht[2]	10/10	10 sek
Crunches	Körpergewicht[2]	10/10	10 sek
Kombiniertes Kreuzheben, Curlen und Drücken	Leichte Kurzhantel	10/10	10 sek
WORKOUT 5 (FREITAG): BEINE, TRIZEPS, WADEN			
HIIT-100er-Kniebeugen	50 % 10RM	10/10	10 sek
Kniebeugen	10RM (getestet)	3[1]/PmM	60 sek
Ausfallschritte mit der Kurzhantel	15RM	3/PmM	60 sek
Beinstrecken	30RM	3/PmM	60 sek
Rumänisches Kreuzheben	30RM	3/PmM	60 sek
Trizepsdrücken am Kabelzug	50 % 10RM	10/10	10 sek
Trizepsdrücken am Kabelzug	10RM (getestet)	3[1]/PmM	60 sek
Trizepsstrecken am Kabelzug über Kopf	30RM	3/PmM	60 sek
Wadenheben im Stehen	50 % 10RM	10/10	10 sek
Wadenheben im Stehen	10RM (getestet)	3[1]/PmM	60 sek
Wadenheben im Sitzen	30RM	3/PmM	30 sek
Schwünge mit der Kettlebell	Leichte Kettlebell[3]	10/10	10 sek
WORKOUT 6 (SAMSTAG): SCHULTERN, TRAPEZMUSKELN, BIZEPS, UNTERARME			
HIIT-100er-Schulterdrücken mit Kurzhanteln	50 % 10RM	10/10	10 sek
Schulterdrücken mit Kurzhanteln	10RM (getestet)	3[1]/PmM	60 sek
Seitheben am Kabelzug mit einem Arm	15RM	3/PmM	[4]
Reverse Flys an der Maschine	30RM	3/PmM	60 sek
Schulterheben mit Kurzhanteln	50 % 10RM	10/10	10 sek
Schulterheben mit Kurzhanteln	10RM (getestet)	3[1]/PmM	60 sek
Kurzhantelcurls	50 % 10RM	10/10	10 sek
Kurzhantelcurls	10RM (getestet)	3[1]/PmM	60 sek
Curls am Kabelzug hinter dem Rücken	30RM	3/PmM	[4]
Unterarmcurls mit der Langhantel	50 % 10RM	10/10	10 sek
Unterarmcurls mit der Langhantel	10RM (getestet)	3[1]/PmM	60 sek
Umsetzen mit Kurzhanteln	50 % 10RM	10/10	10 sek

1 Beim letzten Satz machen Sie einen Reduktionssatz mit dem Gewicht der HIIT-100er und so viele Wiederholungen wie möglich, bis zum Punkt des momentanen Muskelversagens (PmM).

2 Dies ist eine Übung mit dem Körpergewicht, hier können Sie das Gewicht nicht reduzieren. Wenn Sie hier bei 1 min Pause keine 10/10 Sätze/Wiederholungen schaffen, reduzieren Sie die Pause nicht jede Woche. Bleiben Sie bei 1 min, bis Sie 10/10 schaffen. In der Woche darauf reduzieren Sie dann die Pause.

3 Anstelle der Kettlebell können Sie auch eine Kurzhantel verwenden.

4 Ohne Pause abwechselnd, bis jeder Arm 3 Sätze absolviert hat

Übung	Gewicht	Sätze/Wdh.	Pause
WOCHE 6			
WORKOUT 1 (MONTAG): BRUST, RÜCKEN, BAUCH			
HIIT-100er-Bankdrücken	50 % 10RM	10/10	0 sek
Bankdrücken	10RM (getestet)	3[1]/PmM	60 sek
Schrägbankdrücken mit Kurzhanteln	15RM	3/PmM	60 sek
Kabelzüge über Kreuz	30RM	3/PmM	60 sek
Latzug mit weitem Griff	50 % 10RM	10/10	0 sek
Latzug mit weitem Griff	10RM (getestet)	3[1]/PmM	60 sek
Vorgebeugtes Langhantelrudern	15RM	3/PmM	60 sek
Latzug mit gestreckten Armen	30RM	3/PmM	60 sek
Reverse Crunches	Körpergewicht[2]	10/10	0 sek
Crunches	Körpergewicht[2]	10/10	0 sek
Kombiniertes Kreuzheben, Curlen und Drücken	Leichte Kurzhantel	10/10	0 sek
WORKOUT 2 (DIENSTAG): BEINE, TRIZEPS, WADEN			
HIIT-100er-Kniebeugen	50 % 10RM	10/10	0 sek
Kniebeugen	10RM (getestet)	3[1]/PmM	60 sek
Beinpresse	15RM	3/PmM	60 sek
Beinstrecken	30RM	3/PmM	60 sek
Beincurls	30RM	3/PmM	60 sek
Trizepsdrücken am Kabelzug	50 % 10RM	10/10	0 sek
Trizepsdrücken am Kabelzug	10RM (getestet)	3[1]/PmM	60 sek
Trizepsstrecken im Liegen	30RM	3/PmM	60 sek
Wadenheben im Stehen	50 % 10RM	10/10	0 sek
Wadenheben im Stehen	10RM (getestet)	3[1]/PmM	60 sek
Wadenheben im Sitzen	30RM	3/PmM	60 sek
Schwünge mit der Kettlebell	Leichte Kettlebell[3]	10/10	0 sek
WORKOUT 3 (MITTWOCH): SCHULTERN, TRAPEZMUSKELN, BIZEPS, UNTERARME			
HIIT-100er-Schulterdrücken mit Kurzhanteln	50 % 10RM	10/10	0 sek
Schulterdrücken mit Kurzhanteln	10RM (getestet)	3[1]/PmM	60 sek
Seitheben mit Kurzhanteln	15RM	3/PmM	60 sek
Kurzhantelheben für die hinteren Deltamuskeln	30RM	3/PmM	60 sek
Schulterheben mit Kurzhanteln	50 % 10RM	10/10	0 sek
Schulterheben mit Kurzhanteln	10RM (getestet)	3[1]/PmM	60 sek
Kurzhantelcurls	50 % 10RM	10/10	0 sek
Kurzhantelcurls	10RM (getestet)	3[1]/PmM	60 sek
Kurzhantelcurls auf der Schrägbank	30RM	3/PmM	60 sek
Unterarmcurls mit der Langhantel	50 % 10RM	10/10	0 sek
Unterarmcurls mit der Langhantel	10RM (getestet)	3[1]/PmM	60 sek
Umsetzen mit Kurzhanteln	50 % 10RM	10/10	0 sek

Übung	Gewicht	Sätze/Wdh.	Pause
WORKOUT 4 (DONNERSTAG): BRUST, RÜCKEN, BAUCH			
HIIT-100er-Bankdrücken	50% 10RM	10/10	0 sek
Bankdrücken	10RM (getestet)	3[1]/PmM	60 sek
Schrägbankdrücken im Untergriff	15RM	3/PmM	60 sek
Kurzhantelflys auf der Schrägbank	30RM	3/PmM	60 sek
Latzug mit weitem Griff	50% 10RM	10/10	0 sek
Latzug mit weitem Griff	10RM (getestet)	3[1]/PmM	30 sek
Einarmiges Kurzhantelrudern	15RM	3/PmM	[4]
Latzug im Untergriff	30RM	3/PmM	60 sek
Reverse Crunches	Körpergewicht[2]	10/10	0 sek
Crunches	Körpergewicht[2]	10/10	0 sek
Kombiniertes Kreuzheben, Curlen und Drücken	Leichte Kurzhantel	10/10	0 sek
WORKOUT 5 (FREITAG): BEINE, TRIZEPS, WADEN			
HIIT-100er-Kniebeugen	50% 10RM	10/10	0 sek
Kniebeugen	10RM (getestet)	3[1]/PmM	60 sek
Ausfallschritte mit der Kurzhantel	15RM	3/PmM	60 sek
Beinstrecken	30RM	3/PmM	60 sek
Rumänisches Kreuzheben	30RM	3/PmM	60 sek
Trizepsdrücken am Kabelzug	50% 10RM	10/10	0 sek
Trizepsdrücken am Kabelzug	10RM (getestet)	3[1]/PmM	60 sek
Trizepsstrecken am Kabelzug über Kopf	30RM	3/PmM	60 sek
Wadenheben im Stehen	50% 10RM	10/10	0 sek
Wadenheben im Stehen	10RM (getestet)	3[1]/PmM	60 sek
Wadenheben im Sitzen	30RM	3/PmM	30 sek
Schwünge mit der Kettlebell	Leichte Kettlebell[3]	10/10	0 sek
WORKOUT 6 (SAMSTAG): SCHULTERN, TRAPEZMUSKELN, BIZEPS, UNTERARME			
HIIT-100er-Schulterdrücken mit Kurzhanteln	50% 10RM	10/10	0 sek
Schulterdrücken mit Kurzhanteln	10RM (getestet)	3[1]/PmM	60 sek
Seitheben am Kabelzug mit einem Arm	15RM	3/PmM	[4]
Reverse Flys an der Maschine	30RM	3/PmM	60 sek
Schulterheben mit Kurzhanteln	50% 10RM	10/10	0 sek
Schulterheben mit Kurzhanteln	10RM (getestet)	3[1]/PmM	60 sek
Kurzhantelcurls	50% 10RM	10/10	0 sek

1 Beim letzten Satz machen Sie einen Reduktionssatz mit dem Gewicht der HIIT-100er und so viele Wiederholungen wie möglich, bis zum Punkt des momentanen Muskelversagens (PmM).

2 Dies ist eine Übung mit dem Körpergewicht, hier können Sie das Gewicht nicht reduzieren. Wenn Sie hier bei 1 min Pause keine 10/10 Sätze/Wiederholungen schaffen, reduzieren Sie die Pause nicht jede Woche. Bleiben Sie bei 1 min, bis Sie 10/10 schaffen. In der Woche darauf reduzieren Sie dann die Pause.

3 Anstelle der Kettlebell können Sie auch eine Kurzhantel verwenden.

4 Ohne Pause abwechselnd, bis jeder Arm 3 Sätze absolviert hat

Übung	Gewicht	Sätze/Wdh.	Pause
Kurzhantelcurls	10RM (getestet)	3[1]/PmM	60 sek
Curls am Kabelzug hinter dem Rücken	30RM	3/PmM	[4]
Unterarmcurls mit der Langhantel	50% 10RM	10/10	0 sek
Unterarmcurls mit der Langhantel	10RM (getestet)	3[1]/PmM	60 sek
Umsetzen mit Kurzhanteln	50% 10RM	10/10	0 sek

DAILY GRIND

Dies ist ein Ganzkörpertrainingsplan, der speziell zur Maximierung des Fettabbaus bei gleichzeitigem Aufbau von Muskelmasse und Kraft entwickelt wurde. Es handelt sich um ein 5-wöchiges Trainingsprogramm, das aus 5 wöchentlichen Trainingseinheiten besteht. »The Daily Grind« basiert auf den in Kapitel 11 besprochenen Forschungsergebnissen, wonach Ganzkörpertraining der beste Trainingssplit für die Fettverbrennung ist, was zum Teil auf die erhöhte Aktivierung von Muskelfasern und Genen im Vergleich zu nach Muskelgruppen aufgeteilten Splits zurückzuführen ist.

Das Volumen dieses Programm ergibt sich aus einem einfachen Prinzip: Jede große Muskelgruppe wird mit 1 Übung pro Trainingseinheit trainiert (eine kleine Ausnahme besteht darin, dass Körperteile wie Trapezmuskeln, Waden und Core in vielen Workouts genau genommen mit 2 Übungen bedacht werden, um bestimmte Bereiche anzusprechen, z.B. die unteren Trapezmuskeln und den vorderen Schienbeinmuskel). Im Laufe jeder Woche werden für jede Muskelgruppe verschiedene Übungen durchgeführt, damit die Muskeln in unterschiedlichen Winkeln trainiert werden und größere Körperteile sowohl Verbund- als auch Isolationsübungen erfahren, um das Muskelwachstum zu fördern. Immer wieder werden auch Supersätze verwendet, um den Fettabbau weiter anzukurbeln. Jedes Training besteht aus 5 oder 6 Supersatzpaaren mit insgesamt 10 oder 12 Übungen.

Beim Daily Grind werden 5 verschiedene Wiederholungsbereiche verwendet: 3–6, 8–10, 12–15, 18–20 und 25–30 Wdh. Die Sätze mit niedrigeren Wiederholungszahlen sollten mit schwereren Gewichten und die mit höheren Wiederholungszahlen mit leichteren Gewichten ausgeführt werden, um die Muskelkraft, -masse und -ausdauer zu steigern. Jeder dieser Wiederholungsbereiche wird ausschließlich an einem Tag der Trainingswoche angesetzt, aber diese Aufteilung ändert sich von Woche zu Woche durch wellenförmige Periodisierung (Tab. 13.5 zeigt, wie sich die Wiederholungsbereiche von Workout zu Workout und von Woche zu Woche ändern). Wählen Sie für alle Übungen ein Trainingsgewicht, bei dem Sie im vorgeschriebenen Wiederholungsbereich beim ersten Satz zum Muskelversagen gelangen. Bleiben Sie bei allen 3 oder 4 Sätzen bei diesem Gewicht, auch wenn Sie bei späteren Sätzen nicht in der Lage sind, die vorgeschriebenen Wiederholungen zu vollenden. Gehen Sie mit dem Ausgangsgewicht einfach so nah wie möglich an die vorgeschriebenen Wiederholungen heran.

Halten Sie die Pausen beim Training möglichst kurz – wenn möglich 30–60 sek zwischen den Sätzen.

Zusätzlich zu den Supersätzen tauchen in den Wochen 2–5 2 weitere intensitätssteigernde Techniken auf: Reduktions- und Pausensätze. Reduktionssätze sind in den Wiederholungsbereichen 3–6 und 8–10 enthalten, während Pausensätze bei 12–15, 18–20 und 25–30 Sätzen angewendet werden. (Reduktions- und Pausensätze werden nur beim letzten Satz jeder Übung durchgeführt.) Diese Techniken sorgen für Muskel- und Massezuwachs bei gleichzeitigem Fettabbau.

Tabelle 13.5 **Daily Grind mit wellenförmiger Periodisierung**

	WORKOUT 1	WORKOUT 2	WORKOUT 3	WORKOUT 4	WORKOUT 5
Woche 1	8–10	18–20	12–15	3–6	25–30
Woche 2	3–6*	25–30**	18–20**	12–15**	8–10*
Woche 3	25–30**	8–10*	3–6*	18–20**	12–15**
Woche 4	18–20**	12–15**	25–30**	8–10*	3–6*
Woche 5	12–15**	3–6*	8–10*	25–30**	18–20*

Übung	Sätze	Wdh.
WOCHE 1 WORKOUT 1		
Bankdrücken	4	8–10
Supersatz mit Langhantelrudern	4	8–10
Kniebeugen	4	8–10
Supersatz mit Kurzhantelcurls	4	8–10
Schulterdrücken mit der Langhantel	4	8–10
Supersatz mit Crunches mit Gewicht	4	8–10
Trizepsstrecken mit der Langhantel im Liegen	4	8–10
Supersatz mit Schulterheben mit Kurzhanteln bäuchlings auf der Schrägbank	4	8–10
Wadenheben im Sitzen	4	8–10
Supersatz mit Unterarmcurls mit der Kurzhantel	4	8–10
Zehenheben im Sitzen am Kabelzug	3	8–10
Supersatz mit Außenrotation am Kabelzug	3	8–10
WORKOUT 2		
Reverse Flys am Kabelzug im Liegen	4	18–20
Supersatz mit Flys am Kabelzug auf der Schrägbank	4	18–20
Latzug	4	18–20
Supersatz mit Trizepsstrecken mit Kurzhanteln über Kopf	4	18–20
Hackenschmidt-Kniebeugen mit der Langhantel	4	18–20

Übung	Sätze	Wdh.
Supersatz mit Aufrollen mit der Langhantel	4	18–20
Schulterheben mit der Langhantel	4	18–20
Supersatz mit Hinunterdrücken mit gestreckten Armen	4	18–20
Curls am Kabelzug hinter dem Rücken	4	18–20
Supersatz mit Innenrotation am Kabelzug	4	18–20
Wadenheben im Stehen	4	18–20
Supersatz mit Unterarmstrecken mit der Langhantel	4	18–20
WORKOUT 3		
Schrägbankdrücken mit Kurzhanteln	4	12–15
Supersatz mit Schulterheben mit Kurzhanteln	4	12–15
Latzug mit gestreckten Armen	4	12–15
Supersatz mit Seitheben mit Kurzhanteln	4	12–15
Kickbacks mit Kurzhanteln	4	12–15
Supersatz mit Konzentrationscurls mit Kurzhanteln	4	12–15
Beinpresse	4	12–15
Supersatz mit Wadenheben an der Beinpresse	4	12–15
Unterarmcurls mit der Langhantel	4	12–15
Supersatz mit Reverse Crunches	4	12–15

* Der letzte Satz ist ein Reduktionssatz, außer bei reinen Eigengewichtsübungen. Absolvieren Sie Eigengewichtsübungen mit einem Pausensatz.

** Der letzte Satz wird als Pausensatz ausgeführt.

Übung	Sätze	Wdh.
WORKOUT 4		
Bankdrücken im Untergriff	4	3–6
Supersatz mit Langhantelcurls im Sitzen	4	3–6
Kreuzheben	4	3–6
Supersatz mit Schulterdrücken mit Kurzhanteln	4	3–6
Latzug im Untergriff	4	3–6
Supersatz mit Trizepsdrücken am Kabelzug	4	3–6
Schulterheben an der Multipresse hinter dem Körper	4	3–6
Supersatz mit Wadenheben im Sitzen an der Multipresse	4	3–6
Y-Heben	4	3–6
Supersatz mit Unterarmstrecken mit der Kurzhantel	4	3–6
Seitliche Bauchpresse am Kabelzug	3	3–6
Supersatz mit Zehenheben im Sitzen am Kabelzug	3	3–6
WORKOUT 5		
Dips an der Bank	4	25–30
Supersatz mit Dips mit gestreckten Armen	4	25–30
Einarmiges vorgebeugtes Rudern an der Multipresse	4	25–30
Supersatz mit Wadenheben an der Multipresse im Stehen	4	25–30
Aufrechtes Rudern an der Multipresse	4	25–30
Supersatz mit Beckenheben an der Multipresse	4	25–30
Curls am hohen Kabelzug	4	25–30
Supersatz mit Kabelzügen über Kreuz	4	25–30
Bankdrücken mit engem Untergriff	4	25–30
Supersatz mit Aufsteigen	4	25–30
Unterarmcurls hinter dem Rücken mit der Langhantel	4	25–30
Supersatz mit Rückenstrecken	4	25–30

Übung	Sätze	Wdh.
WOCHE 2 WORKOUT 1		
Bankdrücken	4	3–6*
Supersatz mit Langhantelrudern	4	3–6*
Kniebeugen	4	3–6*
Supersatz mit Kurzhantelcurls	4	3–6*
Schulterdrücken mit der Langhantel	4	3–6*
Supersatz mit Crunches mit Gewicht	4	3–6*
Trizepsstrecken im Liegen	4	3–6*
Supersatz mit Schulterheben mit Kurzhanteln bäuchlings auf der Schrägbank	4	3–6*
Wadenheben im Sitzen	4	3–6*
Supersatz mit Unterarmcurls mit der Kurzhantel	4	3–6*
Zehenheben im Sitzen am Kabelzug	3	3–6*
Supersatz mit Außenrotation am Kabelzug	3	3–6*
WORKOUT 2		
Reverse Flys am Kabelzug im Liegen	4	25–30**
Supersatz mit Flys am Kabelzug auf der Schrägbank	4	25–30**
Latzug	4	25–30**
Supersatz mit Trizepsstrecken mit Kurzhanteln über Kopf	4	25–30**
Hackenschmidt-Kniebeugen mit der Langhantel	4	25–30**
Supersatz mit Aufrollen mit der Langhantel	4	25–30**
Schulterheben mit der Langhantel	4	25–30**
Supersatz mit Hinunterdrücken mit gestreckten Armen	4	25–30**
Curls am Kabelzug hinter dem Rücken	4	25–30**
Supersatz mit Innenrotation am Kabelzug	4	25–30**
Wadenheben im Stehen	4	25–30**
Supersatz mit Unterarmstrecken mit der Langhantel	4	25–30**
WORKOUT 3		
Schrägbankdrücken mit Kurzhanteln	4	18–20**
Supersatz mit Schulterheben mit Kurzhanteln	4	18–20**

Übung	Sätze	Wdh.
Latzug mit gestreckten Armen	4	18–20**
Supersatz mit Seitheben mit Kurzhanteln	4	18–20**
Kickbacks mit Kurzhanteln	4	18–20**
Supersatz mit Konzentrationscurls mit Kurzhanteln	4	18–20**
Beinpresse	4	18–20**
Supersatz mit Wadenheben an der Beinpresse	4	18–20**
Unterarmcurls mit der Langhantel	4	18–20**
Supersatz mit Reverse Crunches	4	18–20**
WORKOUT 4		
Bankdrücken im Untergriff	4	12–15**
Supersatz mit Langhantelcurls im Sitzen	4	12–15**
Kreuzheben	4	12–15**
Supersatz mit Schulterdrücken mit Kurzhanteln	4	12–15**
Latzug im Untergriff	4	12–15**
Supersatz mit Trizepsdrücken am Kabelzug	4	12–15**
Schulterheben an der Multipresse hinter dem Körper	4	12–15**
Supersatz mit Wadenheben im Sitzen an der Multipresse	4	12–15**
Y-Heben	4	12–15**
Supersatz mit Unterarmstrecken mit der Kurzhantel	4	12–15**
Seitliche Bauchpresse am Kabelzug	3	12–15**
Supersatz mit Zehenheben im Sitzen am Kabelzug	3	12–15**
WORKOUT 5		
Dips an der Bank	4	8–10*
Supersatz mit Dips mit gestreckten Armen	4	8–10*
Einarmiges vorgebeugtes Rudern an der Multipresse	4	8–10*
Supersatz mit Wadenheben an der Multipresse im Stehen	4	8–10*

Übung	Sätze	Wdh.
Aufrechtes Rudern an der Multipresse	4	8–10*
Supersatz mit Beckenheben an der Multipresse	4	8–10*
Curls am hohen Kabelzug	4	8–10*
Supersatz mit Kabelzügen über Kreuz	4	8–10*
Bankdrücken mit engem Untergriff	4	8–10*
Supersatz mit Aufsteigen	4	8–10*
Unterarmcurls hinter dem Rücken im Stehen	4	8–10*
Supersatz mit Rückenstrecken	4	8–10*
WOCHE 3 **WORKOUT 1**		
Bankdrücken	4	25–30**
Supersatz mit Langhantelrudern	4	25–30**
Kniebeugen	4	25–30**
Supersatz mit Kurzhantelcurls	4	25–30**
Schulterdrücken mit der Langhantel	4	25–30**
Supersatz mit Crunches mit Gewicht	4	25–30**
Trizepsstrecken mit der Langhantel im Liegen	4	25–30**
Supersatz mit Schulterheben mit Kurzhanteln bäuchlings auf der Schrägbank	4	25–30**
Wadenheben im Sitzen	4	25–30**
Supersatz mit Unterarmcurls mit der Kurzhantel	4	25–30**
Zehenheben im Sitzen am Kabelzug	3	25–30**
Supersatz mit Außenrotation am Kabelzug	3	25–30**
WORKOUT 2		
Reverse Flys am Kabelzug im Liegen	4	8–10*
Supersatz mit Flys am Kabelzug auf der Schrägbank	4	8–10*
Latzug	4	8–10*
Supersatz mit Trizepsstrecken mit Kurzhanteln über Kopf	4	8–10*
Hackenschmidt-Kniebeugen mit der Langhantel	4	8–10*

* Der letzte Satz ist ein Reduktionssatz, außer bei reinen Eigengewichtsübungen. Absolvieren Sie Eigengewichtsübungen mit einem Pausensatz.

** Der letzte Satz wird als Pausensatz ausgeführt.

Übung	Sätze	Wdh.
Supersatz mit Aufrollen mit der Langhantel	4	8–10*
Schulterheben mit der Langhantel	4	8–10*
Supersatz mit Hinunterdrücken mit gestreckten Armen	4	8–10*
Curls am Kabelzug hinter dem Rücken	4	8–10*
Supersatz mit Innenrotation am Kabelzug	4	8–10*
Wadenheben im Stehen	4	8–10*
Supersatz mit Unterarmstrecken mit der Langhantel	4	8–10*
WORKOUT 3		
Schrägbankdrücken mit Kurzhanteln	4	3–6*
Supersatz mit Schulterheben mit Kurzhanteln	4	3–6*
Latzug mit gestreckten Armen	4	3–6*
Supersatz mit Seitheben mit Kurzhanteln	4	3–6*
Kickbacks mit Kurzhanteln	4	3–6*
Supersatz mit Konzentrationscurls mit Kurzhanteln	4	3–6*
Beinpresse	4	3–6*
Supersatz mit Wadenheben an der Beinpresse	4	3–6*
Unterarmcurls mit der Langhantel	4	3–6*
Supersatz mit Reverse Crunches	4	3–6*
WORKOUT 4		
Bankdrücken im Untergriff	4	18–20**
Supersatz mit Langhantelcurls im Sitzen	4	18–20**
Kreuzheben	4	18–20**
Supersatz mit Schulterdrücken mit Kurzhanteln	4	18–20**
Latzug im Untergriff	4	18–20**
Supersatz mit Trizepsdrücken am Kabelzug	4	18–20**
Schulterheben an der Multipresse hinter dem Körper	4	18–20**
Supersatz mit Wadenheben im Sitzen an der Multipresse	4	18–20**
Y-Heben	4	18–20**

Übung	Sätze	Wdh.
Supersatz mit Unterarmstrecken mit der Kurzhantel	4	18–20**
Seitliche Bauchpresse am Kabelzug	3	18–20**
Supersatz mit Zehenheben im Sitzen am Kabelzug	3	18–20**
WORKOUT 5		
Dips an der Bank	4	12–15**
Supersatz mit Dips mit gestreckten Armen	4	12–15**
Einarmiges vorgebeugtes Rudern an der Multipresse	4	12–15**
Supersatz mit Wadenheben an der Multipresse im Stehen	4	12–15**
Aufrechtes Rudern an der Multipresse	4	12–15**
Supersatz mit Beckenheben an der Multipresse	4	12–15**
Curls am hohen Kabelzug	4	12–15**
Supersatz mit Kabelzügen über Kreuz	4	12–15**
Bankdrücken mit engem Untergriff	4	12–15**
Supersatz mit Aufsteigen	4	12–15**
Unterarmcurls hinter dem Rücken mit der Langhantel	4	12–15**
Supersatz mit Rückenstrecken	4	12–15**
WOCHE 4 **WORKOUT 1**		
Bankdrücken	4	18–20**
Supersatz mit Langhantelrudern	4	18–20**
Kniebeugen	4	18–20**
Supersatz mit Kurzhantelcurls	4	18–20**
Schulterdrücken mit der Langhantel	4	18–20**
Supersatz mit Crunches mit Gewicht	4	18–20**
Trizepsstrecken mit der Langhantel im Liegen	4	18–20**
Supersatz mit Schulterheben mit Kurzhanteln bäuchlings auf der Schrägbank	4	18–20**
Wadenheben im Sitzen	4	18–20**
Supersatz mit Unterarmcurls mit der Kurzhantel	4	18–20**
Zehenheben im Sitzen am Kabelzug	3	18–20**
Supersatz mit Außenrotation am Kabelzug	3	18–20**

Übung	Sätze	Wdh.
WORKOUT 2		
Reverse Flys am Kabelzug im Liegen	4	12–15**
Supersatz mit Flys am Kabelzug auf der Schrägbank	4	12–15**
Latzug	4	12–15**
Supersatz mit Trizepsstrecken mit Kurzhanteln über Kopf	4	12–15**
Hackenschmidt-Kniebeugen mit der Langhantel	4	12–15**
Supersatz mit Aufrollen mit der Langhantel	4	12–15**
Schulterheben mit der Langhantel	4	12–15**
Supersatz mit Hinunterdrücken mit gestreckten Armen	4	12–15**
Curls am Kabelzug hinter dem Rücken	4	12–15**
Supersatz mit Innenrotation am Kabelzug	4	12–15**
Wadenheben im Stehen	4	12–15**
Supersatz mit Unterarmstrecken mit der Langhantel	4	12–15**
WORKOUT 3		
Schrägbankdrücken mit Kurzhanteln	4	25–30**
Supersatz mit Schulterheben mit Kurzhanteln	4	25–30**
Latzug mit gestreckten Armen	4	25–30**
Supersatz mit Seitheben mit Kurzhanteln	4	25–30**
Kickbacks mit Kurzhanteln	4	25–30**
Supersatz mit Konzentrationscurls mit Kurzhanteln	4	25–30**
Beinpresse	4	25–30**
Supersatz mit Wadenheben an der Beinpresse	4	25–30**
Unterarmcurls mit der Langhantel	4	25–30**
Supersatz mit Reverse Crunches	4	25–30**
WORKOUT 4		
Bankdrücken im Untergriff	4	8–10*
Supersatz mit Langhantelcurls im Sitzen	4	8–10*
Kreuzheben	4	8–10*
Supersatz mit Schulterdrücken mit Kurzhanteln	4	8–10*

Übung	Sätze	Wdh.
Latzug im Untergriff	4	8–10*
Supersatz mit Trizepsdrücken am Kabelzug	4	8–10*
Schulterheben an der Multipresse hinter dem Körper	4	8–10*
Supersatz mit Wadenheben im Sitzen an der Multipresse	4	8–10*
Y-Heben	4	8–10*
Supersatz mit Unterarmstrecken mit der Kurzhantel	4	8–10*
Seitliche Bauchpresse am Kabelzug	3	8–10*
Supersatz mit Zehenheben im Sitzen am Kabelzug	3	8–10*
WORKOUT 5		
Dips an der Bank	4	3–6*
Supersatz mit Dips mit gestreckten Armen	4	3–6*
Einarmiges vorgebeugtes Rudern an der Multipresse	4	3–6*
Supersatz mit Wadenheben an der Multipresse im Stehen	4	3–6*
Aufrechtes Rudern an der Multipresse	4	3–6*
Supersatz mit Beckenheben an der Multipresse	4	3–6*
Curls am hohen Kabelzug	4	3–6*
Supersatz mit Kabelzügen über Kreuz	4	3–6*
Bankdrücken mit engem Untergriff	4	3–6*
Supersatz mit Aufsteigen	4	3–6*
Unterarmcurls hinter dem Rücken im Stehen	4	3–6*
Supersatz mit Rückenstrecken	4	3–6*
WOCHE 5 **WORKOUT 1**		
Bankdrücken	4	12–15**
Supersatz mit Langhantelrudern	4	12–15**
Kniebeugen	4	12–15**
Supersatz mit Kurzhantelcurls	4	12–15**
Schulterdrücken mit der Langhantel	4	12–15**
Supersatz mit Crunches mit Gewicht	4	12–15**
Trizepsstrecken mit der Langhantel im Liegen	4	12–15**

* Der letzte Satz ist ein Reduktionssatz, außer bei reinen Eigengewichtsübungen. Absolvieren Sie Eigengewichtsübungen mit einem Pausensatz.

** Der letzte Satz wird als Pausensatz ausgeführt.

Übung	Sätze	Wdh.
Supersatz mit Schulterheben mit Kurzhanteln bäuchlings auf der Schrägbank	4	12–15**
Wadenheben im Sitzen	4	12–15**
Supersatz mit Unterarmcurls mit der Kurzhantel	4	12–15**
Zehenheben im Sitzen am Kabelzug	3	12–15**
Supersatz mit Außenrotation am Kabelzug	3	12–15**
WORKOUT 2		
Reverse Flys am Kabelzug im Liegen	4	3–6*
Supersatz mit Flys am Kabelzug auf der Schrägbank	4	3–6*
Latzug	4	3–6*
Supersatz mit Trizepsstrecken mit Kurzhanteln über Kopf	4	3–6*
Hackenschmidt-Kniebeugen mit der Langhantel	4	3–6*
Supersatz mit Aufrollen mit der Langhantel	4	3–6*
Schulterheben mit der Langhantel	4	3–6*
Supersatz mit Hinunterdrücken mit gestreckten Armen	4	3–6*
Curls am Kabelzug hinter dem Rücken	4	3–6*
Supersatz mit Innenrotation am Kabelzug	4	3–6*
Wadenheben im Stehen	4	3–6*
Supersatz mit Unterarmstrecken mit der Langhantel	4	3–6*
WORKOUT 3		
Schrägbankdrücken mit Kurzhanteln	4	8–10*
Supersatz mit Schulterheben mit Kurzhanteln	4	8–10*
Latzug mit gestreckten Armen	4	8–10*
Supersatz mit Seitheben mit Kurzhanteln	4	8–10*
Kickbacks mit Kurzhanteln	4	8–10*
Supersatz mit Konzentrationscurls mit Kurzhanteln	4	8–10*
Beinpresse	4	8–10*
Supersatz mit Wadenheben an der Beinpresse	4	8–10*

Übung	Sätze	Wdh.
Unterarmcurls mit der Langhantel	4	8–10*
Supersatz mit Reverse Crunches	4	8–10*
WORKOUT 4		
Bankdrücken im Untergriff	4	25–30**
Supersatz mit Langhantelcurls im Sitzen	4	25–30**
Kreuzheben	4	25–30**
Supersatz mit Schulterdrücken mit Kurzhanteln	4	25–30**
Latzug im Untergriff	4	25–30**
Supersatz mit Trizepsdrücken am Kabelzug	4	25–30**
Schulterheben an der Multipresse hinter dem Körper	4	25–30**
Supersatz mit Wadenheben im Sitzen an der Multipresse	4	25–30**
Y-Heben	4	25–30**
Supersatz mit Unterarmstrecken mit der Kurzhantel	4	25–30**
Seitliche Bauchpresse am Kabelzug	3	25–30**
Supersatz mit Zehenheben im Sitzen am Kabelzug	3	25–30**
WORKOUT 5		
Dips an der Bank	4	18–20**
Supersatz mit Dips mit gestreckten Armen	4	18–20**
Einarmiges vorgebeugtes Rudern an der Multipresse	4	18–20**
Supersatz mit Wadenheben an der Multipresse im Stehen	4	18–20**
Aufrechtes Rudern an der Multipresse	4	18–20**
Supersatz mit Beckenheben an der Multipresse	4	18–20**
Curls am hohen Kabelzug	4	18–20**
Supersatz mit Kabelzügen über Kreuz	4	18–20**
Bankdrücken mit engem Untergriff	4	18–20**
Supersatz mit Aufsteigen	4	18–20**
Unterarmcurls hinter dem Rücken im Stehen	4	18–20**
Supersatz mit Rückenstrecken	4	18–20**

* Der letzte Satz ist ein Reduktionssatz, außer bei reinen Eigengewichtsübungen. Absolvieren Sie Eigengewichtsübungen mit einem Pausensatz.

** Der letzte Satz wird als Pausensatz ausgeführt.

TABATA-GEWICHTSPROGRAMM

Sie halten Tabata für Cardio? Mit diesem Programm wird daraus richtiges Gewichtstraining. So können Sie gleichzeitig Fett abbauen und etwas Muskelmasse zulegen. Sehr viele Wiederholungen mit leichten Gewichten helfen Ihnen, Plateaus zu überwinden und magere Muskelmasse aufzubauen.

Da Tabata die Ausdauer fördert, steigert es die Fähigkeit Ihres Körpers zur Fettverbrennung. Da es die Explosivkraft verbessert, wie man sie sonst in einem Satz Bankdrücken anwendet, schaffen Sie anschließend mit dem gleichen Gewicht mehr Wiederholungen oder im gleichen Wiederholungsbereich höhere Gewichte. Das bringt mehr Kraft und mehr Muskelwachstum, denn eine stärkere Überlastung der Muskeln sorgt für mehr Wachstum.

Das sind noch gar nicht alle Vorteile. Wegen der vielen Wiederholungen und der extrem kurzen Pausen bauen Sie mehr Blutgefäße auf, die Ihre Muskelfasern füttern. So kommen mehr Nährstoffe, Sauerstoff und anabole Hormone in Ihre Muskeln. Sie haben mehr Energie für die Workouts und eine bessere Erholung und mehr Wachstum danach. In diesem Programm führen Sie mehrere Übungen für jede Muskelgruppe im Tabata-Stil aus – 2 bis 4 Übungen pro Muskelgruppe. Jede Übung besteht aus 8 Sätzen zu 20 sek mit möglichst vielen Wiederholungen. Zwischen den 20-sek-Sätzen haben Sie 10 sek Pause. Nach den 8 Sätzen ruhen Sie 1–2 min und machen dann das Gleiche mit der nächsten Übung.

Zum Abschluss führen Sie 4 Ganzkörper- oder Körpergewichtsübungen im Tabata-Stil für noch mehr Fettverbrennung durch. Bei diesen 4 Übungen liegt keine Pause dazwischen. Haben Sie die 8 Zyklen einer Übung absolviert, beginnen Sie so schnell wie möglich mit der nächsten. Das richtige Gewicht für jede Übung können Sie nur durch Versuch und Irrtum ermitteln. Ich schlage vor, sehr leicht anzufangen und sich dann über die Wochen hochzuarbeiten. Haben Sie ein Gewicht, mit dem Sie in den ersten 5 oder 6 Sätzen 20 sek durchhalten und in den letzten 2 oder 3 nicht mehr, bleiben Sie bei diesem Gewicht. So können Sie sich das Ziel setzen, in allen 8 Sätzen 20 sek zu schaffen, bevor Sie das Gewicht erhöhen. In jeder Woche sollten Sie das Ziel haben, entweder das Gewicht oder die Zahl der Wiederholungen innerhalb dieser 4 min zu erhöhen. Ich schlage vor, das Tabata-Gewichtsprogramm aus Tabelle 13.6 etwa 3–6 Wochen durchzuführen, bevor Sie zu einem gewöhnlichen Programm mit normalen Sätzen zurückkehren.

Tabelle 13.6 **Tabata-Gewichtsprogramm**

Übung	Sätze/Zeit	Pause
WORKOUT 1 (MONTAG): BRUST/BAUCH		
Bankdrücken*	8/20 sek	10 sek
Schrägbankdrücken*	8/20 sek	10 sek
Kurzhantelflys*	8/20 sek	10 sek
Kabelzüge über Kreuz*	8/20 sek	10 sek
Reverse Crunches*	8/20 sek	10 sek
Crunches*	8/20 sek	10 sek
Liegestütze**	8/20 sek	10 sek
Umsetzen mit Kurzhanteln**	8/20 sek	10 sek
Ausfallschritte im Gehen mit der Kurzhantel**	8/20 sek	10 sek
Schwünge mit der Kettlebell	8/20 sek	10 sek
WORKOUT 2 (DIENSTAG): BEINE/WADEN		
Kniebeugen*	8/20 sek	10 sek
Kreuzheben*	8/20 sek	10 sek
Beinstrecken*	8/20 sek	10 sek
Beincurls*	8/20 sek	10 sek
Wadenheben im Stehen*	8/20 sek	10 sek
Wadenheben im Sitzen*	8/20 sek	10 sek
Ausfallschritte im Gehen mit der Kurzhantel**	8/20 sek	10 sek
Dead Landmine**	8/20 sek	10 sek
Reißen mit der Kettlebell**	8/20 sek	10 sek
Holzhacken mit dem Band	8/20 sek	10 sek
WORKOUT 3 (MITTWOCH): SCHULTERN/TRAPEZMUSKELN		
Schulterdrücken an der Multipresse*	8/20 sek	10 sek
Aufrecht Rudern an der Multipresse*	8/20 sek	10 sek
Seitheben mit Kurzhanteln*	8/20 sek	10 sek
Reverse Flys am Kabelzug im Stehen*	8/20 sek	10 sek
Schulterheben mit der Langhantel*	8/20 sek	10 sek

* 1 -2 min Pause zwischen den Übungen
** Keine Pause zwischen den Übungen

Übung	Sätze/Zeit	Pause
Schulterheben an der Multipresse hinter dem Körper*	8/20 sek	10 sek
Überkopfausstoßen mit dem Medizinball**	8/20 sek	10 sek
Burpees**	8/20 sek	10 sek
Schwünge mit der Kettlebell**	8/20 sek	10 sek
Werfen mit dem Medizinball	8/20 sek	10 sek
WORKOUT 4 (DONNERSTAG): RÜCKEN/BAUCH		
Vorgebeugtes Rudern mit der Langhantel*	8/20 sek	10 sek
Latzug*	8/20 sek	10 sek
Rudern am Kabelzug im Sitzen*	8/20 sek	10 sek
Latzug mit gestreckten Armen*	8/20 sek	10 sek
Crunches über Kreuz*	8/20 sek	10 sek
Crunches am Kabelzug*	8/20 sek	10 sek
Liegestütze**	8/20 sek	10 sek
Kombiniertes Kreuzheben, Curlen und Drücken**	8/20 sek	10 sek
Training am schweren Sandsack**	8/20 sek	10 sek
Umsetzen mit Kurzhanteln	8/20 sek	10 sek

Übung	Sätze/Zeit	Pause
WORKOUT 5 (FREITAG): TRIZEPS/BIZEPS/UNTERARME		
Trizepsstrecken im Liegen*	8/20 sek	10 sek
Trizepsdrücken am Kabelzug*	8/20 sek	10 sek
Trizepsstrecken über Kopf am Kabel*	8/20 sek	10 sek
Langhantelcurls*	8/20 sek	10 sek
Kurzhantelcurls auf der Schrägbank*	8/20 sek	10 sek
Kurzhantelcurls im Hammergriff*	8/20 sek	10 sek
Unterarmcurls mit der Langhantel*	8/20 sek	10 sek
Unterarmstrecken mit der Langhantel*	8/20 sek	10 sek
Burpees**	8/20 sek	10 sek
Ausfallschritte im Gehen mit der Kurzhantel**	8/20 sek	10 sek
Dead Landmine**	8/20 sek	10 sek
Oberkörperdrehung am Band	8/20 sek	10 sek

* 1 -2 min Pause zwischen den Übungen
** Keine Pause zwischen den Übungen

GANZKÖRPERWORKOUT AM BAND

Dies ist ein großartiges Workout mit dem Band für unterwegs, wenn Sie keine freien Gewichte haben. Oder einfach als Abwechslung (siehe Tab. 13.7). Es enthält diverse Intensitätstechniken wie Supersätze und Riesensätze, um die Kalorienverbrennung beim Workout und danach zu steigern. Zusätzlich ist es ein Ganzkörpersplit, d. h., alle großen Muskelgruppen benötigen nach dem Workout Erholung. Das heizt den Stoffwechsel nach dem Workout an. Mit Cardiobeschleunigung verbrennen Sie Fett und verbessern die Kondition.

Machen Sie dieses Workout dreimal wöchentlich. An den Tagen ohne Gewichtstraining können Sie es als Cardio-Konditions-Workout nutzen.

Tabelle 13.7 **Ganzkörperworkout am Band**

Übung	Sätze/ Wdh.
Powerliegestütze	1/5–8
Supersatz mit Ziehen am Band mit gestrecktem Arm	1/10
Cardiobeschleunigung: Sprungkniebeugen	1/5–8
Supersatz mit Kniebeugen mit Körpergewicht	1/40 sek
Powerliegestütze	1/5–8
Supersatz mit Ziehen am Band mit gestrecktem Arm	1/10
Cardiobeschleunigung: Sprungkniebeugen	1/5–8
Supersatz mit Kniebeugen mit Körpergewicht	1/40 sek
Powerliegestütze	1/5–8
Supersatz mit Ziehen am Band mit gestrecktem Arm	1/10
Cardiobeschleunigung: Sprungkniebeugen	1/5–8
Supersatz mit Kniebeugen mit Körpergewicht	1/40 sek
Schrägbankdrücken	1/15
Supersatz mit vorgebeugtem Rudern am Band	1/15
Cardiobeschleunigung: Hampelmann	1/60 sek
Schrägbankdrücken	1/15
Supersatz mit vorgebeugtem Rudern am Band	1/15
Cardiobeschleunigung: Hampelmann	1/60 sek
Schrägbankdrücken	1/15
Supersatz mit vorgebeugtem Rudern am Band	1/15
Cardiobeschleunigung: Hampelmann	1/60 sek
Beidarmige Reverse Flys mit Band	1/10
Riesensatz mit Seitheben mit Band	1/10
Riesensatz mit aufrechtem Rudern mit Band	1/10
Riesensatz mit Schulterdrücken mit Band	1/10
Cardiobeschleunigung: Ausfallschritte mit Körpergewicht	1/60 sek
Beidarmige Reverse Flys mit Band	1/10
Riesensatz mit Seitheben mit Band	1/10
Riesensatz mit aufrechtem Rudern mit Band	1/10
Riesensatz mit Schulterdrücken mit Band	1/10
Cardiobeschleunigung: Ausfallschritte mit Körpergewicht	1/60 sek
Beidarmige Reverse Flys mit Band	1/10
Riesensatz mit Seitheben mit Band	1/10
Riesensatz mit aufrechtem Rudern mit Band	1/10
Riesensatz mit Schulterdrücken mit Band	1/10
Cardiobeschleunigung: Ausfallschritte mit Körpergewicht	1/60 sek
Trizepsstrecken über Kopf mit Band	1/10
Supersatz mit Curls mit Band	1/10
Cardiobeschleunigung: Seitsprünge	1/60 sek
Trizepsstrecken über Kopf mit Band	1/10
Supersatz mit Curls mit Band	1/10
Cardiobeschleunigung: Seitsprünge	1/60 sek
Trizepsstrecken über Kopf mit Band	1/10
Supersatz mit Curls mit Band	1/10
Cardiobeschleunigung: Seitsprünge	1/60 sek
Trizepsstrecken über Kopf mit Band	1/10
Supersatz mit Curls mit Band	1/10
Cardiobeschleunigung: Seitsprünge	1/60 sek
Reverse Crunches	1/20
Supersatz mit seitlichen Crunches	1/20
Cardiobeschleunigung: Wadensprung	1/60 sek
Reverse Crunches	1/20
Supersatz mit seitlichen Crunches	1/20
Cardiobeschleunigung: Wadensprung	1/60 sek
Reverse Crunches	1/20
Supersatz mit seitlichen Crunches	1/20
Cardiobeschleunigung: Wadensprung	1/60 sek

KAPITEL 14
Trainingszyklen für optimalen Fettabbau

Alles, was in den vorherigen 3 Kapiteln behandelt wurde, führt uns zur Planung von langfristigen Fettabbau-Trainingsprogrammen. Wenn Sie sich Ihren Jahresplan vornehmen, sollten Sie unabhängig von Ihrem Fitnessniveau die für die Fettverbrennung optimalen Trainingssplits, Intensitätsstufen und Cardioworkouts einbauen. In diesem Kapitel werden Programme für Anfänger, fortgeschrittene Anfänger und Fortgeschrittene beschrieben. Beginnen Sie mit dem Programm, das Ihrem aktuellen Trainingsstand entspricht.

FETTABBAUPROGRAMME

Die wichtigsten Trainingsvariablen, die zwischen Anfänger- und Fortgeschrittenenprogrammen verändert werden, sind Volumen, Frequenz und Intensität – dies gilt sowohl für Kraft- als auch für Cardiotraining. Eine weitere zu berücksichtigende Variable ist die Auswahl der Übungen, wobei es in allen Phasen des Trainings sinnvoll ist, eine ganze Bandbreite vielfältiger Bewegungen und Übungsvarianten auf den Plan zu setzen.

Fettabbauprogramm für Anfänger – die ersten 6 Monate

Im 6-monatigen Fettabbauprogramm für Anfänger gibt es 4 4-wöchige Hauptabschnitte (siehe Tab. 14.1). Da sowohl für Anfänger als auch zur Maximierung des Fettabbaus Ganzkörpertraining die beste Wahl ist, ist jedes Workout so angelegt, dass Sie den gesamten Körper trainieren. Da es sich um ein Anfängerprogramm handelt, umfassen alle Wochen dieser Phase 3 wöchentliche Trainingseinheiten. Die Programme für fortgeschrittene Anfänger und Fortgeschrittene (ab Seite 355) erhöhen die Frequenz auf 5 oder mehr Workouts pro Woche.

In den Wochen 17–26 halten Sie sich weiterhin an das gleiche Trainingsformat wie in den Wochen 13–16. Zur Steigerung der Intensität erhöhen Sie bei so vielen Übungen wie möglich den Widerstand schrittweise, auch wenn es nur 2,5–5 kg sind. Versuchen Sie, auch bei den HIIT-Cardio-Workouts die Intensität zu erhöhen. Achten Sie außerdem darauf, die Übungsauswahl sowohl beim Krafttraining als auch beim Cardiotraining abwechslungsreich zu gestalten, um sich an mehr Bewegungen und Cardioaktivitäten zu gewöhnen.

Von jedem 4-wöchigen Abschnitt zum nächsten wird das Volumen (Anzahl der durchgeführten Sätze) oder die Intensität gesteigert. Die Wiederholungsbereiche bleiben durchweg mittel bis hoch (irgendwo zwischen 10 und 20 Wdh.) und weisen nur geringe Schwankungen auf. Erhöhen Sie, wenn Sie sich Schritt für Schritt durch das Programm arbeiten, bei so vielen Übungen wie möglich den Widerstand und achten Sie dabei dennoch auf die richtige Technik. Auf diese Weise werden Sie Fortschritte machen, auch wenn die Wiederholungsbereiche ziemlich konstant sind.

Ein weiterer Faktor, den Sie während der ersten 6 Monate variieren können, ist die Auswahl der Übungen. Die aufgeführten Übungen sind nicht in Stein gemeißelt, sondern sollen vielmehr eine grobe Blaupause der Bewegungsarten sein, die Sie ausführen sollten (nämlich vor allem Verbundübungen für größere Muskelgruppen wie Beine, Brust, Rücken und Schultern).

Jede aufgeführte Übung kann durch ähnliche Bewegungen ersetzt werden. In den Kapiteln 15–27 sind unter »Varianten« Vorschläge für die Übungsmodifikation zu finden, aber Sie sind nicht darauf beschränkt. Achten Sie nur darauf, dass die von Ihnen gewählte Übung dieselbe Muskelgruppe wie die aufgeführte trainiert und den Muskel aus einem ähnlichen Winkel anspricht. So kann das Bankdrücken mit Kurzhanteln durch Langhantel-Bankdrücken oder Brustdrücken am Gerät ersetzt werden, solange dabei der gleiche Winkel wie auf der Flachbank eingehalten wird. Außerdem ist es ratsam, eine (mehrgelenkige) Verbundbewegung durch eine andere Verbundbewegung zu ersetzen statt durch eine eingelenkige Bewegung.

Jedes Workout beinhaltet ein HIIT-Cardio-Training, das dem HIIT-Programm für Anfänger bis Fortgeschrittene aus Kapitel 12 entspricht. Führen Sie das Cardioprogramm unmittelbar nach dem Widerstandstraining durch. Wenn Sie möchten, können Sie das HIIT-Cardio-Programm auch in separaten Trainingseinheiten an 3 Tagen in der Woche durchführen.

Tabelle 14.1 **Einfaches Fettabbauprogramm für Anfänger**

Übung	Sätze	Wdh.
WOCHE 1–4: MONTAG, MITTWOCH, FREITAG*		
Bankdrücken mit Kurzhanteln	3	15–20
Kurzhantelrudern	3	15–20
Kniebeugen	3	15–20
Schulterdrücken mit Kurzhanteln	3	15–20
Trizepsdrücken am Kabelzug	3	15–20
Kurzhantelcurls	3	15–20
Wadenheben im Stehen	3	15–20
Crunches	3	15–20
WOCHE 5–8: MONTAG, MITTWOCH, FREITAG**		
Bankdrücken mit Kurzhanteln	3	15–20
Schrägbankdrücken	2	12–15
Kurzhantelrudern	3	15–20
Latzug	2	12–15
Kniebeugen	3	15–20
Ausfallschritte	2	12–15
Schulterdrücken mit Kurzhanteln	3	15–20
Aufrechtes Rudern mit Kurzhanteln	2	12–15
Trizepsdrücken am Kabelzug	3	15–20
Langhantelcurls	3	15–20
Wadenheben im Sitzen	3	15–20
Unterarmstütz	3	20–30 sek.

Übung	Sätze	Wdh.
WOCHE 9–12: MONTAG, MITTWOCH, FREITAG***		
Schrägbankdrücken	3	12–15
Bankdrücken mit Kurzhanteln	2	10–12
Latzug	3	12–15
Kurzhantelrudern	2	10–12
Ausfallschritte	3	12–15
Kniebeugen	2	10–12
Aufrechtes Rudern mit Kurzhanteln	3	12–15
Schulterdrücken mit Kurzhanteln	3	10–12
Trizepsstrecken mit Kurzhanteln im Liegen	3	10–12
Curls am Kabelzug	3	10–12
Wadenheben an der Beinpresse	3	10–12
Hängendes Beinheben	3	10–12
WOCHE 13–16: MONTAG, MITTWOCH, FREITAG****		
Schrägbankdrücken Latzug	3 3	12–15 12–15
Kurzhantelrudern Bankdrücken mit Kurzhanteln	2 2	10–12 10–12
Kniebeugen Schulterdrücken mit Kurzhanteln	3 3	10–12 10–12
Ausfallschritte Aufrechtes Rudern mit Kurzhanteln	2 2	12–15 12–15
Trizepsstrecken mit Kurzhanteln im Liegen Curls am Kabelzug	3 3	10–12 10–12
Wadenheben an der Beinpresse Hängendes Beinheben	3 3	10–12 10–12

*Cardio: Absolvieren Sie bei jedem Workout (nach dem Krafttraining) Phase 1 des HIIT-Programms für Anfänger bis Fortgeschrittene (Tab. 12.2): 12 Runden mit jeweils 15 sek hochintensivem Training und 1 min Pause oder niedrigintensivem Training.

** Cardio wie in der Vorwoche: Phase 1 des HIIT-Programms für Anfänger bis Fortgeschrittene

*** Cardio: Absolvieren Sie bei jedem Workout (nach dem Krafttraining) Phase 2 des HIIT-Programms für Anfänger bis Fortgeschrittene (Tab. 12.2): 12 Runden mit jeweils 30 sek hochintensivem Training und 1 min Pause oder niedrigintensivem Training.

**** Cardio wie in der Vorwoche: Phase 2 des HIIT-Programms für Anfänger bis Fortgeschrittene

Im letzten regulären Teil des Programms (Woche 13–16) werden Supersätze eingeführt, um die Intensität und damit die Kalorienverbrennung zu steigern. Die Muskelgruppen sind wie folgt gepaart: Brust und Rücken, Beine und Schultern, Trizeps und Bizeps sowie Waden und Bauchmuskeln.

Nach diesem letzten Teil des Programms haben Sie die Möglichkeit, in den Wochen 17–26 (bis zur 6-Monats-Marke) weiterzumachen. Wenn Sie die gleiche Grundstruktur wie in den Wochen 1–16 beibehalten möchten, befolgen Sie weiterhin den Plan von Woche 13–16, allerdings mit schwereren Gewichten bei zumindest einigen der Übungen und anderen, neuen Übungen anstelle der aufgeführten. Wenn Sie jedoch nach Woche 16 das Gefühl haben, dass Sie bereit für das nächste Level und eine andere Trainingsweise sind, gehen Sie zum Programm für fortgeschrittene Anfänger über.

Fettabbauprogramm für fortgeschrittene Anfänger – 7. bis 12. Monat

Wenn Sie nach 6 Monaten ein gutes Trainingslevel erreicht haben, besteht der erste Schritt für fortgeschrittene Anfänger darin, das Volumen zu steigern und gleichzeitig die in Kapitel 11 und 12 beschriebenen Trainingstechniken zur Maximierung des Fettabbaus zu befolgen. Dazu arbeiten Sie entweder weiterhin mit dem Ganzkörpersplit und fügen dem Programm einfach 1 oder 2 wöchentliche Einheiten hinzu (von 3 Ganzkörperworkouts pro Woche auf 4 oder 5) oder Sie wechseln zu einem nach Muskelgruppen geteilten Split und trainieren an 6 Tagen in der Woche. Wie ich in Kapitel 11 beschrieben habe, sind die besten Trainingssplits für maximalen Fettabbau wiederholte 2-Tages- (z. B. Oberkörper/Unterkörper) und 3-Tages-Splits. 2-Tages-Splits werden dreimal pro Woche trainiert, 3-Tages-Splits zweimal.

Da Sie sich noch auf dem Niveau eines fortgeschrittenen Anfängers befinden, bleibt das Volumen weiterhin eingeschränkt. Beim wiederholten 2-Tages- oder 3-Tages-Split erreichen Sie dies, indem Sie das Volumen (die Gesamtzahl der Sätze) bei jedem Workout moderat halten. Im letzten Teil des Fettabbauprogramms für Anfänger (Wochen 13–16 und danach) beträgt das Volumen für die größeren Muskelgruppen insgesamt 15 Sätze pro Woche (5 Sätze pro Workout × 3 wöchentliche Workouts), während das Volumen bei den kleineren Muskelgruppen mit 9 Sätzen pro Woche ziemlich niedrig ist. Als fortgeschrittener Anfänger sollten Sie das Volumen erhöhen, ohne zu übertreiben. Ein vernünftiges Ziel ist es, das Volumen bei den größeren Muskelgruppen auf 21–24 pro Woche und bei den kleineren Muskelgruppen auf 12–15 zu steigern. Diese Stufe ist auch der richtige Zeitpunkt, um Isolationsübungen für die Trapez- und Unterarmmuskeln einzuführen. Wenn Sie an 4 oder 5 Wochentagen ein Ganzkörpertraining absolvieren, können Sie weitere Einzelgelenkübungen (Isolationsübungen) für größere Muskelgruppen wie Beine, Brust, Rücken und Schultern mit aufnehmen. Sie können beispielsweise Verbundübungen am Montag, Mittwoch und Freitag und Isolationsübungen am Dienstag und/oder Donnerstag trainieren.

Neben dem Volumen sollten Sie auch die Intensität auf eine mittlere Stufe erhöhen. Im Fettabbauprogramm für Anfänger wurden als einzige Intensitätstechnik Supersätze verwendet. Als fortgeschrittener Anfänger können Sie nun weitere Intensitätsverstärker einführen, beispielsweise Zirkeltraining, Reduktions-, Pausen-, Dreier- oder Mammutsätze.

Beim Cardiotraining besteht das Ziel nicht so sehr darin, das Volumen zu steigern (die Anzahl der durchgeführten Intervalle oder die mit Cardiotraining verbrachte Zeit), sondern vielmehr darin, die Intensität schrittweise zu steigern. Das Anfängerprogramm endete bei Phase 2 des HIIT-Programms. Nun ist ein guter Zeitpunkt, um mit Phase 3 zu beginnen und sogar eventuell zu Phase 4 überzugehen.

Am Ende der des Programms für fortgeschrittene Anfänger kann es auch angebracht sein, verschiedene Arten von HIIT-Cardio-Training ins Programm zu nehmen, beispielsweise Cardiobeschleunigung, Tabata und Power-HIIT (die alle in Kapitel 12 vorgestellt wurden). Da sich diese Methoden alle dem Fortgeschrittenenniveau annähern, sollten Sie bei Bedarf die Intensität während der Arbeitsintervalle mäßigen.

Die in den Tabellen 14.2 und 14.3 vorgestellten Trainingseinheiten für fortgeschrittene Anfänger sind einerseits ein zweimal wiederholter 3-Tages-Split (»Showtime«), andererseits ein Ganzkörperprogramm, das an 4 oder 5 Wochentagen durchgeführt wird. Um das Volumen langsamer zu steigern, haben Sie beim 5-Tages-Ganzkörpersplit die Möglichkeit, ein Workout wegzulassen, sodass es nur noch 4 Tage pro Woche sind.

Das Showtime-Programm integriert die HIIT-Cardio-Einheit auf etwas andere Weise als das HIIT-Programm für Anfänger bis Fortgeschrittene, denn hier werden mehrere kürzere HIIT-Einheiten während des Workouts eingelegt, nicht danach. Das Showtime-

Programm nutzt auch die fortgeschrittenere Vorermüdungstechnik, bei der vor einer Mehrgelenkübung eine Eingelenkübung durchgeführt wird, und beinhaltet sowohl hohe als auch niedrige Wiederholungszahlen (von 26–30 Wiederholungen bis hin zu 3–4 Wiederholungen). Zusammengenommen füllen Showtime und Ganzkörpersplit etwa 6 Monate Trainingsprogramm für fortgeschrittene Anfänger.

Tabelle 14.2 **Showtime: Fettabbauprogramm für fortgeschrittene Anfänger (wiederholter 3-Tages-Split)**

Übung (Supersätze)	Sätze	Wdh.
WOCHE 1–4 MONTAG UND DONNERSTAG: BRUST, SCHULTERN, TRIZEPS		
Schrägbankdrücken	3	9–10
Kurzhantelflys auf der Schrägbank	3	12–15
Kurzhantelflys	3	12–15
Bankdrücken mit Kurzhanteln	3	9–10
Cardio: 6 min. HIIT*		
Schulterdrücken mit der Langhantel	3	9–10
Vorgebeugtes Seitheben mit Kurzhanteln	3	12–15
Seitheben mit Kurzhanteln	3	12–15
Aufrechtes Rudern mit Kurzhanteln	3	9–10
Cardio: 6 min. HIIT*		
Trizepsdrücken am Kabelzug	2	9–10
Trizepsstrecken mit Kurzhanteln über Kopf	2	12–15
Trizepsstrecken im Liegen	2	12–15
Bankdrücken mit engem Untergriff	2	9–10
Cardio: 6 min. HIIT*		
WOCHE 1–4 DIENSTAG UND FREITAG: BEINE, WADEN, BAUCH		
Kniebeugen	3	9–10
Ausfallschritte mit Kurzhanteln	3	12–15
Beinstrecken	3	12–15
Beinpresse	3	9–10
Beincurls im Liegen	3	12–15
Rumänisches Kreuzheben	3	9–10
Cardio: 6 min. HIIT*		
Wadenheben im Stehen	2	9–10
Wadenheben im Sitzen	2	12–15
Cardio: 6 min. HIIT*		
Hängendes Beinheben	2	9–10
Crunches	2	12–15
Cardio: 6 min. HIIT*		
WOCHE 1–4 MITTWOCH UND SAMSTAG: RÜCKEN, TRAPEZMUSKEL, BIZEPS, UNTERARME		
Langhantelrudern	3	9–10
Rudern am Kabelzug im Sitzen	3	12–15
Latzug mit gestreckten Armen	3	12–15
Latzug	3	9–10
Cardio: 6 min. HIIT*		
Schulterheben an der Multipresse hinter dem Körper	2	9–10
Schulterheben an der Multipresse	2	12–15
Cardio: 6 min. HIIT*		
Langhantelcurls	2	9–10
Preacher Curls mit der Langhantel	2	12–15
Kurzhantelcurls auf der Schrägbank	2	12–15
Abwechselnde Kurzhantelcurls	2	9–10
Unterarmcurls mit der Langhantel	2	9–10
Unterarmstrecken mit der Langhantel	2	12–15
Cardio: 6 min. HIIT*		
WOCHE 5–8 MONTAG UND DONNERSTAG: BRUST, SCHULTERN, TRIZEPS		
Schrägbankdrücken	3	7–8
Kurzhantelflys auf der Schrägbank	3	16–20
Kurzhantelflys	3	16–20
Bankdrücken mit Kurzhanteln	3	7–8
Cardio: 8 min. HIIT*		
Schulterdrücken mit der Langhantel	3	7–8
Vorgebeugtes Seitheben mit Kurzhanteln	3	16–20

* Die HIIT-Einheit besteht aus 1 min hochintensivem Cardiotraining im Wechsel mit 1 min bei niedriger Intensität oder einer Pause von 10 min Cardioaktivität nach Wahl: Laufband (schnelles Laufen oder Sprinten), Ergometer, Crosstrainer oder ein anderes Cardiogerät, gymnastische Übungen wie Seilspringen, Schläge oder Tritte gegen den Boxsack, Hampelmänner, Bergsteiger, Aufsteigen usw.

Übung (Supersätze)	Sätze	Wdh.
Seitheben mit Kurzhanteln Aufrechtes Rudern mit Kurzhanteln	3 3	16–20 7–8
Cardio: 8 min. HIIT*		
Trizepsdrücken am Kabelzug Trizepsstrecken mit Kurzhanteln über Kopf	2 2	7–8 16–20
Trizepsstrecken im Liegen Bankdrücken mit engem Untergriff	2 2	16–20 7–8
Cardio: 8 min. HIIT*		
WOCHE 5–8 DIENSTAG UND FREITAG: BEINE, WADEN, BAUCH		
Kniebeugen Ausfallschritte mit Kurzhanteln	3 3	7–8 16–20
Beinstrecken Beinpresse	3 3	16–20 7–8
Beincurls im Liegen Rumänisches Kreuzheben	3 3	16–20 7–8
Cardio: 8 min. HIIT*		
Wadenheben im Stehen Wadenheben im Sitzen	2 2	7–8 16–20
Cardio: 8 min. HIIT*		
Hängendes Beinheben Crunches	2 2	7–8 16–20
Cardio: 8 min HIIT*		
WOCHE 5–8 MITTWOCH UND SAMSTAG: RÜCKEN, TRAPEZMUSKEL, BIZEPS, UNTERARME		
Langhantelrudern Rudern am Kabelzug im Sitzen	3 3	7–8 16–20
Latzug mit gestreckten Armen Latzug	3 3	16–20 7–8
Cardio: 8 min. HIIT*		
Schulterheben an der Multipresse hinter dem Körper Schulterheben an der Multipresse	2 2	7–8 16–20
Cardio: 8 min. HIIT*		
Langhantelcurls Preacher Curls mit der Langhantel	2 2	7–8 16–20
Kurzhantelcurls auf der Schrägbank Abwechselnde Kurzhantelcurls	2 2	16–20 7–8
Unterarmcurls mit der Langhantel Unterarmstrecken mit der Langhantel	2 2	7–8 16–20
Cardio: 8 min. HIIT*		

Übung (Supersätze)	Sätze	Wdh.
WOCHE 9–12 MONTAG UND DONNERSTAG: BRUST, SCHULTERN, TRIZEPS		
Schrägbankdrücken Kurzhantelflys auf der Schrägbank	3 3	5–6 21–25
Kurzhantelflys Bankdrücken mit Kurzhanteln	3 3	21–25 5–6
Cardio: 10 min. HIIT*		
Schulterdrücken mit der Langhantel Vorgebeugtes Seitheben mit Kurzhanteln	3 3	5–6 21–25
Seitheben mit Kurzhanteln Aufrechtes Rudern mit Kurzhanteln	3 3	21–25 5–6
Cardio: 10 min. HIIT*		
Trizepsdrücken am Kabelzug Trizepsstrecken über Kopf mit Kurzhanteln	2 2	5–6 21–25
Trizepsstrecken im Liegen Bankdrücken mit engem Untergriff	2 2	21–25 5–6
Cardio: 10 min. HIIT*		
WOCHE 9–12 DIENSTAG UND FREITAG: BEINE, WADEN, BAUCH		
Kniebeugen Ausfallschritte mit Kurzhanteln	3 3	5–6 21–25
Beinstrecken Beinpresse	3 3	21–25 5–6
Beincurls im Liegen Rumänisches Kreuzheben	3 3	21–25 5–6
Cardio: 10 min. HIIT*		
Wadenheben im Stehen Wadenheben im Sitzen	2 2	5–6 21–25
Cardio: 10 min. HIIT*		
Hängendes Beinheben Crunches	2 2	5–6 21–25
Cardio: 10 min. HIIT*		
WOCHE 9–12 MITTWOCH UND SAMSTAG: RÜCKEN, TRAPEZMUSKEL, BIZEPS, UNTERARME		
Langhantelrudern Rudern am Kabelzug im Sitzen	3 3	5–6 21–25
Latzug mit gestreckten Armen Latzug	3 3	21–25 5–6
Cardio: 10 min. HIIT*		

Übung (Supersätze)	Sätze	Wdh.
Schulterheben an der Multipresse hinter dem Körper Schulterheben an der Multipresse	2 2	5–6 21–25
Cardio: 10 min. HIIT*		
Langhantelcurls Preacher Curls mit der Langhantel	2 2	5–6 21–25
Kurzhantelcurls auf der Schrägbank Abwechselnde Kurzhantelcurls	2 2	21–25 5–6
Unterarmcurls mit der Langhantel Unterarmstrecken mit der Langhantel	2 2	5–6 21–25
Cardio: 10 min. HIIT*		
WOCHE 13–16 **MONTAG UND DONNERSTAG: BRUST, SCHULTERN, TRIZEPS**		
Schrägbankdrücken Kurzhantelflys auf der Schrägbank	3 3	3–4 26–30
Kurzhantelflys Bankdrücken mit Kurzhanteln	3 3	26–30 3–4
Cardio: 10 min. HIIT*		
Schulterdrücken mit der Langhantel Vorgebeugtes Seitheben mit Kurzhanteln	3 3	3–4 26–30
Seitheben mit Kurzhanteln Aufrechtes Rudern mit Kurzhanteln	3 3	26–30 3–4
Cardio: 10 min. HIIT*		
Trizepsdrücken am Kabelzug Trizepsstrecken mit Kurzhanteln über Kopf	2 2	3–4 26–30
Trizepsstrecken im Liegen Bankdrücken mit engem Untergriff	2 2	26–30 3–4
Cardio: 10 min. HIIT*		
WOCHE 13–16 **DIENSTAG UND FREITAG: BEINE, WADEN, BAUCH**		
Kniebeugen Ausfallschritte mit Kurzhanteln	3 3	3–4 26–30
Beinstrecken Beinpresse	3 3	26–30 3–4
Beincurls im Liegen Rumänisches Kreuzheben	3 3	26–30 3–4
Cardio: 10 min. HIIT*		

Übung (Supersätze)	Sätze	Wdh.
Wadenheben im Stehen Wadenheben im Sitzen	2 2	3–4 26–30
Cardio: 10 min. HIIT*		
Hängendes Beinheben Crunches	2 2	3–4 26–30
Cardio: 10 min. HIIT*		
WOCHE 13–16 **MITTWOCH UND SAMSTAG: RÜCKEN, TRAPEZMUSKEL, BIZEPS, UNTERARME**		
Langhantelrudern Rudern am Kabelzug im Sitzen	3 3	3–4 26–30
Latzug mit gestreckten Armen Latzug	3 3	26–30 3–4
Cardio: 10 min. HIIT*		
Schulterheben an der Multipresse hinter dem Körper Schulterheben an der Multipresse	2 2	3–4 26–30
Cardio: 10 min. HIIT*		
Langhantelcurls Preacher Curls mit der Langhantel	2 2	3–4 26–30
Kurzhantelcurls auf der Schrägbank Abwechselnde Kurzhantelcurls	2 2	26–30 3–4
Unterarmcurls mit der Langhantel Unterarmstrecken mit der Langhantel	2 2	3–4 26–30
Cardio: 10 min. HIIT*		

* Die HIIT-Einheit besteht aus 1 min hochintensivem Cardiotraining im Wechsel mit 1 min bei niedriger Intensität oder einer Pause von 10 min Cardioaktivität nach Wahl: Laufband (schnelles Laufen oder Sprinten), Ergometer, Crosstrainer oder ein anderes Cardiogerät, gymnastische Übungen wie Seilspringen, Schläge oder Tritte gegen den Boxsack, Hampelmänner, Bergsteiger, Aufsteigen usw.

Tabelle 14.3 Ganzkörper-Fettabbauprogramm für fortgeschrittene Anfänger

Anleitung: Beginnen Sie jede Übung mit Ihrem 10RM und trainieren bis zum Muskelversagen. Vermindern Sie, ohne zu pausieren, sofort das Gewicht und führen Sie 10 weitere Wdh. aus (Reduktionssatz 1); verringern Sie abermals das Gewicht und führen Sie wieder ohne Pause 10 weitere Wdh. aus (Reduktionssatz 2). Wenn Sie nicht in der Lage sind, die 10 Wdh. in dem einen oder anderen Satz auszuführen, pausieren Sie so lange, bis Sie die 10 Wdh. absolviert haben. Führen Sie bei jeder Übung in jedem Fall insgesamt 30 Wdh. aus.

Übung	Sätze	Wdh.
WOCHE 1–2: GANZKÖRPER-OXFORD-REDUKTIONSSÄTZE		
MONTAG		
Bankdrücken	3	10
Latzug	3	10
Kniebeugen	3	10
Schulterdrücken im Stehen mit Kurzhanteln	3	10
Schulterheben mit Kurzhanteln	3	10
Wadenheben im Stehen	3	10
Trizepsstrecken im Liegen	3	10
Langhantelcurls	3	10
Unterarmcurls mit der Langhantel	3	10
Crunches an der Multipresse	3	10
DIENSTAG		
Kurzhantelflys auf der Schrägbank	3	10
Latzug mit gestreckten Armen	3	10
Rumänisches Kreuzheben	3	10
Seitheben mit Kurzhanteln	3	10
Hinunterdrücken mit gestreckten Armen	3	10
Wadenheben im Sitzen	3	10
Trizepsdrücken am Kabelzug	3	10
Kurzhantelcurls auf der Schrägbank	3	10
Unterarmstrecken mit der Langhantel	3	10
Beckenheben an der Multipresse	3	10
MITTWOCH		
Bankdrücken mit Kurzhanteln	3	10
Rudern am Kabelzug im Sitzen	3	10
Beinpresse	3	10
Schulterdrücken mit Kurzhanteln im Stehen	3	10
Schulterheben an der Multipresse	3	10
Wadenheben an der Multipresse im Stehen	3	10
Bankdrücken mit engem Untergriff	3	10
Zugcurls an der Multipresse	3	10
Unterarmcurls an der Multipresse	3	10
Crunches am Kabelzug mit Seilgriff	3	10
DONNERSTAG		
Niedrige Kabelzüge über Kreuz	3	10
Kurzhantelziehen mit gestrecktem Arm	3	10
Rumänisches Kreuzheben	3	10
Seitheben mit Kurzhanteln	3	10
Schulterheben mit der Langhantel hinter dem Körper	3	10
Wadenheben im Sitzen	3	10
Trizepsstrecken am Kabelzug über Kopf	3	10
Konzentrationscurls mit Kurzhanteln	3	10
Einarmige Unterarmcurls	3	10
Seitliche Bauchpresse am Kabelzug	3	10
FREITAG		
Bankdrücken am Gerät	3	10
Latzug im Untergriff	3	10
Kreuzheben	3	10
Schulterdrücken am Gerät	3	10
Dips mit gestreckten Armen	3	10
Wadenheben an der Beinpresse	3	10
Trizepsdips	3	10
Kurzhantelcurls	3	10
Unterarmcurls hinter dem Rücken im Stehen	3	10
Crunches an der Multipresse	3	10

Anleitung: Wählen Sie für jede Übung ein sehr leichtes Gewicht – etwa 50% Ihres 10RM. Führen Sie von jeder Übung 2 Sätze mit 15 Wdh. aus. Verwenden Sie innerhalb dieser 15 Wdh. 3 verschiedene Kadenzen. Führen Sie die ersten 5 Wdh. in der konzentrischen (positiven) Phase so schnell und explosiv wie möglich aus, die exzentrische (negative) Phase dagegen kontrolliert. Die Wdh. 6–10 geschehen dann in einem sehr langsamen Tempo: positive Phase 5 sek., negative Phase 5 sek. Machen Sie dann die Wdh. 11–15 mit normaler Geschwindigkeit (1–2 sek sowohl bei der positiven als auch bei der negativen Phase), sodass Sie ungefähr bei der 15. Wdh. zum Muskelversagen kommen.

Übung	Sätze	Wdh.
WOCHE 3–4: GANZKÖRPER-SPEEDSATZ-TRAINING		
MONTAG		
Bankdrücken am Gerät	3	15
Rudern am Kabelzug im Sitzen	3	15
Kniebeugen mit Kurzhanteln	3	15
Schulterdrücken im Stehen mit Kurzhanteln	3	15
Schulterheben am Kabelzug	3	15
Wadenheben im Stehen am Kabelzug	3	15
Trizepsdrücken am Kabelzug mit Seilgriff	3	15
Curls am Kabelzug	3	15
Unterarmcurls mit der Kurzhantel	3	15
Crunches	3	15
DIENSTAG		
Einarmige Flys am Kabelzug auf der Flachbank	3	15
Einarmiges Rudern am Kabelzug im Sitzen	3	15
Aufsteigen	3	15
Einarmiges Seitheben mit Kurzhanteln	3	15
Einarmiges Schulterheben am Kabelzug	3	15
Einbeiniges Wadenheben im Stehen	3	15
Kickbacks mit Kurzhanteln	3	15
Konzentrationscurls mit Kurzhanteln	3	15
Unterarmcurls mit der Kurzhantel	3	15
Holzhacken am Kabelzug	3	15
MITTWOCH		
Bankdrücken mit Kurzhanteln im Untergriff	3	15
Kurzhantelziehen mit gestrecktem Arm	3	15
Rumänisches Kreuzheben mit Kurzhanteln	3	15
Schulterdrücken mit Kurzhanteln	3	15
Aufrechtes Rudern mit Kurzhanteln hinter dem Körper	3	15

Übung	Sätze	Wdh.
Wadenheben im Sitzen mit Kurzhanteln	3	15
Trizepsstrecken mit Kurzhanteln über Kopf	3	15
Kurzhantelcurls auf der Schrägbank	3	15
Unterarmstrecken mit der Kurzhantel	3	15
Beckenheben	3	15
DONNERSTAG		
Bankdrücken	3	15
Langhantelrudern	3	15
Frontkniebeugen	3	15
Aufrechtes Rudern mit der Langhantel	3	15
Schulterheben mit der Langhantel hinter dem Körper	3	15
Wadenheben mit der Langhantel	3	15
Trizepsstrecken im Liegen	3	15
Langhantelcurls	3	15
Unterarmcurls hinter dem Rücken im Stehen	3	15
Hängendes Beinheben	3	15
FREITAG		
Brustdrücken im Stehen am Kabelzug mit Untergriff	3	15
Latzug mit gestreckten Armen	3	15
Ausfallschritte nach hinten	3	15
Einarmiges Schulterdrücken am Kabelzug	3	15
Hinunterdrücken mit gestreckten Armen	3	15
Wadenheben im Stehen am Kabelzug	3	15
Trizepsdrücken am Kabelzug im Untergriff	3	15
Curls am Kabelzug im Hammergriff	3	15
Unterarmstrecken im Stehen am Kabelzug	3	15
Crunches am Kabelzug	3	15

Anleitung: Machen Sie von jeder Übung insgesamt 100 Wdh. Die Wdh. müssen nicht alle direkt hintereinander ausgeführt werden, denn Sie verwenden Pausensätze. Wenn Sie in einem Satz das Muskelversagen erreichen, ruhen Sie sich aus und fahren dann mit den nächsten Wiederholungen fort, bis Sie 100 Wdh. erreichen. Starten Sie dann mit der nächsten Übung. Verwenden Sie bei allen Übungen ein sehr leichtes Gewicht: etwa 50 % Ihres 10RM in den Workouts 1 und 4 und etwa 30 % Ihres 10RM in den Workouts 2 und 3.

Übung	Sätze	Wdh.
WOCHE 5–6: GANZKÖRPER-100ER MONTAG		
Bankdrücken am Gerät	1	100
Rudern am Kabelzug im Sitzen	1	100
Kniebeugen mit Kurzhanteln	1	100
Schulterdrücken im Stehen mit Kurzhanteln	1	100
Schulterheben mit Kurzhanteln	1	100
Wadenheben im Sitzen mit Kurzhanteln	1	100
Dips an der Bank	1	100
Kurzhantelcurls auf der Schrägbank	1	100
Unterarmcurls mit der Kurzhantel	1	100
Crunches	1	100
DIENSTAG		
Kabelzüge über Kreuz	1	100
Latzug mit gestreckten Armen	1	100
Beincurls im Sitzen oder Liegen	1	100
Vorgebeugtes Seitheben	1	100
Schulterheben am Kabelzug	1	100
Wadenheben im Stehen am Kabelzug	1	100
Trizepsdrücken am Kabelzug mit Seilgriff	1	100
Konzentrationscurls am Kabelzug im Stehen	1	100
Unterarmstrecken mit der Kurzhantel	1	100
Reverse Crunches	1	100
MITTWOCH: PAUSE		

Übung	Sätze	Wdh.
DONNERSTAG		
Bankdrücken im Untergriff	1	100
Latzug	1	100
Hackenschmidt-Kniebeugen am Gerät	1	100
Aufrechtes Rudern mit der Langhantel	1	100
Schulterheben mit der Langhantel hinter dem Körper	1	100
Wadenheben im Stehen	1	100
Trizepsdrücken am Kabelzug	1	100
Langhantelcurls	1	100
Unterarmcurls hinter dem Rücken im Stehen	1	100
Unterarmstütz	1	100 sek
FREITAG		
Einarmige Flys mit Band im Stehen	1	100
Latzug mit gestreckten Armen mit Band	1	100
Rumänisches Kreuzheben mit Band	1	100
Seitheben mit Band	1	100
Hinunterdrücken mit gestreckten Armen mit Band	1	100
Wadenheben im Sitzen mit Band	1	100
Trizepsstrecken mit Band über Kopf	1	100
Curls mit Band im Hammergriff	1	100
Unterarmstrecken mit Band	1	100
Beinheben im Liegen	1	100

Anleitung: Führen Sie die Übungen als Tabata-Zirkel mit 8 Runden durch, wobei jede Übung 20 sek dauert, danach machen Sie 10 sek Pause. Verwenden Sie bei allen Übungen ein sehr leichtes Gewicht: weniger als 50% Ihres 10RM in den Workouts 1 und 4 und etwa 30% Ihres 10RM in den Workouts 2 und 3.

Übung	Sätze	Dauer/Pause
WOCHE 7–8: GANZKÖRPER-TABATA		
MONTAG: TABATA AN DER MULTIPRESSE		
Bankdrücken an der Multipresse	8	20/10 sek
Vorgebeugtes Rudern an der Multipresse	8	20/10 sek
Ausfallschritte nach hinten an der Multipresse*	8	20/10 sek
Aufrechtes Rudern an der Multipresse	8	20/10 sek
Schulterheben an der Multipresse	8	20/10 sek
Wadenheben im Sitzen an der Multipresse	8	20/10 sek
Bankdrücken mit engem Griff an der Multipresse	8	20/10 sek
Zugcurls an der Multipresse	8	20/10 sek
Unterarmcurls an der Multipresse	8	20/10 sek
Beckenheben an der Multipresse	8	20/10 sek
DIENSTAG: TABATA MIT KURZHANTELN		
Kurzhantelflys	8	20/10 sek
Kurzhantelrudern auf der Schrägbank	8	20/10 sek
Rumänisches Kreuzheben mit Kurzhanteln	8	20/10 sek
Seitheben mit Kurzhanteln	8	20/10 sek
Schulterheben mit Kurzhanteln	8	20/10 sek
Wadenheben im Sitzen mit Kurzhanteln	8	20/10 sek
Trizepsstrecken über Kopf mit Kurzhanteln	8	20/10 sek
Kurzhantelcurls auf der Schrägbank	8	20/10 sek
Unterarmstrecken mit der Kurzhantel	8	20/10 sek
Reverse Crunches	8	20/10 sek
MITTWOCH: PAUSE		

Übung	Sätze	Dauer/Pause
DONNERSTAG: TABATA AM KABELZUG		
Kabelzüge über Kreuz	8	20/10 sek
Latzug mit gestreckten Armen	8	20/10 sek
Aufsteigen am Kabelzug*	8	20/10 sek
Reverse Flys am Kabelzug im Stehen	8	20/10 sek
Hinunterdrücken mit gestreckten Armen	8	20/10 sek
Wadenheben im Stehen am Kabelzug	8	20/10 sek
Trizepsstrecken	8	20/10 sek
Curls am Kabelzug im Hammergriff	8	20/10 sek
Unterarmcurls am Kabelzug	8	20/10 sek
Holzhacken am Kabelzug*	8	20/10 sek
FREITAG: TABATA AM GERÄT		
Brustdrücken am Gerät	8	20/10 sek
Latzug	8	20/10 sek
Beinpresse	8	20/10 sek
Schulterdrücken am Gerät	8	20/10 sek
Dips mit gestreckten Armen	8	20/10 sek
Wadenheben an der Beinpresse	8	20/10 sek
Trizepsstrecken oder Dips am Gerät	8	20/10 sek
Curls am Gerät	8	20/10 sek
Unterarmstrecken an der Multipresse	8	20/10 sek
Crunches am Gerät	8	20/10 sek

* Seitenwechsel nach jedem zweiten Satz

Anleitung: Absolvieren Sie die folgenden Workouts als Zirkeltraining, d. h., führen Sie die Übungen in der angegebenen Reihenfolge mit minimaler Pause zwischen den einzelnen Übungen aus, absolvieren Sie dabei von jeder Übung nur 1 Satz. Ruhen Sie sich nach diesem Durchgang 2–3 min. aus und wiederholen Sie den Zirkel. Die Zahl in der Spalte »Sätze« gibt also an, wie viele Runden des Zirkels durchgeführt werden sollen.

Übung	Sätze	Wdh.
WOCHE 9–10: CIRCULUS MAXIMUS		
MONTAG: KURZHANTELZIRKEL		
Bankdrücken mit Kurzhanteln	3	10
Kurzhantelrudern auf der Schrägbank	3	10
Aufsteigen mit Kurzhanteln	3	10
Seitheben mit Kurzhanteln	3	10
Schulterheben mit Kurzhanteln hinter dem Rücken	3	10
Wadenheben im Sitzen mit Kurzhanteln	3	10
Trizepsstrecken mit Kurzhanteln im Liegen	3	10
Kurzhantelcurls auf der Schrägbank	3	10
Unterarmcurls mit der Kurzhantel	3	10
Crunches	3	10
DIENSTAG*		
Flys im Stehen am niedrigen Kabelzug	3	15, 10, 5
Latzug mit gestreckten Armen	3	15, 10, 5
Rumänisches Kreuzheben am Kabelzug	3	15, 10, 5
Face Pull	3	15, 10, 5
Hinunterdrücken mit gestreckten Armen	3	15, 10, 5
Wadenheben im Stehen am Kabelzug	3	15, 10, 5
Trizepsdrücken am Kabelzug mit Seilgriff	3	15, 10, 5
Curls am Kabelzug im Hammergriff	3	15, 10, 5
Unterarmstrecken im Stehen am Kabelzug	3	15, 10, 5
Crunches am Kabelzug	3	15, 10, 5
MITTWOCH: POWERZIRKEL MIT DER LANGHANTEL**		
Bankdrücken	3	15 sek.
Powerrudern	3	15 sek.
Kniebeugen	3	15 sek.
Aufrechtes Rudern mit weitem Griff	3	15 sek.
Powerschulterheben	3	15 sek.

Übung	Sätze	Wdh.
Wadenheben im Sitzen mit der Langhantel	3	15 sek.
Trizepsstrecken im Liegen	3	15 sek.
Langhantelcurls im Sitzen	3	15 sek.
Unterarmcurls mit der Langhantel	3	15 sek.
Aufrollen mit der Langhantel	3	15 sek.
DONNERSTAG: MINIZIRKEL		
Minizirkel 1		
Bankdrücken im Untergriff mit Kurzhanteln	3	6–8
Kurzhantelrudern auf der Schrägbank	3	6–8
Aufsteigen mit Kurzhanteln	3	6–8
Schulterdrücken im Stehen mit Kurzhanteln	3	6–8
Nach 3 vollendeten Runden Minizirkel 2		
Minizirkel 2		
Hinunterdrücken mit gestreckten Armen am Kabelzug	3	12–15
Trizepsdrücken am Kabelzug	3	12–15
Curls am Kabelzug mit SZ-Stange	3	12–15
Nach 3 vollendeten Runden Minizirkel 3		
Minizirkel 3		
Crunches am Kabelzug	3	16–20
Wadenheben im Stehen am Kabelzug	3	16–20
Unterarmstrecken im Stehen am Kabelzug	3	16–20
FREITAG: HIN-UND-HER-ZIRKEL		
Zirkel 1		
Bankdrücken im Untergriff mit Kurzhanteln	1	6–8
Rudern am Kabelzug im Sitzen	1	6–8
Aufsteigen am Kabelzug	1	6–8
Schulterdrücken mit Kurzhanteln	1	6–8
Schulterheben mit Kurzhanteln	1	6–8
Wadenheben im Stehen	1	6–8

Übung	Sätze	Wdh.
Trizepsstrecken über Kopf mit Kurzhanteln	1	6–8
Kurzhantelcurls	1	6–8
Unterarmcurls mit der Kurzhantel	1	6–8
Beckenheben	1	6–8
Zirkel 2		
Crunches	1	12–15
Unterarmstrecken mit der Kurzhantel	1	12–15
Kurzhantelcurls auf der Schrägbank	1	12–15
Kickbacks mit Kurzhanteln	1	12–15
Wadenheben im Sitzen	1	12–15
Schulterheben mit Kurzhanteln bäuchlings auf der Schrägbank	1	12–15
Vorgebeugtes Seitheben auf der Schrägbank	1	12–15
Gehende Ausfallschritte	1	12–15

Übung	Sätze	Wdh.
Latzug	1	12–15
Kurzhantelflys auf der Schrägbank	1	12–15
Zirkel 3		
Kabelzüge über Kreuz	1	16–20
Latzug mit gestreckten Armen	1	16–20
Rumänisches Kreuzheben	1	16–20
Seitheben mit Kurzhanteln	1	16–20
Hinunterdrücken mit gestreckten Armen	1	16–20
Zehenheben im Sitzen am Kabelzug	1	16–20
Trizepsdrücken am Kabelzug im Untergriff	1	16–20
Konzentrationscurls mit Kurzhanteln	1	16–20
Unterarmcurls hinter dem Rücken im Stehen	1	16–20
Holzhacken am Kabelzug	1	16–20

* Führen Sie in der 1. Runde des Zirkels 15 Wdh., in der 2. Runde 10 Wdh. und in der 3. Runde 5 Wdh. aus. Erhöhen Sie das Gewicht von Runde zu Runde.

** Versuchen Sie, bei jedem Satz 10 Wdh. in 15 sek zu schaffen.

Fettabbauprogramm für Fortgeschrittene (1 Jahr und darüber hinaus)

Beim Übergang zum Programm für fortgeschrittene Anfänger erfolgt normalerweise eine Erhöhung des Trainingsvolumens. Auch der Sprung zum Fortgeschrittenenprogramm kann eine Steigerung des Volumens mit sich bringen, aber irgendwann kann man keine Sätze mehr hinzuzufügen, sondern muss für mehr Intensität und größere Trainingsgewichte sorgen. Im Programm für Fortgeschrittene arbeiten Sie also möglicherweise mehr oder weniger mit dem gleichen Volumen (Gesamtzahl der Sätze) wie im Programm für fortgeschrittene Anfänger, aber Sie führen das Programm für Fortgeschrittene mit schwereren Gewichten und höherer Intensität durch (sowohl das Widerstands- als auch das Cardiotraining).

Die Workouts für fortgeschrittene Anfänger haben die Intensität gegenüber dem Anfängerprogramm gesteigert und zudem viele neue Übungsvarianten eingeführt. Inzwischen müssten Sie bereit sein, fortgeschrittenere Fettabbauprogramme in Angriff zu nehmen – nämlich die in Kapitel 13 vorgestellten Programme. Tabelle 14.4 zeigt, wie solche Programme für Fortgeschrittene über mehrere Monate hinweg aussehen können. Wie beim in Kapitel 7 beschriebenen Muskelaufbau für Fortgeschrittene (siehe Tab. 7.3) empfehle ich, zwischen Programmen mit hohem Volumen und hoher Intensität und solchen mit moderaterem Volumen und moderaterer Intensität zu wechseln. Im folgenden Plan wird zwischen den Programmen aus Kapitel 13 jeweils ein 2-wöchiges Programm mit geringerem Volumen und geringerer Intensität eingelegt, bisweilen auch eine Woche mit aktiver Ruhe. Dadurch kann sich Ihr Körper ausreichend erholen und Übertraining wird vermieden, während beim Fettabbau und sogar beim Muskelaufbau nachhaltige Ergebnisse erzielt werden. Wenn Sie die Programme für Fortgeschrittene lieber in einer anderen Reihenfolge ausführen möchten oder nur einige, aber nicht alle ausführen möchten, ist das kein Problem. Sie können die Phase mit geringerem Volumen auch über die 2 Wochen hinaus verlängern, wenn Sie merken, dass Sie gerade nicht in der Lage sind, ein Programm mit hoher Intensität zu absolvieren. Das Wichtigste ist, dass Sie dranbleiben und längere Zeiträume (Wochen, Monate) ohne regelmäßiges Training vermeiden. Beständigkeit ist der Schlüssel zum maximalen Fettabbau.

Tabelle 14.4 **Fettabbauprogramme für Fortgeschrittene**

Woche	Trainingsprogramm	Anmerkungen
1–4	»Spür das Brennen«	Siehe Kapitel 13
5	Ganzkörpersplit	4 Ganzkörperworkouts pro Woche 2- bis 3-mal pro Woche HIIT-Cardio-Training Wiederholungsbereich: 8–20 Keine Intensitätstechniken außer Supersätze
6–10	»Daily Grind«	Siehe Kapitel 13
11–12	Wiederholter 2-Tages-Split	Split nur 2-mal wiederholen = 4 Workouts pro Woche 3- bis 4-mal pro Woche HIIT-Cardio-Training Wiederholungsbereich: 8–20 Keine Intensitätstechniken außer Supersätze
13–18	»Shortcut to Shred«	Siehe Kapitel 13
19–20	Wiederholter Oberkörper-/Unterkörpersplit	Split nur 2-mal wiederholen = 4 Workouts pro Woche 3- bis 4-mal pro Woche HIIT-Cardio-Training Wiederholungsbereich: 8–20 Keine Intensitätstechniken außer Supersätze
21–28	»Super Shredded 8«	Siehe Kapitel 13
29	Aktive Pause	
30–31	Wiederholter 2-Tages-Split	Split nur 2-mal wiederholen = 4 Workouts pro Woche 3- bis 4-mal pro Woche HIIT-Cardio-Training Wiederholungsbereich: 8–20 Keine Intensitätstechniken außer Supersätze
32–35	Ganzkörperworkout am Band	Siehe Kapitel 13
36–37	Wiederholter 3-Tages-Split	Split 2-mal wiederholen = 6 Workouts pro Woche 2- bis 3-mal pro Woche HIIT-Cardio-Training Wiederholungsbereich: 8–20 Keine Intensitätstechniken außer Supersätze
38–43	HIIT-100er	Siehe Kapitel 13
44	Aktive Pause	
45–46	Ganzkörpersplit	4 Ganzkörperworkouts pro Woche 2- bis 3-mal pro Woche HIIT-Cardio-Training Wiederholungsbereich: 8–20 Keine Intensitätstechniken außer Supersätze
47–49	Tabata-Gewichtsprogramm	Siehe Kapitel 13
50–51	Ganzkörpersplit	4 Ganzkörperworkouts pro Woche 2- bis 3-mal pro Woche HIIT-Cardio-Training Wiederholungsbereich: 8–20 Keine Intensitätstechniken außer Supersätze
52	Aktive Pause	

TEIL V

Ganz gleich, wie fundiert ein Übungsprogramm auch sei, es wird nicht effektiv sein, wenn die Übungen, aus denen das Programm besteht, nicht richtig ausgeführt werden. Dieser Abschnitt beinhaltet Beschreibungen für eine korrekte Ausführung einer jeden Übung, die in den vorhergehenden Kapiteln besprochen wurde, sowie auch für viele weitere, die noch nicht behandelt wurden. Insgesamt werden 381 Übungen vorgestellt. Jede Übungsbeschreibung enthält 1 bis 2 Fotos, die ihre korrekte Ausführung zusätzlich veranschaulichen.

In jedem Kapitel werden Übungen beschrieben, die eine bestimmte Muskelgruppe trainieren. Innerhalb der Kapitel werden die Übungen nach ähnlichen Bewegungen geordnet, durch die die Muskelgruppe in einer ähnlichen Form trainiert wird. Damit möchte ich Sie ermutigen, die Übungen eines Programms regelmäßig mit anderen Übungen abzuwechseln, die eine ähnliche Wirkung auf den jeweiligen Muskel haben. Dies hilft nicht nur dabei, die Stagnation der Muskeladaptionen sowie generelle Langeweile zu vermeiden, sondern auch die größten Fortschritte in Muskelwachstum und Kraft zu erreichen, was daran liegt, dass die kleinste Abwandlung einer Übung auf andere Muskelfasern innerhalb derselben Muskelgruppe abzielen kann.

Unabhängig von Ihren Zielsetzungen wird es in jedem Fall für Sie nützlich sein, über solch eine Palette an Übungen zu verfügen, aus der Sie auswählen können, um Ihre Resultate auf ein Höchstmaß zu steigern. Nach welchem Programm Sie auch immer arbeiten, Sie können diesen Abschnitt nutzen, um die von Ihnen ausgewählten Übungen abzuändern. Dafür wählen Sie einfach aus der Liste der Übungen, die der jeweiligen Übung in der entsprechenden Kategorie zugeordnet sind. Um etwa für das Bankdrücken eine Alternative zu finden, wählen Sie einfach eine der anderen Übungen, die unter der Kategorie Langhanteldrücken aufgelistet sind, wie etwa Schrägbankdrücken, Negativbankdrücken, Flachbankdrücken an der Multipresse, Schrägbankdrücken an der Multipresse oder Negativbankdrücken an der Multipresse. Wichtig ist nur, die Vorgaben zu Auswahl und Reihenfolge der Übungen, wie in Kapitel 5, 8 und 11 dargestellt, zu beachten. Kleinste Abwandlungen eines Programms innerhalb der beschriebenen Rahmenrichtlinien ist die beste Möglichkeit, ein Programm auf die besten Resultate hin individuell zu gestalten.

KAPITEL 15
Brust

Dieses Kapitel enthält detaillierte Beschreibungen der wichtigsten Übungen, die sich auf die Brustmuskeln *(Pectoralis)* konzentrieren. Der große Brustmuskel *(M. pectoralis major)* besteht aus einem oberen und einem unteren Teil (siehe Abb.). Auch wenn viele der Übungen in diesem Kapitel auf Drücken basieren (wie etwa beim Bankdrücken) und zu den Verbundübungen zählen, wobei sowohl Deltamuskeln, Trizepsmuskeln als auch Brustmuskeln eingesetzt werden, zählen sie dennoch aufgrund der Bewegung der Oberarme primär zu den Brustmuskelübungen.

Die Brustmuskelübungen können in die Kategorien Langhanteldrücken, Kurzhanteldrücken, Brustdrücken mit Gerät, Kabelzug oder Band; Flys (fliegende Bewegungen) sowie Liegestütz, Dips und Überzüge gegliedert werden. Jede Übung einer bestimmten Kategorie kann in einem Workout durch jede andere Übung derselben Kategorie ersetzt werden (wenn z. B. Schrägbankdrücken auf dem Programm steht, kann diese Übung durch jede andere Übung aus der Kategorie Langhanteldrücken ersetzt werden).

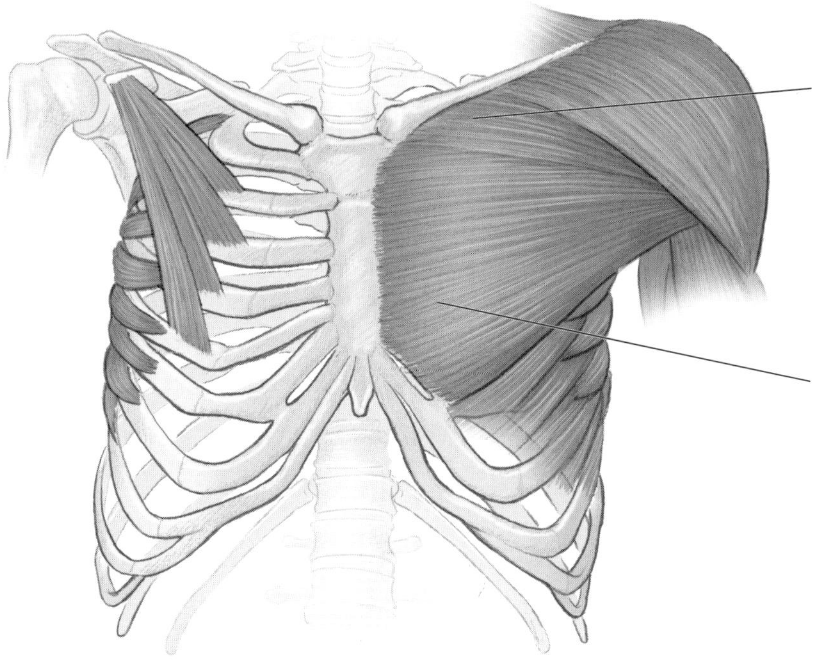

Langhantelübungen

Kurzhantel- oder Kettlebellübungen

Übungen an der Maschine, am Kabelturm oder mit Band

Flys

Liegestütz, Dips und Überzüge

BANKDRÜCKEN

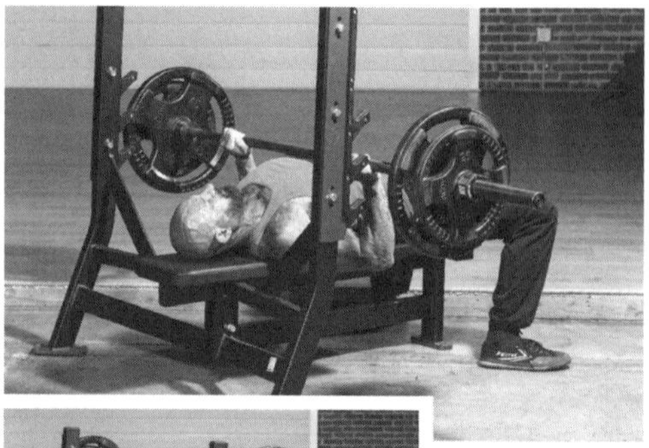

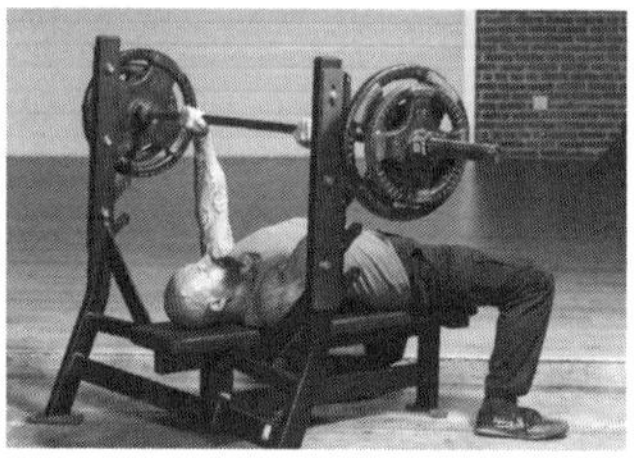

Ausgangsposition

Legen Sie sich mit dem Gesicht nach oben auf eine Hantelbank, wobei Ihre Füße fest auf dem Boden stehen. Greifen Sie etwas mehr als schulterbreit eine Langhantel im Obergriff.

Bewegung

Heben Sie die Hantel aus der Halterung und führen Sie sie langsam hinunter zur Brust, wobei Ihre Ellbogen nach außen zeigen, sodass Ihre Oberarme einen 30°- bis 60°-Winkel zu Ihrem Oberkörper bilden. Ihre Handgelenke sollten dabei immer mit den Ellbogen in einer Linie bleiben. Sobald die Stange Ihre Brust berührt, drücken Sie sie explosiv nach oben, bis Ihre Ellbogen beinahe ganz durchgestreckt sind.

Für weitere Informationen zur Ausführung des Bankdrückens, um Ihre Kraft auf ein Höchstmaß zu steigern, siehe Kapitel 8.

Tipp: Wenn Sie einen offenen Griff verwenden, bei dem sich die Daumen auf derselben Seite der Stange wie die Finger befinden, können Sie mehr Kraft in die Drückbewegung legen. Dies gilt auch für andere Druckübungen, nicht nur für das Bankdrücken. Ein geschlossener Griff, bei dem die Daumen um die Stange geschlungen sind, ist sicherer (weil die Stange weniger leicht aus den Händen rutscht), verlängert jedoch den Hebel und ergibt so eine biomechanisch schwächere Position.

SCHRÄGBANKDRÜCKEN

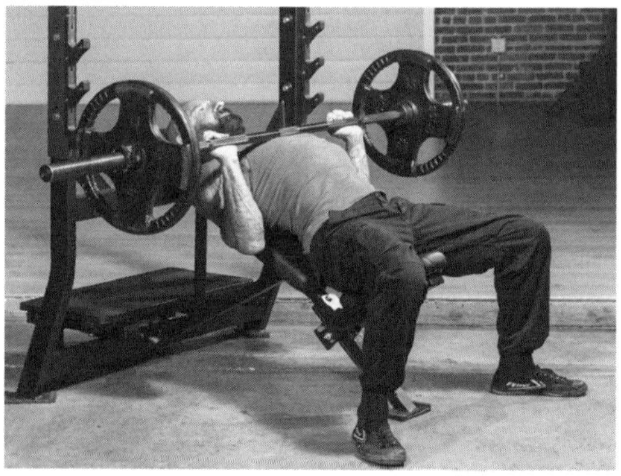

Ausgangsposition

Legen Sie sich mit dem Gesicht nach oben auf eine Schrägbank und greifen Sie die Langhantelstange etwas breiter als schulterbreit im Obergriff. Heben Sie die Stange aus der Halterung und führen Sie sie nach oben, bis Ihre Arme vollständig gestreckt sind.

Bewegung

Mit den Schultern nach hinten, Brust raus und die Ellbogen in einem 30°- bis 60°-Winkel zum Oberkörper führen Sie die Hantelstange zu Ihrer unteren Brust. Wenn die Hantelstange ganz unten ist, sollten Ihre Ellbogen nach außen zeigen und im Abstand zu Ihrem Oberkörper sein, aber leicht vor Ihren Schultern. Spannen Sie Ihre Brustmuskeln an und strecken Sie Ihre Ellbogen, um die Hantel nach oben zu drücken, bis Ihre Ellbogen beinahe ganz durchgestreckt sind.

Tipp: Bei Drückübungen können Teilwiederholungen mehr Spannung in der Brustmuskulatur erzeugen und dadurch ein stärkeres Muskelwachstum anregen. Im ersten Drittel der Drückbewegung werden die Brustmuskeln am stärksten beansprucht, im mittleren Drittel die Schultern und im oberen Drittel der Trizeps. Um Teilwiederholungen auszuführen, senken Sie das Gewicht bis auf die Brust, drücken es dann aber nur zur Hälfte oder bis zu 2 Dritteln des Weges hoch. Dies lässt sich bei allen Varianten des Flachbankdrückens, Schrägbankdrückens oder Negativbankdrückens praktizieren.

NEGATIVBANKDRÜCKEN

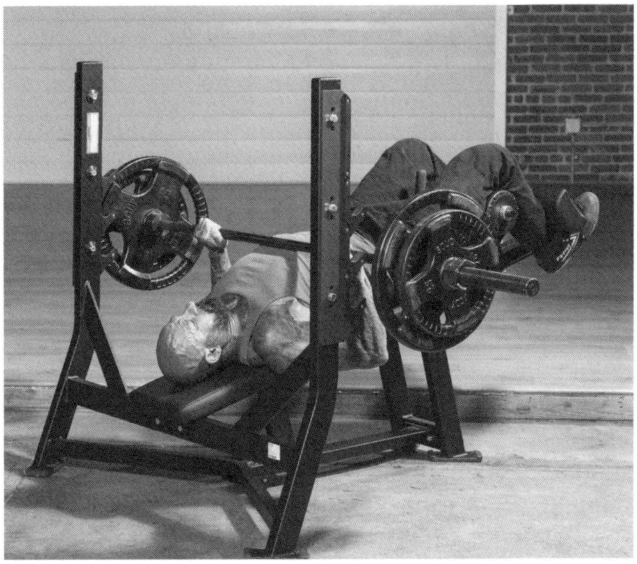

Ausgangsposition

Legen Sie sich rücklings auf eine Negativbank, die 30–40° negativ gestellt ist. Greifen Sie die Langhantel im Obergriff, wobei beide Hände etwas breiter als schulterbreit positioniert werden. Heben Sie die Hantel aus der Halterung und bringen Sie sie in eine Position über Ihrer unteren Brust, während Ihre Arme gestreckt sind.

Bewegung

Mit den Schultern nach hinten, Brust raus und die Ellbogen in einem 30°- bis 60°-Winkel führen Sie die Langhantel zu Ihrer unteren Brust. Wenn sie Ihre Brust berührt, drücken Sie die Stange sofort wieder nach oben, bis Ihre Arme vollständig gestreckt sind, ohne dabei Ihre Ellbogen zu überstrecken.

LANGHANTEL-BANKDRÜCKEN MIT BAND

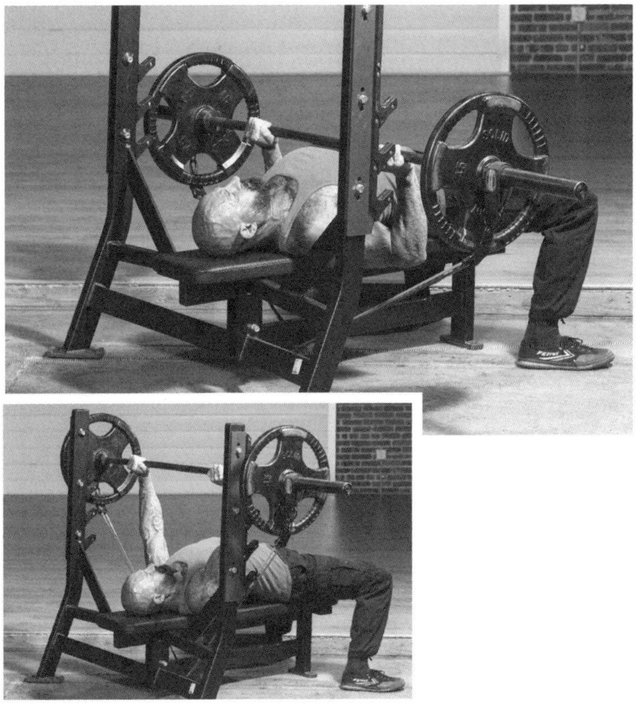

Ausgangsposition

Fixieren Sie ein Widerstandsband unter der Bank und befestigen Sie die beiden Enden des Bandes jeweils am äußeren Ende der Hantelstange. Eine einfache Möglichkeit, die beiden Bandenden an der Hantelstange festzumachen, ist, sie zwischen 2 Gewichtsscheiben zu platzieren. Wenn Sie das Band nicht unter der Bank fixieren können, arbeiten Sie mit 2 Bändern, eines an jedem Ende der Hantelstange: Fixieren Sie die beiden Bänder unter jedem Langhantelstangenende jeweils mit einer schweren Kurzhantel auf dem Boden.

Bewegung

Führen Sie das Bankdrücken wie üblich aus, wie bereits zuvor in diesem Kapitel beschrieben. Sie können mit den Bändern auf dieselbe Weise auch auf der Schrägbank oder der Negativbank arbeiten.

LANGHANTEL-BANKDRÜCKEN AUF DEM BODEN

Ausgangsposition

Diese Variante wird zwar auf dem Boden ausgeführt, Sie werden jedoch nicht unter die Hantelstange passen, selbst wenn diese mit 20-kg-Gewichtsscheiben beladen ist, es sei denn, Sie wären extrem dünn. Aus diesem Grund müssen Sie die Hantel auf den untersten Streben eines Power-Racks platzieren. Legen Sie sich dann mit dem Gesicht nach oben mittig unter das Power-Rack auf den Boden, sodass sich die Hantelstange über Ihrem Kopf befindet. Ihr ganzer Rücken bleibt auf dem Boden liegen, während Sie Ihre Knie beugen, sodass Sie Ihre Füße fest auf den Boden stellen können. Heben Sie nun die Langhantel aus der Halterung und positionieren Sie sie über Ihrer Brust.

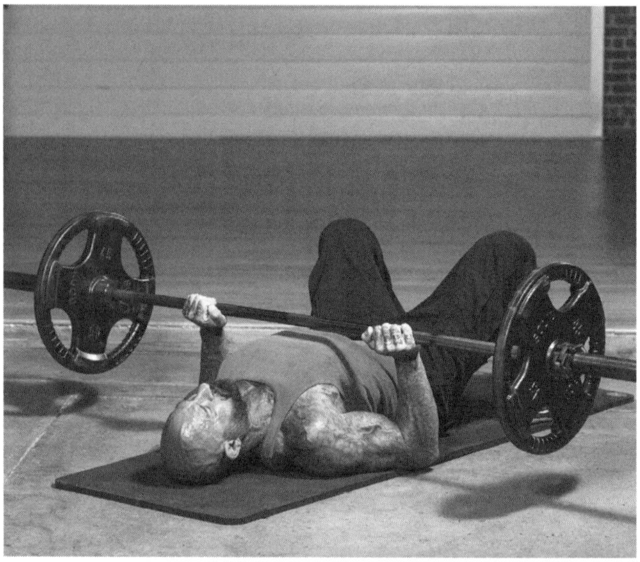

Bewegung

Senken Sie die Stange zu Ihrer unteren Brust, bis die Unterseite Ihrer Oberarme den Boden berührt. Die Stange sollte dann einige Zentimeter über Ihrer Brust sein und diese nicht berühren. Das ist der Punkt, an dem Sie sie vom Boden wegdrücken. Da der Bewegungsspielraum eingeschränkt ist, können Sie mehr Gewicht verwenden. Drücken Sie die Stange schräg nach oben, ein Stück weit Richtung Kopf, sodass sie sich am Ende über Ihrer oberen Brust befindet.

BANKDRÜCKEN IM UNTERGRIFF

Ausgangsposition

Greifen Sie eine Langhantel breiter als schulterbreit im Untergriff.

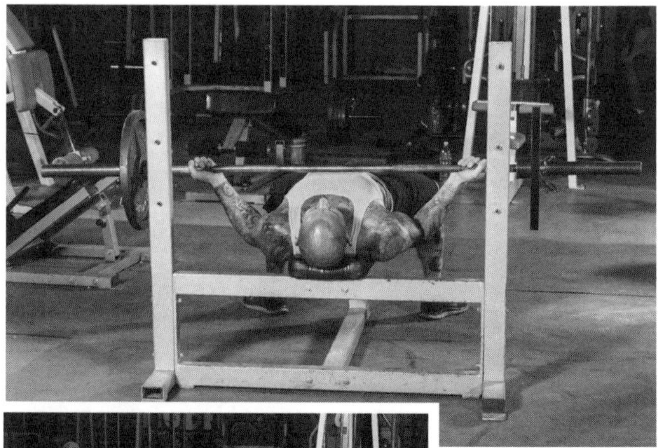

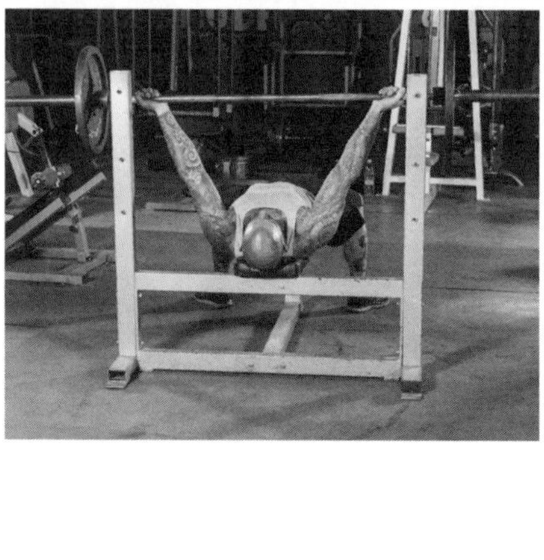

Bewegung

Lassen Sie sich helfen, die Stange aus der Halterung zu heben, da dies im Untergriff allein schwierig zu bewerkstelligen ist. Sobald die Stange über Ihrer Brust ist, führen Sie sie hinunter zu Ihrer unteren Brust oder zu Ihrem Oberbauch und drücken sie dann wieder schräg nach oben Richtung Kopf. Wenn Sie keine Hilfe haben, heben Sie die Stange im Obergriff aus der Halterung und führen sie hinunter zu Ihrer Brust. Während die Stange auf Ihrer Brust liegt, greifen Sie vorsichtig in den Untergriff um und führen dann die Übung aus. Forschungen haben gezeigt, dass diese Übung mehr Muskelfasern der oberen Brustmuskeln beansprucht als die Ausführung im Obergriff. Sie können das Langhantel-Bankdrücken auch auf der Schrägbank im Untergriff durchführen, um die oberen Brustmuskeln noch stärker zu beanspruchen.

SCHRÄGBANKDRÜCKEN IM UNTERGRIFF

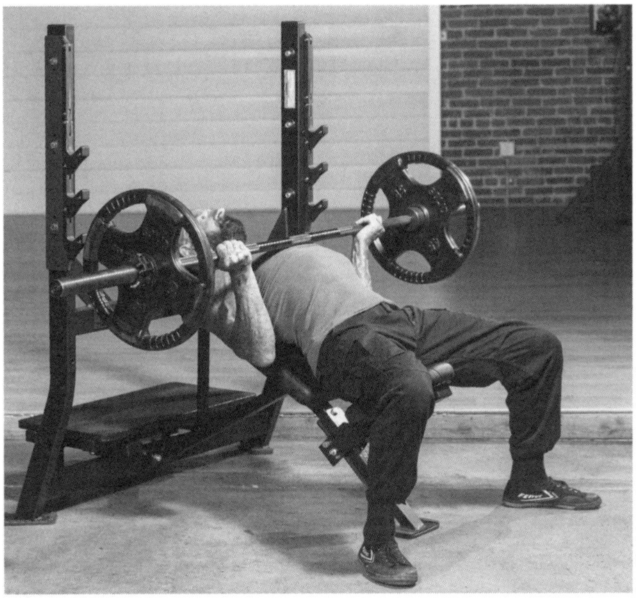

Ausgangsposition

Legen Sie sich auf eine Schrägbank und greifen Sie die Hantel etwas breiter als schulterbreit im Untergriff.

Bewegung

Lassen Sie sich beim Aushängen der Hantel helfen, da dies im Untergriff ohne Spotter schwierig ist. Sobald die Hantelstange über dem oberen Brustbereich positioniert ist, senken Sie die Hantel bis zum mittleren oder oberen Brustbereich. Drücken Sie die Hantel dann wieder nach oben und hinten. Wenn Sie diese Übung allein durchführen müssen, nehmen Sie die Hantel im Obergriff ab und senken Sie sie auf die Brust. Wechseln Sie mit der Hantelstange auf der Brust vorsichtig in den Untergriff, um die Übung mit dieser Handhaltung durchzuführen.

FLACHBANKDRÜCKEN AN DER MULTIPRESSE

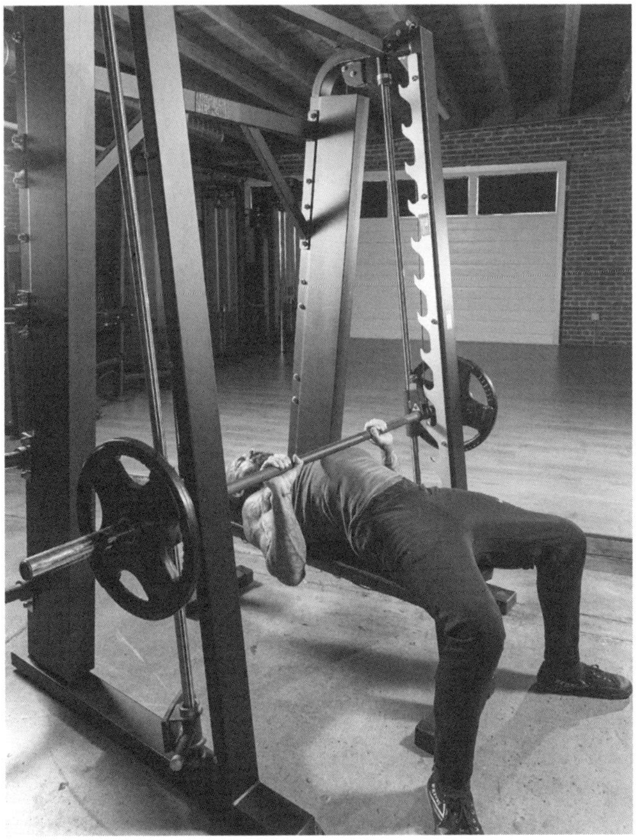

Ausgangsposition

Legen Sie sich auf eine Flachbank, die unter einer Multipresse positioniert ist, sodass die Stange und Ihre untere Brust (auf Höhe der Brustwarzen) auf einer Linie sind. Greifen Sie die Stange etwas breiter als schulterbreit im Obergriff und entsichern Sie sie.

Bewegung

Ziehen Sie die Schultern nach hinten, schieben Sie die Brust raus und winkeln Sie die Arme 30–60° an. Führen Sie nun die Stange zur Brust. Drücken Sie die Stange dann wieder nach oben, bis Ihre Arme vollständig gestreckt sind, und stoppen Sie, kurz bevor Sie Ihre Ellbogen überstrecken. Bleiben Sie kurz in dieser Position, bevor Sie die Stange kontrolliert zu Ihrer oberen Brust senken.

Varianten

Die Übung kann auch einarmig ausgeführt werden (einarmiges Bankdrücken an der Multipresse). Die trainierende Hand sollte an der gleichen Stelle der Stange liegen wie bei der zweiarmigen Ausführung (etwa schulterbreit auseinander). Legen Sie die nicht arbeitende Hand auf die Hüfte oder halten Sie sich an der Bank fest.

SCHRÄGBANKDRÜCKEN AN DER MULTIPRESSE

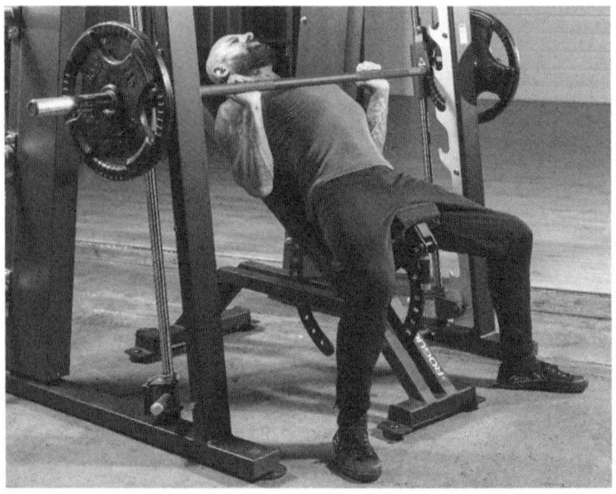

Ausgangsposition

Legen Sie sich auf eine Schrägbank (Neigung 30–40°), die unter einer Multipresse positioniert ist, sodass die Stange und Ihre obere Brust auf einer Linie sind. Greifen Sie die Stange etwas breiter als schulterbreit im Obergriff und entsichern Sie sie.

Bewegung

Ziehen Sie die Schultern nach hinten, schieben Sie die Brust raus und winkeln Sie die Arme 30–60° an. Führen Sie nun die Stange zur Brust. Drücken Sie sie dann nach oben, sodass Ihre Arme vollständig gestreckt sind, ohne dabei die Ellbogen zu überstrecken.

NEGATIVBANKDRÜCKEN AN DER MULTIPRESSE

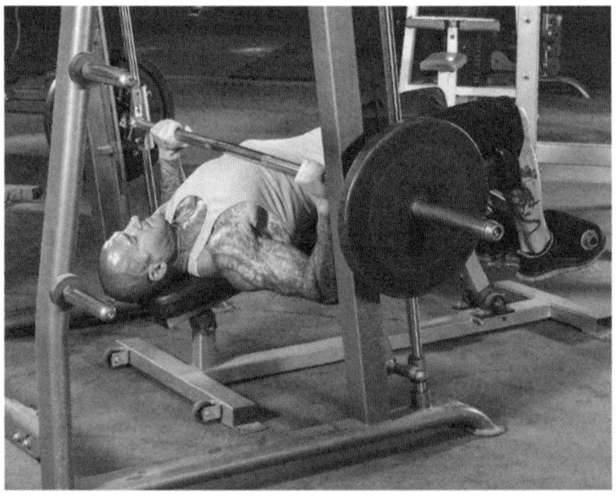

Ausgangsposition

Legen Sie sich auf eine Negativbank (Neigung etwa 30–45°), die unter einer Multipresse positioniert ist, sodass die Stange und Ihre untere Brust auf einer Linie sind. Greifen Sie die Stange etwas breiter als schulterbreit im Obergriff und entsichern Sie sie.

Bewegung

Ziehen Sie die Schultern nach hinten, schieben Sie die Brust raus und winkeln Sie die Arme 30–60° an. Führen Sie nun die Stange zur Brust. Drücken Sie sie dann nach oben, sodass Ihre Arme vollständig gestreckt sind, ohne dabei die Ellbogen zu überstrecken.

BANKDRÜCKEN AN DER MULTIPRESSE MIT AUSSTOSSEN

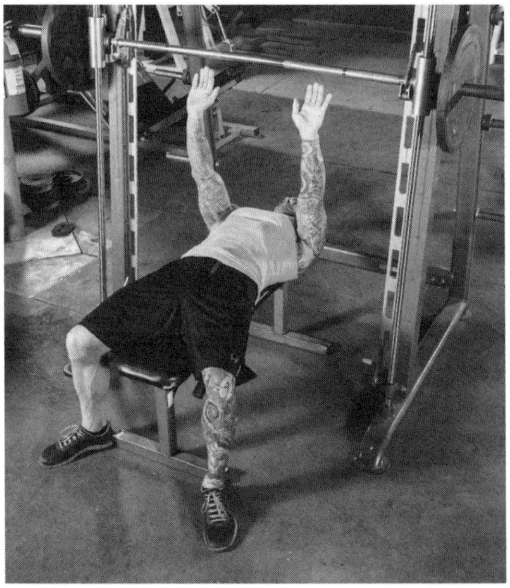

Ausgangsposition

Legen Sie sich auf eine Flachbank, die unter einer Multipresse positioniert ist, sodass die Stange und Ihre untere Brust (auf Höhe der Brustwarzen) auf einer Linie sind. Greifen Sie die Stange etwas breiter als schulterbreit im Obergriff und entsichern Sie sie.

Bewegung

Ziehen Sie die Schultern nach hinten, schieben Sie die Brust raus und winkeln Sie die Arme 30–60° an. Führen Sie nun die Stange zur Brust und stoßen Sie sie dann so schnell und so kräftig wie möglich von Ihrer Brust weg, bis Ihre Arme vollständig gestreckt sind. Lassen Sie die Stange ganz oben los. Fangen Sie sie beim Zurückkommen wieder auf, wobei Sie leicht die Ellbogen beugen, ohne die Stange dabei zu stoppen, und führen Sie sie wieder nach unten zu Ihrer Brust, um sofort die nächste Wiederholung auszuführen.

BANKDRÜCKEN IM UNTERGRIFF AN DER MULTIPRESSE

Ausgangsposition

Legen Sie sich auf eine Flachbank, die unter einer Multipresse positioniert ist, sodass die Stange mit Ihrer unteren Brust oder Ihrem Oberbauch auf einer Linie ist. Greifen Sie die Stange etwas breiter als schulterbreit im Untergriff und entsichern Sie sie.

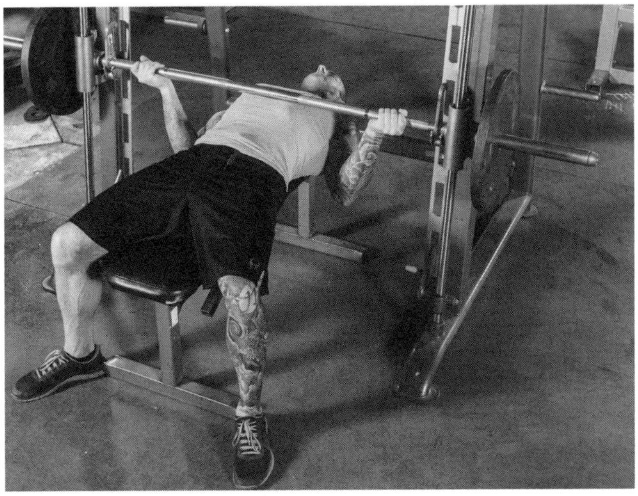

Bewegung

Führen Sie die Stange langsam zu Ihrer Brust hinunter und drücken Sie sie dann wieder zurück nach oben, bis Ihre Arme vollständig gestreckt sind, und stoppen Sie, kurz bevor Sie die Ellbogen überstrecken. Dieselbe Übung können Sie auch auf der Schrägbank ausführen.

BANKDRÜCKEN MIT KURZHANTELN

Ausgangsposition

Legen Sie sich rücklings auf eine Flachbank, wobei Ihre Füße ganz den Boden berühren. Halten Sie die Kurzhanteln links und rechts neben Ihrem Brustkorb, sodass Ihre Ellbogen schräg nach außen zeigen und Ihre Oberarme in einem 30°- bis 60°-Winkel zu Ihrem Oberkörper positioniert sind.

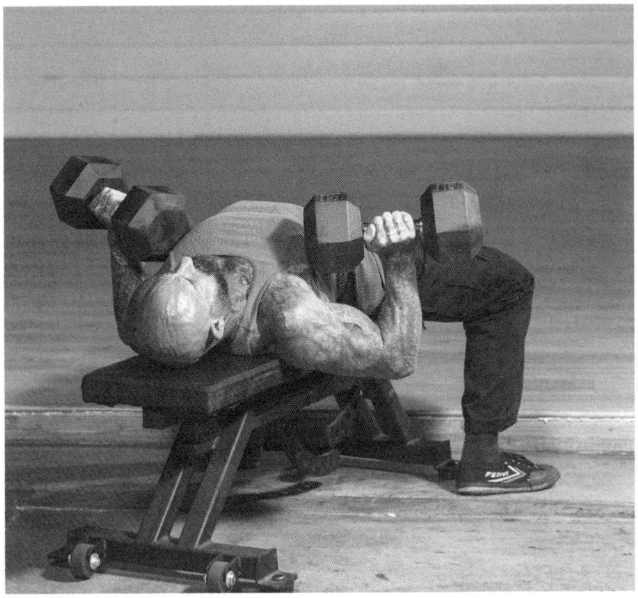

Bewegung

Ziehen Sie Ihre Schultern nach hinten, schieben Sie die Brust raus und winkeln die Ellbogen an. Nun drücken Sie die Hanteln kraftvoll in einem Bogen nach oben (indem Sie sie oben zueinanderführen), bis Ihre Arme über Ihrer Brust vollständig gestreckt sind. Gehen Sie über denselben Bogen wieder in die Ausgangsposition nach unten zurück, wobei die Hanteln nicht tiefer als Ihre Brust kommen dürfen.

Tipp: Bei hohen Gewichten kann es schwierig sein, in die Ausgangsposition zu gelangen. Um dies leichter zu bewerkstelligen und die Schultern zu entlasten, setzen Sie sich zunächst auf die Kante der Bank und legen die Hanteln auf die Oberschenkel. Legen Sie nun den Rücken nach hinten auf die Bank und lassen Sie dabei die Hüften um 90° gebeugt, sodass die Oberschenkel weiterhin gegen die Hanteln drücken. Auf diese Weise können Sie mit den Beinen die Hanteln in die Ausgangsposition »führen«.

Varianten

Die Übung kann auch Arm für Arm ausgeführt werden (einarmiges Bankdrücken mit Kurzhanteln), um beide Seiten zu isolieren und den Core stärker zu beanspruchen. Legen Sie die nicht arbeitende Hand auf die Hüfte oder halten Sie sich an der Bank fest.

SCHRÄGBANKDRÜCKEN MIT KURZHANTELN

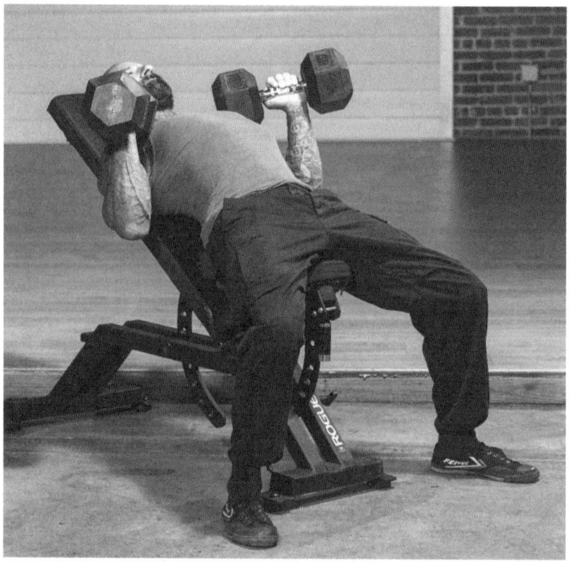

Ausgangsposition

Legen Sie sich auf eine Schrägbank, die mit relativ geringer Neigung eingestellt ist (weniger als 45°), sodass Ihr ganzer Rücken gut auf der Bank aufliegt. Halten Sie die Kurzhanteln neben Ihren Schultern, Ihre Füße berühren ganz den Boden. Ziehen Sie die Ellbogen an, sodass die Oberarme einen Winkel von 30–60° zum Oberkörper bilden.

Bewegung

Ziehen Sie Ihre Schultern nach hinten, schieben Sie die Brust raus und winkeln Sie die Ellbogen an. Nun drücken Sie die Hanteln kraftvoll in einem Bogen nach oben (indem Sie sie oben zueinanderführen), bis Ihre Arme über Ihrer Brust vollständig gestreckt sind. Gehen Sie über denselben Bogen wieder in die Ausgangsposition nach unten zurück, wobei die Hanteln nicht tiefer als Ihre Brust kommen dürfen.

Tipp: Bei hohen Gewichten kann es schwierig sein, in die Ausgangsposition zu gelangen. Um dies leichter zu bewerkstelligen und die Schultern zu entlasten, setzen Sie sich zunächst aufrecht auf die Schrägbank und legen Sie die Hanteln auf die Knie. Legen Sie nun den Rücken nach hinten auf die Bank und »kicken« Sie dabei ein Bein nach dem anderen empor, um die Hanteln über den Schultern in die Ausgangsposition zu bringen.

Varianten

Die Übung kann auch Arm für Arm ausgeführt werden (einarmiges Schrägbankdrücken mit Kurzhanteln). Legen Sie die nicht arbeitende Hand auf die Hüfte oder halten Sie sich an der Bank fest.

NEGATIVBANKDRÜCKEN MIT KURZHANTELN

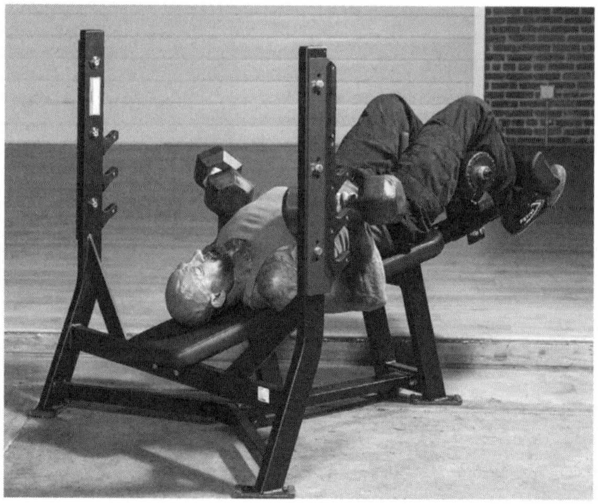

Ausgangsposition

Legen Sie sich rücklings auf eine Schrägbank mit einer Neigung von 30–40° und fixieren Sie Ihre Füße unter den Rollen. Halten Sie die Kurzhanteln neben Ihrer unteren Brust, sodass Ihre Ellbogen schräg nach außen zeigen.

Bewegung

Ziehen Sie die Schultern nach hinten, schieben Sie die Brust raus und winkeln Sie die Arme 30–60° an. Drücken Sie nun die Hanteln kraftvoll in einem Bogen nach oben (indem Sie sie oben zueinanderführen), bis Ihre Arme über Ihrer unteren Brust oder dem Oberbauch vollständig gestreckt sind.

Varianten

Die Übung kann auch Arm für Arm ausgeführt werden (einarmiges Negativbankdrücken mit Kurzhanteln). Legen Sie die nicht arbeitende Hand auf Ihre Hüfte oder halten Sie sich an der Bank fest.

KURZHANTELDRÜCKEN AUF DEM PEZZIBALL

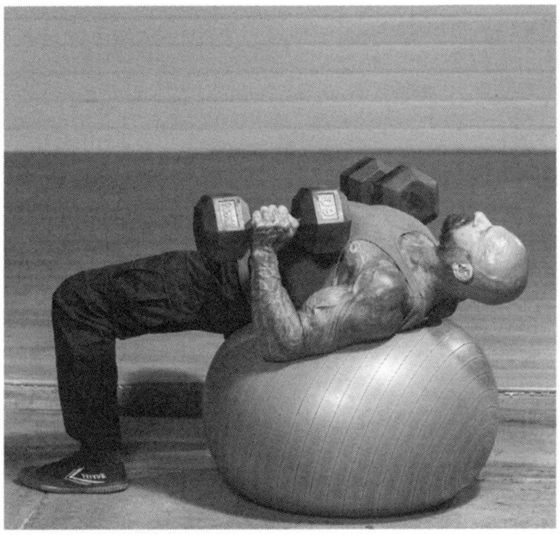

Ausgangsposition

Nehmen Sie sich 2 Kurzhanteln und legen Sie sich mit Ihrem oberen Rücken auf einen Pezziball, wobei Ihre Füße fest auf dem Boden stehen. Halten Sie die Kurzhanteln neben Ihren Schultern, sodass Ihre Ellbogen 30–60° schräg nach außen zeigen. Ihre Handflächen zeigen dabei nach vorn.

Bewegung

Drücken Sie die Hanteln kraftvoll in einem Bogen nach oben (indem Sie sie oben zueinanderführen), bis Ihre Arme über Ihrer unteren Brust vollständig gestreckt sind. Gehen Sie über denselben Bogen wieder in die Ausgangsposition nach unten zurück, wobei die Hanteln nicht tiefer als Ihre Brust kommen dürfen.

KURZHANTELDRÜCKEN IM NEUTRALEN GRIFF AUF DER FLACHBANK

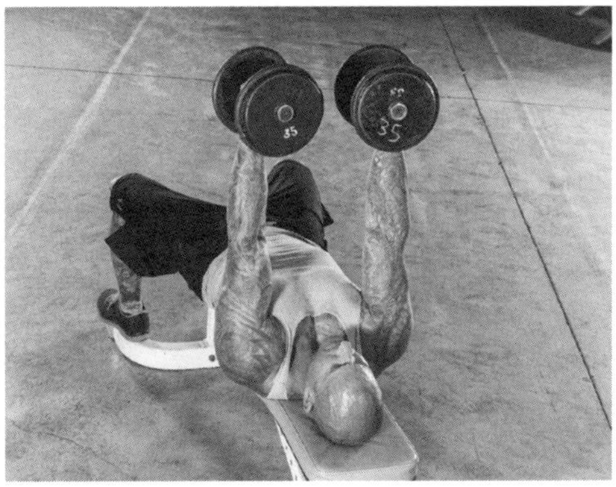

Ausgangsposition

Nehmen Sie sich 2 Kurzhanteln und legen Sie sich auf eine Flachbank. Drehen Sie Ihre Handgelenke so, dass Ihre Handflächen zueinander zeigen, und positionieren Sie die Hände links und rechts neben Ihrem Oberkörper mit den Kurzhanteln über Ihrem Körper.

Bewegung

Drücken Sie die Hanteln nach oben und führen Sie sie in einer natürlichen Bewegung zueinander (ohne dass sie sich berühren). Gehen Sie dann in derselben Bewegung wieder zurück in die Ausgangsposition.

KURZHANTELDRÜCKEN IM UNTERGRIFF

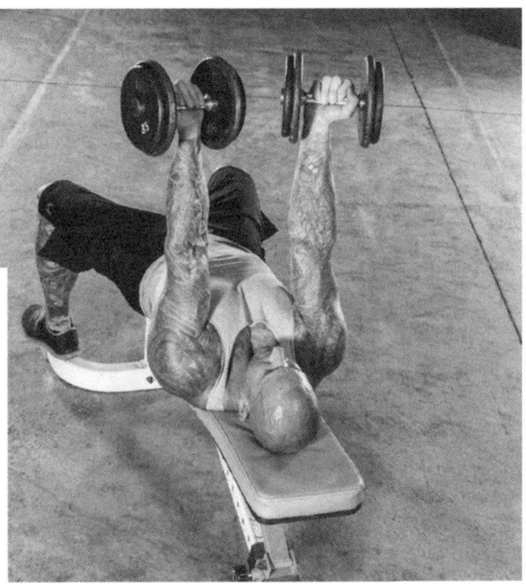

Ausgangsposition

Legen Sie sich auf eine Flachbank und halten Sie je eine Kurzhantel in jeder Hand neben Ihrem Brustkorb. Drehen Sie Ihre Handgelenke nach außen, sodass Ihre Handflächen Richtung Gesicht zeigen, wie im sogenannten Untergriff.

Bewegung

Drücken Sie die Hanteln nach oben und in einem Bogen über Ihrer Brust zusammen und behalten Sie den Untergriff bei. Führen Sie die Hanteln langsam wieder nach unten in die Ausgangsposition zurück und machen Sie die gewünschten Wiederholungen.

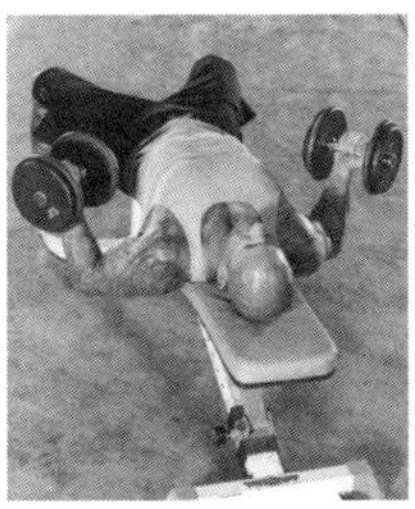

SCHRÄGBANKDRÜCKEN MIT KURZHANTELN IM UNTERGRIFF

Ausgangsposition

Legen Sie sich mit einer Kurzhantel in jeder Hand auf eine Schrägbank, die in einem relativ geringen Winkel (weniger als 45°) steht. Halten Sie die Hanteln neben dem Brustkorb. Drehen Sie die Handgelenke nach außen, sodass die Handflächen in Richtung Gesicht zeigen. Sie halten die Hantel nun im Untergriff.

Bewegung

Die Schultern bleiben nach hinten gezogen, die Brust rausgestreckt. Drücken Sie die Hanteln über dem oberen Brustkorb zusammen, wobei Sie den Untergriff beibehalten. Lassen Sie die Hanteln dann langsam wieder in die Ausgangsposition sinken und beginnen Sie die nächste Wiederholung.

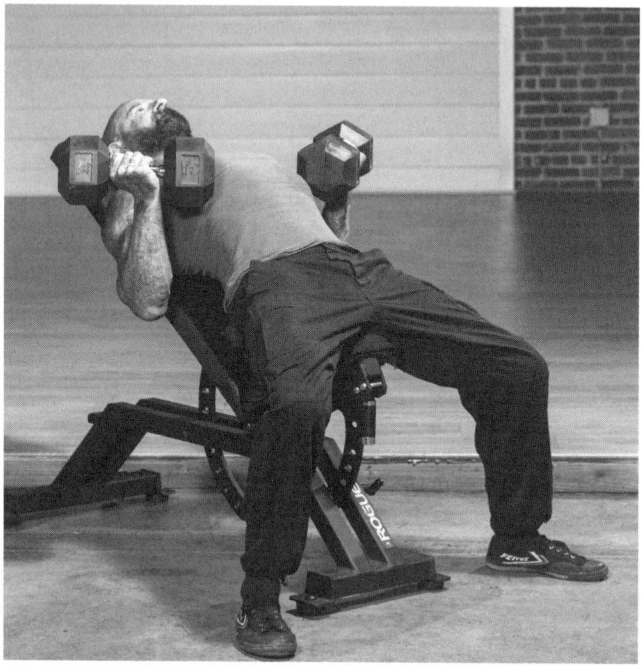

SCHRÄGBANKDRÜCKEN MIT KETTLEBELL

Ausgangsposition

Legen Sie sich auf eine Schrägbank, die in einem relativ geringen Winkel (weniger als 45°) steht. Halten Sie eine Kettlebell an der Unterseite mit beiden Händen, wobei die Handballen eng beisammenliegen, vor dem unteren Brustbereich und stellen Sie die Füße flach auf den Boden.

Bewegung

Halten Sie die Schultern nach hinten gezogen und die Brust rausgestreckt. Drücken Sie die Kettlebell kräftig nach oben, bis die Arme vollständig über der Brust ausgestreckt sind. Kehren Sie die Bewegung um und wiederholen Sie sie.

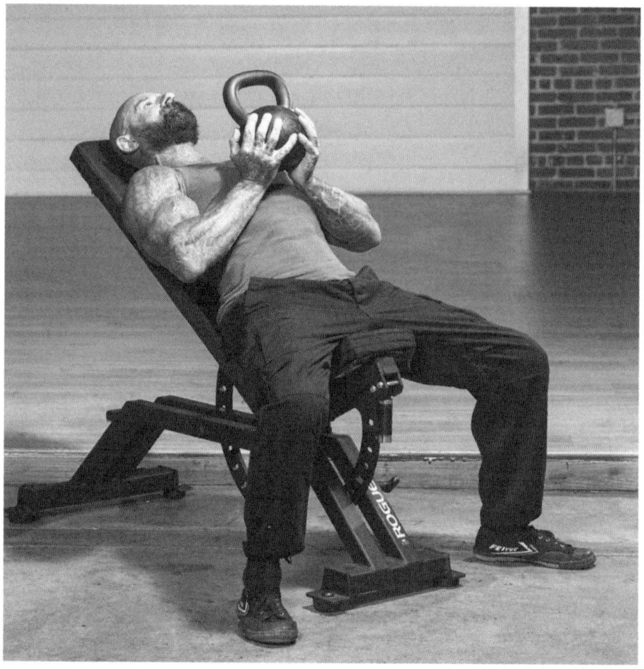

BRUSTDRÜCKEN AM GERÄT IM SITZEN

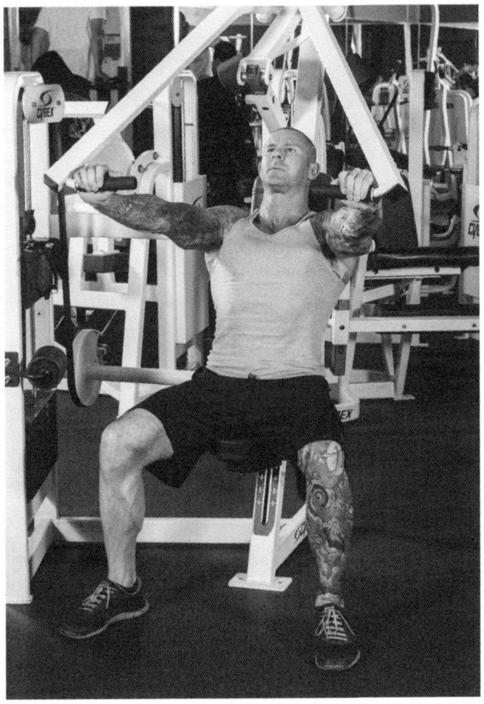

Ausgangsposition

Positionieren Sie sich so, dass die Griffe des Geräts auf Höhe Ihres mittleren bzw. unteren Brustbereichs sind. Setzen Sie sich in die Maschine, sodass Ihr ganzer Rücken am Rückenpolster anliegt, und greifen Sie die Griffe im Obergriff.

Bewegung

Ziehen Sie die Schultern nach hinten, schieben Sie die Brust raus und winkeln Sie die Arme 30–60° an. Drücken Sie nun die Griffe von sich weg nach vorn, bis Ihre Arme vollständig gestreckt, jedoch nicht überstreckt sind. Bringen Sie dann die Griffe zurück zur Brust, ohne dass die Gewichte aufsetzen. Einige Geräte bieten auch die Möglichkeit, Brustdrücken in Schräglage auszuführen, wie beim Schrägbankdrücken, um vermehrtes Augenmerk auf die obere Brust zu legen.

BRUSTDRÜCKEN AM KABELZUG

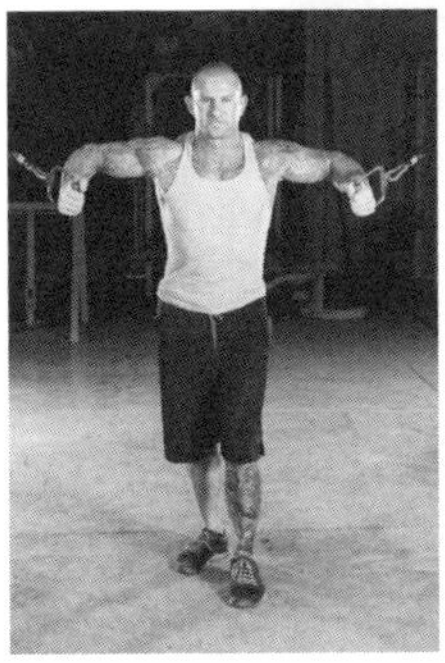

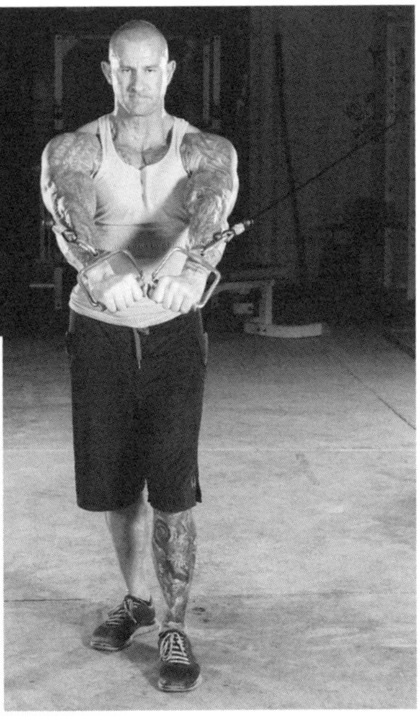

Ausgangsposition

Befestigen Sie Einhand-D-Griffe an den hohen Kabelzügen einer Crossover-Kabelzugstation. Stellen Sie sich in die Mitte der beiden Türme – mit einem Bein vor dem anderen – und beugen Sie leicht die Knie. Greifen Sie die Griffe, wobei Ihre Handflächen nach unten zeigen und Ihre Ellbogen leicht gebeugt nach oben zeigen. Beugen Sie Ihren Oberkörper leicht aus der Hüfte nach vorn.

Bewegung

Ziehen Sie die Schultern nach hinten, schieben Sie die Brust raus und winkeln Sie die Arme 30–60° an. Drücken Sie nun die Griffe gleichzeitig hinunter und nach innen an einen Punkt vor Ihrer Hüfte, während Ihre Arme leicht gebeugt bleiben. Halten Sie die Position einen Moment und spannen Sie Ihre Brustmuskeln an, bevor Sie die Griffe langsam wieder in die Ausgangsposition zurückgehen lassen.

Varianten

Die Übung kann auch Arm für Arm ausgeführt werden (einarmiges Brustdrücken am Kabelzug). Legen Sie die nicht arbeitende Hand auf die Hüfte oder halten Sie sich an der Bank fest. Die Übung kann auch am niedrigen Kabelzug durchgeführt werden, um den oberen Brustbereich mehr anzusprechen (Brustdrücken am Kabelzug von unten). Drücken Sie dann die Griffe so von sich weg, dass sich Ihre Hände auf Kinnhöhe oder höher befinden.

BANKDRÜCKEN AM KABELZUG

Ausgangsposition

Positionieren Sie eine Flachbank in der Mitte einer Crossover-Kabelzugstation. Bringen Sie die Rollen in die unterste Stufe. Greifen Sie mit beiden Händen die Bügelgriffe und legen Sie sich auf die Bank. Beginnen Sie mit gebeugten Ellbogen und positionieren Sie Ihre Hände gleich neben Ihrem Brustkorb.

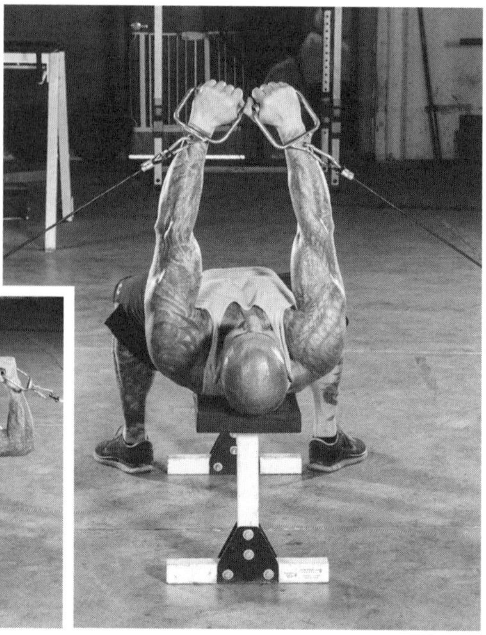

Bewegung

Ziehen Sie mit beiden Händen kräftig nach oben, während Sie Ihre Brustmuskeln anspannen und die Griffe mittig über Ihrem Körper zusammenbringen. Senken Sie sie langsam und führen Sie die gewünschten Wiederholungen aus. Sie können Ihre Hände am höchsten Punkt kreuzen, um die inneren Brustmuskeln besser zu trainieren. Diese Übung können Sie auch auf einer Schräg- oder einer Negativbank durchführen.

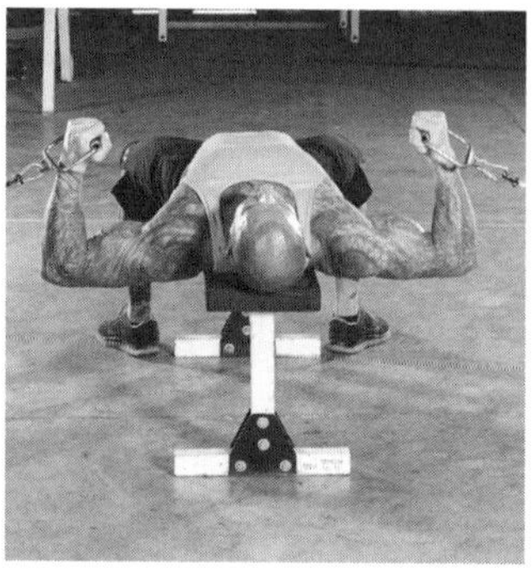

BRUSTDRÜCKEN MIT BAND IM STEHEN

Ausgangsposition

Befestigen Sie das Widerstandsband etwa auf Schulterhöhe an einem unbeweglichen Gegenstand oder verwenden Sie den Türbeschlag und positionieren Sie sich mit dem Gesicht weg von der Tür. Stellen Sie sicher, dass das Band auf beiden Seiten gleich lang ist. Positionieren Sie Ihre Füße entweder schulterbreit oder gehen Sie in eine Schrittstellung.

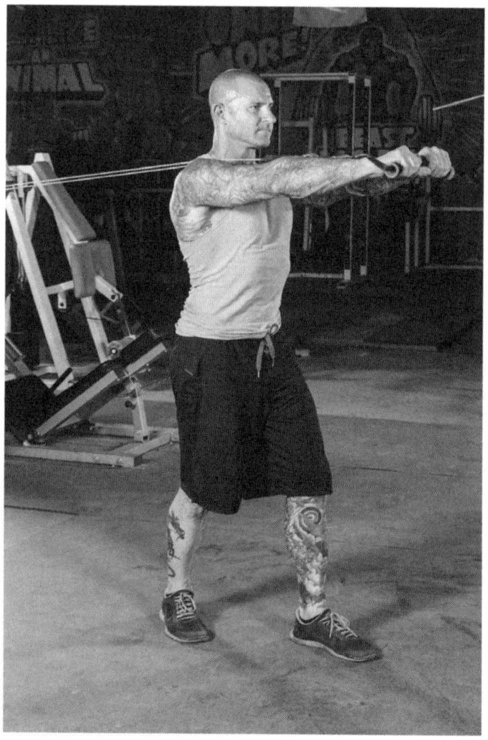

Bewegung

Ziehen Sie die Schultern nach hinten, schieben Sie die Brust raus und winkeln Sie die Arme 30–60° an. Drücken Sie nun die beiden Bandenden vor Ihre Brust und führen Sie die Griffe zueinander, während Sie die Brustmuskeln anspannen. Gehen Sie dann in die Ausgangsposition zurück und führen Sie die entsprechende Anzahl von Wiederholungen aus, um den Trainingssatz zu vervollständigen. Bei dieser Ausführung werden vor allem die mittleren und die unteren Brustmuskeln beansprucht. Um verstärkt mit den oberen Brustmuskeln zu arbeiten, befestigen Sie das Band in einer Höhe knapp über dem Boden und drücken die beiden Bandenden nach oben und vor Ihrem Gesicht zusammen.

Varianten

Die Übung kann auch im Untergriff ausgeführt werden (Brustdrücken mit Band im Untergriff im Stehen), um mehr den oberen Brustbereich anzusprechen. Die Übung kann auch Arm für Arm ausgeführt werden (einarmiges Brustdrücken mit Band im Stehen).

BRUSTDRÜCKEN MIT BAND (VON UNTEN)

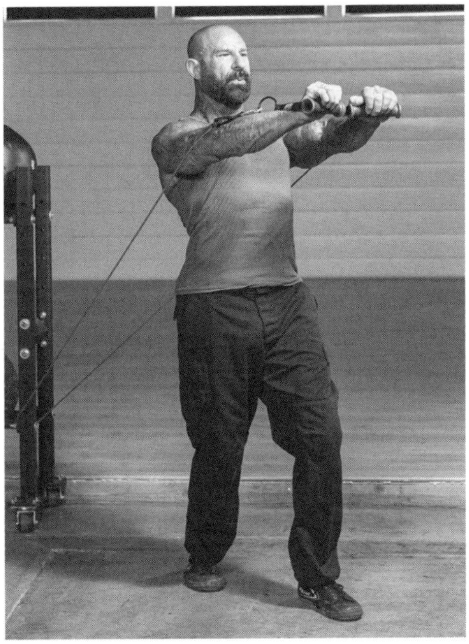

Ausgangsposition

Befestigen Sie das Band auf Bodenhöhe an etwas Festem oder verwenden Sie die Türhalterung und drehen Sie sich von der Tür weg. Achten Sie darauf, dass das Band auf beiden Seiten gleich lang ist. Stellen Sie beide Füße schulterbreit auseinander oder platzieren Sie die Füße in Schrittstellung: ein Fuß vorn, der andere hinten.

Bewegung

Ziehen Sie die Schultern nach hinten, schieben Sie die Brust raus und winkeln Sie die Arme 30–60° an. Drücken Sie nun die Griffe nach oben und vor Ihrem Gesicht zusammen. Spüren Sie, wie sich dabei die Brustmuskeln anspannen. Kehren Sie dann in die Ausgangsposition zurück und wiederholen Sie den Ablauf bis zum Ende des Satzes. Die Übung zielt mehr auf die oberen Brustmuskeln ab.

Varianten

Die Übung kann auch Arm für Arm ausgeführt werden (einarmiges Brustdrücken mit Band von unten).

KURZHANTELFLYS

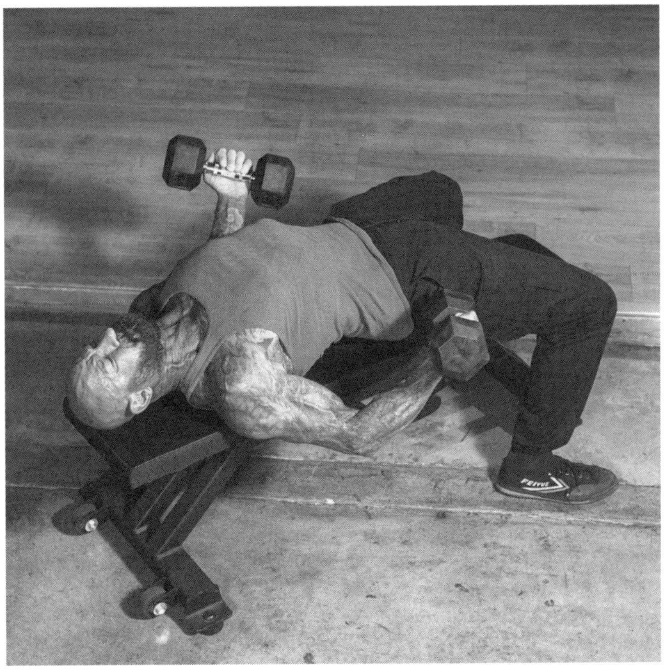

Ausgangsposition

Legen Sie sich auf eine Flachbank, sodass Ihre Füße ganz den Boden berühren und Ihr Rücken am Polster anliegt. Halten Sie zunächst die Kurzhanteln mit gestreckten Armen in gerader Verlängerung Ihrer Schultern und die Gewichte exakt über Ihrer Brust. Ihre Handflächen sollten zueinander zeigen und Ihre Ellbogen leicht gebeugt sein. Behalten Sie diese Beugung in den Ellbogen während der gesamten Übung bei.

Bewegung

Senken Sie Ihre Arme langsam zu beiden Seiten, bis Ihre Handgelenke etwa auf Schulterhöhe oder etwas höher sind. Führen Sie Ihre Arme wieder bis vor die Mittellinie Ihres Körpers zurück, während Sie sich darauf konzentrieren, die Brustmuskeln einzusetzen, um Ihre Arme zueinanderzuführen.

Varianten

Die Übung kann auch Arm für Arm ausgeführt werden (einarmige Kurzhantelflys), um beide Seiten zu isolieren und den Core stärker zu beanspruchen. Legen Sie die nicht arbeitende Hand auf die Hüfte oder halten Sie sich an der Bank fest. Falls Ihnen bei den Kurzhantelflys die Schultern schmerzen oder falls Sie nicht ausreichend Anstrengung in der Brust spüren, probieren Sie die folgende Modifikation: Anstatt die Arme seitlich nach außen zu senken, behalten Sie beim Senken einen Winkel von 30–60° zwischen Armen und Oberkörper bei.

KURZHANTELFLYS AUF DER SCHRÄGBANK

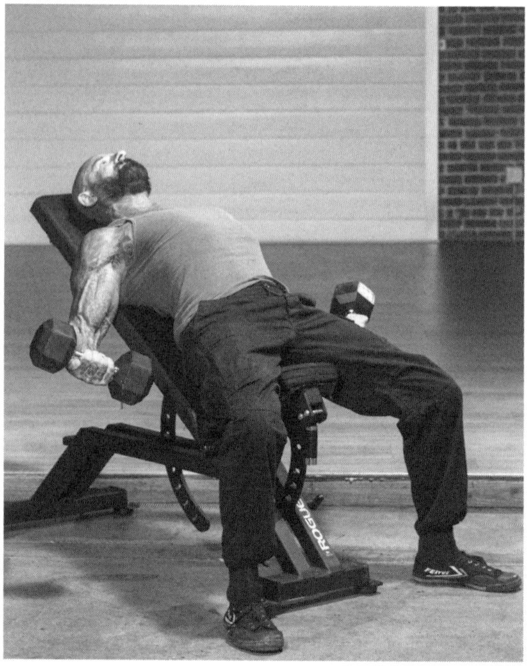

Ausgangsposition

Stellen Sie eine Schrägbank auf eine Neigung von 30–45° ein. Legen Sie sich auf die Bank, sodass Ihre Füße ganz den Boden berühren und Ihr Rücken am Polster anliegt. Halten Sie zunächst die Kurzhanteln mit gestreckten Armen in gerader Verlängerung Ihrer Schultern und die Gewichte exakt über Ihrer oberen Brust. Ihre Handflächen sollten zueinander zeigen und Ihre Ellbogen leicht gebeugt sein. Behalten Sie diese Beugung in den Ellbogen während der gesamten Übung bei.

Bewegung

Ziehen Sie die Schultern nach hinten und unten, schieben Sie die Brust raus und lassen Sie die Arme 30–60° angewinkelt. Senken Sie nun die Arme langsam zu beiden Seiten, bis Ihre Handgelenke etwa auf Schulterhöhe oder etwas höher sind. Führen Sie Ihre Arme wieder bis vor die Mittellinie Ihres Körpers zurück, während Sie sich darauf konzentrieren, die Brustmuskeln einzusetzen, um Ihre Arme zueinanderzuführen.

Varianten

Die Übung kann auch Arm für Arm ausgeführt werden (einarmige Kurzhantelflys), um beide Seiten zu isolieren und den Core stärker zu beanspruchen. Legen Sie die nicht arbeitende Hand auf die Hüfte oder halten Sie sich an der Bank fest.

KURZHANTELFLYS AUF DER NEGATIVBANK

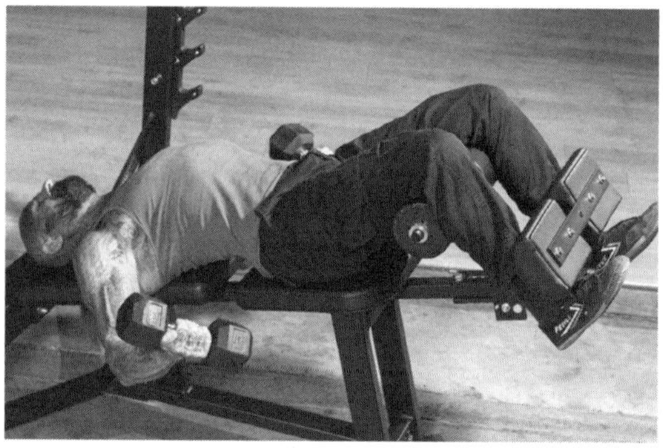

Ausgangsposition

Stellen Sie eine Negativbank auf eine Neigung von 30–40° ein. Legen Sie sich auf die Bank und fixieren Sie Ihre Füße unter den Rollen, während Ihr Rücken am Polster anliegt. Halten Sie zunächst die Kurzhanteln mit gestreckten Armen in gerader Verlängerung Ihrer Schultern und die Gewichte exakt über Ihrer unteren Brust. Ihre Handflächen sollten zueinander zeigen und Ihre Ellbogen leicht gebeugt sein. Behalten Sie diese Beugung in den Ellbogen während der gesamten Übung bei.

Bewegung

Ziehen Sie die Schultern nach hinten und unten, schieben Sie die Brust raus und lassen Sie die Arme 30–60° angewinkelt. Senken Sie nun die Arme langsam zu beiden Seiten, bis Ihre Handgelenke etwa auf Schulterhöhe oder etwas höher sind. Führen Sie Ihre Arme wieder bis vor die Mittellinie Ihres Körpers zurück, während Sie sich darauf konzentrieren, die Brustmuskeln einzusetzen, um Ihre Arme zueinanderzuführen.

Varianten

Die Übung kann auch Arm für Arm ausgeführt werden (einarmige Kurzhantelflys auf der Negativbank), um jede Seite einzeln zu isolieren und den Core besser zu beanspruchen. Legen Sie die nicht arbeitende Hand auf die Hüfte oder halten Sie sich an der Bank fest.

KURZHANTELFLYS AUF DEM PEZZIBALL

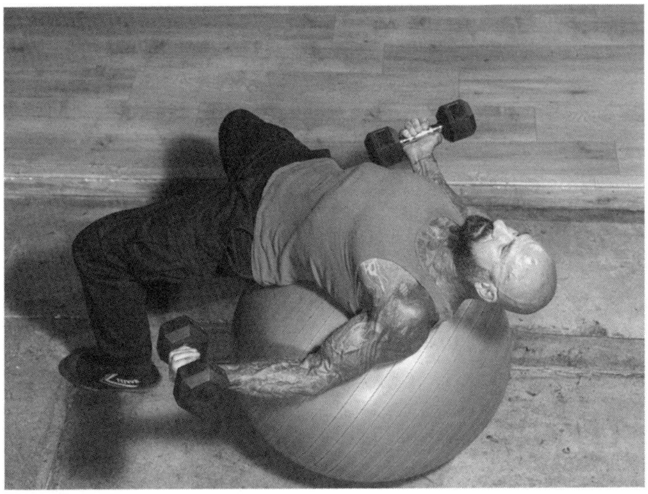

Ausgangsposition

Diese Übung funktioniert genauso wie die Kurzhantelflys auf der Flachbank, außer dass Ihr Körper hier mehr gefordert wird, um zu stabilisieren. Greifen Sie 2 Kurzhanteln und legen Sie sich rücklings auf einen Pezziball. Ihre Füße sollten etwa schulterbreit fest auf dem Boden stehen. Halten Sie zunächst die Kurzhanteln mit gestreckten Armen in gerader Verlängerung Ihrer Schultern und die Gewichte exakt über Ihrer Brust. Ihre Handflächen sollten zueinander zeigen und Ihre Ellbogen leicht gebeugt sein. Behalten Sie diese Beugung in den Ellbogen während der gesamten Übung bei.

Bewegung

Ziehen Sie die Schultern nach hinten und unten, schieben Sie die Brust raus und lassen Sie die Arme 30–60° angewinkelt. Senken Sie nun die Arme langsam zu beiden Seiten, bis Ihre Handgelenke etwa auf Schulterhöhe oder etwas höher sind. Führen Sie Ihre Arme wieder bis vor die Mittellinie Ihres Körpers zurück, während Sie sich darauf konzentrieren, die Brustmuskeln einzusetzen, um Ihre Arme zueinanderzuführen.

Varianten

Die Übung kann auch Arm für Arm ausgeführt werden (einarmige Kurzhantelflys auf dem Pezziball), um jede Seite einzeln zu isolieren und den Core besser zu beanspruchen. Legen Sie die nicht arbeitende Hand auf die Hüfte oder halten Sie sich an der Bank fest.

KURZHANTELFLYS MIT EINEM ARM IM STEHEN

Ausgangsposition

Greifen Sie mit einer Hand eine Kurzhantel, mit der anderen Hand halten Sie sich an einem fixen Punkt wie einem Power-Rack oder Kabelzug fest. Lehnen Sie sich mit gestrecktem Arm in einem 45°-Winkel schräg weg von Ihrem Ankerpunkt und lassen Sie die Kurzhantel in der anderen Hand über dem Boden hängen.

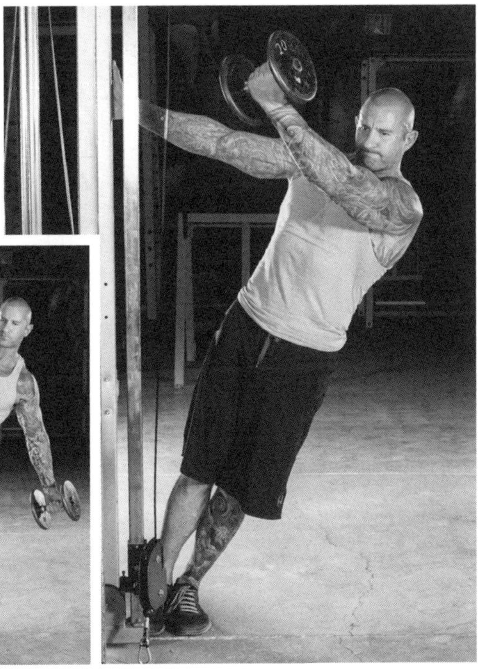

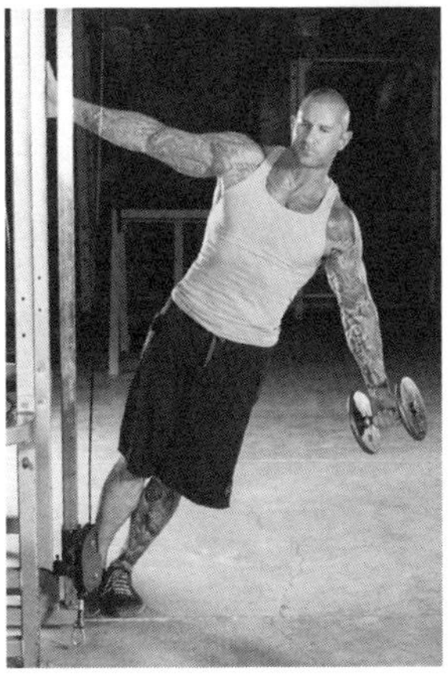

Bewegung

Ziehen Sie die Schultern nach hinten und unten, schieben Sie die Brust raus und halten Sie den trainierenden Arm möglichst gestreckt, nur mit einer leichten Beugung im Ellbogen. Heben Sie die Hantel in einer Aufwärtsbewegung zur gegenüberliegenden Schulter, während Sie die Brustmuskeln am obersten Punkt anspannen, und senken Sie die Hantel dann langsam zurück in die Ausgangsposition. Führen Sie die entsprechende Zahl von Wiederholungen mit dem einen Arm aus und arbeiten Sie dann mit dem anderen Arm.

FLYS AM KABELZUG AUF DER FLACHBANK

Ausgangsposition

Befestigen Sie 2 Einhandbügelgriffe an den tiefen Kabelzügen einer Kabelzugstation. Stellen Sie eine Bank in die Mitte der beiden Türme, sodass die Seile auf Brusthöhe sind. Legen Sie sich auf die Bank, wobei Ihre Füße ganz den Boden berühren, und drücken Sie Ihren Rücken gegen das Polster. Halten Sie zunächst die Griffe mit gestreckten Armen links und rechts neben Ihrem Körper. Ihre Handflächen sollten nach oben zeigen, während Sie Ihre Ellbogen leicht gebeugt halten.

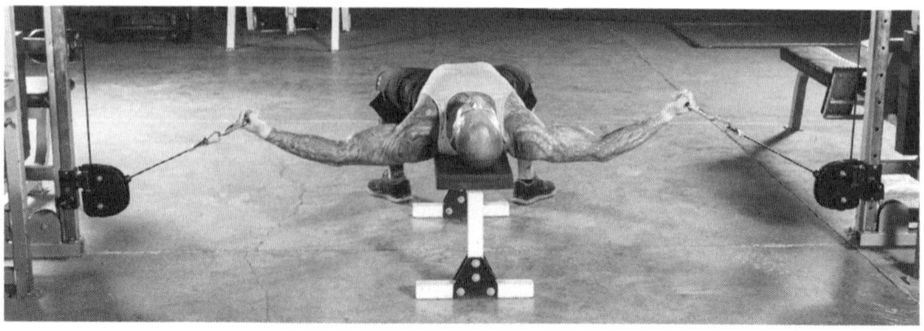

Bewegung

Ziehen Sie die Schultern nach hinten und unten, schieben Sie die Brust raus und setzen Sie Ihre Brustmuskeln ein, um Ihre Arme nach oben und über Ihrer Brust zusammenzuführen, bis sich Ihre Hände treffen, während Ihre Ellbogen leicht gebeugt bleiben. Gehen Sie langsam wieder zurück in die Ausgangsposition, indem Sie Ihre Arme seitlich senken, bis Ihre Handgelenke auf Schulterhöhe oder etwas höher sind.

Varianten

Die Übung kann auch Arm für Arm ausgeführt werden (einarmige Flys am Kabelzug auf der Flachbank), um jede Seite einzeln zu isolieren und den Core besser zu beanspruchen. Legen Sie die nicht arbeitende Hand auf die Hüfte oder halten Sie sich an der Bank fest. Die Übung kann auch fast genauso auf der Schrägbank, auf der Negativbank oder auf dem Pezziball ausgeführt werden.

KABELZÜGE ÜBER KREUZ

Ausgangsposition

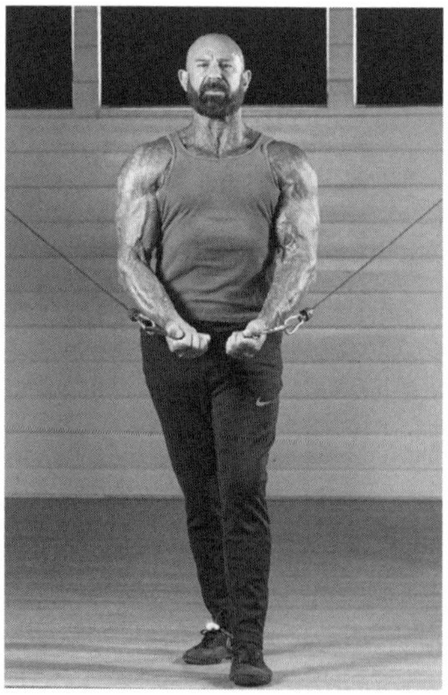

Befestigen Sie Einhandbügelgriffe an den hohen Kabelzügen einer Crossover-Kabelzugstation. Gehen Sie mit den Griffen in den Händen vom Mittelpunkt der Maschine aus einen Schritt nach vorn, damit die Schultern nach hinten gezogen werden. Bleiben Sie in Schrittstellung, mit leicht gebeugten Knien. Die Arme bleiben hinter dem Oberkörper, die Ellbogen leicht gebeugt und die Handflächen nach vorn gedreht.

Bewegung

Ziehen Sie die Schultern nach hinten und unten, schieben Sie die Brust raus und ziehen Sie die Griffe gleichzeitig nach vorn und nach innen, bis sie vor dem Becken zusammenkommen. Die Arme bleiben dabei leicht gebeugt. Halten Sie die Position einen Moment und spannen Sie Ihre Brustmuskeln an, bevor Sie die Griffe langsam wieder in die Ausgangsposition zurückgehen lassen.

Varianten

Die Übung kann auch mit niedrig eingestelltem Kabelzug durchgeführt werden (Kabelzüge über Kreuz von unten), um die obere Brustmuskulatur mehr anzusprechen. Ziehen Sie die Griffe dazu gleichzeitig nach vorn, nach oben und nach innen, bis sie vor der Brust zusammenkommen. Die Übung kann auch Arm für Arm ausgeführt werden (einarmige Kabelzüge über Kreuz), um jede Seite einzeln zu isolieren und den Core besser zu beanspruchen. Legen Sie die nicht arbeitende Hand auf die Hüfte.

FLYS AM GERÄT

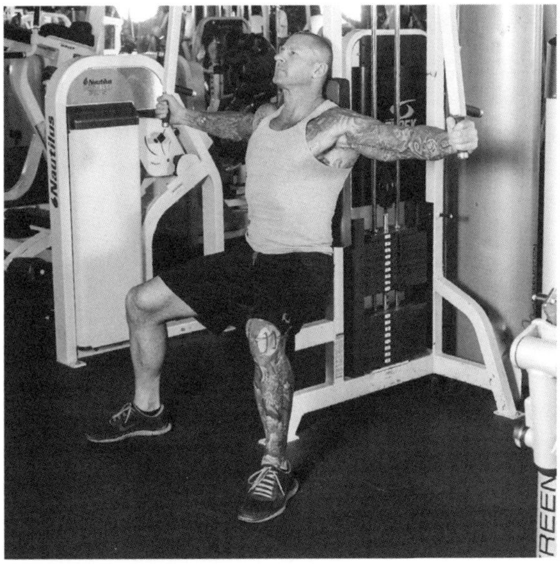

Ausgangsposition

Stellen Sie den Sitz so ein, dass Ihre Schultern, Ellbogen und Hände auf einer Linie sind und Ihre Arme parallel zum Boden, wenn Sie die Griffe fassen. Ihre Ellbogen sollten leicht gebeugt sein und nach hinten zeigen; Ihr ganzer Rücken liegt am Polster an.

Bewegung

Ziehen Sie die Schultern nach hinten und unten, schieben Sie die Brust raus und führen Sie die Griffe kräftig bis ganz nach vorn zusammen, während Sie die Beugung in Ihren Ellbogen beibehalten. Spannen Sie Ihre Brustmuskeln kurz an, bevor Sie in derselben Bewegung die Griffe in die Position zurückgehen lassen, wo Ihre Hände auf einer Linie mit Ihrer Brust sind.

Varianten

Die Übung kann auch Arm für Arm ausgeführt werden (einarmige Flys am Gerät), um die Arme zu isolieren und den Core stärker zu beanspruchen. Legen Sie die nicht arbeitende Hand auf die Hüfte. Falls Ihnen beim Spreizen der Arme die Schultern schmerzen oder falls Sie nicht ausreichend Anstrengung in der Brust spüren, können Sie den Sitz etwas erhöhen, sodass die Arme einen Winkel von 70–80° zum Rumpf bilden.

EINARMIGE FLYS MIT BAND IM STEHEN

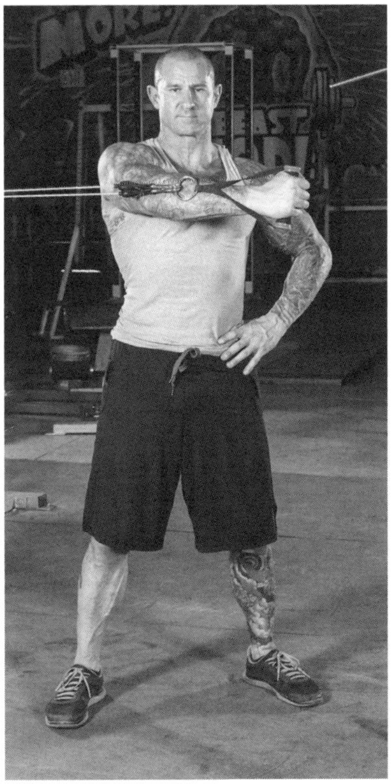

Ausgangsposition

Diese Übung kann man mit beiden Armen ausführen, jedoch fehlt oft der Platz, um 2 Widerstandsbänder auf gleicher Höhe zu befestigen. Die einarmige Variante ist einfacher aufzubauen und Sie können sich besser auf die jeweilige Seite konzentrieren. Befestigen Sie das Widerstandsband an einem fixen Punkt oder verwenden Sie einen Türbeschlag. Das Band sollte etwa auf Schulterhöhe fixiert werden. Stellen Sie sich mit ausreichend Abstand zum Band, um eine angemessene Spannung für die Ausgangsposition zu erzielen. Halten Sie das Band mit seitlich ausgestrecktem Arm und leicht gebeugtem Ellbogen.

Bewegung

Ziehen Sie die arbeitende Schulter nach hinten und unten, schieben Sie die Brust raus und spannen Sie Ihren Brustmuskel an, um Ihren Arm zur gegenüberliegenden Körperseite zu führen, bevor Sie ihn wieder in die Ausgangsposition zurückbringen. Führen Sie alle Wiederholungen zuerst mit einem Arm aus und trainieren Sie dann den anderen. Mit dem Band auf Schulterhöhe liegt der Fokus auf dem mittleren Brustmuskel. Um den oberen Brustmuskel stärker zu beanspruchen, befestigen Sie das Band tiefer und bringen Ihren Arm nach oben zum Gesicht. Um den unteren Brustmuskel stärker zu beanspruchen, befestigen Sie das Band höher als Schulterhöhe und führen Ihren Arm nach unten zur gegenüberliegenden Hüfte.

FLYS MIT SCHLINGENTRAINER

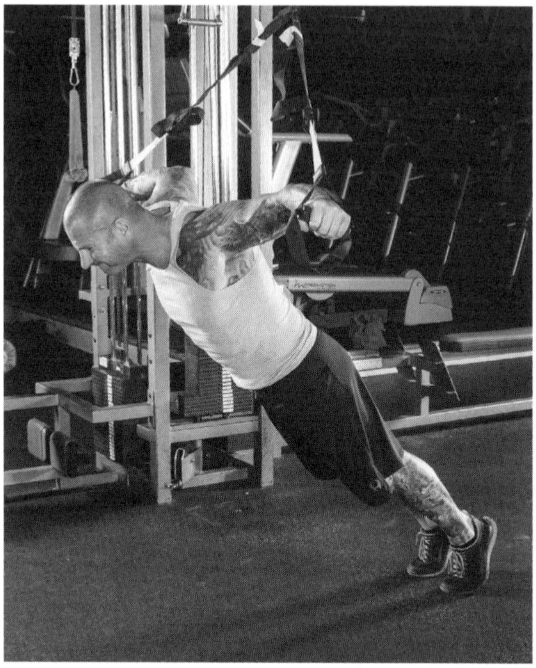

Ausgangsposition

Positionieren Sie sich am Schlingentrainer in einer Schräglage, die Ihr Körpergewicht so weit reduziert, dass Sie diese herausfordernde Übung ausführen können. Nehmen Sie die Liegestützposition ein – mit Ihren Händen in den Griffen des Schlingentrainers –, während Ihre Handflächen zueinander zeigen und nur Ihre Zehen den Boden berühren.

Bewegung

Halten Sie Ihre Ellbogen gebeugt, strecken Sie Ihre Arme, soweit Sie können, zu beiden Seiten aus, um die Brustmuskeln zu dehnen, und senken Sie Ihren Körper Richtung Boden. Gehen Sie dann in die Ausgangsposition zurück, indem Sie Ihre Brustmuskeln anspannen, um die Arme wieder zusammenzuführen und Ihr Körpergewicht zu heben. Beginnen Sie mit einer kleinen Bewegung und vergrößern Sie sie schrittweise, während Sie in dieser Übung stärker werden.

LIEGESTÜTZ

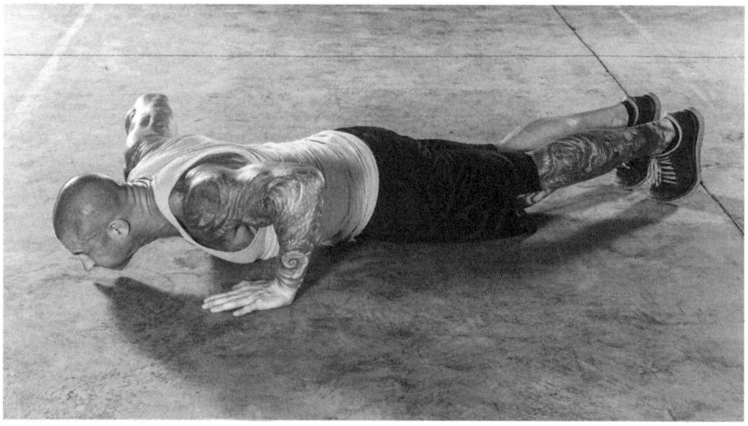

Ausgangsposition

Nehmen Sie mit dem Gesicht nach unten und Ihren Händen etwas breiter als schulterbreit die Liegestützposition auf dem Boden ein. Ihre Handflächen sollten ganz den Boden berühren und Ihre Ellbogen seitlich nach außen zeigen, sodass Ihre Oberarme einen Winkel von 30–60° zu Ihrem Oberkörper bilden. Ihr Körper ist gestreckt und nur Ihre Handflächen und Zehen berühren den Boden.

Bewegung

Halten Sie die Schultern nach hinten und unten gezogen und die Brust rausgestreckt. Bringen Sie Ihren Körper nach oben, indem Sie Ihre Handflächen in den Boden drücken, sodass Ihre Arme vollständig gestreckt werden, ohne die Ellbogen zu überstrecken. Gehen Sie in derselben Bewegung wieder hinunter Richtung Boden.

Tipp: Um die Brustmuskulatur bei Liegestützen maximal zu beanspruchen, können Sie die Hände auf Blöcke oder andere stabile Erhöhungen stützen. Dadurch wird der Bewegungsbereich am Ende jeder Ausführung vergrößert.

SCHRÄGER LIEGESTÜTZ

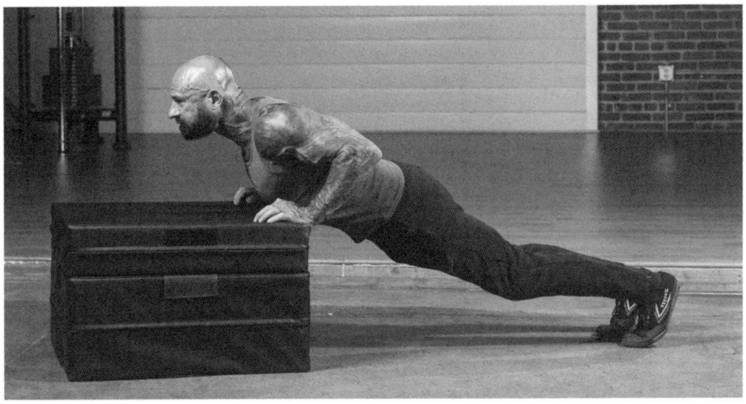

Ausgangsposition

Diese Übung ist ähnlich dem klassischen Liegestütz, jedoch mit erhöhten Händen, die auf einer Bank aufgestützt werden. Obwohl diese Übung schräger Liegestütz genannt wird, werden insbesondere die unteren Brustmuskeln trainiert. Außerdem ist aufgrund der Erhöhung Ihres Oberkörpers der Widerstand, den Ihr Körper darstellt, geringer im Vergleich zum klassischen Liegestütz. Dadurch ist der schräge Liegestütz einfacher als der klassische. Ihre Hände sind dabei stabil auf einer Bank etwas breiter als schulterbreit platziert. Die Ellbogen sind leicht gebeugt, und die Oberarme zeigen seitlich nach außen, sodass sie einen 30°- bis 60°-Winkel zu Ihrem Oberkörper bilden. Ihr Körper ist nach hinten abwärts gestreckt und nur Ihre Zehen berühren den Boden.

Bewegung

Halten Sie die Schultern nach hinten und unten gezogen und die Brust rausgestreckt. Bringen Sie Ihren Körper nach oben, indem Ihre Handflächen in die Bank drücken, sodass Ihre Arme vollständig gestreckt werden, ohne die Ellbogen zu überstrecken. Gehen Sie in derselben Bewegung mit Ihrem Oberkörper wieder hinunter Richtung Bank.

NEGATIVER LIEGESTÜTZ

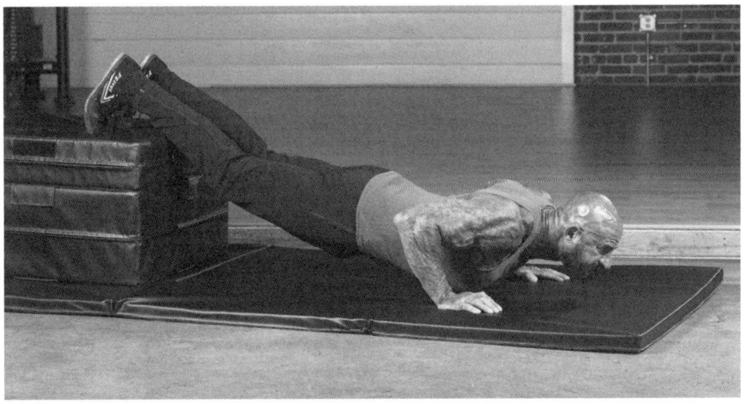

Ausgangsposition

Diese Übung ist ähnlich dem schrägen Liegestütz, doch Ihre Körperposition ist umgekehrt. Obwohl diese Übung negativer Liegestütz genannt wird, werden insbesondere die oberen Brustmuskeln trainiert. Außerdem ist aufgrund der Erhöhung Ihrer Füße der Widerstand, den Ihr Körper darstellt, höher im Vergleich zum klassischen Liegestütz. Dadurch ist der negative Liegestütz schwieriger als der klassische. Ihre Hände sind dabei stabil auf dem Boden etwas breiter als schulterbreit positioniert. Die Ellbogen sind leicht gebeugt, und die Oberarme zeigen seitlich nach außen, sodass sie einen 30°- bis 60°-Winkel zu Ihrem Oberkörper bilden. Ihr Körper ist gestreckt und nur Ihre Zehen berühren die Bank.

Bewegung

Halten Sie die Schultern nach hinten und unten gezogen und die Brust rausgestreckt. Bringen Sie Ihren Körper nach oben, indem Sie Ihre Handflächen in den Boden drücken, sodass Ihre Arme vollständig gestreckt werden, ohne die Ellbogen zu überstrecken. Gehen Sie in derselben Bewegung wieder hinunter Richtung Boden.

LIEGESTÜTZ AUF DEM PEZZIBALL

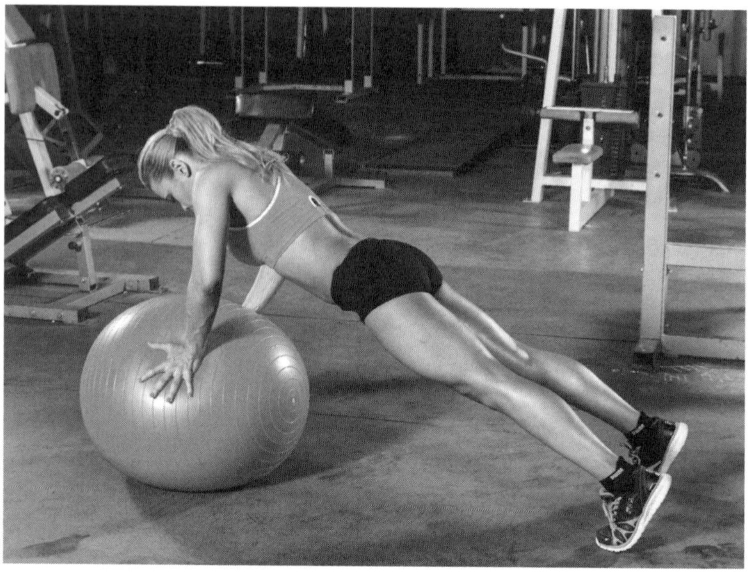

Ausgangsposition

Diese Übung ist ähnlich dem schrägen Liegestütz, jedoch mit einem Pezziball anstelle einer Bank. Die Instabilität durch den Ball macht diese Übung weitaus herausfordernder in der Ausführung als der klassische Liegestütz und hilft, die Muskeln zur Stabilisierung des Schultergürtels und des Rumpfes zu kräftigen. Stellen Sie sicher, dass der Ball einigermaßen stabil ist, und nehmen Sie die Liegestützposition ein mit Ihren Händen auf dem Ball und Ihren Füßen auf dem Boden. Ihre Ellbogen sind gebeugt und Ihre Unterarme zeigen seitlich nach außen.

Bewegung

Halten Sie die Schultern nach hinten und unten gezogen und die Brust rausgestreckt. Während Sie Ihren Körper gestreckt halten, führen Sie ihn nach oben, indem Sie Ihre Hände in den Ball drücken, um Ihre Arme vollständig zu strecken, ohne die Ellbogen zu überstrecken. Bringen Sie in derselben Bewegung Ihren Oberkörper wieder hinunter Richtung Ball.

POWERLIEGESTÜTZ

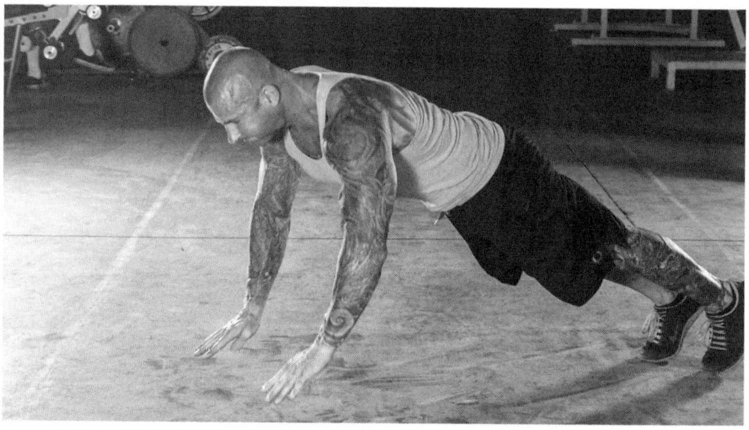

Ausgangsposition

Nehmen Sie mit dem Gesicht nach unten und Ihren Händen etwas breiter als schulterbreit die Liegestützposition auf dem Boden ein. Ihre Handflächen berühren ganz den Boden und Ihre Ellbogen zeigen nach außen, sodass Ihre Oberarme einen Winkel von 30–60° zu Ihrem Oberkörper bilden. Ihr Körper sollte gestreckt sein und nur Ihre Handflächen und Zehen berühren den Boden.

Bewegung

Halten Sie die Schultern nach hinten und unten gezogen und die Brust rausgestreckt. Bringen Sie Ihren Körper nach oben, indem Sie Ihre Handflächen kräftig in den Boden drücken, sodass Ihre Arme vollständig gestreckt werden und Ihre Handflächen vom Boden abheben. Wenn Sie wieder auf dem Boden landen, lassen Sie Ihre Ellbogen in die Beuge gehen und senken Ihren Körper sogleich wieder Richtung Boden.

Varianten

Wenn Ihnen Powerliegestütze vom Boden aus zu schwer sind, können Sie sie als schräge Powerliegestütze üben, indem Sie die Hände auf eine Bank oder einen Kasten stützen. Dadurch wird der Widerstand des Körpergewichts verringert und die explosive Bewegung erleichtert.

LIEGESTÜTZLEITER

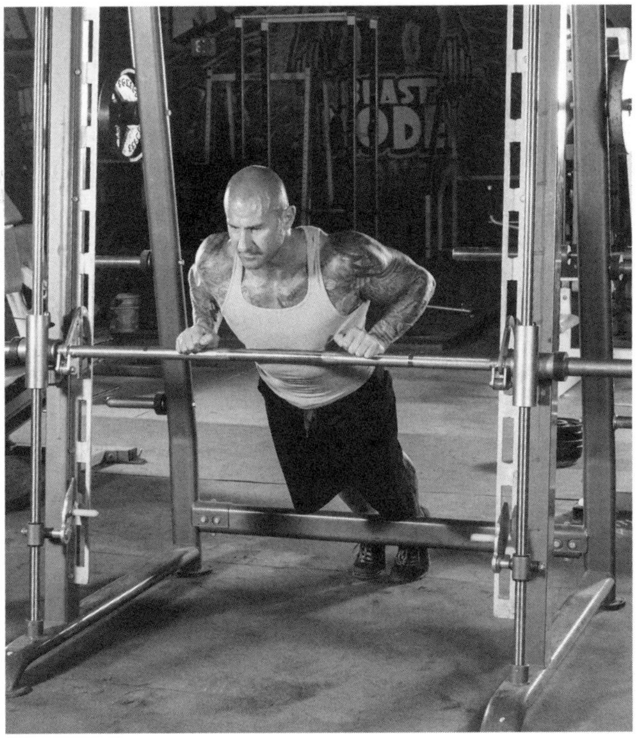

Ausgangsposition

Nehmen Sie die Liegestützposition auf dem Boden vor einer Multipresse ein.

Bewegung

Halten Sie die Schultern nach hinten und unten gezogen und die Brust rausgestreckt. Führen Sie Liegestützübungen, wie zuvor beschrieben, auf dem Boden aus, bis die Muskeln erschöpft sind. Setzen Sie dann die Stange in der Multipresse auf die niedrigste Stufe und fahren Sie mit den Liegestützübungen fort, mit Ihren Händen auf die Stange gestützt und die Füße auf dem Boden, ähnlich wie beim zuvor beschriebenen schrägen Liegestütz. Wenn die Muskeln erschöpft sind, setzen Sie die Stange eine Stufe höher in der Multipresse und fahren Sie mit den Liegestützübungen fort. Machen Sie so weiter Liegestützübungen, bis die Muskeln erschöpft sind, mit anschließender Erhöhung der Stange in der Multipresse um jeweils eine Stufe, bis die Stange etwas höher als Taillenhöhe ist.

LIEGESTÜTZ MIT SCHLINGENTRAINER

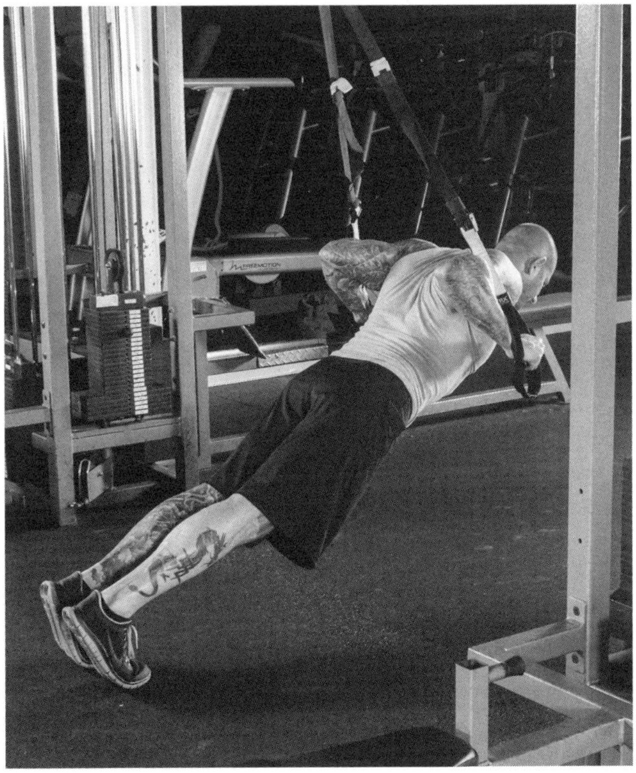

Ausgangsposition

Positionieren Sie sich am Schlingentrainer in einer Schräglage, die Ihr Körpergewicht so weit reduziert, dass Sie diese Übung ausführen können. Nehmen Sie die Liegestützposition ein mit Ihren Händen in den Griffen des Schlingentrainers und Ihren Füßen fest auf dem Boden.

Bewegung

Halten Sie die Schultern nach hinten und unten gezogen und die Brust rausgestreckt. Beugen Sie Ihre Ellbogen wie im klassischen Liegestütz, um Ihren Körper zu senken, bis Ihre Brust auf Höhe der Griffe ist. Lassen Sie Ihre Ellbogen leicht nach innen gebeugt, sodass Ihre Oberarme bei dieser Übung einen 30°- bis 60°-Winkel zu Ihrem Oberkörper bilden. Gehen Sie in derselben Bewegung in die Ausgangsposition zurück, indem Sie Ihre Arme nach unten drücken, um Ihr Körpergewicht zu heben, bis Ihre Arme vollständig gestreckt sind.

BRUSTDIPS

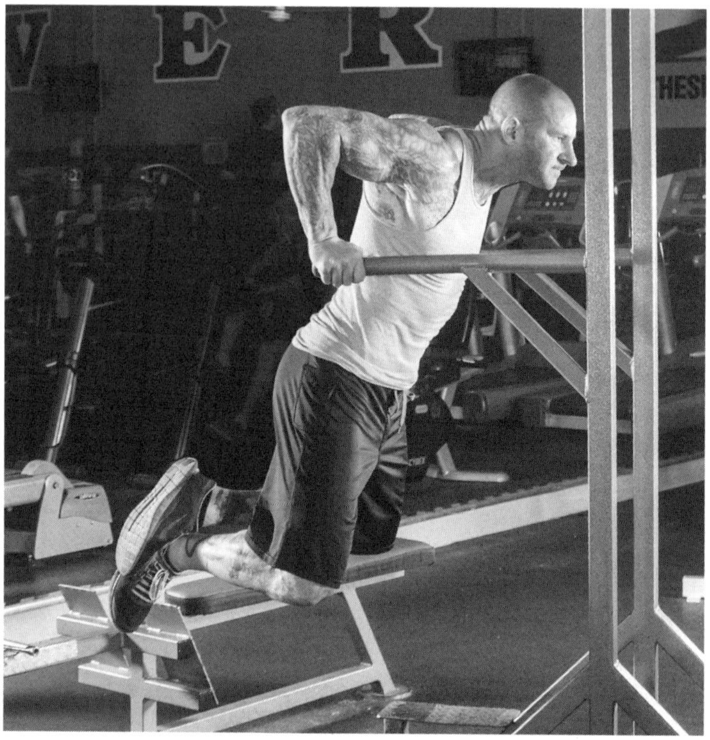

Ausgangsposition

Greifen Sie die Dipstangen mit gestreckten Armen. Neigen Sie sich nach vorn und beugen Sie Ihre Knie, während Ihre Beine gekreuzt bleiben.

Bewegung

Halten Sie die Schultern nach hinten und unten gezogen und die Brust rausgestreckt. Drücken Sie Ihre Ellbogen seitlich nach außen, wenn Sie sie beugen, um Ihren Körper zu senken, bis Ihre Oberarme etwa parallel zum Boden sind. Drücken Sie dann mit den Händen gegen die Stangen, um Ihre Arme zu strecken und Ihren Körper wieder nach oben zu heben.

Varianten

Dips können auch so durchgeführt werden, dass eher der Trizeps als die Brustmuskulatur trainiert wird. Dies ist genau genommen eine eigene Übung namens Trizepsdip, die in Kapitel 19 behandelt wird (siehe Seite 455).

ÜBERZÜGE MIT KURZHANTEL

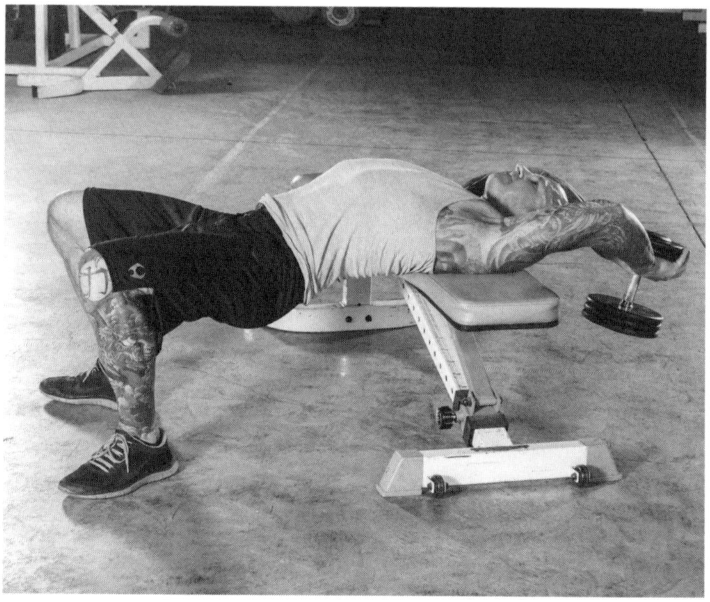

Ausgangsposition

Legen Sie sich quer über eine Flachbank, sodass Ihr oberer Rücken von der Bank gestützt wird und Ihre Füße etwa schulterbreit oder breiter fest auf dem Boden stehen. Halten Sie die Innenkante einer Gewichtsscheibe einer Kurzhantel mit einer Armlänge Abstand direkt über Ihrer Brust und lassen Sie Ihre Hüfte leicht Richtung Boden sinken.

Bewegung

Führen Sie Ihre Arme über Ihren Kopf so weit wie möglich nach hinten, während Sie die leichte Beugung der Ellbogen beibehalten. Ändern Sie die Richtung und führen Sie das Gewicht von oben wieder zurück über Ihre Brust.

Varianten

Die Überzüge können auf die gleiche Weise wie beschrieben auch mit einer Langhantel, Kettlebell oder einem Medizinball ausgeführt werden.

KAPITEL 16
Schultern

Dieses Kapitel enthält detaillierte Beschreibungen der wichtigsten Übungen, die sich auf die Schultern bzw. die Deltamuskeln konzentrieren. Der Deltamuskel *(M. deltoideus)* lässt sich in 3 Teile gliedern: vorderer, mittlerer und hinterer Deltamuskel (siehe Abb.). Auch wenn viele der Übungen in diesem Kapitel auf Drücken basieren (wie etwa beim Überkopfdrücken mit der Langhantel) und zu den Verbundübungen zählen, wobei sowohl Trapezius als auch Trizeps sowie Deltamuskel eingesetzt werden, zählen sie dennoch aufgrund der Bewegung der Oberarme über den Kopf primär zu den Schultermuskelübungen. Diese lassen sich in die Kategorien Drücken, aufrechtes Rudern und Heben gliedern. Am Ende dieses Kapitels werden auch Übungen für die Rotatorenmanschetten vorgestellt, um Ihre Schulterstabilisatoren zu stärken und Verletzungen vorzubeugen, was ein allzu häufiges Problem unter Gewichthebern darstellt, die eine schwache Rotatorenmanschettenmuskulatur haben. Die Übungen der Kategorie Drücken lassen sich weiter in Überkopfdrücken mit der Langhantel, Überkopfdrücken mit Kurzhanteln und Überkopfdrücken mit Gerät, Band und dem eigenen Körpergewicht gliedern. Die Übungen der Kategorie aufrechtes Rudern werden weiter unterteilt in aufrechtes Rudern mit der Langhantel, aufrechtes Rudern mit Kurzhanteln, aufrechtes Rudern an der Multipresse, aufrechtes Rudern am Seilzug und aufrechtes Rudern mit Band. Die Übungen der Kategorie Heben lassen sich weiter in Frontheben, Seitheben und Übungen für den hinteren Deltamuskel unterteilen. Jede Übung einer bestimmten Kategorie kann in einem Workout durch jede andere Übung derselben Kategorie ersetzt werden.

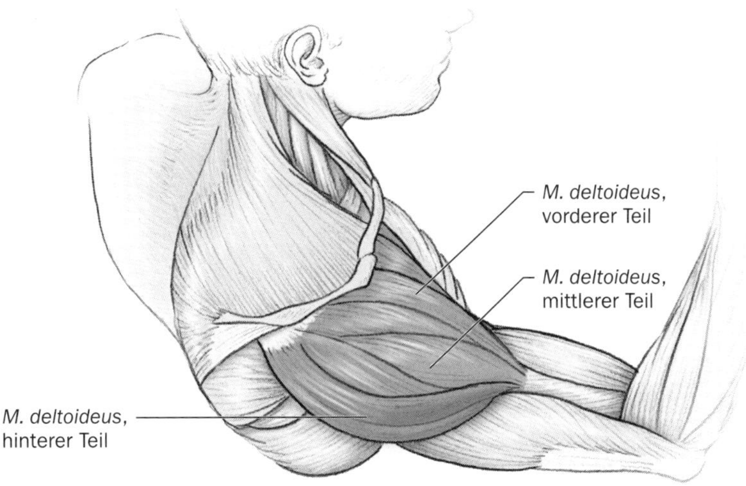

Langhantel-Überkopfübungen

Kurzhantel-Überkopfdrücken

Überkopfdrücken an Maschinen, mit Band und mit Körpergewicht

Ruderübungen

Frontheben

Seitheben

Übungen für die hintere Schulter

Übungen für die Rotatoren

LANGHANTEL-ÜBERKOPFDRÜCKEN IM SITZEN

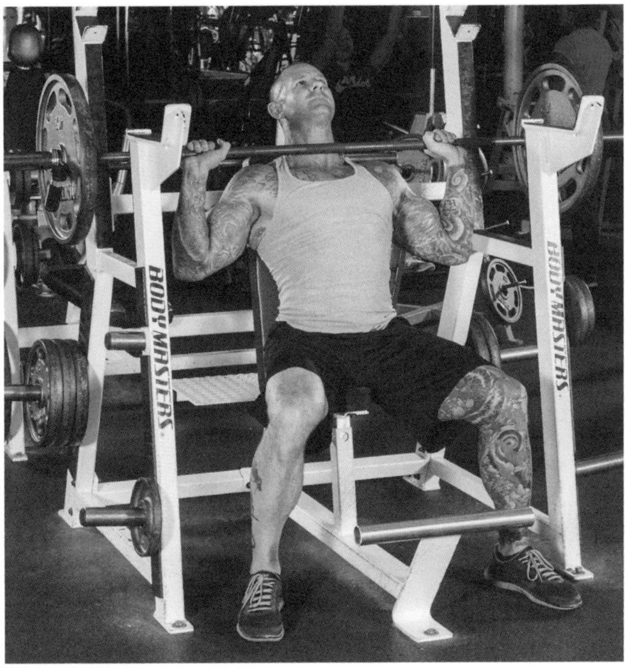

Ausgangsposition

Setzen Sie sich auf eine Bank mit vertikaler Lehne, wie eine Schulterdrückbank oder eine schräg verstellbare Bank, die sich auf 90° Neigung einstellen lässt. Ihre Füße stehen fest auf dem Boden. Nehmen Sie nun die Hantelstange im Obergriff mit den Händen etwas breiter als schulterbreit aus der Halterung. Für die Ausgangsposition führen Sie die Hantelstange nach oben und positionieren Sie sie unter Ihrem Kinn genau über Ihren oberen Brustbereich.

Bewegung

Halten Sie die Schultern nach hinten und unten gezogen und die Brust nach vorne und oben gestreckt. Drücken Sie die Stange gerade über Ihren Kopf, bis Ihre Arme vollständig gestreckt sind, ohne zu überstrecken. Senken Sie dann die Stange wieder langsam zurück in die Ausgangsposition.

LANGHANTEL-ÜBERKOPFDRÜCKEN MIT WIDERSTANDSBAND

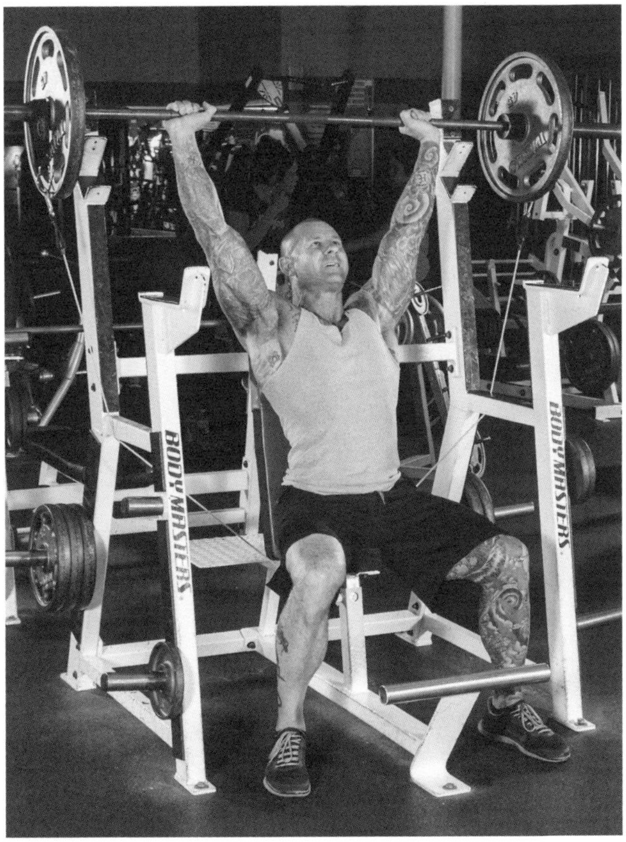

Ausgangsposition

Platzieren Sie die Widerstandsbänder je nach Aufbau entweder unter der Bank und die Schlaufen jeweils um ein Ende der Langhantel oder verwenden Sie Riemen und befestigen Sie die Bänder an beiden Unterseiten bzw. am unteren Rahmen des Power-Racks und oben jeweils am Ende der Langhantel. Setzen Sie sich auf eine Bank mit vertikaler Lehne, wie eine Schulterdrückbank oder eine schräg verstellbare Bank, die sich auf 90° Neigung einstellen lässt. Ihre Füße stehen fest auf dem Boden. Nehmen Sie jetzt die Hantelstange im Obergriff mit den Händen etwas breiter als schulterbreit aus der Halterung. Für die Ausgangsposition führen Sie die Hantelstange nach oben und positionieren Sie sie unter Ihrem Kinn, genau über Ihren oberen Brustbereich.

Bewegung

Halten Sie die Schultern nach hinten und unten gezogen und die Brust nach vorne und oben gestreckt. Drücken Sie die Stange gerade über Ihren Kopf, bis Ihre Arme vollständig gestreckt sind, ohne dabei zu überstrecken. Senken Sie dann die Stange wieder langsam zurück in die Ausgangsposition.

NACKENDRÜCKEN MIT DER LANGHANTEL IM SITZEN

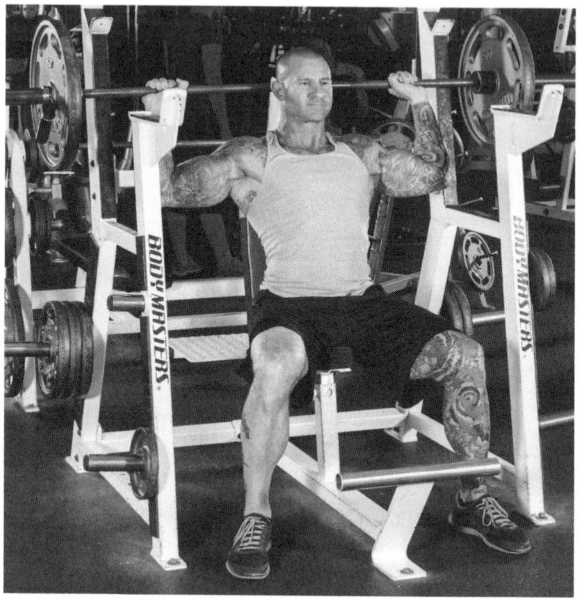

Ausgangsposition

Setzen Sie sich auf eine Bank mit vertikaler Lehne, wie eine Schulterdrückbank oder eine schräg verstellbare Bank, die sich auf 90° Neigung einstellen lässt. Stellen Sie Ihre Füße fest auf den Boden und nehmen Sie die Hantelstange im Obergriff mit den Händen etwas breiter als schulterbreit aus der Halterung. Führen Sie die Stange auf Höhe der Ohrläppchen hinter Ihren Kopf.

Bewegung

Halten Sie die Schultern nach hinten und unten gezogen und die Brust nach vorne und oben gestreckt. Drücken Sie die Stange gerade hinter Ihrem Kopf nach oben und ein bisschen nach hinten, bis Ihre Arme vollständig gestreckt, jedoch nicht überstreckt sind. Senken Sie die Stange dann langsam wieder zurück in die Ausgangsposition.

Varianten

Das Nackendrücken kann problematisch sein, da beim Senken der Hantel hinter dem Kopf eine Innenrotation der Oberarme entsteht. Sollten Sie bei dieser Übung Schulterschmerzen verspüren, lassen Sie sie lieber weg und üben stattdessen das Überkopfdrücken mit Kurzhanteln oder Langhantel-Überkopfdrücken, wobei die Stange vor dem Kopf bleibt.

LANGHANTEL-ÜBERKOPFDRÜCKEN IM STEHEN

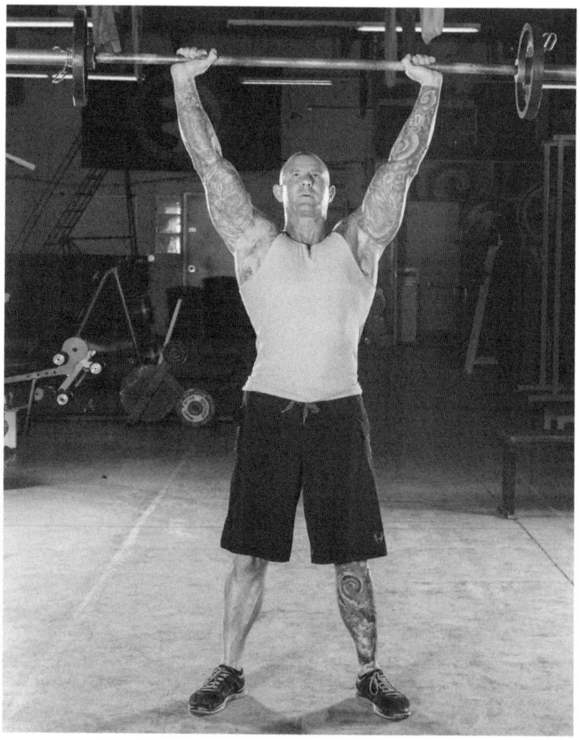

Ausgangsposition

Stellen Sie sich aufrecht hin und halten Sie eine Langhantel im Obergriff etwas breiter als schulterbreit genau über Ihrer oberen Brust und unter Ihrem Kinn. Ihre Füße sollten etwas breiter als schulterbreit positioniert und Ihre Knie leicht gebeugt sein.

Bewegung

Halten Sie die Schultern nach hinten und unten gezogen und die Brust nach vorne und oben gestreckt. Drücken Sie die Stange über Ihren Kopf gerade nach oben und stoppen Sie, kurz bevor Sie die Ellbogen überstrecken. Führen Sie dann die Stange langsam wieder nach unten in die Ausgangsposition.

ÜBERKOPFDRÜCKEN AN DER MULTIPRESSE IM SITZEN

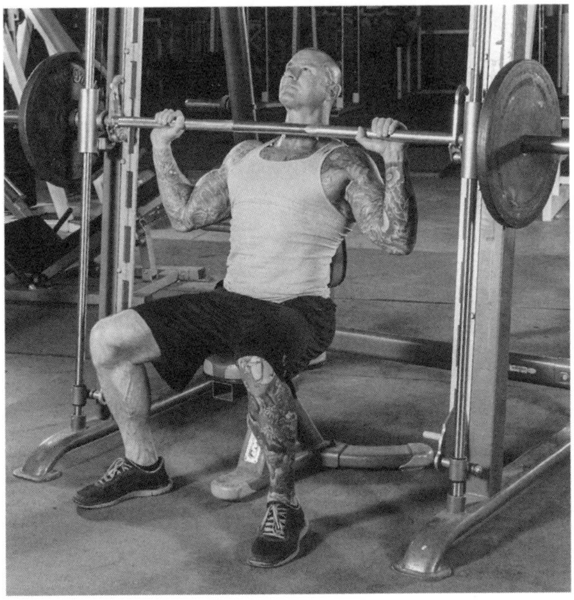

Ausgangsposition

Positionieren Sie eine verstellbare Bank mit 90°-Neigung oder eine Bank mit niedriger Rückenlehne in einer Multipresse, sodass die Stange genau vor Ihrem Gesicht gesenkt wird. Setzen Sie sich auf die Bank, wobei Ihre Füße fest auf dem Boden stehen und Ihr Rücken vollständig in die Lehne drückt. Greifen Sie die Stange etwas breiter als schulterbreit und entsichern Sie sie. Führen Sie die Stange bis unter Ihr Kinn nach unten.

Bewegung

Halten Sie die Schultern nach hinten und unten gezogen und die Brust rausgestreckt. Spannen Sie Ihre Schultermuskeln an und strecken Sie Ihre Arme, um das Gewicht nach oben zu drücken, bis Ihre Arme vollständig gestreckt, jedoch nicht überstreckt sind. Führen Sie die Stange dann langsam wieder nach unten in die Ausgangsposition

NACKENDRÜCKEN AN DER MULTIPRESSE IM SITZEN

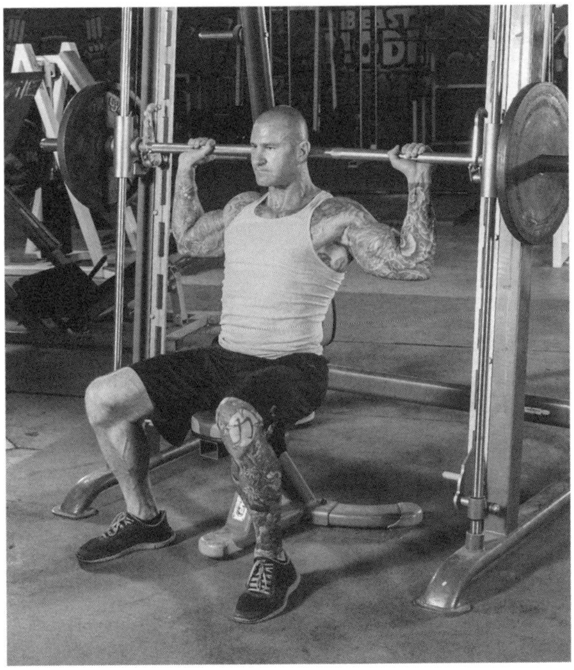

Ausgangsposition

Positionieren Sie eine Bank mit niedriger Rückenlehne oder eine verstellbare Bank mit 90°-Neigung in einer Multipresse, sodass die Stange genau hinter Ihrem Kopf gesenkt wird. Setzen Sie sich auf die Bank, wobei Ihre Füße fest auf dem Boden stehen und Ihr Rücken vollständig in die Lehne drückt. Greifen Sie die Stange etwas breiter als schulterbreit und entsichern Sie sie. Führen Sie die Stange hinter Ihrem Kopf nach unten bis auf Höhe Ihrer Ohrläppchen.

Bewegung

Halten Sie die Schultern nach hinten und unten gezogen und die Brust rausgestreckt. Drücken Sie die Stange über Ihren Kopf gerade nach oben, bis Ihre Arme vollständig gestreckt, jedoch nicht überstreckt sind. Führen Sie die Stange dann langsam wieder nach unten in die Ausgangsposition.

Varianten

Das Nackendrücken an der Multipresse kann problematisch sein, da beim Senken der Hantel hinter dem Kopf eine Innenrotation der Oberarme entsteht. Sollten Sie bei dieser Übung Schulterschmerzen verspüren, lassen Sie sie lieber weg und üben stattdessen das Überkopfdrücken mit Kurzhanteln oder Überkopfdrücken an der Multipresse, wobei die Stange vor dem Kopf bleibt.

SCHULTERDRÜCKEN AN DER MULTIPRESSE MIT AUSSTOSSEN

Ausgangsposition

Positionieren Sie eine Bank mit niedriger Rückenlehne in einer Multipresse, sodass die Stange genau vor Ihrem Gesicht gesenkt wird. Setzen Sie sich auf die Bank, wobei Ihre Füße fest auf dem Boden stehen und Ihr Rücken vollständig in die Lehne drückt. Greifen Sie die Stange etwas breiter als schulterbreit und entsichern Sie sie. Führen Sie die Stange bis unter Ihr Kinn nach unten.

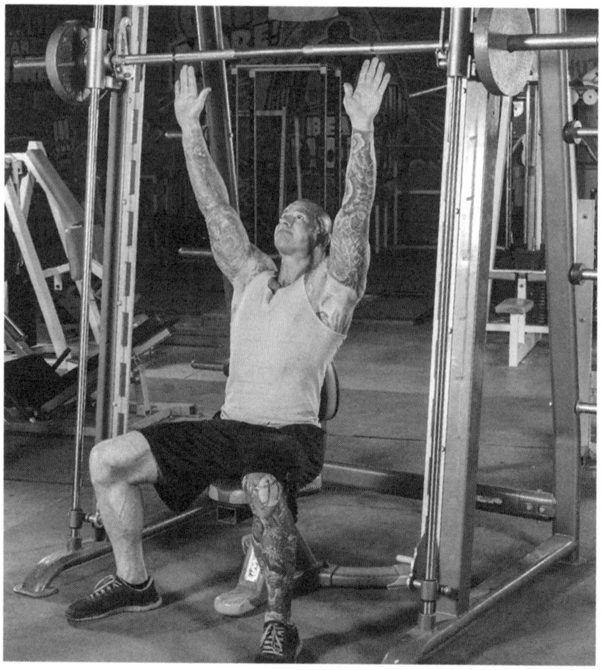

Bewegung

Halten Sie die Schultern nach hinten und unten gezogen und die Brust nach vorne und oben gestreckt. Spannen Sie Ihre Schultermuskeln kräftig an und strecken Sie Ihre Arme so schnell wie möglich, um das Gewicht nach oben zu drücken, bis Ihre Arme vollständig gestreckt sind und die Stange nach oben ausgestoßen wird, indem sie mit beiden Händen loslassen. Fangen Sie die Stange beim Zurückkommen und bringen Sie sie langsam zurück nach unten in die Ausgangsposition.

ÜBERKOPFDRÜCKEN MIT KURZHANTELN IM SITZEN

Ausgangsposition

Setzen Sie sich auf eine Bank mit niedriger Rückenlehne, sodass Ihre Füße fest auf dem Boden stehen. Halten Sie 2 Kurzhanteln auf Schulterhöhe. Ihre Handflächen zeigen zunächst nach vorn und Ihre Ellbogen sind etwas tiefer als Schulterhöhe und leicht nach vorn gerichtet. Ihre Unterarme sind in einem leicht spitzen Winkel, sodass die inneren Gewichtsscheiben der Hanteln genau über Ihren Schultern positioniert sind.

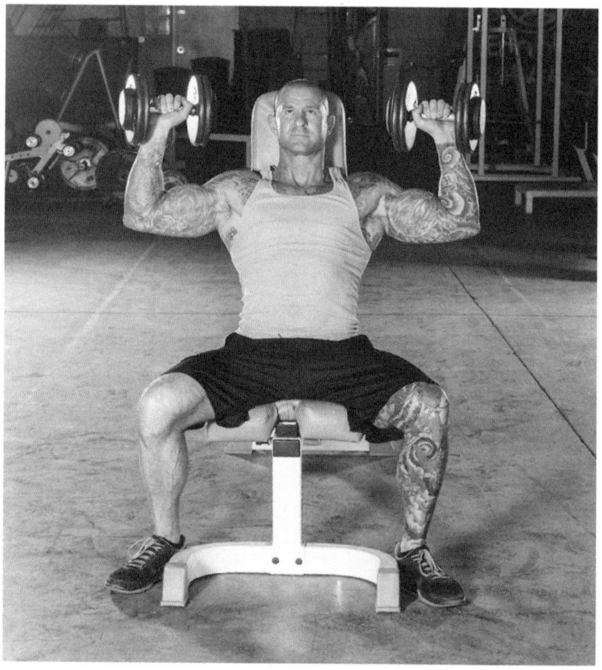

Bewegung

Halten Sie die Schultern nach hinten und unten gezogen und die Brust nach vorne und oben gestreckt. Drücken Sie die Gewichte gerade nach oben und stoppen Sie, kurz bevor die Ellbogen überstreckt werden. Bringen Sie dann die Hanteln kontrolliert nach unten, bis Ihre Oberarme parallel zum Boden oder etwas tiefer und die Gewichte etwa auf Höhe der Ohren sind.

Varianten

Die Übung kann auch im neutralen Griff durchgeführt werden. Die Handflächen zeigen dann während der gesamten Bewegung zueinander (Überkopfdrücken mit Kurzhanteln im Stehen im neutralen Griff). Der neutrale Griff sorgt dafür, dass die Ellbogen angewinkelt bleiben und dass die Schultergelenke entlastet werden.

ARNOLD-PRESSE

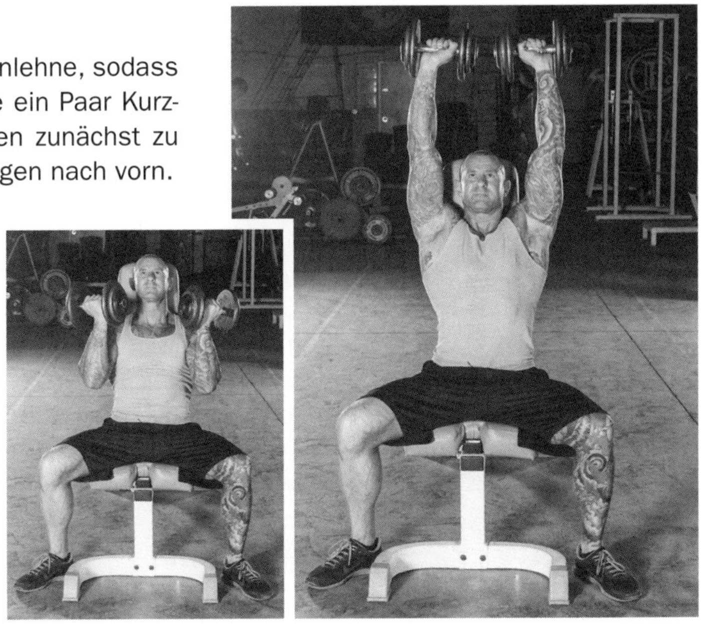

Ausgangsposition

Setzen Sie sich auf eine Bank mit niedriger Rückenlehne, sodass Ihre Füße fest auf dem Boden stehen. Halten Sie ein Paar Kurzhanteln auf Schulterhöhe. Ihre Handflächen zeigen zunächst zu Ihren Schultern, die Ellbogen sind gebeugt und zeigen nach vorn.

Bewegung

Halten Sie die Schultern nach hinten und unten gezogen und die Brust nach vorne und oben gestreckt. Drücken Sie die Gewichte gerade nach oben und drehen Sie Ihre Hände, sobald die Hanteln auf Augenhöhe sind, sodass Ihre Handflächen bei gestreckten Armen nach vorn zeigen. Führen Sie die Hanteln dann kontrolliert wieder nach unten in die Ausgangsposition.

ÜBERKOPFDRÜCKEN MIT KURZHANTELN IM STEHEN

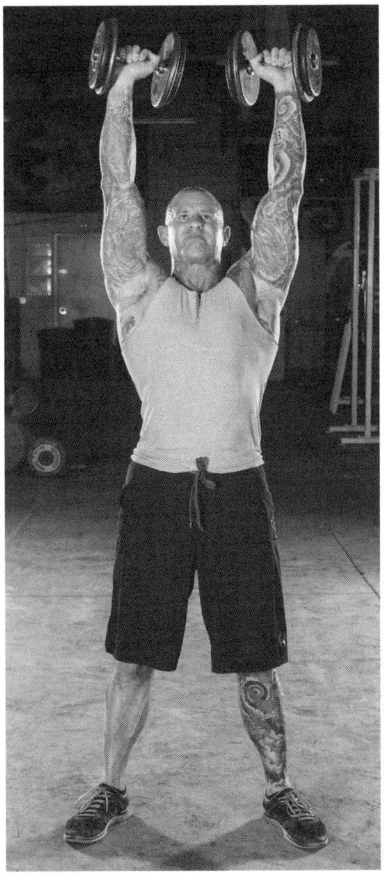

Ausgangsposition

Stellen Sie sich aufrecht hin und halten Sie ein Paar Kurzhanteln auf Schulterhöhe, wobei Ihre Füße etwa schulterbreit positioniert und Ihre Knie leicht gebeugt sind. Ihre Handflächen zeigen zunächst nach vorn, Ihre Ellbogen sind etwas tiefer als Schulterhöhe und leicht nach vorn gerichtet. Ihre Unterarme sind in einem leicht spitzen Winkel, sodass die inneren Gewichtsscheiben der Hanteln genau über Ihren Schultern positioniert sind.

Bewegung

Halten Sie die Schultern nach hinten und unten gezogen und die Brust nach vorne und oben gestreckt. Drücken Sie die Gewichte gerade nach oben und stoppen Sie, kurz bevor die Ellbogen überstreckt werden. Bringen Sie dann die Hanteln kontrolliert nach unten, bis Ihre Oberarme parallel zum Boden oder etwas tiefer und die Gewichte etwa auf Höhe der Ohren sind.

Varianten

Die Übung kann auch im neutralen Griff durchgeführt werden. Die Handflächen zeigen dann während der gesamten Bewegung zueinander (Überkopfdrücken mit Kurzhanteln im Stehen im neutralen Griff). Der neutrale Griff sorgt dafür, dass die Ellbogen angewinkelt bleiben und dass die Schultergelenke entlastet werden. Die Übung kann auch Arm für Arm ausgeführt werden (einarmiges Überkopfdrücken mit Kurzhanteln im Stehen), um die Arme zu isolieren und den Core stärker zu beanspruchen. Legen Sie die nicht arbeitende Hand auf die Hüfte.

ÜBERKOPFDRÜCKEN AM GERÄT IM SITZEN

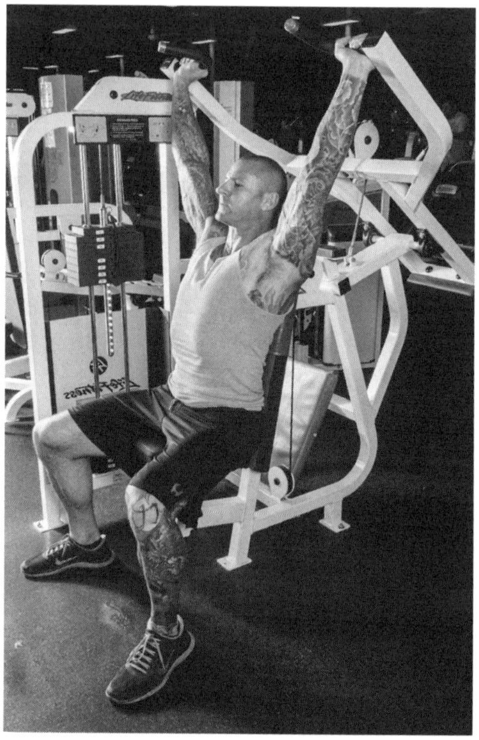

Ausgangsposition

Setzen Sie sich an eine Schulterdrückmaschine. Ihre Füße stehen fest auf dem Boden und Ihr ganzer Rücken drückt gegen die Lehne. Halten Sie die Griffe des Geräts, sodass Ihre Handflächen nach vorn zeigen und Ihre Hände etwas breiter als schulterbreit sind.

Bewegung

Halten Sie die Schultern nach hinten und unten gezogen und die Brust nach vorne und oben gestreckt. Drücken Sie die Griffe über Ihren Kopf nach oben, bis Ihre Arme vollständig gestreckt sind, und stoppen Sie, bevor die Ellbogen überstreckt werden. Bringen Sie dann das Gewicht kontrolliert zurück nach unten, bis Ihre Oberarme parallel zum Boden oder etwas tiefer und die Griffe des Geräts etwa auf Höhe der Ohren sind.

Varianten

Die Übung kann auch Arm für Arm ausgeführt werden (einarmiges Überkopfdrücken am Gerät im Sitzen). Solange die Stange im Gerät stabil ausbalanciert ist, können Sie die arbeitende Hand an die gleiche Stelle wie bei der zweiarmigen Ausführung legen. Legen Sie die nicht arbeitende Hand auf die Hüfte.

SCHULTERDRÜCKEN MIT BAND

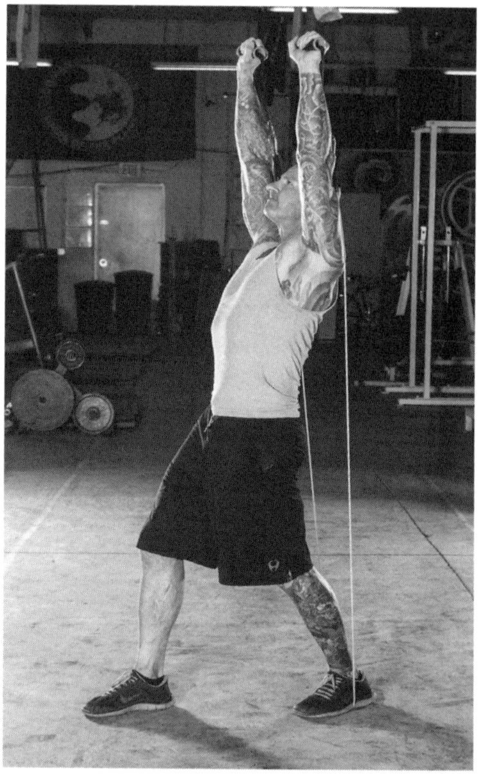

Ausgangsposition

In Schrittstellung fixieren Sie das Widerstandsband unter Ihrem hinteren Fuß. Stellen Sie sicher, dass das Band auf beiden Seiten gleich lang ist. Führen Sie nun die Griffe in einem Bogen nach oben hinter die Schultern.

Bewegung

Halten Sie die Schultern nach hinten und unten gezogen und die Brust nach vorne und oben gestreckt. Drücken Sie gerade nach oben, bis Ihre Arme vollständig gestreckt sind, ohne die Ellbogen zu überstrecken. Führen Sie dann die Arme wieder zurück in die Ausgangsposition und machen Sie die gewünschte Anzahl von Wiederholungen.

Varianten

Die Übung kann auch Arm für Arm ausgeführt werden (einarmiges Schulterdrücken mit Band). Legen Sie die nicht arbeitende Hand auf die Hüfte.

LIEGESTÜTZ IM UMGEKEHRTEN V

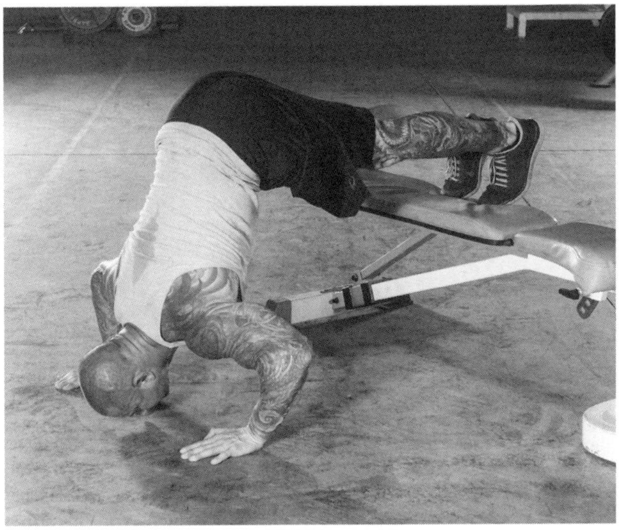

Ausgangsposition

Positionieren Sie Ihre Hände auf dem Boden und nehmen Sie die Liegestützposition ein, wobei Sie Ihre Füße erhöht, etwa auf einer Bank oder einem Pezziball, abstellen. Beugen Sie Ihre Hüfte, um Ihr Gesäß nach oben zu schieben und Ihren Oberkörper senkrecht zum Boden zu positionieren.

Bewegung

Halten Sie die Beugung in der Hüfte, während Sie Ihren Körper absenken, bis die Stirn den Boden fast berührt, und spannen Sie dann die Schultermuskeln an, um Ihre Arme vollständig zu strecken, sodass Ihr Körper wieder nach oben gehoben wird.

Varianten

Die schwierigste Variante des Liegestützes im umgekehrten V ist ein Liegestütz im Handstand, bei dem die Füße an der Wand lehnen, die Hüften gestreckt sind und der Körper mehr oder weniger senkrecht steht.

LIEGESTÜTZ IM UMGEKEHRTEN V MIT SCHLINGENTRAINER

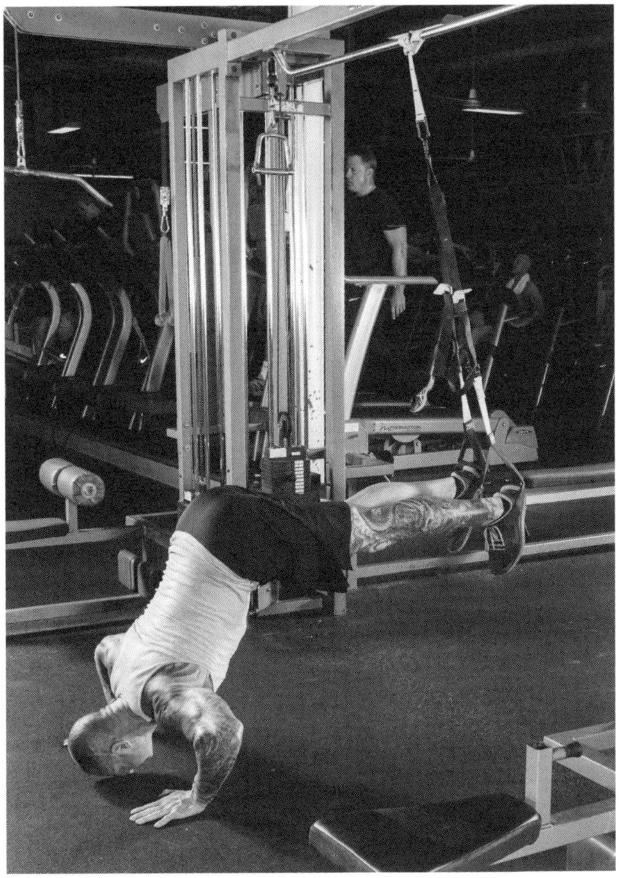

Ausgangsposition

Positionieren Sie Ihre Hände auf dem Boden und nehmen Sie die Liegestützposition mit erhöhten Füßen ein, die Sie in die Fußschlaufen eines Schlingentrainers einhängen. Beugen Sie Ihre Hüfte, um Ihr Gesäß nach oben zu schieben und Ihren Oberkörper senkrecht zum Boden zu positionieren.

Bewegung

Halten Sie die Beugung in der Hüfte, während Sie Ihren Körper absenken, bis Ihre Stirn den Boden fast berührt, und spannen Sie dann Ihre Schultermuskeln an, um Ihre Arme vollständig zu strecken, sodass Ihr Körper wieder nach oben gehoben wird.

AUFRECHTES RUDERN MIT DER LANGHANTEL

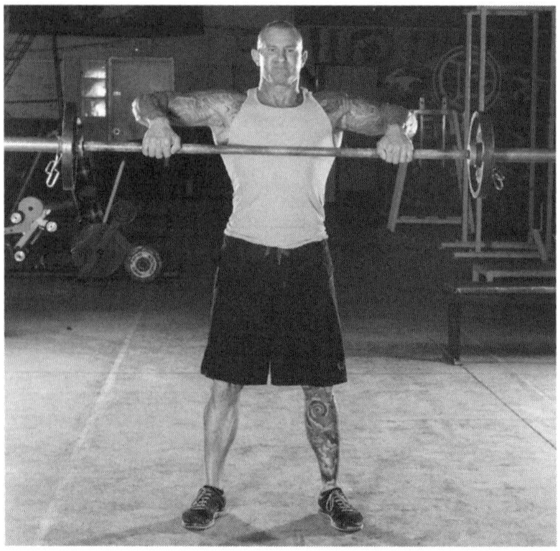

Ausgangsposition

Stellen Sie sich aufrecht hin und halten Sie eine Langhantel quer vor Ihren Oberschenkeln, wobei Ihre Füße schulterbreit positioniert und Ihre Knie leicht gebeugt sind. Ihre Hände sind etwas breiter als schulterbreit voneinander entfernt.

Bewegung

Ziehen Sie die Schulterblätter zurück und heben Sie die Hantel nah am Körper gerade nach oben, bis die Stange knapp unter Brusthöhe ist (oder die Oberarme waagerecht zum Boden ausgerichtet sind). Die Ellbogen bleiben dabei oberhalb der Handgelenke. Halten Sie kurz auf dem höchsten Punkt an und führen Sie dann die Hantel langsam wieder nach unten in die Ausgangsposition.

Tipp: Wenn der Griff breiter als schulterbreit ist, ist das aufrechte Rudern mit der Langhantel eine der wenigen Schulterübungen, die alle 3 Teile des Deltamuskels beansprucht.

Vermeiden Sie die 3 häufigsten Fehler beim aufrechten Rudern, nämlich (1) die Schultern nach vorn zu drehen, (2) zu eng zu greifen und (3) die Hantel zu hoch zu heben.

AUFRECHTES RUDERN MIT KURZHANTELN

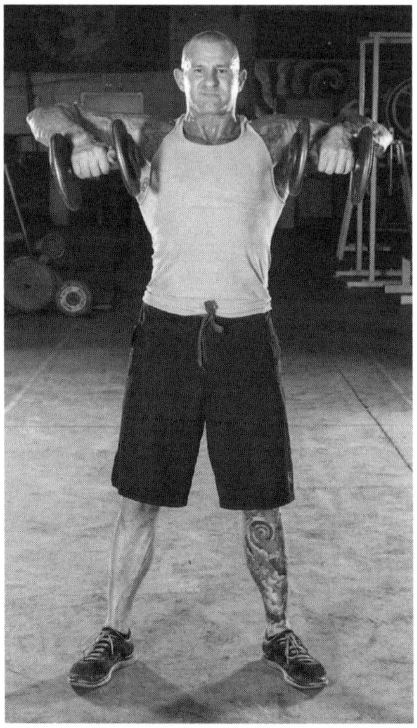

Ausgangsposition

Stellen Sie sich aufrecht mit schulterbreit positionierten Füßen hin und halten Sie ein Paar Kurzhanteln vor Ihren Oberschenkeln. Ihre Handflächen sollten zu Ihren Beinen zeigen und Ihre Ellbogen leicht gebeugt sein.

Bewegung

Ziehen Sie Ihre Ellbogen seitlich nach oben, sodass Sie die Kurzhanteln heben. Ihre Hüfte sollte dabei gerade und die Kurzhanteln nahe am Körper bleiben. Wenn Ihre Ellbogen Schulterhöhe erreichen, halten Sie die Position für einen Moment auf dem höchsten Punkt, bevor Sie die Kurzhanteln langsam in die Ausgangsposition senken.

Tipp: Ein offener Griff (Daumen auf der gleichen Seite der Stange wie die Finger) ist nicht nur bei Drückübungen sinnvoll. Bei Übungen wie dem aufrechten Rudern und dem Latzug wird dadurch die Beteiligung der Armmuskeln minimiert, sodass die größeren Zielmuskeln stärker arbeiten müssen.

Varianten

Die Übung kann auch Arm für Arm ausgeführt werden (einarmiges aufrechtes Rudern mit Kurzhanteln), um die Arme zu isolieren und den Core stärker zu beanspruchen. Legen Sie die nicht arbeitende Hand auf die Hüfte.

AUFRECHTES RUDERN AN DER MULTIPRESSE

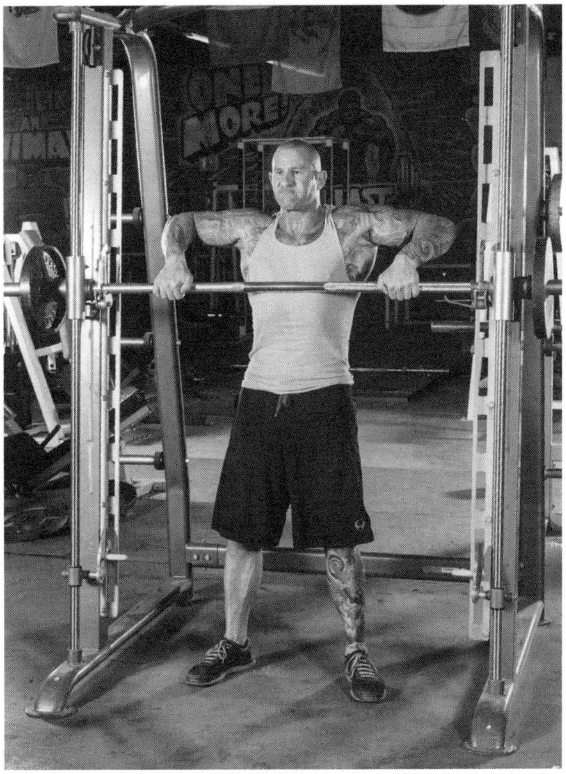

Ausgangsposition

Stellen Sie sich in die Mitte einer Multipresse, während Sie die Stange im Obergriff quer vor Ihren Oberschenkeln halten. Positionieren Sie Ihre Füße schulterbreit und beugen Sie leicht Ihre Knie. Ihre Hände sind breiter als schulterbreit voneinander entfernt.

Bewegung

Ziehen Sie die Schulterblätter zurück und heben Sie die Hantel nah am Körper gerade nach oben, bis sie knapp unter Brusthöhe ist (oder die Oberarme waagerecht zum Boden ausgerichtet sind). Die Ellbogen bleiben dabei oberhalb der Handgelenke. Halten Sie kurz auf dem höchsten Punkt an und führen Sie dann die Hantel langsam wieder nach unten in die Ausgangsposition.

Varianten

Die Übung kann auch Arm für Arm ausgeführt werden (einarmiges aufrechtes Rudern an der Multipresse). Dabei sollten Sie die arbeitende Hand an die gleiche Stelle wie bei der zweiarmigen Ausführung legen (breiter als schulterbreit). Legen Sie die nicht arbeitende Hand auf die Hüfte.

AUFRECHTES RUDERN AM KABELZUG

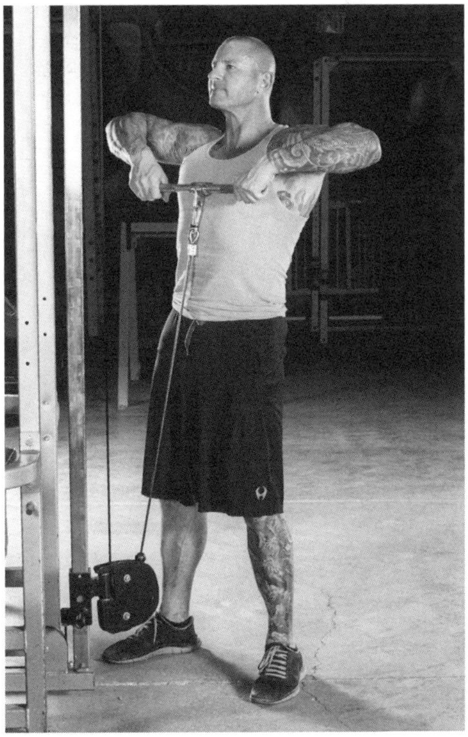

Ausgangsposition

Stellen Sie sich vor einen Kabelturm und greifen Sie eine am unteren Seilzug befestigte gerade Griffstange im Obergriff; Ihre Hände sind etwa hüft- bis schulterbreit voneinander entfernt. Ihre Füße sollten schulterbreit positioniert und Ihre Knie leicht gebeugt sein. Die Stange ist quer vor Ihren Oberschenkeln.

Bewegung

Ziehen Sie die Schulterblätter zurück und heben Sie die Stange nah am Körper gerade nach oben, bis sie knapp unter Brusthöhe ist (oder die Oberarme waagerecht zum Boden ausgerichtet sind). Die Ellbogen bleiben dabei oberhalb der Handgelenke. Halten Sie die Position für einen Moment auf dem höchsten Punkt und bringen Sie dann die Stange zurück nach unten in die Ausgangsposition.

Varianten

Die Übung kann auch Arm für Arm ausgeführt werden (einarmiges aufrechtes Rudern am Kabelzug). Verwenden Sie dazu einen D-Griff statt einer Stange. Legen Sie die nicht arbeitende Hand auf die Hüfte.

AUFRECHTES RUDERN MIT BAND

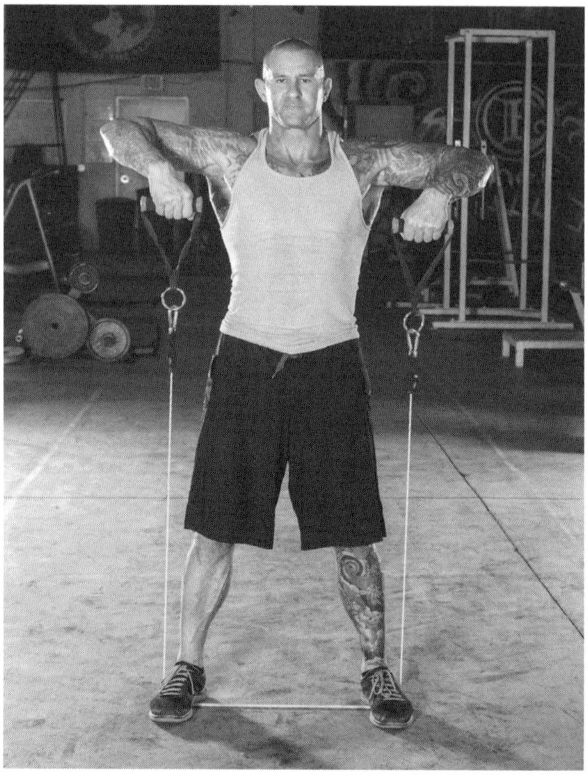

Ausgangsposition

Stellen Sie sich längs mit beiden Beinen hüft- bis schulterbreit auf ein Widerstandsband. Halten Sie die Griffe des Bandes von oben, wobei Ihre Hände etwa schulterbreit vor Ihren Beinen positioniert sind.

Bewegung

Ziehen Sie die Schulterblätter zurück und heben Sie die Griffe hoch, bis sie knapp unter Brusthöhe sind oder die Oberarme waagerecht zum Boden ausgerichtet sind. Halten Sie die Position für einen Moment auf dem höchsten Punkt und senken Sie die Griffe dann wieder langsam zurück in die Ausgangsposition und machen Sie die gewünschten Wiederholungen.

Varianten

Die Übung kann auch Arm für Arm ausgeführt werden (einarmiges aufrechtes Rudern mit Band). Legen Sie Ihre nicht arbeitende Hand auf die Hüfte.

FRONTHEBEN MIT DER LANGHANTEL

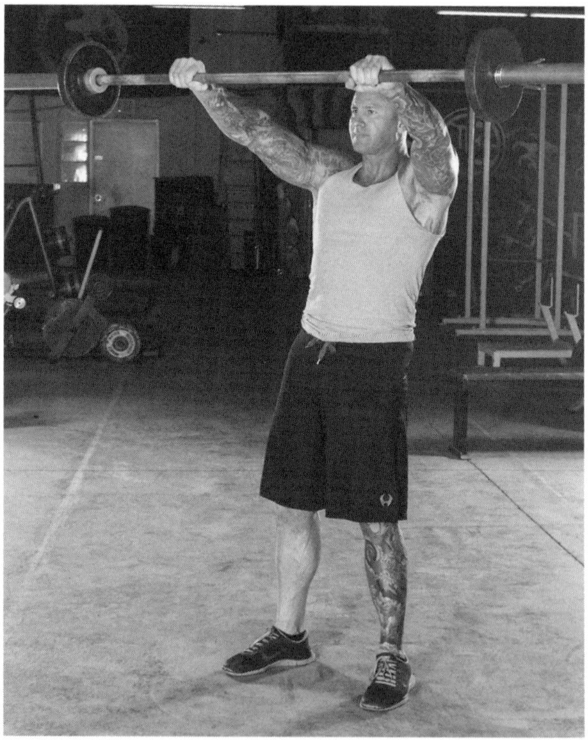

Ausgangsposition

Stellen Sie sich schulterbreit und mit leicht gebeugten Knien hin, während Sie eine Langhantel quer vor Ihren Oberschenkeln etwa schulterbreit im Obergriff halten.

Bewegung

Halten Sie die Schulterblätter nach hinten und unten gezogen und die Brust rausgestreckt. Heben Sie die Stange gerade nach oben vor Ihren Körper, bis Ihre Arme etwas höher als parallel zum Boden sind. Halten Sie die Position einen Moment am höchsten Punkt, bevor Sie die Stange langsam wieder zurück in die Ausgangsposition senken.

FRONTHEBEN MIT KURZHANTELN

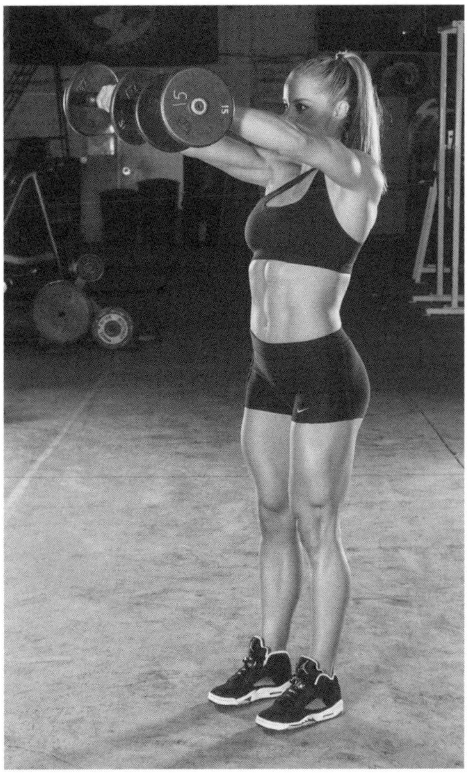

Ausgangsposition

Stellen Sie sich schulterbreit und mit leicht gebeugten Knien hin, während Sie ein Paar Kurzhanteln vor Ihren Oberschenkeln im Obergriff halten.

Bewegung

Halten Sie die Schulterblätter nach hinten und unten gezogen und die Brust rausgestreckt. Heben Sie die Kurzhanteln gerade nach oben vor Ihren Körper, bis Ihre Arme etwas höher als parallel zum Boden sind. Halten Sie die Position einen Moment am höchsten Punkt, bevor Sie die Hanteln langsam zurück in die Ausgangsposition senken. Für eine alternierende Ausführung dieser Übung heben Sie jeweils eine Kurzhantel nach oben, während die andere unten bleibt, und wechseln die Arme jeweils ab.

Varianten

Die Übung kann auch in ähnlicher Weise Arm für Arm ausgeführt werden (einarmiges Frontheben mit Kurzhanteln). Legen Sie Ihre nicht arbeitende Hand auf die Hüfte.

FRONTHEBEN MIT GEWICHTSSCHEIBE

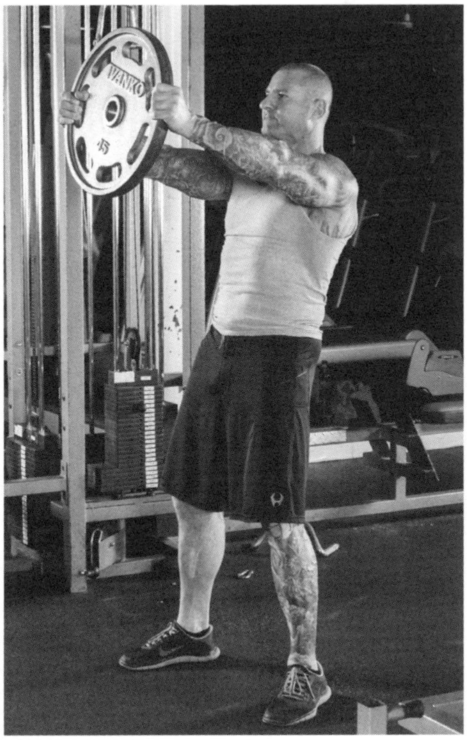

Ausgangsposition

Stellen Sie sich schulterbreit und mit leicht gebeugten Knien hin, während Sie eine Gewichtsscheibe an ihrer Außenseite mit beiden Händen vor Ihren Oberschenkeln halten.

Bewegung

Halten Sie die Schulterblätter nach hinten und unten gezogen und die Brust rausgestreckt. Heben Sie die Gewichtsscheibe gerade nach oben vor Ihren Körper, bis Ihre Arme etwas höher als parallel zum Boden sind. Halten Sie die Position einen Moment am höchsten Punkt, bevor Sie die Scheibe langsam zurück in die Ausgangsposition senken.

FRONTHEBEN AM KABELZUG

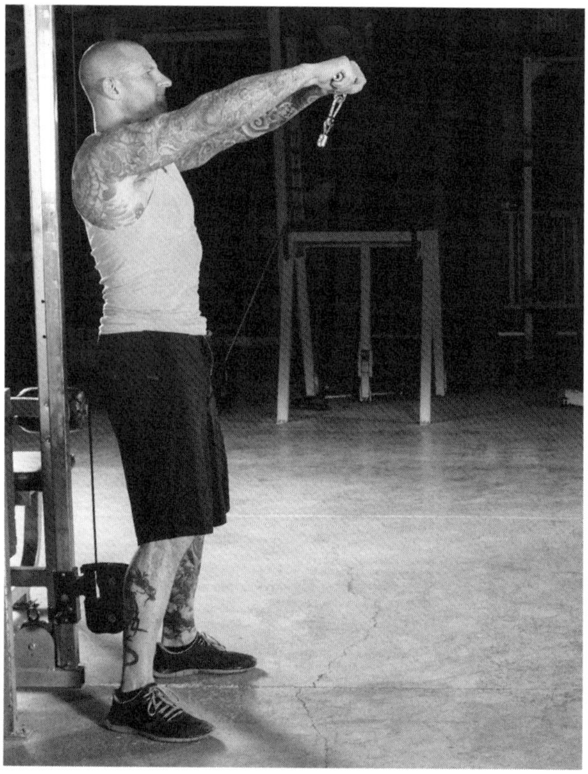

Ausgangsposition

Stellen Sie sich vor eine Kabelzugstation mit dem Rücken zum Gerät. Greifen Sie im Obergriff eine am tiefen Seilzug befestigte gerade Griffstange. Die Griffstange sollte vor Ihren Oberschenkeln sein, während das Kabel zwischen Ihren Beinen verläuft. Diese Übung kann auch mit einem Seilgriff im neutralen Griff ausgeführt werden.

Bewegung

Halten Sie die Schulterblätter nach hinten und unten gezogen und die Brust rausgestreckt. Ziehen Sie die Griffstange in einer gleichmäßigen Bewegung nach oben vor Ihren Körper, bis Ihre Arme etwas höher als parallel zum Boden sind, während die Arme dabei immer gestreckt bleiben. Halten Sie die Position für einen Moment, bevor Sie den Griff langsam wieder nach unten in die Ausgangsposition führen.

Varianten

Die Übung kann auch in ähnlicher Weise Arm für Arm ausgeführt werden (einarmiges Frontheben mit Band). Legen Sie Ihre nicht arbeitende Hand auf die Hüfte.

SCHRÄGBANK-FRONTHEBEN IM SITZEN

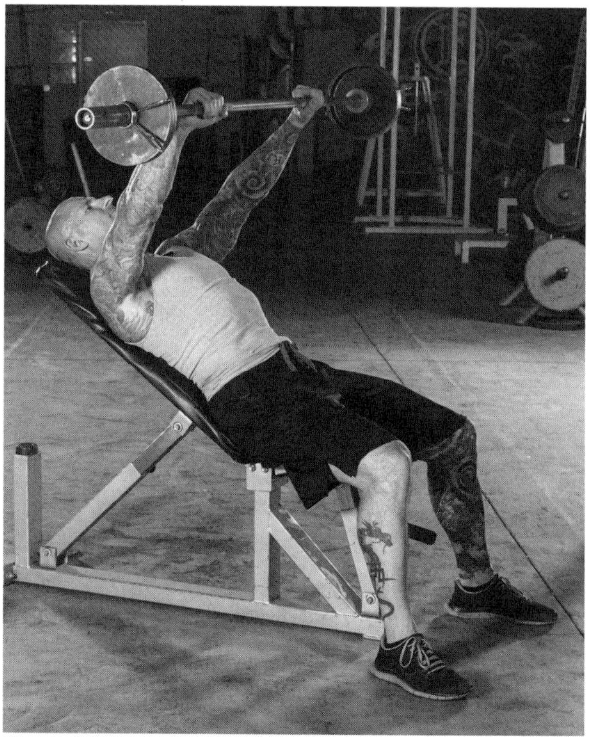

Ausgangsposition

Setzen Sie sich auf eine mit 45°-Neigung eingestellte Schrägbank und halten Sie eine Langhantel im Obergriff schulterbreit quer über Ihren Oberschenkeln.

Bewegung

Halten Sie die Schulterblätter nach hinten und unten gezogen und die Brust rausgestreckt. Heben Sie die Stange nach oben vor Ihren Körper, bis Ihre Arme etwas höher als parallel zum Boden sind, während die Arme dabei immer gestreckt bleiben. Halten Sie die Position für einen Moment und führen Sie dann die Stange langsam wieder nach unten in die Ausgangsposition.

SCHRÄGBANK-FRONTHEBEN IN BAUCHLAGE

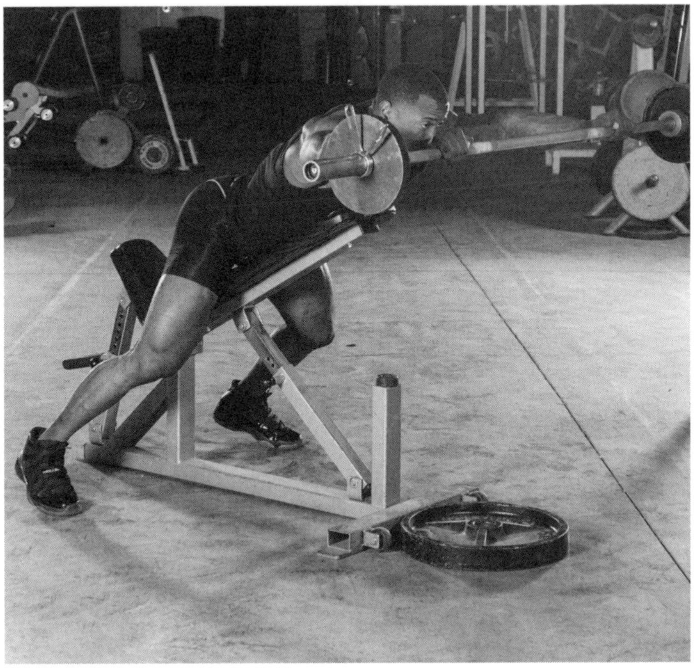

Ausgangsposition

Setzen Sie sich bäuchlings auf eine mit 45°-Neigung eingestellte Schrägbank und halten Sie eine Langhantel schulterbreit im Obergriff. Ihre Füße berühren so gut wie möglich ganz den Boden und Ihre Brust ist gegen die Bank gedrückt, während Ihr Kinn oberhalb der Bankkante positioniert ist. Die Hantelstange hängt von Ihren Schultern gerade nach unten.

Bewegung

Halten Sie die Schulterblätter nach hinten und unten gezogen und die Brust rausgestreckt. Heben Sie die Stange nach oben vor Ihren Körper, bis Ihre Arme parallel zum Boden sind, während sie dabei immer gestreckt bleiben. Halten Sie die Position für einen Moment und führen Sie dann die Stange langsam wieder nach unten in die Ausgangsposition.

FRONTHEBEN MIT BAND

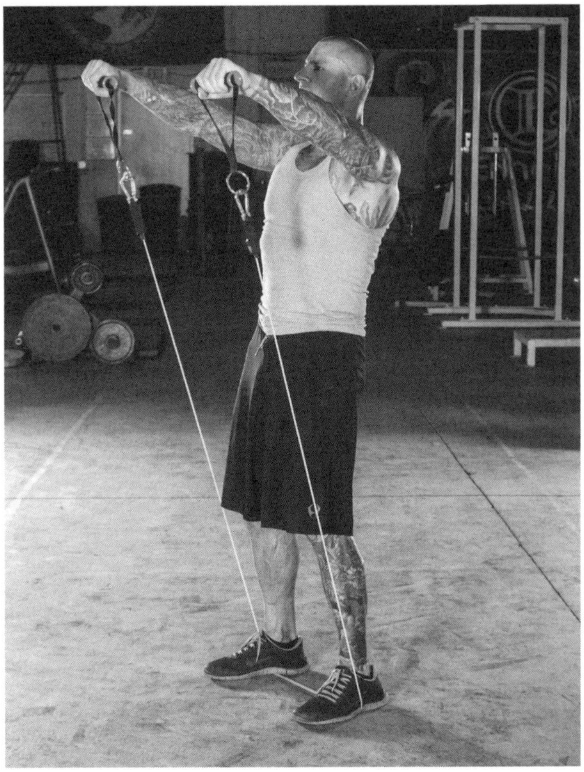

Ausgangsposition

Stellen Sie sich aufrecht hin und fixieren Sie der Länge nach ein Widerstandsband unter beiden Füßen. Greifen Sie die Griffe von oben und stellen Sie sicher, dass das Band auf beiden Seiten etwa gleich lang ist, sodass Sie denselben Widerstand haben.

Bewegung

Halten Sie die Schulterblätter nach hinten und unten gezogen und die Brust rausgestreckt. Ihre Ellbogen sind leicht gebeugt, während Sie langsam beide Arme nach oben vor Ihren Körper ziehen, bis die Arme parallel zum Boden oder höher sind. Halten Sie diese Position für einen Moment und spannen Sie dabei Ihre Schultermuskulatur so fest wie möglich an. Senken Sie dann Ihre Arme wieder langsam in die Ausgangsposition und führen Sie die gewünschten Wiederholungen aus.

Varianten

Die Übung kann auch in ähnlicher Weise Arm für Arm ausgeführt werden (einarmiges Frontheben mit Band). Legen Sie Ihre nicht arbeitende Hand auf die Hüfte.

SEITHEBEN MIT KURZHANTELN

Ausgangsposition

Stellen Sie sich etwa schulterbreit hin und halten Sie 2 Kurzhanteln im neutralen Griff seitlich neben dem Körper.

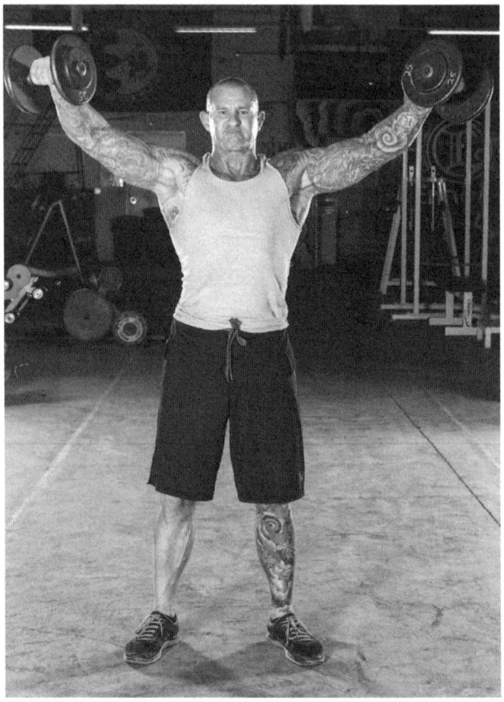

Bewegung

Halten Sie die Schulterblätter nach hinten und unten gezogen und die Brust rausgestreckt. Heben Sie die Kurzhanteln langsam über die Seite nach oben. Halten Sie Ihre Arme dabei gestreckt mit ganz leicht gebeugten Ellbogen. Wenn die Arme etwas höher als parallel zum Boden sind, halten Sie die Position für einen Moment, bevor Sie die Kurzhanteln langsam zurück nach unten in die Ausgangsposition führen.

Tipp: Damit die Deltamuskeln unter Spannung bleiben, lassen Sie die Arme am Ende jeder Wiederholung am besten nicht ganz in die Senkrechte zurücksinken, denn in dieser Position ruhen die Muskeln. Halten Sie beim Absenken an, wenn die Hände 15–30 cm von der Oberschenkelaußenseite entfernt sind, und beginnen Sie dann mit der nächsten Wiederholung.

Varianten

Die Übung kann auch in ähnlicher Weise Arm für Arm ausgeführt werden (einarmiges Seitheben mit Kurzhanteln). Legen Sie Ihre nicht arbeitende Hand auf die Hüfte. Sie können diese Übung auch im Sitzen durchführen (Seitheben mit Kurzhanteln im Sitzen), um zu verhindern, dass der Unterkörper mithilft. Seitheben kann zu Verletzungen der Rotatorenmanschette führen, da der Oberarm beim Heben der Arme in die Innenrotation geraten kann. Sollten Ihnen beim normalen Seitheben die Schultern schmerzen, können Sie versuchen, die Handflächen in der unteren Position nach vorn zu drehen und die Daumen in der oberen Position nach oben wenden. Durch diese Drehung der Arme wird der vordere Deltamuskel stärker angesprochen. Um den Fokus mehr auf den mittleren Deltamuskel zu legen, beugen Sie sich beim Heben der Arme leicht nach vorn.

SEITHEBEN AM GERÄT

Ausgangsposition

Setzen Sie sich an eine Seithebemaschine und drücken Sie Ihre Oberarme gegen die Armpolster des Geräts.

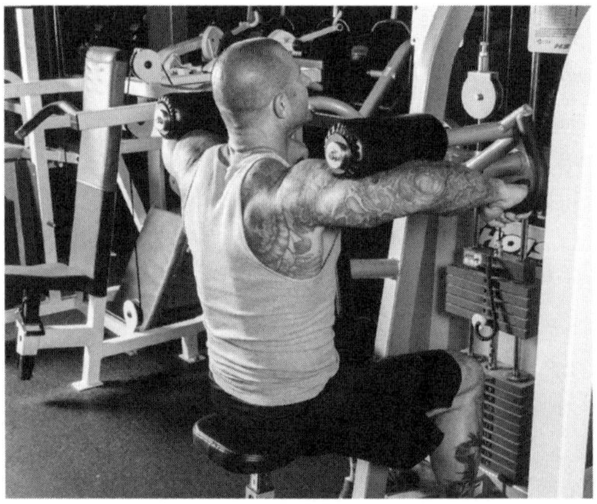

Bewegung

Halten Sie die Schulterblätter nach hinten und unten gezogen und die Brust rausgestreckt. Heben Sie Ihre Oberarme seitlich nach oben, bis Ihre Arme parallel zum Boden sind. Halten Sie die Position für einen Moment und führen Sie dann Ihre Arme langsam wieder zurück in die Ausgangsposition.

SEITHEBEN AM KABELZUG MIT EINEM ARM

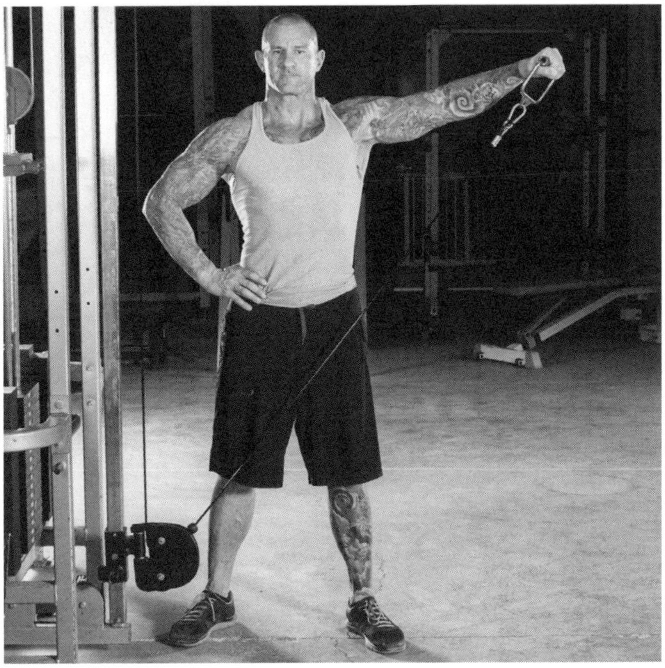

Ausgangsposition

Stellen Sie sich mit Ihrer rechten Schulter zum Turm vor eine Kabelzugstation. Ihre Füße sollten etwa schulterbreit positioniert sein. Halten Sie mit der linken Hand einen am tiefen Kabelzug befestigten Einhandbügelgriff vor oder hinter Ihrem linken Oberschenkel.

Bewegung

Halten Sie die Schulterblätter nach hinten und unten gezogen. Heben Sie den Griff langsam über die Seite nach oben, während Ihr Arm gestreckt und Ihr Ellbogen ganz leicht gebeugt ist. Wenn der Arm etwas höher als parallel zum Boden ist, halten Sie die Position für einen Moment, bevor Sie den Griff langsam zurück in die Ausgangsposition führen.

SEITHEBEN AN DER MULTIPRESSE

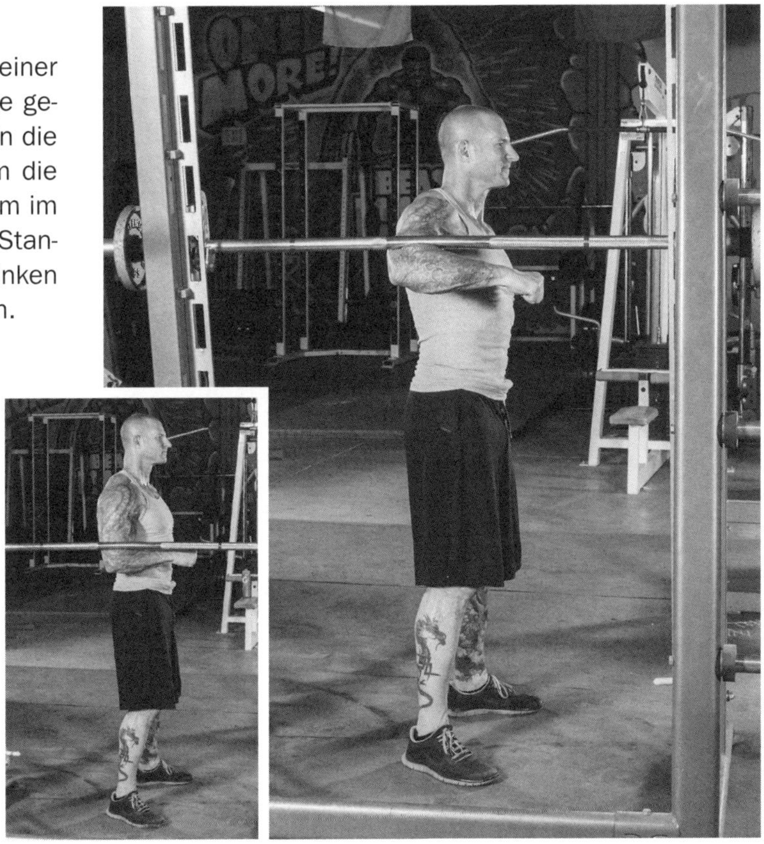

Ausgangsposition

Laden Sie leichtes Gewicht auf die Stange in einer Multipresse und positionieren Sie die Stange gerade höher als Taillenhöhe. Stellen Sie sich in die Mitte der Multipresse, wobei Ihr rechter Arm die Stange berührt. Beugen Sie Ihren rechten Arm im 90°-Winkel, sodass Ihr Unterarm parallel zur Stange ist. Entsichern Sie die Stange mit Ihrer linken Hand und stützen Sie sie mit Ihrem Unterarm.

Bewegung

Halten Sie die Schulterblätter nach hinten und unten gezogen und den Ellbogen gebeugt, während Sie Ihren Arm heben, um die Stange etwa auf Schulterhöhe hinaufzuführen. Halten Sie die Position für einen Moment, während Sie Ihren Deltamuskel so fest wie möglich anspannen, und senken Sie dann die Stange langsam wieder auf etwas höher als Taillenhöhe ab, wobei Ihr Unterarm in Kontakt mit der Stange bleibt. Führen Sie zunächst alle Wiederholungen mit dem rechten Arm aus, bevor Sie mit der linken Seite fortfahren.

SEITHEBEN MIT BAND

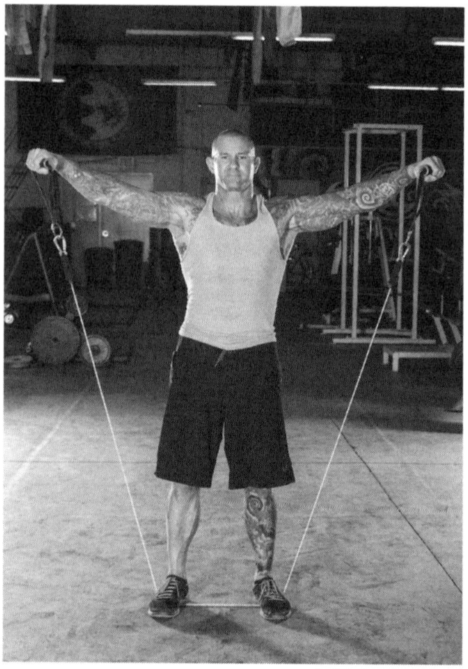

Ausgangsposition

Stellen Sie sich aufrecht hin und fixieren Sie ein Widerstandsband der Länge nach unter Ihren beiden Füßen. Nehmen Sie die Griffe im neutralen Griff und stellen Sie sicher, dass das Band an beiden Seiten etwa gleich lang ist, sodass Sie denselben Widerstand haben.

Bewegung

Halten Sie die Schulterblätter nach hinten und unten gezogen und den Ellbogen gebeugt, während Sie langsam beide Arme seitlich nach oben heben, bis die Arme parallel zum Boden oder höher sind. Halten Sie die Position für einen Moment und spannen Sie dabei Ihre Schultermuskulatur so fest wie möglich an. Senken Sie dann Ihre Arme wieder langsam in die Ausgangsposition und führen Sie die gewünschten Wiederholungen aus.

Varianten

Die Übung kann auch in ähnlicher Weise Arm für Arm ausgeführt werden (einarmiges Seitheben mit Band). Legen Sie Ihre nicht arbeitende Hand auf die Hüfte.

VORGEBEUGTES SEITHEBEN

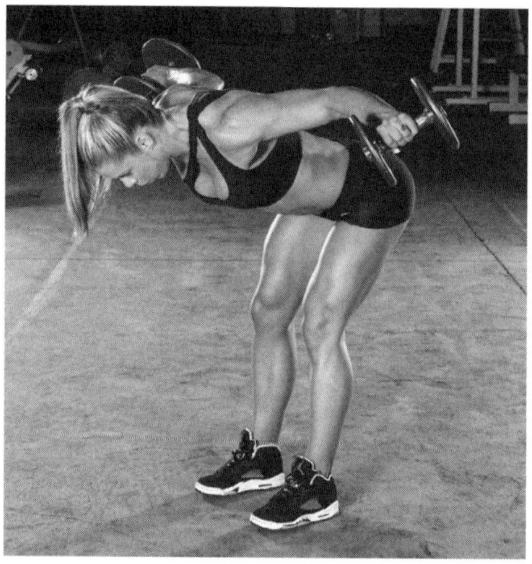

Ausgangsposition

Stellen Sie sich mit leicht gebeugten Knien hin. Halten Sie ein Paar Kurzhanteln vor Ihrem Körper, wobei Ihre Handflächen zueinander zeigen. Beugen Sie Ihren Oberkörper aus der Hüfte nach vorn, während Sie Ihren Rücken gerade und den Kopf in Verlängerung Ihrer Wirbelsäule halten. Lassen Sie Ihre Arme gerade von Ihren Schultern nach unten hängen und beugen Sie leicht die Ellbogen.

Bewegung

Halten Sie die Schulterblätter nach hinten und unten gezogen. Heben Sie die Kurzhanteln langsam seitlich nach oben neben Ihren Körper, wobei der Zug aus dem hinteren Deltamuskel und dem mittleren Trapezmuskel kommt. Halten Sie die Position einen Moment auf dem höchsten Punkt, bevor Sie die Gewichte langsam wieder nach unten in die Ausgangsposition führen.

Tipp: Bewegen Sie die Hanteln am Ende der Wiederholung nicht zusammen. Dieser häufige Fehler führt dazu, dass der mittlere Anteil des Trapezmuskels die Bewegung einleitet, und entlastet die (eigentlich zu trainierenden) hinteren Deltamuskeln.

Varianten

Die Übung kann auch in ähnlicher Weise Arm für Arm ausgeführt werden (einarmiges vorgebeugtes Seitheben). Stützen Sie Ihre nicht arbeitende Hand auf dem Knie auf.

VORGEBEUGTES SEITHEBEN AUF DER SCHRÄGBANK

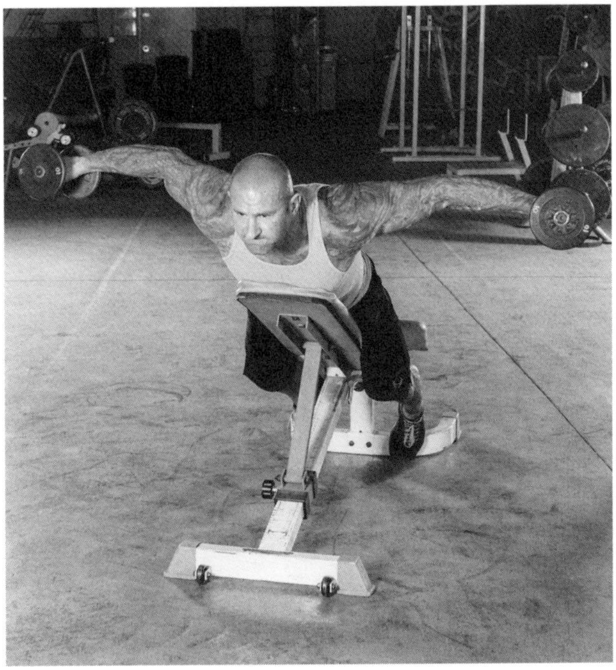

Ausgangsposition

Legen Sie sich bäuchlings mit leicht gegrätschten Beinen auf eine auf unter 45° eingestellte Schrägbank und halten Sie 2 Kurzhanteln im neutralen Griff. Ihre Füße stehen fest auf dem Boden oder auf dem Bankrahmen, um die Position zu fixieren, während Ihre Brust gegen die Bank drückt und Ihr Kinn oberhalb der Bankkante positioniert ist. Die Kurzhanteln hängen gerade von Ihren Schultern nach unten.

Bewegung

Halten Sie die Schulterblätter nach hinten und unten gezogen. Heben Sie die Kurzhanteln langsam zur Seite nach oben neben Ihren Körper, wobei der Zug aus dem hinteren Deltamuskel und dem mittleren Trapezmuskel kommt. Halten Sie die Position einen Moment auf dem höchsten Punkt, bevor Sie die Gewichte langsam wieder nach unten in die Ausgangsposition führen.

Varianten

Die Übung kann auch in ähnlicher Weise Arm für Arm ausgeführt werden (einarmiges vorgebeugtes Seitheben auf der Schrägbank). Stützen Sie Ihre nicht arbeitende Hand auf der Bank auf.

REVERSE FLYS AM KABELZUG IM STEHEN

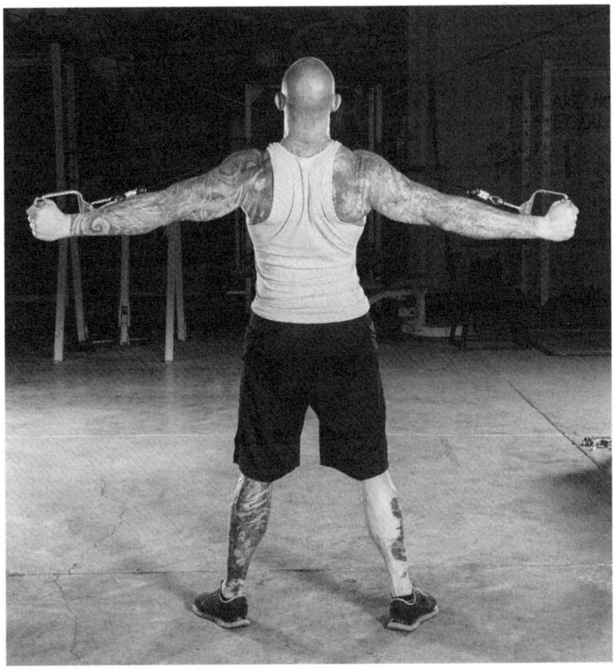

Ausgangsposition

Stellen Sie sich in die Mitte einer Kabelzugstation. Halten Sie Ihre Hände vor Ihrem Körper auf Schulterhöhe gekreuzt, wobei Sie das Kabel von links oben in der rechten und das Kabel von rechts in der linken Hand halten.

Bewegung

Halten Sie die Schulterblätter nach hinten und unten gezogen. Ziehen Sie Ihre Ellbogen mithilfe Ihrer hinteren Deltamuskeln nach außen und so weit wie möglich nach hinten. Gehen Sie dann wieder in die Ausgangsposition zurück.

Varianten

Die Übung kann auch in ähnlicher Weise Arm für Arm ausgeführt werden (einarmige Reverse Flys am Kabelzug im Stehen). Stützen Sie Ihre nicht arbeitende Hand auf der Hüfte oder an der Maschine ab.

REVERSE FLYS AM KABELZUG IM LIEGEN

Ausgangsposition

Legen Sie sich mit dem Gesicht nach oben auf eine Flachbank, die in der Mitte einer Kabelzugstation positioniert ist. Halten Sie die an den hohen Kabelzügen befestigten Bügelgriffe der jeweils gegenüberliegenden Seite im neutralen Griff. Halten Sie Ihre Arme vor Ihrer Brust nach vorn gestreckt, während Ihre Ellbogen leicht gebeugt sind.

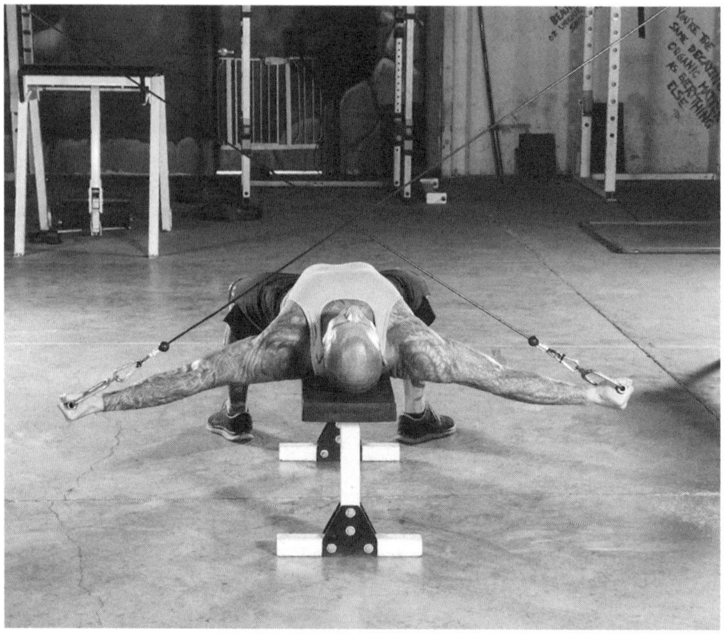

Bewegung

Halten Sie die Schulterblätter nach hinten und unten gezogen und die Ellbogen gebeugt, während Sie die Arme aus den Schultern zur Seite ziehen, bis Ihre Hände auf einer Linie mit den Schultern sind. Führen Sie die Griffe in die Ausgangsposition zurück und machen Sie die gewünschten Wiederholungen.

KURZHANTELSEITHEBEN IM LIEGEN

Ausgangsposition

Legen Sie sich seitlich auf eine Flachbank, direkt an die Bankkante. Legen Sie Ihren nicht trainierenden Arm unter Ihren Körper auf die Bank. Lassen Sie Ihren trainierenden Arm – mit der Kurzhantel in der Hand – über Ihren Körper hängen. Ihr Ellbogen ist leicht gebeugt und Ihre Handfläche zeigt nach unten.

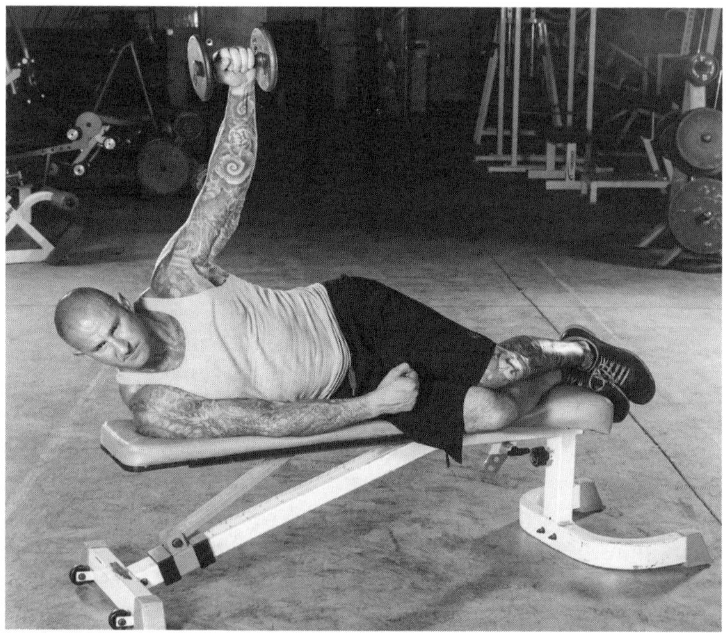

Bewegung

Halten Sie die Schulterblätter nach hinten und unten gezogen. Spannen Sie Ihre Schultermuskulatur an, um die Kurzhantel nach oben zu ziehen. Gehen Sie in derselben Bewegung zurück in die Ausgangsposition.

VORGEBEUGTES SEITHEBEN MIT BAND

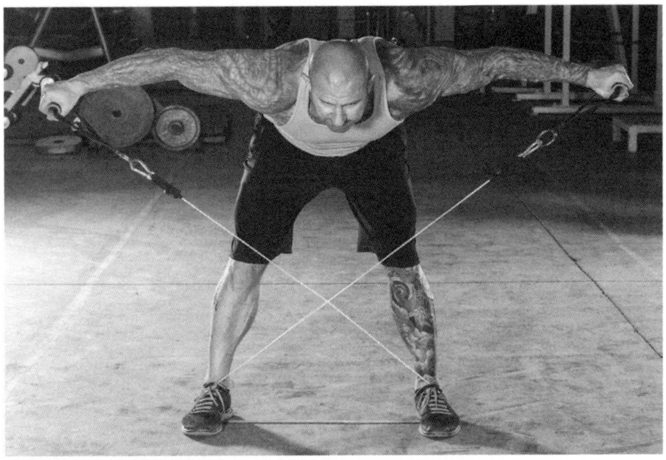

Ausgangsposition

Legen Sie ein Widerstandsband vor Ihren Füßen auf den Boden. Stellen Sie sich mit der Mitte beider Füße quer auf das Band und beugen Sie Ihren Oberkörper aus der Hüfte nach vorn, um nach unten zu greifen und die Griffe des Bandes jeweils in die gegenüberliegende Hand zu nehmen. Das heißt, Ihre rechte Hand greift den Griff, der von Ihrem linken Fuß fixiert wird, und Ihre linke Hand den von Ihrem rechten Fuß fixierten Griff. Halten Sie Ihren Oberkörper parallel zum Boden oder etwas höher und Ihre Ellbogen leicht gebeugt.

Bewegung

Halten Sie die Schulterblätter nach hinten und unten gezogen. Schieben Sie Ihre Schulterblätter zusammen, während Sie Ihre hinteren Deltamuskeln anspannen, um Ihre Arme seitlich zu strecken, bis sie parallel zum Boden oder höher sind. Halten Sie die Position für einen Moment, indem Sie Ihre hinteren Deltamuskeln und Ihre mittleren Trapezmuskeln anspannen, so fest es geht, und führen Sie dann Ihre Arme wieder zurück in die Ausgangsposition. Machen Sie die gewünschten Wiederholungen.

Varianten

Die Übung kann auch in ähnlicher Weise Arm für Arm ausgeführt werden (einarmiges vorgebeugtes Seitheben mit Band). Legen Sie Ihre nicht arbeitende Hand auf die Hüfte.

BEIDARMIGE REVERESE FLYS MIT BAND

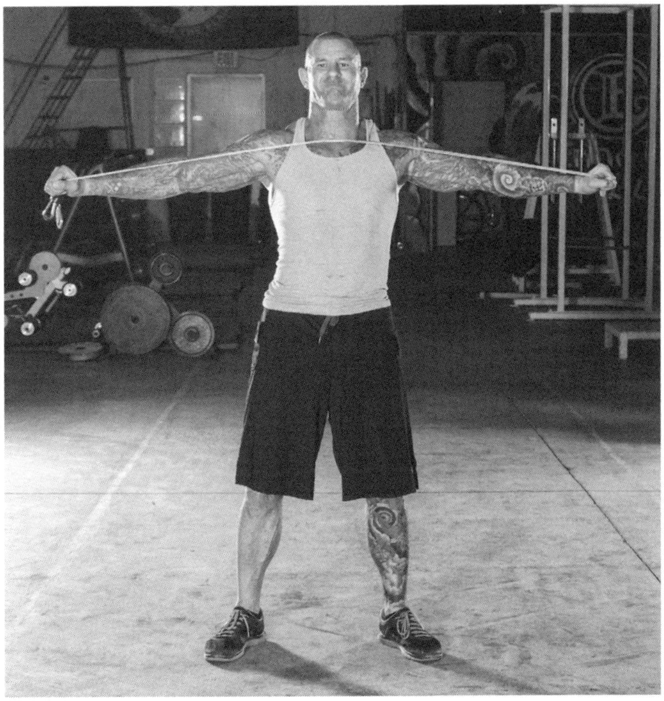

Ausgangsposition

Halten Sie ein Widerstandsband schulterbreit mit gestreckten Armen vor Ihren Körper.

Bewegung

Halten Sie die Schulterblätter nach hinten und unten gezogen. Spannen Sie die hinteren Deltamuskeln und die mittleren Trapezmuskeln an, um das Band auseinanderzuziehen, bis Ihre Arme seitlich Ihres Körpers sind. Führen Sie Ihre Hände langsam wieder zurück in die Ausgangsposition.

EINARMIGE REVERSE FLYS MIT BAND

Ausgangsposition

Befestigen Sie das Band an einem stabilen Punkt oder dem Türbeschlag auf etwa Schulterhöhe. Halten Sie das Band im neutralen Griff mit ausgestrecktem Arm vor Ihren Körper.

Bewegung

Halten Sie die Schulterblätter nach hinten und unten gezogen. Spannen Sie den hinteren Deltamuskel und den mittleren Trapezmuskel an, um Ihren Arm ausgestreckt nach hinten zu ziehen, bis er seitlich Ihres Körpers ist. Führen Sie Ihre Hand in die Ausgangsposition zurück und machen Sie zunächst alle Wiederholungen auf der einen Seite, bevor Sie zur anderen übergehen.

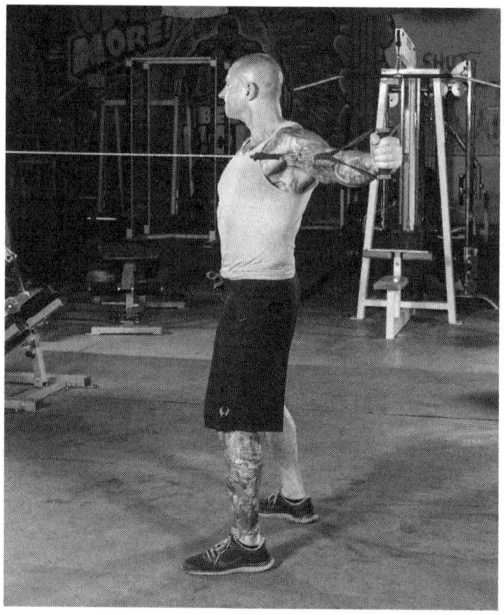

FACE PULL

Ausgangsposition

Befestigen Sie einen Seilgriff am Kabelzug einer Latzugstation. Nehmen Sie die Enden des Seilgriffs im neutralen Griff (Handflächen zeigen zueinander), stellen Sie einen Fuß auf das Kniepolster und lehnen Sie sich in einem Winkel von etwa 45° zurück.

Bewegung

Halten Sie die Schulterblätter nach hinten und unten gezogen. Ziehen Sie das Seil zu Ihrem Gesicht, während Sie die Seilenden auseinanderziehen, sodass sie schließlich neben Ihren Ohren oberhalb der Schultern positioniert sind. Ihre Oberarme sollten gerade zur Seite gestreckt und Ihre Ellbogen gebeugt sein. Halten Sie diese Position für einen Moment, während Sie die Schulterblätter zusammenziehen und Ihre hinteren Deltamuskeln und Ihre mittleren Trapezmuskeln so fest wie möglich anspannen. Führen Sie dann das Seil langsam in die Ausgangsposition zurück und machen Sie die gewünschten Wiederholungen. Auch wenn diese Bewegung teilweise dem Rudern für die breiten Rückenmuskeln ähnelt, weil das Seil oben zu den Schultern gezogen wird, wird bei dieser Übung weniger Augenmerk auf die breiten Rückenmuskeln und mehr auf die hinteren Deltamuskeln sowie die mittleren Trapezmuskeln gelegt.

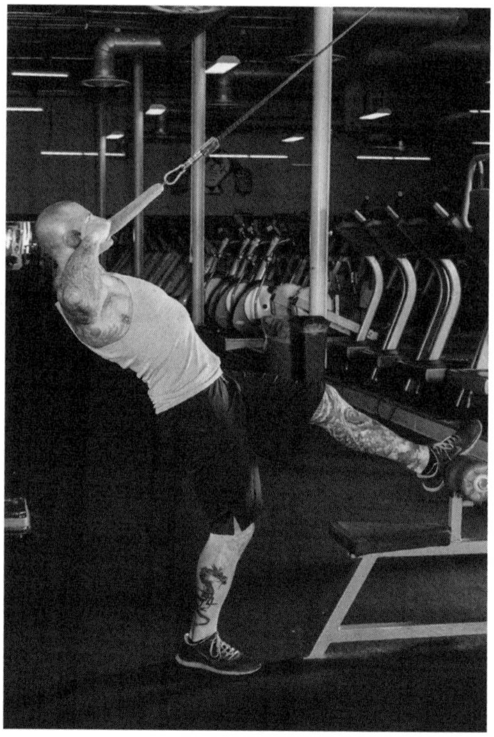

Tipp: Achten Sie darauf, die Seilgriffe wie oben beschrieben mit den Daumen nach unten zu greifen. Wenn Sie die Übung mit den Daumen nach oben durchführen, wird der hintere Anteil der Deltamuskeln weniger beansprucht und das Risiko einer Schulterverletzung steigt.

FACE PULL AN DER MULTIPRESSE

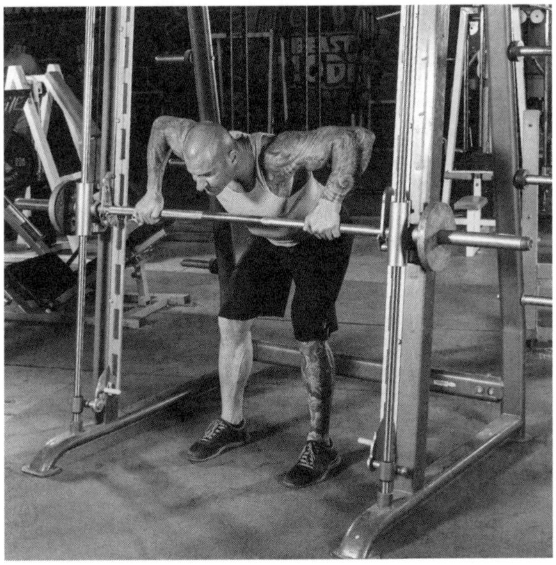

Ausgangsposition

Stellen Sie sich schulterbreit in eine Multipresse und beugen Sie Ihren Oberkörper in der Hüfte, sodass er etwas höher als parallel zum Boden und Ihr Nacken in Verlängerung oberhalb der Stange ist. Greifen Sie die Stange breiter als schulterbreit.

Bewegung

Halten Sie die Schulterblätter nach hinten und unten gezogen. Führen Sie die Stange langsam nach oben zu Ihrem Hals. Halten Sie diese Position für einen Moment und senken Sie die Stange dann langsam in die Ausgangsposition. Führen Sie die gewünschte Anzahl an Wiederholungen aus.

BAND FACE PULL

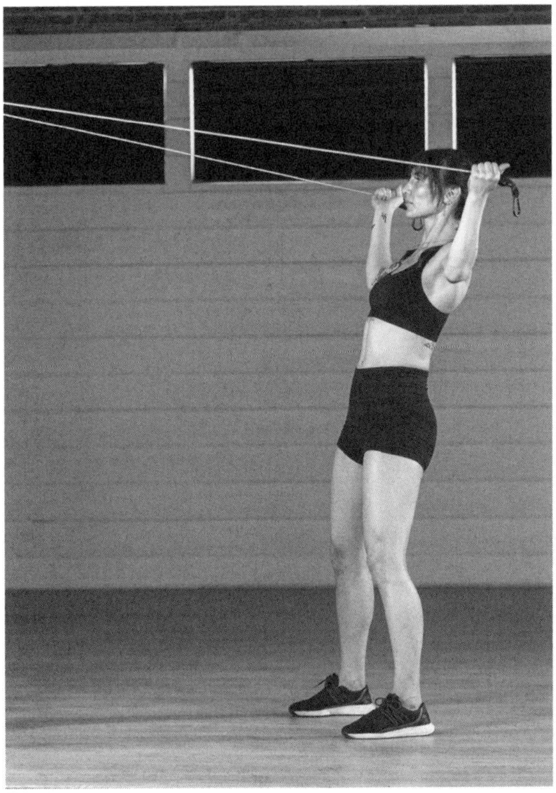

Ausgangsposition

Befestigen Sie ein Band über Kopfhöhe an etwas Stabilem oder mithilfe des Türankers. Umfassen Sie die Enden des Bands (nicht die Griffe) mit den Daumen nach unten und treten Sie von der Befestigung zurück, um das Band zu spannen. Stellen Sie die Füße in Schrittstellung auf, um Stabilität zu gewinnen.

Bewegung

Halten Sie die Schulterblätter nach hinten und unten gezogen und ziehen Sie das Band zum Gesicht, während Sie die Hände auseinanderziehen, sodass sie schließlich neben den Ohren oberhalb der Schultern positioniert sind. Halten Sie diese Position für einen Moment, während Sie die Schulterblätter zusammenziehen und den hinteren Anteil der Deltamuskeln und den mittleren Anteil der Trapezmuskeln so fest wie möglich anspannen. Kehren Sie dann langsam in die Ausgangsposition zurück und machen Sie die gewünschten Wiederholungen.

AUSSENROTATION AM KABELZUG

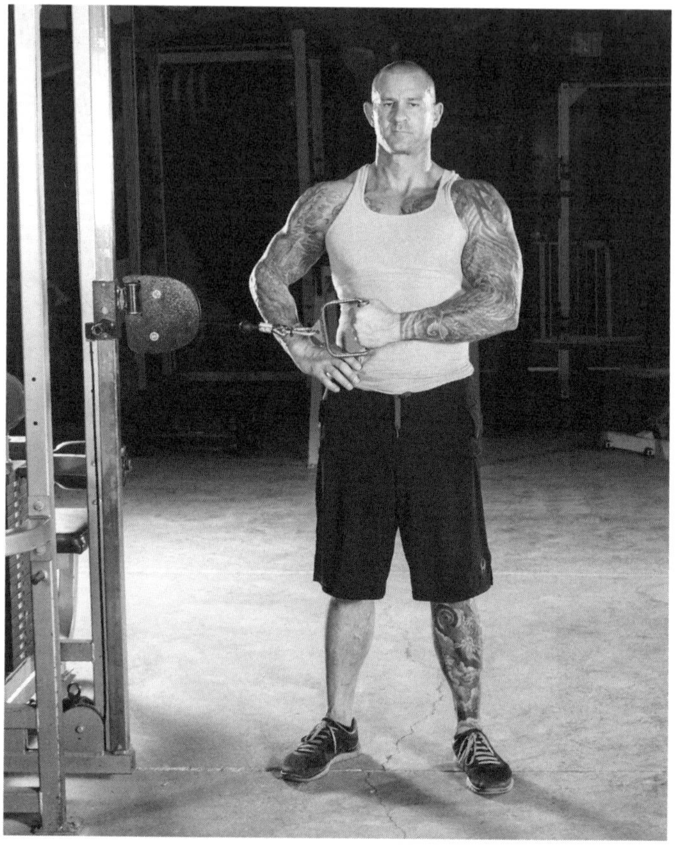

Ausgangsposition

Diese Übung ist großartig zur Stärkung Ihrer Rotatorenmanschette, insbesondere des Untergrätenmuskels und des kleinen Rundmuskels. Positionieren Sie einen Kabelzug mit einem Bügelgriff auf Taillenhöhe. Stellen Sie sich seitlich zum Kabel, sodass Ihr trainierender Arm dem Kabelzug abgewandt ist. Halten Sie den Griff vor der dem trainierenden Arm gegenüberliegenden Taillenseite mit Ihrem Ellbogen im 90°-Winkel gebeugt.

Bewegung

Halten Sie die Beugung im Ellbogen, während Sie Ihren Arm aus der Schulter so weit drehen, wie Sie können. Führen Sie dann den Griff langsam in die Ausgangsposition zurück. Machen Sie zunächst alle Wiederholungen mit diesem Arm und wechseln Sie dann, wobei Sie sich zur anderen Seite drehen. Diese Übung können Sie genauso mit Widerstandsbändern ausführen.

AUSSENROTATION MIT DER KURZHANTEL

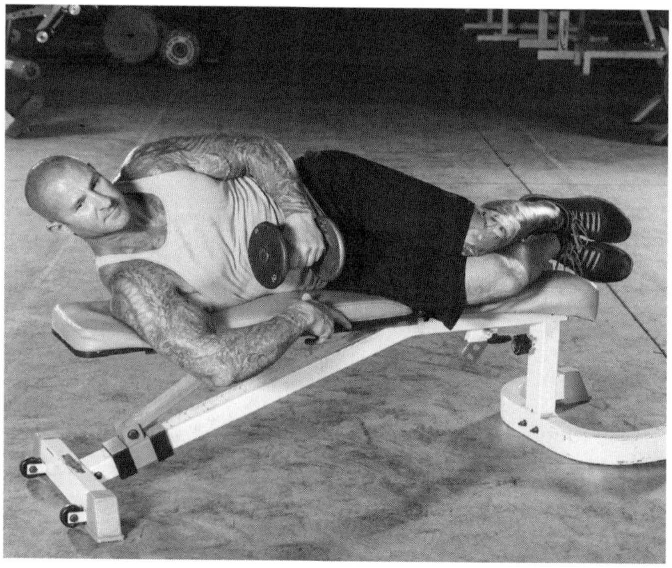

Ausgangsposition

Legen Sie sich in Seitenlage auf eine Flachbank, Ihr nicht trainierender Arm liegt auf der Bank. Ihr trainierender Arm ist im 90°-Winkel gebeugt und der Bizeps drückt gegen die Seite, während Sie eine Kurzhantel direkt vor Ihrem Oberkörper halten.

Bewegung

Halten Sie Ihren Oberarm gegen Ihre Seite gedrückt und Ihren Ellbogen gebeugt, während Sie die Kurzhantel heben, bis sie genau über Ihrem Oberkörper ist. Gehen Sie in die Ausgangsposition zurück und machen Sie die gewünschten Wiederholungen. Nachdem Sie alle Wiederholungen mit einem Arm ausgeführt haben, wechseln Sie zur anderen Seite.

AUSSENROTATION MIT BAND

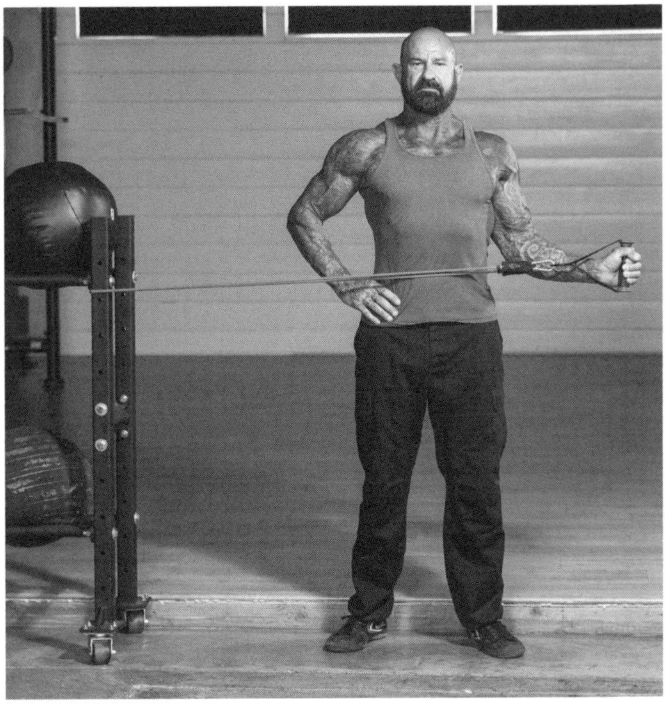

Ausgangsposition

Befestigen Sie das Band in Hüfthöhe an etwas Stabilem oder mithilfe des Türankers. Stellen Sie sich seitlich zur Befestigung auf, sodass der arbeitende Arm in die andere Richtung zeigt. Beugen Sie den Ellbogen im 90°-Winkel so, dass der Unterarm vor dem Körper liegt, und halten Sie mit der Hand den Griff des Bands.

Bewegung

Halten Sie den Ellbogen gebeugt und rotieren Sie den Arm aus der Schulter heraus, bis es nicht mehr geht. Führen Sie dann den Griff langsam wieder in die Ausgangsposition zurück. Sobald Sie alle Wiederholungen mit diesem Arm durchgeführt haben, wechseln Sie die Seite.

INNENROTATION AM KABELZUG

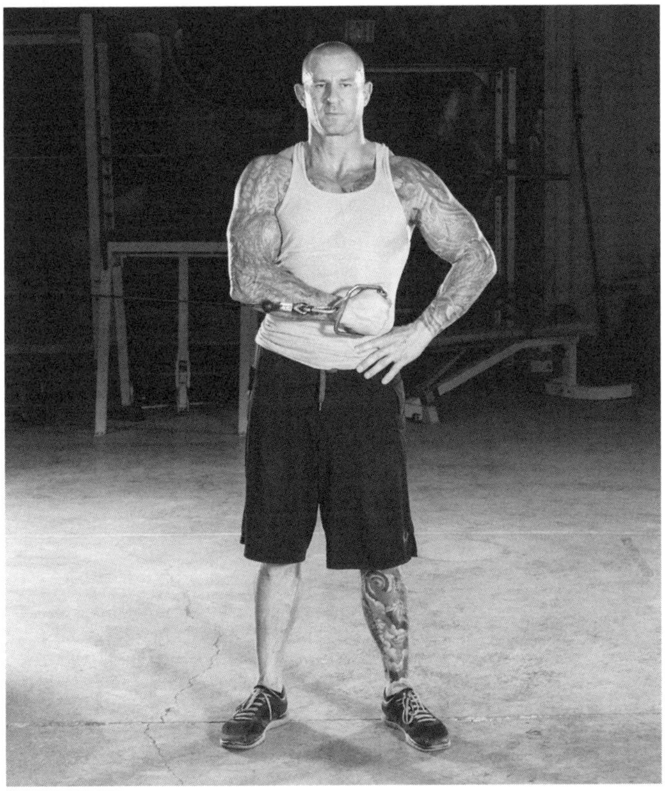

Ausgangsposition

Diese Übung ist eine gute Übung für die Rotatorenmanschette, insbesondere für die Stärkung des Unterschulterblattmuskels. Positionieren Sie einen Kabelzug mit einem Bügelgriff auf Taillenhöhe. Stellen Sie sich seitlich zum Kabel, sodass Ihr trainierender Arm dem Kabelzug zugewandt ist. Halten Sie den Griff mit der Hand, die näher beim Kabelzug ist, sodass Ihr Unterarm quer über Ihrem Bauch liegt. Ihr Ellbogen ist im 90°-Winkel gebeugt und dicht an Ihrer Seite.

Bewegung

Halten Sie den Ellbogen gebeugt und den Oberarm eng am Körper, während Sie den Griff langsam zur gegenüberliegenden Seite ziehen, bis Ihre Hand die gegenüberliegende Taillenseite erreicht. Führen Sie den Griff langsam in die Ausgangsposition zurück. Machen Sie zunächst alle Wiederholungen mit diesem Arm und wechseln Sie dann, wobei Sie sich zur anderen Seite drehen. Diese Übung können Sie genauso mit Widerstandsbändern ausführen.

INNENROTATION MIT DER KURZHANTEL

Ausgangsposition

Legen Sie sich in Seitenlage auf eine Flachbank. Ihr trainierender Arm liegt auf der Bank vor Ihnen, wobei Ihr Oberarm parallel zu Ihrem Oberkörper und der Ellbogen im 90°-Winkel gebeugt ist, während er gegen Ihre Körperseite drückt und Sie eine Kurzhantel direkt vor Ihren Oberkörper halten.

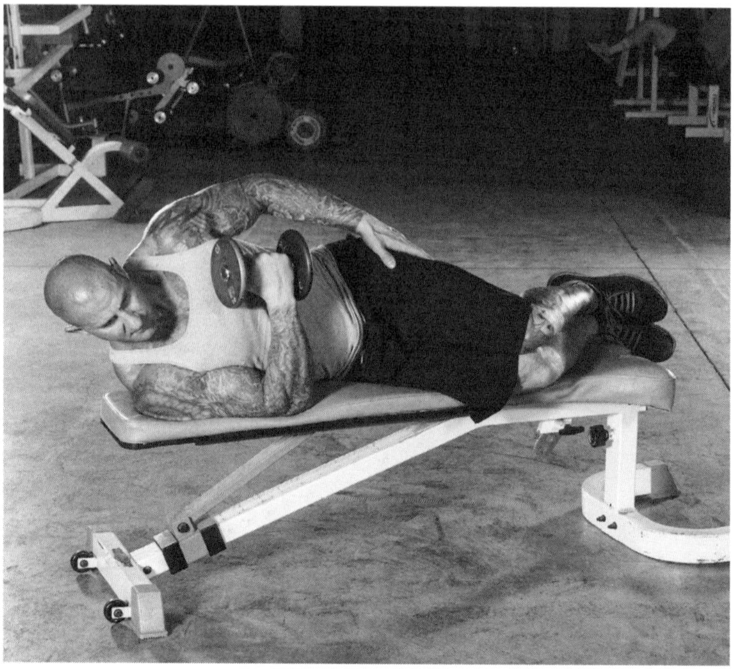

Bewegung

Halten Sie Ihren Unterarm gegen Ihre Körperseite gedrückt und Ihren Ellbogen gebeugt, während Sie die Kurzhantel heben, bis sie genau über Ihrem Oberkörper ist. Gehen Sie in die Ausgangsposition zurück und machen Sie die gewünschten Wiederholungen. Nachdem Sie alle Wiederholungen mit dem einen Arm ausgeführt haben, wechseln Sie die Seite.

INNENROTATION MIT BAND

Ausgangsposition

Befestigen Sie das Band in Hüfthöhe an etwas Stabilem oder mithilfe des Türankers. Stellen Sie sich seitlich und mit dem arbeitenden Arm zur Befestigung auf. Beugen Sie den Ellbogen im 90°-Winkel so, dass der Unterarm vom Körper weg zeigt, und halten Sie mit der Hand den Griff des Bands. Pressen Sie den Oberarm eng gegen den Körper.

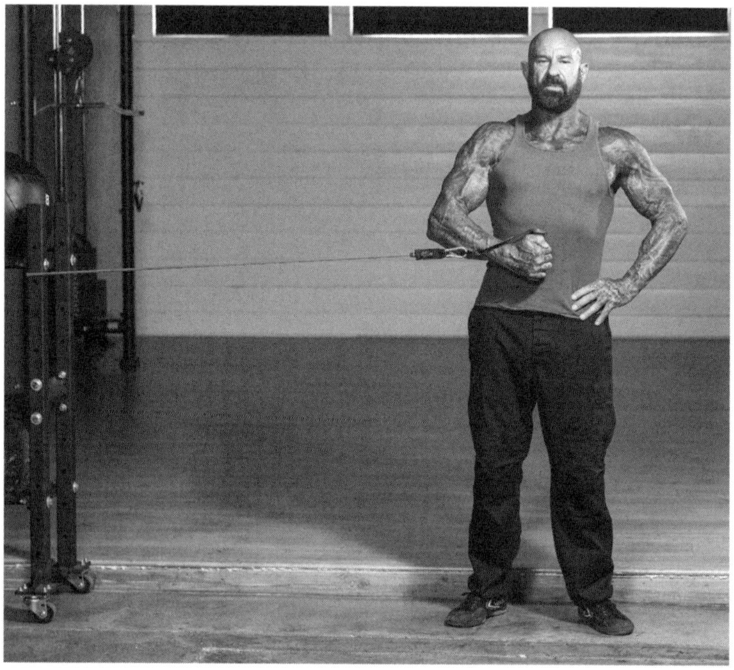

Bewegung

Halten Sie den Arm gebeugt und den Ellbogen an den Körper gepresst und ziehen Sie den Griff langsam quer vor den Körper, bis die Hand die gegenüberliegende Seite der Taille erreicht. Führen Sie den Griff langsam wieder in die Ausgangsposition zurück. Sobald Sie alle Wiederholungen mit diesem Arm durchgeführt haben, wechseln Sie die Seite.

EMPTY CAN

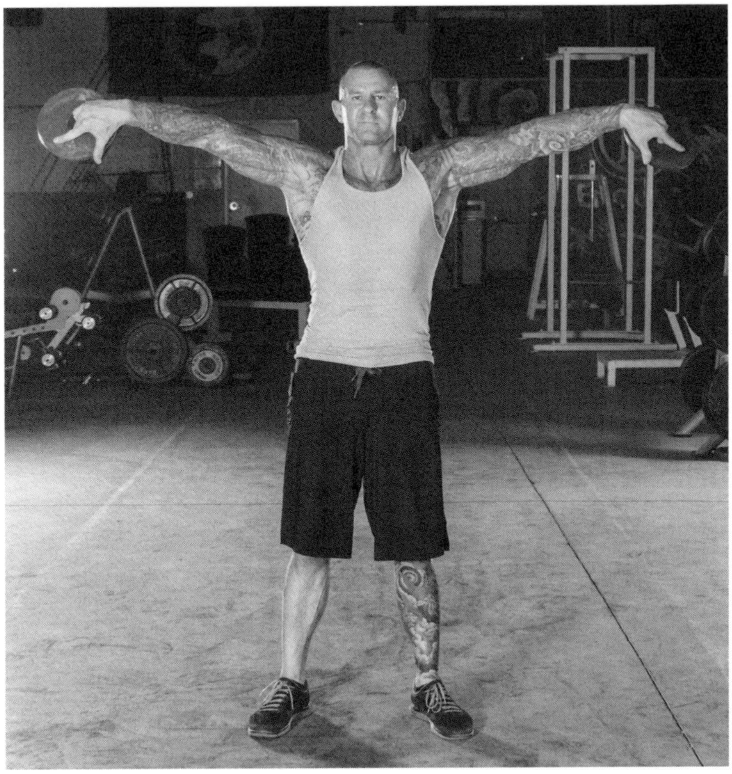

Ausgangsposition

Stellen Sie sich aufrecht hin und halten Sie ein Paar leichte Kurzhanteln oder Gewichtsscheiben in Ihren Händen vor Ihren Oberschenkeln im Obergriff, sodass Ihre Handflächen zu Ihren Oberschenkeln zeigen.

Bewegung

Heben Sie Ihre Arme seitlich nach oben, bis sie parallel zum Boden sind. Auf dem höchsten Punkt der Bewegung sollte Ihr kleiner Finger jeweils oben und Ihr Daumen unten sein.

EMPTY CAN MIT BAND

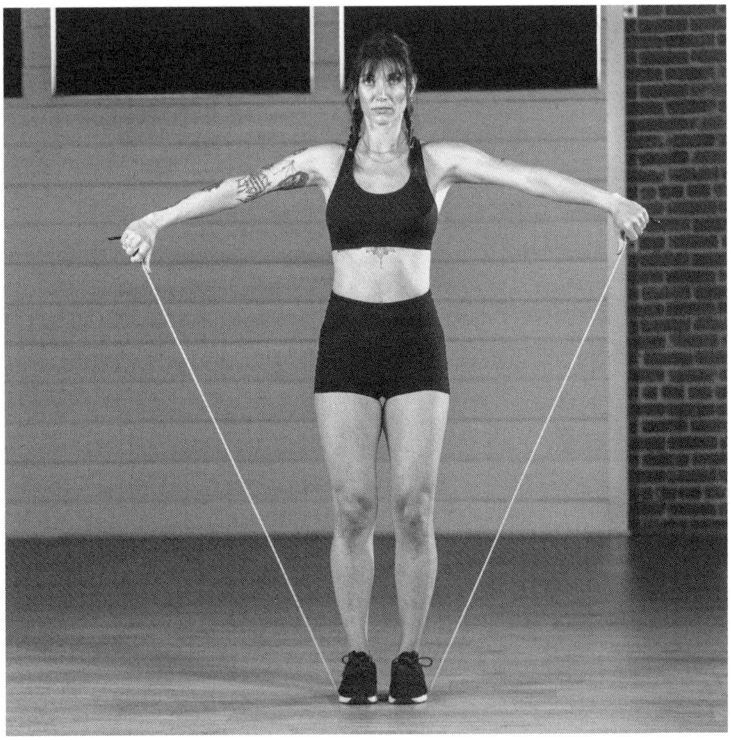

Ausgangsposition

Stellen Sie sich aufrecht hin, legen Sie das Band unter beide Füße und fassen Sie die Griffe im Obergriff. Achten Sie darauf, dass das Band auf beiden Seiten gleich lang ist, damit Sie auf beiden Seiten den gleichen Widerstand haben.

Bewegung

Heben Sie die Arme seitlich nach oben, bis sie fast parallel zum Boden sind. Auf dem höchsten Punkt der Bewegung sollte Ihr kleiner Finger jeweils oben und Ihr Daumen unten sein.

KAPITEL 17

Rücken

Dieses Kapitel enthält detaillierte Beschreibungen der wichtigsten Übungen, die sich auf die Rückenmuskulatur, einschließlich des breiten Rückenmuskels *(M. latissimus dorsi)*, des großen Rundmuskels *(M. teres major)* und der Rautenmuskeln *(M. rhomboideus)*, direkt unter dem Trapezmuskel, sowie der unteren Rückenstrecker *(M. erector spinae)*, konzentrieren; für die Position der einzelnen Muskeln siehe Abbildung. Die Übungen für die Rückenmuskulatur werden in die folgenden Kategorien unterteilt: Langhantelrudern, Kurzhantelrudern, Rudern mit Kabelzug, Band und Gerät; Rudern mit dem eigenen Körpergewicht, Klimmzug und Latzug; Überzüge, Übungen für den unteren Rücken. Jede Übung einer bestimmten Kategorie kann in einem Workout durch jede andere Übung derselben Kategorie ersetzt werden.

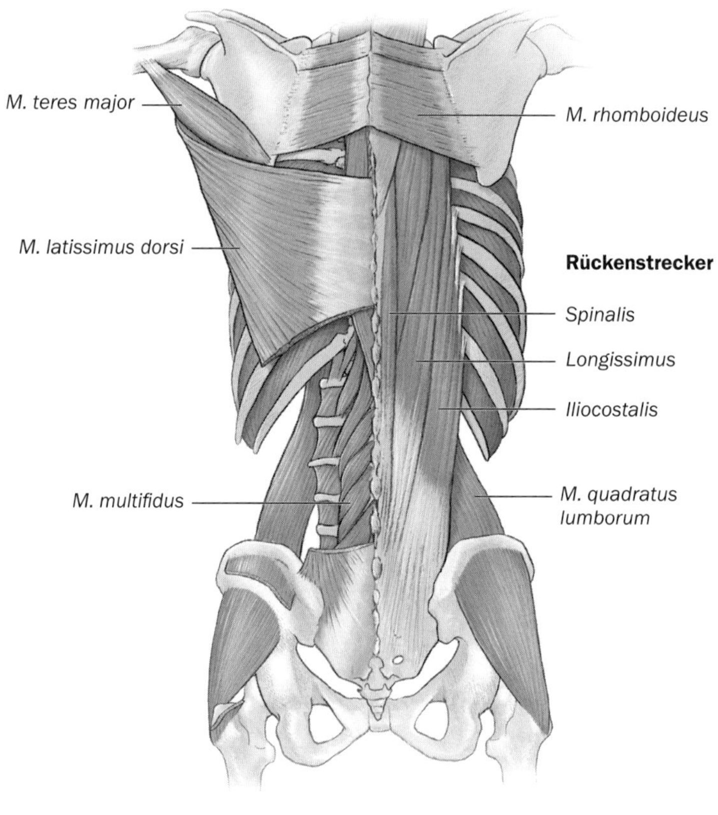

Langhantel-Ruderübungen

Kurzhantel-Ruderübungen

Rudern am Gerät, mit Band oder Körpergewicht

Latzug und Klimmzüge

Überzüge

Übungen für den unteren Rücken

LANGHANTELRUDERN

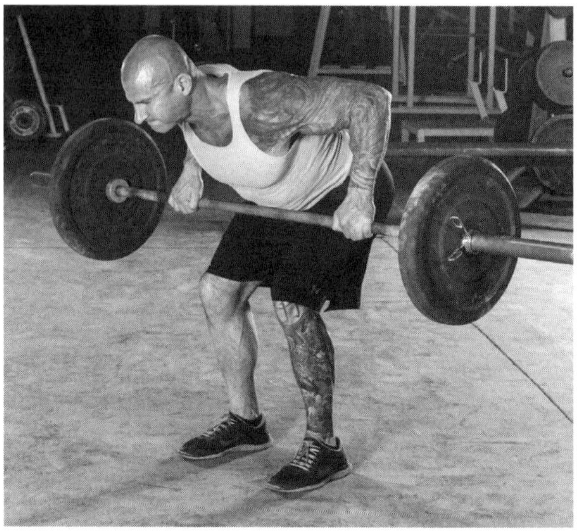

Ausgangsposition

Stellen Sie sich etwa schulterbreit mit leicht gebeugten Knien hin. Beugen Sie sich aus der Hüfte nach vorn, sodass Ihr Oberkörper etwas höher als parallel zum Boden und Ihre Brust weiterhin aufrecht ist, um die natürliche Krümmung im Rücken beizubehalten. Greifen Sie die Hantelstange etwas breiter als schulterbreit im Obergriff.

Bewegung

Halten Sie die Schulterblätter nach hinten und unten gezogen und die Brust rausgestreckt. Ziehen Sie die Stange zu Ihren unteren Bauchmuskeln, spannen Sie Ihre breiten Rückenmuskeln und die Muskeln im mittleren Rückenbereich fest an und führen Sie dann die Stange langsam wieder nach unten, bis Ihre Arme vollständig gestreckt sind.

Tipp: Vermeiden Sie die 3 häufigsten Fehler beim Langhantelrudern: (1) den unteren Rücken zu beugen (was ihn übermäßig belastet), anstatt aus den Hüftgelenken nach vorn zu kippen, (2) die Stange zu hoch zu ziehen (bis zur Brust) und (3) die Daumen mit geschlossenem Griff um die Stange zu legen (was die Arme stärker und den Latissimus weniger beansprucht).

Varianten

Sie können diese Übung auch im Untergriff durchführen (Langhantelrudern im Untergriff), um den unteren Bereich des Latissimus stärker zu trainieren.

PENDLAY-RUDERN

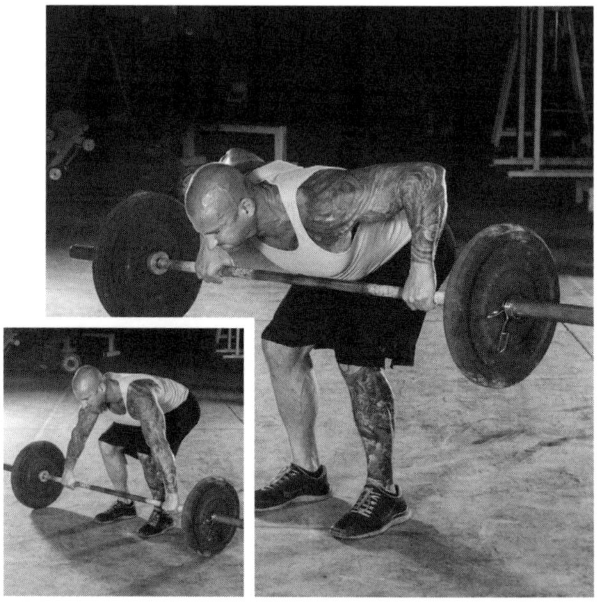

Ausgangsposition

Positionieren Sie Ihre Füße schulterbreit und beugen Sie Ihren Oberkörper aus der Hüfte nach vorn. Greifen Sie eine auf dem Boden liegende Langhantel im Obergriff. Gehen Sie leicht in die Knie und stellen Sie sicher, dass Ihr Rücken ganz gerade und parallel zum Boden ist.

Bewegung

Halten Sie die Schulterblätter nach hinten und unten gezogen und die Brust rausgestreckt. Behalten Sie die Position Ihrer Beine und Ihres Rückens bei, während Sie die Stange zu Ihrer unteren Brust bzw. zu Ihren oberen Bauchmuskeln führen. Halten Sie diese Position für einen Moment und spannen Sie Ihre breiten Rückenmuskeln auf dem höchsten Punkt fest an. Führen Sie die Stange kontrolliert zum Boden zurück. Lösen Sie Ihren Griff, gehen Sie dann wieder in die Ausgangsposition zurück und machen Sie die gewünschten Wiederholungen.

GESTÜTZTES LANGHANTELRUDERN

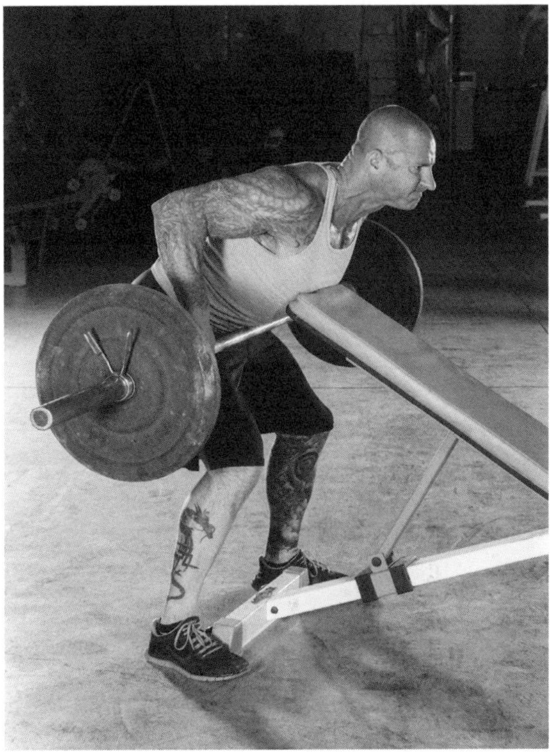

Ausgangsposition

Positionieren Sie eine Schrägbank so, dass die obere Kante des Rückenpolsters etwa auf Taillenhöhe ist. Stellen Sie sich hinter die Bank mit einer Langhantel im Obergriff, etwas breiter als schulterbreit. Beugen Sie sich aus der Hüfte nach vorn und stützen Sie Ihre Brust auf der oberen Kante des Rückenpolsters ab, während Sie die Hantel gerade unter Ihrer Schulter nach unten hängen lassen. Ihre Füße sollten etwa schulterbreit positioniert und Ihre Knie leicht gebeugt sein.

Bewegung

Halten Sie die Schulterblätter nach hinten und unten gezogen und die Brust rausgestreckt. Ziehen Sie die Stange zu Ihren unteren Bauchmuskeln, spannen Sie Ihre breiten Rückenmuskeln und die Muskeln im mittleren Rückenbereich fest an und führen Sie dann die Hantel langsam nach unten, bis Ihre Arme vollständig gestreckt sind.

Varianten

Sie können diese Übung auch im Untergriff und ebenso mit Kurzhanteln machen.

LANGHANTELRUDERN MIT BÄNDERN

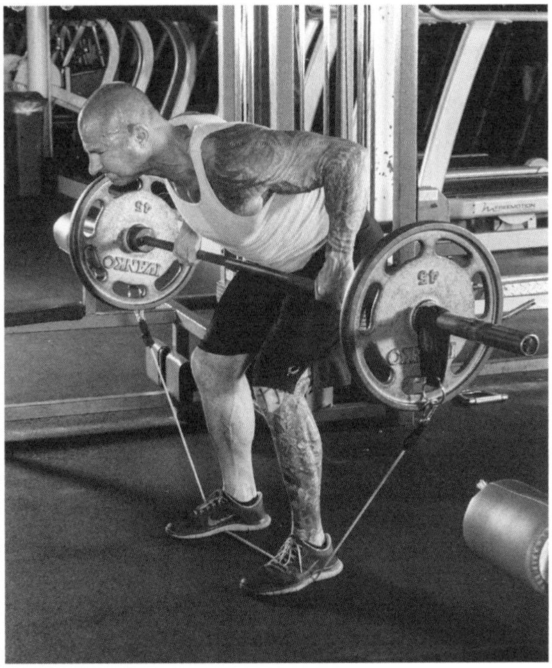

Ausgangsposition

Befestigen Sie die Enden eines Widerstandbands an den Enden einer beladenen Langhantel (siehe Abb.). Stellen Sie sich mittig auf das Band, Ihre Füße etwa schulterbreit positioniert und Ihre Knie leicht gebeugt. Beugen Sie sich aus der Hüfte nach vorn, sodass Ihr Oberkörper etwas höher als parallel zum Boden und Ihre Brust weiterhin aufrecht ist, um die natürliche Krümmung im Rücken beizubehalten. Greifen Sie die Hantelstange etwas breiter als schulterbreit im Obergriff.

Bewegung

Halten Sie die Schulterblätter nach hinten und unten gezogen und die Brust rausgestreckt. Ziehen Sie die Stange zu Ihren unteren Bauchmuskeln, spannen Sie Ihre breiten Rückenmuskeln und Ihre Muskeln im mittleren Rückenbereich fest an und führen Sie dann die Hantel langsam nach unten, bis Ihre Arme vollständig gestreckt sind.

Varianten

Sie können die Übung auch im Untergriff durchführen (Langhantelrudern mit Bändern im Untergriff).

VORGEBEUGTES RUDERN AN DER MULTIPRESSE

Ausgangsposition

Stellen Sie sich in eine Multipresse, die Stange ist auf der niedrigsten Stufe. Ihre Füße sind etwa schulterbreit positioniert und Ihre Knie leicht gebeugt. Beugen Sie sich aus der Hüfte nach vorn, sodass Ihr Oberkörper etwas höher als parallel zum Boden und Ihre Brust weiterhin aufrecht ist, um die natürliche Krümmung im Rücken beizubehalten. Greifen Sie die Stange etwas breiter als schulterbreit im Obergriff.

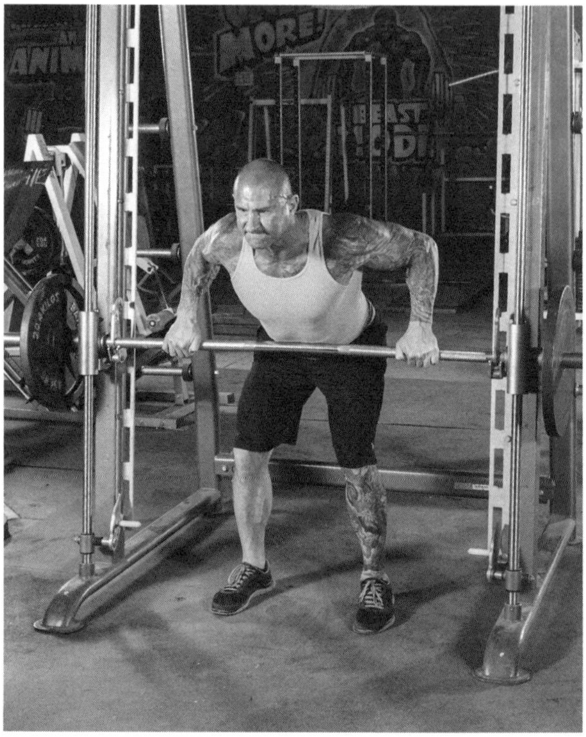

Bewegung

Halten Sie die Schulterblätter nach hinten und unten gezogen und die Brust rausgestreckt. Heben Sie die Stange zu Ihren unteren Bauchmuskeln, spannen Sie Ihre breiten Rückenmuskeln und Ihre Muskeln im mittleren Rückenbereich fest an und führen Sie dann die Hantel langsam nach unten, bis Ihre Arme vollständig gestreckt sind.

Varianten

Sie können die Übung auch im Untergriff durchführen (vorgebeugtes Rudern an der Multipresse im Untergriff).

EINARMIGES VORGEBEUGTES RUDERN AN DER MULTIPRESSE

Ausgangsposition

Stellen Sie sich mit Ihrer rechten Körperseite zur Stange in die Mitte einer Multipresse. Die Stange ist auf der tiefsten Stufe. Stellen Sie in Schrittstellung Ihr linkes Bein nach vorn und gehen Sie leicht in die Knie. Beugen Sie sich aus der Hüfte nach vorn, sodass Ihr Oberkörper etwas höher als parallel zum Boden und Ihre Brust weiterhin aufrecht ist, um die natürliche Krümmung im Rücken beizubehalten. Stützen Sie Ihre linke Hand auf Ihrem Oberschenkel, knapp oberhalb des Knies, ab. Greifen Sie mit der rechten Hand die Stange in der Mitte.

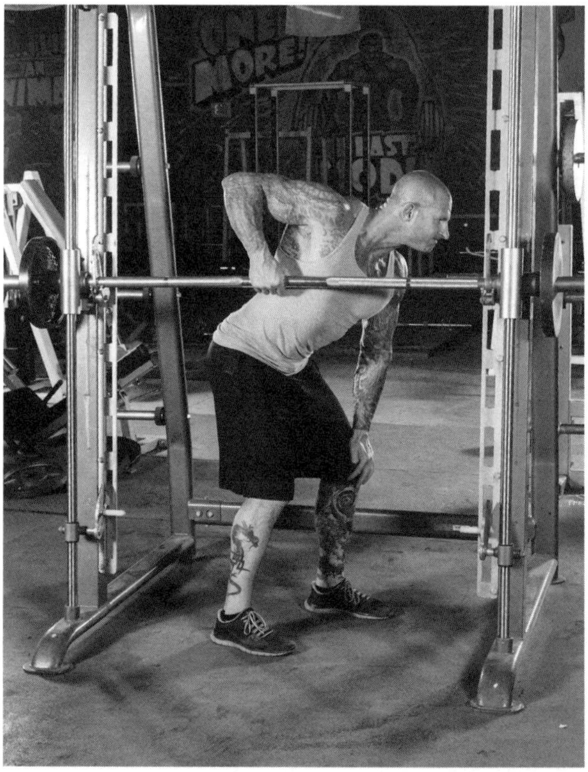

Bewegung

Halten Sie die Schulterblätter nach hinten und unten gezogen und die Brust rausgestreckt. Ziehen Sie die Stange so weit wie möglich nach oben, während Sie Ihre breiten Rückenmuskeln und Ihre Muskeln im mittleren Rückenbereich fest anspannen, und führen Sie dann die Hantel langsam nach unten, bis Ihr Arm vollständig gestreckt ist. Führen Sie zunächst alle Wiederholungen mit dem rechten Arm durch, wiederholen Sie dies dann auf der linken Seite.

POWERRUDERN AN DER MULTIPRESSE

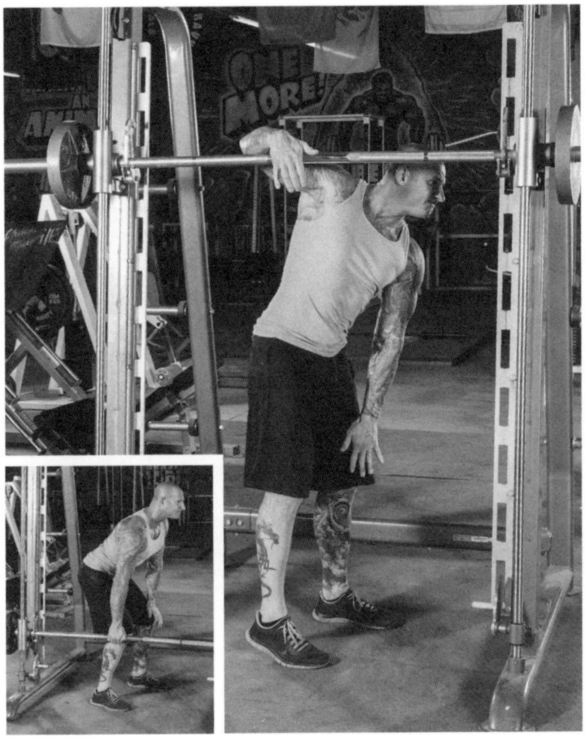

Ausgangsposition

Stellen Sie sich in leichter Schrittstellung seitlich zum Gerät in die Mitte einer Multipresse, sodass Ihr rechtes Bein beinahe die Stange berührt. Beugen Sie sich aus der Hüfte nach vorn, sodass Ihr Oberkörper etwa einen 45°-Winkel zum Boden bildet. Greifen Sie die Stange in der Mitte mit Ihrer rechten Hand im daumenlosen Griff (Daumen auf derselben Seite wie die anderen Finger).

Bewegung

Halten Sie die Schulterblätter nach hinten und unten gezogen und die Brust rausgestreckt. Benutzen Sie Beine, Hüfte und unteren Rücken, um zunächst Kraft zu erzeugen, die in Ihre breiten Rückenmuskeln und Ihren Arm übertragen wird, um die Stange so weit wie möglich nach oben zu ziehen. Lassen Sie die Stange auf dem höchsten Punkt los und fangen Sie sie wieder, wenn sie beginnt, nach unten in die Ausgangsposition zu gehen. Machen Sie die gewünschten Wiederholungen zunächst auf der rechten Seite. Drehen Sie sich dann um und wiederholen Sie dies auf der linken Seite.

LANGHANTEL-POWERRUDERN

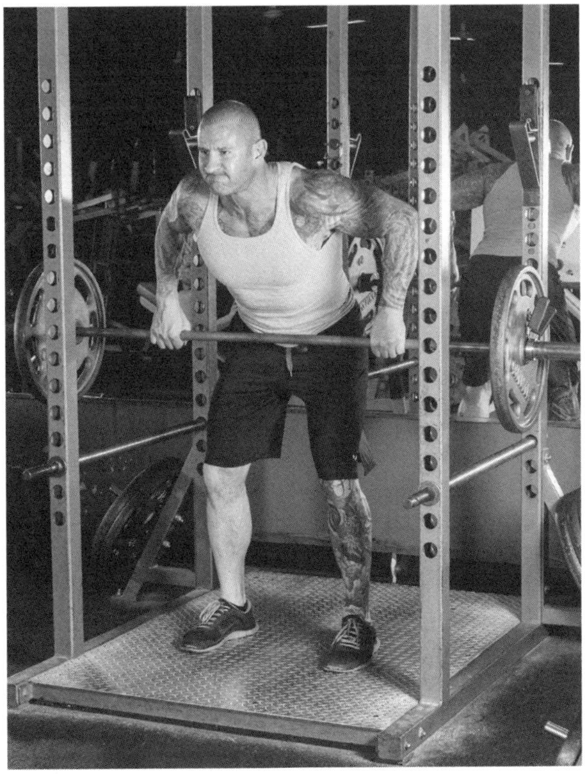

Ausgangsposition

Stellen Sie sich in ein Power-Rack, eine Langhantel liegt auf den Sicherheitsablagen etwas höher als Kniehöhe. Positionieren Sie Ihre Füße etwa schulterbreit und halten Sie Ihre Knie leicht gebeugt. Beugen Sie sich aus der Hüfte nach vorn, sodass Ihr Oberkörper etwas höher als parallel zum Boden und Ihre Brust weiterhin aufrecht ist, um die natürliche Krümmung im Rücken beizubehalten. Greifen Sie die Hantelstange mit beiden Händen etwas breiter als schulterbreit im Obergriff.

Bewegung

Halten Sie die Schulterblätter nach hinten und unten gezogen und die Brust rausgestreckt. Ziehen Sie die Stange in einer schnellen und kraftvollen Bewegung nach oben zu Ihrer Taille und senken Sie sie dann zu den Streben. Legen Sie die Stange für einige Sekunden ab, bevor Sie weitere Wiederholungen machen.

Varianten

Sie können die Übung auch im Untergriff durchführen (Langhantel-Powerrudern im Untergriff).

RUDERN MIT DER T-HANTEL

Ausgangsposition

Ihre Füße sind schulterbreit positioniert und Ihre Knie leicht gebeugt. Nehmen Sie die Griffe im daumenlosen Griff. Beugen Sie sich aus der Hüfte nach vorn und behalten Sie die Krümmung im Rücken während der ganzen Bewegung.

Bewegung

Halten Sie die Schulterblätter nach hinten und unten gezogen und die Brust rausgestreckt. Ziehen Sie die Stange zu Ihrer Brust und halten Sie die Position auf dem höchsten Punkt, bevor Sie dann wieder in die volle Dehnung nach unten gehen.

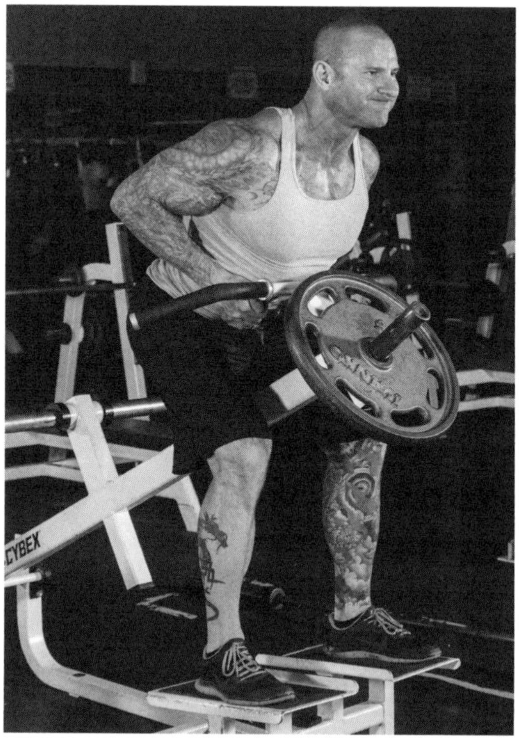

GESTÜTZTES RUDERN MIT DER T-HANTEL

Ausgangsposition

Legen Sie sich auf die Polsterung des Rudergeräts, sodass Ihre Brust aufgestützt ist und Ihre Füße fest auf der Fußablage stehen. Fassen Sie die Griffe breit im Obergriff und nehmen Sie die Stange aus der Halterung. Halten Sie die Stange mit vollständig gestreckten Armen.

Bewegung

Halten Sie die Schulterblätter nach hinten und unten gezogen und die Brust rausgestreckt. Ziehen Sie die Stange, so weit es das Gerät zulässt, nach oben und halten Sie die Position einen Moment auf dem höchsten Punkt, bevor Sie in die volle Dehnung nach unten gehen.

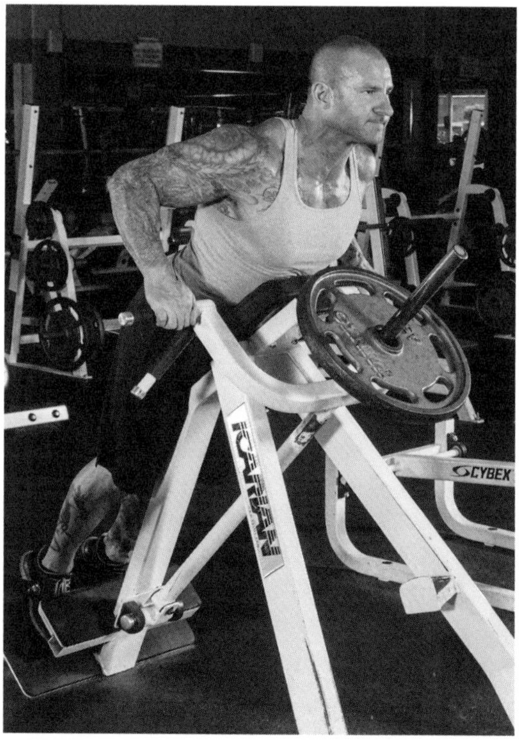

KURZHANTELRUDERN

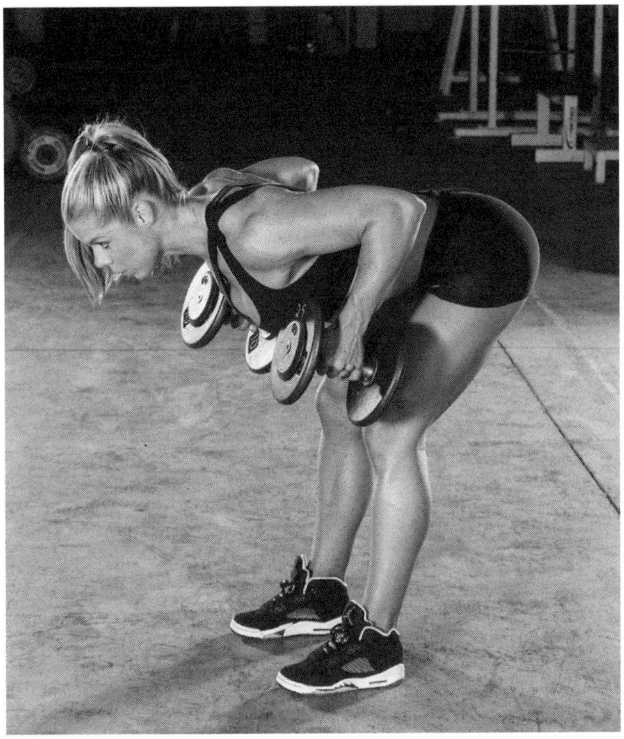

Ausgangsposition

Halten Sie 2 Kurzhanteln im neutralen Griff und positionieren Sie Ihre Füße etwa schulterbreit, während Sie Ihre Knie leicht gebeugt halten. Beugen Sie sich aus der Hüfte nach vorn, sodass Ihr Oberkörper etwas höher als parallel zum Boden ist und Ihre Brust aufrecht, um die natürliche Krümmung im Rücken beizubehalten. Lassen Sie die Kurzhanteln gerade unter Ihren Schultern nach unten hängen.

Bewegung

Halten Sie die Schulterblätter nach hinten und unten gezogen und die Brust rausgestreckt. Ziehen Sie die Kurzhanteln seitlich so weit wie möglich nach oben, während Sie Ihre breiten Rückenmuskeln und die Muskeln im mittleren Rückenbereich fest anspannen. Senken Sie die Kurzhanteln dann langsam ab, bis Ihre Arme vollständig gestreckt sind.

EINARMIGES KURZHANTELRUDERN

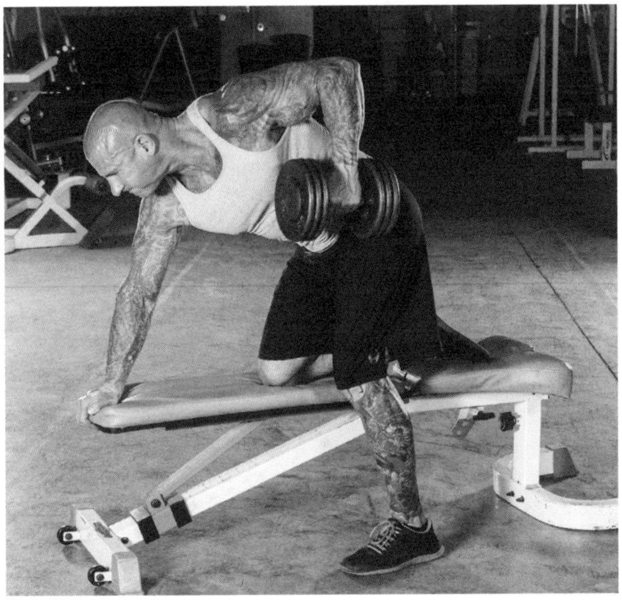

Ausgangsposition

Greifen Sie eine Kurzhantel mit einer Hand. Stützen Sie die andere Hand und das Bein derselben Seite auf einer Bank ab. Halten Sie Ihre Brust aufrecht, während Sie sich aus der Hüfte nach vorn beugen. Ihr anderer Fuß steht fest auf dem Boden, um das Gleichgewicht zu halten.

Bewegung

Stabilisieren Sie während der gesamten Bewegung den Core und halten Sie die Schulterblätter nach hinten und unten gezogen und die Brust rausgestreckt. Halten Sie Ihren Oberkörper während der Bewegung fixiert, während Sie die Kurzhantel seitlich nach oben ziehen, indem Sie Ihren Ellbogen so hoch wie möglich anheben. Führen Sie die Hantel dann gerade wieder nach unten in die Ausgangsposition.

Tipp: Ein häufiger Fehler bei dieser Übung besteht darin, die Hantel bis zur Brust zu ziehen – das ist zu hoch. Ziehen Sie sie lieber nur bis zur Hüfte. So werden die Latissimusmuskeln besser trainiert, besonders der untere Bereich des Latissimus.

KURZHANTELRUDERN AUF DER SCHRÄGBANK

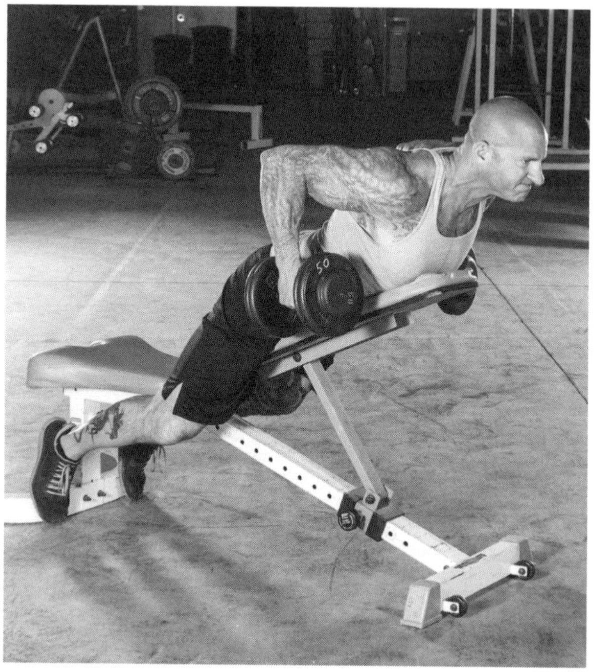

Ausgangsposition

Greifen Sie je eine Kurzhantel mit beiden Händen und legen Sie sich bäuchlings auf eine Schrägbank, die flacher als 45° eingestellt ist. Ihre Brust stützt auf der Bank ab und Ihr Kinn befindet sich oberhalb der Bankkante. Lassen Sie die Kurzhanteln direkt unter Ihren Schultern nach unten hängen.

Bewegung

Halten Sie die Schulterblätter nach hinten und unten gezogen und die Brust rausgestreckt. Ihre Handflächen zeigen zueinander und Ihre Ellbogen bleiben nahe an Ihrem Körper, während Sie die Gewichte so hoch wie möglich nach oben ziehen und dabei Ihre Schulterblätter auf dem höchsten Punkt zueinanderziehen. Halten Sie diese Position für einen Moment, bevor Sie die Kurzhanteln wieder in die Ausgangsposition bringen.

KURZHANTEL-POWERRUDERN

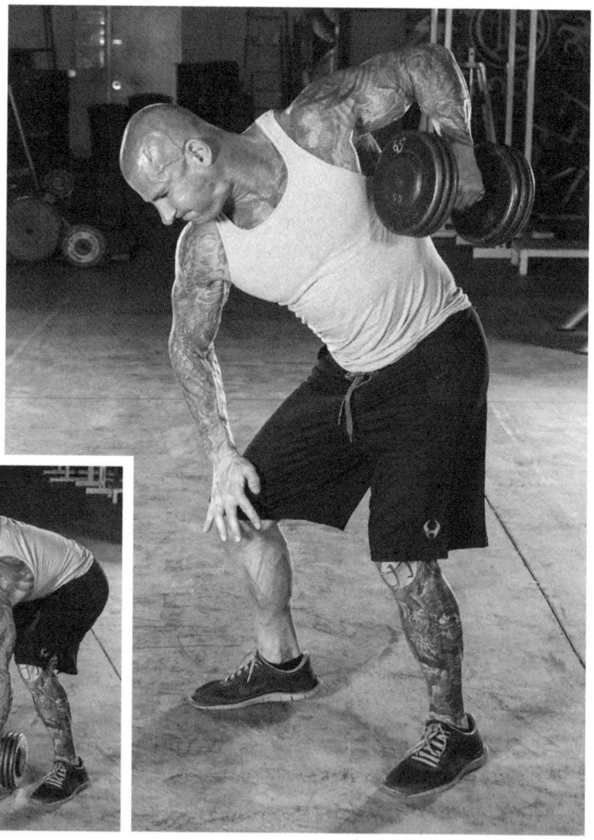

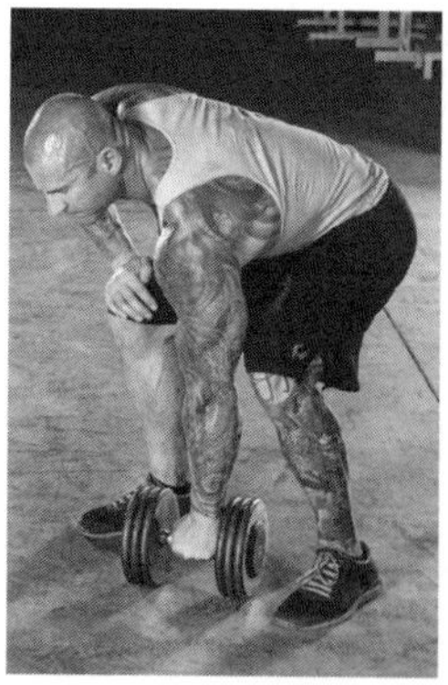

Ausgangsposition

Positionieren Sie eine Kurzhantel zwischen Ihren Füßen auf dem Boden. Ihre Füße stehen etwa schulterbreit voneinander entfernt in Schrittstellung und Ihre Knie sind gebeugt, sodass Ihre Oberschenkel etwas höher als parallel zum Boden sind. Greifen Sie die Hantel mit der linken Hand im Obergriff und stützen Sie Ihre rechte Hand oberhalb des Knies ab, um Ihren Oberkörper zu stützen.

Bewegung

Halten Sie die Schulterblätter nach hinten und unten gezogen und die Brust rausgestreckt. Strecken Sie zunächst kräftig Ihre Knie und Ihre Hüfte, um die Kurzhantel vom Boden zu heben, und ziehen Sie sie nach oben zu Ihrer linken Hüfte, indem Sie Ihren Ellbogen so hoch wie möglich nach oben ziehen. Sie sollten Ihre Hand drehen, sodass Ihre Handfläche auf dem höchsten Punkt zu Ihrem Oberkörper zeigt (neutraler Griff). Führen Sie die Kurzhantel langsam zurück zum Boden, in umgekehrter Bewegung wie zuvor. Nach den gewünschten Wiederholungen linksseitig wiederholen Sie dies auf der rechten Seite.

RUDERN AM KABELZUG IM SITZEN

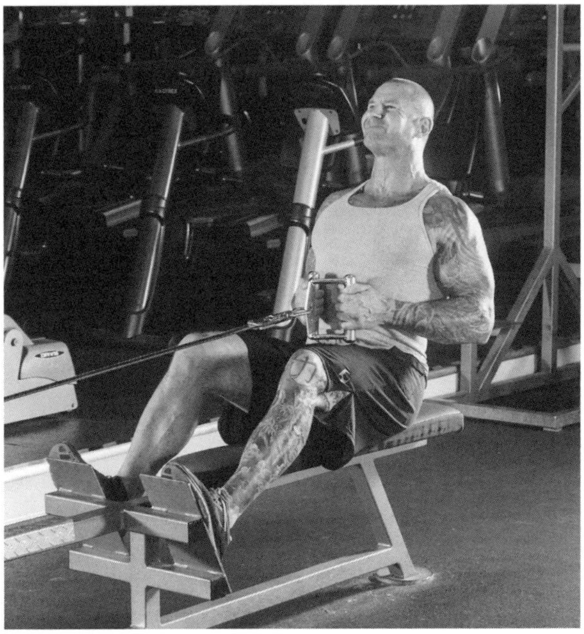

Ausgangsposition

Setzen Sie sich auf die Bank einer Kabelzug-Ruderstation und stellen Sie Ihre Füße fest auf der Fußablage ab. Greifen Sie einen Rudergriff, der am tiefen Kabelzug befestigt ist. Halten Sie Ihre Knie leicht gebeugt und Ihren Rücken gerade. Behalten Sie eine leichte Krümmung in Ihrem unteren Rücken und richten Sie Ihre Brust auf.

Bewegung

Halten Sie die Schulterblätter nach hinten und unten gezogen und die Brust rausgestreckt. Ziehen Sie den Griff zu Ihrer Taille, während Sie sich darauf konzentrieren, Ihre Ellbogen nach hinten zu führen, bis der Griff Ihre unteren Bauchmuskeln berührt. Nachdem Sie Ihre Schulterblätter auf dem Punkt der größten Anspannung zueinandergezogen haben, führen Sie den Griff langsam in die Ausgangsposition zurück.

Varianten

Sie können die Übung an einer Latzugstange im Ober- oder Untergriff durchführen. Mit einem D-Griff kann sie auch einarmig ausgeführt werden (einarmiges Rudern am Kabelzug im Sitzen). Stellen Sie den Fuß der nicht arbeitenden Seite auf den Boden und lassen Sie den Fuß auf der arbeitenden Seite auf der Trittplatte.

EINARMIGES VORGEBEUGTES RUDERN AM KABELZUG

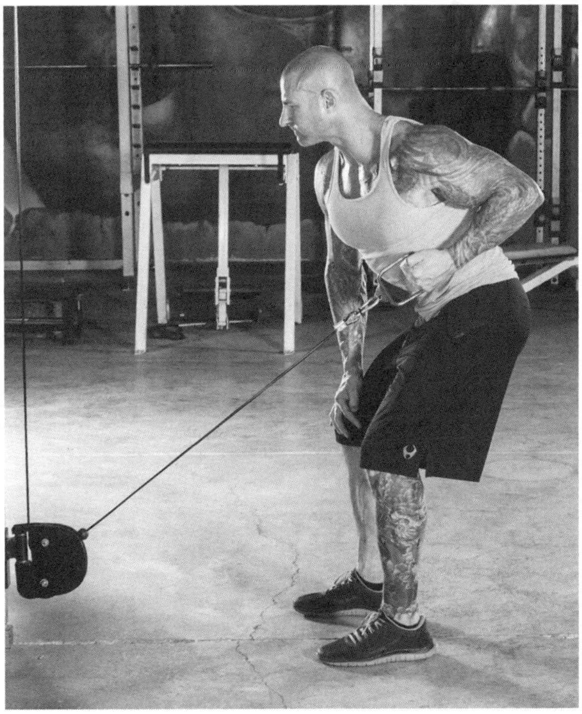

Ausgangsposition

Greifen Sie mit Ihrer linken Hand einen Einhandbügelgriff, der am tiefen Kabelzug befestigt ist, sodass Ihre Handfläche zum Körper zeigt. Lehnen Sie sich etwa in einem 45°-Winkel nach vorn. Stellen Sie in leichter Schrittstellung Ihren rechten Fuß nach vorn oder positionieren Sie Ihre Füße schulterbreit, wenn sich das stabiler anfühlt. Halten Sie Ihre Brust aufrecht und Ihre Schultern gerade. Behalten Sie eine leichte Krümmung im Rücken.

Bewegung

Halten Sie die Schulterblätter nach hinten und unten gezogen und die Brust rausgestreckt. Ziehen Sie den Griff nach hinten, links neben Ihre Taille, bis Ihr Ellbogen hinter Ihrem Körper ist. Gehen Sie in die volle Dehnung, wenn Sie in die Ausgangsposition zurückkehren. Machen Sie die gewünschten Wiederholungen und wechseln Sie dann zur anderen Seite.

EINARMIGES RUDERN AM KABELZUG AUF DER SCHRÄGBANK

Ausgangsposition

Positionieren Sie eine Schrägbank vor einem Kabelzug, sodass die Rückenlehne der Bank rechts neben dem tiefen Kabelzug steht. Stellen Sie die Rückenlehne der Bank mit einer Neigung von 45–60° ein. Greifen Sie den Einhandbügelgriff, der am tiefen Kabelzug befestigt ist, mit Ihrer linken Hand. Setzen Sie sich auf die Bank mit dem Gesicht zum Kabelturm. Halten Sie sich mit der rechten Hand an der Oberkante der Rückenlehne fest, um Ihren Oberkörper zu stützen, während Sie den linken Arm gerade vor sich ausstrecken.

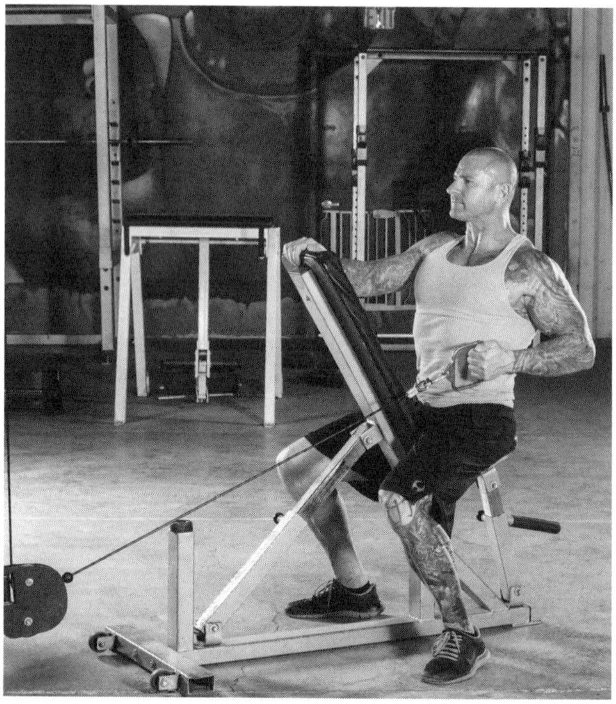

Bewegung

Halten Sie die Schulterblätter nach hinten und unten gezogen und die Brust rausgestreckt. Ziehen Sie am Griff in einer Bewegung Ihres Ellbogens so weit wie möglich gerade nach hinten. Ziehen Sie Ihre Schulterblätter zueinander, während Sie Ihre breiten Rückenmuskeln kurz anspannen, bevor Sie in die Ausgangsposition zurückkehren.

RUDERN AM KABELZUG AUF DER SCHRÄGBANK (VON OBEN)

Ausgangsposition

Positionieren Sie eine Schrägbank (45° Neigung der Rückenlehne) etwa eine Fußlänge vom Kabelturm entfernt. Greifen Sie eine Latstange, die am hohen Kabelzug befestigt ist, und setzen Sie sich auf die Bank. Ihre Füße stehen fest auf dem Boden und Ihr Rücken drückt vollständig gegen die Bank. Strecken Sie Ihre Arme vor Ihrem Körper in gerader Verlängerung des Kabels aus.

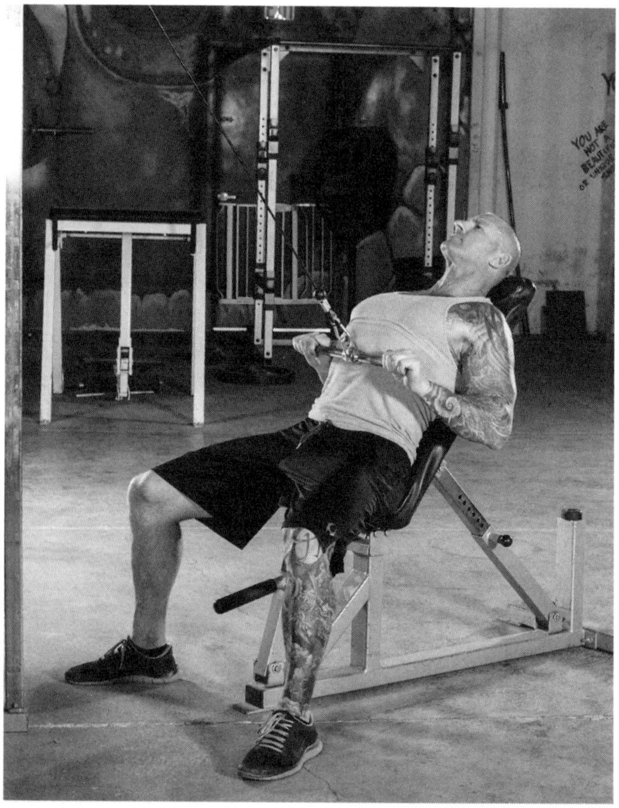

Bewegung

Halten Sie die Schulterblätter nach hinten und unten gezogen und die Brust rausgestreckt Ziehen Sie die Latstange zu Ihren unteren Bauchmuskeln, während Sie Ihre Schulterblätter zusammenziehen. Spannen Sie Ihre breiten Rückenmuskeln kurz an, bevor Sie die Stange in die Ausgangsposition zurückführen.

Varianten

Sie können diese Übung mit einer Ruderstange oder einem Seilgriff ausführen, aber auch einarmig mit einem D-Griff.

RUDERN AM GERÄT

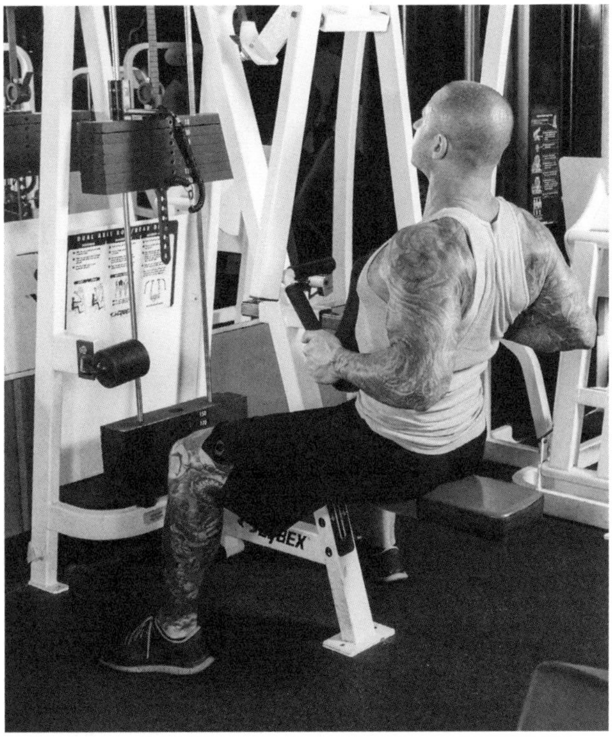

Ausgangsposition

Stellen Sie den Sitz des Rudergeräts so ein, dass Ihre Arme parallel zum Boden sind, wenn Sie die Griffe nehmen. Stellen Sie das Brustpolster so ein, dass die Gewichte nicht aufsetzen, wenn Sie die Griffe mit vollständig gestreckten Armen halten. Ihre Füße stehen fest auf dem Boden und Ihre Brust drückt gegen das Polster, während Sie Ihren Rücken gerade halten.

Bewegung

Halten Sie die Schulterblätter nach hinten und unten gezogen und die Brust rausgestreckt. Ziehen Sie die Griffe zu Ihrem Rippenbogen, indem Sie Ihre Ellbogen so weit wie möglich nach hinten bringen und Ihre Schulterblätter zueinanderziehen und kurz Ihre breiten Rückenmuskeln anspannen. Führen Sie dann den Griff langsam wieder in die Ausgangsposition mit vollständiger Streckung in den Armen zurück.

Varianten

Sie können die Übung auch einarmig durchführen.

VORGEBEUGTES RUDERN MIT BAND

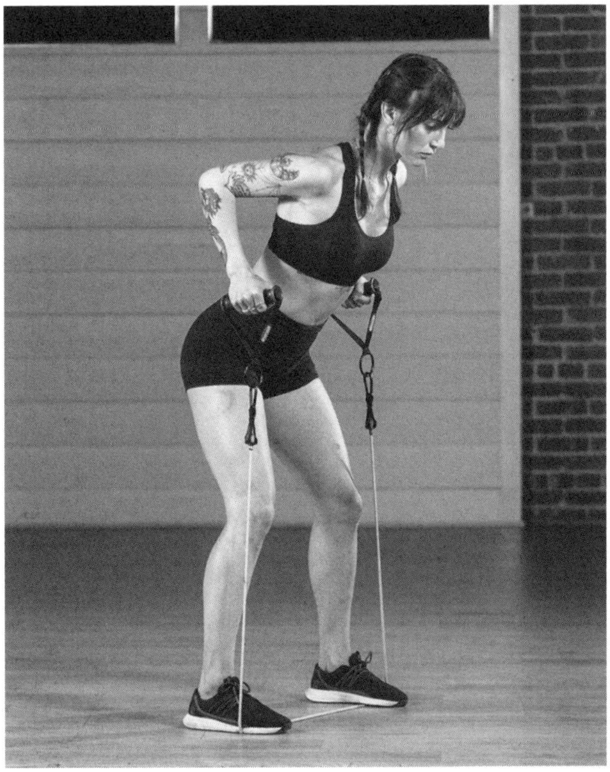

Ausgangsposition

Stellen Sie sich mit hüft- bis schulterbreit auseinander stehenden Füßen auf ein Widerstandsband. Fassen Sie die Griffe und neigen Sie sich aus der Hüfte heraus nach vorn, wobei der Rücken gerade bleibt. Beginnen Sie die Übung mit zum Boden gestreckten Armen und im neutralen Griff.

Bewegung

Halten Sie die Schulterblätter nach hinten und unten gezogen und die Brust rausgestreckt. Ziehen Sie die Griffe neben sich so hoch wie möglich empor. Halten Sie oben 1 sek lang an und spannen Sie die Latissimusmuskeln, bevor Sie die Griffe langsam in die Ausgangsposition zurückführen.

Varianten

Die Übung kann auch Arm für Arm (einarmiges vorgebeugtes Rudern mit Band) in Schrittstellung ausgeführt werden. Legen Sie das Band unter den vorderen Fuß und trainieren Sie den Arm auf der gleichen Seite.

RUDERN IM STEHEN MIT BAND

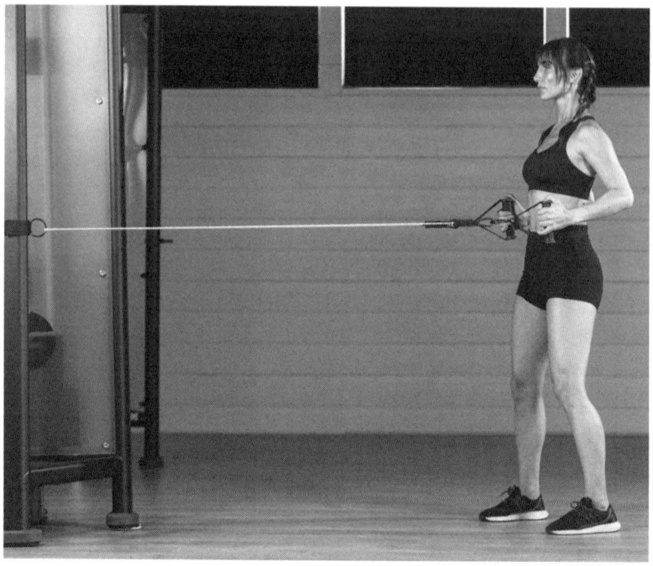

Ausgangsposition

Befestigen Sie ein Band in Bauchhöhe an etwas Stabilem oder mithilfe des Türankers. Umfassen Sie die Griffe im neutralen Griff und treten Sie zurück, um das Band zu spannen. Beginnen Sie im aufrechten Stand und mit nach vorn gestreckten Armen.

Bewegung

Halten Sie die Schulterblätter nach hinten und unten gezogen und die Brust rausgestreckt. Ziehen Sie die Griffe zur Körpermitte hin und die Ellbogen nach hinten, bis Sie Ihre Hände neben sich haben. Spannen Sie die Muskeln an, indem Sie die Schulterblätter zusammenziehen, und kehren Sie dann zurück in die Ausgangsposition.

Varianten

Diese Übung können Sie auch einarmig durchführen (einarmiges Rudern im Stehen mit Band).

HORIZONTALES RUDERN

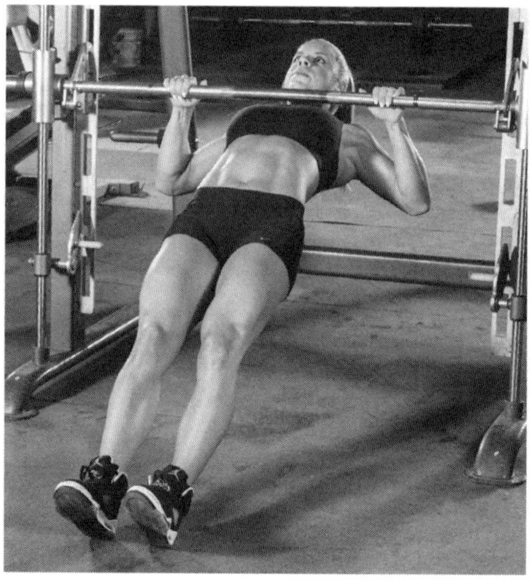

Ausgangsposition

Positionieren Sie die Stange in einer Multipresse oder einem Power-Rack etwas tiefer als Hüfthöhe. Halten Sie sich an der Stange schulterbreit im Obergriff fest und lassen Sie Ihren Körper gestreckt unter der Stange hängen, wobei nur die Fersen auf dem Boden sind. Die Position sieht nun aus wie eine umgekehrte Liegestützposition.

Bewegung

Halten Sie die Schulterblätter nach hinten und unten gezogen und die Brust rausgestreckt. Führen Sie das horizontale Rudern aus, indem Sie Ihre Brust zur Stange ziehen und dann Ihren Körper wieder langsam in die Ausgangsposition senken. Um mehr Widerstand zu erzeugen, ziehen Sie eine Gewichtsweste an oder positionieren Sie eine Gewichtsscheibe auf Ihrer Brust.

Tipp: Um den tiefen Bewegungspfad des Ruderns am Kabelzug im Sitzen nachzuahmen, können Sie die Füße ein Stück weiter hinten aufsetzen und gegen Wegrutschen sichern, indem Sie die Fersen gegen eine schwere Hantelscheibe stemmen. Auf diese Weise gelangen Sie beim Hochziehen mit dem Oberbauch (statt mit der Brust) an die Stange.

Varianten

Sie können die Übung auch in einem Power-Rack an der Langhantel durchführen. Je höher Sie die Stange legen, desto einfacher wird es. Sie können es sich auch leichter machen, indem Sie sich mit gebeugten Knien unter die Stange hängen.

HORIZONTALES RUDERN AM SCHLINGENTRAINER

Ausgangsposition

Positionieren Sie die Griffe eines Schlingentrainers etwas tiefer als Hüfthöhe. Halten Sie sich an den Griffen im neutralen Griff fest und lassen Sie Ihren Körper unter der Stange gestreckt hängen, wobei nur die Fersen auf dem Boden sind. Diese Position sieht nun aus wie eine umgekehrte Liegestützposition.

Bewegung

Führen Sie das horizontale Rudern aus, indem Sie Ihre breiten Rückenmuskeln einsetzen, um Ihre Ellbogen seitlich nach unten zu ziehen und so Ihren Körper nach oben zu heben. Senken Sie dann Ihren Körper wieder langsam in die Ausgangsposition. Um mehr Widerstand zu erzeugen, ziehen Sie eine Gewichtsweste an oder positionieren Sie eine Gewichtsscheibe auf Ihrer Brust.

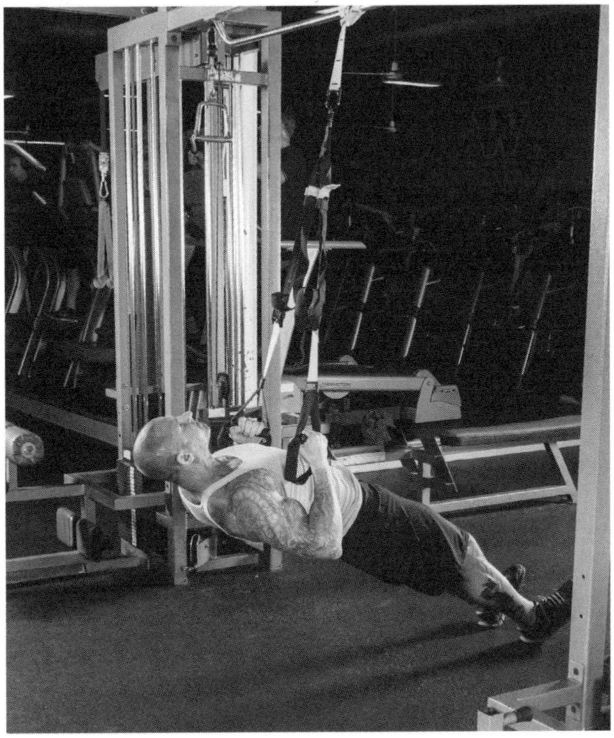

KLIMMZUG

Ausgangsposition

Hängen Sie sich mit Ihren Händen breiter als schulterbreit im Obergriff an eine Klimmzugstange. Strecken Sie Ihre Arme vollständig und drücken Sie Ihre Brust nach oben, um die Krümmung in Ihrem unteren Rücken zu verstärken.

Bewegung

Ziehen Sie sich nach oben, indem Sie Ihre Schulterblätter zueinanderziehen und Ihre breiten Rückenmuskeln anspannen, bis Ihr Kinn über der Stange ist. Halten Sie die Spannung am höchsten Punkt für einen Moment, bevor Sie sich langsam in die Ausgangsposition absenken.

Varianten

Sie können die Übung auch mit näher beieinanderliegenden Händen durchführen, sodass mehr der untere Teil des Latissimus trainiert wird. Ein breiter Griff fordert mehr den äußeren und oberen Bereich des Latissimus.

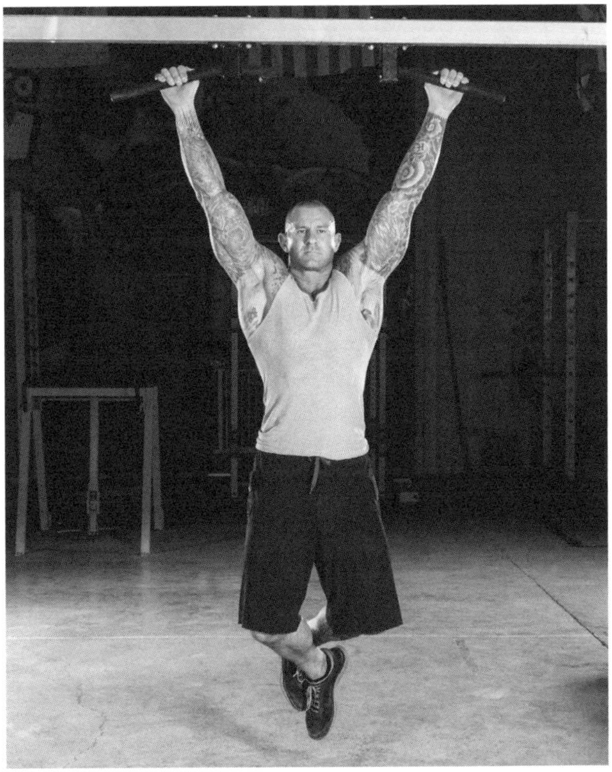

KLIMMZUG IM UNTERGRIFF

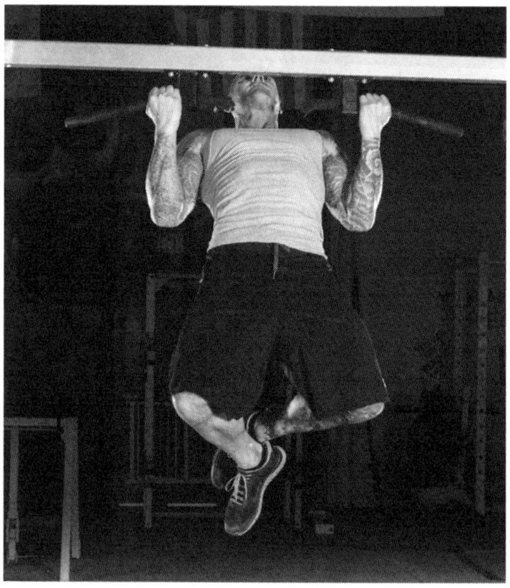

Ausgangsposition

Hängen Sie sich mit Ihren Händen schulterbreit im Untergriff an eine Klimmzugstange. Strecken Sie Ihre Arme vollständig und drücken Sie Ihre Brust nach oben, um die Krümmung in Ihrem unteren Rücken zu verstärken.

Bewegung

Ziehen Sie sich nach oben, indem Sie Ihre Schulterblätter zueinanderziehen und Ihre breiten Rückenmuskeln anspannen, bis Ihr Kinn über der Stange ist. Halten Sie die Spannung am höchsten Punkt für einen Moment, bevor Sie sich langsam in die Ausgangsposition absenken.

LATZUG

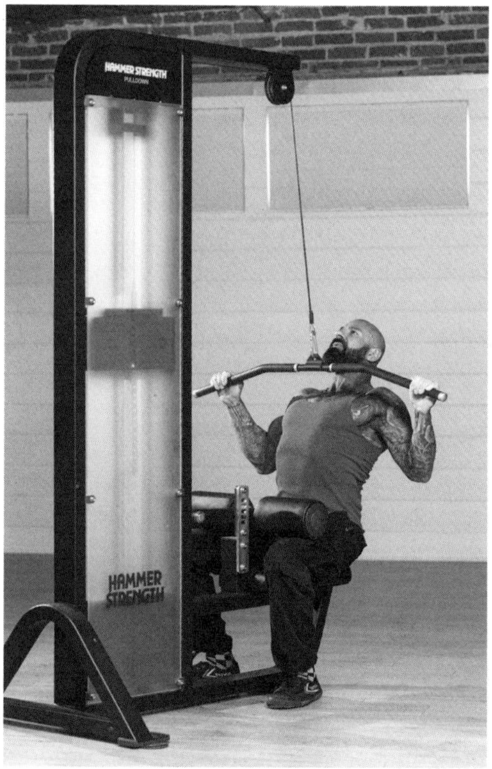

Ausgangsposition

Greifen Sie breiter als schulterbreit eine am Kabelzug einer Zugstation befestigte Latstange im Obergriff. Ihre Füße berühren ganz den Boden, die Knie klemmen unter den Polstern. Heben Sie die Brust, sodass sich die Krümmung im unteren Rücken verstärkt.

Bewegung

Ziehen Sie Ihre Schulterblätter zueinander und spannen Sie die breiten Rückenmuskeln an. Beginnen Sie die Bewegung, indem Sie die Stange in einer gleichmäßigen Bewegung nach unten bis auf Kinnhöhe ziehen (sie muss nicht bis zur Brust gezogen werden). Halten Sie die Spannung für einen Moment und führen Sie dann die Stange langsam in die Ausgangsposition zurück.

Tipp: Achten Sie darauf, dass sich die Polster der Maschine über Ihren Knien und nicht über Ihren Oberschenkeln befinden. Wenn Sie zu weit vorn sitzen, müssen Sie sich zurücklehnen, damit die Stange nicht gegen Ihren Kopf stößt. Dadurch entsteht eine Bewegung, die eher einem Rudern als einem Latzug ähnelt.

Varianten

Sie können die Übung auch mit näher beieinanderliegenden Händen durchführen, sodass mehr der untere Teil des Latissimus trainiert wird. Die Übung kann mit einem D-Griff auch Arm für Arm durchgeführt werden (einarmiger Latzug), und zwar im Obergriff oder neutralen Griff. Setzen Sie sich dazu seitlich auf den Sitz der Zugstation, mit dem arbeitenden Arm zum Gerät.

LATZUG IM UNTERGRIFF

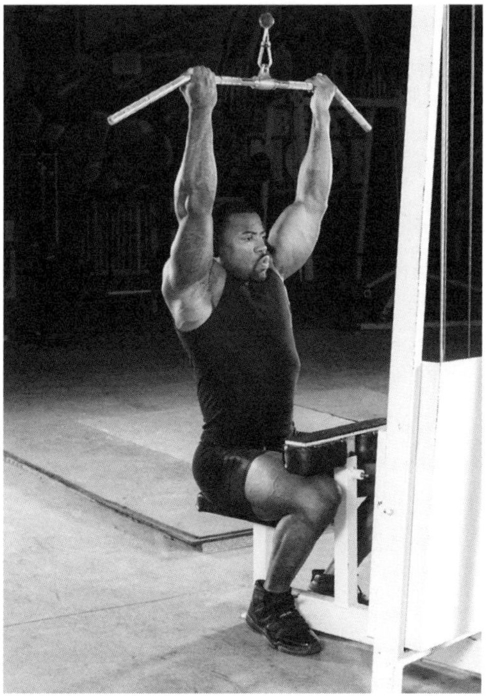

Ausgangsposition

Greifen Sie schulterbreit im Untergriff eine am Kabelzug einer Zugstation befestigte Latstange oder gerade Griffstange. Setzen Sie sich auf den Sitz, Ihre Füße stehen fest auf dem Boden, Ihre Arme sind nach oben gestreckt, Ihre Brust ist aufrecht und die Krümmung im unteren Rücken verstärkt sich.

Bewegung

Ziehen Sie Ihre Schulterblätter zueinander und spannen Sie Ihre breiten Rückenmuskeln an, um die Bewegung zu beginnen, indem Sie die Stange in einer gleichmäßigen Bewegung nach unten zu Ihrer Brust ziehen. Halten Sie die Spannung für einen Moment und führen Sie dann die Stange langsam in die Ausgangsposition zurück.

Tipp: Anders als beim normalen Latzug im Obergriff sollte beim Latzug im Untergriff die Stange bis zur Brust gezogen werden, um den unteren Teil des Latissimus ausreichend zu trainieren.

LATZUG ZUM NACKEN

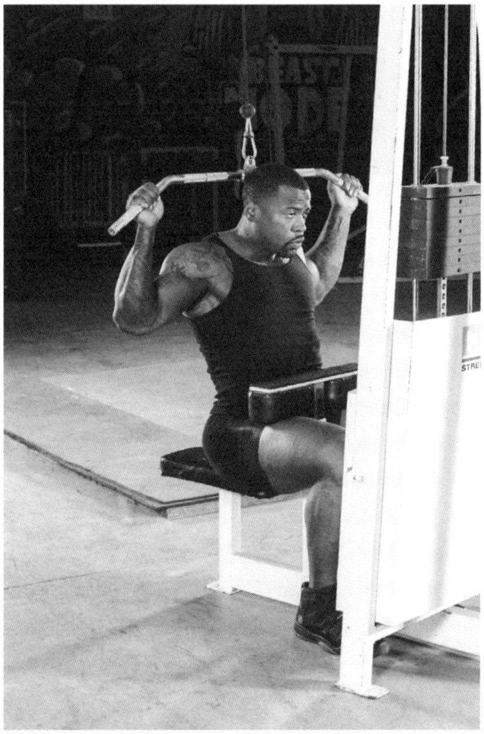

Ausgangsposition

Greifen Sie breiter als schulterbreit im Obergriff eine an einer Zugstation befestigte Latstange. Setzen Sie sich auf den Sitz, Ihre Füße stehen fest auf dem Boden, Ihre Arme sind nach oben gestreckt, Ihre Brust ist aufrecht und Ihr Rücken leicht nach vorn geneigt.

Bewegung

Ziehen Sie Ihre Schulterblätter zueinander und spannen Sie Ihre breiten Rückenmuskeln an, um die Bewegung zu beginnen, indem Sie die Stange in einer gleichmäßigen Bewegung nach unten zu Ihrem Nacken ziehen. Halten Sie die Spannung für einen Moment und führen Sie dann die Stange langsam in die Ausgangsposition zurück.

Varianten

Der Latzug zum Nacken kann problematisch sein, da beim Herabziehen der Stange hinter dem Kopf eine Innenrotation der Oberarme entsteht. Sollten Sie bei dieser Übung Schulterschmerzen verspüren, lassen Sie sie lieber weg und üben stattdessen den Latzug mit der Stange vor dem Kopf.

LATZUG IM STEHEN

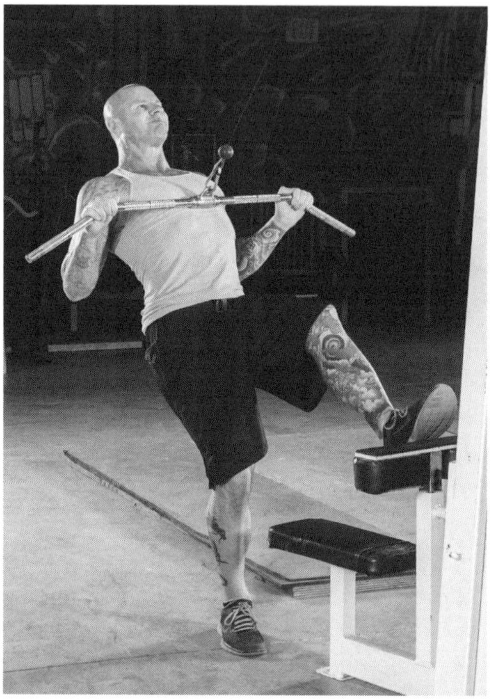

Ausgangsposition

Stellen Sie sich vor eine Zugstation und stellen Sie einen Fuß auf dem Sitz oder der Knierolle ab, während Sie mit den Händen die Latstange im Obergriff halten und sich leicht nach hinten neigen, wobei der Rücken gekrümmt und Ihre Brust aufrecht bleibt.

Bewegung

Ziehen Sie aus der Kraft der breiten Rückenmuskeln die Stange nach unten zu Ihrer Brust und halten Sie die Position, während Sie Ihre Schulterblätter zueinanderziehen und die breiten Rückenmuskeln anspannen. Führen Sie dann die Stange in die Ausgangsposition zurück und machen Sie die gewünschten Wiederholungen.

LATZUG MIT GESTRECKTEN ARMEN

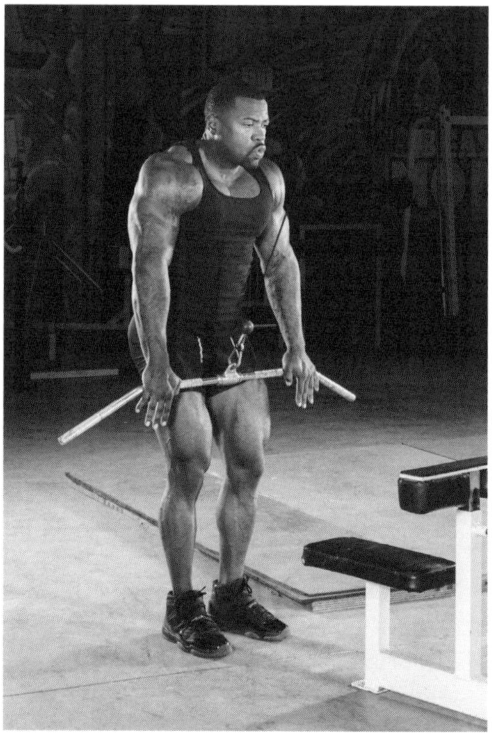

Ausgangsposition

Stellen Sie sich hinter den Sitz einer Latzugstation, wobei Ihre Füße hüft- bis schulterbreit positioniert und Ihre Knie leicht gebeugt sind. Greifen Sie die Latstange schulterbreit von oben. Ihre Arme sollten in dieser Position gerade vor Ihrem Körper gestreckt sein und dabei einen Winkel von etwa 45° zum Boden bilden.

Bewegung

Ziehen Sie Ihre Arme nach unten, um die Stange zu Ihren Oberschenkeln zu führen, während Sie Ihre Ellbogen leicht gebeugt halten. Spannen Sie Ihre breiten Rückenmuskeln in dieser Position fest an und führen Sie dann die Stange langsam in die Ausgangsposition zurück.

Varianten

Die Übung kann auf ähnliche Weise auch Arm für Arm durchgeführt werden (einarmiger Latzug mit gestrecktem Arm). Dazu verwenden Sie einen D-Griff statt einer Stange. Den Latzug mit gestreckten Armen können Sie auch an der Zugstation oder ähnlichen Geräten ausführen.

LATZUG MIT BAND

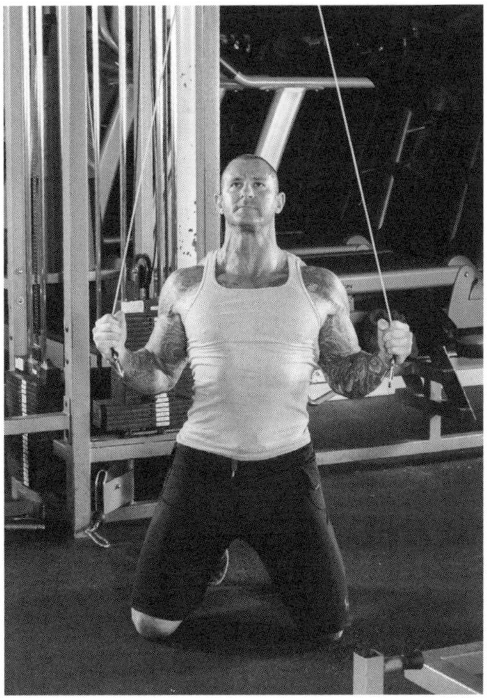

Ausgangsposition

Befestigen Sie ein Widerstandsband an einer hohen, stabilen Querstange oder am an der oberen Türkante fixierten Türanker. Knien Sie sich nieder, um ausreichend Spannung im Band zu erzeugen, wenn Sie die Griffe mit Ihren Armen nach oben gestreckt halten. Alternativ können Sie auch das Band anstelle der Griffe halten, um die Bandlänge zu verkürzen, wie auf dem Foto abgebildet.

Bewegung

Ziehen Sie die Griffe seitlich neben Ihren Schultern nach unten und halten Sie diese Position für einen Moment, während Sie sich darauf konzentrieren, Ihre breiten Rückenmuskeln anzuspannen. Führen Sie die Griffe dann langsam in die Ausgangsposition zurück.

LATZUG MIT GESTRECKTEN ARMEN MIT BAND

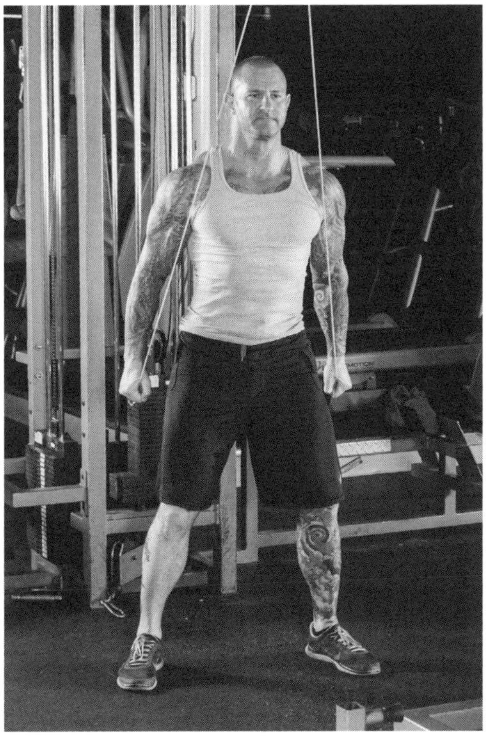

Ausgangsposition

Befestigen Sie ein Widerstandsband an einer hohen, stabilen Querstange oder am an der oberen Türkante fixierten Türanker. Falls nötig, knien Sie sich nieder, um ausreichend Spannung im Band zu erzeugen, wenn Sie die Griffe mit Ihren Armen gerade vor Ihre Brust gestreckt halten.

Bewegung

Halten Sie Ihre Arme gestreckt, während Sie die Griffe nach unten an Ihrer Hüfte vorbeiziehen. Halten Sie diese Position für einen Moment, während Sie sich darauf konzentrieren, Ihre breiten Rückenmuskeln anzuspannen. Führen Sie die Griffe dann langsam in die Ausgangsposition zurück.

LATZUG MIT GESTRECKTEN ARMEN IM LIEGEN

Ausgangsposition

Legen Sie sich rücklings auf den Boden oder eine Bank, die der Länge nach vor einer Kabelzugstation positioniert ist, sodass der Kabelzug über Ihrem Kopf ist. Falls die Höhe des Kabelzugs verstellbar ist, bringen Sie ihn so weit nach unten, dass er gerade außerhalb Ihrer Armreichweite ist. Greifen Sie eine am Kabelzug befestigte gerade Griffstange im Obergriff und strecken Sie Ihre Arme gerade über sich aus.

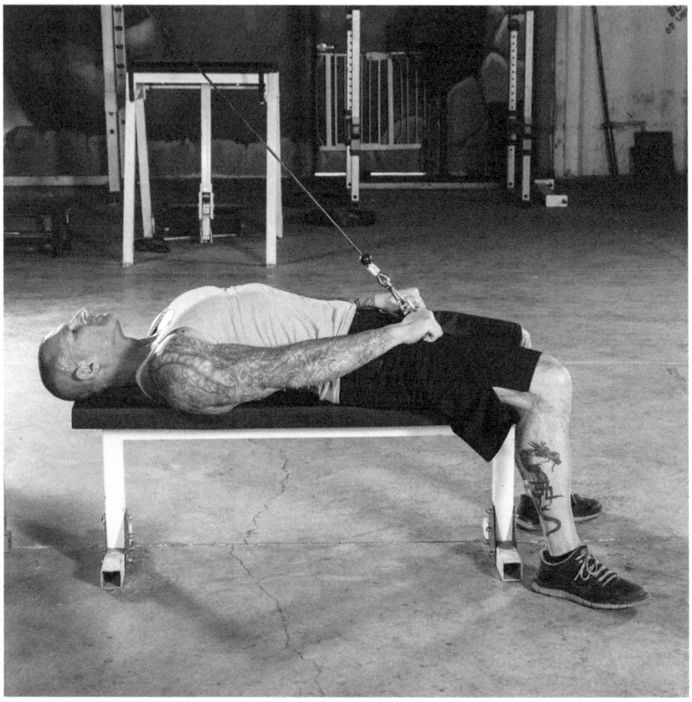

Bewegung

Spannen Sie Ihre breiten Rückenmuskeln an und halten Sie Ihre Arme gestreckt, während Ihre Ellbogen leicht gebeugt bleiben, um die Stange nach unten zu Ihren Oberschenkeln zu ziehen. Halten Sie die Position für einen Moment, während Sie Ihre breiten Rückenmuskeln so fest wie möglich anspannen, bevor Sie die Stange in die Ausgangsposition zurückführen.

ÜBERZUG MIT GESTRECKTEN ARMEN

Ausgangsposition

Legen Sie sich auf eine Flachbank, sodass Ihre Füße ganz den Boden berühren und Ihr Kopf nahe an der Bankkante liegt. Halten Sie eine gerade Hantelstange oder eine SZ-Stange schulterbreit im Obergriff mit gestreckten Armen über Ihrer Brust. Ihre Ellbogen sollten während der gesamten Übung leicht gebeugt bleiben.

Bewegung

Senken Sie Ihre Arme über Ihren Kopf nach hinten ab, bis sie etwas tiefer als parallel zum Boden sind. Ziehen Sie die Stange dann mit gestreckten Armen wieder nach oben, bis sie über Ihrer Brust ist.

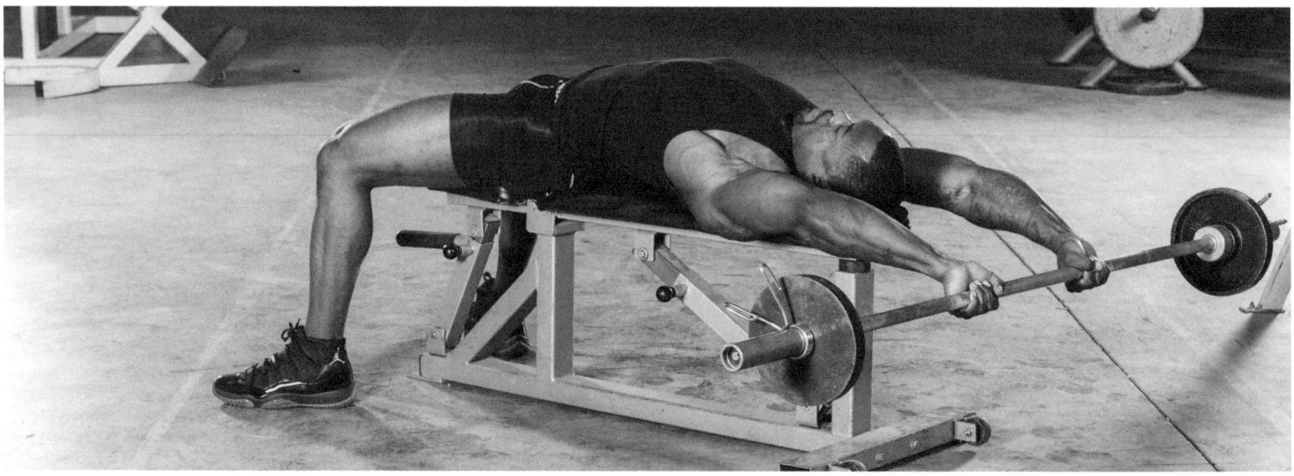

ÜBERZÜGE MIT GESTRECKTEN ARMEN AUF DER NEGATIVBANK

Ausgangsposition

Legen Sie sich auf eine Negativbank und fixieren Sie Ihre Füße unter den Rollen. Ihr Kopf ist nahe an der Bankkante. Halten Sie eine gerade Hantelstange oder eine SZ-Stange schulterbreit im Obergriff mit gestreckten Armen über Ihren Bauchmuskeln. Ihre Ellbogen sollten während der gesamten Übung leicht gebeugt bleiben.

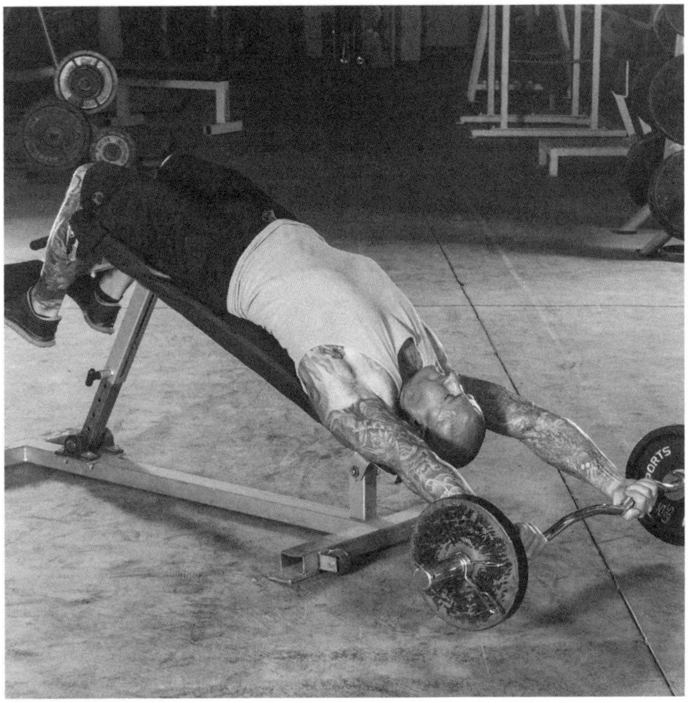

Bewegung

Senken Sie Ihre Arme über Ihren Kopf so weit wie möglich ab und ziehen Sie dann die Stange mit gestreckten Armen nach oben, bis sie wieder über Ihren Bauchmuskeln ist.

KURZHANTELZIEHEN MIT GESTRECKTEM ARM

Ausgangsposition

Positionieren Sie Ihre Füße schulterbreit und halten Sie Ihre Knie leicht gebeugt. Halten Sie eine Kurzhantel mit Ihrer linken Hand im Obergriff und beugen Sie sich aus der Hüfte nach vorn, bis Ihr Oberkörper etwas höher als parallel zum Boden ist. Stützen Sie Ihre rechte Hand oberhalb des Knies ab. Lassen Sie die Hantel gerade unter Ihrer Schulter nach unten hängen.

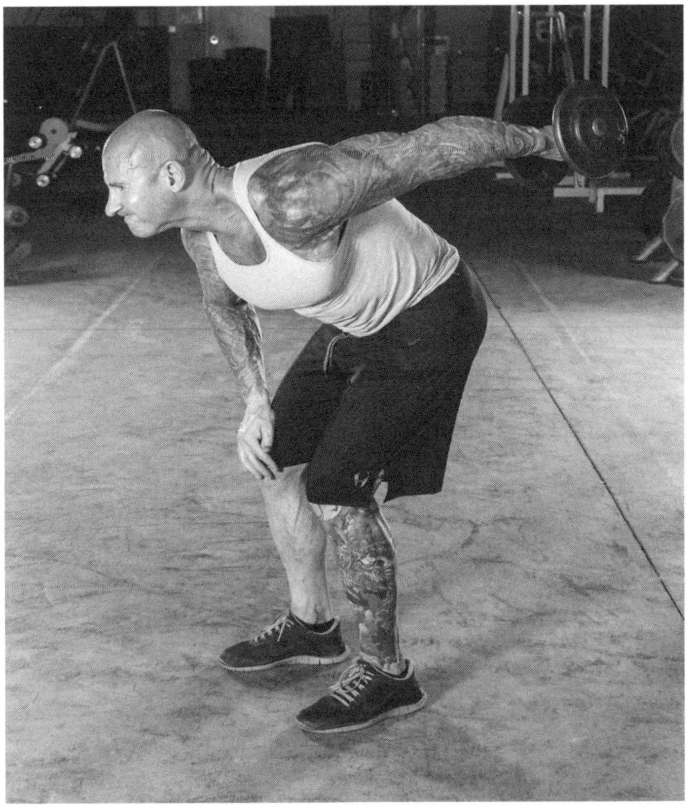

Bewegung

Halten Sie Ihren Arm gestreckt, während Sie ihn nach hinten oben zu Ihrer Körperseite ziehen, bis er parallel zum Boden ist. Führen Sie dann Ihren Arm langsam in die Ausgangsposition zurück. Machen Sie alle Wiederholungen mit dem linken Arm, bevor Sie dies mit dem rechten Arm wiederholen.

KREUZHEBEN MIT GESTRECKTEN BEINEN

Ausgangsposition

Positionieren Sie Ihre Füße hüft- bis schulterbreit. Halten Sie eine beladene Langhantel schulterbreit im Ober- oder Wechselgriff vor Ihren Oberschenkeln.

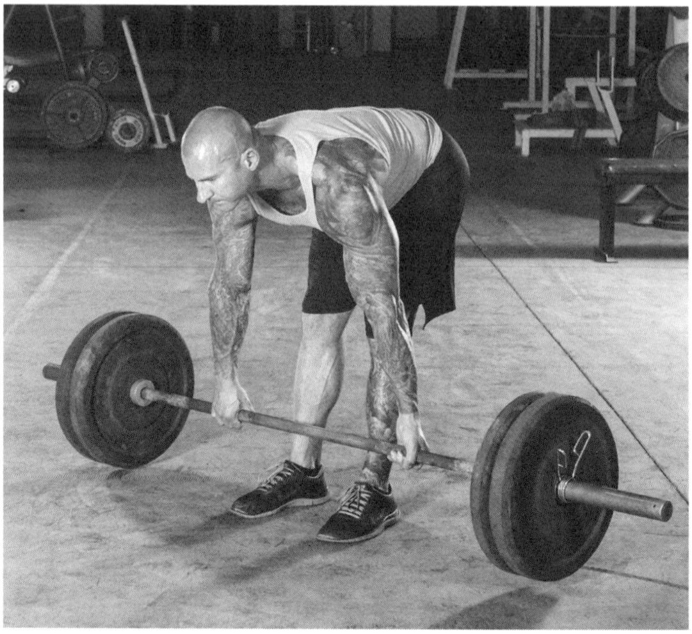

Bewegung

Beugen Sie sich aus der Hüfte nach vorn, während Sie die Stange vor Ihren Beinen zu Ihren Knöcheln absenken. Halten Sie kurz inne, bevor Sie Ihren Oberkörper wieder in die aufrechte Position zurückführen.
Diese Übung unterscheidet sich vom Rumänischen Kreuzheben insofern, dass bei Letzterem mehr Bewegung in der Hüfte als im unteren Rücken geschieht, wobei die hintere Oberschenkelmuskulatur und die Gesäßmuskeln vorrangig die Bewegung ausführen.

GOOD MORNINGS MIT DER LANGHANTEL

Ausgangsposition

Stellen Sie sich mit einer Langhantel quer über Ihren Trapezmuskeln abgelegt hin und halten Sie die Hantel schulterbreit.

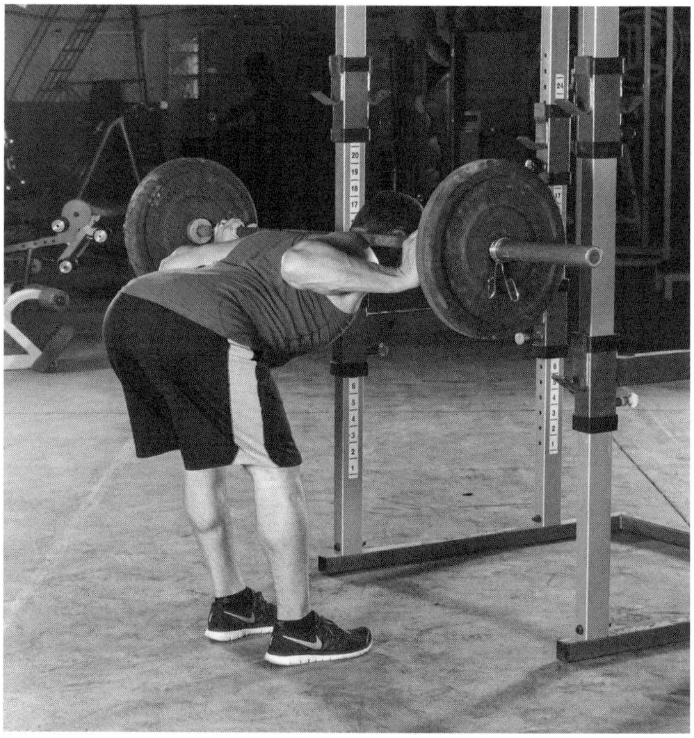

Bewegung

Halten Sie die Knie leicht gebeugt, während Sie sich aus der Hüfte nach vorn beugen, bis Ihr Oberkörper beinahe parallel zum Boden ist. Gehen Sie dann in die Ausgangsposition zurück.

RÜCKENSTRECKEN

Ausgangsposition

Legen Sie sich mit dem Gesicht nach unten auf eine Rückenstreckerbank und fixieren Sie Ihre Fersen unter den Rollen, während Ihre Hüfte auf der Bank aufliegt. Halten Sie Ihren Körper gestreckt und überkreuzen Sie die Arme vor Ihrer Brust.

Bewegung

Senken Sie Ihren Oberkörper ab, indem Sie sich aus der Hüfte in einem Winkel von etwa 90° nach unten beugen. Kommen Sie in einer gleichmäßigen Bewegung wieder nach oben in die Ausgangsposition.

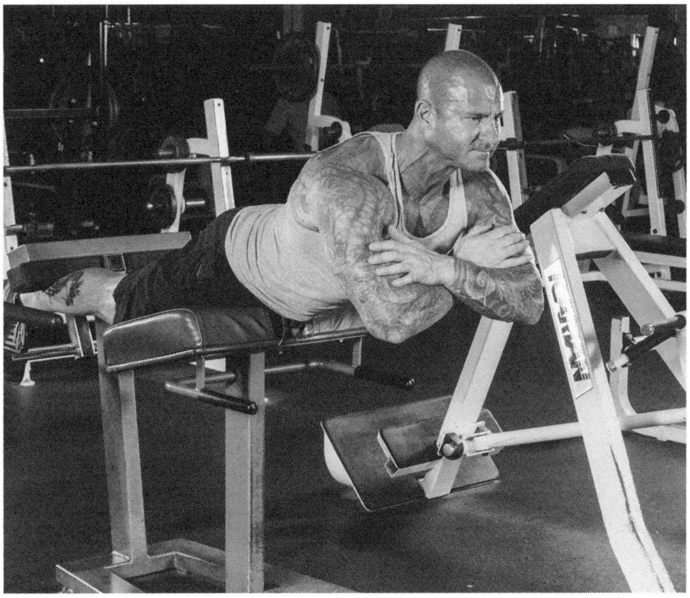

RÜCKENSTRECKEN IM LIEGEN

Ausgangsposition

Legen Sie sich mit dem Gesicht nach unten auf den Boden und strecken Sie Ihre Arme vor sich aus.

Bewegung

Heben Sie Ihre Brust, Schultern und Arme vom Boden ab und bringen Sie sie so weit wie möglich nach oben. Halten Sie die Position so lange wie gewünscht.

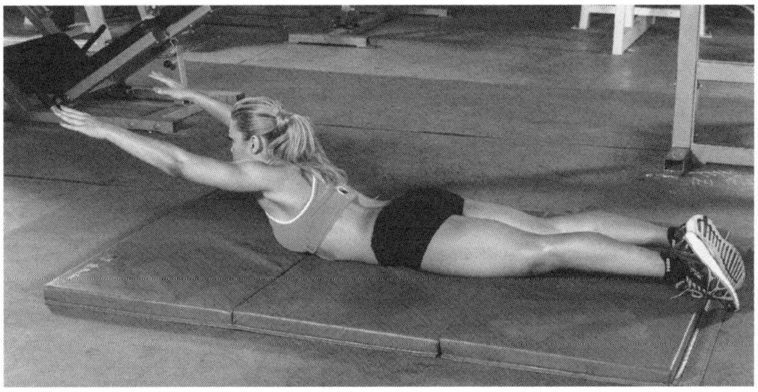

SUPERMAN

Ausgangsposition

Legen Sie sich mit dem Gesicht nach unten auf den Boden und strecken Sie Ihre Arme vor sich aus.

Bewegung

Heben Sie gleichzeitig Ihre Brust, Schultern, Arme und Beine vom Boden ab und bringen Sie sie so weit wie möglich nach oben. Halten Sie die Position so lange wie gewünscht.

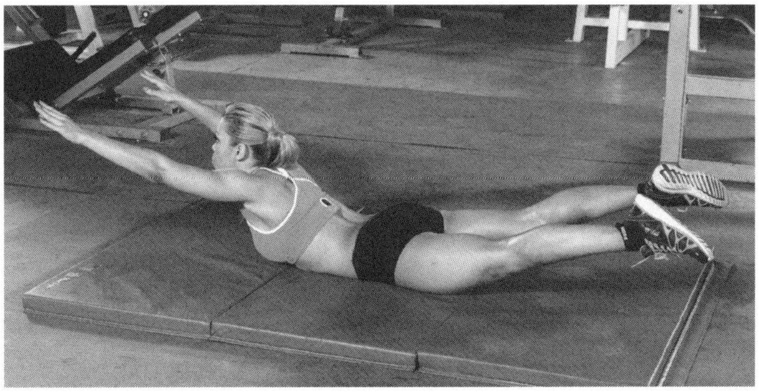

KAPITEL 18
Trapezmuskel

Dieses Kapitel enthält detaillierte Beschreibungen der wichtigsten Übungen für den Trapezmuskel *(M. trapezius)*, einschließlich der Muskelfasern des oberen, mittleren und unteren Trapezmuskels (siehe Abb.). Die Trapezmuskelübungen lassen sich in die folgenden Kategorien unterteilen:

Schulterheben mit Langhantel und Multipresse, Schulterheben mit Kurzhanteln, Schulterheben am Kabelzug, am Gerät und mit Band; Übungen für den unteren Trapezmuskel. Jede Übung einer bestimmten Kategorie kann in einem Workout durch jede andere Übung derselben Kategorie ersetzt werden.

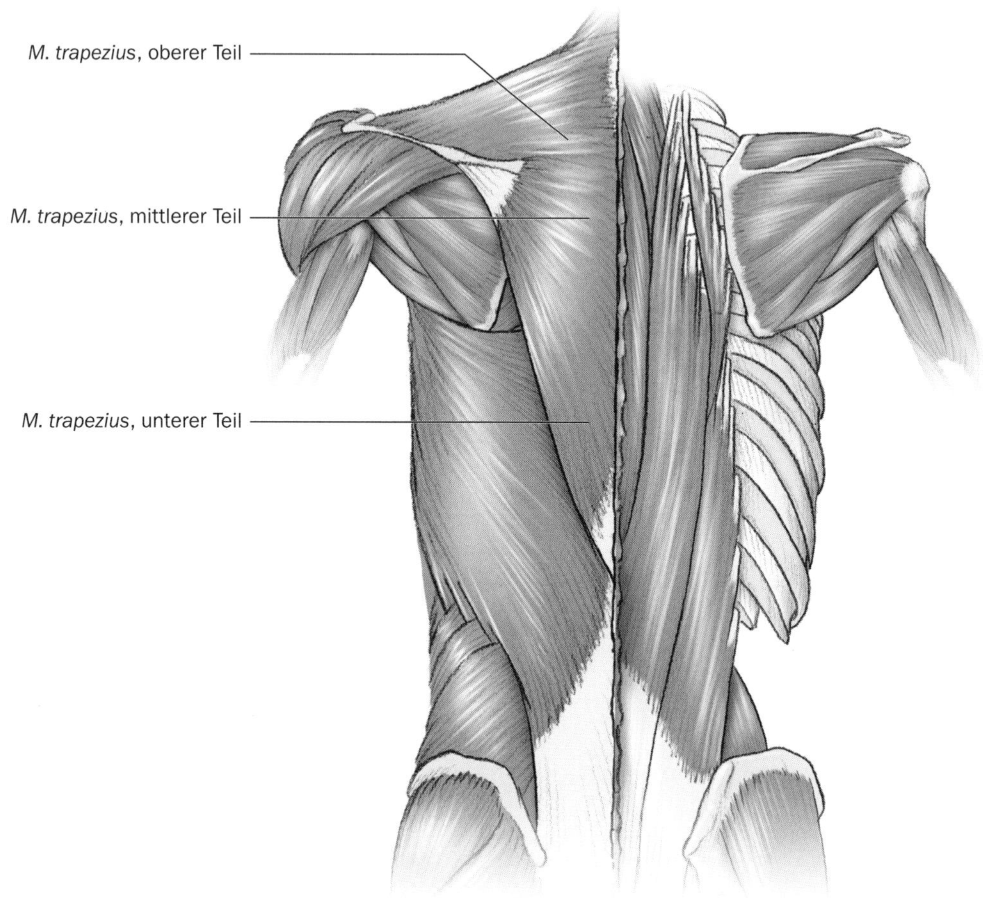

Langhantel und Übungen an der Multipresse

Schulterheben mit Kurzhanteln

Schulterheben am Kablelzug, am Gerät oder mit Bändern

Übungen mit Körpergewicht

SCHULTERHEBEN MIT DER LANGHANTEL

Ausgangsposition

Stellen Sie sich aufrecht hin und halten Sie eine Langhantel im Obergriff vor Ihren Oberschenkeln. Sowohl Ihre Füße als auch Ihre Hände sollten schulterbreit positioniert sein.

Bewegung

Heben Sie Ihre Schultern so weit wie möglich zu Ihren Ohren, während die Arme gestreckt bleiben. Halten Sie die Spannung für einen Moment, bevor Sie die Stange in die Ausgangsposition zurückführen.

Varianten

Die Übung kann auch im Wechselgriff (eine Hand im Ober- und die andere im Untergriff) ausgeführt werden.

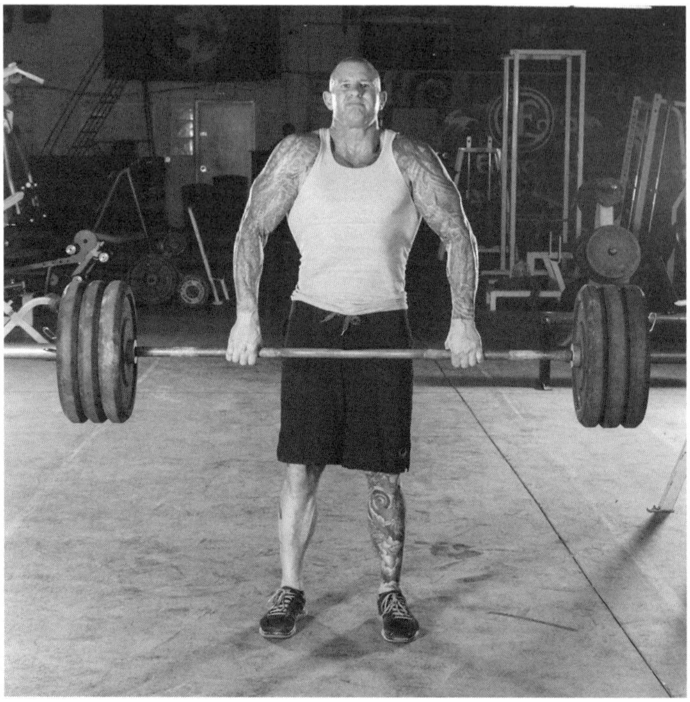

SCHULTERHEBEN MIT DER LANGHANTEL HINTER DEM KÖRPER

Ausgangsposition

Stellen Sie sich aufrecht hin und halten Sie eine Langhantel im Obergriff hinter Ihren Oberschenkeln. Sowohl Ihre Füße als auch Ihre Hände sollten schulterbreit positioniert sein.

Bewegung

Heben Sie Ihre Schultern so weit wie möglich zu Ihren Ohren, während die Arme gestreckt bleiben. Halten Sie die Spannung für einen Moment, bevor Sie die Stange in die Ausgangsposition zurückführen.

Varianten

Die Übung kann auch im Wechselgriff (eine Hand im Ober- und die andere im Untergriff) ausgeführt werden.

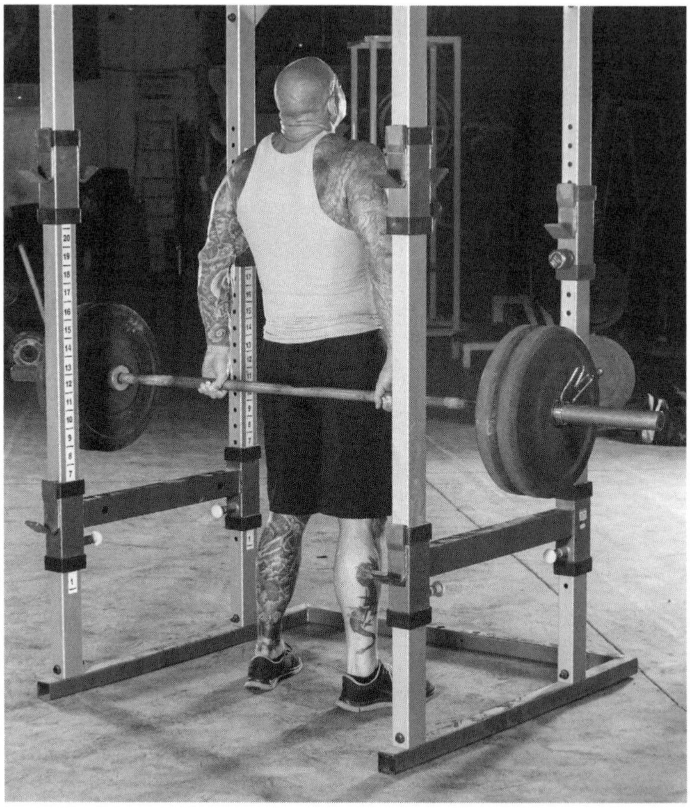

SCHULTERHEBEN MIT DER LANGHANTEL MIT BÄNDERN

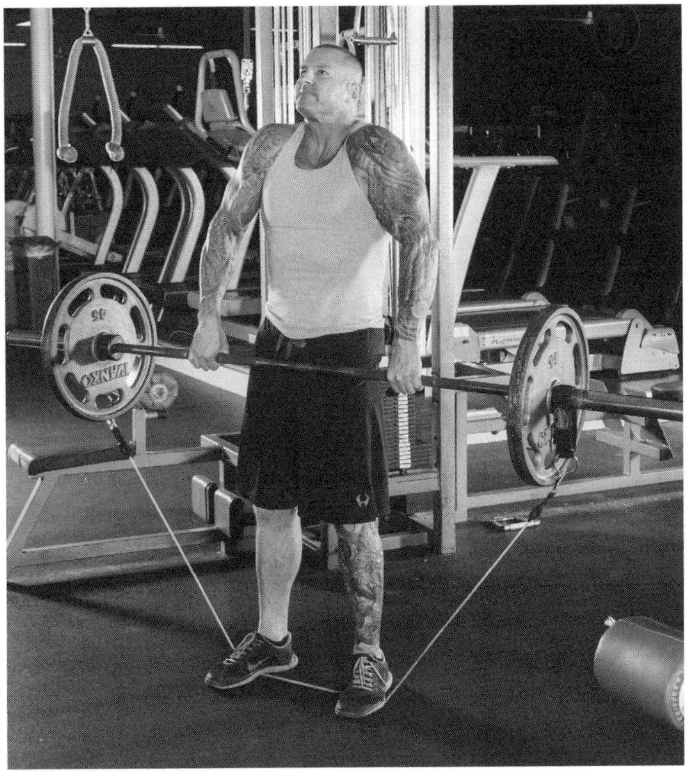

Ausgangsposition

Befestigen Sie die Enden eines Widerstandsbandes an den Enden einer beladenen Langhantel. Stellen Sie sich mittig leicht gegrätscht auf das Band, um auf beiden Seiten Widerstand durch das Band zu erzeugen. Greifen Sie die Langhantel schulterbreit im Obergriff und heben Sie sie vom Boden weg, um sie in die übliche Ausgangsposition für das Schulterheben mit der Langhantel zu führen.

Bewegung

Heben Sie mit der Kraft der Trapezmuskeln Ihre Schultern so hoch wie möglich an und senken Sie sie dann wieder in die Ausgangsposition.

Varianten

Die Übung kann auch im Wechselgriff (eine Hand im Ober- und die andere im Untergriff) ausgeführt werden.

SCHULTERHEBEN AN DER MULTIPRESSE

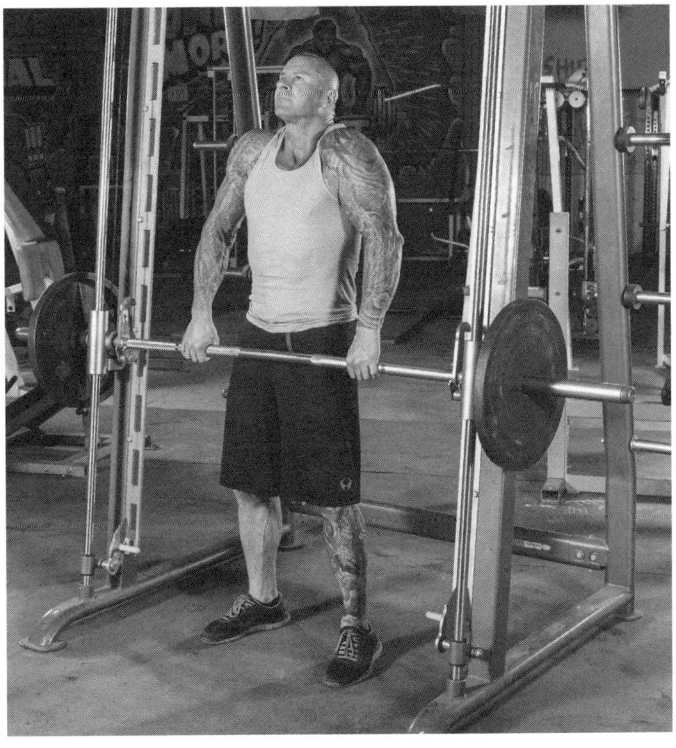

Ausgangsposition

Stellen Sie sich in eine Multipresse und halten Sie die entsicherte Stange im Obergriff vor Ihren Oberschenkeln. Sowohl Ihre Hände als auch Ihre Füße sollten schulterbreit positioniert sein.

Bewegung

Heben Sie Ihre Schultern so weit wie möglich zu Ihren Ohren, während die Arme gestreckt bleiben. Halten Sie die Spannung für einen Moment, bevor Sie die Stange in die Ausgangsposition zurückführen.

Varianten

Die Übung kann auch in ähnlicher Weise Arm für Arm ausgeführt werden (einarmiges Schulterheben an der Multipresse). Stellen Sie sich dazu seitlich zur Hantel. Greifen Sie die Stange in der Mitte. Die zweiarmige Variante der Übung kann auch im Wechselgriff (eine Hand im Ober- und die andere im Untergriff) ausgeführt werden.

SCHULTERHEBEN AN DER MULTIPRESSE HINTER DEM KÖRPER

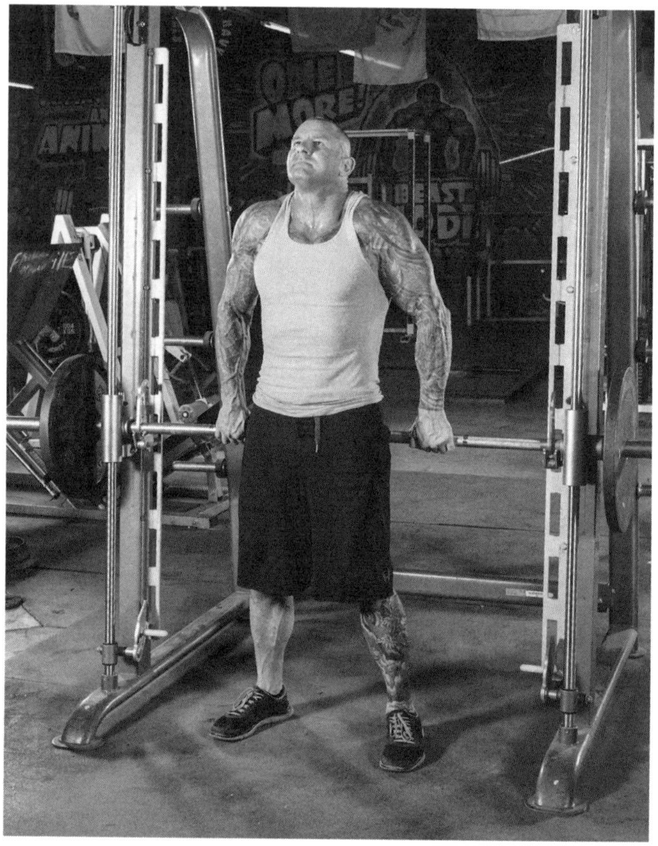

Ausgangsposition

Stellen Sie sich in eine Multipresse und halten Sie die entsicherte Stange im Obergriff hinter Ihren Oberschenkeln. Sowohl Ihre Hände als auch Ihre Füße sollten schulterbreit positioniert sein.

Bewegung

Heben Sie Ihre Schultern so weit wie möglich zu Ihren Ohren, während die Arme gestreckt bleiben. Halten Sie die Spannung für einen Moment, bevor Sie die Stange in die Ausgangsposition zurückführen.

Tipp: Wenn die Stange beim Hochheben gegen den Po stößt, gehen Sie am besten ein Stück nach vorn, um den Weg frei zu machen. Dies ist einer der Vorteile der Multipresse. Mit der Langhantel ist ein solcher Schritt nach vorn nicht machbar.

Varianten

Die Übung kann auch im Wechselgriff (eine Hand im Ober- und die andere im Untergriff) ausgeführt werden.

POWERSCHULTERHEBEN MIT DER LANGHANTEL

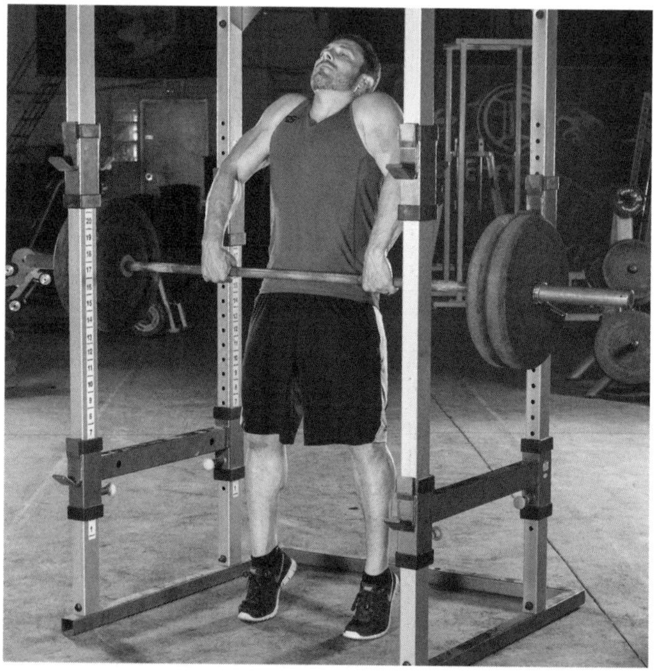

Ausgangsposition

Stellen Sie sich aufrecht hin und halten Sie eine Langhantel im Obergriff vor Ihren Oberschenkeln. Sowohl Ihre Hände als auch Ihre Füße sollten schulterbreit positioniert sein.

Bewegung

Gehen Sie in einer schnellen Bewegung leicht in die Knie und sofort wieder zurück, indem Sie Ihre Knie und Sprunggelenke ruckartig nach oben strecken und gleichzeitig die Schultern so weit wie möglich zu Ihren Ohren ziehen. Ihre Arme bleiben gestreckt. Senken Sie das Gewicht sofort wieder in die Ausgangsposition ab.

Varianten

Sie können diese Übung auch im Wechselgriff (eine Hand im Ober- und die andere im Untergriff) ausführen.

SCHULTERHEBEN MIT DER KURZHANTEL

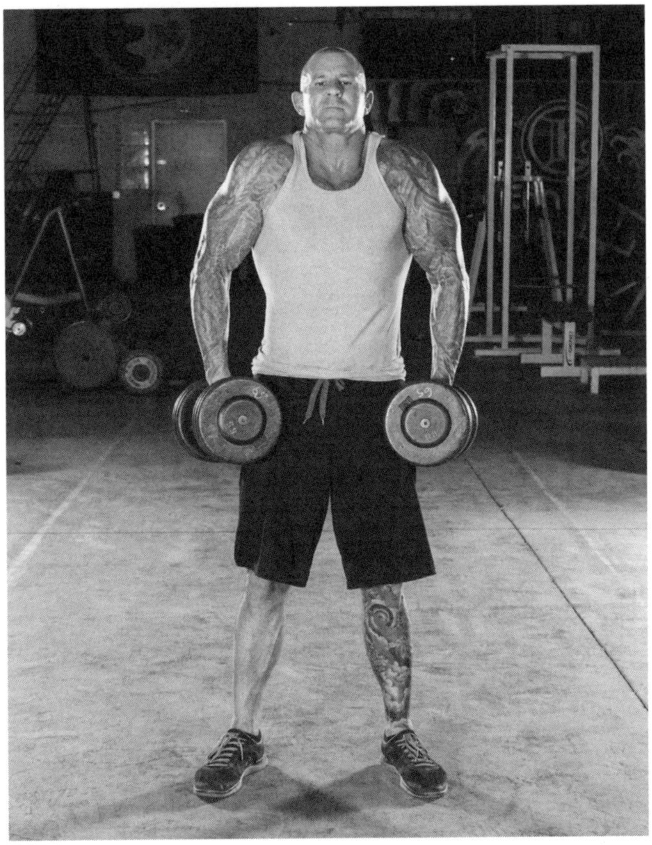

Ausgangsposition

Stellen Sie sich schulterbreit aufrecht hin und halten Sie ein Paar Kurzhanteln neben Ihrem Körper.

Bewegung

Heben Sie langsam die Schultern zu Ihren Ohren. Halten Sie die Position für einen Moment auf dem höchsten Punkt und spannen Sie Ihre Trapezmuskeln fest an, bevor Sie die Gewichte langsam in die Ausgangsposition zurückführen.

Varianten

Die Übung kann auf ähnliche Weise auch auf dem Ende einer Hantelbank sitzend (Schulterheben mit Kurzhanteln im Sitzen) oder Arm für Arm (einarmiges Schulterheben mit Kurzhanteln) durchgeführt werden.

SCHULTERHEBEN MIT KURZHANTEL BÄUCHLINGS AUF DER SCHRÄGBANK

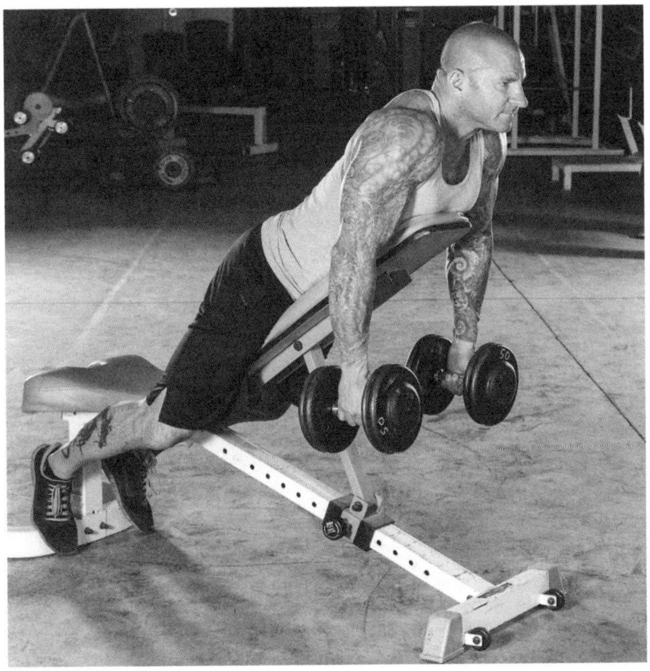

Ausgangsposition

Greifen Sie ein Paar Kurzhanteln und legen Sie sich bäuchlings auf eine verstellbare Schrägbank, sodass Ihre Füße ganz den Boden berühren oder am Bankrahmen fixiert sind, um Ihren Körper zu stützen. Halten Sie die Kurzhanteln im neutralen Griff und lassen Sie sie seitlich hinunterhängen.

Bewegung

Heben Sie langsam die Schultern zu Ihren Ohren. Halten Sie die Position für einen Moment auf dem höchsten Punkt und spannen Sie Ihre Trapez- und Rautenmuskeln fest an, bevor Sie die Gewichte langsam in die Ausgangsposition zurückführen.

SCHULTERHEBEN AM KABELZUG

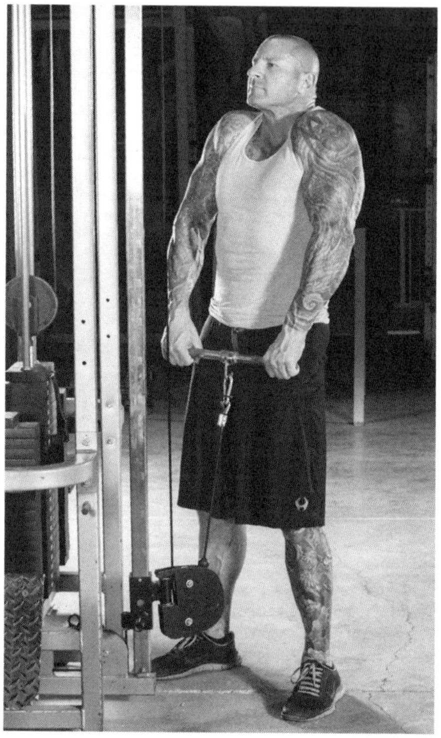

Ausgangsposition

Stellen Sie sich mit schulterbreit positionierten Füßen vor einen tiefen Kabelzug und halten Sie einen daran befestigten geraden Stangengriff.

Bewegung

Heben Sie langsam die Schultern zu Ihren Ohren. Halten Sie die Position für einen Moment auf dem höchsten Punkt und spannen Sie Ihre Trapezmuskeln fest an, bevor Sie die Stange langsam in die Ausgangsposition zurückführen.

Varianten

Die Übung kann auf ähnliche Weise auch Arm für Arm durchgeführt werden (einarmiges Schulterheben am Kabelzug). Dazu verwenden Sie einen D-Griff und stellen sich seitlich zum Gerät.

SCHULTERHEBEN AM KABELZUG HINTER DEM KÖRPER

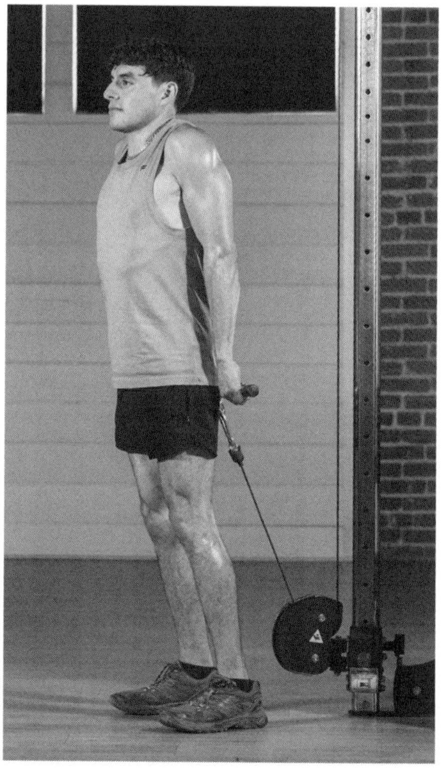

Ausgangsposition

Stellen Sie sich mit schulterbreit positionierten Füßen mit dem Rücken zum Gerät vor einen tiefen Kabelzug und halten Sie mit schulterbreitem Griff einen daran befestigten geraden Stangengriff.

Bewegung

Heben Sie langsam die Schultern zu den Ohren. Halten Sie die Position für einen Moment auf dem höchsten Punkt und spannen Sie die Trapezmuskeln fest an, bevor Sie die Stange langsam in die Ausgangsposition zurückführen.

SCHULTERHEBEN AM KABELZUG BÄUCHLINGS AUF DER SCHRÄGBANK

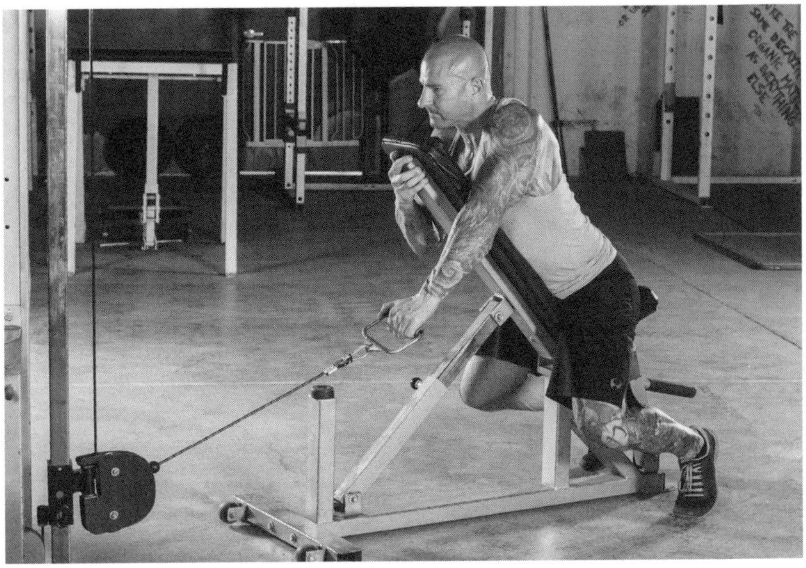

Ausgangsposition

Positionieren Sie eine Schrägbank vor einem Kabelzug, sodass die Rückenlehne der Bank rechts neben dem Turm steht. Stellen Sie die Neigung der Bank auf 45° oder höher ein. Greifen Sie mit Ihrer linken Hand einen am tiefen Kabelzug befestigten Einhandbügelgriff im neutralen Griff. Setzen Sie sich bäuchlings auf die Bank mit dem Gesicht zu den Gewichtsblöcken. Lehnen Sie Ihren Oberkörper gegen das Polster, sodass Ihre Brust aufgestützt ist, während Sie Ihren Arm nach vorn unten strecken.

Bewegung

Heben Sie langsam Ihre linke Schulter nach oben und nach hinten. Halten Sie die Position einen Moment auf dem höchsten Punkt und spannen Sie Ihre Muskeln fest an, bevor Sie den Griff langsam in die Ausgangsposition zurückführen. Machen Sie die gewünschten Wiederholungen und wiederholen Sie dies dann mit dem rechten Arm.

SCHULTERHEBEN AN DER WADENMASCHINE IM STEHEN

Ausgangsposition

Stellen Sie sich mit leicht gebeugten Knien in eine Wadenmaschine, sodass die Polster auf Ihren Schultern sind. Lassen Sie die Gewichte Ihre Schultern so weit wie möglich absenken, um Ihre Trapezmuskeln zu dehnen.

Bewegung

Heben Sie Ihre Schultern mithilfe Ihrer Trapezmuskeln so weit wie möglich nach oben. Halten Sie die Position für einen Moment und senken Sie Ihre Schultern dann langsam wieder ab und machen Sie die gewünschten Wiederholungen.

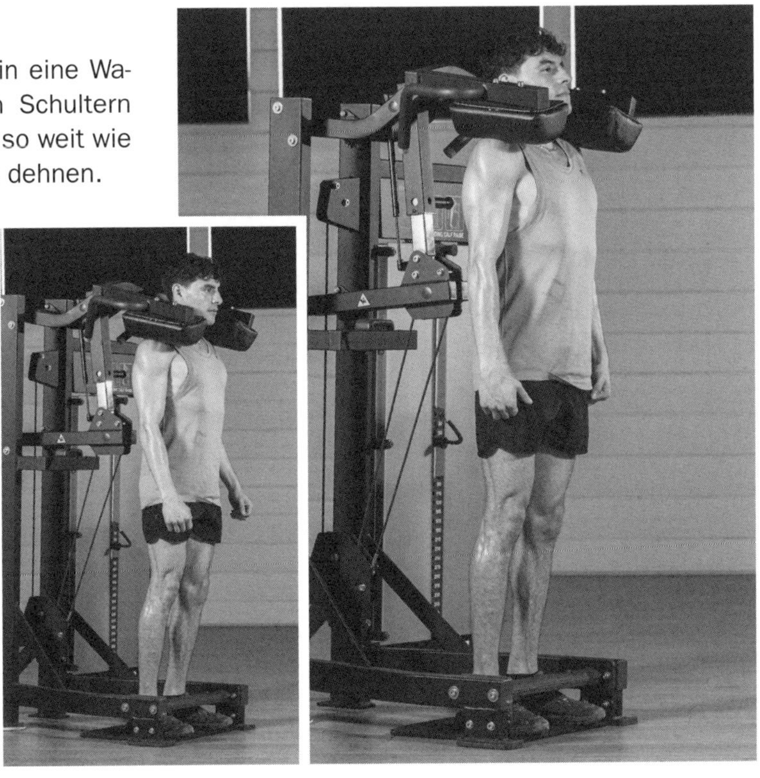

SCHULTERHEBEN MIT BAND

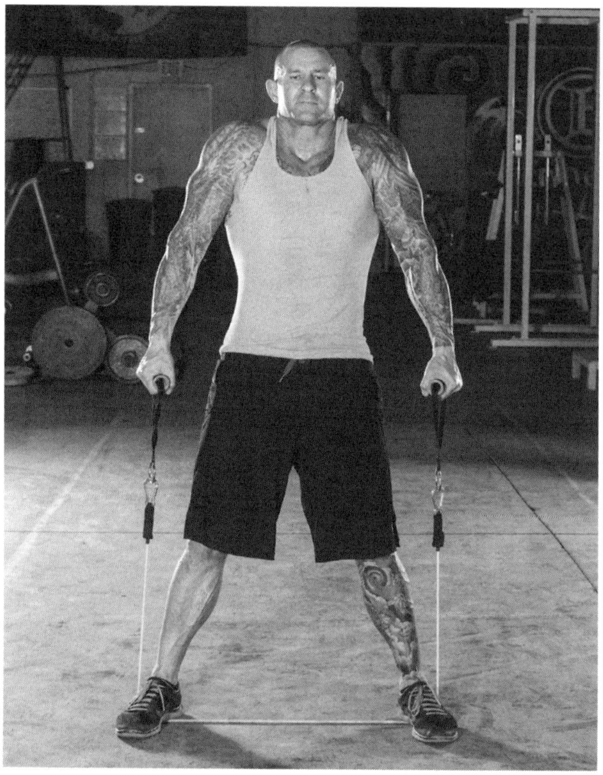

Ausgangsposition

Stellen Sie sich schulterbreit oder breiter mit beiden Füßen auf ein Widerstandsband, um einen entsprechenden Widerstand mit dem Band zu erzeugen. Halten Sie die Griffe des Bandes im neutralen Griff, wobei Ihre Arme nach unten neben Ihren Oberschenkeln gestreckt sind.

Bewegung

Spannen Sie Ihre Trapezmuskeln an, um Ihre Schultern so weit wie möglich nach oben zu heben. Halten Sie die Position für einen Moment auf dem höchsten Punkt und spannen Sie Ihre Trapezmuskeln an. Senken Sie Ihre Schultern dann langsam wieder ab und machen Sie die gewünschten Wiederholungen.

SCHULTERHEBEN MIT BAND HINTER DEM KÖRPER

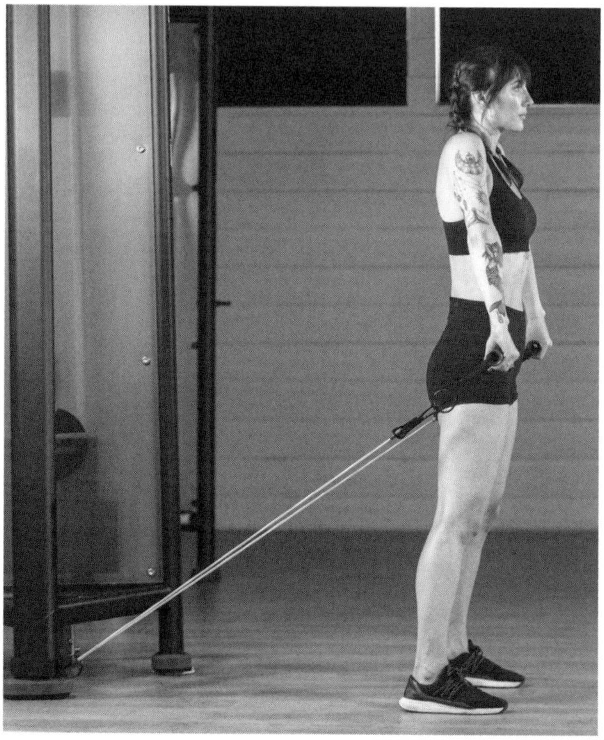

Ausgangsposition

Befestigen Sie ein Band auf Bodenhöhe hinter sich. Halten Sie die Griffe des Bands im Obergriff und strecken Sie die Arme neben sich nach unten. Machen Sie einen Schritt nach vorn, um das Band zu spannen.

Bewegung

Spannen Sie die Trapezmuskeln, um die Schultern so hoch wie möglich zu ziehen. Halten Sie die Position mit gespannten Trapezmuskeln für einen Moment auf dem höchsten Punkt an, bevor Sie die Schultern wieder sinken lassen und die nächste Wiederholung beginnen.

Y-HEBEN

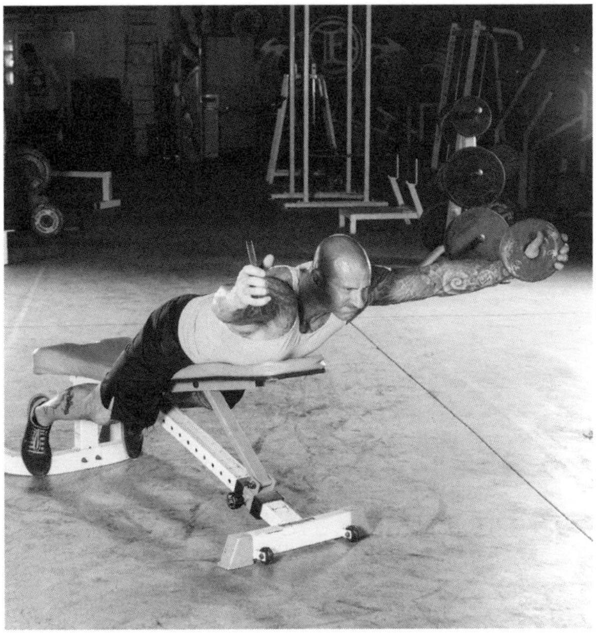

Ausgangsposition

Legen Sie sich mit dem Gesicht nach unten auf eine Flachbank, sodass Ihr Kinn über der Bankkante ist. Halten Sie 2 leichte Kurzhanteln oder Gewichtsscheiben im neutralen Griff nach unten zum Boden.

Bewegung

Heben Sie die Hanteln so hoch wie möglich an, während Sie Ihre Arme zu beiden Seiten strecken, um mit Ihrem Oberkörper und Ihren Armen ein Y zu bilden. Halten Sie diese Position für 2 sek, bevor Sie die Kurzhanteln wieder in die Startposition zurückführen.

EINARMIGES Y-HEBEN AM KABELZUG

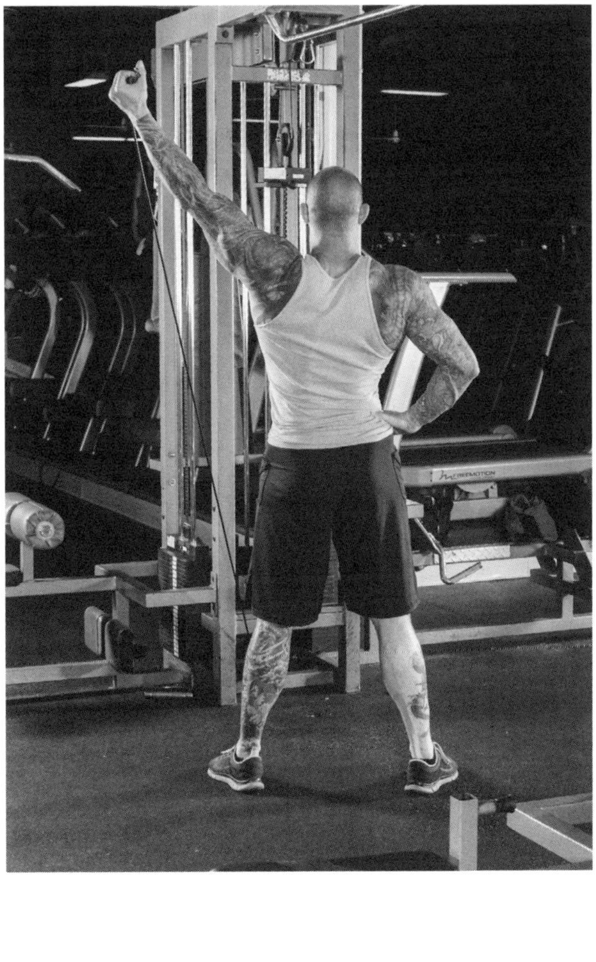

Ausgangsposition

Befestigen Sie einen Seilgriff an einem tiefen Kabelzug. Stellen Sie sich mit Blick in Richtung Kabelzug und halten Sie den Seilgriff im Hammergriff (neutraler Griff) mit gestrecktem Arm vor Ihrem Körper. Alternativ können Sie auch nur das Ende des Kabels ohne Griff halten, wie auf dem Foto zu sehen.

Bewegung

Halten Sie Ihren Arm gestreckt, aber behalten Sie eine leichte Beugung in Ihrem Ellbogen bei, während Sie den Griff nach oben zu Ihrem Kopf ziehen. Ihr Arm sollte auf dem höchsten Punkt etwa einen 30°-Winkel zu Ihrem Kopf bilden. Halten Sie die Position für einen Moment auf dem höchsten Punkt und führen Sie dann den Griff langsam in die Ausgangsposition zurück. Machen Sie alle Wiederholungen mit der einen Seite und wiederholen Sie dies dann mit dem anderen Arm.

Varianten

Diese Übung kann ebenfalls mit einem auf Bodenhöhe befestigten Widerstandsband durchgeführt werden. Halten Sie das Band anstelle des Griffs und stellen Sie sicher, dass während des gesamten Übungsablaufs Spannung auf dem Band liegt.

HINUNTERDRÜCKEN MIT GESTRECKTEN ARMEN MIT BAND

Ausgangsposition

Befestigen Sie ein Band an einer hohen Stelle (über Ihrem Kopf) und stellen Sie sich mit den Griffen hinter dem Rücken darunter. Fassen Sie die Griffe und halten Sie die Hände etwa schulterbreit auseinander. Strecken Sie die Arme neben sich nach unten. Lassen Sie zu, dass das Band Ihre Schultern so hoch wie möglich zieht, ohne dass sich die Ellbogen beugen. Dies ist die Startposition.

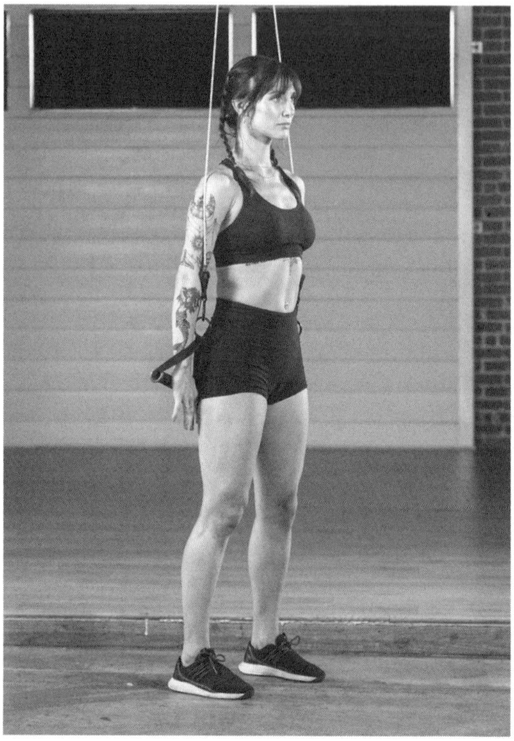

Bewegung

Ziehen Sie mithilfe der unteren Trapezmuskeln die Schulterblätter nach unten und zusammen und senken Sie die Schultern so weit wie möglich. Halten Sie diese Position 1 sek lang und spannen Sie dabei den unteren Bereich der Trapezmuskeln bewusst so stark wie möglich an. Lassen Sie sie los, sodass die Schultern wieder in die Ausgangsposition gehoben werden.

Varianten

Die Übung kann auch Arm für Arm ausgeführt werden (einarmiges Hinunterdrücken mit gestrecktem Arm mit Band). Dazu halten Sie beide Griffe in einer Hand.

Y-HEBEN MIT BAND IM STEHEN

Ausgangsposition

Befestigen Sie ein Widerstandsband an einem fixen Punkt, sodass beide Enden des Bandes etwa auf Schulterhöhe sind. Halten Sie die am Band befestigten Griffe im neutralen Griff (Handflächen zeigen zueinander). Alternativ können Sie die Enden des Bandes auch ohne Griffstück halten, wie auf dem Foto zu sehen.

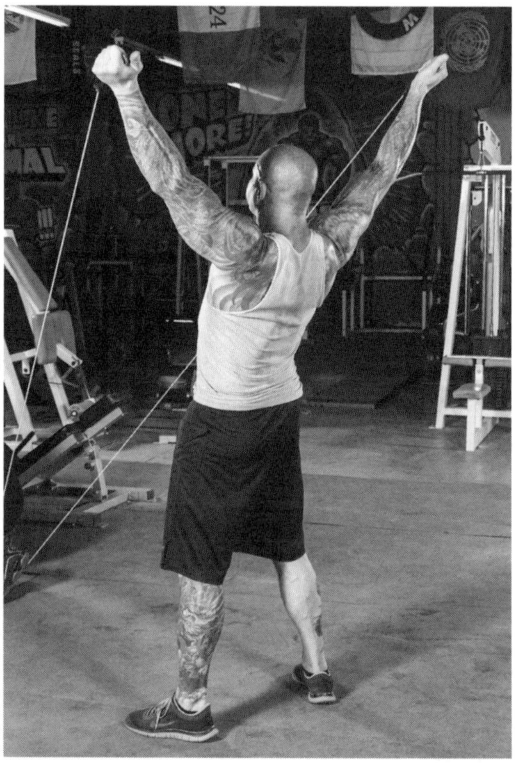

Bewegung

Halten Sie Ihre Ellbogen gestreckt, während Sie Ihre Arme so weit wie möglich gerade nach oben strecken, sodass Sie etwa einen 30°-Winkel zu Ihrem Kopf bilden. Führen Sie dann Ihre Arme langsam in die Ausgangsposition zurück und machen Sie die gewünschten Wiederholungen.

HINUNTERDRÜCKEN MIT GESTRECKTEN ARMEN

Ausgangsposition

Befestigen Sie eine lange gerade Stange an einem Kabelzug, sodass die Stange etwas tiefer als hüfthoch ist. Stellen Sie sich mit dem Rücken zur Stange und greifen Sie sie schulterbreit im Obergriff. Strecken Sie Ihre Arme, sodass Ihre Ellbogen durchgestreckt sind. Lassen Sie das Gewicht der Zugstation Ihre Schultern so hoch wie möglich nach oben bringen. Dies ist die Ausgangsposition.

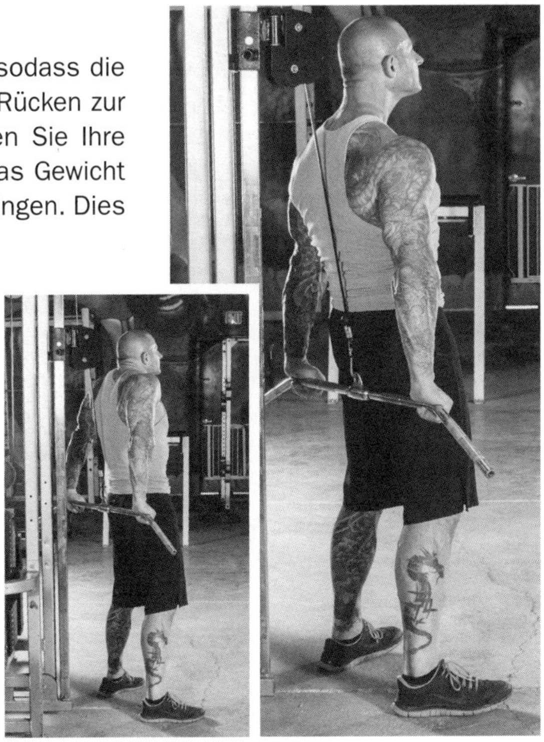

Bewegung

Setzen Sie Ihre unteren Trapezmuskeln ein, um Ihre Schulterblätter nach unten und zueinanderzuziehen, um Ihre Schultern so weit wie möglich nach unten zu senken. Halten Sie diese Position für einen Moment, während Sie sich darauf konzentrieren, Ihre unteren Trapezmuskeln so fest wie möglich anzuspannen, bevor sie die Spannung wieder lösen und Ihre Schultern in die Ausgangsposition nach oben gehen lassen.

Varianten

Sie können diese Übung auch einarmig mit einem D-Griff ausführen (einarmiges Hinunterdrücken mit gestrecktem Arm).

DIPS AN DER MULTIPRESSE HINTER DEM KÖRPER

Ausgangsposition

Stellen Sie die Stange in der Multipresse so ein, dass Ihre Fußspitzen noch den Boden berühren, wenn Sie sich auf die Stange setzen. Positionieren Sie Ihre Hände auf der Stange mit gestreckten Armen, Ihre Schultern sind dabei so hoch wie möglich.

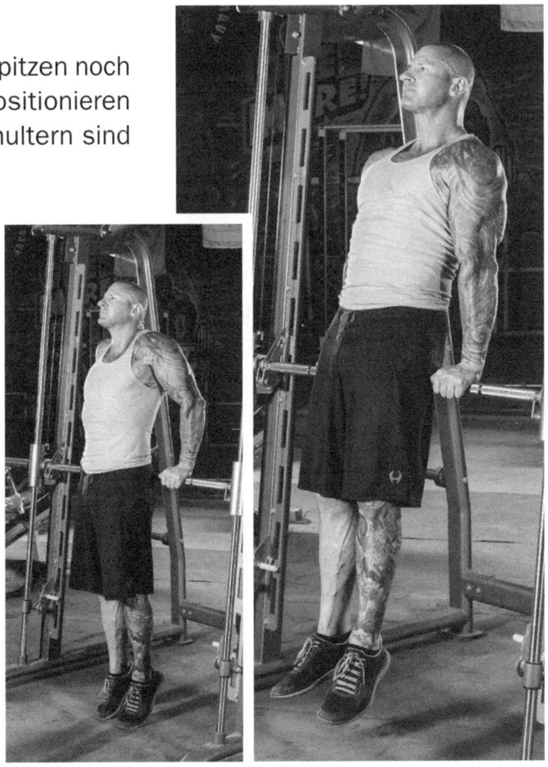

Bewegung

Halten Sie Ihre Arme gestreckt, während Sie Ihre unteren Trapezmuskeln anspannen, um Ihre Schulterblätter hinunterzudrücken und Ihren Körper so hoch wie möglich anzuheben. Suchen Sie mit der Hinterseite Ihrer Beine Halt an der Stange, um im Gleichgewicht zu bleiben. Halten Sie die Position für einen Moment auf dem höchsten Punkt und konzentrieren Sie sich darauf, Ihre unteren Trapezmuskeln anzuspannen. Führen Sie dann Ihre Füße wieder zum Boden und machen Sie die gewünschten Wiederholungen. Mehr Widerstand erzeugen Sie mit einer Gewichtsweste oder einem Gürtel mit Gewichten.

SCHULTERHEBEN IM HÄNGEN

Ausgangsposition

Stellen Sie am Power-Rack eine Stange auf Brusthöhe oder höher ein, je nach der Konfiguration des Power-Racks. Umgreifen Sie die Stange mit schulterbreitem Griff und heben Sie die Beine empor zur Decke, sodass Ihr Körper vollständig Kopf steht. Die Waden oder Knöchel sollten mit der Rückseite gegen die obere Stange des Power-Racks lehnen, während die Oberschenkelvorderseite gegen die Stange gedrückt wird.

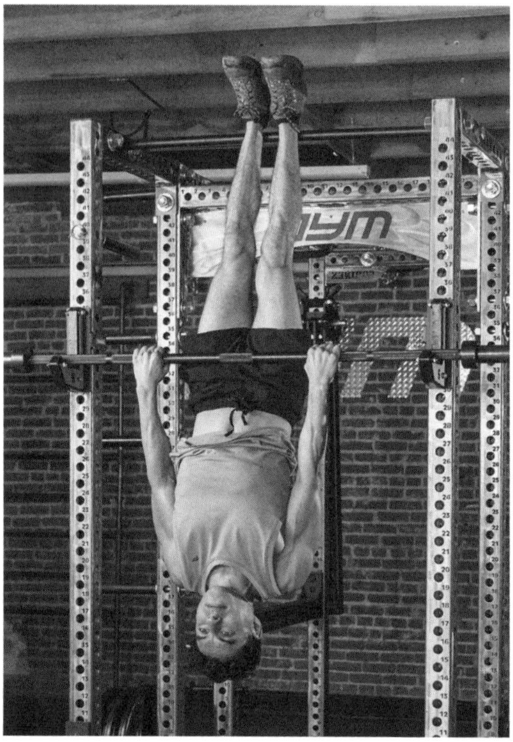

Bewegung

Ziehen Sie den Körper mit ausgestreckten Armen mit den Schultern hoch und recken Sie die Füße zur Decke. Versuchen Sie, die Schultern an die Ohren zu ziehen. Halten Sie die Spannung einige Sekunden an und kontrahieren Sie dabei die Trapezmuskeln so stark wie möglich. Senken Sie dann den Körper langsam zurück in die Ausgangsposition.

DIPS MIT GESTRECKTEN ARMEN

Ausgangsposition

Stützen Sie sich an den Dipstangen mit gestreckten Armen und fast durchgestreckten Ellbogen ab.

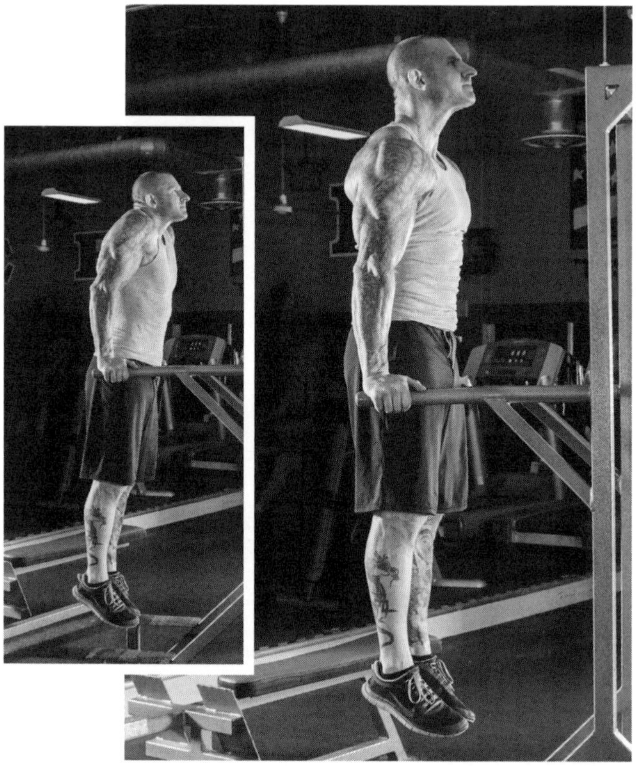

Bewegung

Lassen Sie Ihren Körper so weit wie möglich nach unten sinken, ohne dabei die Ellbogen zu beugen. Setzen Sie dann Ihre unteren Trapezmuskeln ein, um Ihre Schulterblätter nach unten zu ziehen, wodurch Ihr Körper angehoben wird. Versuchen Sie, Ihren Körper so hoch wie möglich zu ziehen, senken Sie ihn dann wieder ab und wiederholen Sie dies.

Tipp: Um die Intensität der Übung zu erhöhen, befestigen Sie eine Gewichtsscheibe an einem Gewichtsgürtel. Reduzieren Sie mit dem erhöhten Widerstand die Wiederholungszahl.

KAPITEL 19

Trizeps

Dieses Kapitel enthält detaillierte Beschreibungen der wichtigsten Übungen, die sich auf den Trizeps *(M. triceps brachii)*, einschließlich seitlicher Kopf, langer Kopf und mittlerer Kopf, konzentrieren; für die genaue Position der Trizepsköpfe siehe Abbildung. Die Trizepsübungen lassen sich in die folgenden Kategorien unterteilen: Drücken, Dips und Liegestütz; Trizepsdrücken und Kickbacks, Trizepsstrecken am Gerät und im Liegen, Trizepsstrecken über Kopf. Jede Übung einer bestimmten Kategorie kann in einem Workout durch jede andere Übung derselben Kategorie ersetzt werden.

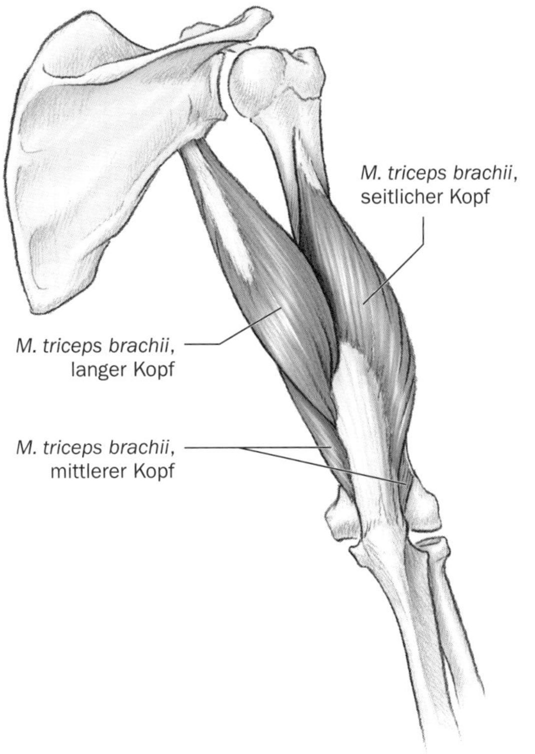

Bankdrücken, Dips und Liegestütz

Trizepsdrücken und Kickbacks

Trizepsstrecken im Liegen und am Gerät

Trizeps über Kopf

BANKDRÜCKEN MIT ENGEM GRIFF

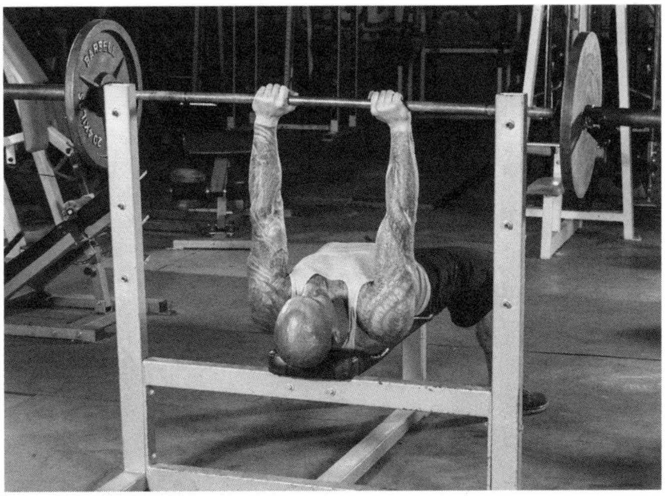

Ausgangsposition

Legen Sie sich mit dem Gesicht nach oben auf eine Bank, wobei Ihre Füße fest auf dem Boden stehen. Greifen Sie eine Langhantel schulterbreit im Obergriff.

Bewegung

Heben Sie die Stange aus der Halterung und führen Sie sie langsam zu Ihrer Brust, während Ihre Ellbogen so nah wie möglich am Körper bleiben. Am untersten Punkt der Bewegung sollten Ihre Ellbogen etwas tiefer als Ihre Schultern sein. Drücken Sie die Hantel dann zurück nach oben in die Ausgangsposition.

Tipp: Wenn Sie enger als schulterbreit greifen, wird der Trizeps nicht stärker beansprucht, aber die Handgelenke werden möglicherweise stärker strapaziert.

Varianten

Sie können diese Übung auch mit einer SZ-Stange ausführen.

BANKDRÜCKEN MIT ENGEM UNTERGRIFF

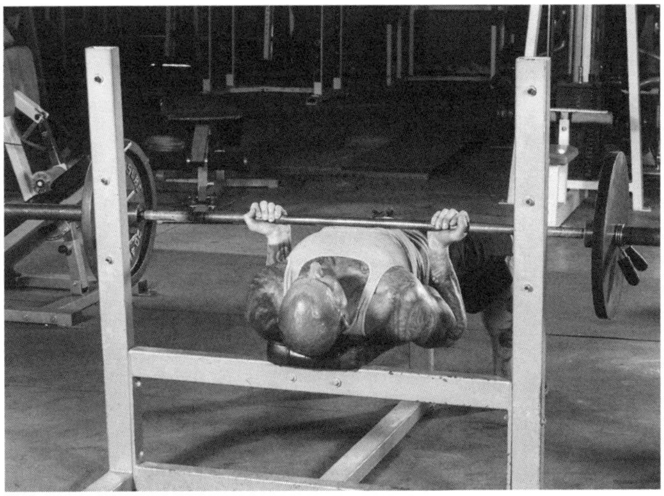

Ausgangsposition

Legen Sie sich mit dem Gesicht nach oben auf eine Bank, wobei Ihre Füße fest auf dem Boden stehen. Greifen Sie eine Langhantel schulterbreit im Untergriff.

Bewegung

Lassen Sie sich helfen, die Stange aus der Halterung zu heben, und führen Sie sie langsam zu Ihrer unteren Brust, während Ihre Ellbogen so nah wie möglich am Körper bleiben. Am untersten Punkt der Bewegung sollten Ihre Ellbogen etwas tiefer als Ihre Schultern sein. Drücken Sie die Hantel dann zurück nach oben in die Ausgangsposition.

Tipp: Mit einem schulterbreiten Griff kann man den Trizeps gezielter trainieren.

Varianten

Die Übung kann auch an der Multipresse (Bankdrücken im Untergriff an der Multipresse) oder mit Kurzhanteln (Bankdrücken im Untergriff mit Kurzhanteln) durchgeführt werden. Wenn Sie Kurzhanteln verwenden, drehen Sie einfach die Unterarme so, dass sie zu Ihnen zeigen.

BANKDRÜCKEN MIT ENGEM GRIFF AN DER MULTIPRESSE

Ausgangsposition

Legen Sie sich mit dem Gesicht nach oben auf eine Bank unter der Multipresse, wobei die Füße fest auf dem Boden stehen. Die Hantelstange sollte sich oberhalb des Oberbauchs befinden. Greifen Sie die Stange schulterbreit im Untergriff.

Bewegung

Heben Sie die Stange aus der Halterung und führen Sie sie langsam zum Oberbauch, während die Ellbogen so nah wie möglich am Körper bleiben. Am untersten Punkt der Bewegung sollten die Ellbogen etwas tiefer als die Schultern sein. Halten Sie die Schulterblätter nach hinten gezogen und die Brust rausgestreckt und drücken Sie dann die Hantel zurück nach oben in die Ausgangsposition.

Tipp: Falls bei der verwendeten Multipresse die Stangenführung in einem leichten Winkel (nicht genau vertikal) verläuft, sollten Sie sich so auf die Bank legen, dass Sie die Stange leicht von sich weg in Richtung Beine drücken. Dieser Winkel belastet weniger die Schultern und die Brust und isoliert den Trizeps mehr.

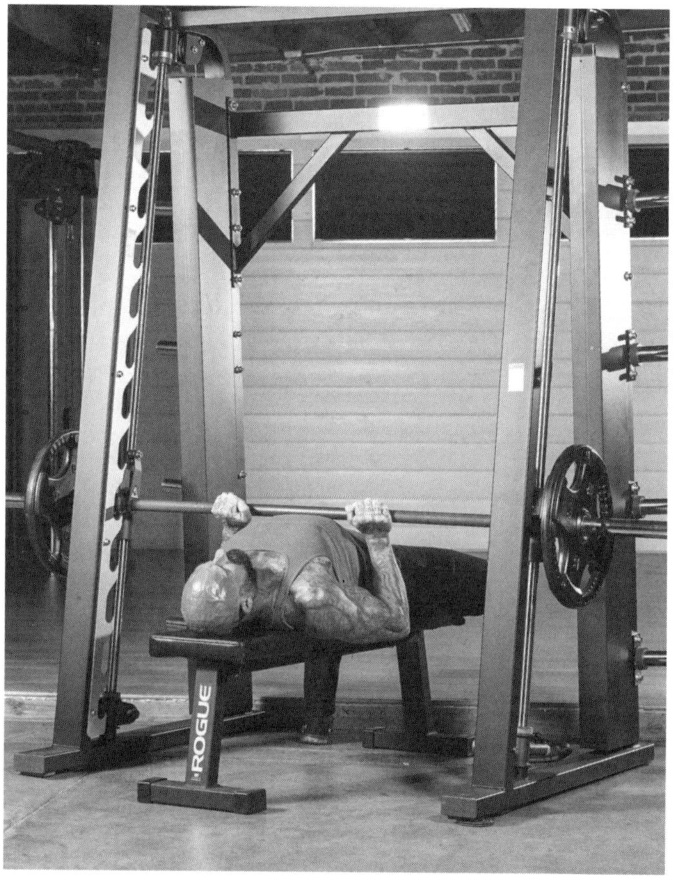

KURZHANTELDRÜCKEN MIT ENGEM GRIFF

Ausgangsposition

Legen Sie sich rücklings auf eine Flachbank und halten Sie 2 Kurzhanteln im neutralen Griff vor Ihrer Brust.

Bewegung

Halten Sie die Schulterblätter nach hinten gezogen und die Brust rausgestreckt. Drücken Sie die Kurzhanteln gerade nach oben, bis Ihre Arme vollständig gestreckt sind. Spannen Sie Ihren Trizeps auf dem höchsten Punkt für einen Moment fest an, bevor Sie die Gewichte wieder nach unten zu Ihrer Brust führen.

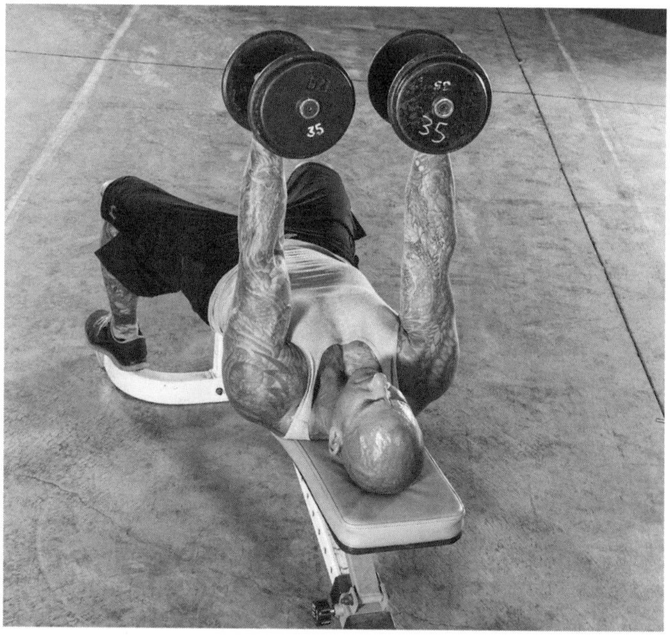

TRIZEPSDIPS

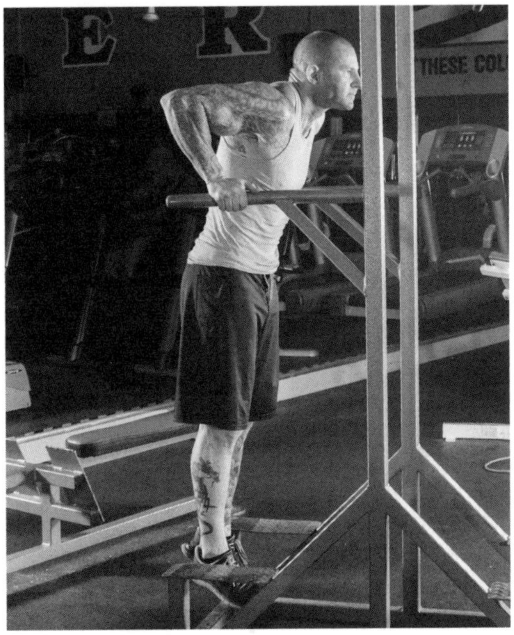

Ausgangsposition

Greifen Sie die Dipstangen mit gestreckten Armen und durchgestreckten Ellbogen. Halten Sie Ihren Körper so senkrecht wie möglich, um die Belastung weg von der Brust hin zum Trizeps zu legen. Wenn die Holme hoch genug sind, halten Sie Ihre Beine gerade nach unten.

Bewegung

Halten Sie Ihre Ellbogen so nah wie möglich am Körper, während Sie sie beugen, um Ihren Körper zu senken, bis Ihre Oberarme etwa parallel zum Boden sind. Drücken Sie Ihre Hände dann kräftig gegen die Holme, um Ihre Arme zu strecken und Ihren Körper wieder zu heben.

DIPS AN DER BANK

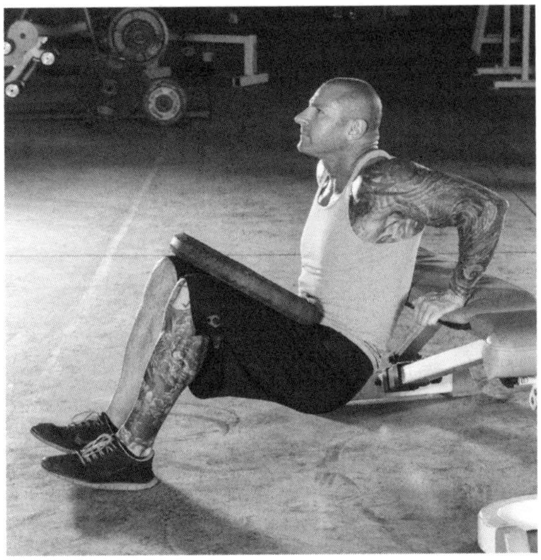

Ausgangsposition

Positionieren Sie Ihre Hände an der Kante einer Flachbank, sodass Ihr Körper senkrecht zur Bank ist, wenn Sie Ihre Beine gerade vor sich ausstrecken, wobei nur Ihre Fersen den Boden berühren. Oder Sie halten Hüfte und Knie gebeugt, um eine Gewichtsscheibe auf Ihren Oberschenkeln zu halten, sodass zusätzlicher Widerstand erzeugt wird. Ihre Arme sollten vollständig gestreckt und nur Ihre Handflächen auf der Bank sein.

Bewegung

Beugen Sie Ihre Ellbogen, um Ihren Körper abzusenken, bis Ihre Ellbogen einen Winkel von etwa 90° erreichen. Strecken sie dann Ihre Arme, um Ihren Körper wieder in die Ausgangsposition zu heben, während Sie Ihre Trizepse auf dem höchsten Punkt fest anspannen.

Tipp: Vermeiden Sie den häufigen Fehler, die Schultern nach vorn zu drehen, während Sie den Körper absenken. Dies erhöht das Risiko einer Schulterverletzung und mindert Ihre Kraft beim Dip. Achten Sie darauf, dass die Schulterblätter während des gesamten Bewegungsablaufs nach hinten und unten gezogen bleiben.

Varianten

Sie können bei dieser Übung auch die Fersen auf eine Bank stützen, die parallel zur anderen Bank steht. Um es noch schwerer zu machen, lassen Sie sich Hantelscheiben auf den Schoß legen. Sie können auch ein Widerstandsband um die Beine der Bank schlingen, um den Widerstand zu erhöhen.

DIPS AM GERÄT

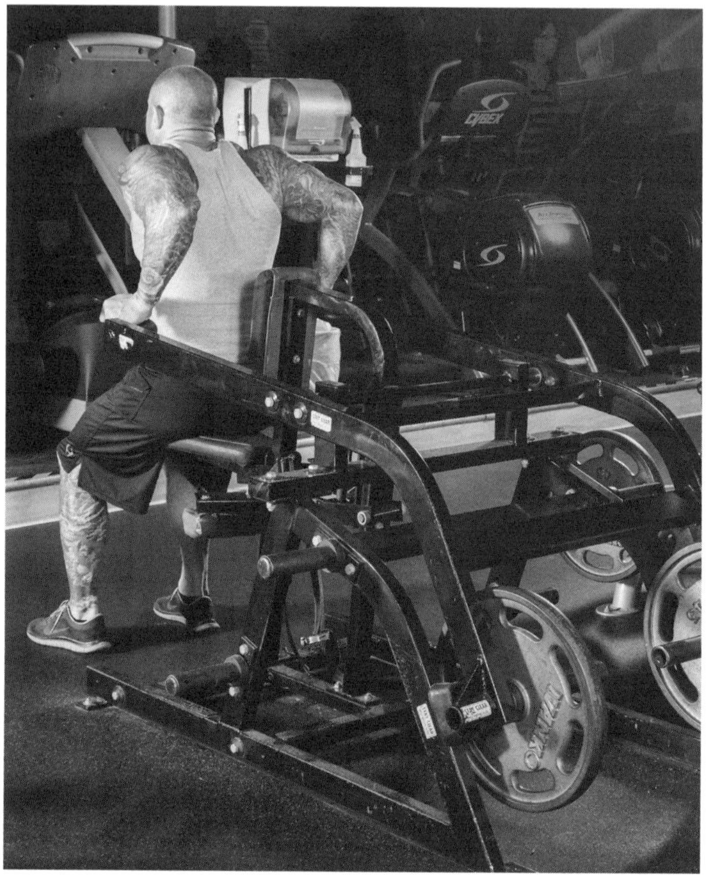

Ausgangsposition

Setzen Sie sich an eine Dipmaschine, sodass Ihre Füße fest auf dem Boden stehen und Ihr Rücken fest in die Polsterung drückt. Greifen Sie die Griffe im Obergriff.

Bewegung

Halten Sie die Schulterblätter nach hinten gezogen und die Brust rausgestreckt. Halten Sie Ihre Arme während der gesamten Übung nah am Körper (die Ellbogen zeigen gerade nach hinten). Drücken Sie die Griffe nach unten, bis Ihre Arme vollständig gestreckt sind. Spannen Sie Ihre Trizepse für einen Moment fest an und führen Sie dann die Griffe langsam wieder nach oben, bis Ihre Ellbogen in einem Winkel von etwa 90° sind.

LIEGESTÜTZ MIT ENGEM GRIFF

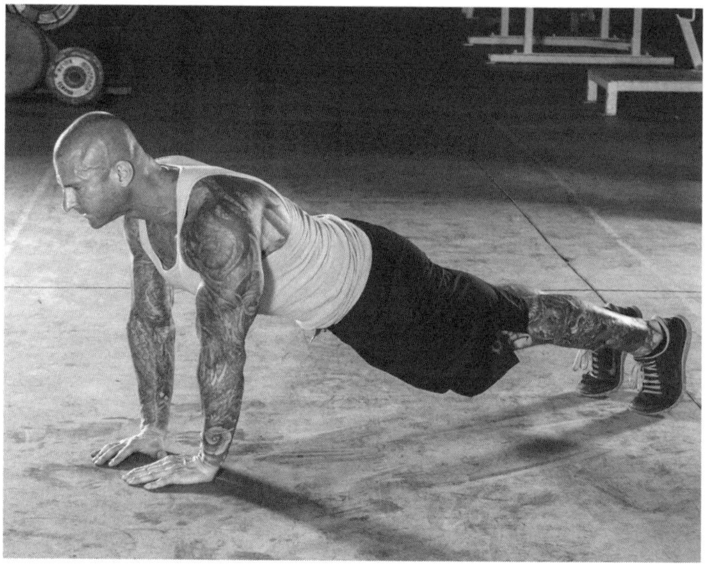

Ausgangsposition

Legen Sie sich mit dem Gesicht nach unten auf den Boden und positionieren Sie Ihre Hände ein paar Zentimeter voneinander entfernt. Heben Sie Ihren Körper an, indem Sie Ihre Arme strecken und auf die Zehenspitzen kommen.

Bewegung

Ihre Stirn zeigt zum Boden und Ihre Bauchmuskeln sind angespannt, während Sie Ihren Körper absenken, indem Sie die Ellbogen beugen. Stoppen Sie, wenn Ihre Oberarme etwa parallel zum Boden sind. Halten Sie die Schulterblätter nach hinten gezogen und die Brust rausgestreckt und gehen Sie in umgekehrter Bewegung in die Ausgangsposition zurück.

LIEGESTÜTZLEITER MIT ENGEM GRIFF

Ausgangsposition

Nehmen Sie die zuvor beschriebene Liegestützposition mit eng positionierten Armen vor einer Multipresse ein.

Bewegung

Führen Sie Liegestützübungen mit engem Griff im Leitersystem aus, jeweils bis die Muskeln erschöpft sind und mit anschließender Erhöhung der Stange in der Multipresse, wie in Kapitel 15 unter Liegestützleiter dargestellt.

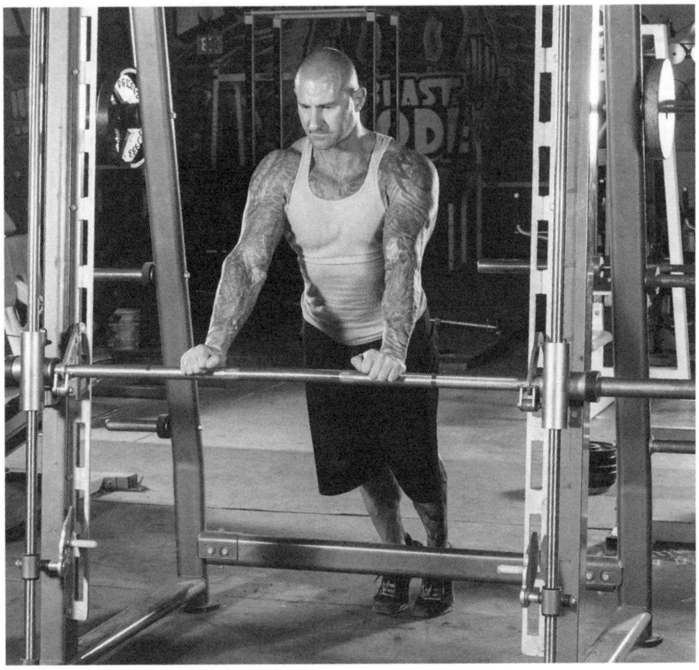

TRIZEPSDRÜCKEN AM KABELZUG

Ausgangsposition

Stellen Sie sich mit leicht gebeugten Knien mit Blick in Richtung hoher Kabelzug hin, an dem eine Trizepsstange befestigt ist. Ihre Füße sollten etwa schulterbreit positioniert sein. Greifen Sie die Stange im Obergriff und halten Sie sie auf Brusthöhe, während Ihre Ellbogen nah am Körper bleiben.

Bewegung

Strecken Sie Ihre Arme vollständig aus, ohne dabei die Ellbogen zu bewegen. Halten Sie die Position in der vollen Streckung und spannen Sie dabei Ihre Trizepse an. Führen Sie dann die Stange langsam in die Ausgangsposition zurück.

Varianten

Sie können die Übung mit einer kurzen geraden Stange, einer SZ-Stange oder einer V-Stange durchführen. Die Übung kann mit einem D-Griff auch Arm für Arm ausgeführt werden (einarmiges Trizepsdrücken am Kabelzug).

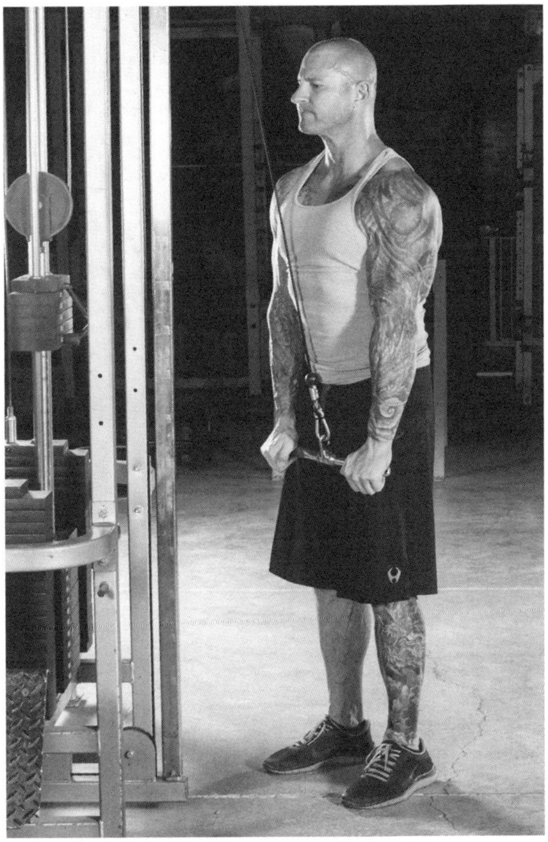

TRIZEPSDRÜCKEN AM KABELZUG MIT SEILGRIFF

Ausgangsposition

Stellen Sie sich mit leicht gebeugten Knien vor die Zugstation, wo an einem hohen Kabelzug ein Seilgriff befestigt ist. Die Füße sollten etwa schulterbreit auseinanderstehen. Greifen Sie die Enden des Seils in der Nähe der Gummistopper im Obergriff und halten Sie das Seil auf Brusthöhe, wobei Sie die Ellbogen eng an den Körper pressen. Ziehen Sie die Schulterblätter nach hinten und unten und strecken Sie den Brustkorb nach oben.

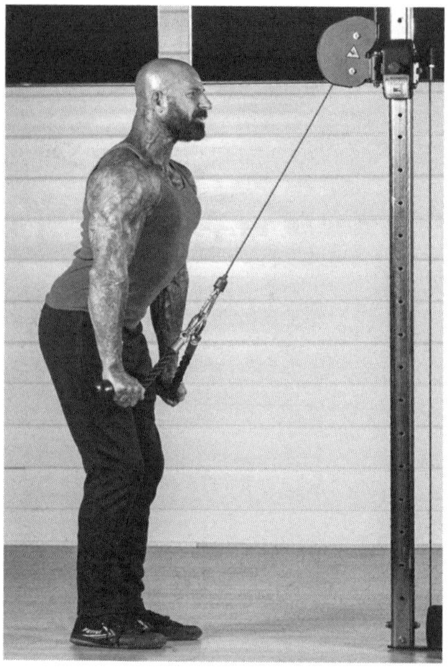

Bewegung

Während die Ellbogen am Platz bleiben, strecken Sie die Arme vollständig aus. Ziehen Sie dabei die Enden des Seils auseinander, um eine stärkere Kontraktion zu erreichen. Machen Sie mit vollständig gestreckten Armen eine Pause mit angespanntem Trizeps. Führen Sie die Stange dann langsam in die Ausgangsposition zurück.

Tipp: Achten Sie am Ende der Bewegung darauf, die Unterarme so einwärtszudrehen, dass die Handflächen nach hinten zeigen und die Daumen nach unten drücken (anstatt die Unterarme neutral zu halten, mit den Handflächen nach innen gewandt). Dadurch wird der seitliche Kopf des Trizeps besser angesprochen.

Varianten

Diese Übung kann auch Arm für Arm ausgeführt werden (einarmiges Trizepsdrücken am Kabelzug mit Seilgriff). Dazu greifen Sie beide Seilenden mit einer Hand.

TRIZEPSDRÜCKEN AM KABELZUG IM UNTERGRIFF

Ausgangsposition

Stellen Sie sich mit leicht gebeugten Knien mit Blick in Richtung eines hohen Kabelzugs hin, an dem eine kurze gerade Stange befestigt ist. Ihre Füße sollten etwa schulterbreit positioniert sein. Greifen Sie die Stange im Untergriff und halten Sie sie auf Brusthöhe, während Ihre Ellbogen nah am Körper bleiben.

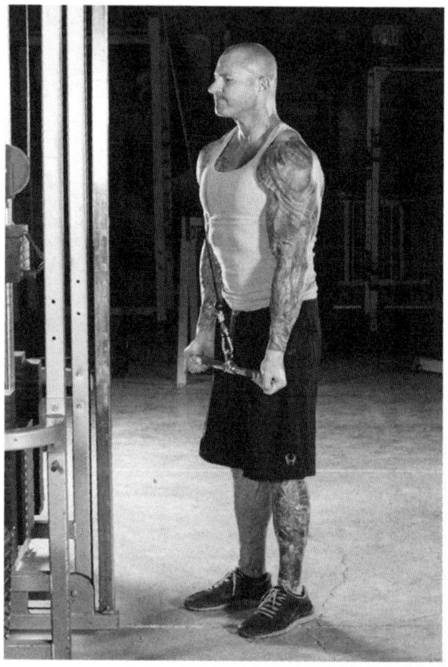

Bewegung

Strecken Sie Ihre Arme vollständig aus, ohne dabei die Ellbogen zu bewegen. Halten Sie die Position in der vollen Streckung und spannen Sie dabei Ihre Trizepse an. Führen Sie dann die Stange langsam in die Ausgangsposition zurück.

Varianten

Die Übung kann mit einem D-Griff auch Arm für Arm ausgeführt werden (einarmiges Trizepsdrücken am Kabelzug im Untergriff).

KREUZENDES TRIZEPSDRÜCKEN AM KABELZUG

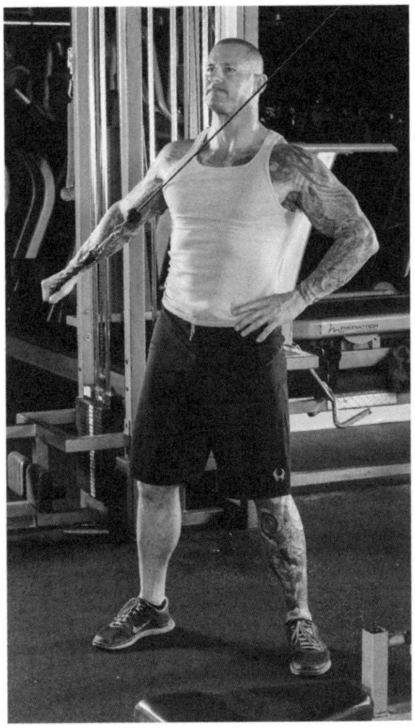

Ausgangsposition

Stellen Sie sich in die Mitte einer Crossover-Kabelzugstation und halten Sie einen Griff am hohen Kabelzug oder etwas höher als auf Schulterhöhe befestigten Seil in einer Hand. Strecken Sie Ihren Oberarm zunächst zur Seite, beinahe parallel zum Boden, und beugen Sie Ihren Ellbogen, sodass Ihre Hand vor der Brust ist.

Bewegung

Strecken Sie Ihren Unterarm aus dem Ellbogen zur Seite, bis er vollständig gestreckt ist, ohne dabei den Oberarm zu bewegen. Spannen Sie Ihren Trizeps in dieser Endposition an, bevor Sie Ihre Hand in die Ausgangsposition zurückführen. Die für diese Übung vorgegebene Oberarmposition lässt Schulter- und Brustmuskulatur vollkommen außen vor, sodass nur Ihr Trizeps arbeiten muss, um den seitlichen Kopf besser zu isolieren.

TRIZEPSDRÜCKEN MIT BAND

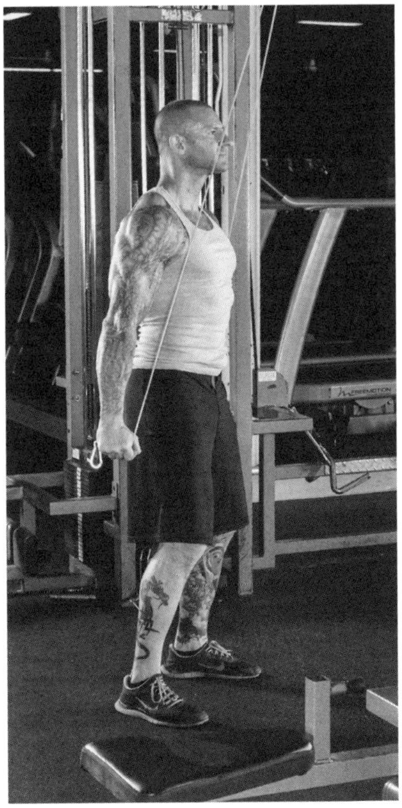

Ausgangsposition

Befestigen Sie ein Widerstandsband an einer hohen Querstange oder an einem an der oberen Türkante fixierten Türanker. Stellen Sie sich in ausreichender Entfernung hin, sodass genügend Widerstand erzeugt wird, wenn Sie die Bandgriffe im Obergriff halten, Ihre Oberarme sind parallel zum Oberkörper und Ihre Ellbogen liegen am Körper an, während Ihre Unterarme im 90°-Winkel gebeugt sind. Alternativ können Sie auch anstelle von Griffen das Band selbst im neutralen Griff halten.

Bewegung

Spannen Sie Ihre Trizepse an, um Ihre Arme aus dem Ellbogen zu strecken und die Griffe nach unten an die Seite Ihrer Beine zu führen. Halten Sie die Position für einen Moment, während Sie Ihre Trizepse fest anspannen. Führen Sie dann die Griffe langsam in die Ausgangsposition zurück.

> **Tipp:** Wenn die Spannung in den Bändern nicht ausreicht, können Sie die Übung im Knien ausführen.

Varianten

Die Übung kann auch Arm für Arm ausgeführt werden (einarmiges Trizepsdrücken mit Band). Dazu greifen Sie beide Bandenden mit einer Hand.

KICKBACKS MIT KURZHANTELN

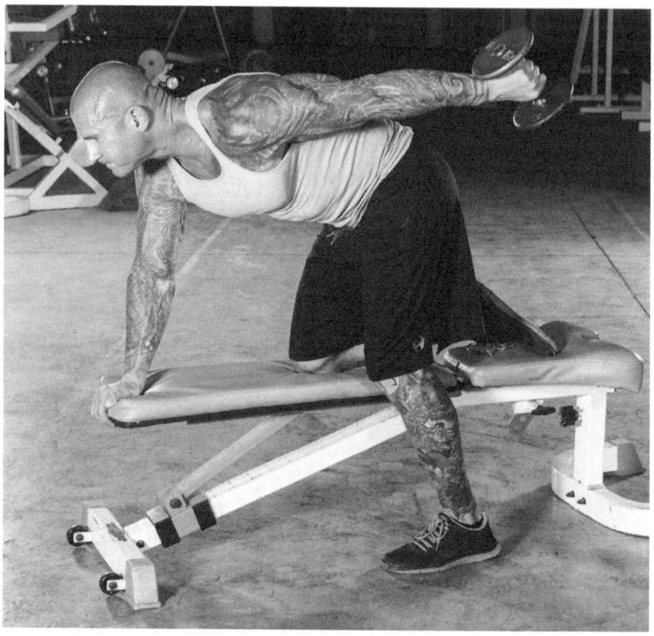

Ausgangsposition

Positionieren Sie Ihr rechtes Knie und Ihre rechte Hand auf einer Flachbank, sodass Ihr Oberkörper parallel zum Boden ist. Halten Sie eine Kurzhantel mit Ihrer linken Hand, Ihr linker Fuß berührt ganz den Boden. Ihr linker Arm ist ganz nah an Ihrer Körperseite fixiert und parallel zum Boden.

Bewegung

Strecken Sie Ihren linken Arm aus dem Ellbogen gerade nach hinten, bis er vollständig gestreckt ist. Spannen Sie Ihren Trizeps für einen Moment fest an und kommen Sie dann in die Ausgangsposition zurück. Machen Sie alle Wiederholungen mit dem linken Arm und wechseln Sie dann zum rechten.

KICKBACKS MIT KURZHANTELN IM STEHEN

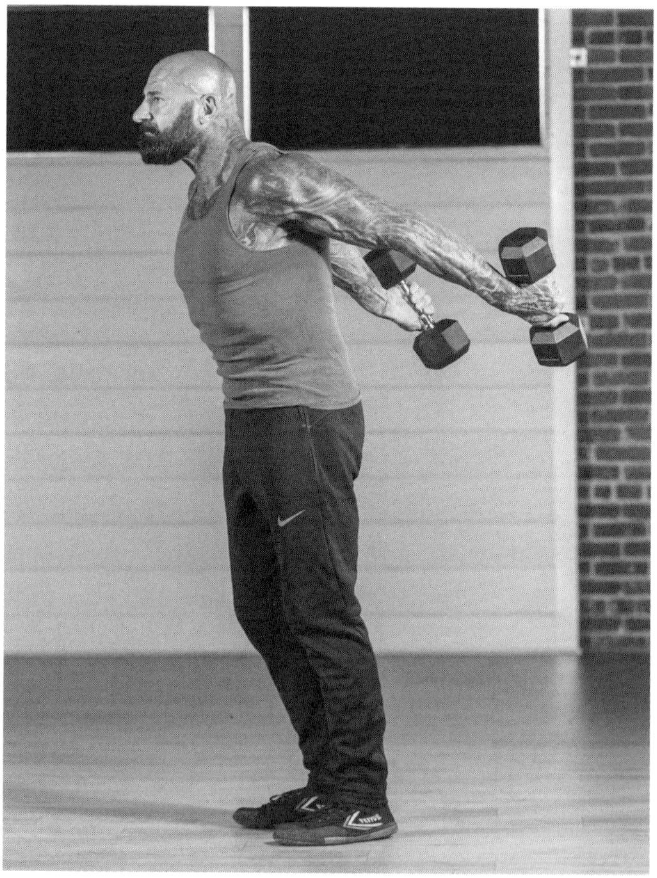

Ausgangsposition

Stellen Sie sich mit leicht gebeugten Knien, hüftbreit gesetzten Füßen und einem Paar Hanteln in den Händen hin. Halten Sie den Oberkörper aufrecht. Ziehen Sie die Arme zunächst mit angewinkelten Ellbogen nach hinten.

Bewegung

Halten Sie Oberkörper und Oberarme still und strecken Sie die Ellbogen aus, bis Ihre Arme vollständig nach hinten ausgestreckt sind und etwa einen 45°-Winkel zum Boden bilden. Spannen Sie den Trizeps 1 sek lang kräftig an und kehren Sie dann in die Ausgangsposition zurück.

Varianten

Die Übung kann auch Arm für Arm ausgeführt werden (einarmige Kickbacks mit Kurzhantel). Stützen Sie Ihre nicht arbeitende Hand vorn auf etwas Stabiles.

KICKBACKS MIT KURZHANTELN IN BAUCHLAGE

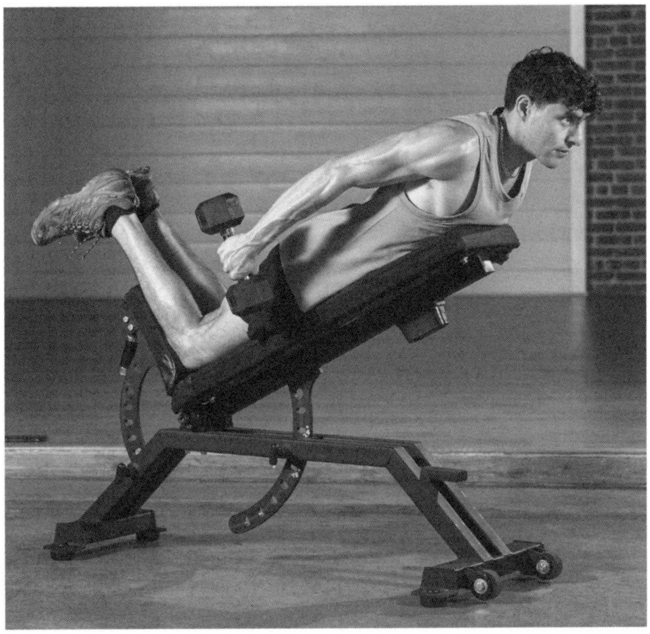

Ausgangsposition

Legen Sie sich mit dem Gesicht nach unten auf eine Hantelbank, die leicht schräg eingestellt ist (eine Stufe über waagerecht). Halten Sie ein Paar Hanteln so, dass die Oberarme waagerecht sind und eng am Körper anliegen. Die Ellbogen sind zunächst gebeugt, die Unterarme senkrecht.

Bewegung

Spannen Sie den Trizeps, um die Arme zu strecken, bis die Ellbogen ganz gerade sind. Halten Sie die Oberarme dabei still. Spannen Sie den Trizeps 1 sek lang kräftig an und kehren Sie dann in die Ausgangsposition zurück.

KICKBACKS AM KABELZUG

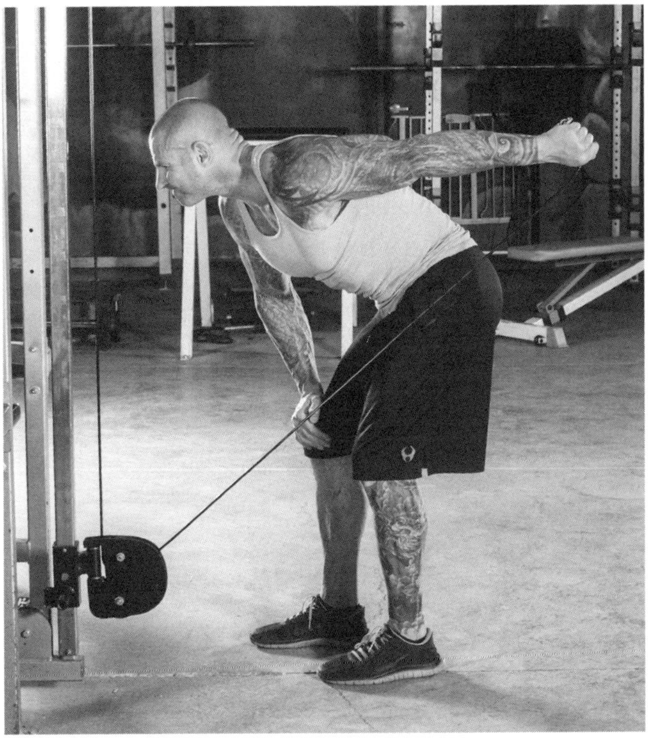

Ausgangsposition

Stellen Sie sich mit Blick in Richtung Gewichtsblöcke und beugen Sie sich aus der Hüfte nach vorn, sodass Ihr Oberkörper etwa parallel zum Boden ist. Greifen Sie im Untergriff einen am tiefen Kabelzug befestigten Einhandbügelgriff. Alternativ können Sie das Kabel selbst im neutralen Griff halten. Heben Sie Ihren Ellbogen, sodass Ihr Oberarm parallel zum Boden ist, und beugen Sie Ihren Ellbogen im 90°-Winkel, während Sie ihn nah am Körper halten. Stützen Sie sich mit der rechten Hand auf Ihrem Oberschenkel oder der Zugstation ab.

Bewegung

Strecken Sie Ihren linken Arm nach hinten oben, bis er vollständig gestreckt ist. Spannen Sie Ihren Trizeps für einen Moment fest an und kommen Sie dann in die Ausgangsposition zurück. Machen Sie die gewünschten Wiederholungen und wechseln Sie dann zur rechten Seite.

Varianten

Die Übung kann auch mit aufrechtem Oberkörper durchgeführt werden (Kickbacks am Kabelzug im Stehen).

KICKBACKS MIT BAND

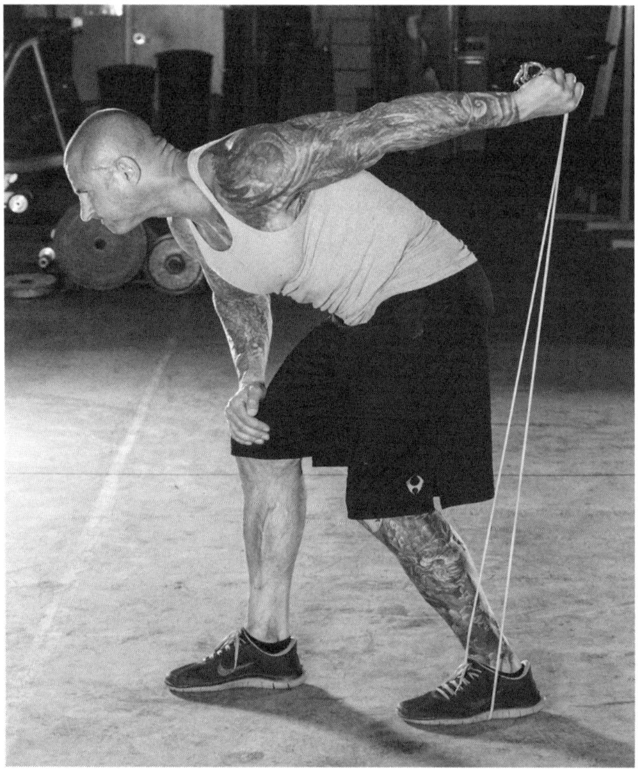

Ausgangsposition

Stellen Sie sich in Schrittstellung (rechter Fuß vor dem linken) mit dem hinteren Fuß mittig auf ein Widerstandsband. Halten Sie die Bandenden mit der linken Hand im neutralen Griff. Beugen Sie sich aus der Hüfte nach vorn und halten Sie Ihren linken Oberarm parallel zum Oberkörper und nah am Körper. Lassen Sie Ihren Unterarm in einem 90°-Winkel zu Ihrem Oberarm gerade nach unten hängen.

Bewegung

Strecken Sie Ihren Unterarm mithilfe Ihres Trizeps nach hinten, bis Ihr Arm vollständig gestreckt und Ihr Ellbogen durchgestreckt ist. Spannen Sie Ihren Trizeps so fest wie möglich in dieser Position an und führen Sie dann das Band in die Ausgangsposition zurück. Machen Sie alle Wiederholungen mit dem linken Arm und wiederholen sie dies dann mit dem rechten Arm.

TRIZEPSSTRECKEN IM LIEGEN

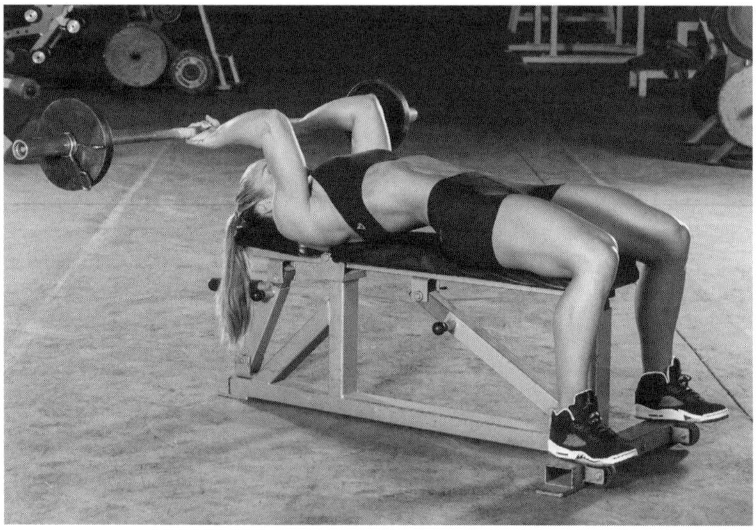

Ausgangsposition

Legen Sie sich mit dem Gesicht nach oben auf eine Flachbank, wobei Ihre Füße fest auf dem Boden stehen oder bei kürzeren Beinen auf dem Bankrahmen. Halten Sie eine Langhantel mit vollständig gestreckten Armen über Ihrer Brust.

Bewegung

Führen Sie die Hantel zur Stirn, indem Sie Ihre Unterarme sinken lassen, während die Oberarme nicht ihre Position verlassen, und dann drücken Sie die Hantel wieder nach oben.

Varianten

Sie können diese Übung auch mit einer SZ-Stange machen.

TRIZEPSSTRECKEN AUF DER NEGATIVBANK

Ausgangsposition

Legen Sie sich mit dem Gesicht nach oben auf eine verstellbare Negativbank und fixieren Sie Ihre Füße unter den Rollen. Greifen Sie schulterbreit eine Langhantel im Obergriff und führen Sie sie mit gestreckten Armen über Ihre Brust.

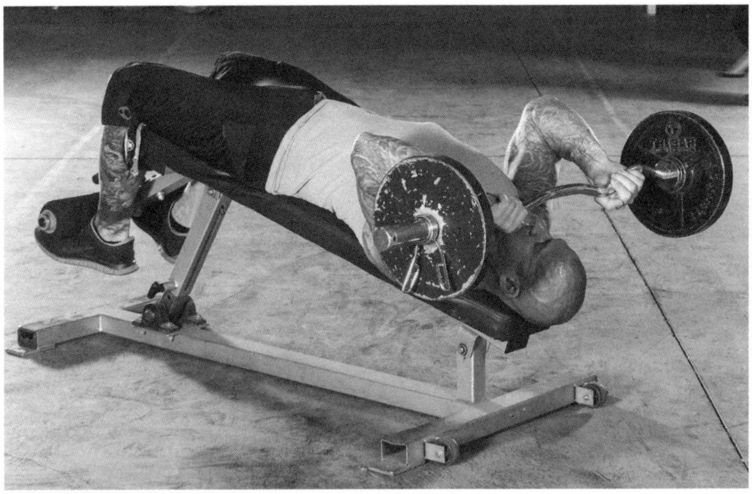

Bewegung

Beugen Sie Ihre Ellbogen und führen Sie die Gewichte zur Stirn. Strecken Sie Ihre Arme dann wieder, um die Hantel in die Ausgangsposition zurückzuführen.

Tipp: Da die Arme beim Trizepsstrecken im Liegen in die Senkrechte kommen, liegt in der oberen Position kein großer Widerstand auf dem Trizeps. Auf der Negativbank bleiben die Arme in der oberen Position dagegen in der Schräge, sodass der Trizeps über den gesamten Bewegungsbereich mehr Widerstand erhält.

Varianten

Sie können die Übung auch mit einer SZ-Stange durchführen.

TRIZEPSSTRECKEN MIT KURZHANTELN IM LIEGEN

Ausgangsposition

Legen Sie sich mit dem Gesicht nach oben auf eine Flachbank, wobei Ihre Füße fest auf dem Boden stehen. Halten Sie ein Paar Kurzhanteln im neutralen Griff mit vollständig gestreckten Armen über Ihrer Brust.

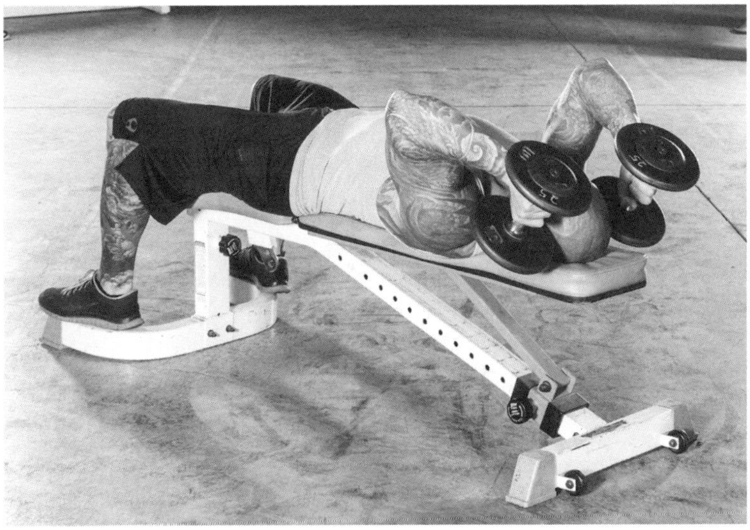

Bewegung

Führen Sie die Kurzhanteln seitlich neben Ihren Kopf, indem Sie Ihre Unterarme sinken lassen, während die Oberarme nicht ihre Position verlassen, und dann drücken Sie die Hanteln wieder nach oben.

Varianten

Man kann diese Übung auch auf der Negativbank durchführen. Die Übung kann auch Arm für Arm ausgeführt werden (einarmiges Trizepsstrecken mit Kurzhantel im Liegen). Halten Sie sich mit der nicht arbeitenden Hand an der Bank fest, um für Stabilität zu sorgen.

TRIZEPSSTRECKEN AM KABELZUG IM LIEGEN

Ausgangsposition

Legen Sie sich mit dem Gesicht nach oben auf eine Bank, die der Länge nach in der Mitte einer Kabelzugstation positioniert ist, sodass Ihr Kopf am nächsten zum Turm ist. Greifen Sie einen am tiefen Kabelzug befestigten geraden Griff im Obergriff und strecken Sie Ihre Arme über Ihrem Kopf aus.

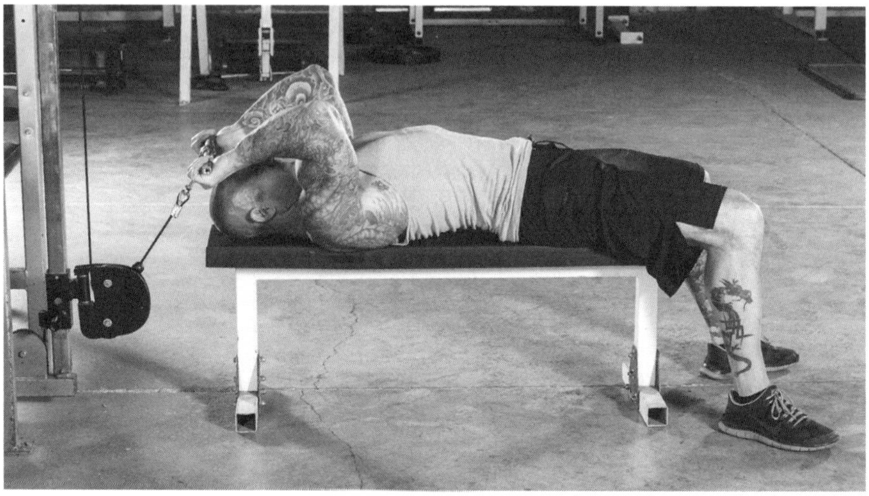

Bewegung

Halten Sie Ihre Oberarme senkrecht zum Oberkörper, während Sie die Stange zur Stirn hinunterführen. Strecken Sie Ihre Arme, um die Stange wieder nach oben bei voller Armstreckung zu bringen.

Varianten

Die Übung kann mit einem D-Griff auch Arm für Arm ausgeführt werden (einarmiges Trizepsstrecken am Kabelzug im Liegen).

TRIZEPSSTRECKEN AM GERÄT

Ausgangsposition

Setzen Sie sich an ein Gerät zum Trizepsstrecken und positionieren Sie Ihre Oberarme auf den Armpolstern, während Sie die Griffe mit beiden Händen greifen.

Bewegung

Strecken Sie Ihre Arme mithilfe der Trizepse im Ellbogen, während Sie Ihre Oberarme auf den Armpolstern lassen. Wenn Ihre Arme vollständig gestreckt sind, führen Sie die Griffe langsam in die Ausgangsposition zurück.

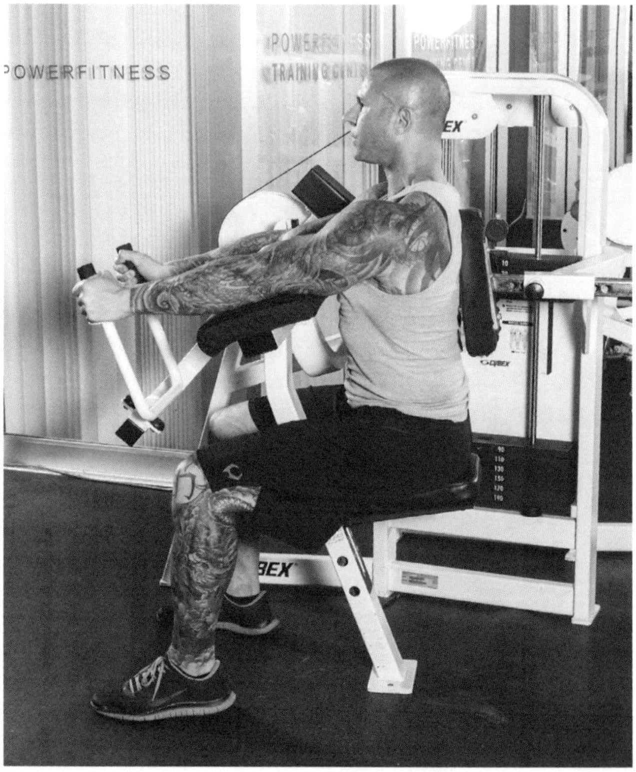

TRIZEPSSTRECKEN MIT DER LANGHANTEL ÜBER KOPF

Ausgangsposition

Setzen Sie sich auf eine Bank mit niedriger Rückenlehne und halten Sie eine SZ-Stange schulterbreit gestreckt über Ihren Kopf.

Bewegung

Halten Sie Ihre Oberarme dicht am Kopf, während Sie die SZ-Stange hinter Ihren Kopf senken, bis Ihre Ellbogen einen 90°-Winkel bilden. Führen Sie dann die Hantel zurück in die Position bei vollständiger Armstreckung.

Varianten

Die Übung kann auch im Stehen ausgeführt werden.

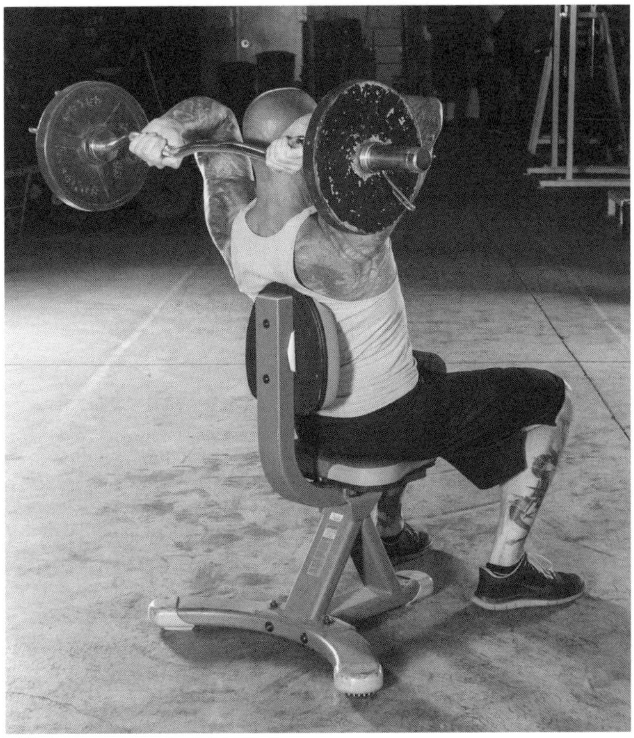

TRIZEPSSTRECKEN MIT KURZHANTEL ÜBER KOPF

Ausgangsposition

Setzen Sie sich auf eine Bank mit niedriger Rückenlehne und heben Sie eine Kurzhantel über Ihren Kopf. Halten Sie das Gewicht mit beiden Handflächen auf der Innenseite der oberen Gewichtsscheibe fest.

Bewegung

Halten Sie Ihre Oberarme dicht am Kopf und senken Sie die Kurzhantel hinter Ihrem Kopf soweit ab, bis Ihre Ellbogen einen 90°-Winkel formen. Führen Sie die Hantel zurück in die Ausgangsposition mit voller Armstreckung.

Varianten

Die Übung kann auch im Stehen oder Arm für Arm ausgeführt werden (einarmiges Trizepsstrecken mit Kurzhantel über Kopf). Legen Sie die nicht arbeitende Hand auf die Hüfte oder halten Sie sich am Sitz fest, um für Stabilität zu sorgen.

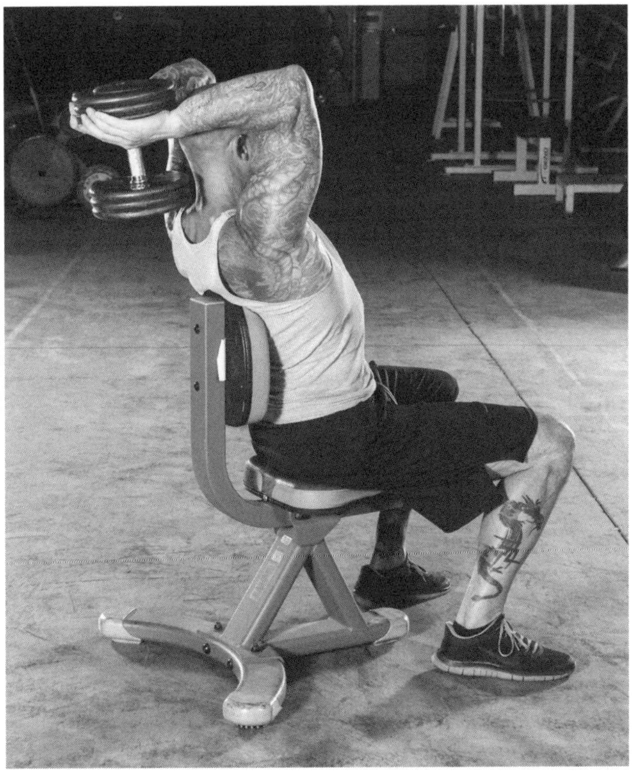

TRIZEPSSTRECKEN AUF DER SCHRÄGBANK ÜBER KOPF

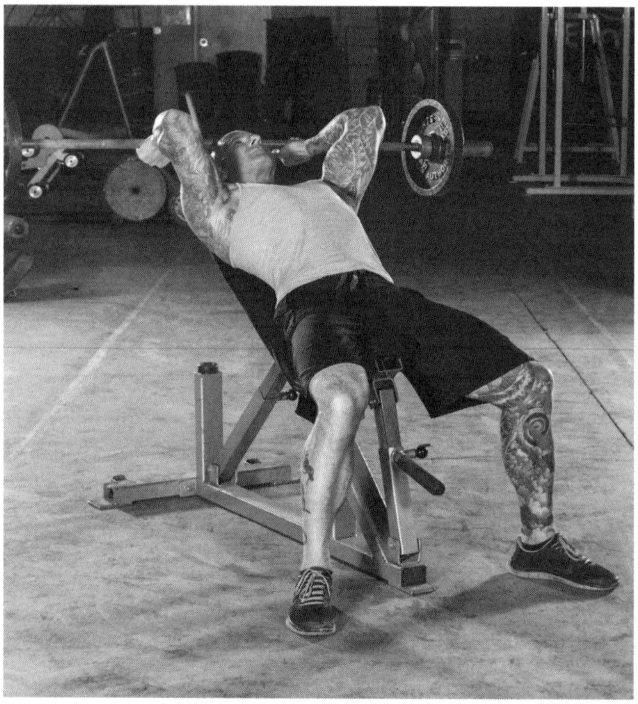

Ausgangsposition

Legen Sie sich mit dem Rücken auf eine auf 45° eingestellte Schrägbank und heben Sie eine Langhantel im Obergriff über den Kopf.

Bewegung

Beugen Sie Ihre Ellbogen, um die Stange langsam zu senken, bis sie hinter Ihrem Kopf ist. Drücken Sie die Gewichte dann wieder nach oben, bis Ihre Arme vollständig gestreckt sind.

Tipp: Beim Trizepsstrecken über Kopf mit aufrechtem Körper kann der Widerstand in der oberen Position nachlassen, da die Arme senkrecht stehen. Wenn Sie die Übung auf der Schrägbank ausführen, bleiben die Arme in der Schräge, sodass der Trizeps im gesamten Bewegungsbereich belastet wird.

Varianten

Man kann die Übung mit einer SZ-Stange, einer Kurzhantel oder einem Paar Kurzhanteln ausführen.

TRIZEPSSTRECKEN AM KABELZUG ÜBER KOPF

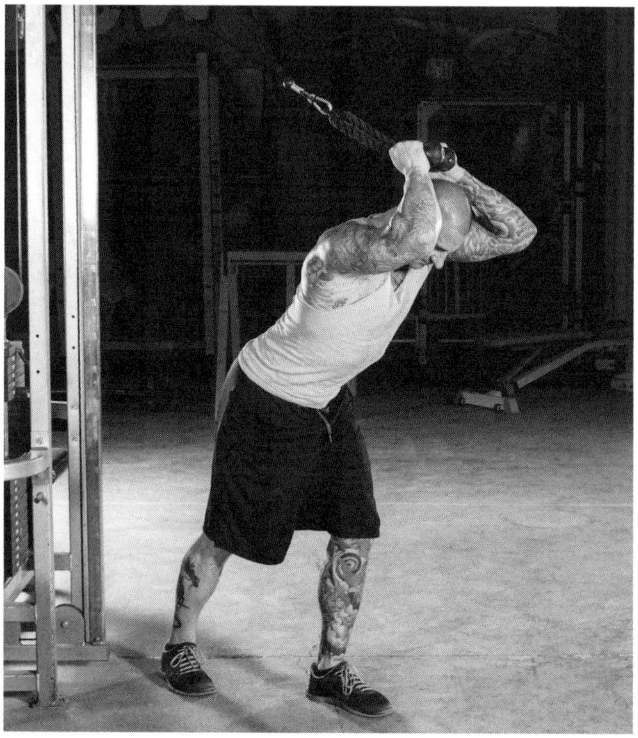

Ausgangsposition

Sie stehen mit dem Rücken zu einem hohen Kabelzug, an dem ein Seil befestigt ist. Greifen Sie das Seil im neutralen Griff hinter Ihrem Kopf und lehnen Sie Ihren Oberkörper nach vorn. Halten Sie Ihre Ellbogen neben Ihren Ohren und bringen Sie die Unterarme nach hinten, sodass sie einen 90°-Winkel bilden.

Bewegung

Halten Sie Ihre Oberarme in der Position, während Sie Ihre Arme aus den Ellbogen bis in die vollständige Armstreckung bringen, um das Gewicht zu drücken.

Varianten

Man kann die Übung auch mit einer kurzen geraden Stange oder einer SZ-Stange durchführen.

TRIZEPSSTRECKEN AM KABELZUG ÜBER KOPF (VON UNTEN)

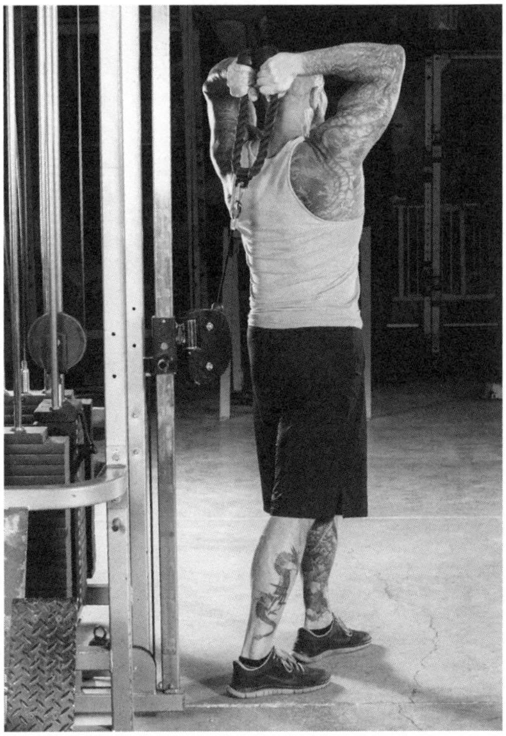

Ausgangsposition

Sie stehen mit dem Rücken zu einem Kabelzug, an dessen Ende ein Seil befestigt und dessen Rolle unter Schulterhöhe positioniert ist. Greifen Sie das Seil im neutralen Griff hinter Ihrem Kopf und halten Sie Ihren Oberkörper so aufrecht wie möglich. Halten Sie Ihre Ellbogen neben Ihren Ohren und Ihre Oberarme möglichst senkrecht.

Bewegung

Ihre Oberarme bleiben in der Position, während Sie Ihre Arme aus den Ellbogen in die vollständige Streckung über Ihren Kopf bringen.

Tipp: Diese Variante des Überkopf-Trizepsstreckens am Kabelzug verlagert mehr Spannung und Belastung auf den langen Kopf des Trizeps als die Ausführung der Übung am hohen Kabelzug.

TRIZEPSSTRECKEN MIT BAND ÜBER KOPF

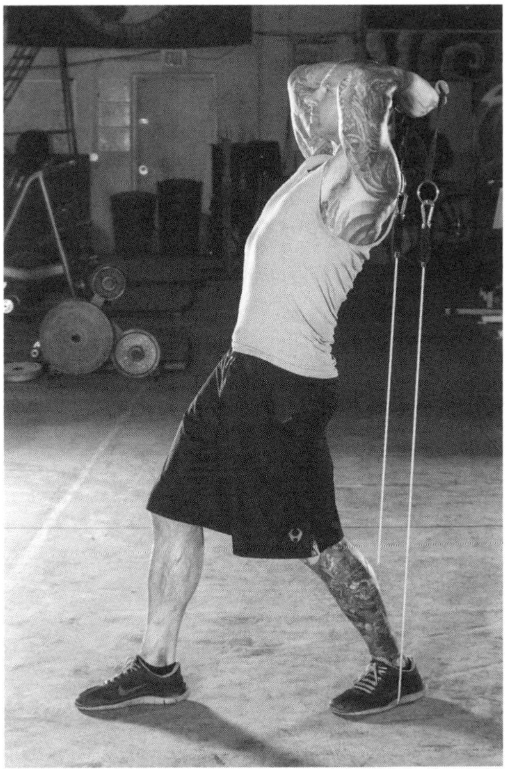

Ausgangsposition

Stellen Sie sich in Schrittstellung mit dem hinteren Fuß auf ein Widerstandsband und halten Sie die Griffe im Obergriff. Führen Sie Ihre Oberarme nach oben, sodass die Ellbogen seitlich von Ihrem Kopf und gebeugt sind, während Sie Ihre Unterarme hinter Ihrem Kopf halten.

Bewegung

Strecken Sie Ihre Arme aus den Ellbogen, ohne dabei Ihre Oberarme zu bewegen, um sie gerade über Ihren Kopf zu führen. Spannen Sie Ihre Trizepse auf dem höchsten Punkt an und führen Sie dann die Griffe langsam in die Ausgangsposition zurück.

Varianten

Die Übung kann auch Arm für Arm ausgeführt werden (einarmiges Trizepsstrecken mit Band über Kopf).

TRIZEPSDRÜCKEN MIT SCHLINGENTRAINER

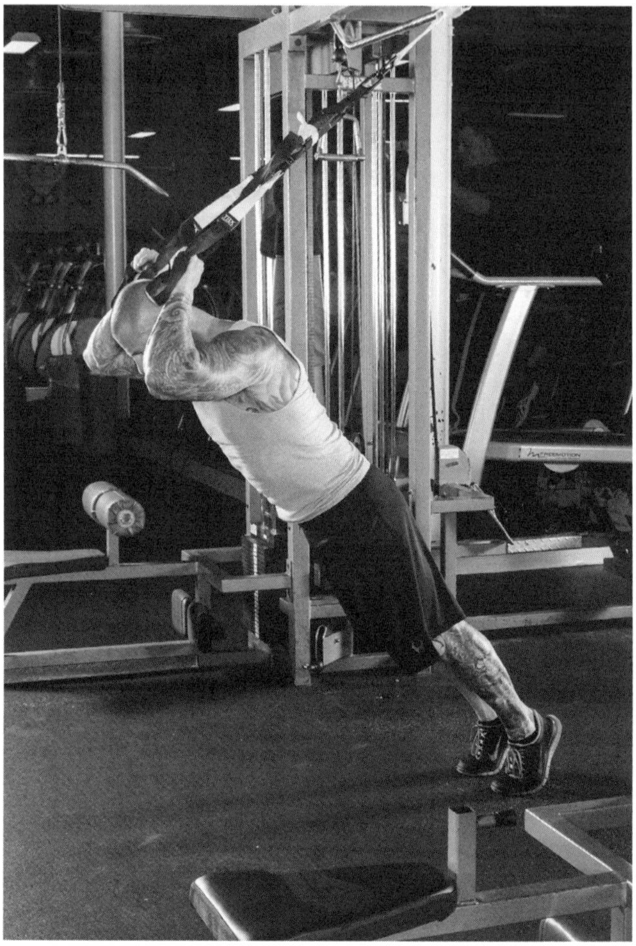

Ausgangsposition

Halten Sie die Griffe eines Schlingentrainers im Obergriff. Lehnen Sie sich nach vorn und beugen Sie die Arme aus den Ellbogen in einem Winkel kleiner als 90°. Nur Ihre Zehenspitzen berühren den Boden. Die Länge des Schlingentrainers ist so eingestellt, dass Sie sich genügend weit nach vorn lehnen können, um ausreichend Widerstand zu erzeugen, der die Anzahl der Wiederholungen auf die gewünschte Zahl reduziert.

Bewegung

Strecken Sie Ihre Arme aus den Ellbogen, um Ihr Körpergewicht zu heben. Halten Sie die Position bei vollständiger Armstreckung und spannen Sie Ihre Trizepse so fest wie möglich an. Führen Sie Ihren Körper kontrolliert in die Ausgangsposition zurück und machen Sie die gewünschten Wiederholungen.

KAPITEL 20

Bizeps

Dieses Kapitel enthält detaillierte Beschreibungen der wichtigsten Übungen, die sich auf den Bizeps *(M. biceps brachii)*, einschließlich des Armbeugers *(M. brachialis)*, konzentrieren. Der Bizeps besteht aus einem langen und einem kurzen Kopf, wie die Abbildung zeigt. Der *M. brachialis* liegt hinter dem Bizeps. Die Bizepsübungen lassen sich in die folgenden Kategorien unterteilen: Curls im Stehen; Curls im Sitzen, Curls am Kabelzug, Preacher Curls und Konzentrationscurls, Curls mit dem eigenen Körpergewicht, Curls im Hammer- und Untergriff. Jede Übung einer bestimmten Kategorie kann in einem Workout durch jede andere Übung derselben Kategorie ersetzt werden.

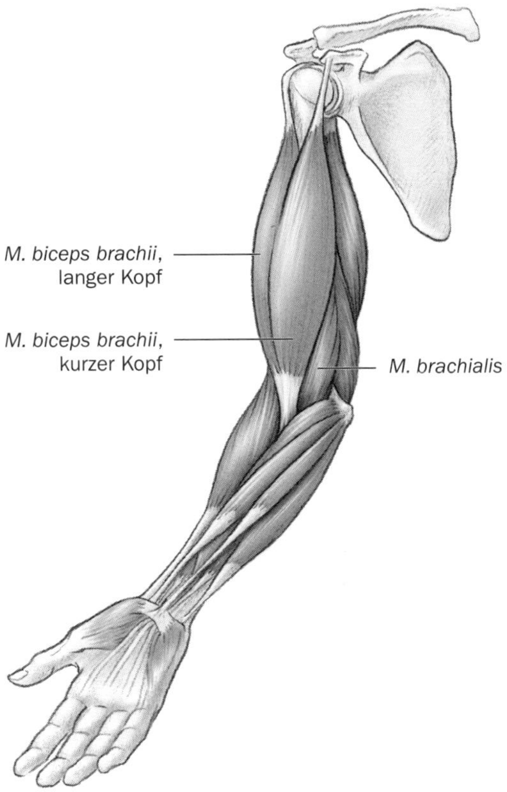

Curls im Stehen

Curls im Sitzen

Curls am Kabelzug

Preacher- und Konzentrationscurls

Curls mit dem Körpergewicht

Curls im Hammer- und Obergriff

LANGHANTELCURLS

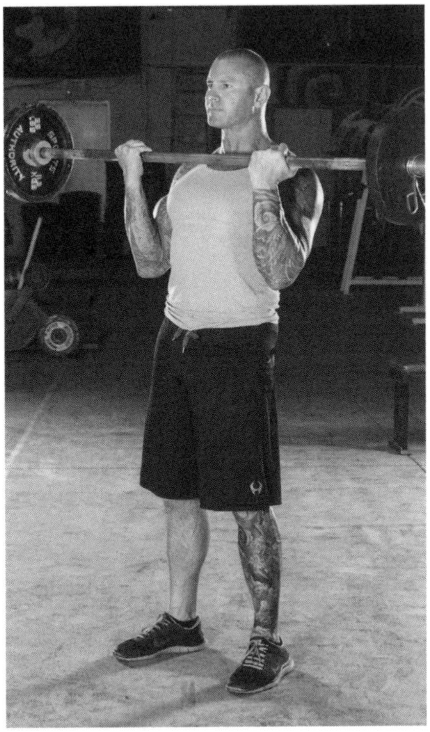

Ausgangsposition

Stellen Sie sich etwa schulterbreit mit leicht gebeugten Knien aufrecht hin und greifen Sie eine Langhantel schulterbreit im Untergriff. Lassen Sie die Hantel zu Ihren Oberschenkeln nach unten hängen. Spannen Sie Ihre Bauchmuskeln an und halten Sie Ihre Ellbogen in der Position.

Bewegung

Führen Sie die Hantel langsam in einem Bogen durch Beugung der Ellbogen zu Ihren Schultern, ohne dabei Ihren Oberkörper zu bewegen. Halten Sie die Position auf dem höchsten Punkt, spannen Sie Ihre Bizepse an und senken Sie die Hantel dann langsam in die Ausgangsposition zurück.

Tipp: Um den langen Kopf des Bizeps stärker zu belasten, verwenden Sie am besten einen engeren Griff mit schulterbreit positionierten Händen. Um den kurzen Kopf anzusprechen, platzieren Sie die Hände weiter als schulterbreit. Sie können bei jedem Satz Langhantelcurls eine andere Griffweite wählen oder in einem erweiterten Satz vom engen Griff zum schulterbreiten und dann zum breiten wechseln.

Varianten

Man kann die Übung auch mit einer SZ-Stange durchführen.

LANGHANTELCURLS MIT BAND

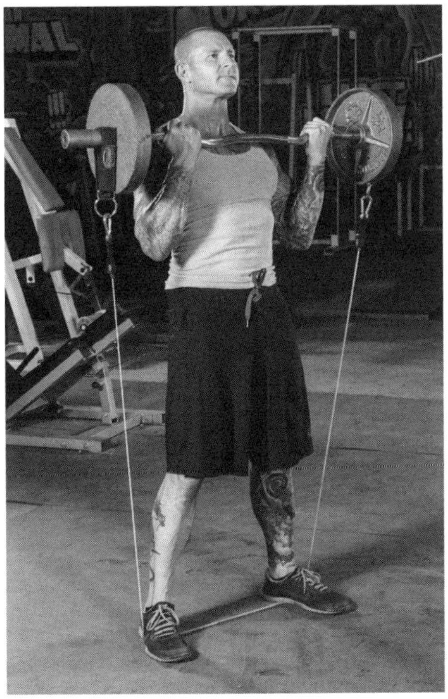

Ausgangsposition

Befestigen Sie beide Bandenden an den Enden einer Lang- oder einer SZ-Hantel. Stellen Sie sich mittig auf das Band und heben Sie die Hantel im Untergriff.

Bewegung

Führen Sie eine übliche Curlbewegung aus, wobei das Hauptaugenmerk auf der durch das Band erzeugten zusätzlichen Spannung auf dem höchsten Punkt liegt, und konzentrieren Sie sich auf die Bizepskontraktion. Senken Sie die Hantel dann langsam in die Ausgangsposition.

Tipp: Um mehr Fokus auf den Bizeps zu legen und die Deltamuskeln weniger anzusprechen, halten Sie am besten die Schulterblätter nach hinten und unten gezogen. Dies sorgt auch für eine stärkere Curlbewegung, verringert das Risiko einer Schulterverletzung und gilt für alle Bizepscurl-Übungen (nicht nur für die Langhantelcurls mit Band).

KURZHANTELCURLS IM STEHEN

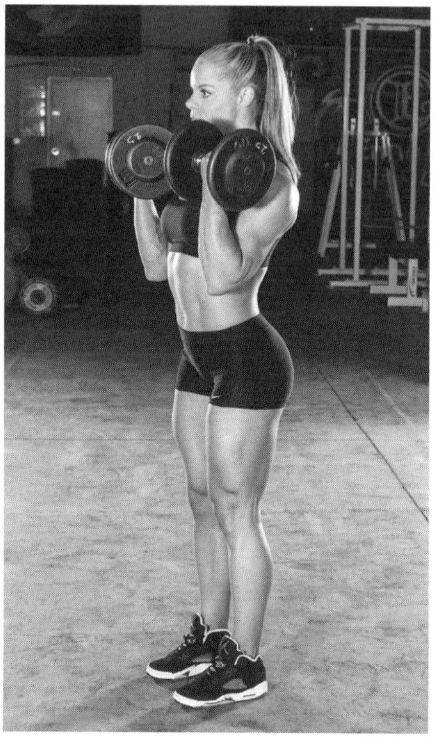

Ausgangsposition

Stellen Sie sich etwa hüftbreit mit leicht gebeugten Knien aufrecht hin. Greifen Sie ein Paar Kurzhanteln im Untergriff. Lassen Sie die Hanteln seitlich von Ihren Oberschenkeln nach unten hängen.

Bewegung

Führen Sie die Kurzhanteln langsam in einem Bogen durch Beugung der Ellbogen nach oben zu Ihren Schultern, ohne dabei Ihren Oberkörper zu bewegen. Halten Sie die Position auf dem höchsten Punkt, spannen Sie Ihre Bizepse an und senken Sie die Gewichte langsam wieder in die Ausgangsposition.

Tipp: Das gleichzeitige (beidseitige) Heben beider Kurzhanteln ermüdet den Bizeps schneller, als wenn man links und rechts abwechselnd hebt (abwechselnde Kurzhantelcurls im Stehen). Wenn Sie bei beidseitigen Curls das Muskelversagen erreichen und den Bizeps noch stärker ermüden möchten, können Sie den Satz mit abwechselnden Wiederholungen verlängern.

ABWECHSELNDE KURZHANTELCURLS IM STEHEN

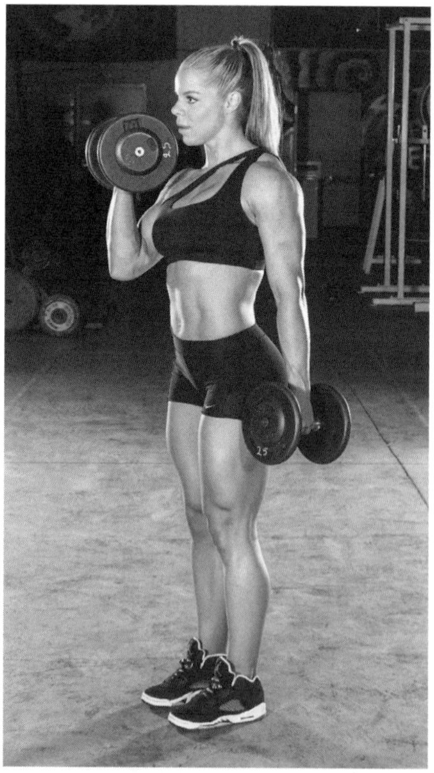

Ausgangsposition

Stellen Sie sich hüftbreit mit leicht gebeugten Knien aufrecht hin. Greifen Sie ein Paar Kurzhanteln im neutralen Griff. Lassen Sie die Hanteln neben Ihren Oberschenkeln nach unten hängen.

Bewegung

Beugen Sie den linken Arm aus dem Ellbogen und führen Sie die Hantel langsam in einem Bogen zur Schulter. Wenn Sie die Hantel an Ihrer Hüfte vorbeigeführt haben, drehen Sie das Handgelenk nach außen, bis Ihre Handfläche auf dem höchsten Punkt zur Schulter zeigt. Halten Sie die Position auf dem höchsten Punkt, spannen Sie Ihren Bizeps an und senken Sie das Gewicht langsam in umgekehrter Bewegung wieder ab. Wiederholen Sie die Übung mit dem rechten Arm. Je ein Curl mit beiden Armen ist eine Wiederholung.

Tipp: Bei abwechselnden Kurzhantelcurls können Sie ein höheres Gewicht verwenden als bei beidseitigen Curls, da ein Arm immer kurz pausieren kann, während der andere Arm arbeitet.

ZOTTMAN CURLS

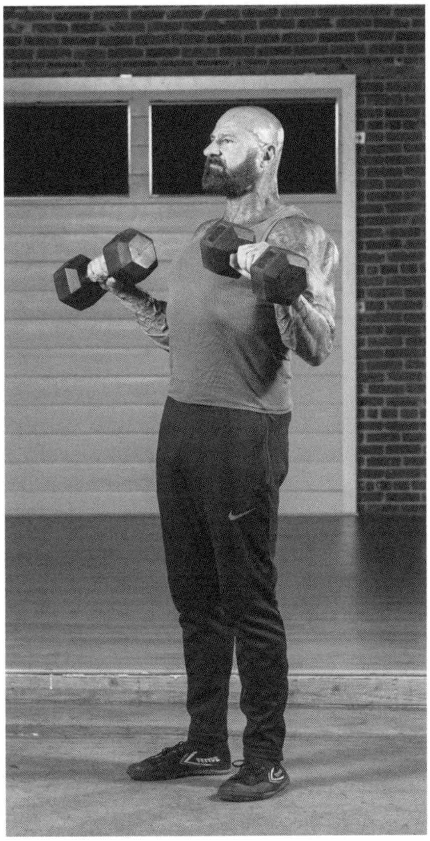

Ausgangsposition

Stellen Sie sich mit leicht gebeugten Knien und etwa hüftbreit platzierten Füßen hin. Fassen Sie ein Paar Hanteln im Untergriff. Lassen Sie die Hanteln neben sich an den Oberschenkeln hängen und ziehen Sie die Schulterblätter nach hinten und unten.

Bewegung

Heben Sie die Hanteln langsam in einem Bogen in Richtung Schultern. Spannen Sie am oberen Ende der Bewegung den Bizeps an und drehen Sie die Unterarme so, dass die Handflächen nach vorne zeigen (Pronation oder Untergriff). Senken Sie die Hanteln in pronierter Haltung bis zur vollständigen Ellbogenstreckung. Drehen Sie unten die Unterarme zurück in den Untergriff (Ausgangsposition) und gehen Sie zur nächsten Wiederholung über. Zottman Curls trainieren sowohl den Bizeps als auch die Unterarme. In der positiven Phase der Wiederholung betonen Sie den Bizeps und in der negativen Phase den Oberarmmuskel *(M. brachialis)* und den Oberarmspeichenmuskel *(M. brachioradialis)*.

Tipp: Wenn die Unterarme am Ende eines Satzes ermüdet sind, können Sie den Satz mit ein paar Wiederholungen normaler Kurzhantelcurls verlängern, bei denen Sie die Handgelenke in der negativen Phase nicht pronieren.

Varianten

Die Übung kann auch Arm für Arm ausgeführt werden, mit Seitenwechsel bei jeder zweiten Wiederholung.

ZUGCURLS AN DER MULTIPRESSE

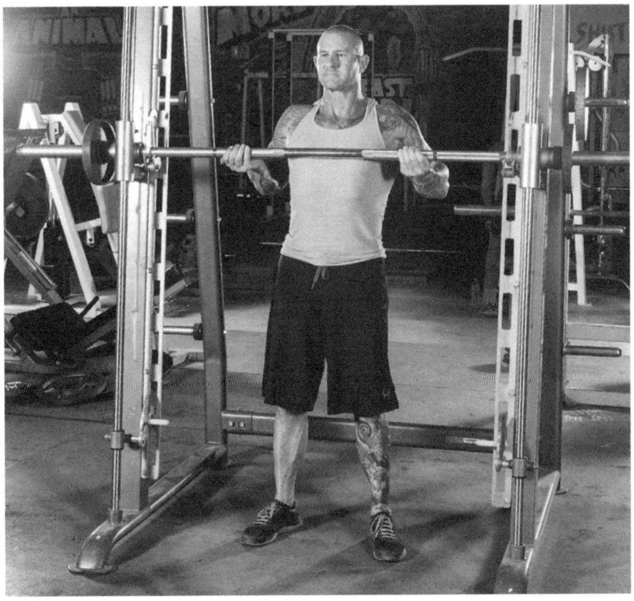

Ausgangsposition

Entsichern Sie die Stange in einer Multipresse und halten Sie sie vor Ihren Oberschenkeln im Untergriff, so wie Sie freie Gewichte auf einer Langhantel halten würden.

Bewegung

Führen Sie die Stange langsam in einer Curlbewegung nach oben, wobei Sie Ihre Ellbogen hinter Ihren Körper gehen lassen. Stoppen Sie etwa auf Brusthöhe und senken Sie die Stange langsam in die Ausgangsposition. Mithilfe dieser Übung wird die Beanspruchung der vorderen Deltamuskeln minimiert, die bei der Vorwärtsbewegung der Ellbogen – beim Ausführen der Curls – zum Einsatz kommen. Durch das Bewegen des Bizeps hinter den Körper wird zusätzlicher Schwerpunkt auf den langen Bizepskopf gelegt.

CURLS AN DER MULTIPRESSE MIT WERFEN

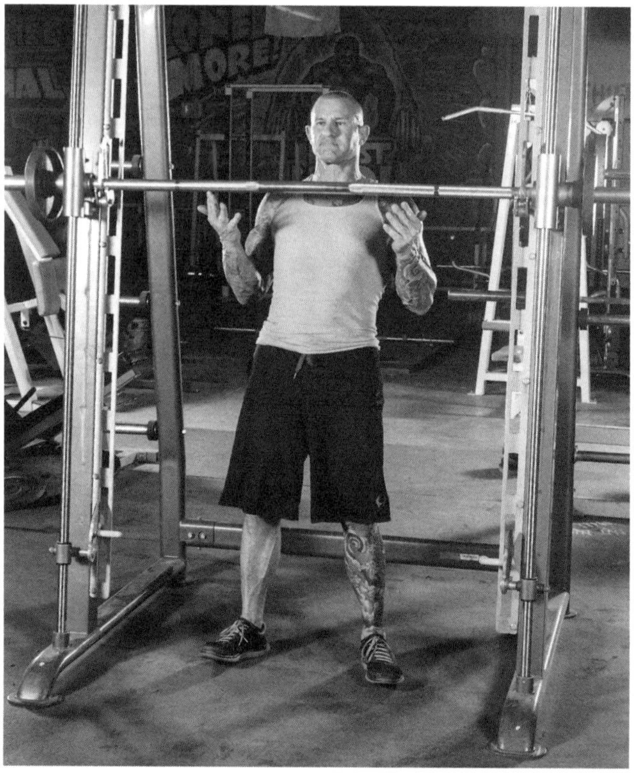

Ausgangsposition

Entsichern Sie die Stange in einer Multipresse und halten Sie sie vor Ihren Oberschenkeln im Untergriff, so wie Sie freie Gewichte auf einer Langhantel halten würden.

Bewegung

Bringen Sie die Hantel so schnell und kraftvoll wie möglich in einer Curlbewegung nach oben und lassen Sie die Stange auf dem höchsten Punkt aus Ihren Händen gleiten. Fangen Sie sie im Untergriff wieder, wenn Sie sich senkt, und führen Sie sie kontrolliert in die Ausgangsposition zurück. Korrigieren Sie Ihren Griff, falls nötig, und wiederholen Sie die Übung dann.

Tipp: Die Übung eignet sich hervorragend zum Aufwärmen des Bizeps. Dazu wird ein leichtes Gewicht explosiv gehoben. So wird nicht nur der Bizeps aufgewärmt, sondern es werden auch schnell kontrahierende Muskelfasern trainiert, um beim Curl mehr Kraft und Schnellkraft aufzubauen.

CURLS MIT BAND

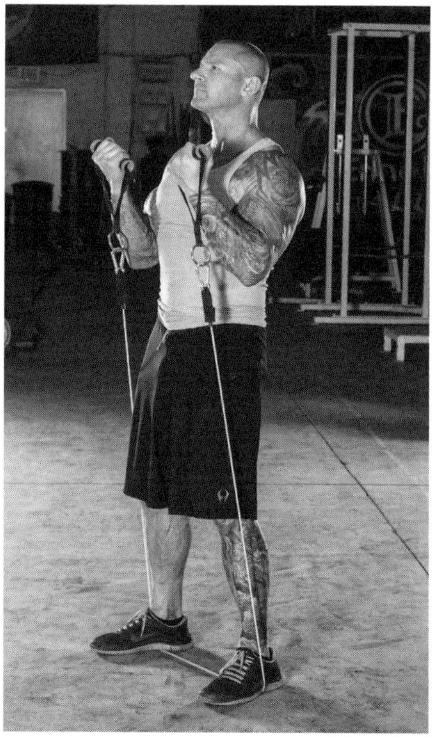

Ausgangsposition

Stellen Sie sich mittig auf ein Widerstandsband, wobei die Füße breit genug positioniert sein sollten, sodass ein angemessener Widerstand entsteht. Halten Sie die Griffe von unten.

Bewegung

Heben Sie die Griffe in einer Curlbewegung zu Ihren Schultern und spannen Sie Ihre Bizepse so fest wie möglich an. Führen Sie die Griffe dann langsam in die Ausgangsposition zurück.

Varianten

Die Übung kann auch Arm für Arm ausgeführt werden, mit Seitenwechsel bei jeder zweiten Wiederholung.

PREACHER CURLS MIT BAND IM STEHEN

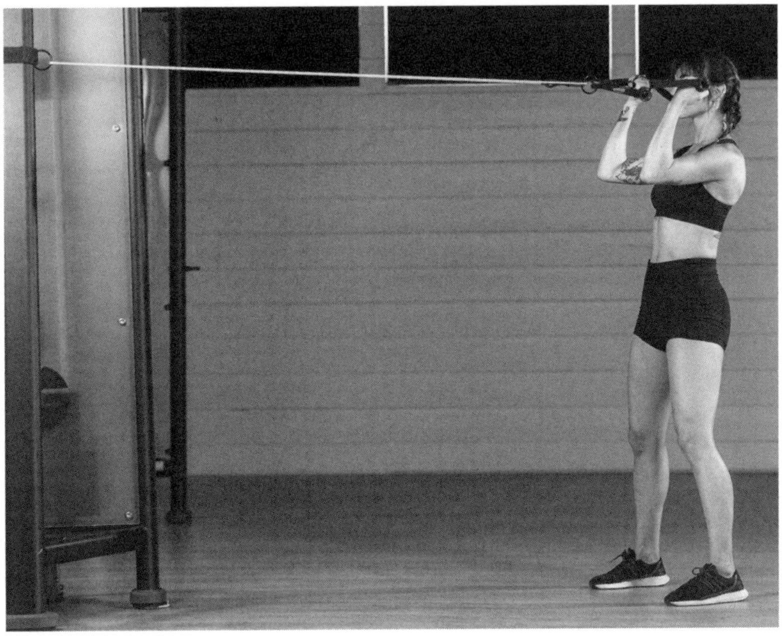

Ausgangsposition

Befestigen Sie das Band etwa auf Kopfhöhe an etwas Stabilem. Gehen Sie mit Blick auf die Befestigung nach hinten, um das Band zu spannen. Beginnen Sie mit waagerecht nach vorn ausgestreckten Armen und nach oben gedrehten Handflächen und Unterarmen und halten Sie die Schulterblätter nach hinten und unten gezogen.

Bewegung

Halten Sie Ihre Oberarme still und heben Sie die Griffe nach oben Richtung Schultern. Spannen Sie dabei den Bizeps so fest an, wie Sie können. Senken Sie die Griffe langsam in die Ausgangsposition.

Varianten

Die Übung kann auch Arm für Arm ausgeführt werden.

CURLS MIT BAND IM HAMMERGRIFF

Ausgangsposition

Stellen Sie sich auf die Mitte eines Widerstandsbands. Die Füße stehen so breit, dass das Band ausreichend gespannt ist. Halten Sie die Bandenden direkt unterhalb der Griffe im neutralen Griff. Beginnen Sie mit zum Boden ausgestreckten Armen und halten Sie die Schulterblätter nach hinten und unten gezogen.

Bewegung

Bleiben Sie im neutralen Griff und heben Sie die Griffe nach oben in Richtung Schultern. Spannen Sie dabei den Bizeps so stark an, wie Sie können. Senken Sie die Griffe dann langsam in die Ausgangsposition ab.

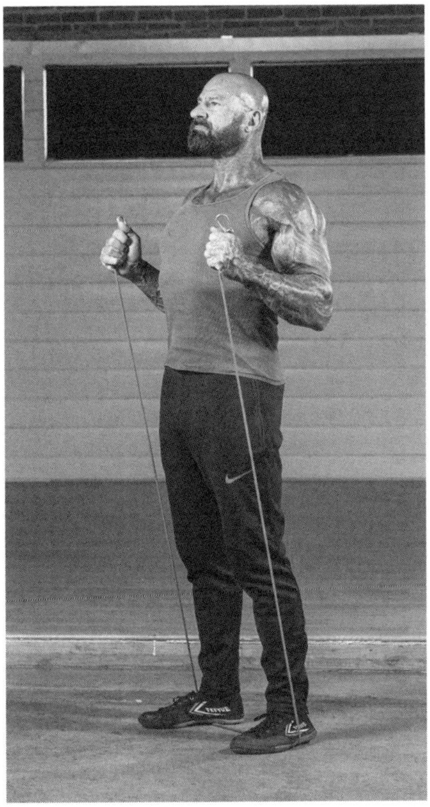

CURLS MIT BAND HINTER DEM RÜCKEN

Ausgangsposition

Befestigen Sie das Band an etwas Stabilem auf Bodenhöhe und stellen Sie sich mit dem Rücken zur Befestigung in Schrittstellung auf (rechter Fuß vorn, linker Fuß leicht links vom Band). Fassen Sie beide Griffe mit der linken Hand im Untergriff. Der Arm beginnt nach hinten ausgestreckt. Die Schulterblätter bleiben nach hinten und unten gezogen. Die andere Hand können Sie auf die Hüfte legen.

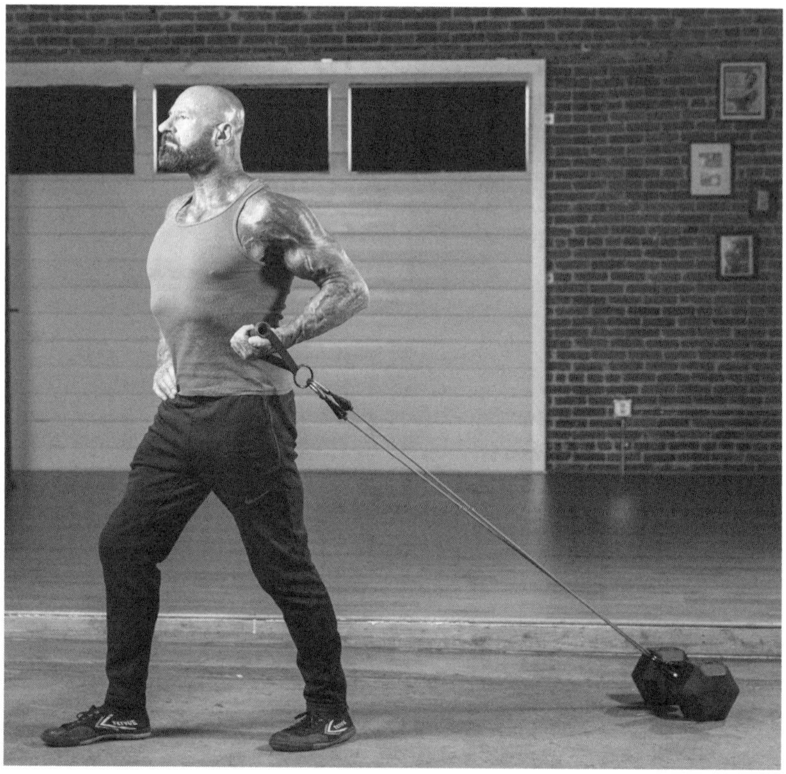

Bewegung

Halten Sie den Oberarm still und beugen Sie den Ellbogen, sodass sich die Hand Richtung Schulter bewegt. Spannen Sie den Bizeps so stark wie möglich an und führen Sie den Arm dann wieder in die Ausgangsposition zurück. Wenn alle Wiederholungen mit diesem Arm absolviert sind, wechseln Sie die Seite.

EINARMIGE HOHE CURLS MIT BAND

Ausgangsposition

Befestigen Sie das Band an etwas Stabilem knapp über Kopfhöhe. Fassen Sie einen Griff im Untergriff und gehen Sie von der Befestigung weg, um das Band zu spannen. Der arbeitende Arm sollte waagerecht oder etwas höher zur Seite gestreckt sein. Die Schulterblätter bleiben nach hinten und unten gezogen.

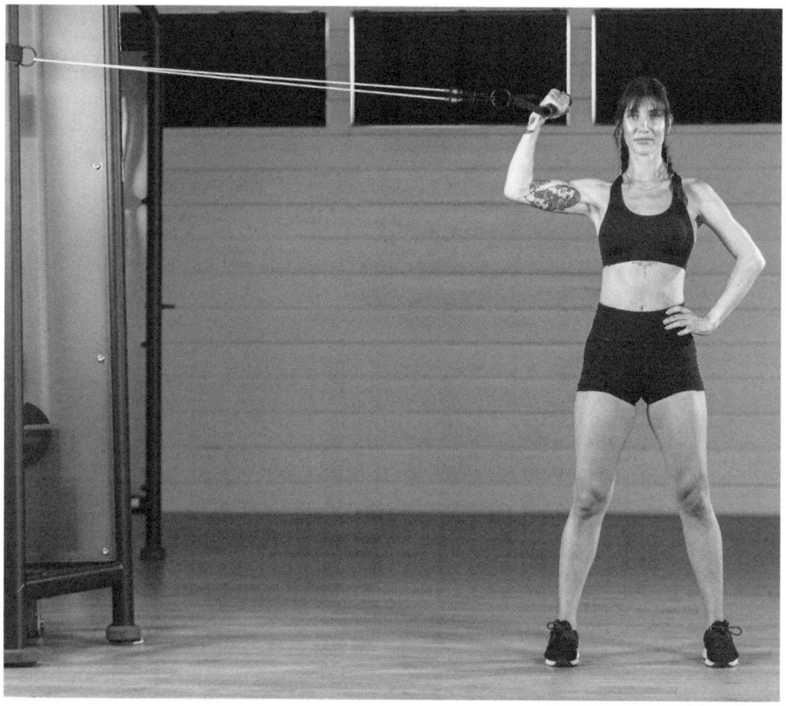

Bewegung

Halten Sie den Oberarm still und ziehen Sie den Griff in Richtung Schulter. Bleiben Sie 1 sek lang mit angespanntem Bizeps in der gebeugten Position – wie ein Bodybuilder, der den Bizeps flext. Führen Sie den Griff langsam wieder in die Ausgangsposition zurück. Wenn alle Wiederholungen mit diesem Arm gemacht sind, wechseln Sie die Seite.

KURZHANTELCURLS IM SITZEN

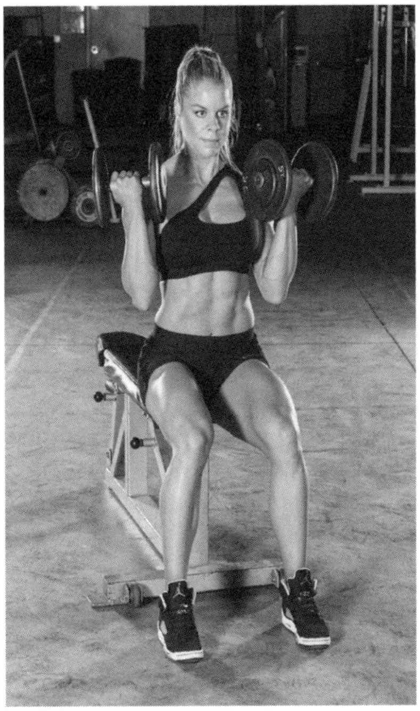

Ausgangsposition

Setzen Sie sich an die Kante einer flachen Bank, wobei Ihre Füße fest auf dem Boden stehen. Halten Sie ein Paar Kurzhanteln im Untergriff und lassen Sie sie seitlich neben der Bank hinunterhängen.

Bewegung

Führen Sie die Kurzhanteln in einem Bogen nach oben zu Ihren Schultern. Wenn die Hanteln an den Hüften vorbeikommen, beginnen Sie, die Handgelenke nach außen zu drehen, bis die Handflächen in der oberen Position in Richtung Schultern zeigen. Halten Sie die Position auf dem höchsten Punkt, spannen Sie Ihre Bizepse an und senken Sie die Gewichte langsam wieder in die Ausgangsposition.

Tipp: Um den Widerstand beim Nach-außen-Drehen während des Curls zu maximieren, verschieben Sie die Hand, sodass der Daumen an der Hantelscheibe anliegt. Dadurch wird die andere Seite der Hantel schwerer und erhöht den Widerstand. Dieser Tipp gilt auch für Curls im Stehen.

Varianten

Die Übung kann auch Arm für Arm ausgeführt werden, mit Seitenwechsel bei jeder zweiten Wiederholung.

KURZHANTELCURLS AUF DER SCHRÄGBANK

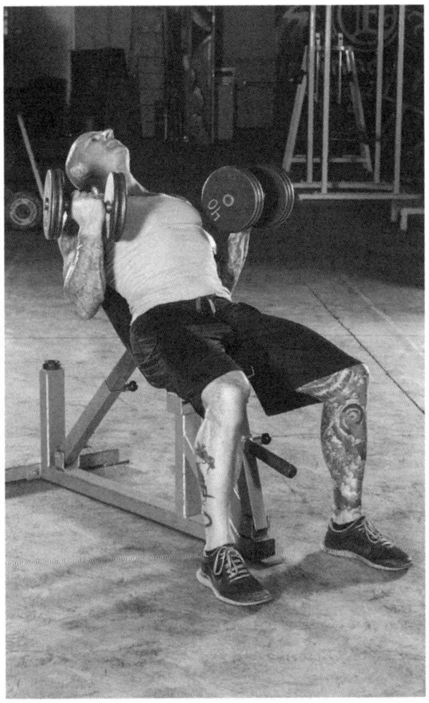

Ausgangsposition

Greifen Sie ein Paar Kurzhanteln und legen Sie sich mit dem Rücken auf eine Schrägbank, die auf 45–60° eingestellt ist. Lassen Sie Ihre Arme auf beiden Seiten gerade zum Boden hängen, verwenden Sie einen Untergriff, sodass Ihre Handflächen zueinander zeigen.

Bewegung

Halten Sie Ihre Schultern hinten und Ihre Oberarme in der Position senkrecht zum Boden und Ihre Ellbogen fixiert, wenn Sie beide Kurzhanteln in einer Curlbewegung nach oben zu Ihren Schultern führen. Bringen Sie die Hanteln dann langsam in die Ausgangsposition zurück.

Tipp: 3 wichtige Tipps zum Schräghantelcurl: (1) Achten Sie darauf, dass die Bank ausreichend niedrig eingestellt ist (ca. 45°), damit die Oberarme hinter dem Oberkörper herabhängen, (2) lassen Sie den Hinterkopf auf der Bank (nicht den Kopf nach vorn beugen) und (3) halten Sie die Oberarme am Platz (nicht die Arme nach vorn schwingen).

Varianten

Die Übung kann auch Arm für Arm ausgeführt werden, mit Seitenwechsel bei jeder zweiten Wiederholung.

KURZHANTELCURLS AUF DER SCHRÄGBANK BÄUCHLINGS

Ausgangsposition

Legen Sie sich mit dem Gesicht nach unten auf eine Schrägbank und halten Sie eine Kurzhantel in jeder Hand. Lassen Sie Ihre Arme senkrecht zum Boden hängen. Ihre Brust sollte direkt auf der Bankkante abgelegt sein. Halten Sie Ihren Kopf nach oben und Ihre Brust aufrecht, um eine einfache Atmung sicherzustellen.

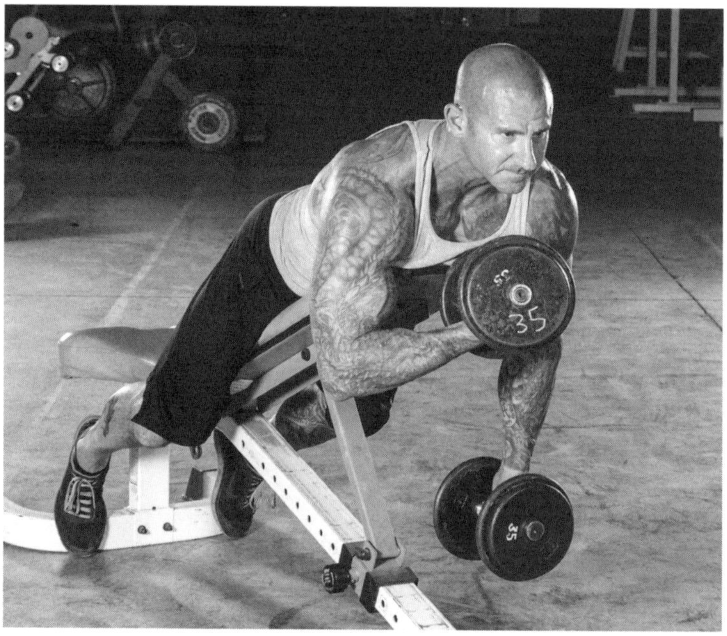

Bewegung

Führen Sie Ihre rechte Hand in einer Curlbewegung nach oben zur linken Schulter. Spannen Sie Ihren Bizeps so fest wie möglich an und senken Sie dann die Kurzhantel langsam wieder in die Ausgangsposition. Machen Sie die Übung mit dem linken Arm und fahren Sie so abwechselnd fort.

LANGHANTELCURLS IM SITZEN

Ausgangsposition

Setzen Sie sich auf eine Bank mit niedriger Rückenlehne oder auf eine verstellbare Bank, die auf 90° eingestellt ist, und legen Sie die Langhantel auf Ihren Oberschenkeln ab. Halten Sie die Stange im Untergriff mit schulterbreit positionierten Händen.

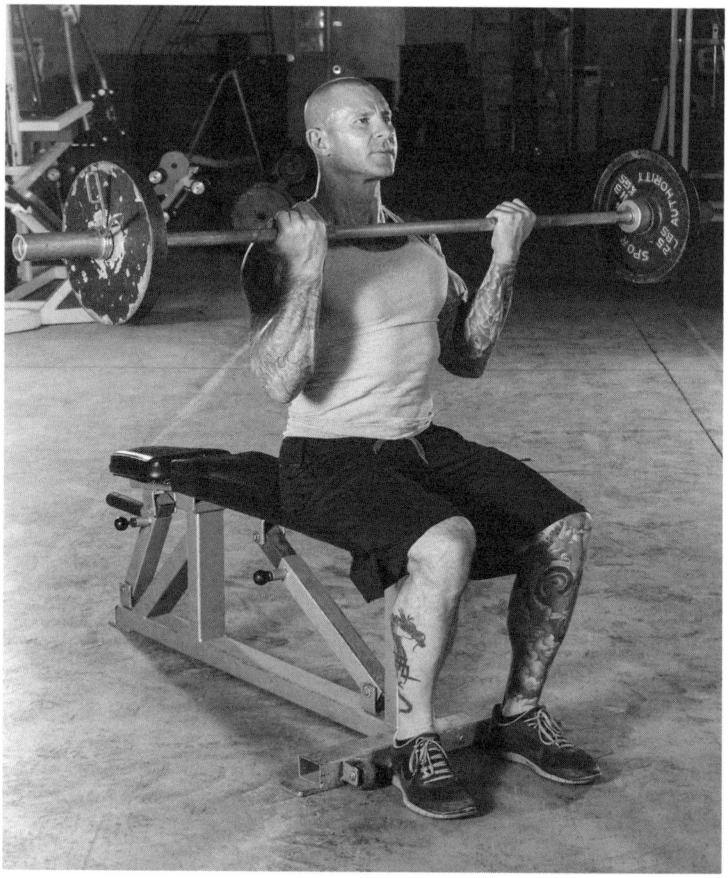

Bewegung

Führen Sie das Gewicht in einer Curlbewegung zu Ihren Schultern. Spannen Sie Ihre Bizepse so fest wie möglich auf dem höchsten Punkt für einen Moment an und führen Sie dann das Gewicht wieder nach unten; wiederholen Sie dies.

CURLS AM KABELZUG IM STEHEN

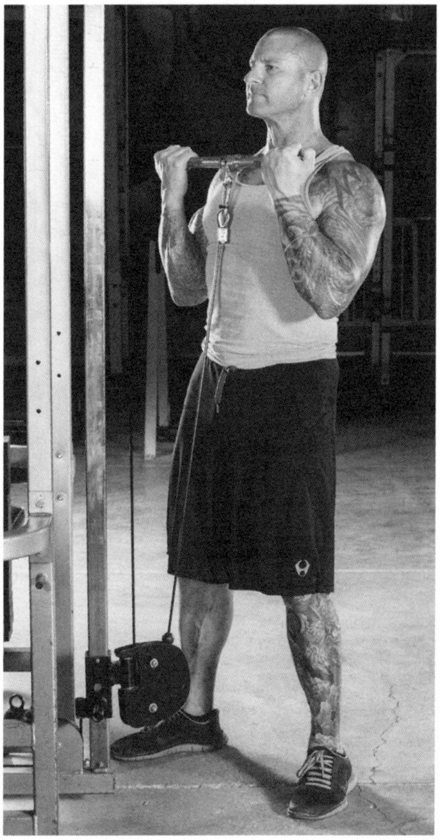

Ausgangsposition

Stellen Sie sich mit leicht gebeugten Knien etwa hüftbreit vor einen Kabelzug. Greifen Sie schulterbreit im Untergriff einen geraden, am tiefen Kabelzug befestigten Griff. Halten Sie die Stange vor Ihren Oberschenkeln und gehen Sie so weit nach hinten weg vom Kabelzug, dass die Gewichtsscheiben nicht aufsetzen.

Bewegung

Führen Sie die Stange in einem Bogen nach oben zu Ihren Schultern. Halten Sie auf dem höchsten Punkt der Bewegung, spannen Sie Ihre Bizepse an und führen Sie dann die Stange langsam in die Ausgangsposition zurück.

Varianten

Die Übung kann mit einem D-Griff auch Arm für Arm ausgeführt werden (einarmige Curls am Kabelzug im Stehen).

CURLS AM KABELZUG IM LIEGEN

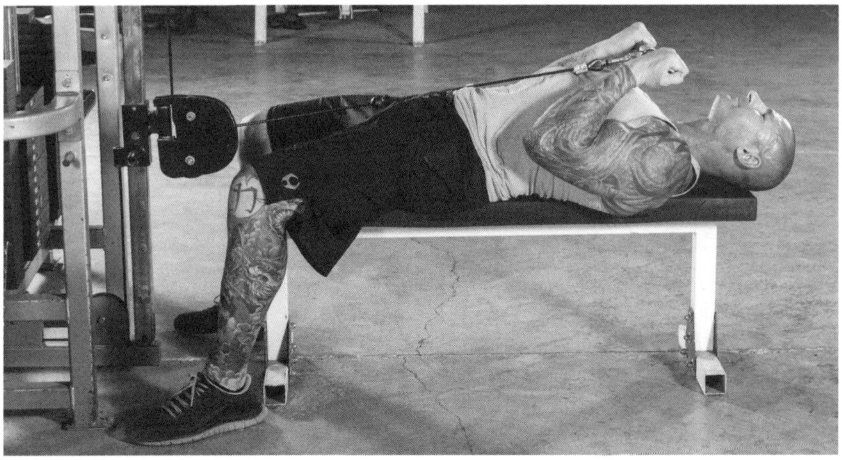

Ausgangsposition

Legen Sie sich mit dem Rücken auf den Boden oder eine Bank vor einen tiefen Kabelzug. Der Kabelzug ist dabei mittig zwischen Ihren Füßen. Greifen Sie schulterbreit im Untergriff eine gerade Stange, die am Kabelzug befestigt ist, und lehnen Sie sich so weit nach hinten, bis Ihr Rücken ganz auf dem Boden oder der Bank aufliegt.

Bewegung

Führen Sie die Stange in einem Bogen zu Ihren Schultern. Halten Sie die Position auf dem höchsten Punkt der Bewegung, spannen Sie Ihre Bizepse an und führen Sie die Stange langsam in die Ausgangsposition zurück.

Varianten

Sie können diese Übung auch mit einer SZ-Stange machen.

EINARMIGE CURLS AM KABELZUG

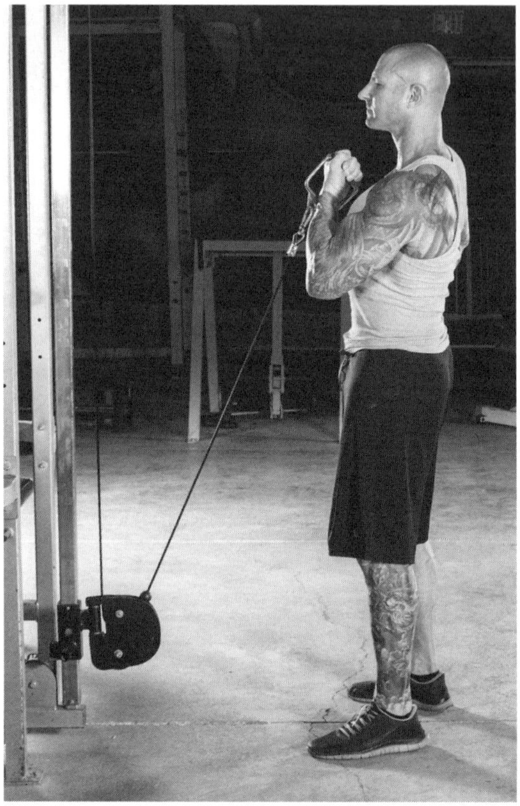

Ausgangsposition

Stellen Sie sich schulterbreit vor eine Kabelzugstation. Halten Sie mit der linken Hand im Untergriff einen am tiefen Kabelzug befestigten Einhandbügelgriff.

Bewegung

Führen Sie den Griff in einem Bogen quer über Ihren Körper zur gegenüberliegenden Schulter. Halten Sie die Spannung auf dem höchsten Punkt für einen Moment, bevor Sie wieder in die Ausgangsposition zurückkommen. Machen Sie die gewünschten Wiederholungen und wechseln Sie dann zur anderen Seite.

CURLS AM KABELZUG AUF DER SCHRÄGBANK

Ausgangsposition

Positionieren Sie eine auf 45–60° eingestellte Schrägbank in der Mitte einer Crossover-Kabelzugstation. Greifen Sie die an den unteren Kabelzügen befestigten Einhandbügelgriffe, setzen Sie sich auf die Bank und lassen Sie Ihre Arme seitlich in einer Linie mit den Kabeln nach unten hängen.

Bewegung

Führen Sie beide Hände in einer Curlbewegung zu den Schultern. Bringen Sie dann die Griffe langsam in die Ausgangsposition zurück.

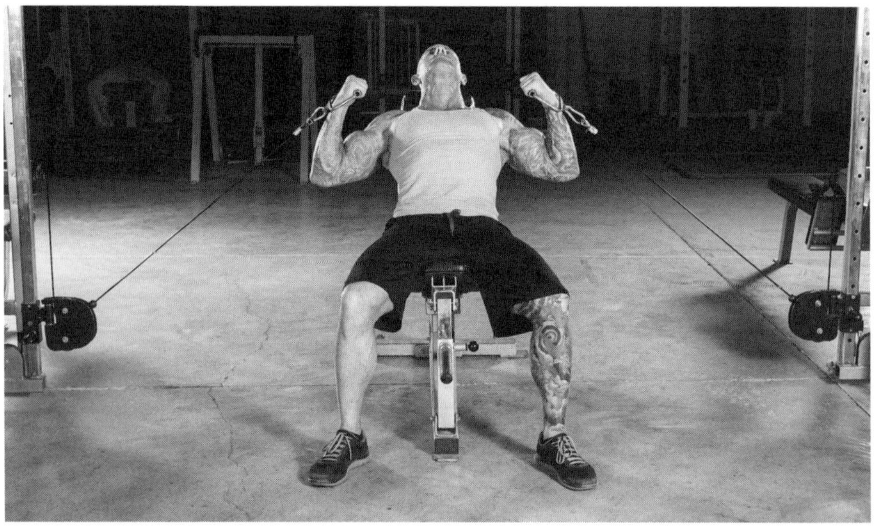

EINARMIGE CURLS AM HOHEN KABELZUG

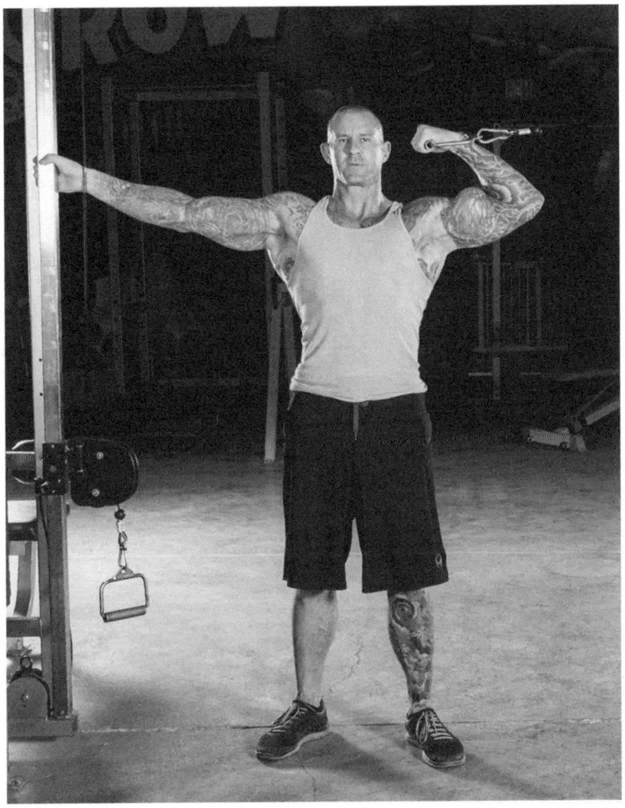

Ausgangsposition

Greifen Sie einen am hohen Kabelzug befestigten Einhandbügelgriff von unten. Ihr trainierender Arm sollte zur Seite – parallel zum Boden oder etwas höher – gestreckt sein. Halten Sie sich an der gegenüberliegenden Stange der Kabelzugstation fest.

Bewegung

Führen Sie den Griff in einer Curlbewegung zu Ihrer Schulter, ohne dabei Ihren Oberarm zu bewegen. Halten Sie für einen Moment die gebeugte Position, während Sie Ihren Bizeps fest anspannen. Diese Position sieht aus wie die eines Bodybuilders, der eine Bizepspose macht. Führen Sie den Griff dann langsam in die Ausgangsposition zurück. Sie können diese Übung auch mit beiden Armen gleichzeitig ausführen.

Varianten

Sie können die Übung auch mit beiden Armen gleichzeitig durchführen. Dazu stellen Sie sich in die Mitte der Kabelzugstation. Damit das Gewicht zu Beginn der Wiederholung nicht auf dem Stapel liegt, müssen Sie ein Stück vor der Station stehen.

EINARMIGE KONZENTRATIONSCURLS AM KABELZUG IM SITZEN

Ausgangsposition

Setzen Sie sich auf den Boden mit etwa 60 cm Abstand zum tiefen Kabelzug, an dem ein Einhandbügelgriff befestigt ist. Greifen Sie den Griff von unten mit der rechten Hand und drücken Sie Ihren Arm gegen die rechte Oberschenkelinnenseite.

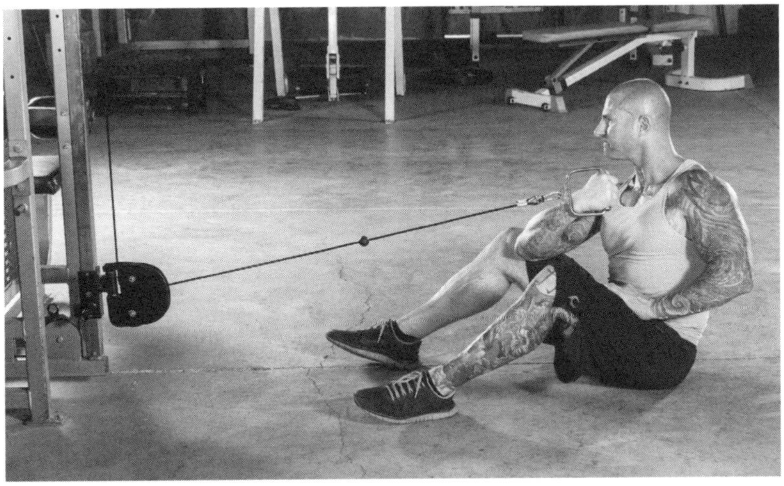

Bewegung

Führen Sie den Griff in einer Curlbewegung zur Schulter, während Sie Ihren Oberarm in der Position gegen das Bein gedrückt halten. Halten Sie die gebeugte Position für einen Moment, während Sie Ihren Bizeps fest anspannen. Bringen Sie den Griff dann langsam in die Ausgangsposition zurück. Machen Sie alle Wiederholungen mit dem rechten Arm und wechseln Sie dann zum linken.

KONZENTRATIONSCURLS AM KABELZUG IM LIEGEN

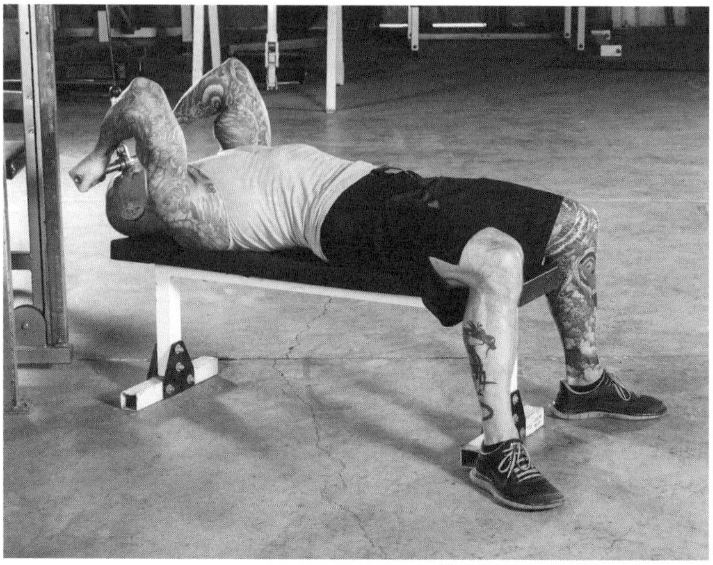

Ausgangsposition

Legen Sie sich mit dem Gesicht nach oben auf eine Flachbank, die der Länge nach in der Mitte einer Crossover-Kabelzugstation positioniert ist, sodass Ihr Kopf am nächsten zum Kabelzug ist. Greifen Sie eine am hohen Kabelzug befestigte gerade Stange im Untergriff und strecken Sie Ihre Arme gerade über Ihrer Brust aus.

Bewegung

Halten Sie Ihre Oberarme senkrecht zum Oberkörper, wenn Sie die Stange in einer Curlbewegung zur Stirn führen. Halten Sie die Spannung für einen Moment und führen Sie sie dann langsam in die Ausgangsposition zurück.

CURLS AM KABELZUG HINTER DEM RÜCKEN

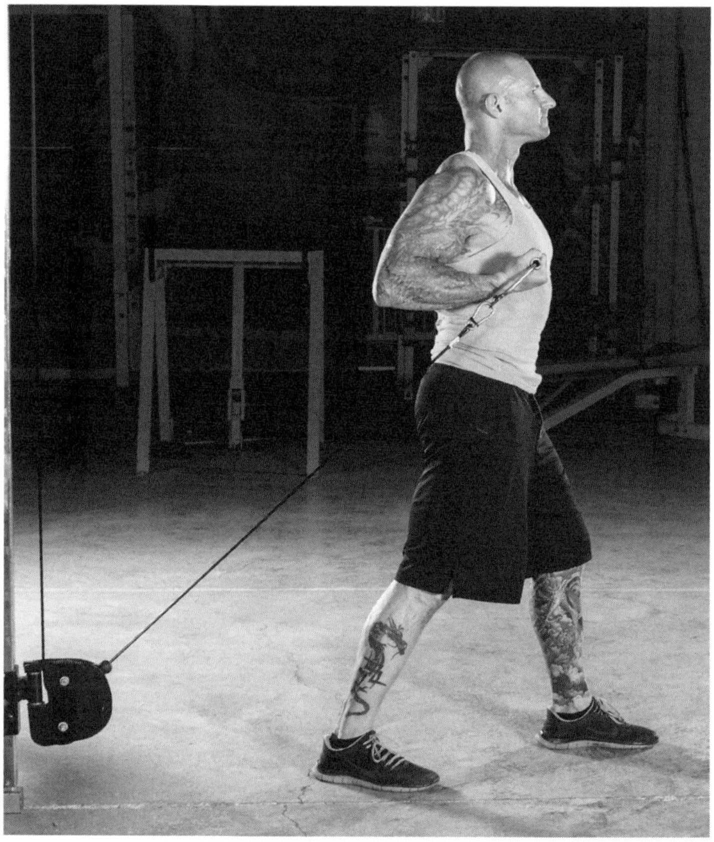

Ausgangsposition

Befestigen Sie einen Bügelgriff am tiefen Kabelzug und stellen Sie sich mit dem Rücken zum Zugturm in Schrittposition (linker Fuß vorn und rechter Fuß hinten und leicht links vom Kabelzug). Halten Sie den Griff im Untergriff in Ihrer rechten Hand und halten Sie Ihren rechten Arm gestreckt hinter dem Körper.

Bewegung

Ihr Oberarm bleibt in der Position, während Sie den Griff durch Beugung des Ellbogens in einer Curlbewegung nach oben führen, bis Ihre Hand bei der Schulter ist. Spannen Sie Ihren Bizeps so fest wie möglich an und bringen Sie dann den Griff in die Ausgangsposition zurück. Machen Sie alle Wiederholungen mit dem rechten Arm und wechseln Sie dann zum linken.

KONZENTRATIONSCURLS AM KABELZUG IM STEHEN

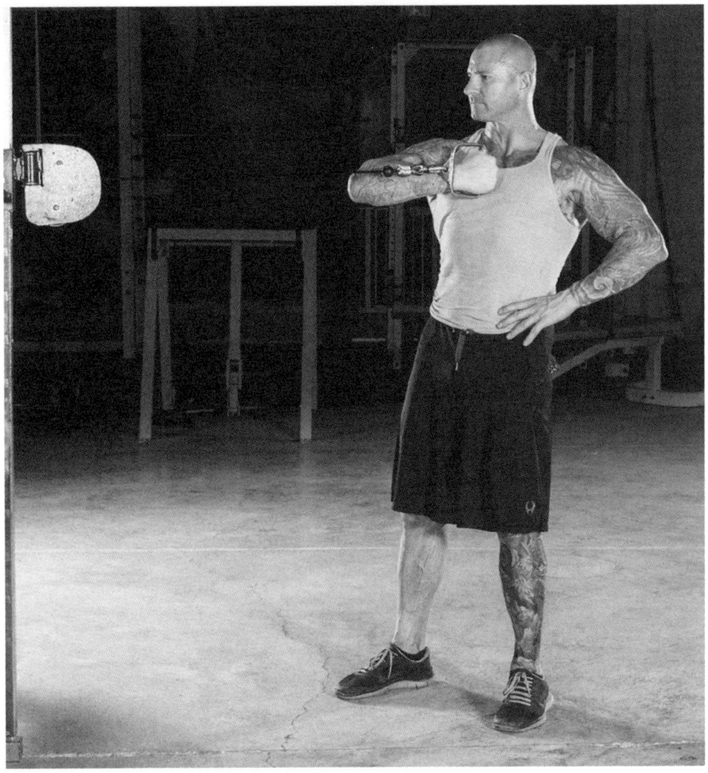

Ausgangsposition

Befestigen Sie einen Bügelgriff an einem etwa auf Schulterhöhe eingestellten Kabelzug. Wenn der Kabelzug nicht verstellbar ist, führen Sie diese Übung, wie hier unter »Bewegung« angeführt, am hohen Kabelzug aus. Halten Sie den Griff im Hammergriff mit gestrecktem Arm vor Ihrem Körper.

Bewegung

Halten Sie Ihren Oberarm in der Position, während Sie Ihren Arm nur aus dem Ellbogen beugen, um den Griff zur Brust zu führen. Spannen Sie Ihren Bizeps so fest wie möglich in dieser Position an und bringen Sie dann den Griff langsam in die Ausgangsposition zurück. Machen Sie alle Wiederholungen mit einem Arm und wechseln Sie dann zum anderen.

CURLS AM KABELZUG ÜBER KOPF

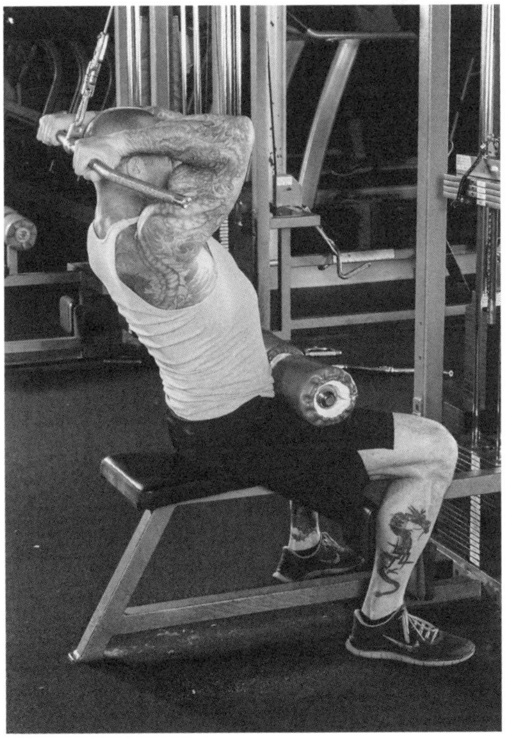

Ausgangsposition

Befestigen Sie eine gerade oder eine SZ-Stange am Kabelzug einer Latzugstation. Greifen Sie die Stange schulterbreit im Untergriff über dem Kopf. Ihre Arme und Schultern sollten eine gerade Linie über dem Kopf bilden. Setzen Sie sich an die Latzugstation und fixieren Sie Ihre Beine unter den Rollen.

Bewegung

Halten Sie Ihre Oberarme in der Position, während Sie die Stange hinter Ihrem Kopf in einer Curlbewegung langsam nach unten führen. Konzentrieren Sie sich darauf, die Bizepse einzusetzen und so eine kontrollierte Kontraktion hinter dem oberen Teil Ihres Hinterkopfs zu erzielen.

Varianten

Man kann die Übung auch im Knien in der Mitte der Zugstation durchführen. Die Bewegung bleibt die gleiche, nur dass sie auf dem Boden kniend an den hohen Kabelzügen ausgeführt wird.

PREACHER CURLS MIT DER LANGHANTEL

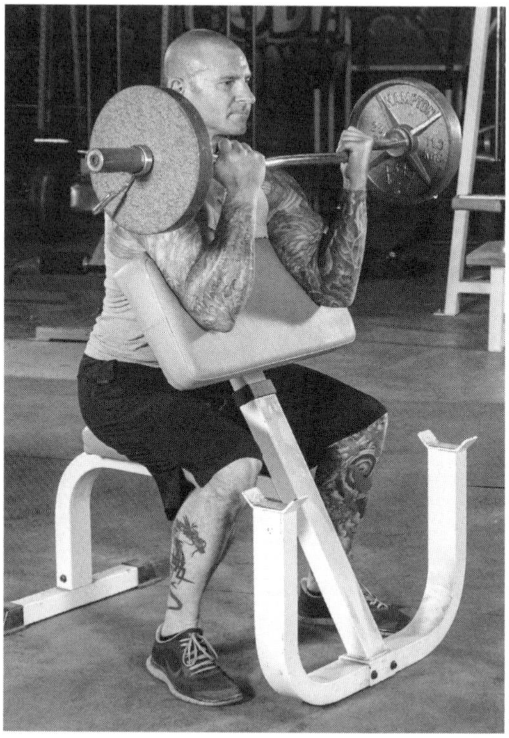

Ausgangsposition

Stellen Sie die Sitzhöhe einer Scott-Bank so ein, dass die Armablage im Sitzen etwas unter Schulterhöhe ist. Positionieren Sie Ihre Oberarme auf der Ablage und greifen Sie eine Langhantel im Untergriff.

Bewegung

Drücken Sie die Hinterseite Ihrer Oberarme fest gegen das Polster und führen Sie die Stange in einer Curlbewegung nach oben zu Ihren Schultern, bis Ihre Ellbogen etwas mehr als 90° gebeugt sind. Spannen Sie Ihre Bizepse auf dem höchsten Punkt fest an und bringen Sie das Gewicht dann langsam wieder nach unten.

Varianten

Sie können diese Übung auch mit einer SZ-Hantel oder Kurzhanteln machen.

EINARMIGE PREACHER CURLS MIT DER KURZHANTEL

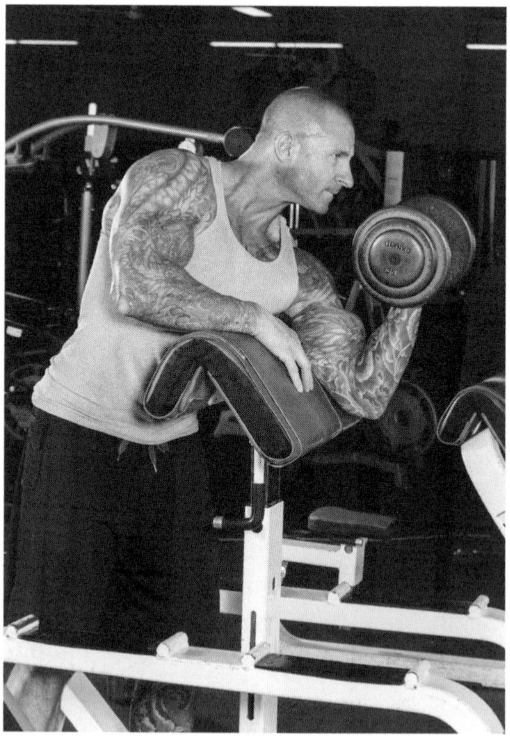

Ausgangsposition

Stellen Sie die Sitzhöhe einer Scott-Bank so ein, dass die Armablage im Sitzen oder Stehen (wie auf dem Foto) etwas unter Schulterhöhe ist. Greifen Sie mit der linken Hand eine Kurzhantel und legen Sie die Unterseite Ihres Oberarms an den Rand des schrägen Polsters. Stützen Sie sich mit dem rechten Arm ab.

Bewegung

Führen Sie die Kurzhantel in einer Curlbewegung nach oben zur Schulter, bis Ihr Ellbogen etwas mehr als 90° gebeugt ist. Spannen Sie den Bizeps auf dem höchsten Punkt fest an und führen Sie dann das Gewicht langsam in die Ausgangsposition zurück. Machen Sie die gewünschten Wiederholungen und wechseln Sie dann zur rechten Seite.

SCOTT CURLS

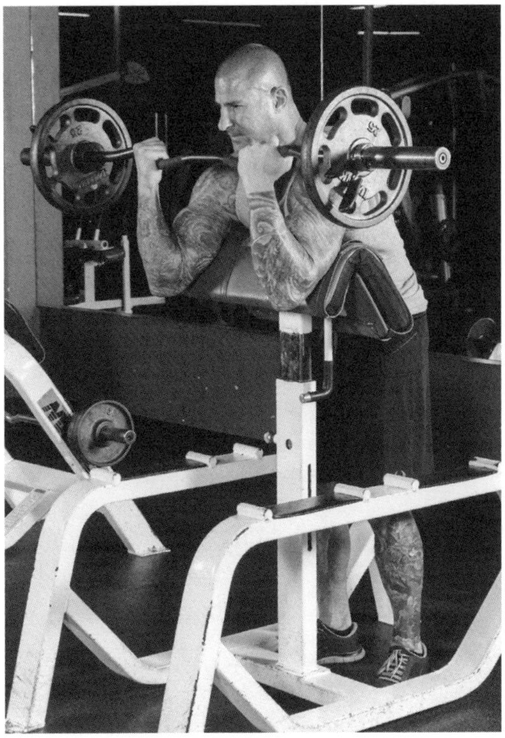

Ausgangsposition

Legen Sie die Polsterung einer Scott-Bank so um, dass Ihre Brust und Ihre Bauchmuskeln auf dem schrägen Polster aufliegen und Ihre Arme entlang dem flachen vertikalen Polster. Lehnen Sie sich gegen das Polster, sodass Ihr Körpergewicht zum Teil gestützt wird. Nehmen Sie eine Lang- oder eine SZ-Hantel schulterbreit im Untergriff und lassen Sie Ihre Arme gerade von Ihren Schultern auf der flachen Armablage nach unten hängen.

Bewegung

Führen Sie die Stange in einer Curlbewegung langsam nach oben zu Ihren Schultern, während Sie Ihre Oberarme gegen das Polster gepresst und Ihren Oberkörper fixiert halten. Halten Sie die Spannung auf dem höchsten Punkt für einen Moment und spannen Sie Ihre Bizepse so fest wie möglich an. Führen Sie dann das Gewicht langsam in die Ausgangsposition zurück.

KONZENTRATIONSCURLS MIT KURZHANTELN

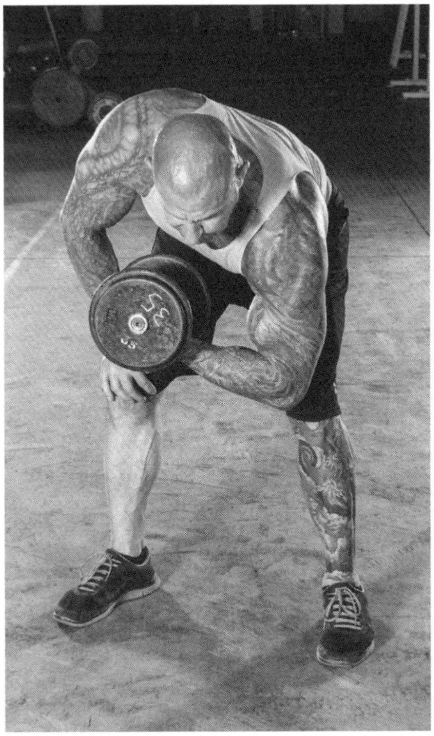

Ausgangsposition

Stellen Sie sich schulterbreit hin und beugen Sie sich aus der Hüfte nach vorn. Lassen Sie Ihren linken Arm gerade nach unten hängen, während Sie eine Kurzhantel im Untergriff halten.

Bewegung

Spannen Sie Ihren Bizeps an, um die Kurzhantel in einer Curlbewegung nach oben zur Brust zu führen. Führen Sie die Hantel dann kontrolliert nach unten in die Ausgangsposition zurück. Machen sie die gewünschten Wiederholungen und wechseln Sie dann zur rechten Seite.

> **Tipp:** Stellen Sie sicher, dass der Unterarm bei den Konzentrationscurls mit Kurzhanteln nach innen zeigt, sodass die Curls quer vor dem Körper stattfinden (statt nach vorn). Wenn der Arm so einwärtsgedreht ist, liegt der Fokus stärker auf dem langen Kopf des Bizeps, der den größten Teil der Bizepswölbung ausmacht.

Varianten

Man kann die Übung auch im Sitzen durchführen. Dann wird der arbeitende Arm gegen die Innenseite des Oberschenkels gestützt.

BIZEPSLEITER

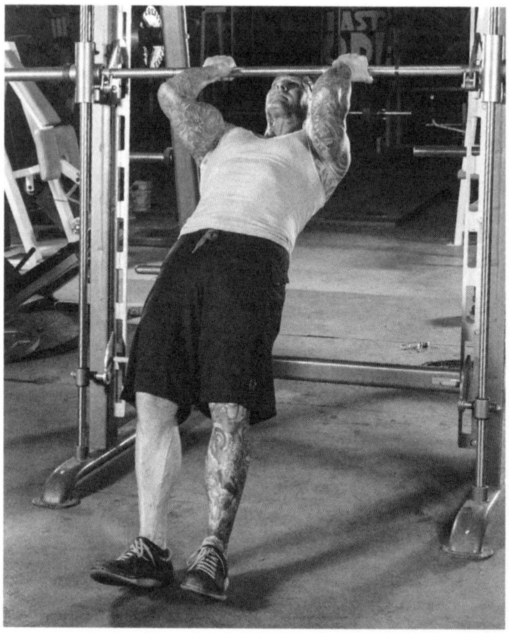

Ausgangsposition

Diese Übung machen Sie am besten an einer Multipresse oder einem Power-Rack. Positionieren Sie die Stange der Multipresse so, dass Sie sich wie beim horizontalen Rudern nach unten hängen lassen, Ihr Rücken knapp über dem Boden schwebt und nur Ihre Fersen den Boden berühren. Greifen Sie die Stange schulterbreit im Untergriff.

Bewegung

Führen Sie Ihren Körper in einer Curlbewegung nach oben und bringen Sie Ihr Gesicht zur Stange. Senken Sie Ihren Körper dann wieder langsam in die Ausgangsposition. Wiederholen Sie das, bis Ihre Muskeln erschöpft sind. Positionieren Sie die Stange dann eine Stufe höher und machen Sie gleich weitere Curls mit dem eigenen Körpergewicht. Immer bei Muskelversagen positionieren Sie die Stange eine Stufe höher, bis hin zur obersten.

Tipp: Jedes Anheben der Stange verringert den Widerstand durch Ihr Körpergewicht und macht es so leichter, den Satz fortzusetzen. Eigentlich ist dies ein einziger verlängerter Satz. Die neue Bewegung in dieser Übung stimuliert jene Muskelfasern, die Sie bisher wohl vernachlässigt haben. Die Übung legt auch einen Schwerpunkt auf die negative Phase der Wiederholungen (speziell auf den unteren Stufen) des Bizeps, was große Muskelbeanspruchung bewirkt, sodass Muskelwachstum angeregt wird.

CURLS MIT DEM SCHLINGENTRAINER

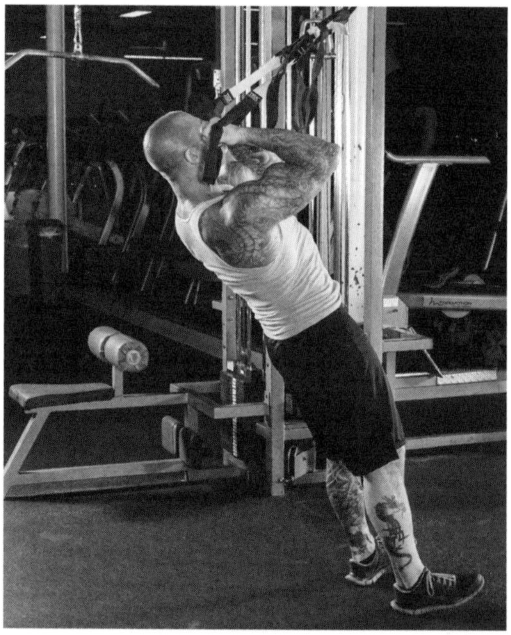

Ausgangsposition

Fixieren Sie einen Schlingentrainer auf jener Höhe, dass Ihr Körpergewicht ausreichend verringert wird, um diese herausfordernde Übung auszuführen. Halten Sie die Griffe im Untergriff und achten Sie darauf, dass zu Beginn nur die Fersen den Boden berühren, während die gestreckten Arme Ihr Körpergewicht halten.

Bewegung

Versuchen Sie, Ihre Arme so gut wie möglich in der Position zu halten, während Sie die Unterarme durch Beugen zum Kopf führen, um Ihren Körper zu den Griffen zu heben. Senken Sie Ihren Körper dann langsam in die Ausgangsposition, bis Ihre Arme wieder vollständig gestreckt sind.

TISCHKANTENCURLS

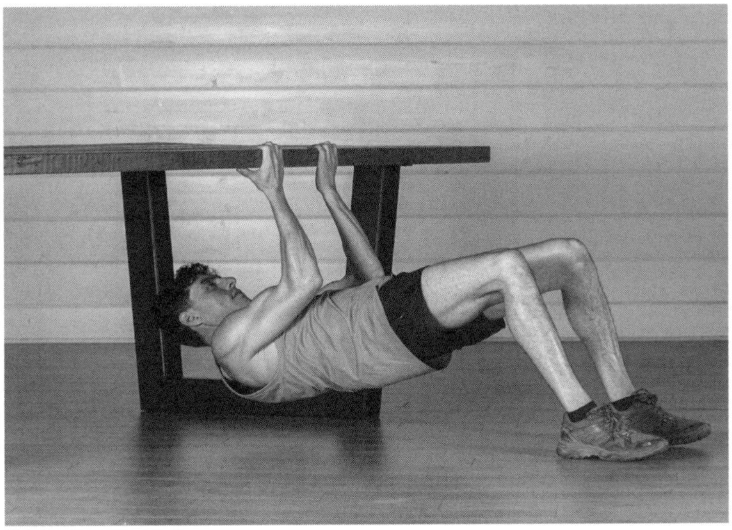

Ausgangsposition

Legen Sie sich rücklings mit Kopf und Schultern unter einen stabilen Tisch. Fassen Sie die Tischkante im schulterbreiten Untergriff. Stellen Sie die Füße mit gebeugten Knien flach auf den Boden und beginnen Sie mit vollständig ausgestreckten Armen.

Bewegung

Halten Sie die Arme so ruhig wie möglich und ziehen Sie den Oberkörper bis zur Unterseite des Tisches. Wenn die Stirn den Tisch berührt oder ihm nahe kommt, spannen Sie den Bizeps stark an und lassen sich dann langsam wieder sinken.

KURZHANTELCURLS IM HAMMERGRIFF

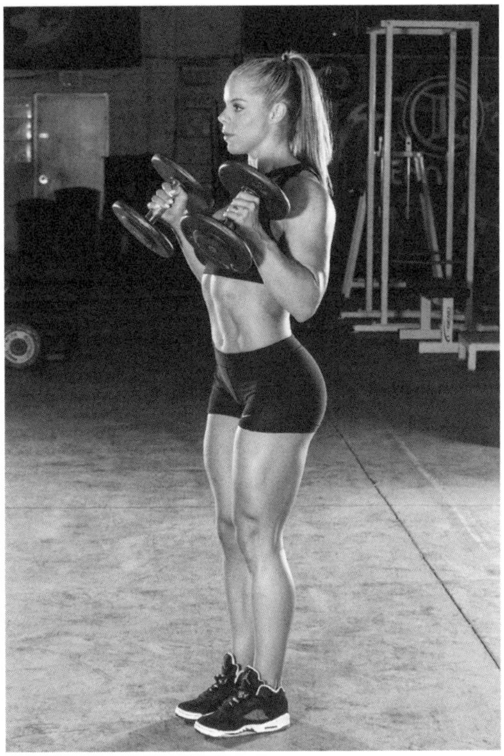

Ausgangsposition

Stellen Sie sich etwa hüftbreit und mit leicht gebeugten Knien aufrecht hin und halten Sie ein Paar Kurzhanteln im neutralen Griff. Lassen Sie die Hanteln neben Ihren Oberschenkeln nach unten hängen.

Bewegung

Führen Sie die Kurzhanteln in einem Bogen durch Beugung Ihrer Ellbogen langsam nach oben zu den Schultern, während Sie den neutralen Griff beibehalten. Halten Sie die Position auf dem höchsten Punkt und senken Sie dann die Gewichte langsam in die Ausgangsposition zurück.

Varianten

Die Übung kann auch im Sitzen oder Arm für Arm ausgeführt werden, mit Seitenwechsel bei jeder zweiten Wiederholung.

CURLS AM KABELZUG IM HAMMERGRIFF

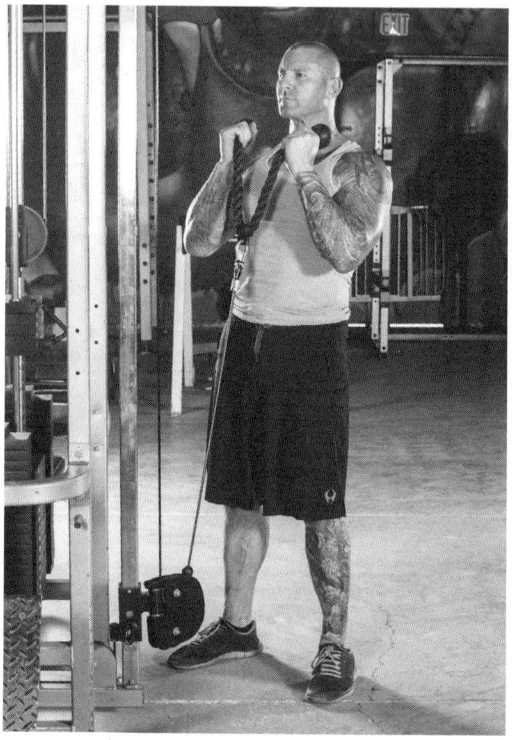

Ausgangsposition

Greifen Sie nach einem am tiefen Kabelzug einer Kabelzugstation befestigten Seil im neutralen Griff. Ihre Knie sind leicht gebeugt und Ihre Füße schulterbreit positioniert.

Bewegung

Führen Sie Ihre Unterarme in einer Curlbewegung nach oben, während die Oberarme in der Position seitlich am Körper bleiben. Führen Sie Ihre Hände ganz nah an die Schultern (so weit wie möglich, ohne Ihre Ellbogen dabei zu weit nach vorn zu schieben) und halten Sie die Position für einen Moment auf dem höchsten Punkt. Führen Sie dann das Seil nach unten in die Ausgangsposition.

LANGHANTELCURLS IM OBERGRIFF

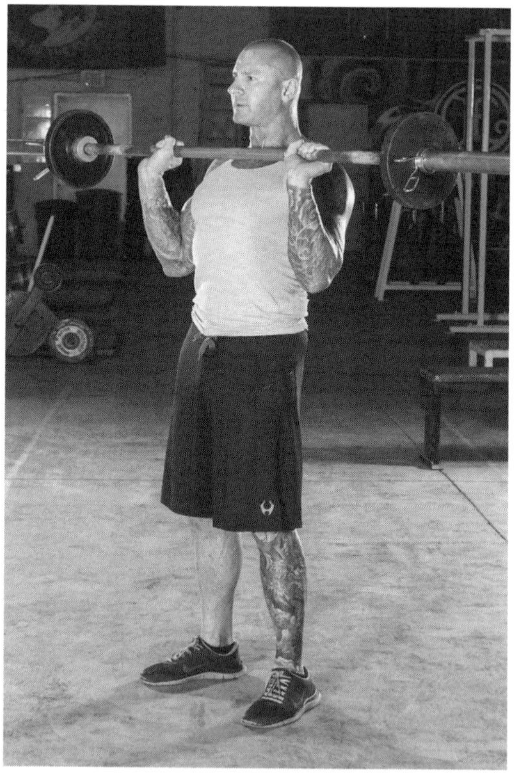

Ausgangsposition

Stellen Sie sich etwa schulterbreit mit leicht gebeugten Knien aufrecht hin und greifen Sie eine Langhantel schulterbreit im Obergriff. Lassen Sie die Hantel vor Ihren Oberschenkeln nach unten hängen. Spannen Sie Ihre Bauchmuskeln an und halten Sie Ihre Ellbogen in der Position.

Bewegung

Führen Sie die Hantel langsam in einem Bogen durch Beugung der Ellbogen zu Ihren Schultern, ohne dabei Ihren Oberkörper zu bewegen. Halten Sie die Position auf dem höchsten Punkt und senken Sie die Hantel dann langsam wieder in die Ausgangsposition.

Varianten

Sie können diese Übung auch mit einer SZ-Hantel machen.

KURZHANTELCURLS IM OBERGRIFF

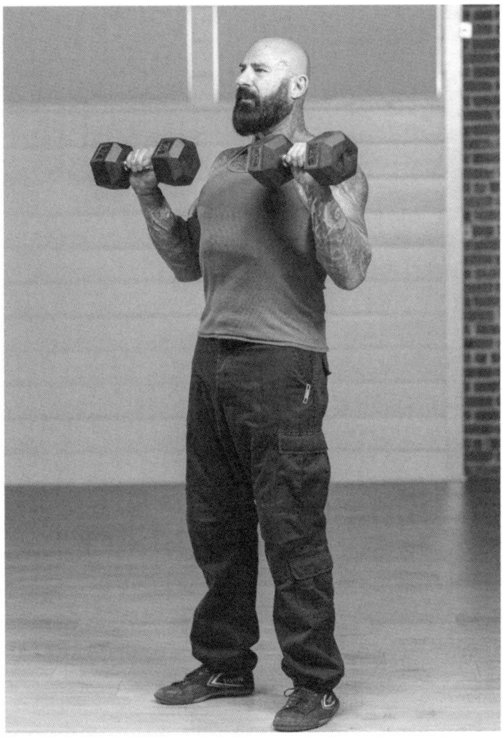

Ausgangsposition

Beginnen Sie mit leicht gebeugten Knien und etwa schulterbreit auseinanderstehenden Füßen. Fassen Sie mit jeder Hand eine Hantel im Obergriff (Handflächen nach hinten), wobei die Hanteln vor den Oberschenkeln hängen. Spannen Sie die Bauchmuskeln an und halten Sie die Ellbogen am Platz.

Bewegung

Heben Sie die Hanteln, ohne zu schwanken, langsam im Bogen Richtung Schultern. Bleiben Sie dabei mit den Händen im Obergriff. Halten Sie am oberen Ende der Bewegung inne und senken Sie die Hanteln langsam in die Ausgangsposition ab.

CURLS AM KABELZUG IM OBERGRIFF

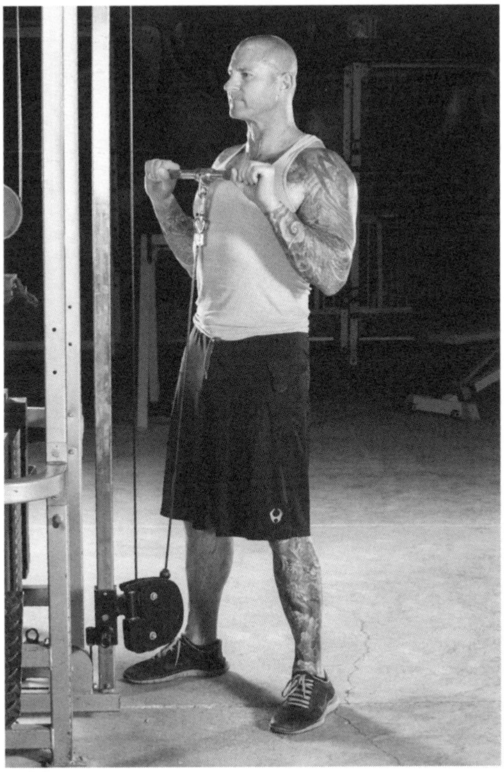

Ausgangsposition

Stellen Sie sich etwa schulterbreit mit leicht gebeugten Knien vor einen Kabelzug. Greifen Sie eine am tiefen Kabelzug befestigte gerade Stange schulterbreit im Obergriff. Halten Sie die Stange vor Ihren Oberschenkeln und gehen Sie so weit nach hinten weg vom Kabelzug, dass die Gewichtsscheiben nicht aufsetzen.

Bewegung

Führen Sie die Stange in einem Bogen durch Beugung der Ellbogen zu den Schultern. Halten Sie die Position auf dem höchsten Punkt und führen Sie dann die Stange langsam in die Ausgangsposition zurück.

Varianten

Sie können diese Übung auch mit einer SZ-Stange machen.

KAPITEL 21

Unterarme

Dieses Kapitel enthält detaillierte Beschreibungen der wichtigsten Übungen, die sich auf die Unterarmmuskeln, einschließlich der Unterarmbeuger (Flexoren) sowie der Unterarmstrecker (Extensoren), konzentrieren. Die Unterarmbeuger liegen an der Rückseite, während die Unterarmstrecker an der Vorderseite des Armes liegen; für die Anordnung der Muskelgruppen siehe Abbildung. Die Übungen für die Unterarmmuskulatur lassen sich in die Kategorien Unterarmbeugen, Unterarmstrecken sowie Greifübungen unterteilen. Jede Übung einer bestimmten Kategorie kann in einem Workout durch jede andere Übung derselben Kategorie ersetzt werden.

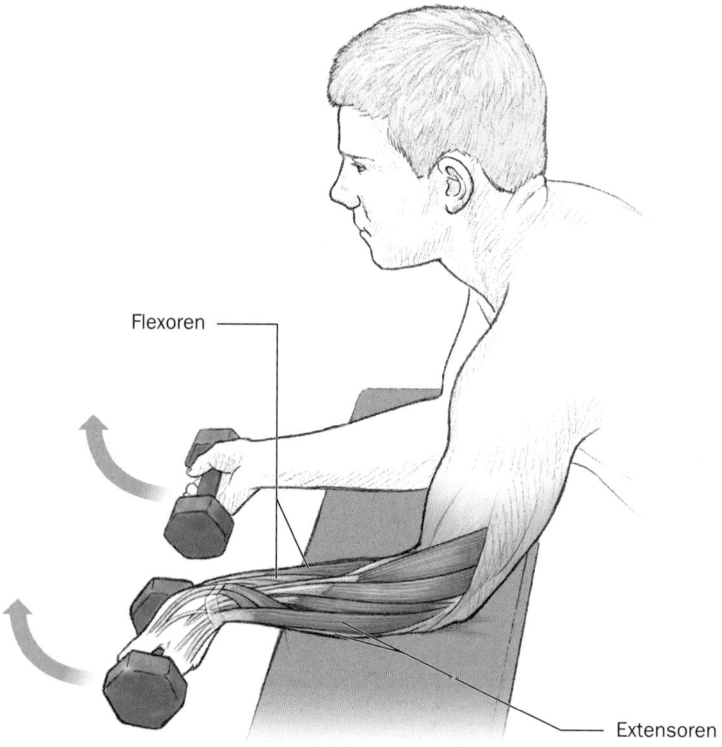

Unterarmcurls

Unterarmstrecken

Griffübungen

UNTERARMCURLS MIT DER LANGHANTEL

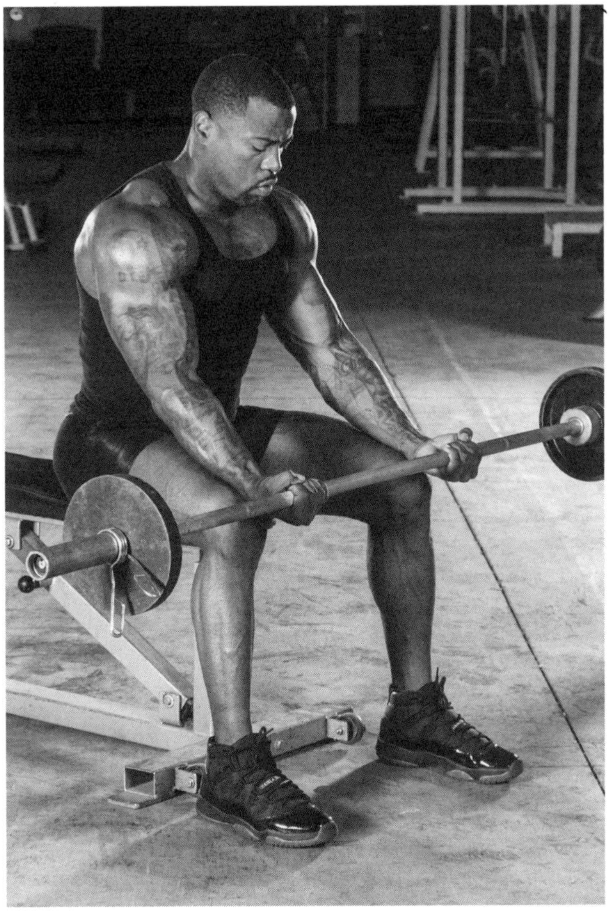

Ausgangsposition

Setzen Sie sich an die Kante einer Flachbank, wobei Ihre Füße hüftbreit positioniert sind und fest auf dem Boden stehen. Halten Sie eine Langhantel schulterbreit im Untergriff und legen Sie Ihre Unterarme auf Ihren Oberschenkeln ab, sodass die Handgelenke und Hände über Ihren Knien nach unten hängen. Strecken Sie Ihre Handgelenke, sodass Ihre Hände etwa in einem 90°-Winkel aus den Gelenken nach unten hängen. Die Stange sollte nur mithilfe der Finger gehalten werden.

Bewegung

Bringen Sie das Gewicht in einer Curlbewegung nach oben, wobei Sie mit Ihren Fingern beginnen und dann mit den Handgelenken fortfahren, bis Ihre Handgelenke gebeugt und Ihre Hände so weit wie möglich nach oben gezogen werden – weiter als parallel zum Boden. Halten Sie diese Position für einen Moment, während Sie Ihre Unterarmmuskeln fest anspannen. Führen Sie die Stange dann langsam in der umgekehrten Bewegung in die Ausgangsposition zurück.

Varianten

Die Übung kann auch im Stehen durchgeführt werden. Dann liegt die Hantelstange an den Oberschenkeln an und die Handflächen zeigen nach vorn.

UNTERARMCURLS MIT DER KURZHANTEL

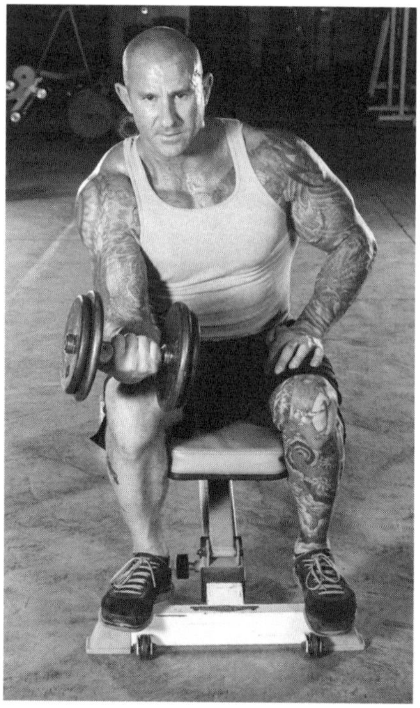

Ausgangsposition

Setzen Sie sich an die Kante einer Flachbank, wobei Ihre Füße fest auf dem Boden stehen oder stabil auf dem Bankrahmen abgestellt sind – je nach Bankhöhe. Halten Sie eine Kurzhantel mit der rechten Hand im Untergriff, legen Sie Ihren rechten Unterarm auf dem rechten Oberschenkel ab, sodass Ihr Handgelenk und Ihre Hand über Ihrem Knie nach unten hängen. Strecken Sie Ihr Handgelenk, sodass Ihre Hand etwa in einem 90°-Winkel aus dem Gelenk nach unten hängt. Die Kurzhantel sollte nur mithilfe der Finger gehalten werden.

Bewegung

Bringen Sie das Gewicht in einer Curlbewegung nach oben, wobei Sie mit den Fingern beginnen und dann mit dem Handgelenk fortfahren, bis Ihr Handgelenk gebeugt ist und Ihre Hand so weit wie möglich nach oben gezogen wird, weiter als parallel zum Boden. Halten Sie diese Position für einen Moment, während Sie Ihre Unterarmmuskeln fest anspannen. Führen Sie dann die Kurzhantel langsam in der umgekehrten Bewegung in die Ausgangsposition zurück. Machen Sie die gewünschten Wiederholungen und wechseln Sie dann zum linken Arm.

Varianten

Die Übung kann im Stehen durchgeführt werden. Dann hängt die Hantel direkt neben dem Oberschenkel und die Handflächen zeigen nach vorn. Man kann die Übung auch mit beiden Armen gleichzeitig durchführen.

UNTERARMCURLS HINTER DEM RÜCKEN IM STEHEN

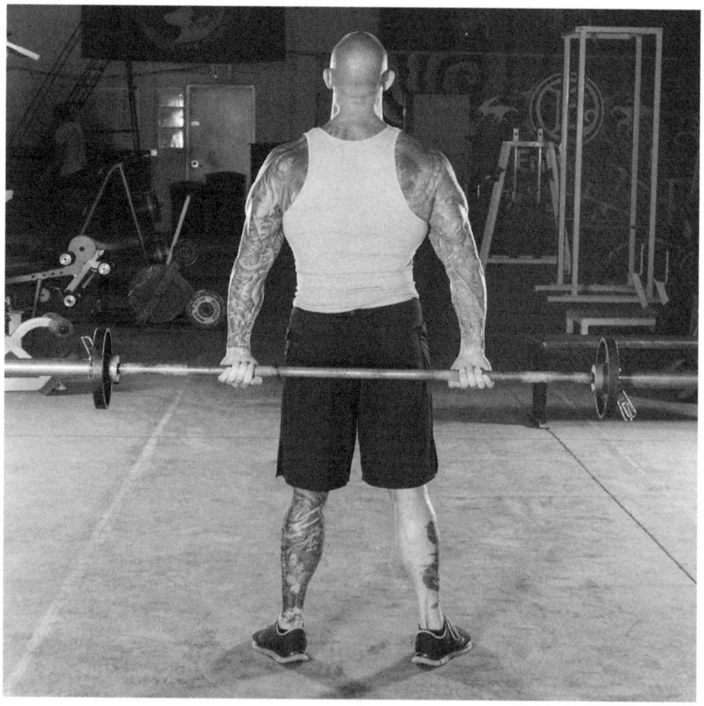

Ausgangsposition

Stellen Sie sich aufrecht hin und halten Sie eine Langhantel im Obergriff hinter Ihren Oberschenkeln. Sowohl Ihre Hände als auch Ihre Füße sollten schulterbreit positioniert sein. Die Langhantel sollte nur mithilfe Ihrer Finger gehalten werden.

Bewegung

Bringen Sie die Hantel in einer Curlbewegung nach oben, wobei Sie mit den Fingern beginnen und dann mit den Handgelenken fortfahren, bis Ihre Handgelenke gebeugt und Ihre Hände so weit wie möglich parallel zum Boden sind. Halten Sie diese Position für einen Moment, während Sie Ihre Unterarmmuskeln fest anspannen, und führen Sie die Langhantel dann langsam in die Ausgangsposition zurück.

UNTERARMCURLS AM KABELZUG

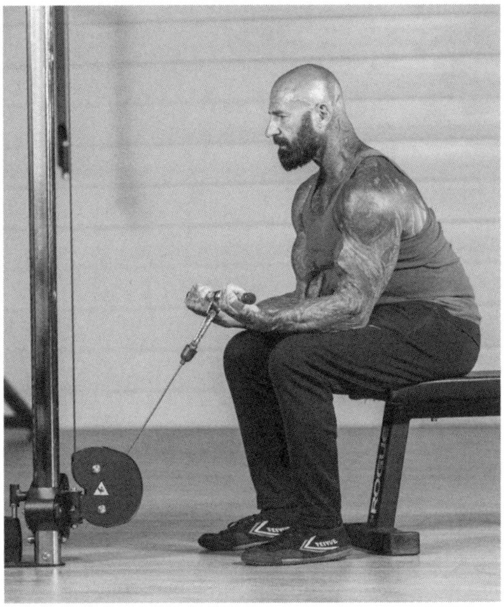

Ausgangsposition

Stellen Sie eine Bank vor die Zugstation, an der am unteren Kabelzug eine Ruderstange oder SZ-Stange befestigt ist. Nehmen Sie die Stange und setzen Sie sich auf die Kante der Bank (mit Blick zur Zugstation). Die Beine zeigen nach vorn, die Füße stehen hüftbreit auseinander flach auf dem Boden. Halten Sie die Stange so im Untergriff, dass die Hände etwa schulterbreit auseinander direkt vor Ihren Knien liegen.

Bewegung

Ziehen Sie das Gewicht aus den Handgelenken heraus nach oben, bis die Handgelenke vollständig gebeugt sind. Halten Sie diese Position 1 sek lang und spannen Sie dabei die Unterarmmuskeln kräftig an. Kehren Sie dann langsam in die Ausgangsposition zurück. Halten Sie die Unter- und Oberarme während der gesamten Übung still, um die Unterarmmuskulatur zu isolieren.

Varianten

Die Übung kann auch im Stehen durchgeführt werden. Dann werden die Arme schräg nach vorn zum Boden ausgestreckt und die Handflächen zeigen nach vorn. Die Übung kann auch mit einem D-Griff Arm für Arm ausgeführt werden (einarmige Unterarmcurls am Kabelzug).

UNTERARMCURLS MIT BAND

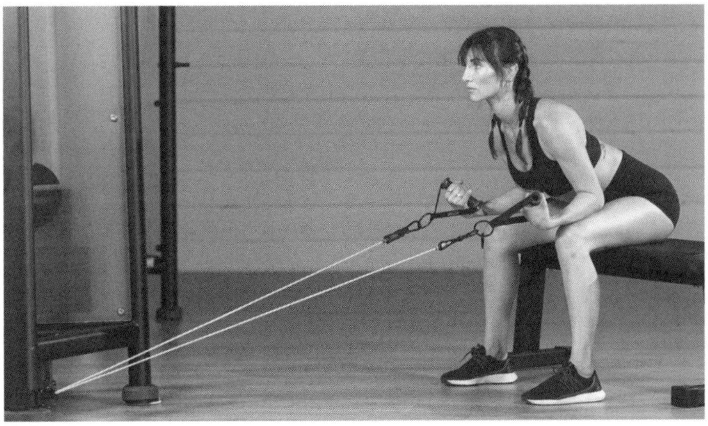

Ausgangsposition

Befestigen Sie ein Widerstandsband an etwas Stabilem in Bodenhöhe und stellen Sie eine Bank mit genügend Abstand vor die Befestigung. Nehmen Sie die Griffe in die Hand und setzen Sie sich auf die Kante der Bank (mit Blick zur Befestigung). Die Beine zeigen nach vorn, die Füße stehen hüftbreit auseinander flach auf dem Boden. Halten Sie die Griffe so im Untergriff, dass die Hände etwa schulterbreit auseinander direkt vor Ihren Knien sind.

Bewegung

Ziehen Sie das Band aus den Handgelenken heraus nach oben, bis die Handgelenke vollständig gebeugt sind. Halten Sie diese Position 1 sek lang und spannen Sie dabei die Unterarmmuskeln kräftig an. Kehren Sie dann langsam in die Ausgangsposition zurück. Halten Sie die Unter- und Oberarme während der gesamten Übung still, um die Unterarmmuskulatur zu isolieren.

Varianten

Die Übung kann auch im Stehen durchgeführt werden. Dann werden die Arme schräg nach vorn zum Boden ausgestreckt und die Handflächen zeigen nach vorn. Die Übung kann auch Arm für Arm ausgeführt werden (einarmige Unterarmcurls mit Band).

UNTERARMSTRECKEN MIT DER LANGHANTEL

Ausgangsposition

Setzen Sie sich an die Kante einer Flachbank, wobei Ihre Füße hüftbreit positioniert und fest auf dem Boden oder stabil auf dem Bankrahmen abgestellt sind – je nach Bankhöhe. Halten Sie eine Langhantel schulterbreit im Obergriff und legen Sie Ihre Unterarme auf Ihren Oberschenkeln ab, sodass die Handgelenke und Hände über Ihren Knien nach unten hängen. Beugen Sie Ihre Handgelenke, sodass Ihre Hände etwa in einem 90°-Winkel aus den Gelenken nach unten hängen.

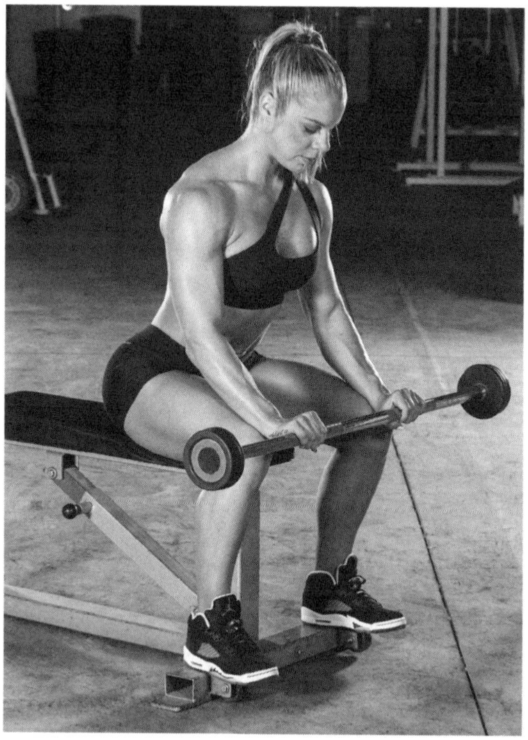

Bewegung

Strecken Sie Ihre Handgelenke, um das Gewicht so weit wie möglich nach oben zu bringen. Halten Sie diese Position für einen Moment, während Sie Ihre Unterarmmuskeln fest anspannen. Bringen Sie dann die Stange langsam in die Ausgangsposition zurück.

UNTERARMSTRECKEN MIT DER KURZHANTEL

Ausgangsposition

Setzen Sie sich an die Kante einer Flachbank, wobei Ihre Füße fest auf dem Boden oder stabil auf dem Bankrahmen abgestellt sind – je nach Bankhöhe. Halten Sie eine Kurzhantel mit der rechten Hand im Obergriff, legen Sie Ihren rechten Unterarm auf dem rechten Oberschenkel ab, sodass Ihr Handgelenk und Ihre Hand über Ihrem Knie nach unten hängen. Strecken Sie Ihr Handgelenk, sodass Ihre Hand etwa in einem 90°-Winkel aus dem Gelenk nach unten hängt.

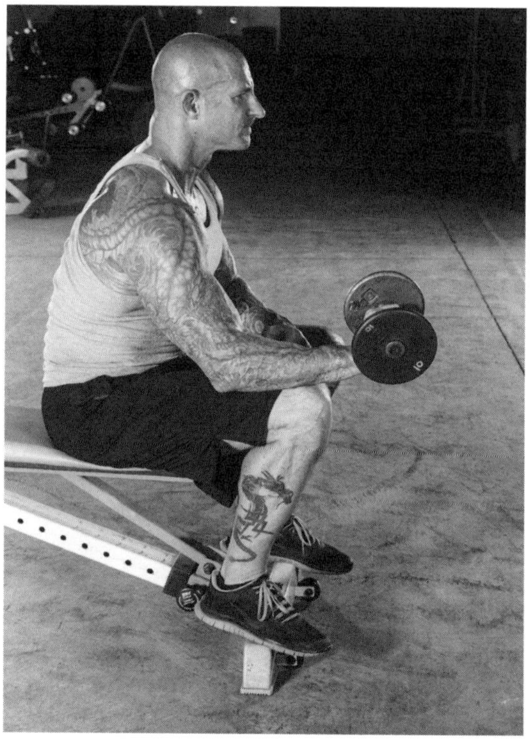

Bewegung

Strecken Sie Ihr Handgelenk, um das Gewicht so weit wie möglich nach oben zu bringen. Halten Sie diese Position für einen Moment, während Sie Ihre Unterarmmuskeln fest anspannen. Bringen Sie dann die Hantel langsam in die Ausgangsposition zurück. Machen Sie die gewünschten Wiederholungen und wechseln Sie dann zum linken Arm.

UNTERARMSTRECKEN IM STEHEN

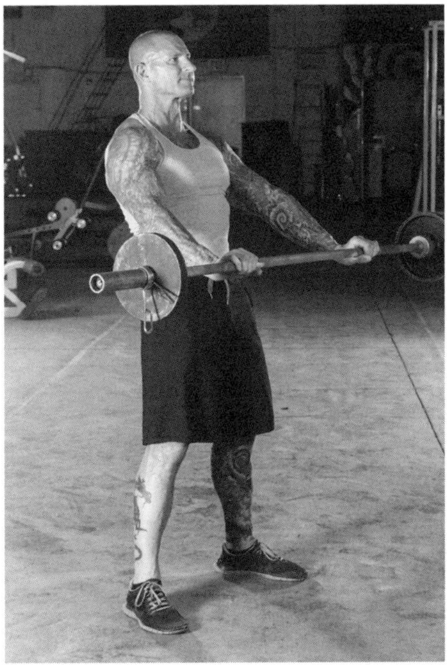

Ausgangsposition

Stellen Sie sich aufrecht hin und halten Sie eine Langhantel im Obergriff 10–15 cm vor Ihren Oberschenkeln. Sowohl Ihre Hände als auch Ihre Füße sollten schulterbreit positioniert sein.

Bewegung

Strecken Sie Ihre Handgelenke, um das Gewicht so weit wie möglich nach oben zu bringen. Halten Sie diese Position für einen Moment, während Sie Ihre Unterarmmuskeln fest anspannen. Bringen Sie dann das Gewicht langsam in die Ausgangsposition zurück.

HANDGELENKROLLEN

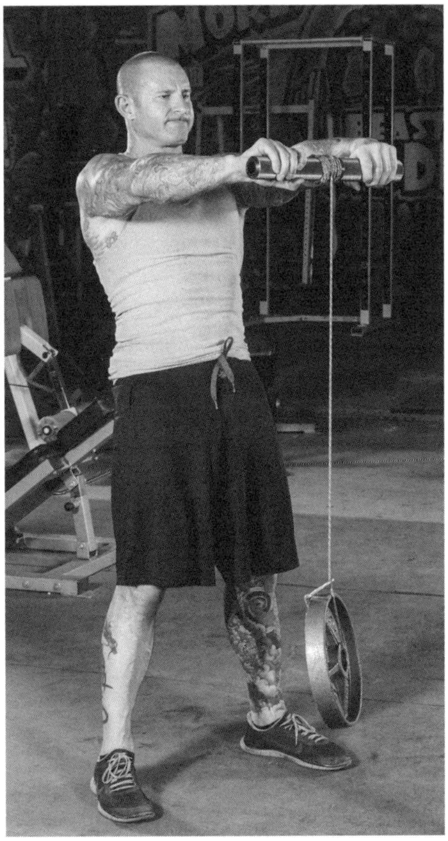

Ausgangsposition

Halten Sie einen Unterarmtrainer (Wrist Roller) mit gestreckten Armen etwa auf Schulterhöhe vor Ihren Körper, wobei das daran befestigte Gewicht auf dem Boden liegt.

Bewegung

Um die Unterarmstrecker der Unterarme zu trainieren, ziehen Sie abwechselnd das linke und dann das rechte Handgelenk nach oben, um das Seil aufzuwickeln, bis das Gewicht die Stange erreicht hat. Bringen Sie dann das Gewicht langsam nach unten, indem Sie die Handgelenke ebenso abwechselnd kontrolliert beugen. Sobald das Gewicht den Boden erreicht hat, wickeln Sie das Seil in umgekehrter Bewegung wieder auf und fahren so fort, bis Ihre Muskeln erschöpft sind. Sobald Sie das Gewicht 6- bis 8-mal aufrollen und wieder nach unten lassen können, kann das Gewicht gesteigert werden. Bei dieser einzigartigen Übung werden konzentrische Kontraktionen verwendet, um das Gewicht nach oben zu bringen, und dann exzentrische Kontraktionen, um das Gewicht zu senken. Sie können auch die Unterarmbeuger auf der Vorderseite der Unterarme trainieren, indem Sie Ihre Handgelenke beugen, um das Gewicht nach oben zu bringen, anstatt sie zu strecken. Einige Unterarmtrainer sind so konzipiert, dass sie über den Sicherheitsstangen eines Power-Racks positioniert werden können. So müssen Sie das Gewicht nicht mit Ihren Schultern halten und können sich besser auf die Unterarme konzentrieren.

UNTERARMCURLS IM OBERGRIFF AM KABELZUG

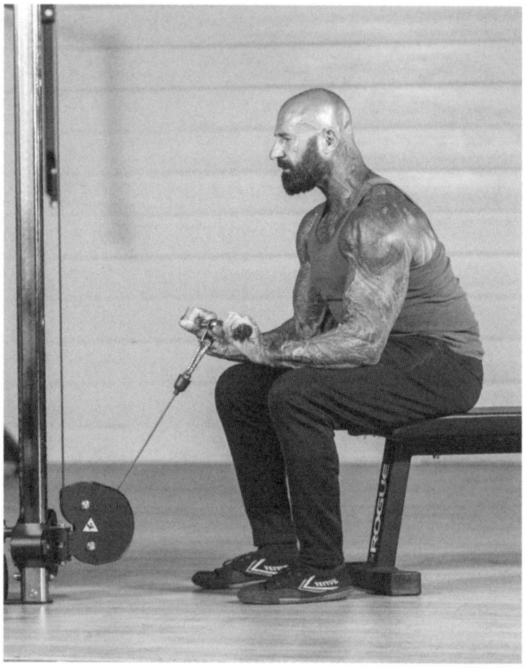

Ausgangsposition

Platzieren Sie eine flache Bank vor einem Kabelturm mit einer geraden oder SZ-Stange an der unteren Umlenkrolle. Greifen Sie die Stange und setzen Sie sich auf die Bank (mit Blick auf die Hantelstange), mit den Beinen hüftbreit auseinander vor Ihnen und mit den Füßen flach auf dem Boden. Die Stange nun im Obergriff etwa schulterbreit vor den Knien halten.

Bewegung

Strecken Sie die Handgelenke aus, um die Stange so hoch wie möglich anzuheben. Halten Sie diese Position 1 sek lang, während Sie Ihre Unterarmmuskeln kräftig anspannen. Kehren Sie dann langsam in die Ausgangsposition zurück.

Varianten

Diese Übung kann auch im Stehen mit gestreckten Armen vor den Oberschenkeln ausgeführt werden, ähnlich wie das Unterarmstrecken mit der Langhantel, oder einarmig mit einem D-Griff (einarmige Unterarmcurls am Kabelzug).

UNTERARMCURLS MIT BAND IM OBERGRIFF

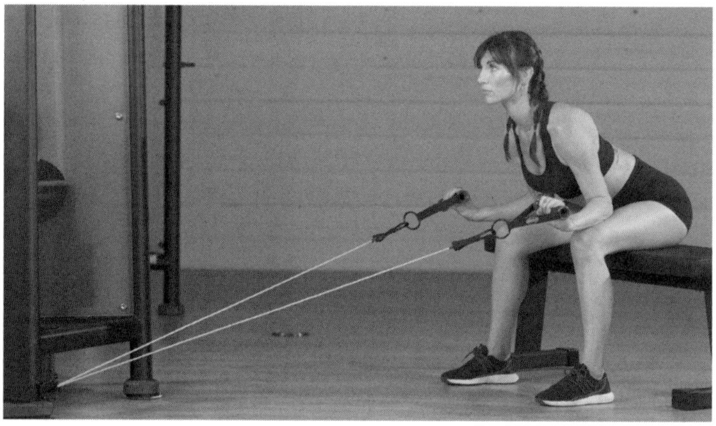

Ausgangsposition

Verankern Sie ein Band an einer stabilen Struktur auf Bodenhöhe und stellen Sie eine flache Bank einige Meter davon entfernt auf. Nehmen Sie die Griffe in beide Hände und setzen Sie sich auf den Rand der Bank (mit Blick nach vorne), wobei Sie die Beine hüftbreit vor sich haben und die Füße flach auf dem Boden stehen. Greifen Sie nun das Band im Obergriff und halten Sie die Hände etwa schulterbreit auseinander, direkt vor den Knien. Achten Sie auf eine gute Spannung des Bandes.

Bewegung

Strecken Sie die Handgelenke aus und heben Sie die Griffe so hoch wie möglich. Halten Sie diese Position für eine Sekunde und spannen Sie dabei Ihre Unterarmmuskeln an. Kehren Sie anschließend langsam in die Ausgangsposition zurück.

Varianten

Diese Übung kann auch im Stehen durchgeführt werden mit gestreckten Armen und vor den Oberschenkeln, ähnlich wie beim Unterarmstrecken im Stehen. Die Übung kann auch einarmig ausgeführt werden (einarmige Unterarmcurls mit Band).

GEWICHTSSCHEIBEN HALTEN

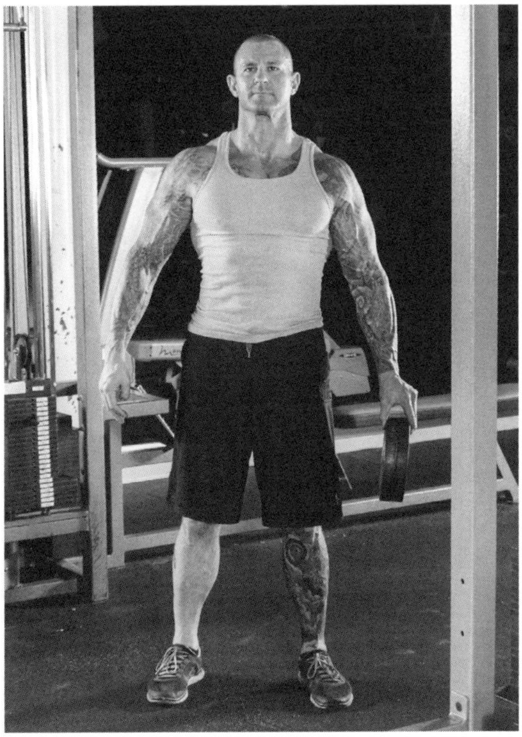

Ausgangsposition

Nehmen Sie 2 gleich große Gewichtsscheiben und bringen Sie sie seitlich aneinander – mit der glatten Seite nach außen – bei Ihrem linken Fuß. Halten Sie sie mit den Fingerspitzen Ihrer linken Hand beieinander, wobei der Daumen auf der einen und die restlichen Finger auf der anderen Seite positioniert werden.

Bewegung

Heben Sie die Gewichtsscheiben und halten Sie sie neben Ihrem linken Oberschenkel – ähnlich wie beim einseitigen Kreuzheben. Halten Sie die Scheiben in dieser Position für einige Sekunden und bringen Sie sie dann zum Boden zurück, ohne loszulassen, bis Sie die gewünschten Wiederholungen ausgeführt haben. Wiederholen Sie dies dann mit der rechten Hand.

GORILLA HANG

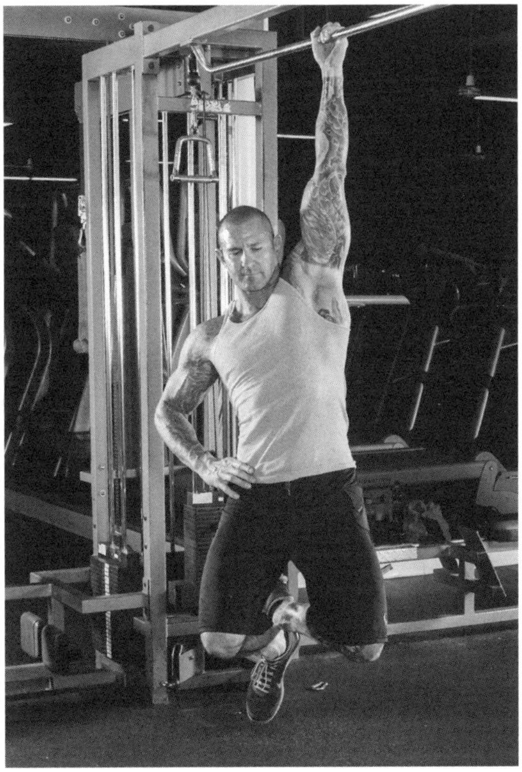

Ausgangsposition

Greifen Sie eine Klimmzugstange nur mit ihrer linken Hand.

Bewegung

Heben Sie Ihre Füße vom Boden ab und lassen Sie sich so lange wie möglich, von der linken Hand getragen, von der Stange hängen. Wiederholen Sie dies dann mit der rechten Hand.

FARMER'S WALK

Ausgangsposition

Halten Sie 2 schwere Kurzhanteln im neutralen Griff.

Bewegung

Gehen Sie so lange Sie können durch den Raum – mit den Kurzhanteln in beiden Händen.

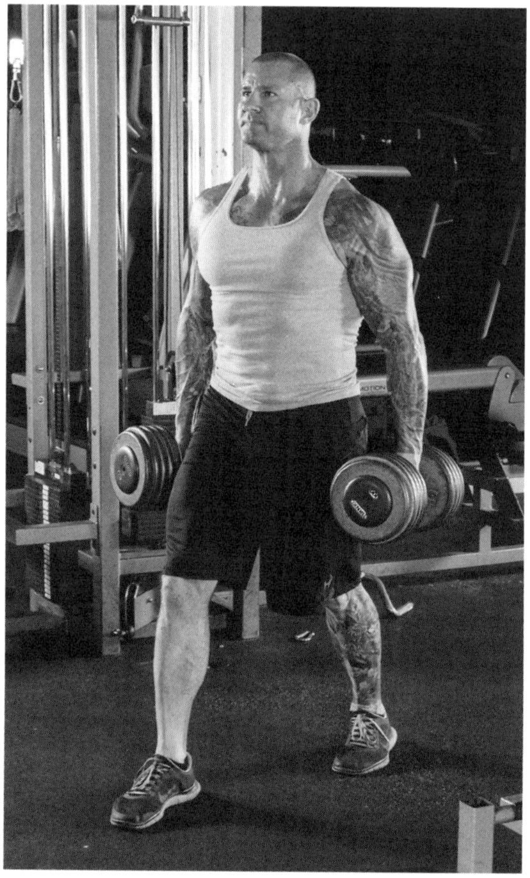

ÜBUNG MIT DEM GRIFFTRAINER

Ausgangsposition

Halten Sie einen Grifftrainer in Ihrer Hand, Ihr Oberarm ist gerade an Ihrer Körperseite und Ihr Ellbogen im 90°-Winkel gebeugt, sodass Ihr Unterarm parallel zum Boden vor dem Körper gestreckt ist.

Bewegung

Halten Sie den Grifftrainer zu Beginn ganz offen und drücken Sie ihn so rasch wie möglich zusammen. Versuchen Sie dabei die unteren Enden der Griffe zueinanderzuführen, sodass sie sich am Ende der Bewegung berühren. Halten Sie diese Position für 1–2 sek und bringen Sie den Grifftrainer dann langsam wieder in die Öffnung. Nachdem Sie die gewünschten Wiederholungen mit einer Hand gemacht haben, wechseln Sie zur anderen.

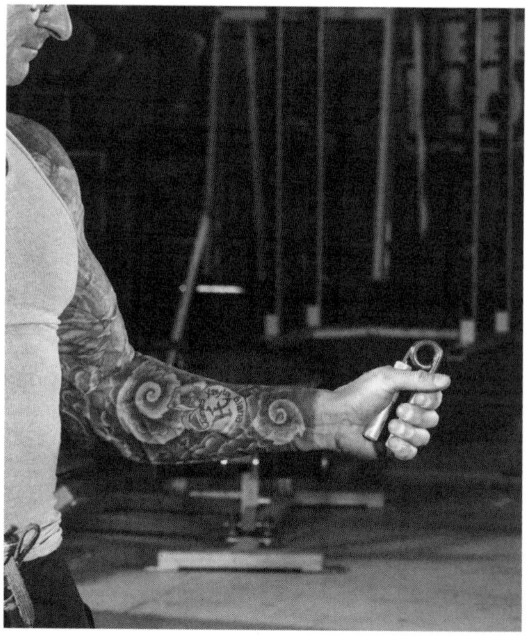

KAPITEL 22
Quadrizeps

Dieses Kapitel enthält detaillierte Beschreibungen der wichtigsten Übungen, die sich auf den Quadrizeps (*M. quadriceps femoris*, Oberschenkelmuskel), einschließlich des äußeren *(M. vastus lateralis)*, des inneren *(M. vastus medialis)*, des mittleren *(M. vastus intermedius)* und des geraden Oberschenkelmuskels *(M. rectus femoris)*, konzentrieren; für die Anordnung der einzelnen Quadrizepsköpfe siehe Abbildung. Die Übungen für den Quadrizeps lassen sich in die Kategorien Kniebeugen, Beinpresse und Kniebeugen am Gerät, Ausfallschritte und Stufensteigen sowie Beinstrecken unterteilen. Jede Übung einer bestimmten Kategorie kann in einem Workout durch jede andere Übung derselben Kategorie ersetzt werden. Obwohl Kniebeugen, Ausfallschritte und Step-ups nicht nur den Quadrizeps, sondern auch die hintere Oberschenkelmuskulatur und den Gluteus (als auch die Adduktoren des Oberschenkels) beanspruchen, habe ich diese der Einfachheit halber als Quadrizepsübungen zusammengefasst.

Viele Übungen – Kniebeugen, Ausfallschritte und Step-ups – in diesem Kapitel, die mit einer Langhantel oder Kurzhantel gezeigt werden, können auch nur mit dem Körpergewicht ausgeführt werden. Diese Modifikation der Übungen eignet sich besonders, wenn das nötige Equipment fehlt (beispielsweise bei Home Workouts oder auf Reisen), oder für Anfänger, die noch nicht die Kraft oder Technik haben, mit schwereren Gewichten zu trainieren. Die Übungsausführung der beiden Varianten sind gleich, nur eben einmal mit und einmal ohne Gewicht. Bei den Körpergewichtsübungen können Sie die Arme nach vorne ausstrecken für mehr Balance (Kniebeugen), an den Hüften abstützen oder frei hängen lassen (Ausfallschritte und Step-ups).

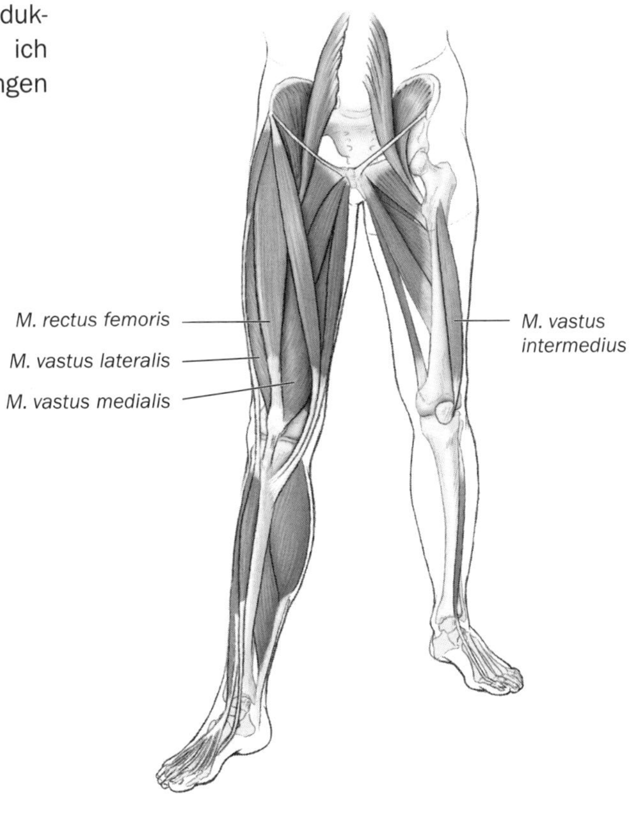

Kniebeugen

Beinpresse und Kniebeugen am Gerät

Ausfallschritte und Step-ups

Beinstrecken

KNIEBEUGEN MIT DER LANGHANTEL

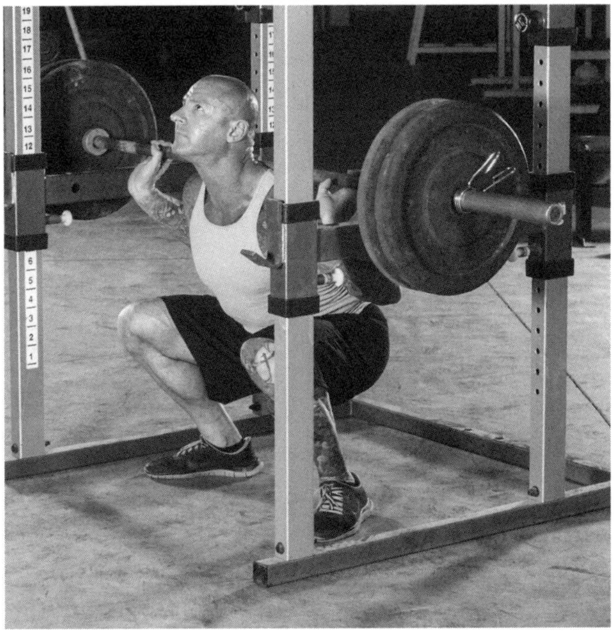

Ausgangsposition

Stellen Sie sich mit einer auf Ihren Schultern und Trapezmuskeln abgelegten Langhantel schulterbreit hin. Auch Ihre Hände sollten schulterbreit auf der Hantelstange positioniert sein. Behalten Sie die natürliche Krümmung im unteren Rücken bei und halten Sie Ihren Kopf nach vorn gerichtet.

Bewegung

Beugen Sie Knie und Hüfte und schieben Sie Ihre Gesäßmuskeln nach hinten, um den Körper abzusenken. Wenn Ihre Oberschenkel parallel zum Boden oder tiefer sind, kehren Sie die Bewegung um, indem Sie sich aus den Fersen kräftig nach oben in eine stehende Position stemmen.

Für eine detaillierte Beschreibung, wie Kniebeugen zum maximalen Kraftaufbau eingesetzt werden, siehe Kapitel 8.

Tipp: Wenn Sie die Stange zu weit greifen, kann dies dazu führen, dass sich die Schultern nach vorn runden, was das Verletzungsrisiko erhöht. Greifen Sie so eng wie möglich (schulterbreit oder weniger), damit Sie die Ellbogen und Schulterblätter während der Ausführung leichter nach hinten ziehen und die Brust herausstrecken können. So bleibt die Wirbelsäule eher in der richtigen Position und Verletzungen werden vermieden.

FRONTKNIEBEUGEN MIT DER LANGHANTEL

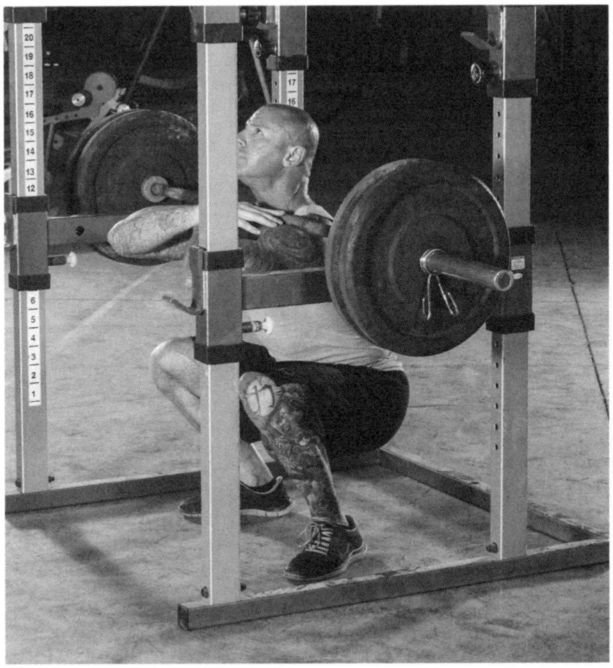

Ausgangsposition

Stellen Sie sich mit einer auf Ihren Schultern und Ihrer oberen Brust abgelegten Langhantel hin, die Sie entweder im olympischen Stil greifen oder im Überkreuzgriff (siehe Abb.). Behalten Sie die natürliche Krümmung im unteren Rücken bei und halten Sie Ihren Kopf nach vorn gerichtet.

Bewegung

Führen Sie eine klassische Kniebeuge aus, indem Sie Ihre Knie beugen und Ihre Hüfte nach hinten bringen, um den Körper abzusenken, bis Ihre Oberschenkel parallel zum Boden sind. Strecken Sie Ihre Beine dann kraftvoll, um wieder nach oben in die Ausgangsposition zu kommen.

BOXKNIEBEUGEN

Ausgangsposition

Positionieren Sie eine Kiste oder eine Bank, die etwa kniehoch ist, in einem Power-Rack oder Kniebeugenständer hinter sich. Heben Sie die Hantel aus der Halterung und gehen Sie zurück, sodass Sie einige Zentimeter vor der Kiste oder Bank sind.

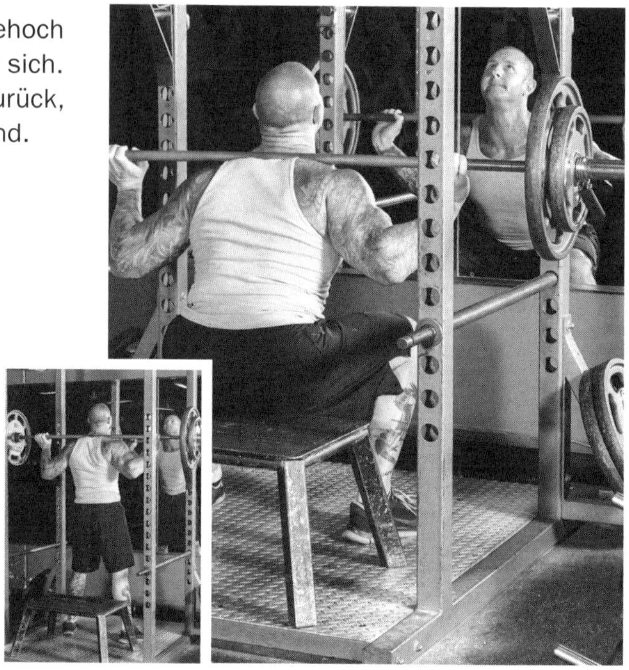

Bewegung

Gehen Sie nach hinten unten in die Kniebeuge, bis Ihre Gesäßmuskeln die Kiste berühren, und stemmen Sie sich dann aus den Fersen kräftig nach oben, bis Sie wieder aufrecht stehen. Lassen Sie sich nicht nach hinten fallen und setzen Sie sich nicht auf der Kiste nieder. Das Ziel besteht darin, langsam in die Kniebeuge zu gehen und leicht die Kiste zu berühren, um dann sofort kräftig nach oben zu stemmen. Dies ist eine großartige Übung, um die richtige Ausführung der Kniebeuge zu lernen, da das Augenmerk auf dem Zurücksetzen beim Beugen liegt. Die Übung eignet sich auch wunderbar, um Kraft für intensivere Kniebeugen aufzubauen.

SISSY-KNIEBEUGEN

Ausgangsposition

Stellen Sie sich hüft- bis schulterbreit aufrecht hin und halten Sie sich an einem stabilen Punkt fest, der als Stütze dient.

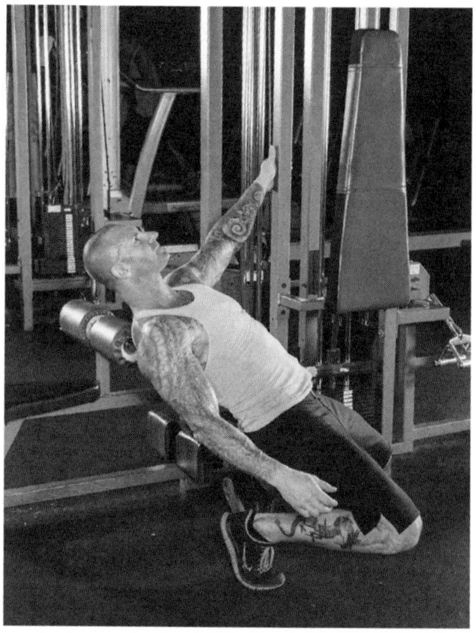

Bewegung

Kommen Sie auf die Zehenspitzen und lehnen Sie sich zurück. Gehen Sie langsam nach unten, indem Sie Ihre Knie vor Ihre Fußspitzen bringen. Gehen Sie, so weit Sie können, nach unten und kommen Sie dann wieder in die aufrechte Position zurück. Um eine korrekte Übungsausführung sicherzustellen, versuchen Sie am besten, Ihre Hüfte und Ihren Rücken gerade zu halten. Führen Sie die Bewegung so aus, als ob Sie sich auf den Boden knien wollten, jedoch ohne Ihren Oberkörper dabei zu bewegen. Die einzige Körperpartie, die sich bewegt, sind Ihre Unterschenkel. Um den Widerstand zu steigern, können Sie eine Gewichtsscheibe mit dem Arm, mit dem Sie sich nicht festhalten, auf Ihrer Brust halten.

Varianten

Eine weitere Variante der Kniebeuge, die überall ausgeführt werden kann, ist das Wandsitzen, eine isometrische Eigengewichtsübung. Lehnen Sie sich mit dem Rücken gegen eine Wand und stellen Sie die Füße flach vor sich auf den Boden. Lassen Sie dann den Rücken an der Wand herunterrutschen, bis Hüft- und Kniegelenke einen 90°-Winkel bilden (Oberschenkel waagerecht). Bleiben Sie eine Weile in dieser Position (30–60 sek oder länger).

KNIEBEUGEN AN DER MULTIPRESSE

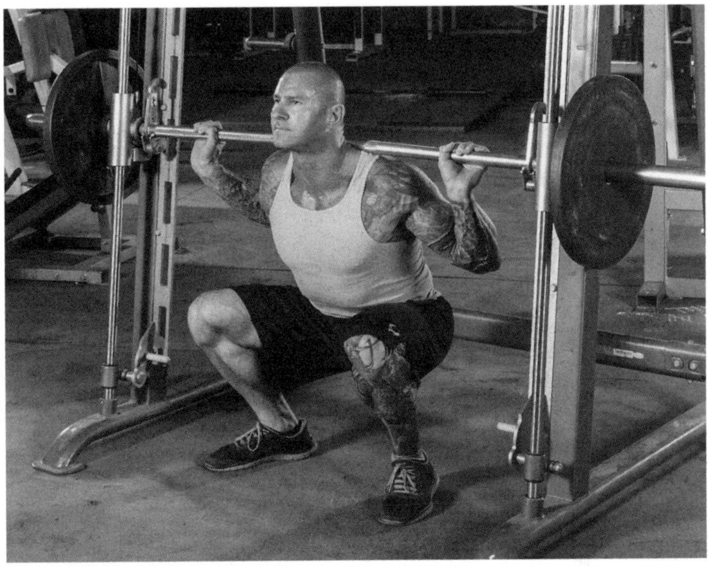

Ausgangsposition

Stellen Sie sich mit der Stange quer über Ihren Schultern und Trapezmuskeln in eine Multipresse. Greifen Sie die Stange gleich neben Ihren Schultern und drehen Sie sie, um sie zu entsichern.

Bewegung

Ihre Brust ist aufrecht, Ihr Kopf nach vorn gerichtet und Ihr Rücken leicht gekrümmt, während Sie Knie und Hüfte beugen, als wollten Sie sich nach hinten auf einen Stuhl setzen, bis Ihre Oberschenkel parallel zum Boden sind. Kehren Sie die Bewegung um, indem Sie die Fersen kräftig in den Boden drücken und die Hüfte nach vorn schieben, um wieder in die Ausgangsposition zu kommen.

Tipp: Kniebeugen an der Multipresse haben den einzigartigen Vorteil, dass man dank der geführten Hantel die Füße im Verhältnis zur Stange weiter nach vorn setzen kann, was mit einer freien Langhantel nicht möglich wäre. Je weiter man die Füße nach vorn setzt, desto stärker liegt der Fokus auf den Oberschenkel- und Gesäßmuskeln.

Varianten

Man kann die Übung auch als Frontkniebeuge ausführen.

KNIEBEUGEN MIT KURZHANTELN

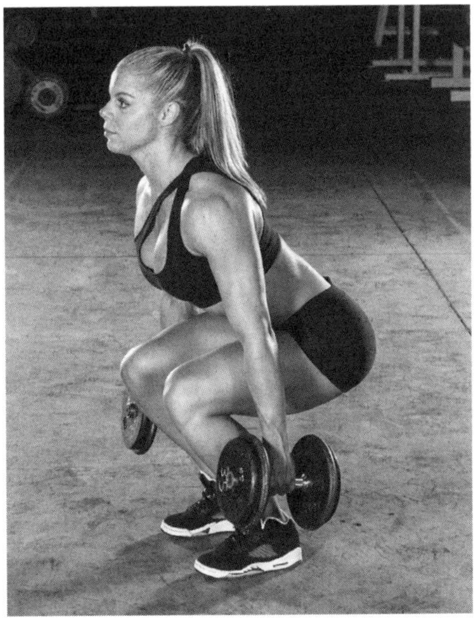

Ausgangsposition

Stellen Sie sich aufrecht hin und halten Sie 2 Kurzhanteln schulterbreit im neutralen Griff neben Ihrem Körper. Behalten Sie die natürliche Krümmung im unteren Rücken bei und halten Sie Ihren Kopf nach vorn gerichtet.

Bewegung

Beugen Sie Knie und Hüfte und schieben Sie Ihre Gesäßmuskeln nach hinten, um den Körper abzusenken. Wenn Ihre Oberschenkel parallel zum Boden sind, kehren Sie die Bewegung um, indem Sie sich kräftig aus den Fersen nach oben in die Ausgangsposition stemmen.

FRONTKNIEBEUGEN MIT KURZHANTELN

Ausgangsposition

Stellen Sie sich schulterbreit aufrecht hin. Bringen Sie die Kurzhanteln nach oben und legen Sie die Gewichtsscheiben der aufgestellten Hanteln auf Ihren Schultern ab – so wie beim Auffangen der Kurzhanteln beim Powerumsetzen.

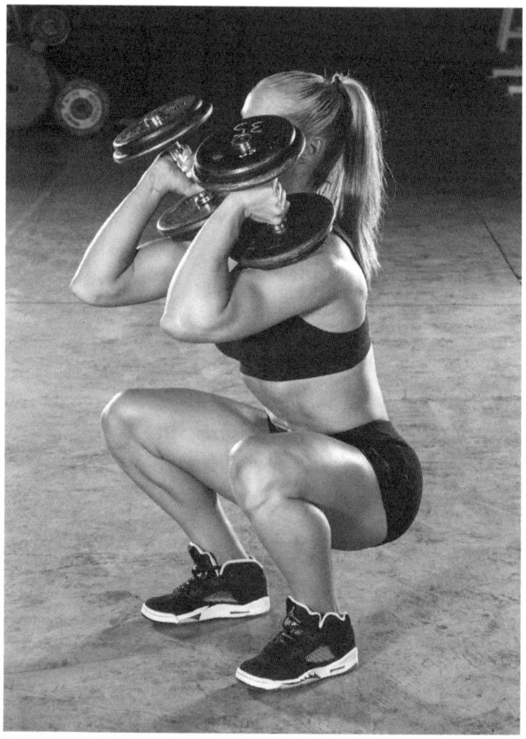

Bewegung

Halten Sie Ihren Oberkörper so aufrecht wie möglich, wenn Sie in die Kniebeuge gehen, bis Ihre Oberschenkel parallel zum Boden oder tiefer sind, und stemmen Sie sich dann kräftig aus den Fersen nach oben.

GOBLET SQUATS

Ausgangsposition

Stellen Sie sich mit schulterbreit stehenden Füßen hin. Fassen Sie eine Hantel oder Kettlebell mit beiden Händen und halten Sie sie mit gebeugten Armen unterm Kinn. Wenn Sie eine Kettlebell verwenden, können Sie den Griff von beiden Seiten fassen und die »Glocke« hängen lassen. Wenn Sie eine Kurzhantel verwenden, packen Sie eine der Hantelenden von beiden Seiten, während das andere Ende herabhängt.

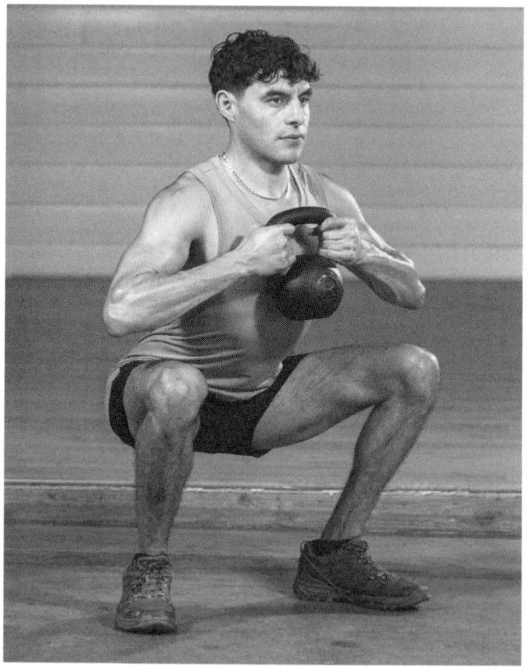

Bewegung

Halten Sie den Oberkörper so aufrecht wie möglich, wenn Sie in die Kniebeuge gehen, bis die Oberschenkel parallel zum Boden oder tiefer sind, und stemmen Sie sich dann kräftig aus den Fersen nach oben.

KNIEBEUGEN AUF EINEM BEIN

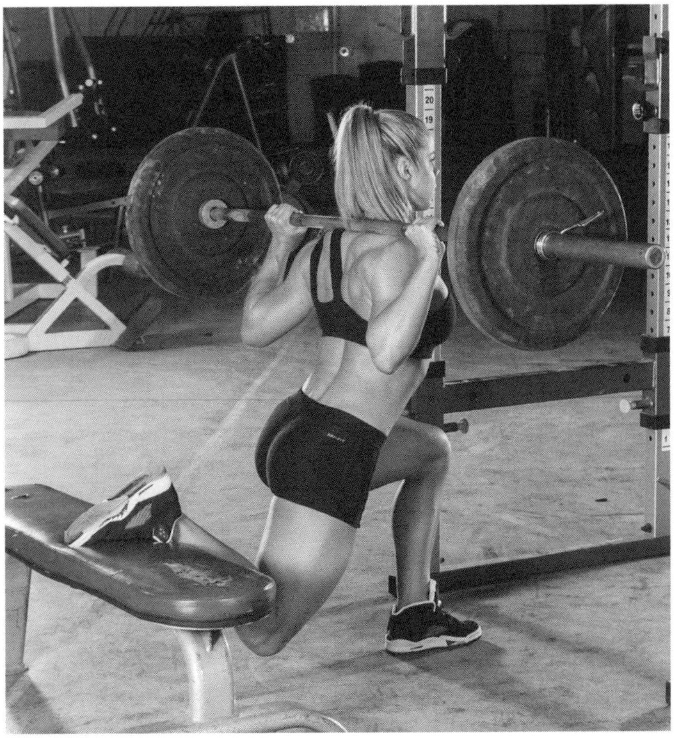

Ausgangsposition

Stellen Sie sich mit einer auf Ihren Schultern und Trapezmuskeln abgelegten Langhantel aufrecht hin und halten Sie die Hantel schulterbreit. Legen Sie den rechten Fußrist auf einer 0,5–1 m hinter Ihnen positionierten Flachbank ab. Behalten Sie die natürliche Krümmung im unteren Rücken bei und halten Sie Ihren Kopf nach vorn gerichtet.

Bewegung

Beugen Sie Ihr linkes Knie und Ihre Hüfte, um den Körper abzusenken, bis Ihr linker Oberschenkel parallel zum Boden ist. Kehren Sie die Bewegung um, indem Sie sich kräftig aus der linken Ferse nach oben in die Ausgangsposition stemmen. Führen Sie die gewünschten Wiederholungen aus und wechseln Sie dann zum rechten Bein.

Varianten

Sie können diese Übung auch mit Kurzhanteln machen.

SPRUNGKNIEBEUGEN

Ausgangsposition

Stellen Sie sich etwa schulterbreit mit leicht gebeugten Knien aufrecht hin.

Bewegung

Kommen Sie in einer schnellen Bewegung nach unten, indem Sie Knie und Hüfte beugen und Ihre Gesäßmuskeln nach hinten schieben, um in die Kniebeuge zu gehen. Wenn Ihre Oberschenkel parallel zum Boden sind, kehren Sie die Bewegung ruckartig um, indem Sie sich kräftig aus Ihren Fersen und Fußballen nach oben stemmen, sodass Ihr Körper so weit wie möglich vom Boden abhebt. Beim Landen sollten Ihre Knie leicht gebeugt sein und Sie kommen sofort wieder in die Beuge nach unten für die nächste Wiederholung.

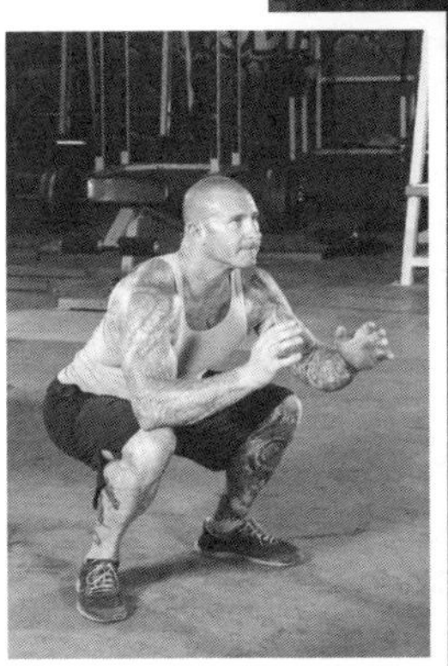

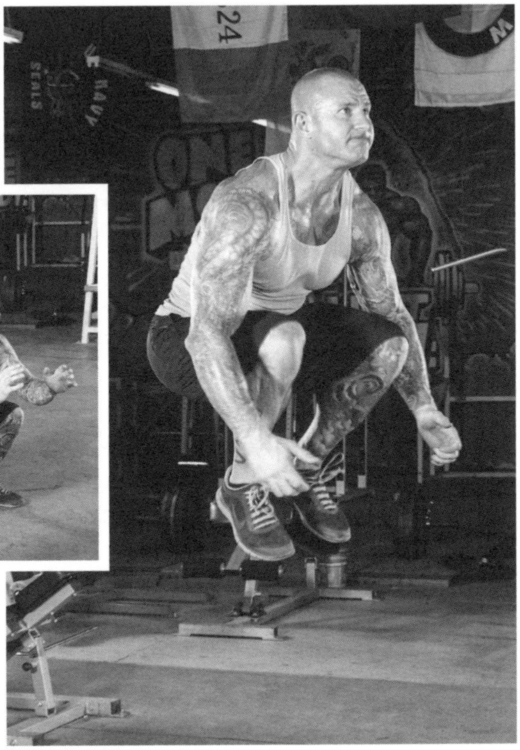

Tipp: Forschungen haben ergeben, dass bei dieser Übung am meisten Kraft aufgebaut wird, wenn sie nur mit dem eigenen Körpergewicht ohne zusätzliches Gewicht ausgeführt wird.

HACKENSCHMIDT-KNIEBEUGEN MIT DER LANGHANTEL

Ausgangsposition

Positionieren Sie Ihre Füße schulterbreit und halten Sie eine Langhantel schulterbreit hinter Ihren Oberschenkeln. Behalten Sie die natürliche Krümmung im unteren Rücken bei und halten Sie Ihren Kopf nach vorn gerichtet.

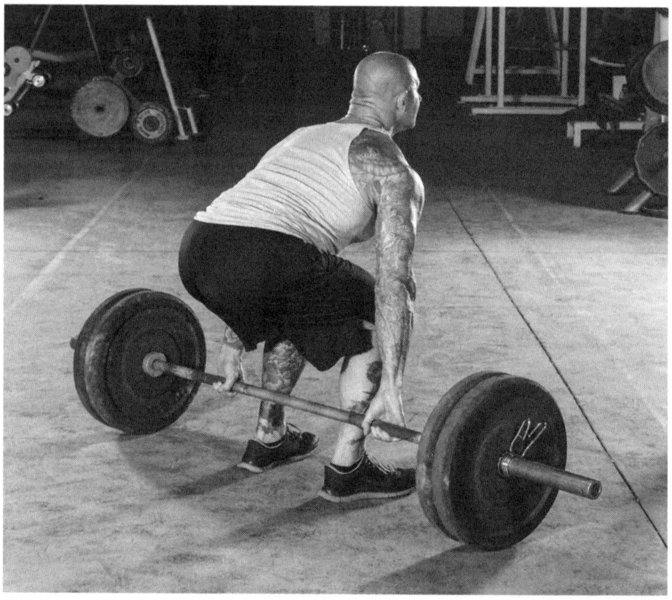

Bewegung

Beugen Sie Knie und Hüfte und schieben Sie Ihre Gesäßmuskeln nach hinten, um Ihren Körper abzusenken. Wenn Ihre Oberschenkel parallel zum Boden sind oder die Hantel den Boden berührt, kehren Sie die Bewegung um, indem Sie sich kräftig aus den Fersen nach oben in eine stehende Position stemmen.

Tipp: Diese Übung eignet sich als Ersatz für Kniebeugen mit der Langhantel oder Kreuzheben, wenn Sie Probleme mit dem unteren Rücken oder keinen Kniebeugenständer zur Verfügung haben. Sie ist auch ein guter Ersatz für die Beinpresse, wenn Ihnen dafür das Gerät fehlt. Bei der Hackenschmidt-Kniebeuge wird der untere Rücken weniger belastet, während der Quadrizeps betont und die Gesäßmuskulatur und die hintere Oberschenkelmuskulatur weniger beansprucht werden.

JEFFERSON-KNIEBEUGEN

Ausgangsposition

Stellen Sie sich leicht gegrätscht mit einem Bein quer über eine auf dem Boden liegende, beladene Langhantel. Gehen Sie in die Kniebeuge, um die Hantel aufzuheben, wobei eine Handfläche nach hinten und die andere nach vorn zeigt. Halten Sie die Hantel im Stehen breiter als schulterbreit.

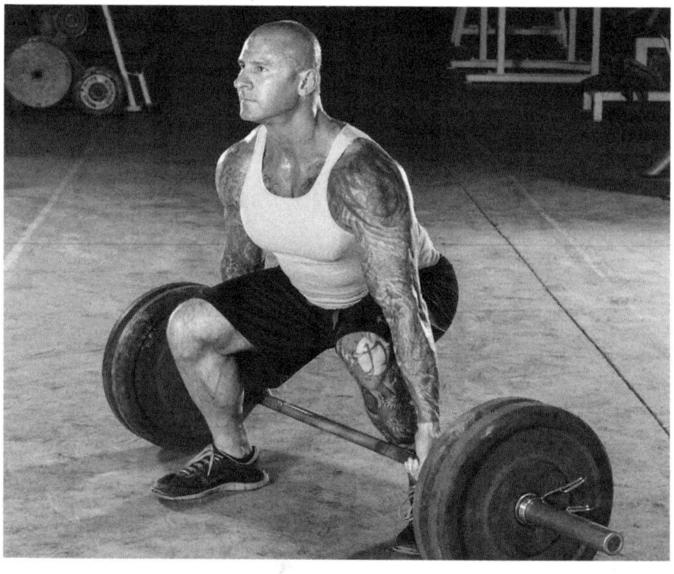

Bewegung

Beugen Sie Knie und Hüfte und schieben Sie Ihre Gesäßmuskeln nach hinten, um den Körper abzusenken. Wenn Ihre Oberschenkel parallel zum Boden sind oder die Hantel den Boden berührt, kehren Sie die Bewegung um, indem Sie sich kräftig aus den Fersen nach oben in eine stehende Position stemmen.

Tipp: Dies ist eine weitere Kniebeugenvariante, die den unteren Rücken weniger belastet (ähnlich der Hackenschmidt-Kniebeugen). Denken Sie an diese Übung, wenn Sie Probleme mit dem unteren Rücken haben.

ZERCHER-KNIEBEUGEN

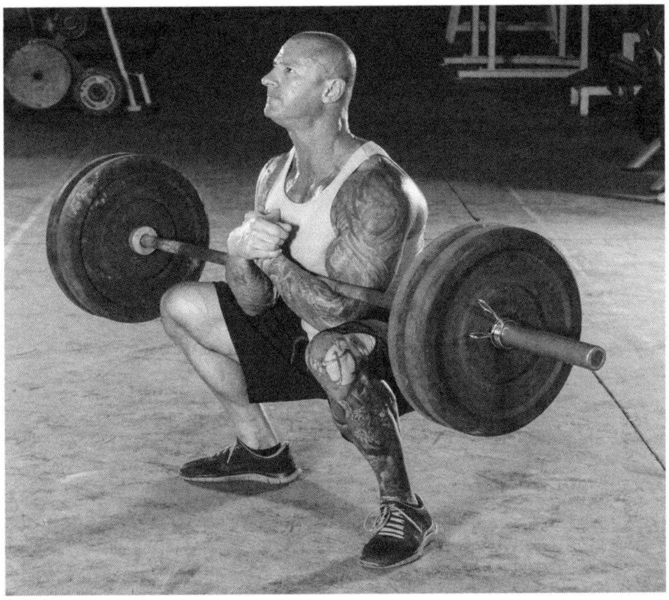

Ausgangsposition

Stellen Sie sich aufrecht hin und halten Sie eine Langhantel auf Höhe der Taille in den Armbeugen Ihrer schulterbreit überkreuzten Arme.

Bewegung

Beugen Sie Knie und Hüfte und schieben Sie Ihre Gesäßmuskeln nach hinten, um den Körper abzusenken. Wenn Ihre Oberschenkel parallel zum Boden sind, kehren Sie die Bewegung um, indem Sie sich kräftig aus den Fersen nach oben in eine stehende Position stemmen.

KNIEBEUGEN MIT DER LANGHANTEL MIT BAND

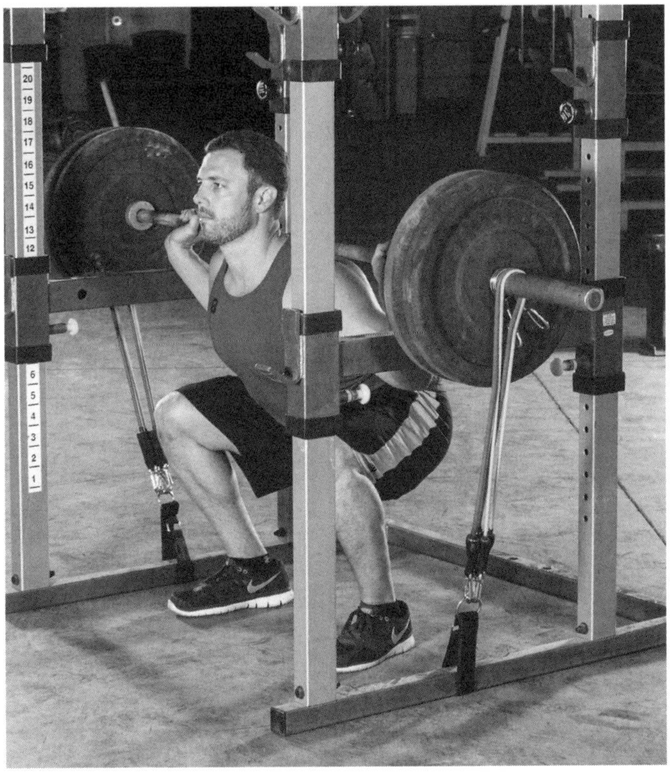

Ausgangsposition

Befestigen Sie je ein Widerstandsband an beiden Enden einer Langhantel und fixieren Sie das andere Ende der Bänder unter einem Power-Rack, einem Kniebeugenständer oder einer schweren Kurzhantel. Stellen Sie sich aufrecht hin und legen Sie die Hantel auf Ihren Schultern und Trapezmuskeln ab. Sowohl Ihre Hände als auch Ihre Füße sollten etwa schulterbreit positioniert sein. Behalten Sie die natürliche Krümmung im unteren Rücken bei und halten Sie Ihren Kopf nach vorn gerichtet.

Bewegung

Beugen Sie Knie und Hüfte und schieben Sie Ihre Gesäßmuskeln nach hinten, um den Körper abzusenken. Wenn Ihre Oberschenkel parallel zum Boden sind, kehren Sie die Bewegung um, indem Sie sich kräftig aus den Fersen nach oben in eine stehende Position stemmen.

KNIEBEUGEN MIT BAND

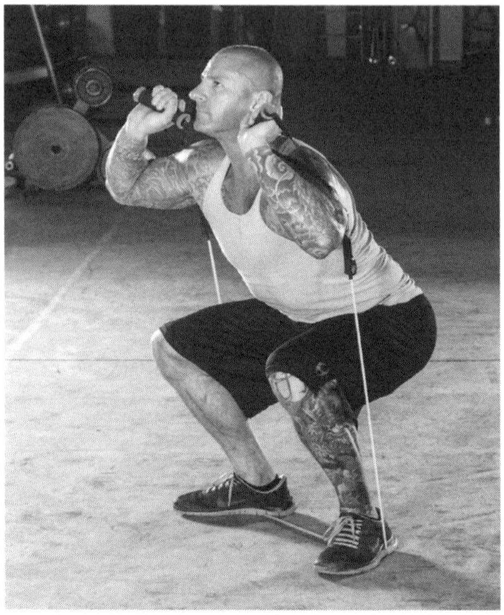

Ausgangsposition

Stellen Sie sich etwa schulterbreit auf ein Widerstandsband. Ihre Füße stehen während der gesamten Übung fest und mit der ganzen Sohle auf dem Boden, damit das Band nicht wegrutscht. Halten Sie die Arme an den Körperseiten, um einen geringen Widerstand zu erzeugen. Wenn Sie maximalen Widerstand schaffen wollen, heben Sie Ihre Arme, sodass die Griffe bei Ihren Schultern sind und das Band hinter den Schultern läuft, wie beim Schulterdrücken mit dem Band.

Bewegung

Gehen Sie in die Kniebeuge, indem Sie sich nach hinten setzen und Hüfte und Knie beugen, bis Ihre Oberschenkel etwa parallel zum Boden sind. Stemmen Sie sich aus den Fersen nach oben in eine aufrecht stehende Position und führen Sie die gewünschten Wiederholungen aus.

BEINPRESSE

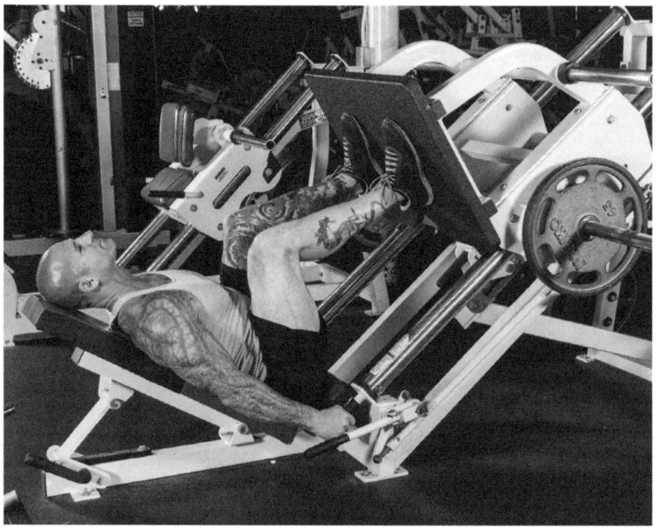

Ausgangsposition

Setzen Sie sich in eine schräg eingestellte Beinpresse und positionieren Sie Ihre Füße schulterbreit in der Mitte der Fußplatte. Lösen Sie die Sicherung und halten Sie das Gewicht mit Ihren Beinen.

Bewegung

Bringen Sie das Gewicht langsam nach unten, indem Sie Ihre Knie zur Brust führen. Stoppen Sie jedoch, wenn Ihre Knie 90° gebeugt sind. Halten Sie die Position für einen Moment, bevor Sie wieder aus den Fersen heraus drücken, um das Gewicht bei vollständig gestreckten Beinen in die Ausgangsposition zurückführen – allerdings ohne die Knie zu überstrecken.

Tipp: Wenn die Beinpresse über eine verstellbare Rückenlehne verfügt, sollte sie so eingestellt werden, dass Sitz und Lehne einen 90°-Winkel bilden. Wenn der Winkel größer ist, besteht die Gefahr, dass sich das Gesäß vom Sitz löst, was zu einer Überlastung des unteren Rückens führt.

Varianten

Viele glauben, dass die Oberschenkel- und Gesäßmuskulatur stärker beansprucht wird, wenn sie die Füße höher auf der Platte platzieren, aber das ist nicht der Fall. Die Beinpresse trainiert den Quadrizeps, egal, wo die Füße auf der Platte stehen, denn auch in der Endposition sind die Hüftgelenke noch um 90° gebeugt. Die Übung kann in ähnlicher Weise auch Bein für Bein ausgeführt werden (einbeinige Beinpresse). Stellen Sie dabei den nicht arbeitenden Fuß vor dem Sitz auf dem Boden.

BEINPRESSE MIT EINEM BEIN

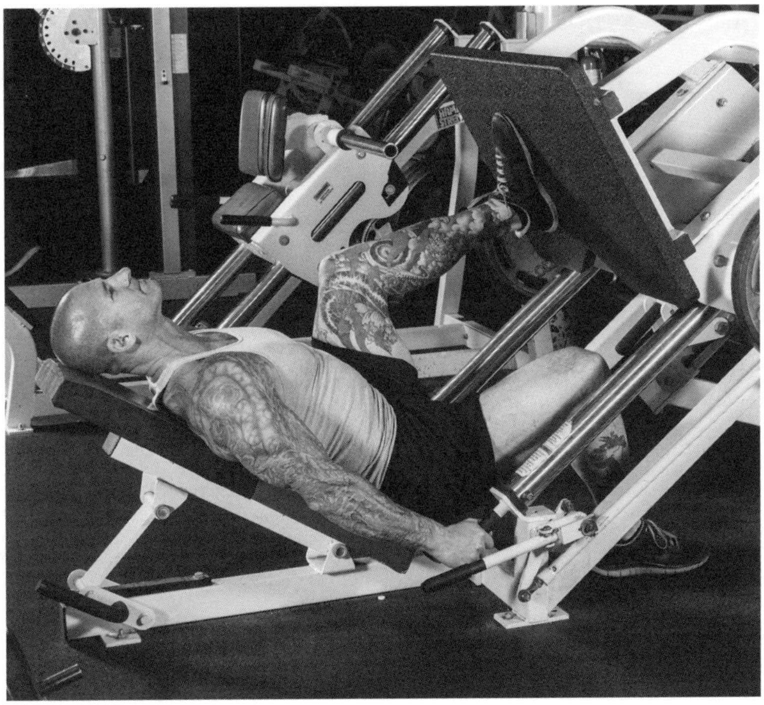

Ausgangsposition

Setzen Sie sich in eine Beinpresse und positionieren Sie Ihren linken Fuß in der Mitte der Fußplatte, während Ihr rechter Fuß als Stütze fest auf dem Boden bleibt. Lösen Sie die Sicherung und halten Sie das Gewicht mit Ihrem linken Bein.

Bewegung

Bringen Sie das Gewicht langsam nach unten, indem Sie Ihr linkes Knie zur Brust führen. Stoppen Sie jedoch, wenn das Knie 90° gebeugt ist. Halten Sie die Position für einen Moment, bevor Sie aus der Ferse drücken, um das Gewicht in die Ausgangsposition bei vollständig gestrecktem Bein zurückzuführen, aber ohne das Knie zu überstrecken. Führen Sie die gewünschten Wiederholungen aus und wechseln Sie dann zum rechten Bein.

HORIZONTALE BEINPRESSE

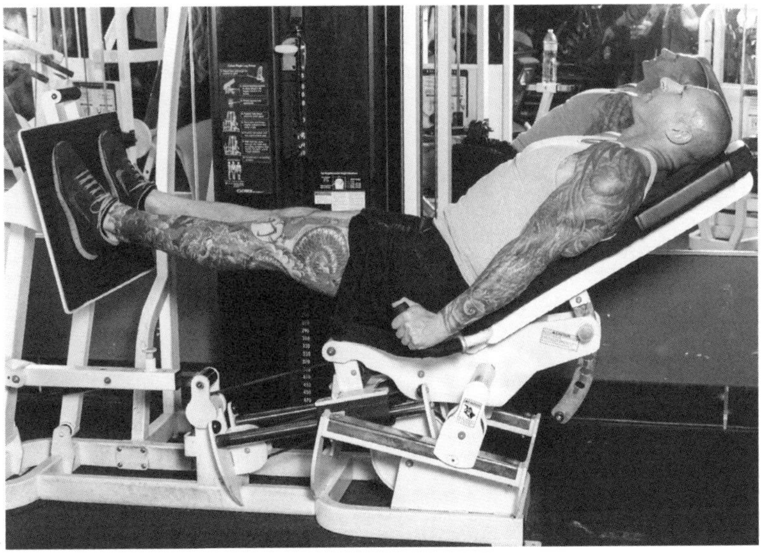

Ausgangsposition

Legen Sie sich in eine horizontale Beinpresse, sodass Ihr Rücken ganz auf dem Polster aufliegt. Positionieren Sie Ihre Füße schulterbreit in der Mitte der Fußplatte. Lösen Sie die Sicherung und halten Sie das Gewicht mit Ihren Beinen.

Bewegung

Senken Sie Ihren Körper langsam zur Fußplatte ab, indem Sie Ihre Knie zur Brust führen. Stoppen Sie jedoch, wenn die Knie 90° gebeugt sind. Halten Sie die Position für einen Moment, bevor Sie wieder aus den Fersen drücken, um das Gewicht bei vollständig gestreckten Beinen in die Ausgangsposition zurückzuführen – allerdings ohne die Knie zu überstrecken.

HACKENSCHMIDT-KNIEBEUGEN AM GERÄT

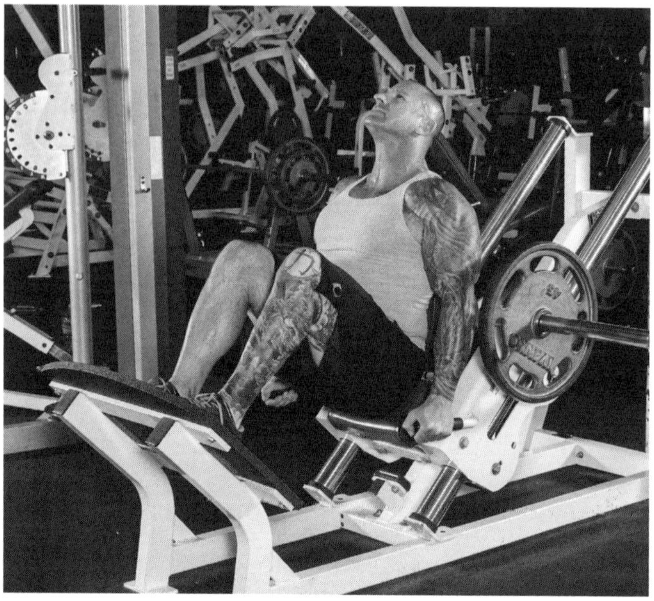

Ausgangsposition

Stellen Sie sich hüftbreit mittig auf die Fußplatte einer Hackenschmidt-Maschine. Lösen Sie die Sicherung und halten Sie das Gewicht mit Ihren Beinen.

Bewegung

Gehen Sie langsam in die Kniebeuge, bis Hüfte und Knie etwa 90° oder etwas mehr gebeugt sind. Stellen Sie sich aus dieser Position auf, indem Sie dann aus den Fersen drücken, um das Gewicht in eine aufrechte Position zu heben. Auf dem höchsten Punkt sollten Sie beinahe in die volle Streckung kommen, jedoch ohne die Knie zu überstrecken.

AUSFALLSCHRITTE

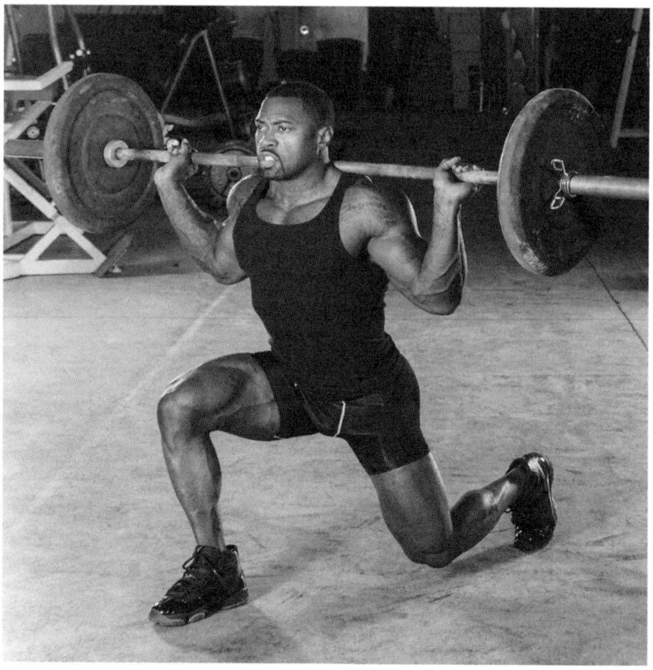

Ausgangsposition

Stellen Sie sich mit einer quer auf Ihren Schultern und Trapezmuskeln abgelegten Langhantel mit dicht nebeneinander positionierten Füßen hin und halten Sie die Hantel schulterbreit. Halten Sie Ihren Kopf nach vorn gerichtet und die Krümmung im unteren Rücken aufrecht.

Bewegung

Machen Sie mit dem rechten Fuß einen großen Schritt nach vorn, wobei zuerst die Ferse auftritt, und beugen Sie das linke Knie, um den Körper in einem kontrollierten Tempo zum Boden abzusenken, bis Ihr linkes Knie beinahe den Boden berührt. Stemmen Sie sich aus dem rechten Fuß wieder nach oben in die Ausgangsposition. Wiederholen Sie dies mit dem rechten Bein und machen Sie abwechselnde Wiederholungen.

Varianten

Sie können diese Übung auch mit Kurzhanteln ausführen.

GEHENDE AUSFALLSCHRITTE

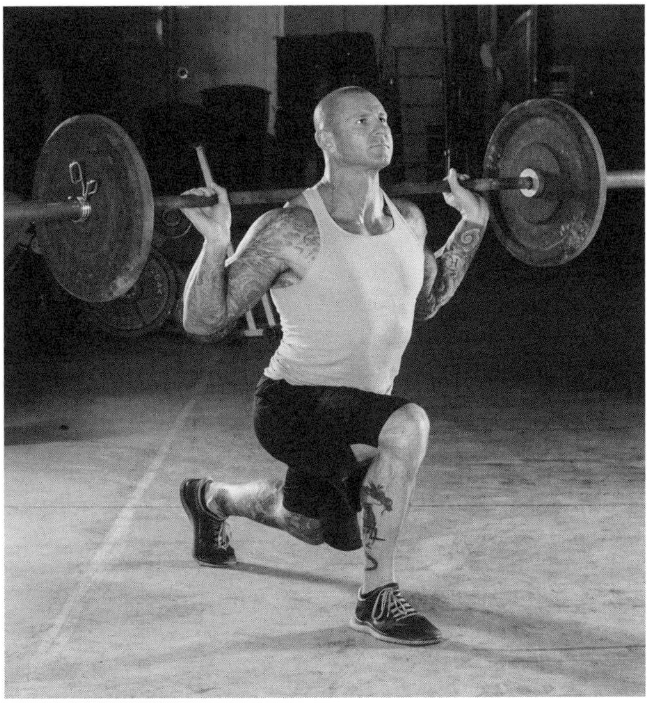

Ausgangsposition

Halten Sie eine auf Ihren Schultern und Trapezmuskeln abgelegte Langhantel schulterbreit, Ihre Füße stehen dicht nebeneinander. Halten Sie Ihren Kopf nach vorn gerichtet und die Krümmung im unteren Rücken aufrecht.

Bewegung

Machen Sie mit dem rechten Fuß einen großen Schritt nach vorn, wobei zuerst die Ferse auftritt, und beugen Sie das linke Knie, um den Körper in einem kontrollierten Tempo zum Boden abzusenken, bis Ihr linkes Knie beinahe den Boden berührt. Stemmen Sie sich auf dem rechten Fuß nach oben in die Aufrichtung, indem Sie das rechte Bein strecken. Kommen Sie in eine stehende Position mit beiden Füßen dicht nebeneinander und wiederholen Sie die Bewegung mit dem linken Bein. Wechseln Sie die Beine für jede Wiederholung ab.

Varianten

Sie können diese Übung auch mit Kurzhanteln ausführen.

AUSFALLSCHRITTE NACH HINTEN

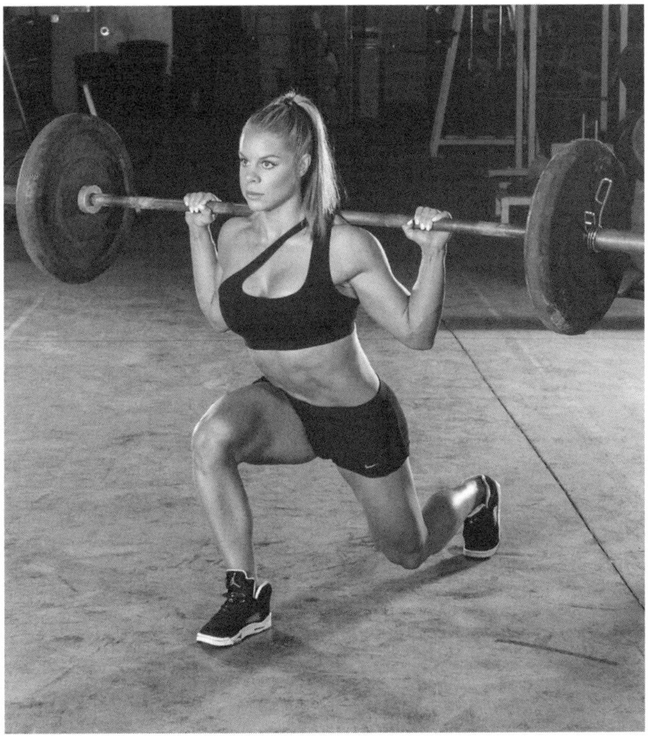

Ausgangsposition

Stellen Sie sich etwa hüftbreit hin, während Sie eine Langhantel auf Ihren Schultern abgelegt halten oder nur Ihr eigenes Körpergewicht einsetzen.

Bewegung

Machen Sie mit dem linken Bein einen großen Schritt nach hinten und senken Sie Ihren Körper ab, bis Ihr vorderes Bein im Knie etwa 90° gebeugt ist. Drücken Sie sich aus dem hinteren Bein hoch, um die Bewegung einzuleiten, und heben Sie sich dann weiter mit dem vorderen Bein nach oben, bis Ihr hinteres Bein wieder neben Ihrem vorderen Bein ist. Wiederholen Sie dies, indem Sie mit dem rechten Bein einen Schritt nach hinten machen, und fahren Sie so abwechselnd fort, bis Sie die gewünschten Wiederholungen ausgeführt haben.

Varianten

Sie können die Übung auch mit Kurzhanteln in beiden Händen durchführen.

AUSFALLSCHRITTE NACH HINTEN MIT BAND

Ausgangsposition

Befestigen Sie ein Band an etwas Stabilem auf Bodenhöhe hinter sich. Halten Sie die Griffe neben sich und treten Sie vor, um das Band zu spannen. Stellen Sie sich mit etwa hüftbreit stehenden Füßen hin.

Bewegung

Steigen Sie mit dem linken Bein nach hinten und beugen Sie die Knie, bis das vordere Knie um etwa 90° gebeugt ist. Stemmen Sie sich mit dem hinteren Bein ab, um die Bewegung einzuleiten, und stehen Sie mit dem vorderen Bein auf, bis sich das hintere Bein wieder neben dem vorderen befindet. Wiederholen Sie den Vorgang mit dem rechten Bein nach hinten. Wechseln Sie die Beine, bis alle Wiederholungen abgeschlossen sind.

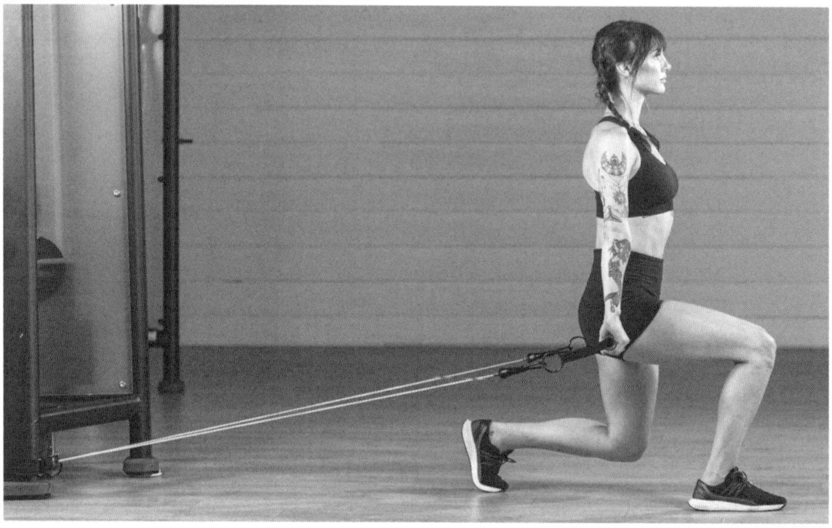

Varianten

Sie können die Übung auch nach vorn ausführen (Ausfallschritte nach vorn mit Band). Befestigen Sie dann das Band vor sich.

AUSFALLSCHRITTE ZUR SEITE

Ausgangsposition

Sie können diese Übung mit einer Langhantel oder nur mit dem eigenen Körpergewicht machen. Stellen Sie sich in jedem Fall etwa schulterbreit aufrecht hin.

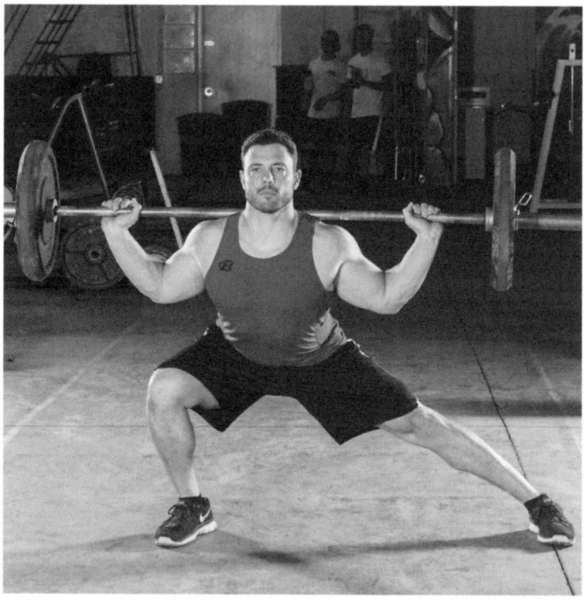

Bewegung

Machen Sie mit dem rechten Fuß einen möglichst großen Schritt zur rechten Seite. Der Vorderfuß sollte leicht nach außen zeigen, wenn Sie ihn auf den Boden abstellen. Gehen Sie in die Kniebeuge, indem Sie das Gewicht nach rechts verlagern, bis Ihr rechter Oberschenkel etwa parallel zum Boden ist. Strecken Sie Ihr rechtes Bein dann wieder, um Ihren Körper zu heben, und führen Sie dabei Ihren rechten Fuß wieder in einen schulterbreiten Abstand zum linken. Wiederholen Sie dies genauso mit dem linken Bein und machen Sie abwechselnd Wiederholungen, bis die gewünschte Zahl erreicht ist.

Varianten

Man kann die Übung auch mit Kurzhanteln durchführen.

SCHRITTKNIEBEUGEN

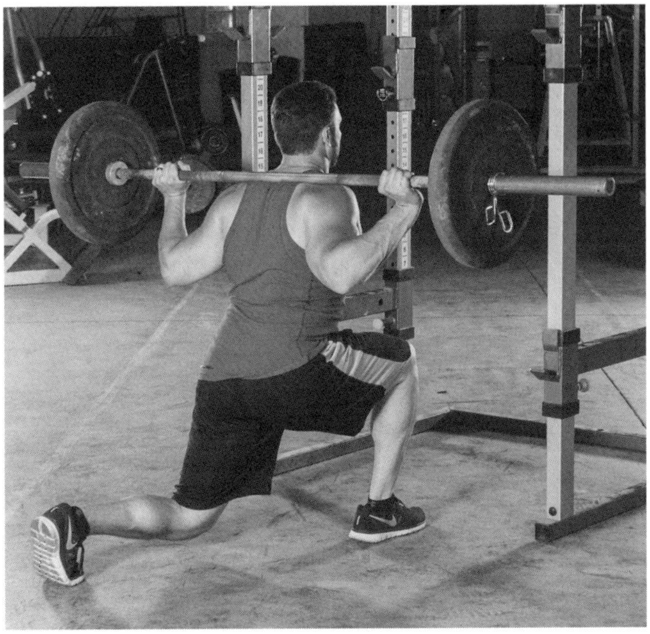

Ausgangsposition

Legen Sie eine Langhantel quer auf Ihren Schultern und Trapezmuskeln ab und halten Sie sie schulterbreit, während Sie mit dicht nebeneinander positionierten Füßen aufrecht stehen. Halten Sie Ihren Kopf nach vorn gerichtet und die Krümmung im unteren Rücken aufrecht. Machen Sie mit dem rechten Bein einen großen Schritt nach vorn. Ihre linke Ferse hebt sich dabei vom Boden ab.

Bewegung

Lassen Sie Ihren Körper nach unten sinken, indem Sie Ihr rechtes Knie beugen und Ihr linkes Knie zum Boden bringen. Kommen Sie dann wieder nach oben in die anfängliche Schrittposition zurück. Machen Sie alle Wiederholungen für die rechte Seite und wechseln Sie dann zur linken.

Varianten

Sie können diese Übung auch mit Kurzhanteln ausführen.

AUFSTEIGEN

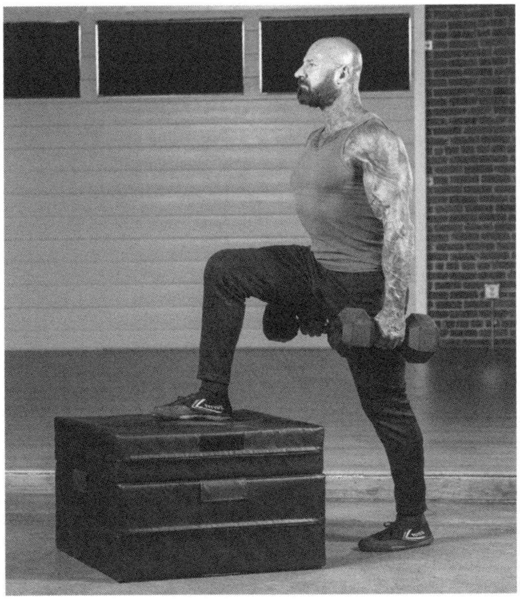

Ausgangsposition

Positionieren Sie eine kniehohe Kiste oder Bank vor sich und greifen Sie eine Kurzhantel mit jeder Hand oder setzen Sie nur Ihr eigenes Körpergewicht ein. Stellen Sie sich bequem hüftbreit hin.

Bewegung

Machen Sie mit einem Fuß einen Schritt nach vorn auf die Erhöhung und heben Sie Ihren Körper aus der Kraft Ihres Oberschenkels nach oben. Bringen Sie den anderen Fuß ebenfalls auf die Stufe, sodass Sie mit beiden Füßen auf der Kiste stehen. Machen Sie dann mit dem anderen Bein einen Schritt zurück auf den Boden und steigen Sie hinunter. Stellen Sie sicher, dass während der gesamten Übung die natürliche Krümmung im unteren Rücken beibehalten wird und Ihr Oberkörper aufrecht bleibt. Wechseln Sie die Beine für jede Wiederholung.

Varianten

Das Aufsteigen kann auch mit einer Langhantel durchgeführt werden, allerdings ist das eine Übung für Fortgeschrittene. Diagonales Aufsteigen ist eine Variante dieser Übung, bei der das arbeitende Bein während der Bewegung etwa um 45° zum Standbein angewinkelt ist. Untersuchungen zeigen, dass diagonales Aufsteigen mehr den Quadrizeps anspricht, normales Aufsteigen dagegen mehr die hintere Oberschenkelmuskulatur und Gesäßmuskulatur (Simenz et al. 2012).

AUFSTEIGEN MIT BAND

Ausgangsposition

Stellen Sie vor sich eine kniehohe Box oder Bank auf und befestigen Sie hinter sich ein Band auf Bodenhöhe. Achten Sie darauf, dass die Box und der Ankerpunkt so weit voneinander entfernt sind, dass das Band von Beginn der Bewegung an gespannt ist. Halten Sie die Griffe neben sich und stellen Sie sich mit locker hüftbreit stehenden Füßen vor die Box.

Bewegung

Stellen Sie einen Fuß vor sich auf die Box und stemmen Sie mit dem Oberschenkel den Körper nach oben. Holen Sie das Standbein auf die Box, um darauf zu stehen. Steigen Sie dann mit dem anderen Bein nach hinten in Richtung Boden, um hinabzusteigen. Halten Sie den unteren Rücken während der gesamten Bewegung in seiner natürlichen Wölbung und den Oberkörper aufrecht. Wechseln Sie bei jeder Wiederholung die Beine.

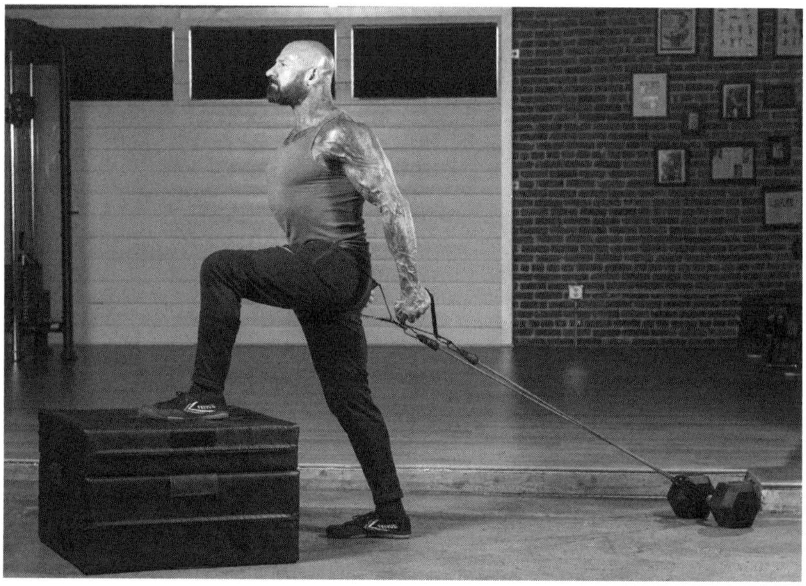

BEINSTRECKEN

Ausgangsposition

Stellen Sie Sitz und Fußrollen eines Beinstreckers so ein, dass, wenn Sie sich setzen, Ihre Knie an der Bankkante und Ihre Fußgelenke direkt unter der Fußpolsterung oder den Fußrollen sind. Setzen Sie sich so weit nach hinten, dass Ihr Rücken fest gegen die Lehne drückt.

Bewegung

Greifen Sie die Griffe oder die seitliche Sitzkante hinter Ihrer Hüfte und halten Sie Ihren Oberkörper stabil, wenn Sie Ihre Beine in einer gleichmäßigen Bewegung bis zur vollständigen Streckung bringen. Spannen Sie Ihre Quadrizepse auf dem höchsten Punkt an und führen Sie das Gewicht langsam und kontrolliert in die Ausgangsposition zurück.

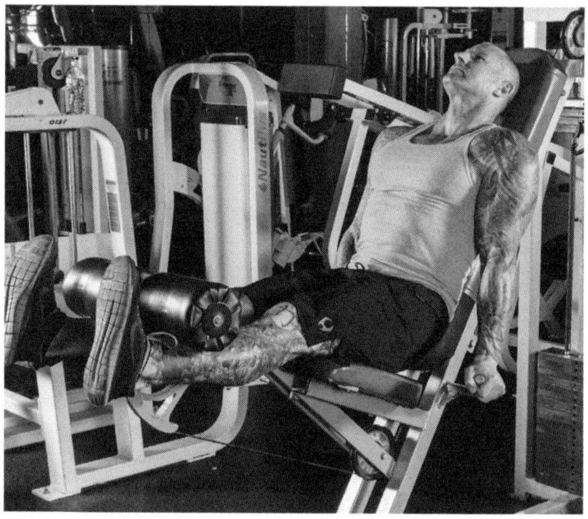

Tipp: Um beim Beinstrecken die Belastung der Kniegelenke zu reduzieren, können Sie (1) das Beinpolster an der Beinstreckermaschine richtig einstellen und (2) die Knie am unteren Ende der Wiederholung nicht zu weit beugen. Schieben Sie das Polster so hoch wie möglich aufs Schienbein, nicht auf den Fußrücken. Beugen Sie die Knie nicht um mehr als 90°. Beide Vorkehrungen schonen die Knie und rücken den Quadrizeps stärker in den Fokus.

BEINSTRECKEN AM KABELZUG

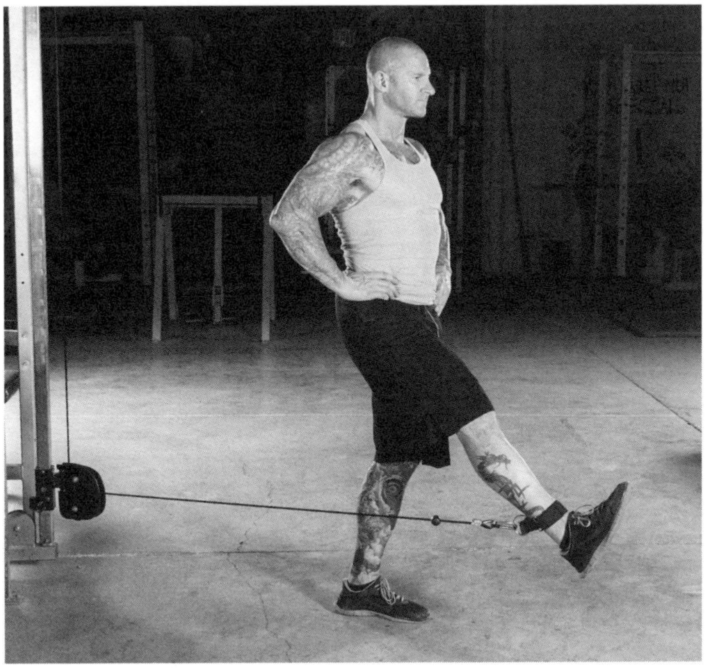

Ausgangsposition

Befestigen Sie eine Fußschlaufe um Ihr rechtes Fußgelenk und fixieren Sie die Schlaufe an einem tiefen Kabelzug. Ihr Unterschenkel sollte in einem 90°-Winkel aus dem Knie gebeugt sein.

Bewegung

Strecken Sie Ihren Unterschenkel nach vorn oben, bis Ihr Bein vollständig gestreckt ist. Spannen Sie den Quadrizeps für einen Moment an und führen Sie dann den Fuß in die Ausgangsposition zurück. Machen Sie die gewünschten Wiederholungen und wechseln Sie zum linken Bein.

BEINSTRECKEN AUF EINEM BEIN MIT BAND

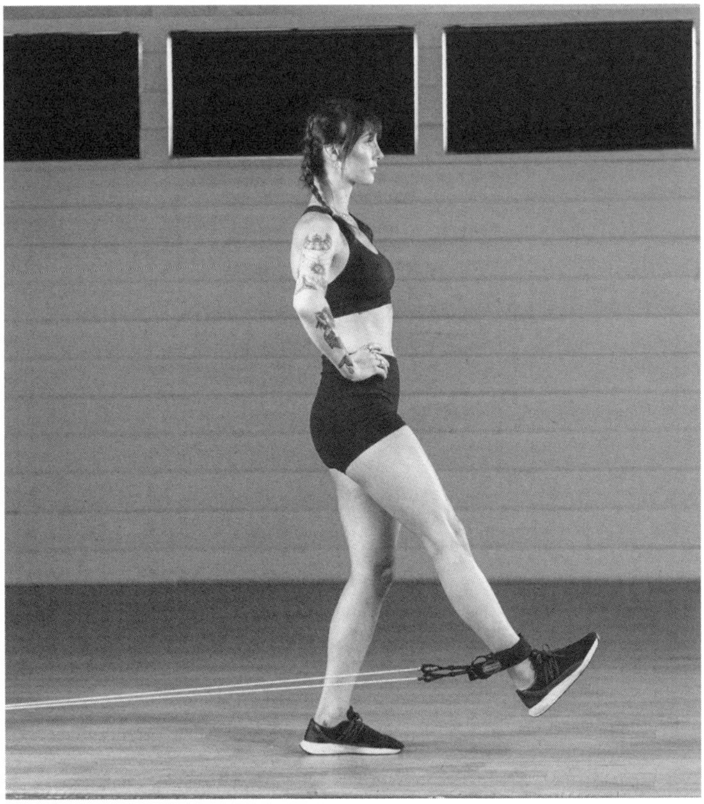

Ausgangsposition

Befestigen Sie ein Band an etwas Stabilem auf Bodenhöhe hinter sich. Haken Sie eine Fußmanschette ans Ende des Bands und legen Sie diese um Ihren rechten Knöchel. Machen Sie einen Schritt nach vorn, um das Band zu spannen, stellen Sie sich auf das nicht arbeitende Bein und beugen Sie das arbeitende um 90°.

Bewegung

Treten Sie mit dem Arbeitsbein nach vorn und oben, bis das Bein vollständig gestreckt ist. Spannen Sie die Quadrizepsmuskeln 1 sek lang an und führen Sie dann den Fuß wieder in die Ausgangsposition zurück. Führen Sie die gewünschte Anzahl an Wiederholungen durch und wiederholen Sie den Ablauf mit dem linken Bein.

KAPITEL 23

Hintere Oberschenkel- und Gesäßmuskulatur

Dieses Kapitel enthält detaillierte Beschreibungen der wichtigsten Übungen, die sich auf die hintere Oberschenkelmuskulatur und die Gesäßmuskulatur, einschließlich des Beinbeugers *(M. biceps femoris)*, des *M. semitendinosus*, des *M. semimembranosus*, des großen Gesäßmuskels *(M. gluteus maximus)* und des mittleren Gesäßmuskels *(M. gluteus medius)*, konzentrieren. Die Abbildung zeigt die Anordnung der einzelnen Muskeln. Die Übungen für die hintere Oberschenkel- und die Gesäßmuskulatur lassen sich in die Kategorien Hüftstrecken und Beincurls unterteilen. Jede Übung einer bestimmten Kategorie kann in einem Workout durch jede andere Übung derselben Kategorie ersetzt werden.

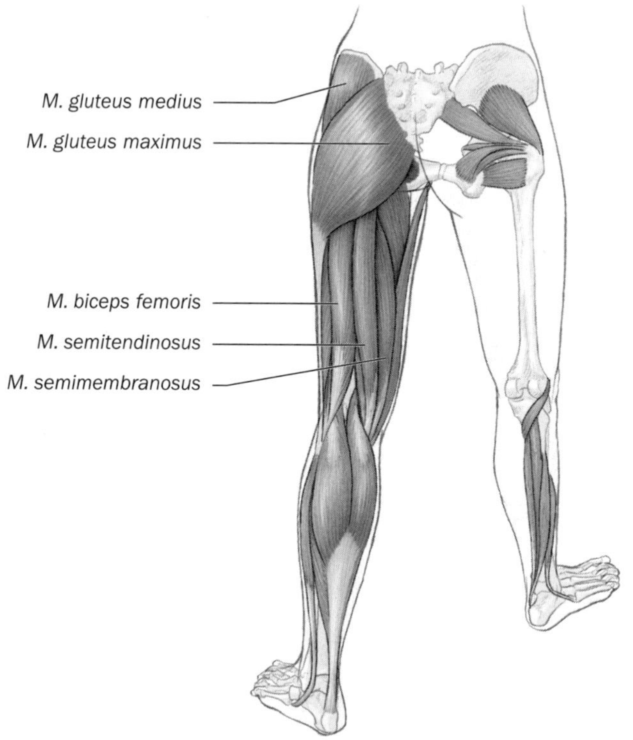

KREUZHEBEN

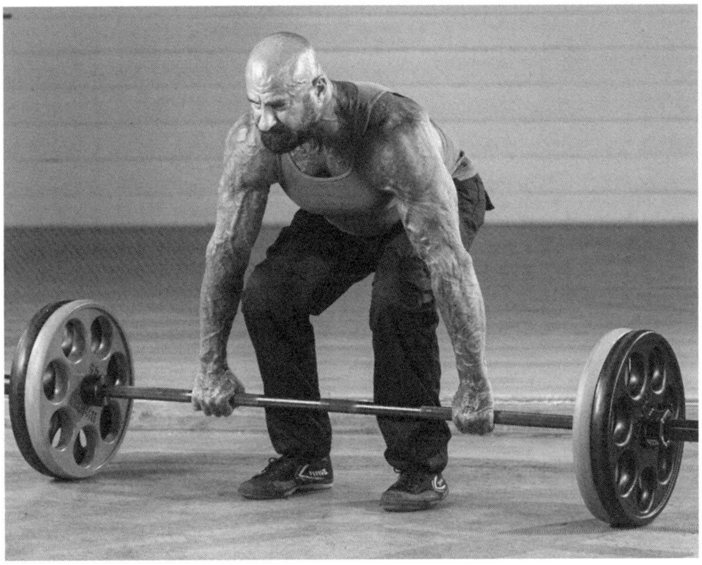

Ausgangsposition

Stellen Sie sich hüftbreit vor eine auf dem Boden liegende Langhantel. Die Stange sollte über die Mitte Ihrer Füße verlaufen, wenn Sie aufrecht stehen. Gehen Sie in die Hocke und greifen Sie die Stange mit schulterbreitem Obergriff. In der Ausgangsposition sollten die Oberschenkel waagerecht sein, und die Schienbeine sollten jetzt an der Stange anliegen. Der Oberkörper ist aus den Hüften heraus nach vorn gebeugt, sodass sich Brust und Schultern direkt über der Hantelstange befinden. Ihr Hals sollte auf einer Linie mit Ihrer Wirbelsäule sein. Fixieren Sie eine Stelle auf dem Boden, die ein paar Meter vor Ihnen liegt.

Bewegung

Halten Sie die Schultern nach hinten und unten gezogen und spannen Sie den Latissimus an, um das Gewicht besser tragen zu können. Drücken Sie sich aus den Fersen nach oben und strecken Sie zuerst die Knie und dann die Hüften, um die Hantel hochzuziehen, bis Sie aufrecht stehen und Hüften und Knie vollständig gestreckt sind. Halten Sie diese Position. Kehren Sie die Bewegung langsam um und setzen Sie die Hantel wieder auf dem Boden ab.
Eine ausführliche Anleitung zum Einsatz des Kreuzhebens für maximale Kraft finden Sie in Kapitel 8.

Varianten

Sie können das Kreuzheben, das Sumo-Kreuzheben oder das Rumänische Kreuzheben auch im Wechselgriff ausführen, wobei eine Hand im Obergriff fasst und die andere Hand im Untergriff. Dies ist nachweislich ein stärkerer Griff, allerdings gibt es auch Hinweise darauf, dass dadurch das Risiko von Unterarmverletzungen steigen kann. Das Kreuzheben kann auch mit Kurzhanteln (Kreuzheben mit Kurzhanteln) oder Widerstandsbändern (Kreuzheben mit Band) durchgeführt werden. Stellen Sie sich für Letzteres in die Mitte des Bands und halten Sie die Griffe neben den Unterschenkeln. Um die Spannung am unteren Ende zu gewährleisten, stellen Sie sich am besten breitbeiniger auf, näher zu den Enden des Bands.

KREUZHEBEN MIT HEX BAR

Ausgangsposition

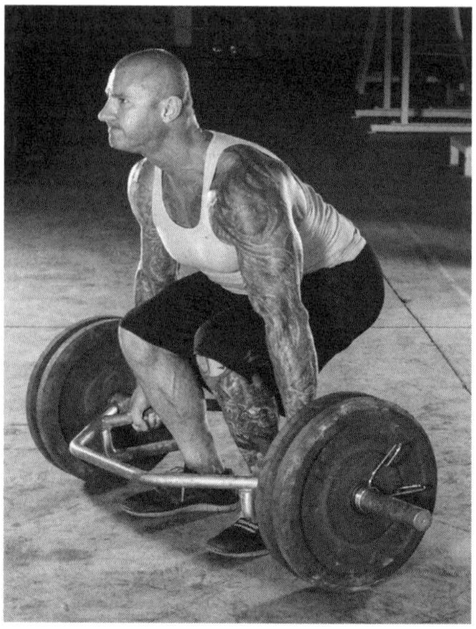

Stellen Sie sich hüftbreit in die Mitte einer Hex Bar mit Gewichten und gehen Sie in die Hocke, um die Griffe zu fassen. Beugen Sie den Oberkörper um 45° nach vorn, spannen Sie die Arme an und ziehen Sie an der Stange. Die Oberschenkel sind etwas höher als waagerecht. Der Hals sollte eine Linie mit der Wirbelsäule bilden, der Blick ist auf eine Stelle auf dem Boden gerichtet, die ein paar Schritte vor Ihnen liegt.

Bewegung

Ziehen Sie den Bauch fest ein und spannen Sie den gesamten Körper an. Drücken Sie sich aus den Fersen nach oben, sodass sich die Knie strecken und das Becken nach vorn schiebt, bis Sie im aufrechten Stand sind. Sobald Sie stehen, ziehen Sie die Schultern leicht nach hinten und halten inne. Senken Sie die Hex Bar auf dem gleichen Weg wieder ab. Berühren Sie mit den Scheiben leicht den Boden und beginnen Sie die nächste Wiederholung.

SUMO-KREUZHEBEN

Ausgangsposition

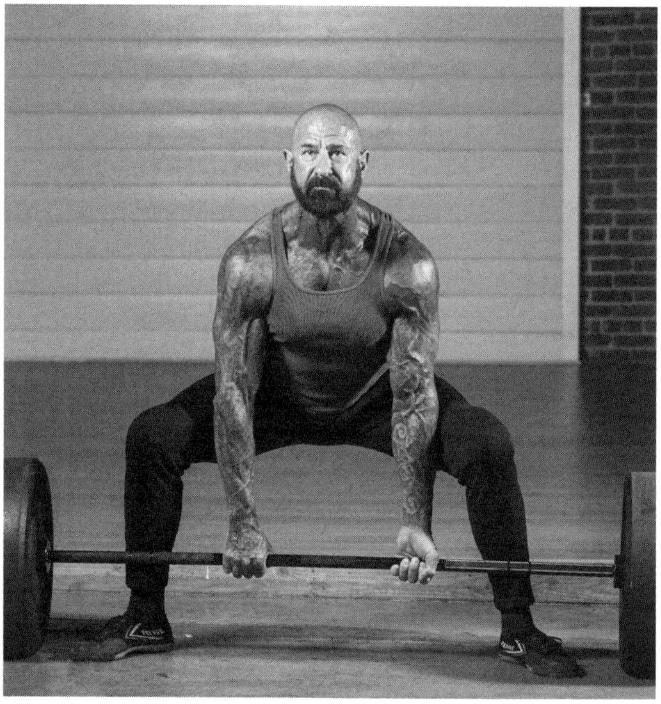

Stellen Sie sich vor eine Langhantel und spreizen Sie die Füße etwa doppelt so weit wie beim normalen Kreuzheben. Die Füße sollten leicht nach außen gedreht sein. Fassen Sie die Stange schulterbreit im Wechselgriff und gehen Sie in die Hocke, sodass die Oberschenkel knapp höher als waagerecht sind. Beugen Sie sich leicht nach vorn. Beim Sumo-Kreuzheben können Sie den Rücken etwas aufrechter halten als beim normalen Kreuzheben.

Bewegung

Halten Sie die Schultern nach hinten und unten gezogen und spannen Sie den Latissimus an, um die Hantel tragen zu können. Drücken Sie sich aus den Fersen nach oben, sodass sich erst die Knie und dann sofort die Hüftgelenke strecken, bis Sie aufrecht stehen. Halten Sie diese Position 1 sek lang, senken Sie dann die Stange wieder auf den Boden ab und wiederholen Sie den Ablauf.

Tipp: Sumo-Kreuzheben ist die richtige Wahl, wenn Sie die Gesäßmuskulatur und die hintere Oberschenkelmuskulatur weniger betonen und den unteren Rücken entlasten möchten. Bei dieser Variante des Kreuzhebens bleibt der Oberkörper aufrechter, während mehr Kniebeugung (und damit mehr Quadrizepsarbeit) und weniger Rückenstreckung stattfindet. Wie weit die Füße beim Sumo-Kreuzheben auseinandergestellt werden, hängt von der Beinlänge und von persönlichen Vorlieben ab. Probieren Sie ein paar Positionen aus, bis Sie die bequemste gefunden haben.

RUMÄNISCHES KREUZHEBEN

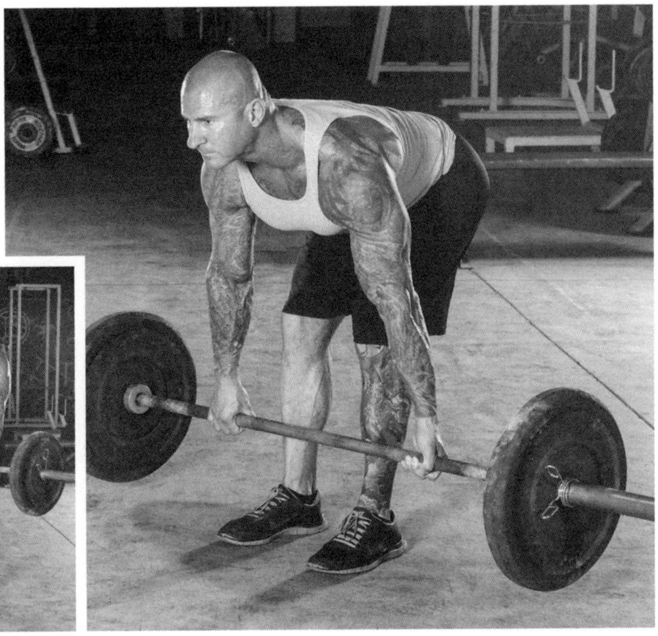

Ausgangsposition

Stellen Sie sich schulterbreit mit leicht gebeugten Knien hin und halten Sie eine Langhantel mit beiden Händen schulterbreit im Obergriff oder im Wechselgriff vor Ihren Oberschenkeln.

Bewegung

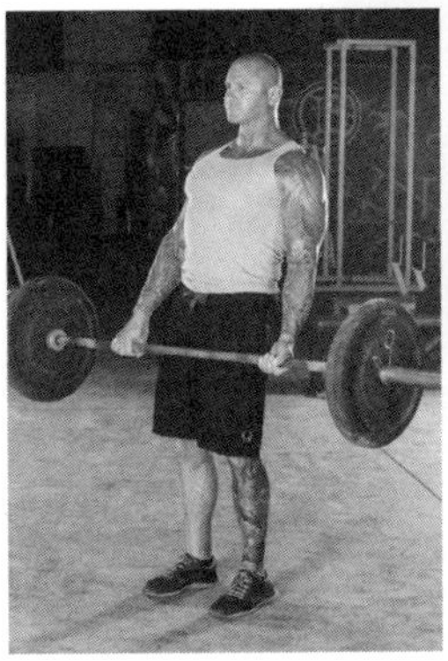

Beugen Sie sich aus der Hüfte nach vorn und schieben Sie die Hüfte dabei nach hinten, während Sie die Stange vor Ihren Beinen bis auf Höhe Schienbeinmitte nach unten führen. Strecken Sie langsam die Hüfte, um die Hantel nach oben in die Ausgangsposition zu bringen.

Varianten

Die oben beschriebene Variante des Rumänischen Kreuzhebens ist die im Bodybuilding gängige Version. Allerdings beginnt das echte Rumänische Kreuzheben ebenso wie das normale Kreuzheben oder das Sumo-Kreuzheben mit der Hantel auf dem Boden – darum heißt es auf Englisch ja *deadlift*. Allerdings fehlt oft die nötige Gelenkigkeit, um den Boden mit nur leicht gebeugten Knien zu erreichen, und deshalb wird die Übung häufiger von der obersten Position aus durchgeführt.

RUMÄNISCHES KREUZHEBEN MIT KURZHANTELN

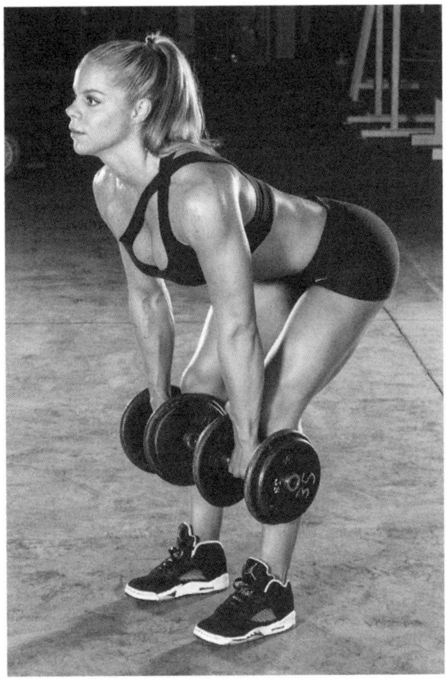

Ausgangsposition

Stellen Sie sich schulterbreit mit leicht gebeugten Knien hin und halten Sie in jeder Hand eine Kurzhantel im Obergriff vor Ihren Oberschenkeln.

Bewegung

Beugen Sie sich aus der Hüfte nach vorn und schieben Sie die Hüfte dabei nach hinten, während Sie die Kurzhanteln vor den Beinen bis auf Höhe Schienbeinmitte nach unten führen. Strecken Sie langsam die Hüfte, um die Gewichte in die Ausgangsposition zu bringen.

Varianten

Die Übung kann auch Bein für Bein ausgeführt werden (einbeiniges Rumänisches Kreuzheben mit Kurzhanteln), um die einzelnen Seiten zu isolieren und das Gleichgewicht zu trainieren. Dazu heben Sie beim Absenken das nicht arbeitende Bein nach hinten an.

RUMÄNISCHES KREUZHEBEN AM KABELZUG

Ausgangsposition

Befestigen Sie eine gerade Stange oder ein Seil an einem tiefen Kabelzug und stellen Sie sich mit dem Rücken zur Zugstation. Fassen Sie die Stange oder das Seil so mit beiden Händen, dass das Kabel zwischen Ihren Beinen verläuft. Machen Sie einen Schritt nach vorn, damit das Gewicht zu keiner Phase der Bewegung auf dem Stapel ruht. Beginnen Sie mit schulterbreit stehenden Füßen, den Händen vor den Oberschenkeln und leicht gebeugten Knien.

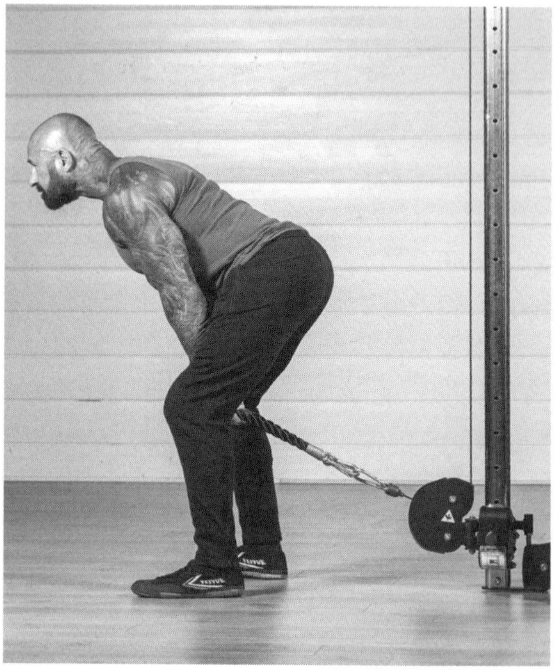

Bewegung

Schieben Sie das Becken nach hinten, um den Oberkörper in Richtung Boden zu senken, während Sie die Stange oder das Seil an der Vorderseite Ihrer Beine nach unten führen. Halten Sie den Rücken durchgehend flach. Wenn die Stange oder das Seil die Mitte der Schienbeine erreicht, spannen Sie die Oberschenkel- und Gesäßmuskulatur an, um die Hüftgelenke zu strecken und in den Stand zurückzukehren.

Varianten

Die Übung kann in ähnlicher Weise auch mit einem Widerstandsband durchgeführt werden, dann werden anstelle einer Stange die Griffe gehalten (Kreuzheben mit Band von hinten). Achten Sie darauf, dass Sie weit genug vorn stehen, damit das Band auch in der unteren Position gespannt bleibt.

RUMÄNISCHES KREUZHEBEN MIT BAND

Ausgangsposition

Stellen Sie sich auf ein Band, die Füße stehen etwa schulterbreit auseinander in der Nähe der Griffe. Beugen Sie den Rücken und fassen Sie die Griffe so, dass die Hände 15 cm Abstand haben. Achten Sie darauf, dass das Band in der unteren Position gespannt ist. Beginnen Sie im Stehen mit zum Boden ausgestreckten Armen.

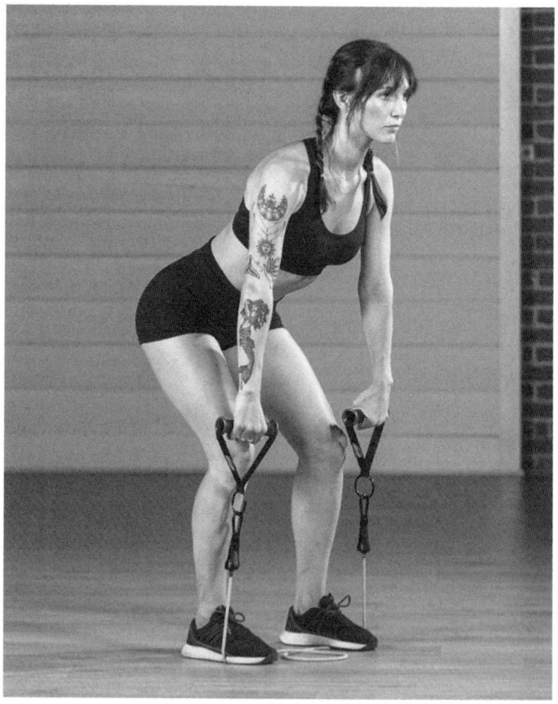

Bewegung

Schieben Sie das Becken nach hinten, um den Oberkörper in Richtung Boden zu senken. Halten Sie dabei die Beine lang, aber nicht durchgestreckt. Der Rücken bleibt dabei durchgehend gerade. Wenn der Oberkörper ungefähr parallel zum Boden ist, spannen Sie die Gesäß- und Oberschenkelmuskulatur an, um die Hüftgelenke zu strecken und wieder in den aufrechten Stand zurückzukehren.

GLUTE AND HAM RAISE

Ausgangsposition

Positionieren Sie sich auf einer Glute-and-Ham-Raise-Maschine, sodass Ihre Oberschenkel auf den runden Polstern und Ihre Fußgelenke zwischen den Fußrollen fixiert sind und Ihre Füße fest gegen die Fußplatte drücken. Beugen Sie sich aus der Hüfte nach vorn, sodass Ihr Oberkörper nach unten zum Boden hängt.

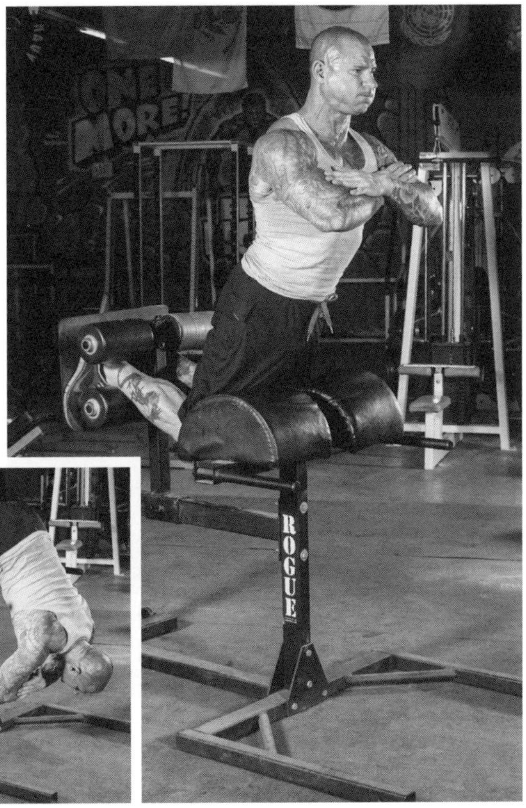

Bewegung

Beginnen Sie die Bewegung, indem Sie die Hüfte beugen. Wenn Ihr Oberkörper auf einer Linie mit Ihren Oberschenkeln ist, spannen Sie Ihre hinteren Oberschenkelmuskeln an, um Ihren Körper in einer Curlbewegung aus den Knien nach oben zu führen, bis Ihre Oberschenkel und Ihr Oberkörper aufrecht sind.

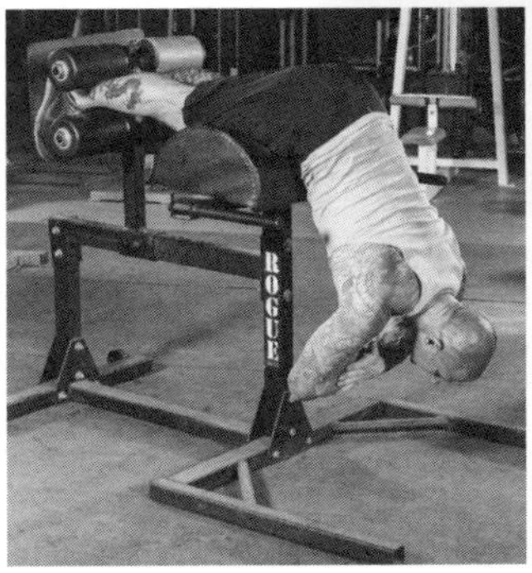

Tipp: Es gibt ein Gerät unter dem Namen Glute and Ham Raise, das speziell für diese Übung entwickelt wurde, wie auf den Fotos abgebildet. Jedoch haben nur sehr wenige Fitnessstudios diese Maschine.

UMGEKEHRTES BEINHEBEN

Ausgangsposition

Legen Sie sich mit dem Gesicht nach unten auf eine horizontale Rückenstreckerbank. Stabilisieren Sie sich mit den Armen an den Fußrollen, um Ihren Oberkörper auf dem Polster abzustützen. Ihre Hüfte und Ihre Beine sollten in einem 90°-Winkel am Polsterrand nach unten hängen.

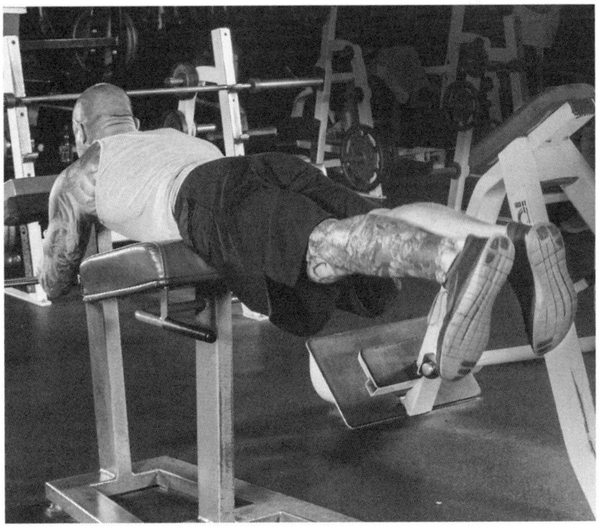

Bewegung

Strecken Sie Ihre Hüfte, um Ihre Beine nach oben zu führen, bis sie parallel zum Boden sind. Halten Sie diese Position für einen Moment und kehren Sie dann die Bewegung um, sodass Ihre Beine wieder in die Ausgangsposition abgesenkt werden.

Varianten

Auf einer speziellen Beinhebebank kann man diese Übung auch mit Widerstand durchführen. Wenn Ihnen jedoch keine solche zur Verfügung steht und auch eine Hyperextensionbank fehlt, können Sie diese Übung mit dem Kopf nach unten auf einer verstellbaren Schrägbank liegend durchführen. Die Bank muss jedoch so hoch sein, dass Ihre Füße in der unteren Position den Boden nicht berühren.

BECKENHEBEN AUF DER BANK

Ausgangsposition

Legen Sie sich vor einer Bank auf den Boden, sodass Ihr ganzer Rücken aufliegt und Ihre Fersen auf der Bank abgestellt sind. Sie können Ihre Arme neben dem Körper auf den Boden legen oder vor Ihrer Brust überkreuzen.

Bewegung

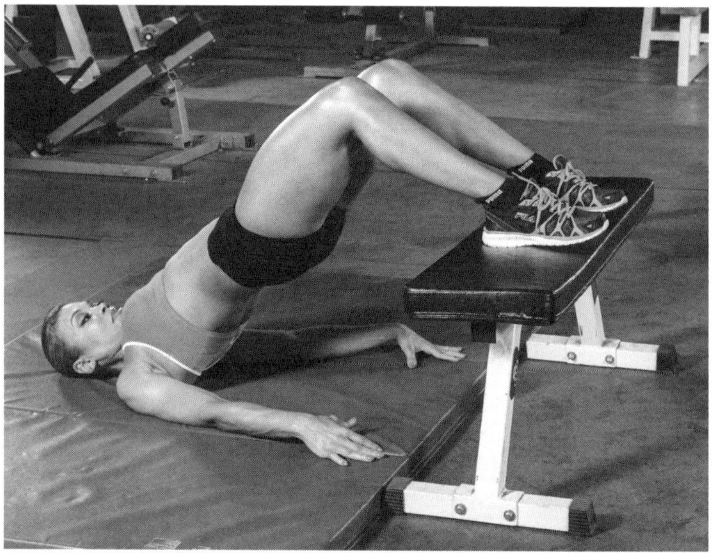

Drücken Sie sich aus den Fersen nach oben, um die Hüfte zu strecken und das Gesäß zu heben, bis Ihr Oberkörper und Ihre Oberschenkel eine gerade Linie bilden und nur noch Ihr oberer Rücken auf dem Boden ist. Spannen Sie Ihre hintere Oberschenkel- und Ihre Gesäßmuskulatur für einen Moment so fest wie möglich an, bevor Sie in die Ausgangsposition zurückkommen, und machen Sie die gewünschten Wiederholungen. Sie können den Widerstand erhöhen, indem Sie eine Gewichtsscheibe auf Ihren Bauchmuskeln halten. Um den Widerstand zu reduzieren, stellen Sie die Füße auf dem Boden anstelle der Bank ab.

Varianten

Diese Übung kann auch Bein für Bein ausgeführt werden (einbeiniges Beckenheben auf der Bank), um beide Seiten zu isolieren. Heben Sie den Fuß des nicht arbeitenden Beins von der Bank und halten Sie ihn entweder über der Bank in der Luft oder setzen Sie ihn unter dem Becken auf den Boden.

BECKENHEBEN MIT LANGHANTEL

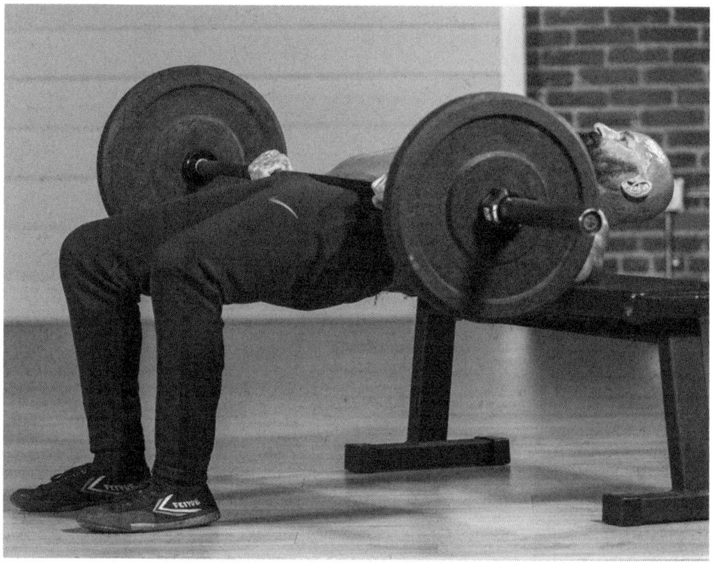

Ausgangsposition

Setzen Sie sich mit einer Langhantel im Schoß so auf den Boden, dass der obere Rücken gegen die Längsseite einer Bank lehnt. Stellen Sie die Füße flach auf den Boden, beugen Sie die Knie um etwa 90° und halten Sie die Stange mit den Händen fest.

Bewegung

Drücken Sie sich aus den Fersen nach oben, um die Hüftgelenke zu strecken und den Po anzuheben, bis Oberkörper und Oberschenkel eine gerade Linie bilden. Spannen Sie die Gesäßmuskulatur 1 sek lang so fest an, wie Sie können, bevor Sie sich wieder in die Ausgangsposition sinken lassen.

HÜFTSTRECKEN AM KABELZUG

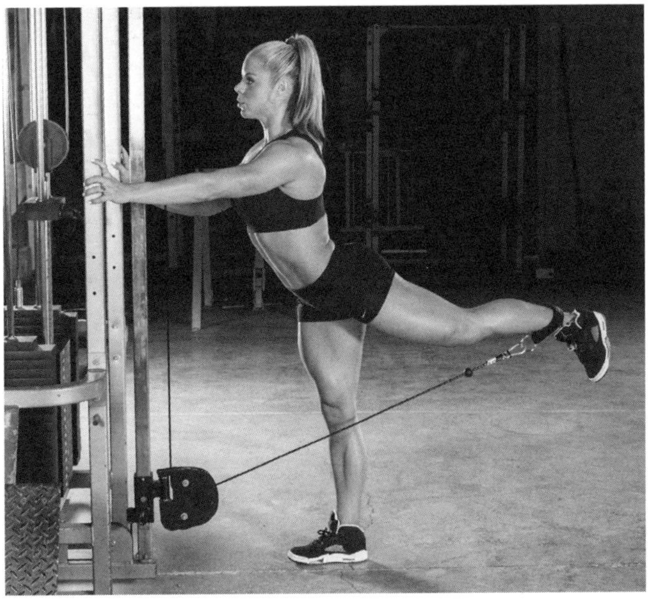

Ausgangsposition

Stellen Sie sich mit Blick in Richtung Kabelzug und einer Fußschlaufe um Ihren linken Fuß, die am tiefen Kabelzug befestigt ist, aufrecht hin und stützen Sie sich mit den Händen am Turm ab.

Bewegung

Halten Sie Ihren Rücken gerade, während Sie das linke Bein nach hinten und so hoch wie möglich heben. Halten Sie das Bein für einen Moment auf dem höchsten Punkt, bevor Sie es wieder in die Ausgangsposition absenken. Machen Sie die gewünschten Wiederholungen und wechseln Sie dann zum rechten Bein.

BEINCURLS IM LIEGEN

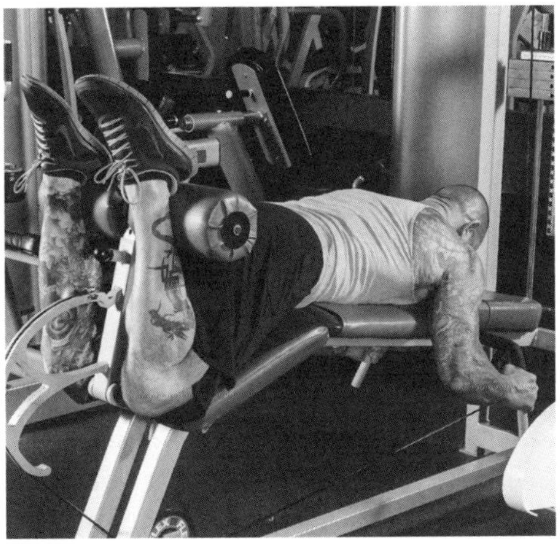

Ausgangsposition

Legen Sie sich mit dem Gesicht nach unten auf eine Beincurlmaschine. Positionieren Sie Ihre Achillessehnen unter den Rollen und Ihre Knie direkt unter der Bankkante. Halten Sie sich zur Stabilisierung an der Bank oder den Griffen fest. Stellen Sie sicher, dass Ihre Knie leicht gebeugt sind, um sie nicht zu überstrecken.

Bewegung

Beugen Sie Ihre Knie mithilfe Ihrer hinteren Oberschenkelmuskulatur, ohne die Hüfte dabei von der Bank abzuheben, und führen Sie Ihre Füße zum Gesäß. Spannen Sie Ihre hintere Oberschenkelmuskulatur auf dem höchsten Punkt der Bewegung an und senken Sie dann die Rollen wieder in die Ausgangsposition ab.

Tipp: Beugen Sie bei Beincurls nicht die Knöchel (Dorsalflexion). Dadurch werden die Waden gedehnt, was dazu führt, dass sie während der Übung stärker kontrahieren, sodass die hintere Oberschenkelmuskulatur weniger gefordert ist. Halten Sie die Füße während der gesamten Übung gestreckt (Plantarflexion), um die Waden zu entlasten und die hintere Oberschenkelmuskulatur maximal zu spannen. So ist die Übung schwieriger, da die Wadenmuskeln nicht mehr mithelfen. Dies können Sie für einen erweiterten Satz nutzen: Sobald Sie mit Plantarflexion scheitern, wechseln Sie zur Dorsalflexion, machen noch ein paar Wiederholungen und beenden den Satz.

Varianten

Die Übung kann auch Bein für Bein ausgeführt werden (einbeinige Beincurls im Liegen), um die beiden Seiten zu isolieren. Lassen Sie das nicht arbeitende Bein in der unteren (gestreckten) Position.

BEINCURLS MIT KURZHANTEL IM LIEGEN

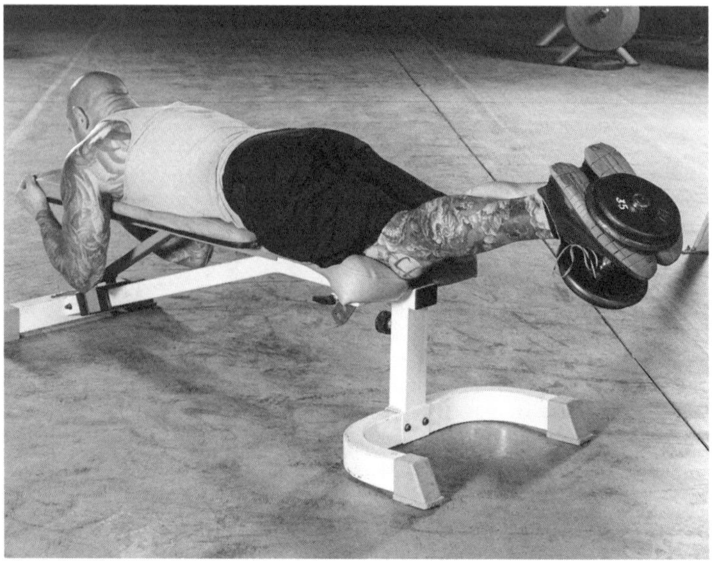

Ausgangsposition

Halten Sie eine Kurzhantel zwischen beiden Füßen und legen Sie sich mit gestreckten Beinen auf eine Flachbank. Halten Sie sich an der Bankkante oder dem Rahmen zur Stabilisierung fest.

Bewegung

Führen Sie das Gewicht langsam nach oben, indem Sie die Knie beugen, bis Ihre Unterschenkel beinahe senkrecht sind. Senken Sie dann die Kurzhantel langsam wieder in die Ausgangsposition ab.

BEINCURLS IM SITZEN

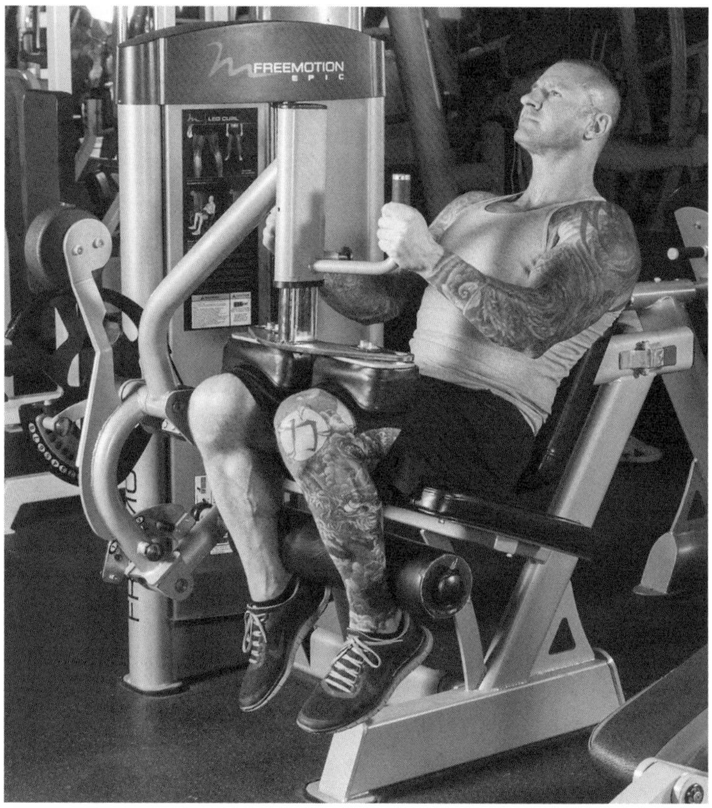

Ausgangsposition

Setzen Sie sich in eine Beincurlmaschine, sodass Ihre Knie direkt vor der Bankkante und Ihre Fußgelenke an der Gelenkrolle positioniert sind. Halten Sie sich an den Griffen fest, um den Körper zu stützen.

Bewegung

Führen Sie die Unterschenkel in einer Curlbewegung nach hinten, indem Sie die Knie beugen, um die Füße so nah wie möglich an die Bankunterseite zu bringen. Halten Sie diese Position für einen Moment und spannen Sie Ihre hintere Oberschenkelmuskulatur fest an. Führen Sie dann die Füße in die Ausgangsposition zurück.

Varianten

Diese Übung kann auch Bein für Bein ausgeführt werden (einbeinige Beincurls im Sitzen), um die beiden Seiten zu isolieren. Entfernen Sie das nicht arbeitende Bein vom Polster und lassen Sie es hängen.

BEINCURLS AM KABELZUG

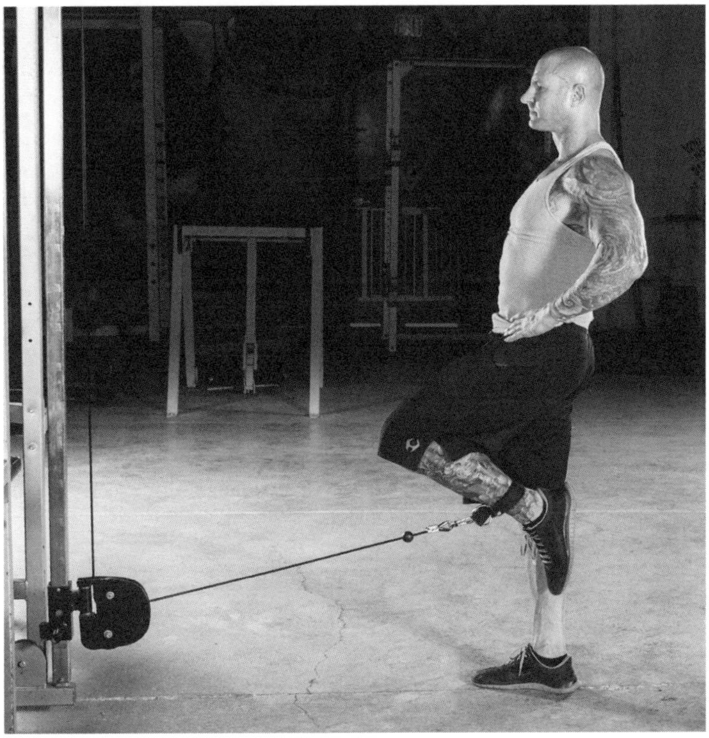

Ausgangsposition

Stellen Sie sich mit Blick in Richtung Kabelzug mit einer Fußschlaufe um Ihren linken Fuß, die am tiefen Kabelzug befestigt ist, aufrecht hin. Halten Sie einen Abstand von 0,5–1 m zum Turm und heben Sie Ihr linkes Bein, sodass es einen 45°-Winkel zum Körper bildet.

Bewegung

Beugen Sie langsam Ihr Knie, um Ihren Unterschenkel in einer Curlbewegung zu einer 90°-Beugung im Knie nach unten zu führen. Halten Sie diese Position für einen Moment, bevor Sie Ihren Fuß in die Ausgangsposition zurückführen. Machen Sie die gewünschten Wiederholungen und wechseln Sie dann zum rechten Bein.

BEINCURLS AUF DEM PEZZIBALL

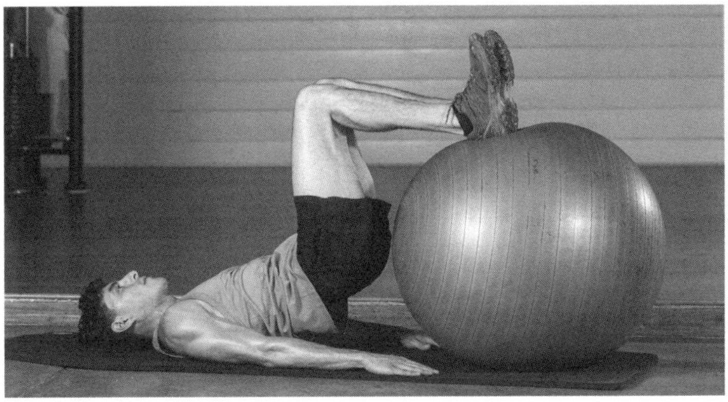

Ausgangsposition

Legen Sie sich rücklings auf den Boden und lassen Sie die Unterschenkel und Fersen so auf einem Pezziball ruhen, dass die Beine vollständig ausgestreckt sind. Spannen Sie die Gesäßmuskeln an, um die Hüftgelenke zu strecken, sodass Oberkörper und Beine eine gerade Linie bilden. Legen Sie die Arme neben sich auf den Boden oder kreuzen Sie sie über der Brust.

Bewegung

Spannen Sie die Oberschenkelmuskulatur an, um die Knie zu beugen und den Ball zu sich heranzuziehen. Wenn Ihre Knie mindestens 90° erreicht haben, kehren Sie die Bewegung langsam um, um in die Position mit gestreckten Beinen zurückzukehren. Die Hüften bleiben dabei gestreckt, der Po bleibt vom Boden gehoben.

Varianten

Die Übung kann auch Bein für Bein ausgeführt werden (einbeinige Beincurls auf dem Pezziball), um die beiden Seiten zu isolieren. Heben Sie dazu den Fuß des nicht arbeitenden Beins an und halten Sie ihn über dem Ball. Diese Variante für Fortgeschrittene erfordert ein hohes Maß an Balance und Stabilität (wegen der Instabilität des Balls, aber auch wegen der einbeinigen Ausführung).

KAPITEL 24

Waden und Schienbein

Dieses Kapitel enthält detaillierte Beschreibungen der wichtigsten Übungen, die sich auf die Wadenmuskulatur, einschließlich des Zwillingswadenmuskels *(M. gastrocnemius)* und des Schollenmuskels *(M. soleus)*, konzentrieren. Es umfasst auch Übungen für den Hauptmuskel an der Vorderseite des Schienbeins, den vorderen Schienbeinmuskel *(M. tibialis anterior)*. Die Kräftigung dieses Muskels und die Erhaltung des Gleichgewichts zwischen dem vorderen Schienbeinmuskel, dem Zwillingswadenmuskel und dem Schollenmuskel kann Beschwerden im Unterschenkel, wie dem Schienbeinkantensyndrom, vorbeugen. Der Zwillingswadenmuskel hat einen inneren und einen seitlichen Kopf. Der Schollenmuskel liegt unter dem Zwillingswadenmuskel. Die Abbildung zeigt die Anordnung dieser Muskeln. Die Übungen für die Wadenmuskulatur lassen sich in Übungen für den Zwillingswadenmuskel, Übungen für den Schollenmuskel sowie Übungen für den vorderen Schienbeinmuskel unterteilen. Jede Übung einer bestimmten Kategorie kann in einem Workout durch jede andere Übung derselben Kategorie ersetzt werden.

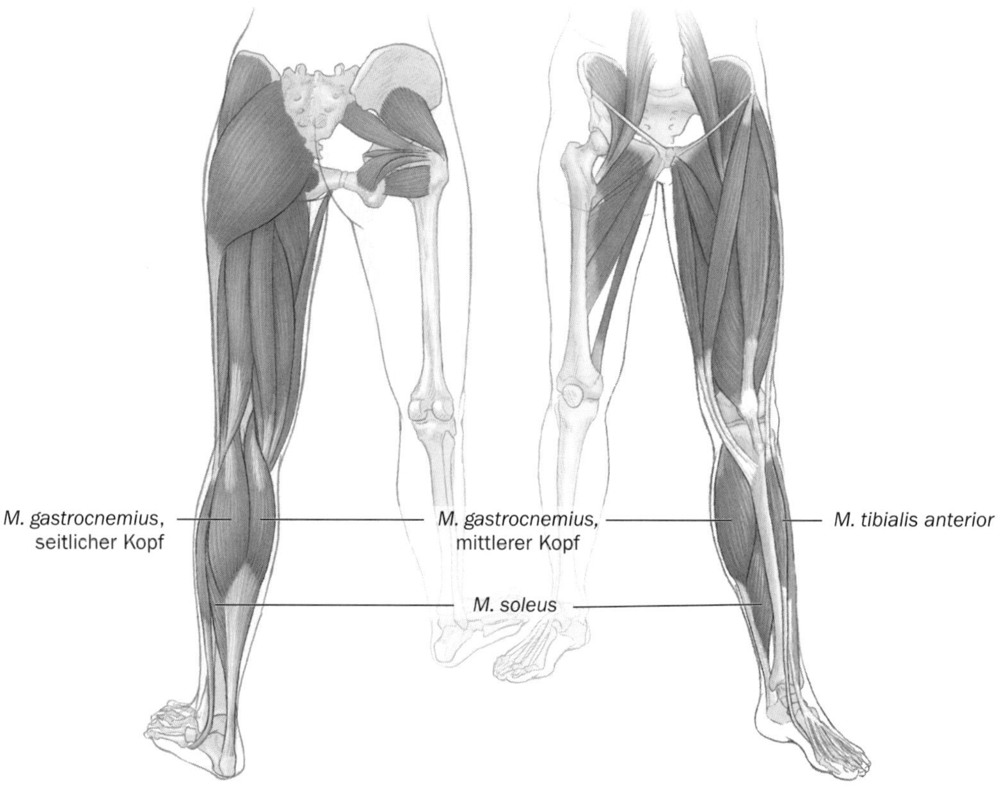

Übungen für den Zwillingswadenmuskel

Übungen für den Schollenmuskel

Übungen für den Schienbeinmuskel

WADENHEBEN IM STEHEN

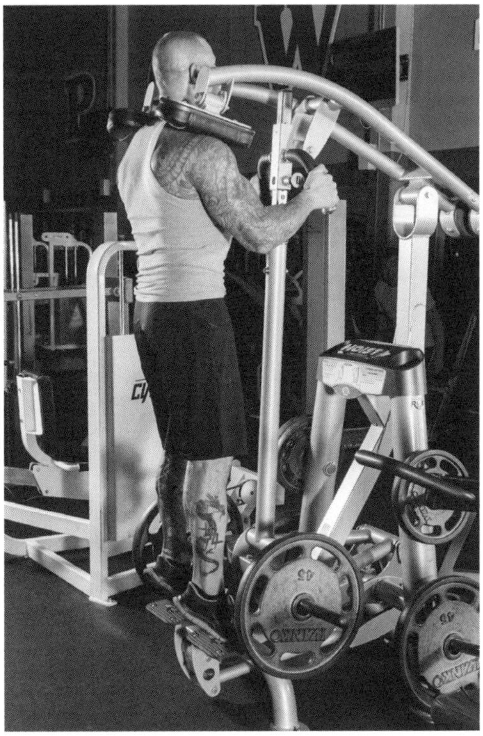

Ausgangsposition

Stellen Sie sich zwischen die Schulterpolsterungen einer Wadenhebemaschine für die Ausführung im Stehen, sodass Ihre Fußballen am Rand der Fußablage sind. Halten Sie Ihre Beine gestreckt und Ihre Fersen unten, um die Waden zu dehnen.

Bewegung

Heben Sie Ihre Fersen an, indem Sie Ihre Wadenmuskulatur anspannen, um so hoch wie möglich auf die Fußballen zu kommen. Halten Sie diese Position für einen Moment und spannen Sie Ihre Wadenmuskulatur an. Bringen Sie dann Ihre Fersen wieder nach unten in die Ausgangsposition.

Varianten

Diese Übung kann auch Bein für Bein ausgeführt werden (einbeiniges Wadenheben im Stehen). Halten Sie den Fuß des nicht arbeitenden Beins hinter den Knöchel des arbeitenden Beins.

WADENHEBEN AM POWER-RACK IM STEHEN

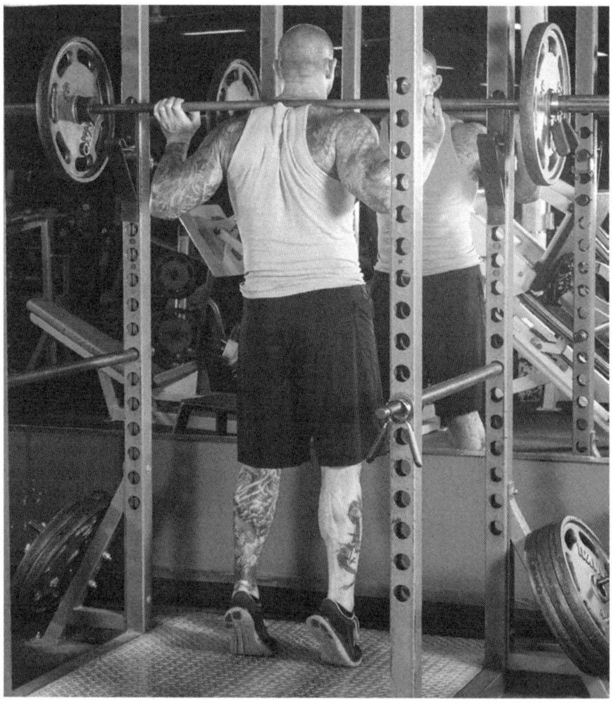

Ausgangsposition

Stellen Sie sich unter eine in einem Power-Rack positionierte Langhantel. Sie können auf einer Platte oder einer Gewichtsscheibe oder einfach auf dem Boden (wie abgebildet) stehen. Die Langhantel sollte etwas tiefer als schulterhoch positioniert sein. Legen Sie die Stange auf Ihren Schultern und Trapezmuskeln ab und halten Sie sie schulterbreit im Obergriff.

Bewegung

Heben Sie Ihre Fersen, indem Sie Ihre Wadenmuskulatur anspannen, um so hoch wie möglich auf die Fußballen zu kommen und dabei die Stange entlang der seitlichen Power-Rack-Stangen nach oben zu führen. Halten Sie diese Position für einen Moment und spannen Sie Ihre Wadenmuskulatur an. Bringen Sie dann Ihre Fersen wieder nach unten in die Ausgangsposition.

WADENHEBEN AN DER MULTIPRESSE IM STEHEN

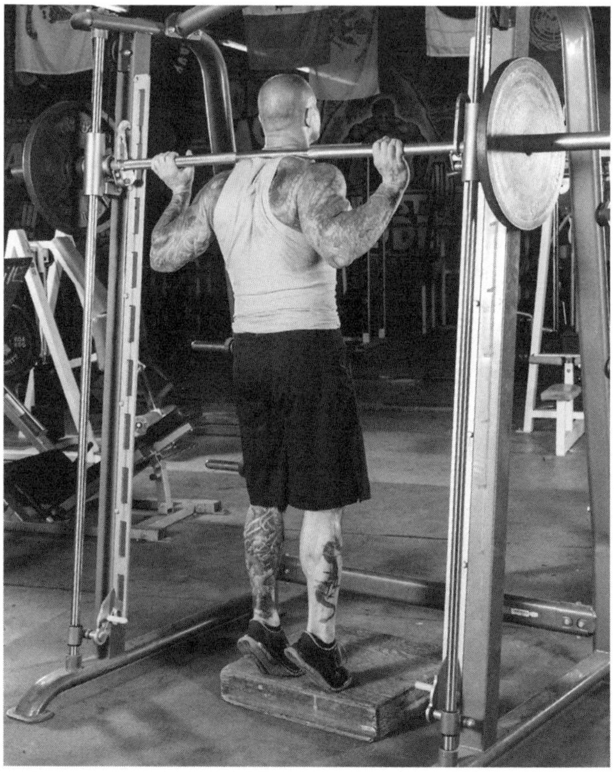

Ausgangsposition

Stellen Sie sich auf eine Platte oder Gewichtsscheibe unter der Stange einer Multipresse. Sie können auch einfach auf dem Boden stehen. Legen Sie die Stange auf Ihren Schultern und Trapezmuskeln ab, halten Sie sie schulterbreit im Obergriff und lösen Sie die Sicherung.

Bewegung

Heben Sie Ihre Fersen, indem Sie Ihre Wadenmuskulatur anspannen, um so hoch wie möglich auf die Fußballen zu kommen und dabei die Stange entlang der Schienen der Multipresse nach oben zu führen. Halten Sie diese Position für einen Moment und spannen Sie Ihre Wadenmuskulatur an. Bringen Sie dann die Fersen wieder nach unten in die Ausgangsposition.

Varianten

Diese Übung kann auch Bein für Bein ausgeführt werden (einbeiniges Wadenheben an der Multipresse im Stehen). Halten Sie den Fuß des nicht arbeitenden Beins hinter den Knöchel des arbeitenden Beins.

WADENHEBEN MIT KURZHANTEL AUF EINEM BEIN

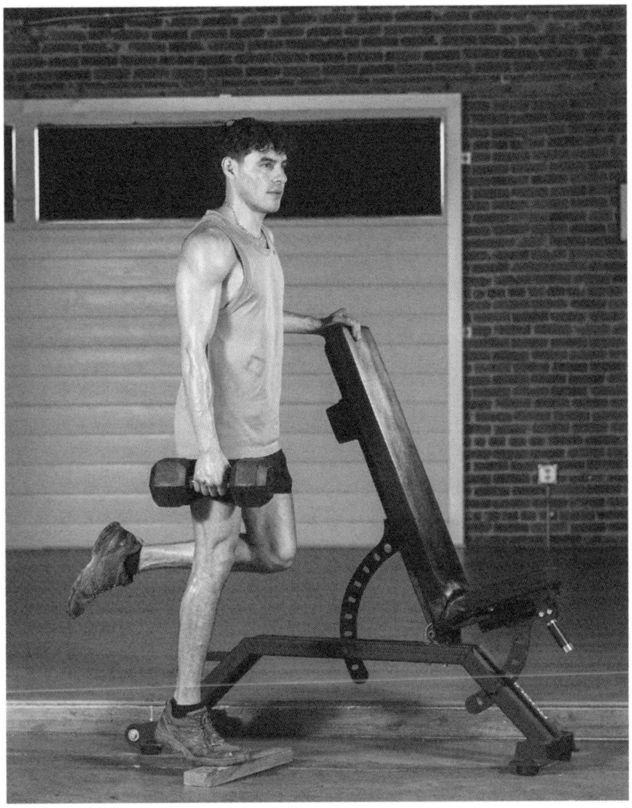

Ausgangsposition

Stellen Sie sich mit einem Fuß auf einen Block oder eine Hantelscheibe und halten Sie sich mit der gegenüberliegenden Hand an etwas Stabilem fest. Halten Sie mit der anderen Hand eine Kurzhantel und heben Sie das nicht arbeitende Bein hinter dem arbeitenden hoch. Beginnen Sie mit erhobener Ferse.

Bewegung

Senken Sie die Ferse bis zum Boden und spannen Sie dann die Wadenmuskulatur an, um sich so hoch wie möglich auf den Fußballen zu erheben. Versuchen Sie in dieser Position, die Ferse so weit wie möglich in Richtung Knöchel zu ziehen. Spannen Sie die Wadenmuskulatur an und bleiben Sie 1 sek lang in dieser Position. Senken Sie dann die Ferse wieder ab. Machen Sie alle Wiederholungen auf dieser Seite und wechseln Sie dann die Seite.

Varianten

Die Übung kann auch nur mit dem Körpergewicht durchgeführt werden. Legen Sie die Hand, die die Hantel halten würde, auf die Hüfte.

WADENHEBEN MIT BAND IM STEHEN

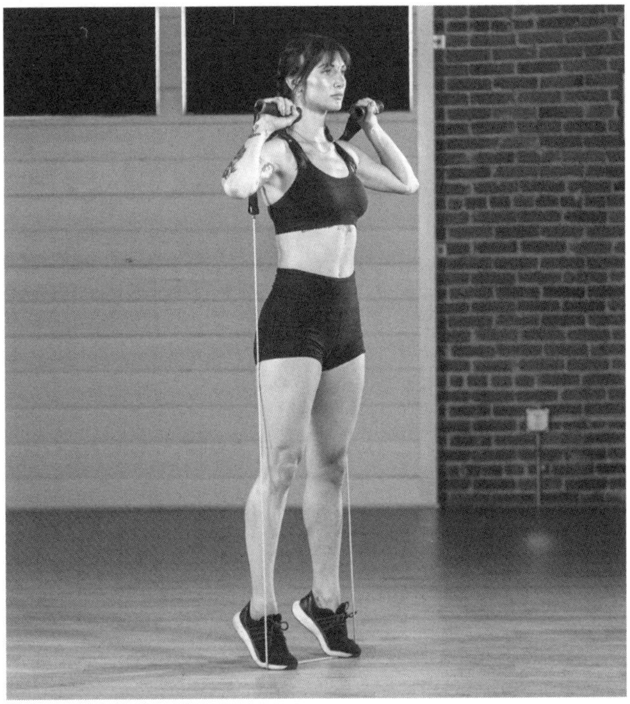

Ausgangsposition

Stellen Sie sich in die Mitte eines Widerstandsbands und halten Sie die Griffe neben den Schultern. Sie können auf einem Block oder einer Hantelscheibe oder einfach auf dem Boden stehen.

Bewegung

Heben Sie die Fersen an, indem Sie die Wadenmuskeln anspannen, und stellen Sie sich so hoch wie möglich auf die Fußballen. Versuchen Sie in dieser Position, die Fersen so weit wie möglich in Richtung Knöchel zu ziehen. Spannen Sie die Wadenmuskulatur an und bleiben Sie 1 sek lang in dieser Position. Senken Sie dann die Fersen wieder ab.

WADENHEBEN AN DER BEINPRESSE

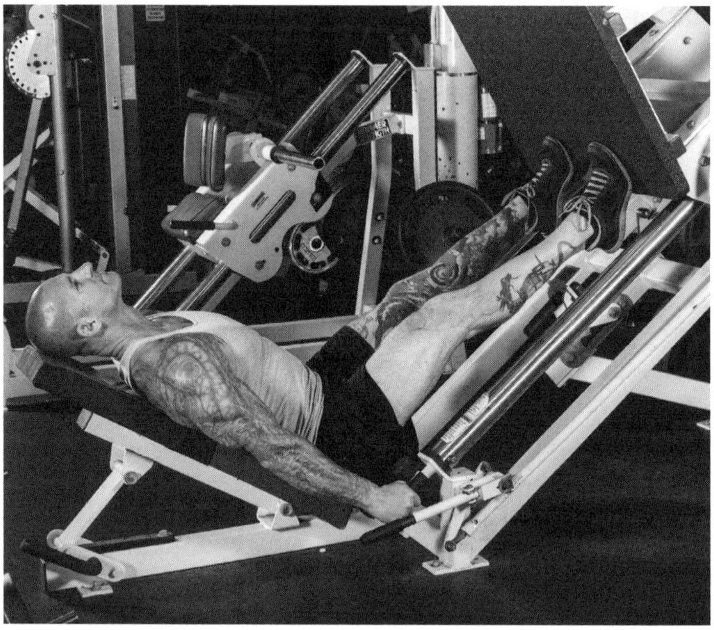

Ausgangsposition

Setzen Sie sich an eine Beinpresse und positionieren Sie Ihre Füße am unteren Ende der Fußablage, sodass die Fersen unter der Ablage sind. Drücken Sie die Fußablage aus den Sicherheitsstreben nach oben (ohne zu entsichern), indem Sie Ihre Beine strecken. Bringen Sie Ihre Zehen in Richtung Schienbeine, um Ihre Wadenmuskulatur zu dehnen.

Bewegung

Drücken Sie das Gewicht mit Ihren Zehen nach oben, indem Sie die Wadenmuskulatur anspannen. Halten Sie diese Position für einen Moment, spannen Sie die Wadenmuskulatur an und bringen Sie Ihre Fersen dann nach unten in die Ausgangsposition zurück.

Varianten

Die Übung kann auch Bein für Bein ausgeführt werden (einbeiniges Wadenheben an der Beinpresse). Stellen Sie den Fuß des nicht arbeitenden Beins vor sich flach auf den Boden.

WADENHEBEN AN DER HACKENSCHMIDT-MASCHINE

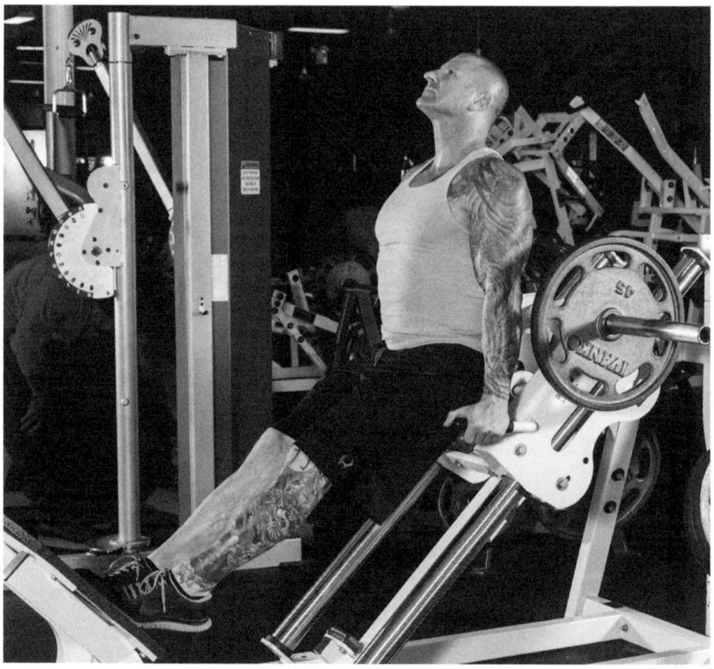

Ausgangsposition

Stellen Sie sich in eine Hackenschmidt-Maschine, sodass Ihr ganzer Rücken am hinteren Polster anliegt. Positionieren Sie Ihre Fußballen am Rand der Fußablage, sodass Ihre Fersen darunter sind. Lösen Sie die Sicherung, um das Gewicht mit Ihrem Körper zu stützen, und senken Sie Ihre Fersen, um eine gute Dehnung in den Waden zu erzielen.

Bewegung

Strecken Sie die Füße aus dem Fußgelenk, um Ihre Fersen so hoch wie möglich zu heben, und halten Sie diese Position für einen Moment, während Sie Ihre Wadenmuskulatur so fest wie möglich anspannen. Senken Sie Ihre Fersen wieder in die Ausgangsposition und machen Sie die gewünschten Wiederholungen.

Varianten

Diese Übung kann auch Bein für Bein ausgeführt werden (einbeiniges Wadenheben an der Hackenschmidt-Maschine). Halten Sie den Fuß des nicht arbeitenden Beins hinter den Knöchel des arbeitenden Beins.

WADENHEBEN IN VORBEUGE

Ausgangsposition

Positionieren Sie sich an einer vorgebeugten Wadenpresse, sodass Ihre Füße auf der Fußablage sind und Ihr Oberkörper aus der Hüfte nach vorn gebeugt und parallel zum Boden ist. Ihre Unterarme liegen auf den dafür vorgesehenen Polstern und Ihr unterer Rücken stützt das Rückenpolster. Ziehen Sie die Fersen so weit wie möglich nach unten, um eine gute Dehnung in den Waden zu erzielen.

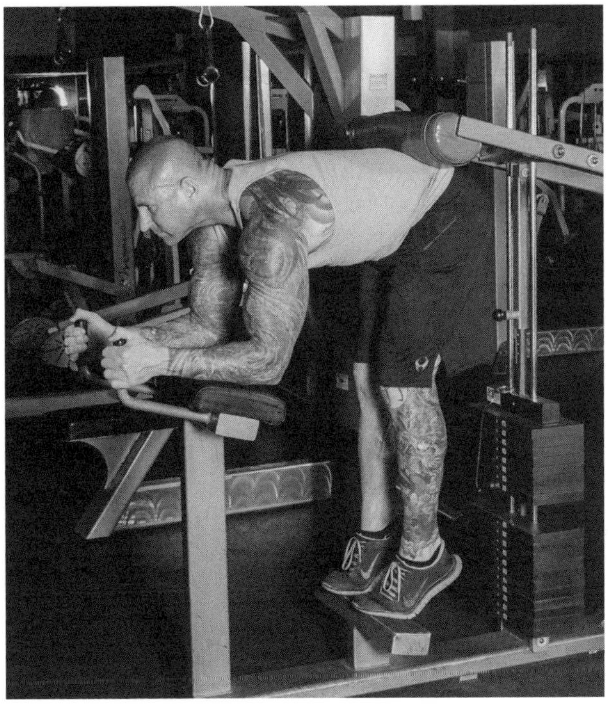

Bewegung

Heben Sie Ihre Fersen, indem Sie die Wadenmuskulatur anspannen, um so hoch wie möglich auf die Fußballen nach oben zu kommen und dabei das Gewicht durch das auf Ihrem unteren Rücken positionierte Polster zu heben. Halten Sie diese Position für einen Moment, während Sie Ihre Wadenmuskulatur anspannen, und bringen Sie dann Ihre Fersen nach unten in die Ausgangsposition zurück.

Varianten

Wenn Sie keinen Zugang zu einer speziellen Wadenpresse haben, können Sie diese Übung durchführen, indem Sie eine ähnliche Position einnehmen und einen Trainingspartner auf Ihrem Rücken sitzen lassen, um Widerstand zu erzeugen. Sie können sich auch Hantelscheiben auf den Rücken legen lassen.

WADENHEBEN IM LIEGEN

Ausgangsposition

Legen Sie die Knie so auf die flache Bank einer Beincurlmaschine, dass Sie die Fußsohlen gegen das Beinpolster drücken können. Stützen Sie sich mit den Armen auf und beginnen Sie mit ausgestreckten Beinen.

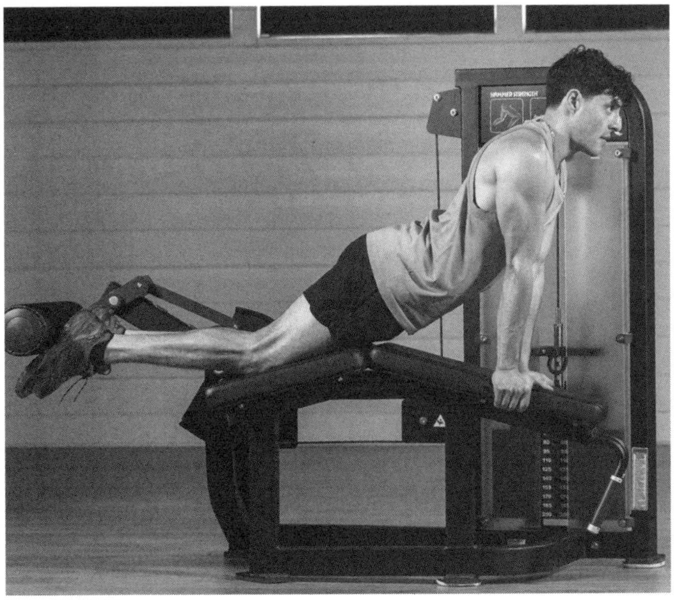

Bewegung

Spannen Sie die Wadenmuskeln an, um die Fußgelenke zu strecken (Plantarflexion), und drücken Sie die Füße nach oben, sodass sich die Knie leicht beugen. Versuchen Sie in dieser Position, die Fersen so weit wie möglich in Richtung Knöchel zu ziehen. Halten Sie diese Position 1 sek lang, bevor Sie die Füße wieder in die Ausgangsposition senken und den Ablauf wiederholen. Diese Übung fordert die Wadenmuskulatur von beiden Enden her: am Fußgelenk durch Plantarflexion und am Knie durch Beugung.

WADENSPRUNG

Ausgangsposition

Die Übung ist ähnlich einem Sprung aus der Kniebeuge, jedoch ohne die Knie vor dem Springen zu beugen. Stellen Sie sich dazu etwa hüftbreit hin.

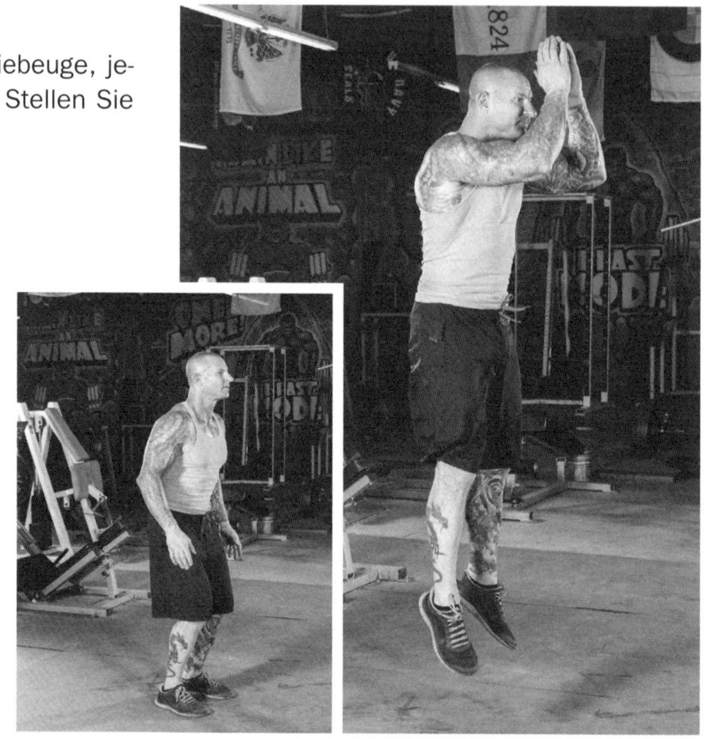

Bewegung

Gehen Sie nur ganz leicht in die Knie und springen Sie dann so hoch wie möglich, indem Sie Ihre Füße aus den Fußgelenken strecken. Stellen Sie sicher, dass Sie auf den Fußballen landen, um die exzentrische Phase der Übung zu nutzen. Machen Sie die gewünschten Wiederholungen.

WADENHEBEN IM SITZEN

Ausgangsposition

Setzen Sie sich an eine Wadenmaschine und positionieren Sie Ihre Fußballen auf der Fußablage, sodass Ihre Fersen über die Kante hängen. Positionieren Sie das Kniepolster auf Ihren Knien und entsichern Sie das Gewicht. Senken Sie die Fersen, so weit Sie können, nach unten ab, um eine gute Dehnung in den Waden zu erzielen.

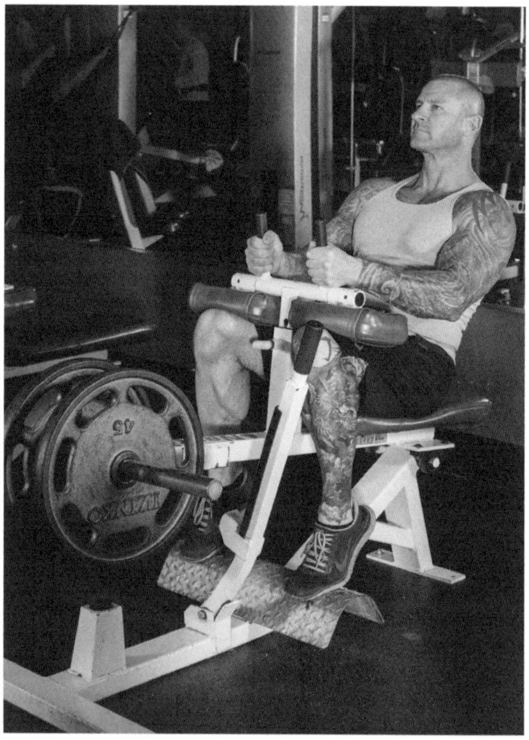

Bewegung

Heben Sie Ihre Fersen, indem Sie Ihre Wadenmuskulatur anspannen, um das Gewicht so hoch wie möglich aus den Fußballen nach oben zu drücken. Versuchen Sie in dieser Position, die Fersen so weit wie möglich in Richtung Knöchel zu ziehen. Halten Sie die Position für einen Moment, während Sie Ihre Wadenmuskulatur anspannen, und senken Sie dann Ihre Fersen wieder in die Ausgangsposition.

Varianten

Die Übung kann auch Bein für Bein ausgeführt werden (einbeiniges Wadenheben im Sitzen). Stellen Sie den Fuß des nicht arbeitenden Beins flach auf den Boden vor der Fußplatte.

WADENHEBEN IM SITZEN MIT KURZHANTELN

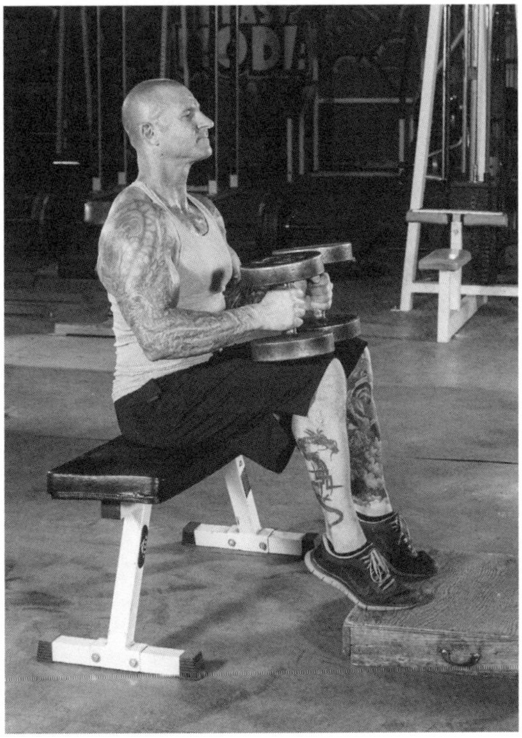

Ausgangsposition

Setzen Sie sich an die Kante einer Flachbank. Ihre Beine sind hüftbreit und Ihre Füße auf einer Platte oder Fußstütze auf dem Boden. Positionieren Sie eine Kurzhantel auf jedem Knie und sichern Sie sie mit den Händen. Ziehen Sie Ihre Fersen so weit wie möglich nach unten, um eine gute Dehnung in den Waden zu erzielen.

Bewegung

Heben Sie Ihre Fersen, indem Sie die Wadenmuskulatur anspannen, um das Gewicht aus den Fußballen so hoch wie möglich zu drücken. Versuchen Sie in dieser Position, die Fersen so weit wie möglich in Richtung Knöchel zu ziehen. Halten Sie diese Position für einen Moment, während Sie Ihre Wadenmuskulatur anspannen, und bringen Sie dann Ihre Fersen nach unten in die Ausgangsposition zurück.

Varianten

Die Übung kann auch Bein für Bein ausgeführt werden (einbeiniges Wadenheben im Sitzen mit Kurzhanteln). Stellen Sie den Fuß des nicht arbeitenden Beins flach auf den Boden.

WADENHEBEN IM SITZEN AM POWER-RACK

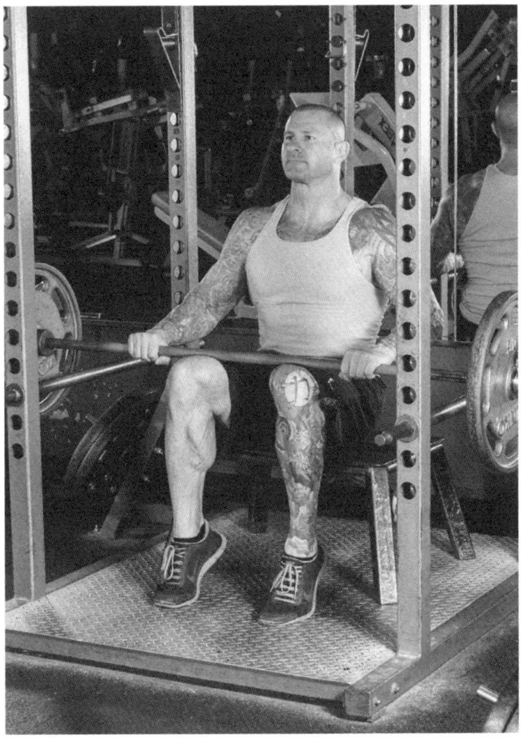

Ausgangsposition

Positionieren Sie eine Flachbank oder eine Kiste in einem Power-Rack und eine Platte oder Fußstütze (wenn Sie nichts dergleichen haben, versuchen Sie es mit 10-kg-Scheiben) etwa eine Fußlänge vor der Bank. Sie können auch einfach den Boden verwenden – wie abgebildet. Stellen Sie die Sicherheitsstreben so ein, dass die Hantelstange auf Höhe Ihrer Knie oder etwas tiefer aufliegt, wenn Sie auf der Bank sitzen. Setzen Sie sich auf die Bank und legen Sie die Stange auf Ihren Oberschenkeln ab (einige Zentimeter oberhalb der Kniescheiben). Die Fußballen sind auf den Platten und Ihre Fersen auf dem Boden.

Bewegung

Heben Sie Ihre Fersen, indem Sie Ihre Wadenmuskulatur anspannen, um das Gewicht aus den Fußballen so weit wie möglich nach oben zu drücken. Versuchen Sie in dieser Position, die Fersen so weit wie möglich in Richtung Knöchel zu ziehen. Halten Sie diese Position für einen Moment, während Sie Ihre Wadenmuskulatur anspannen, und bringen Sie dann Ihre Fersen nach unten in die Ausgangsposition zurück.

WADENHEBEN IM SITZEN AN DER MULTIPRESSE

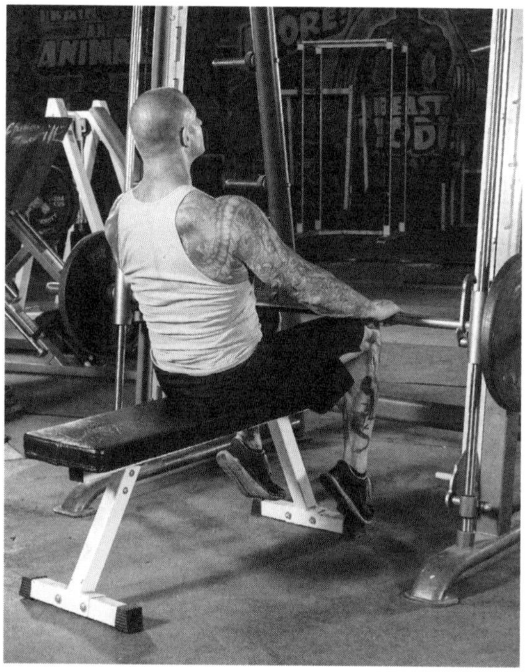

Ausgangsposition

Positionieren Sie eine Flachbank in einer Multipresse und eine Platte oder eine Fußstütze (oder wenn Sie nichts dergleichen haben, versuchen Sie es mit 10-kg-Scheiben) etwa eine Fußlänge vor der Bank. Sie können auch den Boden oder den Bankrahmen verwenden – wie abgebildet. Setzen Sie sich auf die Bank und legen Sie die entsicherte Stange auf Ihren Oberschenkeln ab (einige Zentimeter oberhalb der Kniescheiben). Die Fußballen sind auf den Fußstützen und Ihre Fersen auf dem Boden.

Bewegung

Heben Sie Ihre Fersen, indem Sie Ihre Wadenmuskulatur anspannen, um das Gewicht aus den Fußballen so weit wie möglich nach oben zu drücken. Versuchen Sie in dieser Position, die Fersen so weit wie möglich in Richtung Knöchel zu ziehen. Halten Sie diese Position für einen Moment, während Sie Ihre Wadenmuskulatur anspannen, und bringen Sie dann Ihre Fersen nach unten in die Ausgangsposition zurück.

WADENHEBEN IM SITZEN MIT BAND

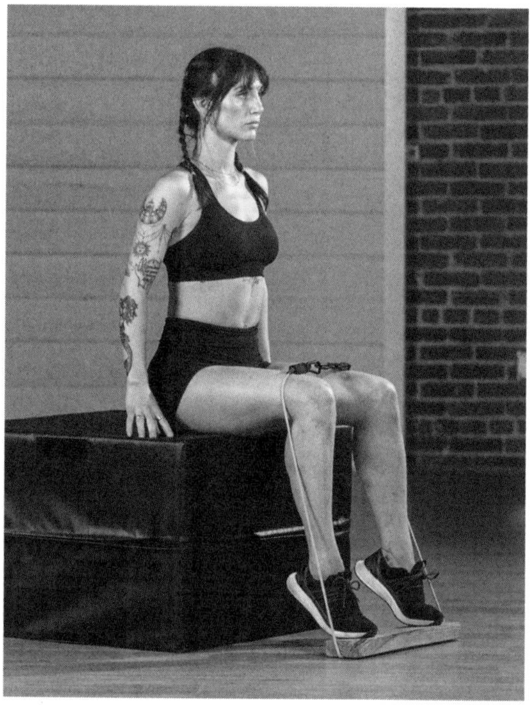

Ausgangsposition

Legen Sie ein kurzes Brett etwa 30 cm vor eine Box oder einen Stuhl. Entfernen Sie die Griffe eines Widerstandsbands und haken Sie die Enden zu einer Schlaufe zusammen. Klemmen Sie die Mitte des Bands unter das Brett. Setzen Sie sich auf die Box, stellen Sie die Fußballen auf das Brett und ziehen Sie sich das Band über die Knie (mit den Haken oben), um Spannung zu erzeugen. Wenn Sie kein passendes Brett haben, stellen Sie die Füße auf den Boden und klemmen das Band unter die Fußballen. Wenn Sie das Band nicht zusammenhaken können, halten Sie es mit den Händen über den Oberschenkeln fest.

Bewegung

Heben Sie die Fersen an, indem Sie die Wadenmuskeln anspannen, und stellen Sie sich so hoch wie möglich auf die Fußballen. Versuchen Sie in dieser Position, die Fersen so weit wie möglich in Richtung Knöchel zu ziehen. Spannen Sie die Wadenmuskulatur an und bleiben Sie 1 sek lang in dieser Position. Senken Sie die Fersen dann wieder ab.

ZEHENHEBEN IM SITZEN MIT KURZHANTEL

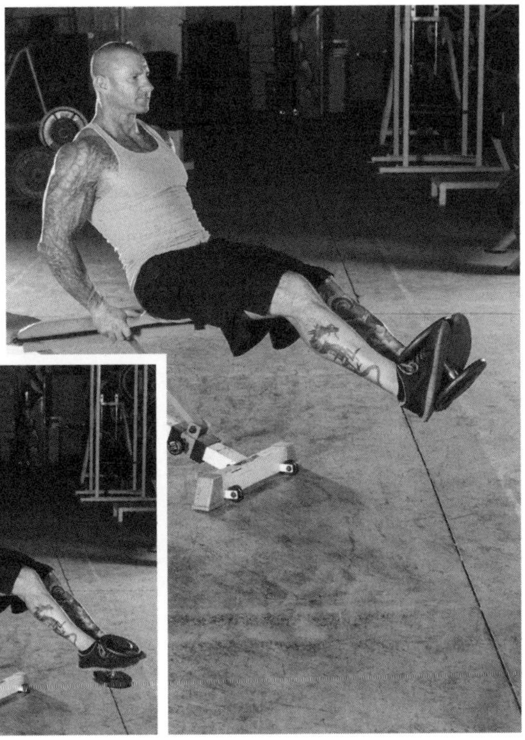

Ausgangsposition

Setzen Sie sich an die Kante einer Bank, wobei eine leichte Kurzhantel mit einer Gewichtsscheibe nach unten vor Ihnen auf dem Boden steht. Positionieren Sie Ihre Füße unter der oberen Gewichtsscheibe der Hantel und strecken Sie Ihre Beine so, dass die Kurzhantel frei hängt. Falls nötig, verwenden Sie eine Schrägbank, die hoch genug eingestellt ist, dass ausreichend Abstand zum Boden ist, sodass die Hantel wie abgebildet hängen kann.

Bewegung

Ziehen Sie Ihre Zehen so weit wie möglich nach oben in Richtung Knie und kehren Sie dann die Bewegung um, sodass die Füße, so weit Sie können, gestreckt werden, ohne die Kurzhantel zu verlieren. Machen Sie die gewünschten Wiederholungen.

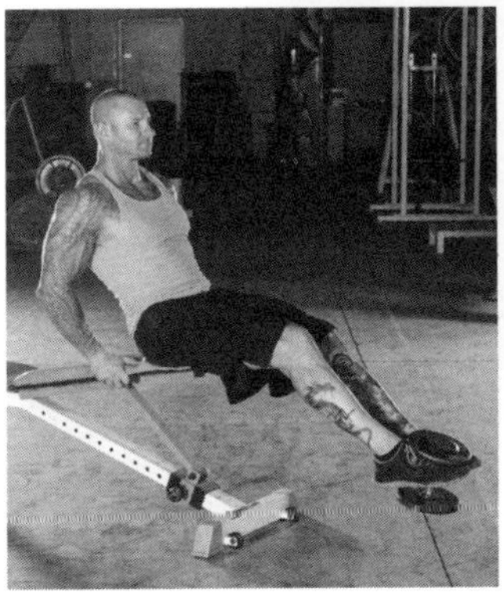

ZEHENHEBEN IM SITZEN AM KABELZUG

Ausgangsposition

Positionieren Sie eine Flachbank neben einem Kabelturm, an dessen tiefem Kabelzug ein Einhand-D- oder ein Bügelgriff befestigt ist. Hängen Sie Ihren linken Fuß in den Griff ein. Setzen Sie sich auf die Bank und rutschen Sie nach hinten, sodass Ihr linkes Bein auf der Bank aufgestützt ist, wobei Ihr Fuß über der Kante frei hängt.

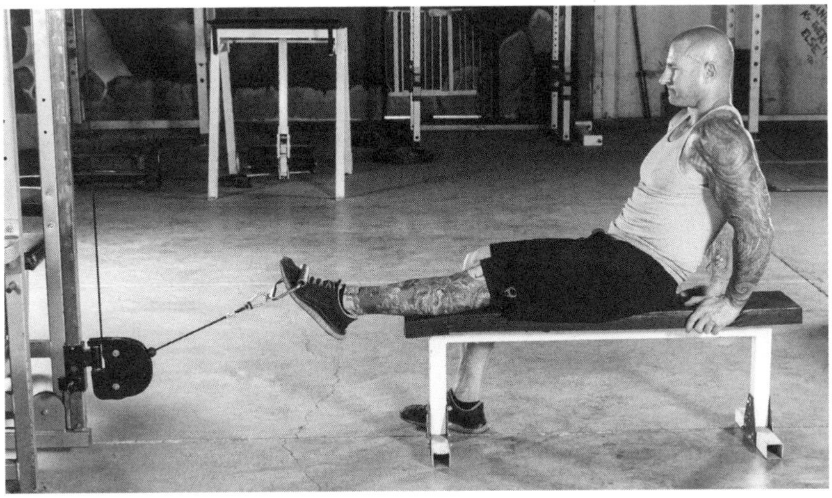

Bewegung

Strecken Sie Ihr Fußgelenk, sodass die Fußspitze so weit wie möglich nach vorn zeigt, ohne dass der Griff dabei vom Fuß rutscht. Kehren Sie dann die Bewegung um und beugen Sie Ihr Fußgelenk, um Ihren Fuß so weit wie möglich in Richtung Schienbein zu ziehen. Strecken Sie Ihr Fußgelenk dann wieder und führen Sie die gewünschten Wiederholungen aus, zuerst mit dem linken Fuß, dann mit dem rechten.

ZEHENHEBEN IM STEHEN MIT KETTLEBELL

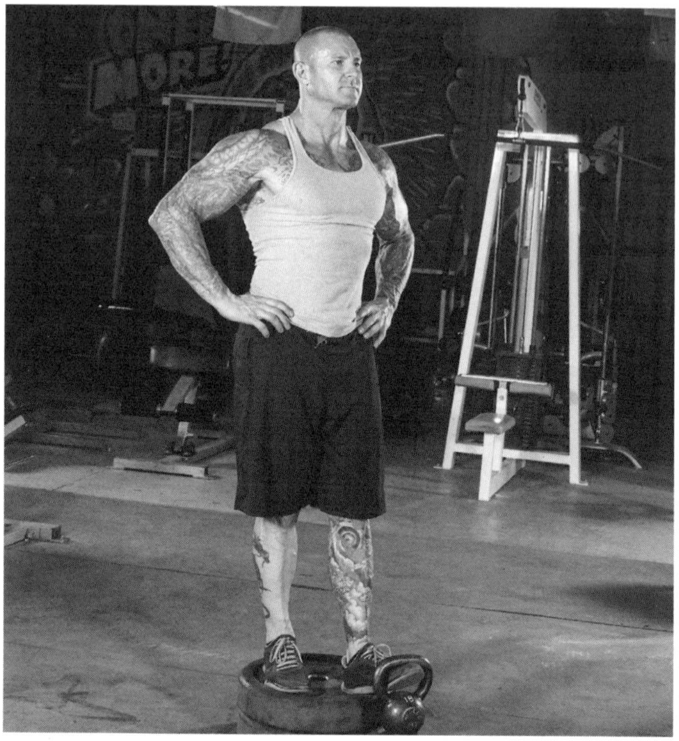

Ausgangsposition

Stellen Sie sich auf eine Platte, eine Kiste oder gestapelte 20-kg-Scheiben – die Höhe sollte etwa die des Griffes der verwendeten Kettlebell sein. Hängen Sie einen Fuß in den Griff ein.

Bewegung

Ziehen Sie Ihren Fuß, so hoch Sie können, nach oben. Halten Sie diese Position für einen Moment und senken Sie die Kettlebell dann langsam in die Ausgangsposition zurück. Machen Sie alle Wiederholungen mit dem einen Bein und wechseln Sie dann zum anderen.

ZEHENHEBEN MIT BAND

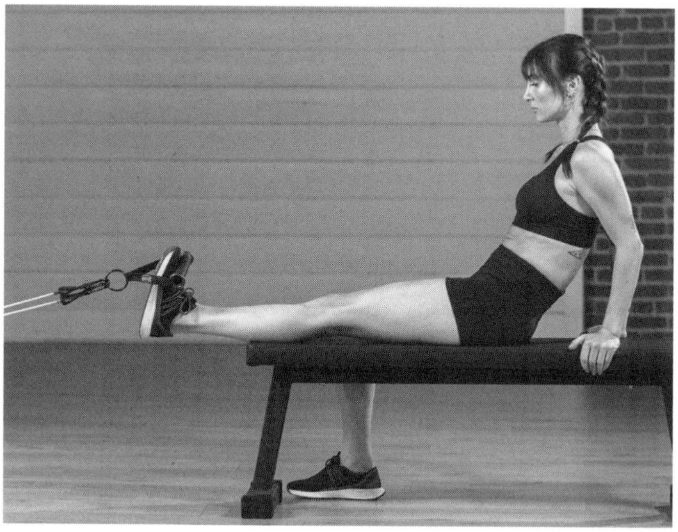

Ausgangsposition

Befestigen Sie ein Band etwa auf Bodenhöhe an etwas Stabilem und stellen Sie davor eine Bank mit genügend Abstand auf. Stecken Sie einen Fuß in den Griff, setzen Sie sich auf die Bank und rutschen Sie so weit nach hinten, dass das Bein auf der Bank aufliegt und der Fuß an der Kante herunterhängt. Achten Sie darauf, dass das Band gespannt ist. Stellen Sie den Fuß des nicht arbeitenden Beins neben der Bank flach auf den Boden.

Bewegung

Strecken Sie das Fußgelenk und zeigen Sie mit den Zehen so weit nach vorn, wie es möglich ist, ohne dass der Griff abrutscht. Kehren Sie dann die Bewegung um, beugen Sie das Fußgelenk und ziehen Sie den Fuß so weit wie möglich in Richtung Schienbein. Strecken Sie den Fuß erneut nach vorn, um den Ablauf zu wiederholen. Nachdem Sie alle Wiederholungen auf dieser Seite ausgeführt haben, wechseln Sie die Seite.

Varianten

Die Übung kann auch auf dem Boden sitzend durchgeführt werden, wenn Sie keine Bank haben.

KAPITEL 25

Bauch und Körpermitte

Dieses Kapitel enthält detaillierte Beschreibungen der wichtigsten Übungen, die sich auf die Bauchmuskulatur, einschließlich des geraden Bauchmuskels *(M. rectus abdominis)*, der äußeren schrägen Bauchmuskeln *(M. obliquuus externus abdominis)*, der inneren schrägen Bauchmuskeln *(M. obliquus internus abdominis)* und des queren Bauchmuskels *(M. transversus abdominis)*, konzentrieren. Die Abbildung zeigt die Anordnung der einzelnen Muskeln. Die Übungen für die Bauchmuskulatur lassen sich in Übungen für die obere Bauchmuskulatur, Übungen für die untere Bauchmuskulatur, Übungen für die schräge Bauchmuskulatur sowie Übungen für die Körpermitte unterteilen. Jede Übung einer bestimmten Kategorie kann in einem Workout durch jede andere Übung derselben Kategorie ersetzt werden.

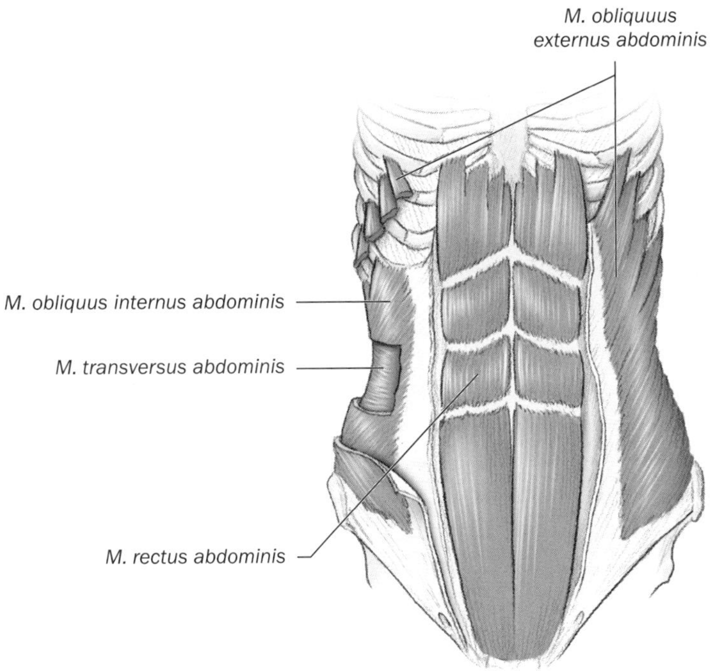

Obere Bauchmuskeln

Untere Bauchmuskeln

Seitliche Bauchmuskeln

Core

CRUNCHES

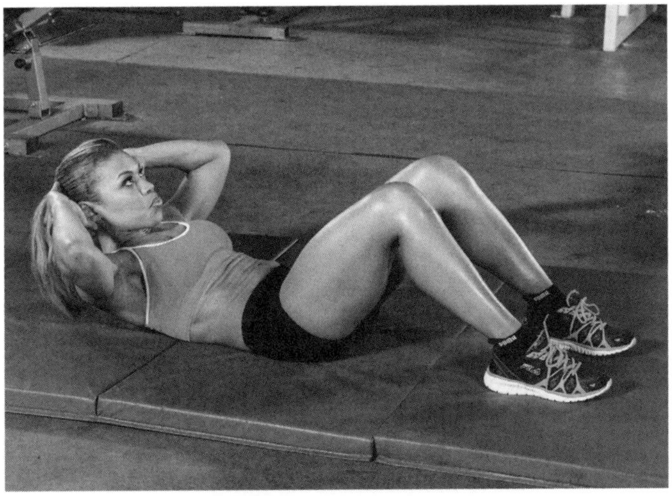

Ausgangsposition

Legen Sie sich auf den Boden und winkeln Sie Ihre Knie an. Sowohl Fußsohlen als auch Rücken berühren ganz den Boden.

Bewegung

Spannen Sie Ihre Bauchmuskeln an, um Schultern und oberen Rücken vom Boden zu heben, während Sie Ihre Handinnenflächen locker am Hinterkopf halten. Halten Sie die Position für einen Moment, bevor Sie den Rücken langsam wieder in die Ausgangsposition absenken, wobei die negative Phase der Wiederholungen genauso langsam und bewusst wie die positive Phase ausgeführt wird.

Tipp: Führen Sie die Crunches nicht immer in einer langsamen, kontrollierten Bewegung aus. Eine Studie hat ergeben, dass eine schnelle und explosive Ausführung der Bewegung sowohl den geraden als auch die schrägen Bauchmuskeln stärker aktiviert (Vera-Garcia et al. 2008). Allerdings sollte der negative Teil dennoch langsam und kontrolliert ausgeführt werden. Beginnen Sie einen Satz mit schnellen Wiederholungen und beenden Sie ihn dann bei einsetzender Muskelermüdung in langsamem Tempo.

Varianten

Um die Übung schwerer zu machen, können Sie eine Hantelscheibe auf der Brust halten (Crunches mit Gewichten). Eine fortgeschrittene Variante davon sind Langhantelcrunches, bei denen Sie eine Hantel mit senkrecht nach oben gestreckten Armen über dem Kopf halten.

CRUNCHES MIT GESTRECKTEN BEINEN

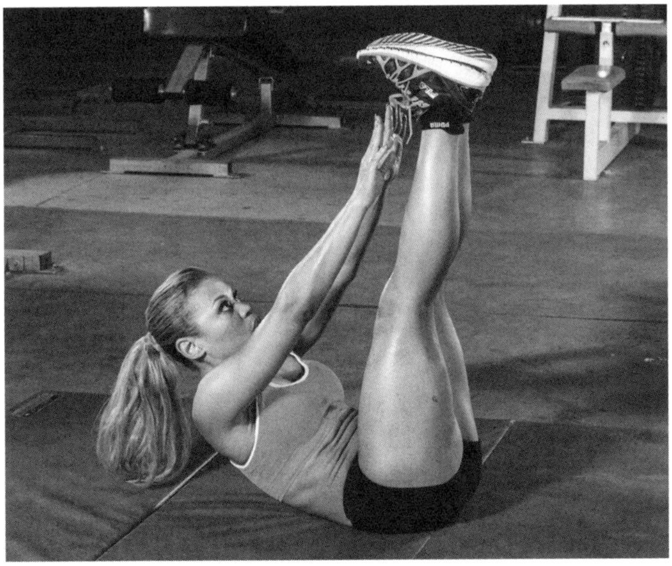

Ausgangsposition

Legen Sie sich mit dem Gesicht nach oben auf den Boden und halten Sie die Beine senkrecht zur Decke gestreckt.

Bewegung

Rollen Sie so weit wie möglich nach oben, um Schultern und oberen Rücken vom Boden abzuheben. Halten Sie die Position für einen Moment, bevor Sie sich langsam wieder in die Ausgangsposition absenken.

Varianten

Halten Sie eine Gewichtsscheibe auf Ihrer Brust, um den Schwierigkeitsgrad der Übung zu erhöhen.

CRUNCHES AUF DER NEGATIVBANK

Ausgangsposition

Legen Sie sich rücklings auf eine Schrägbank und fixieren Sie die Füße unter den Rollen. Halten Sie die Handinnenflächen am Kopf oder, wie abgebildet, an den Ohren.

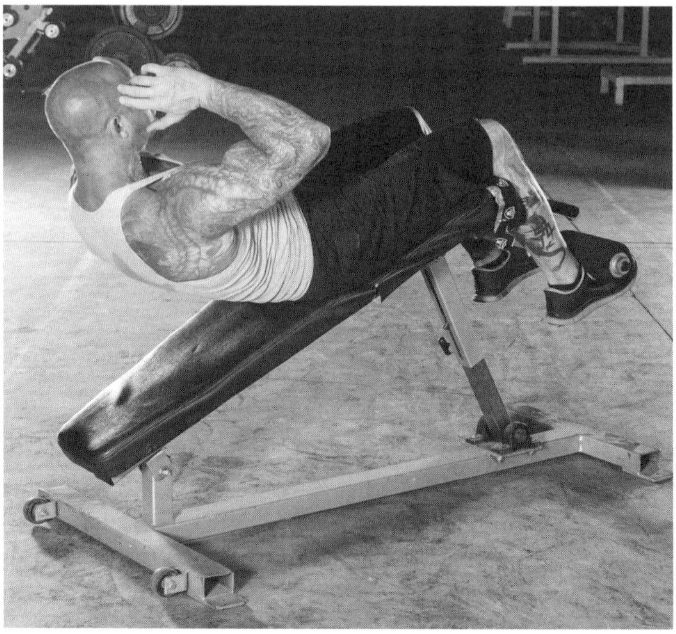

Bewegung

Rollen Sie so weit wie möglich nach oben, um Schultern und oberen Rücken von der Bank abzuheben, während Sie gleichzeitig den unteren Rücken in die Bank drücken. Halten Sie die Position für einen Moment, bevor Sie sich langsam wieder in die Ausgangsposition absenken.

Varianten

Um die Übung schwerer zu machen, können Sie eine Hantelscheibe auf der Brust oder mit gestreckten Armen über dem Kopf halten.

CRUNCHES AUF DER RÖMISCHEN LIEGE

Ausgangsposition

Legen Sie sich auf eine römische Liege oder eine Rückenstreckerbank, sodass Ihre Schienbeine die Fußgelenkstützen berühren und Ihr Gesäß auf der Bank ist.

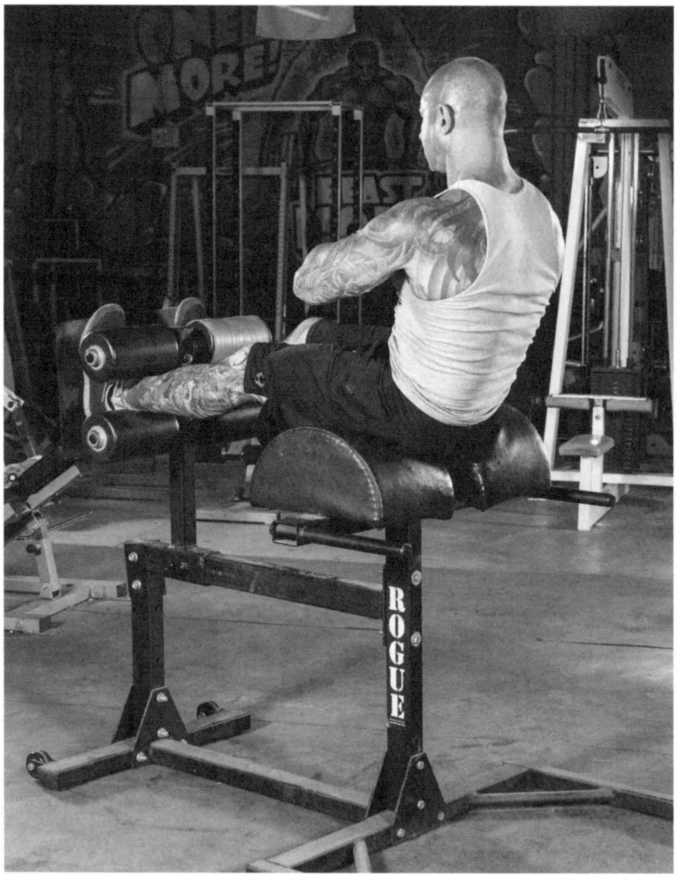

Bewegung

Strecken Sie sich aus der Hüfte nach hinten, bis Ihr Oberkörper tiefer als bodenparallel ist, und kommen Sie dann mit dem Oberkörper so weit wie möglich nach oben. Senken Sie sich langsam wieder ab und machen Sie die gewünschten Wiederholungen. Achten Sie darauf, in der Ausgangsposition eine gute Dehnung in den Bauchmuskeln zu erzielen, um eine stärkere Kontraktion der Bauchmuskeln zu erreichen. Sie können zusätzlichen Widerstand erzeugen, indem Sie eine Gewichtsscheibe auf der Brust halten.

CRUNCHES AM GERÄT

Ausgangsposition

Setzen Sie sich an einen Bauchtrainer und wählen Sie das passende Gewicht aus.

Bewegung

Fixieren Sie Ihre Füße und führen Sie Crunches, wie in der Bedienungsanleitung beschrieben, aus, während Sie sich auf die Kontraktion Ihrer Bauchmuskeln konzentrieren. Dies ist eine bequeme Möglichkeit, zusätzlichen Widerstand für das Bauchtraining zu erzielen, um den Bauchmuskelaufbau zu unterstützen.

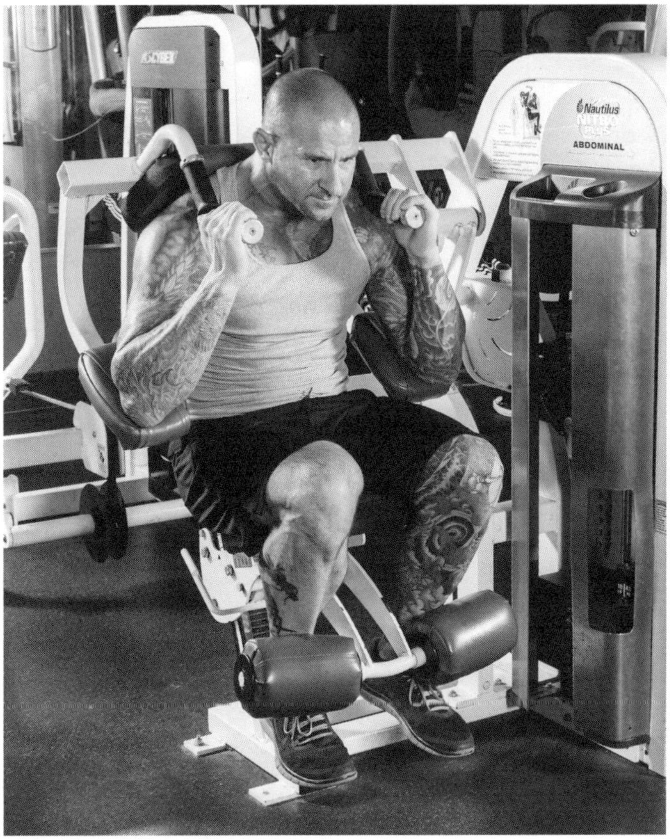

CRUNCHES AUF DEM PEZZIBALL

Ausgangsposition

Legen Sie sich mit dem Rücken auf einen Pezziball und halten sie Ihre Fußsohlen fest auf dem Boden.

Bewegung

Rollen Sie so weit wie möglich nach oben, um Schultern und oberen Rücken vom Ball abzuheben. Halten Sie die Position für einen Moment, bevor Sie sich langsam wieder in die Ausgangsposition absenken.

Varianten

Um die Übung schwerer zu machen, können Sie eine Hantelscheibe auf der Brust oder mit gestreckten Armen über dem Kopf halten.

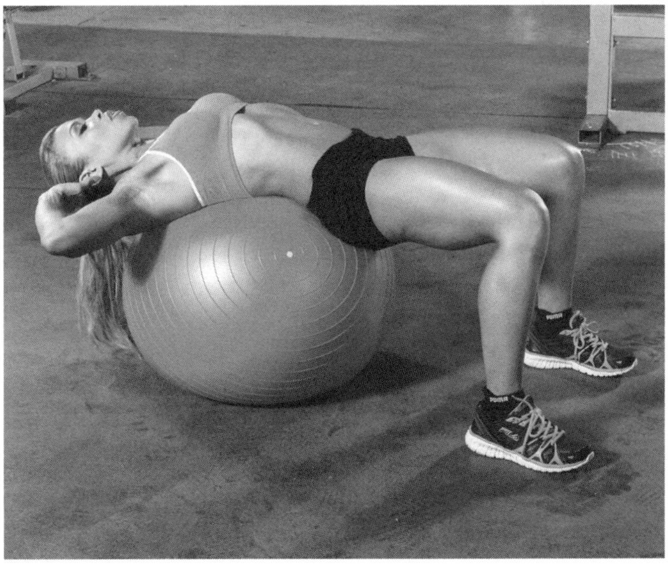

CRUNCHES MIT MEDIZINBALLWERFEN

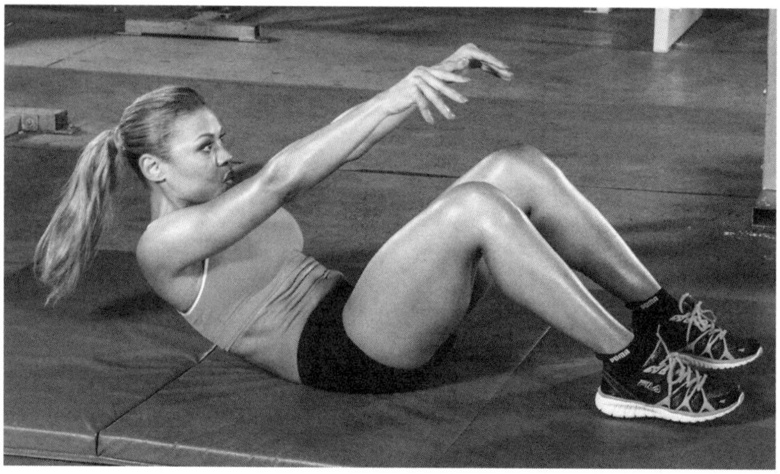

Ausgangsposition

Nehmen Sie die Ausgangsposition für die Ausführung von Crunches auf dem Boden ein, wobei Ihre Füße nahe einer stabilen Wand oder eines Ballnetzes sind. Halten Sie einen Medizinball über dem Kopf, während Ihre Knie gebeugt und Ihre Fußsohlen ganz auf dem Boden sind.

Bewegung

Rollen Sie Ihren Oberkörper schnell nach oben, während Sie den Medizinball über den Kopf heben und an die Wand werfen. Halten Sie die aufgerichtete Position, um den Ball – wenn er zurückkommt – zu fangen, und lassen Sie sich dann durch den Ball nach unten bringen, um gleich die nächste Wiederholung zu machen.

Varianten

Diese Übung kann auch auf einem Pezziball liegend ausgeführt werden (Crunches auf dem Pezziball mit Medizinballwerfen). Im Grunde werden die Übungen Crunches auf dem Pezziball und Crunches mit Medizinballwurf kombiniert.

CRUNCHES MIT RADFAHREN

Ausgangsposition

Legen Sie sich flach zurück, sodass Ihr unterer Rücken gegen den Boden drückt. Positionieren Sie Ihre Hände hinter Ihrem Kopf und heben Sie Ihre Knie in einem etwa 45°-Winkel an.

Bewegung

Machen Sie Radfahrbewegungen mit Ihren Beinen, während Sie abwechselnd die Ellbogen zum jeweils gegenüberliegenden Knie führen, indem Sie sich mit dem Oberkörper nach vorn ziehen und dann wieder abrollen.

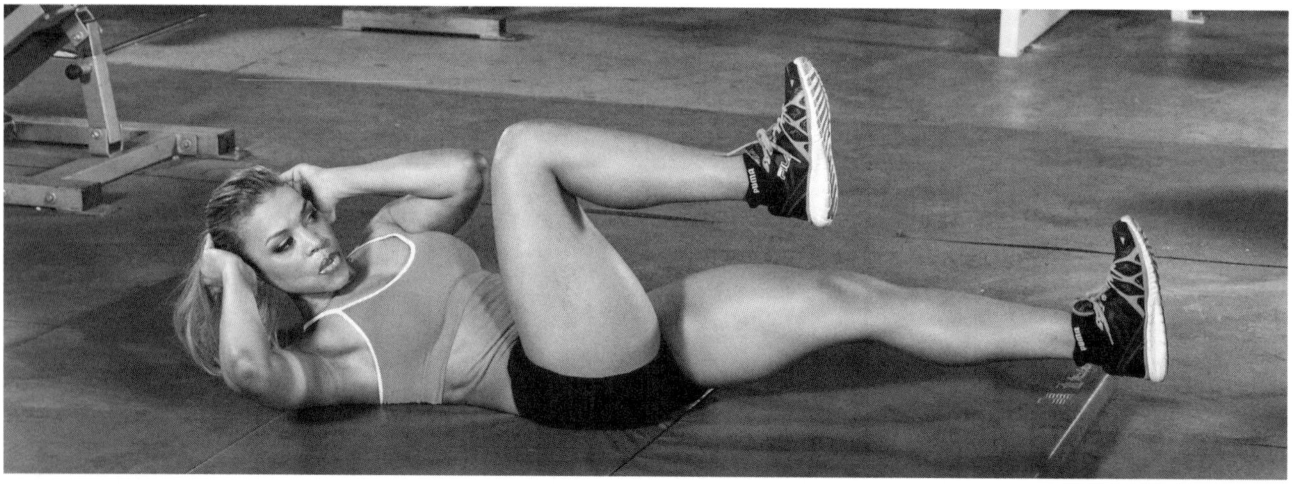

CRUNCHES AM KABELZUG

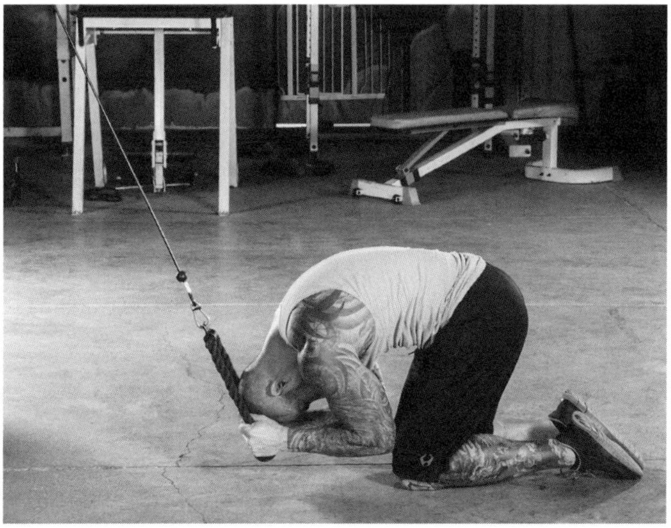

Ausgangsposition

Knien Sie sich mit Blick in Richtung Kabelzug hin, an dessen oberem Kabel ein Seilgriff befestigt ist. Halten Sie die Seilenden und führen Sie Ihre Hände nach unten zum Oberkopf und halten Sie die Hände während der gesamten Übung dort. Beugen Sie sich aus der Hüfte nach vorn, sodass Ihr Rücken beinahe parallel zum Boden ist.

Bewegung

Rollen Sie Ihren Oberkörper nach unten, um die Ellbogen zu den Knien zu bringen. Halten Sie die Position und spannen Sie die Bauchmuskeln für einen Moment an, bevor Sie langsam in die Ausgangsposition zurückkommen.

Tipp: Halten Sie genug Abstand zur Zugstation. Treten Sie gut 1 m zurück, damit die Zugrichtung des Kabels Ihr Gewicht ausgleicht. Ihre Knie sollten im 90°-Winkel gebeugt sein und die Oberschenkel sollten ungefähr senkrecht stehen (nicht auf den Fersen sitzen).

Varianten

Die Übung kann auch mit einem über dem Kopf befestigten Widerstandsband durchgeführt werden (Crunches mit Band).

CRUNCHES AM KABELZUG IM STEHEN

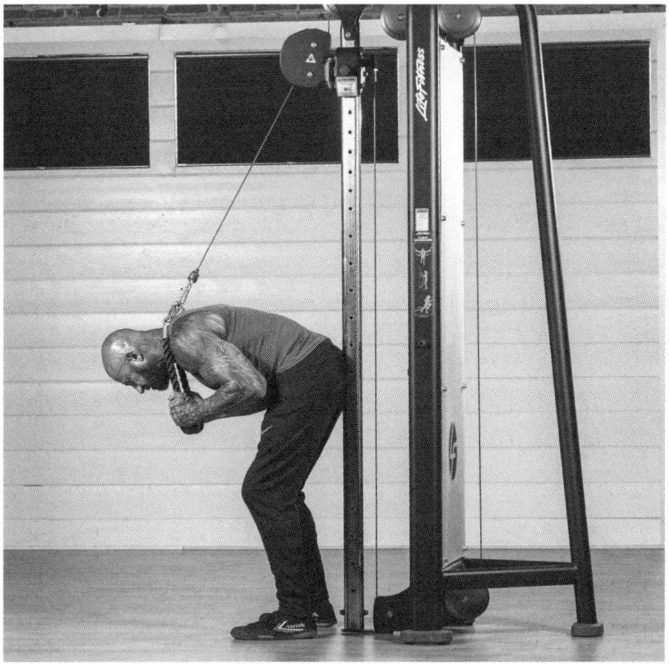

Ausgangsposition

Stellen Sie sich mit dem Rücken zum Kabelzug, an dessen hohem Kabel ein Seilgriff befestigt ist. Halten Sie die Seilenden im neutralen Griff und bringen Sie Ihre Hände nach unten zu den Schlüsselbeinen. Ihre Füße sind schulterbreit und Ihre Knie leicht gebeugt.

Bewegung

Rollen Sie Ihren Oberkörper nach unten, um die Ellbogen zu den Knien zu führen. Halten Sie die Position und spannen Sie die Bauchmuskeln für einen Moment an, bevor Sie in die Ausgangsposition zurückkommen.

Varianten

Diese Übung kann auch sitzend durchgeführt werden.

CRUNCHES MIT BAND IM STEHEN

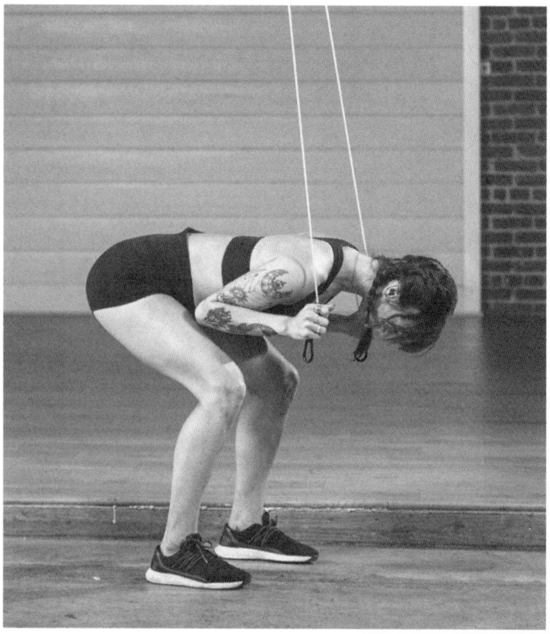

Ausgangsposition

Befestigen Sie ein Band über Ihrem Kopf und wenden Sie sich davon ab. Nehmen Sie die Enden des Bands in die Hände und beginnen Sie im aufrechten Stand mit leicht gebeugten Knien. Halten Sie die Enden des Bands mit angewinkelten Armen vor der Brust.

Bewegung

Beugen Sie den Oberkörper nach unten und führen Sie die Ellbogen zu den Knien. Halten Sie diese Position und spannen Sie die Bauchmuskeln kurz an, bevor Sie langsam in die Ausgangsposition zurückkehren.

CRUNCHES AN DER MULTIPRESSE

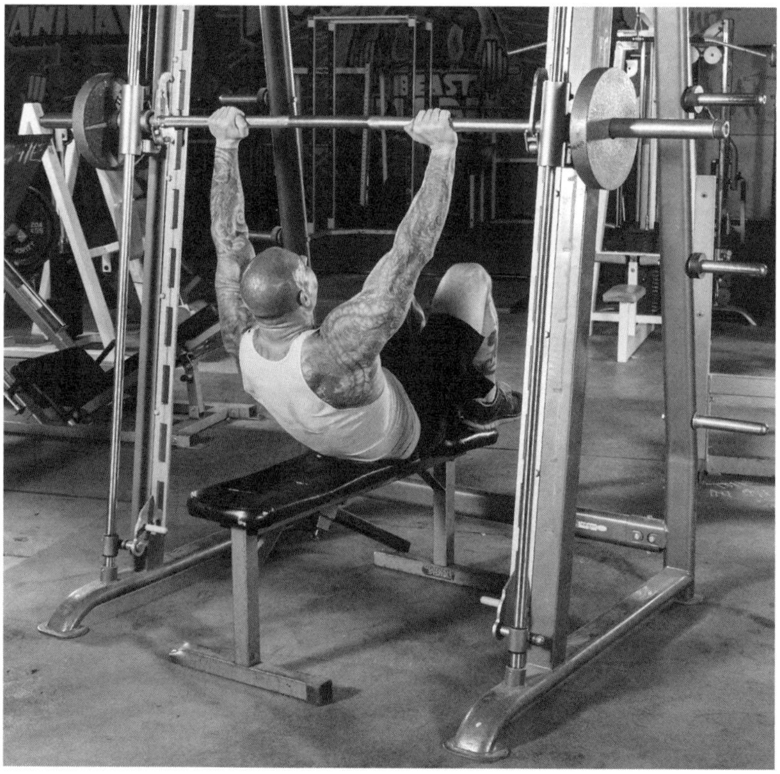

Ausgangsposition

Positionieren Sie eine Bank in der Mitte einer Multipresse und legen Sie sich mit dem Gesicht nach oben und mit angewinkelten Knien auf die Bank. Ihre Fußsohlen stehen fest auf der Bank. Die Stange sollte mit den unteren Bauchmuskeln auf einer Linie sein. Halten Sie die Stange mit ausgestreckten Armen nach oben, wobei Ihr ganzer Rücken auf der Bank aufliegt.

Bewegung

Heben Sie Ihren Oberkörper, so weit Sie können, mithilfe Ihrer Bauchmuskeln an und drücken Sie die Stange nach oben, während Ihr Körper nach oben kommt. Senken Sie dann Ihren Oberkörper langsam wieder zur Bank ab und machen Sie die gewünschten Wiederholungen.

DIAGONALE CRUNCHES AM KABELZUG IM STEHEN

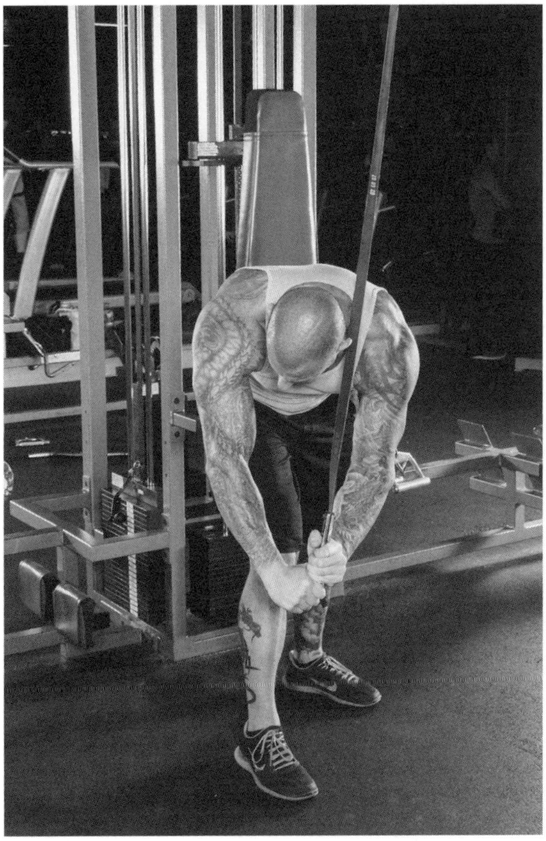

Ausgangsposition

Befestigen Sie einen Seilgriff am hohen Kabelzug oder greifen Sie, wie abgebildet, das Ende des Kabels selbst. Halten Sie den Seilgriff mit beiden Händen, die linke Hand über der rechten, und stellen Sie sich in Schrittposition mit dem rechten Bein vor dem linken hin.

Bewegung

Ziehen Sie das Kabel mithilfe Ihrer geraden und schrägen Bauchmuskeln vor sich nach unten zu Ihrem rechten Knie (indem Sie Ihre Wirbelsäule beugen und drehen). Halten Sie diese Position für einen Moment und atmen Sie aus, dabei spannen Sie Ihre Bauchmuskulatur so fest wie möglich an. Kommen Sie dann langsam in die Ausgangsposition zurück und machen Sie die gewünschten Wiederholungen. Nachdem Sie alle Wiederholungen mit der rechten Seite ausgeführt haben, wechseln Sie die Position der Füße und Hände und trainieren Sie auf dieselbe Weise mit der linken Seite.

BEINHEBEN SITZEND

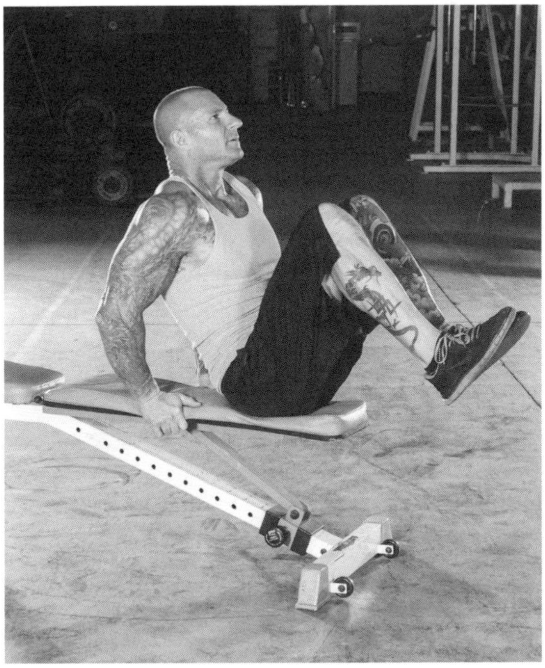

Ausgangsposition

Setzen Sie sich an den Rand einer Flachbank, wobei Ihre Hände die seitlichen Bankkanten greifen und Ihre Füße vom Boden abgehoben sind. Lehnen Sie sich nach hinten, bis Ihr Körper beinahe gerade gestreckt und parallel zum Boden ist.

Bewegung

Beginnen Sie mit gestreckten Beinen, führen Sie dann die Knie zur Brust, während Sie gleichzeitig den Oberkörper in einer Curlbewegung nach oben zu den Knien bringen, um mit der Hüfte ein V zu bilden. Führen Sie dann Beine und Oberkörper in die Ausgangsposition zurück.

KLAPPMESSER MIT KURZHANTEL

Ausgangsposition

Legen Sie sich mit dem Gesicht nach oben auf den Boden. Die Arme sind vollständig über den Kopf gestreckt und liegen auch auf dem Boden. Halten Sie eine Kurzhantel mit beiden Händen.

Bewegung

Spannen Sie Ihre Bauchmuskeln an, um die Wirbelsäule zu beugen und langsam Beine und Schultern vom Boden abzuheben. Ziehen Sie sich fest zusammen, bis Ihre Füße und Hände zur Decke zeigen und Ihr Körper ein V bildet. Senken Sie sich dann langsam wieder in die Ausgangsposition ab.

Varianten

Die Übung kann statt mit einer Kurzhantel auch mit einem Medizinball durchgeführt werden.

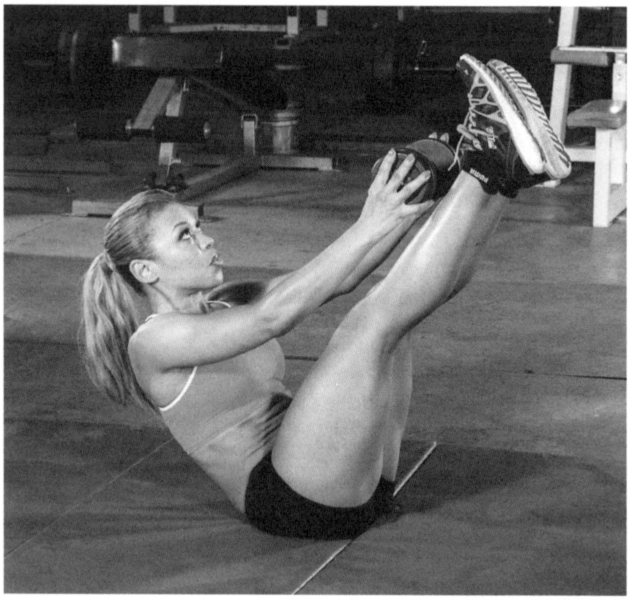

REVERSE CRUNCHES

Ausgangsposition

Legen Sie sich mit dem Gesicht nach oben auf den Boden. Ihre Arme sind seitlich am Körper ausgestreckt. Die Füße sind in der Luft und Ihre Oberschenkel senkrecht zum Boden (Hüfte und Knie sollten 90° gebeugt sein).

Bewegung

Führen Sie Ihre Knie langsam zur Brust, indem Sie Hüfte und Gesäß vom Boden abheben. Versuchen Sie die Beugung in den Knien während der ganzen Bewegung beizubehalten. Kommen Sie dann kontrolliert in die Ausgangsposition zurück.

Varianten

Mehr Halt und Stabilität bekommen Sie, wenn Sie die Übung auf einer Bank durchführen und sich über dem Kopf an den Kanten festhalten.

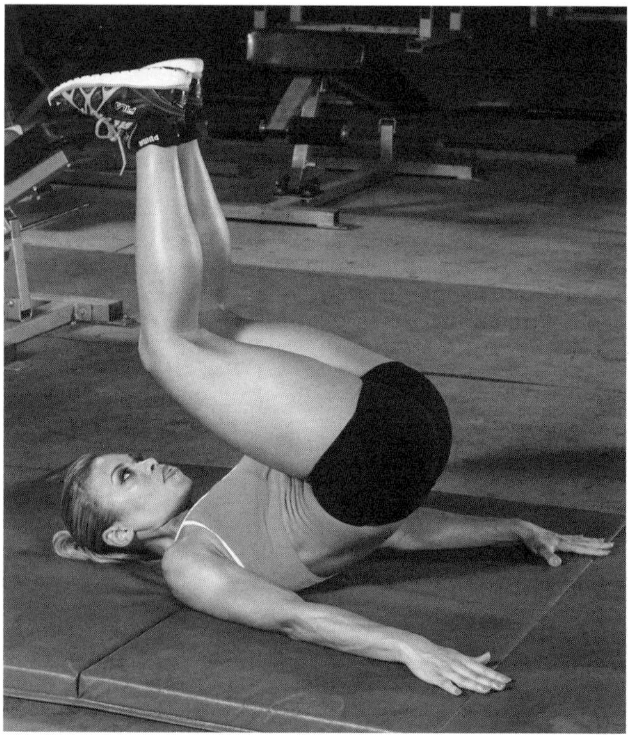

REVERSE CRUNCHES AUF DER SCHRÄGBANK

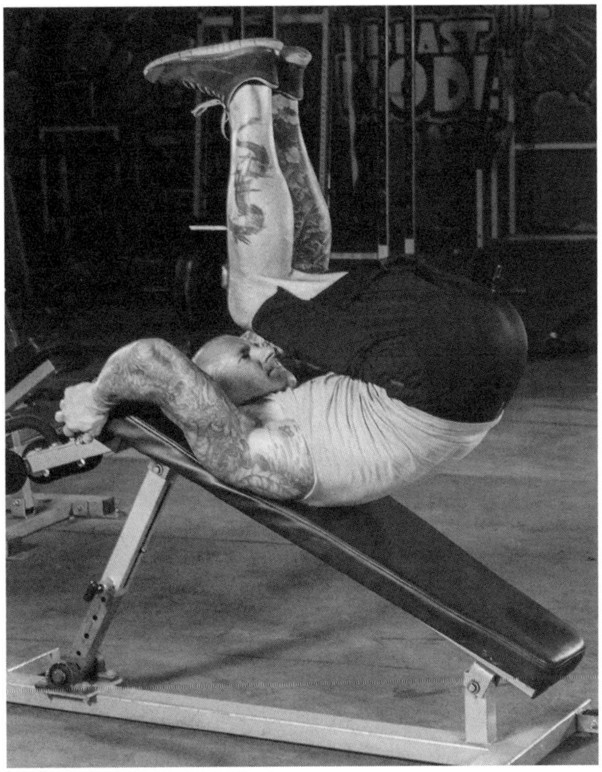

Ausgangsposition

Legen Sie sich auf eine Schrägbank, so wie Sie sich auf eine Negativbank oder ein erhöhtes Bauchbrett legen würden, sodass Ihr Kopf dort ist, wo normalerweise die Füße sind. Halten Sie sich an den Beinstützen fest, um den Oberkörper in der Position auf der Bank zu halten. Beugen Sie Hüfte und Knie 90° für die Ausgangsposition der Reverse Crunches.

Bewegung

Halten Sie Knie und Hüfte abgewinkelt und beugen Sie Ihre Wirbelsäule von unten, um die Hüfte von der Bank abzuheben und die Knie zum Kopf zu führen. Kehren Sie die Bewegung langsam um, um die Beine in die Ausgangsposition zurückzubringen.

REVERSE CRUNCHES AUF DEM PEZZIBALL

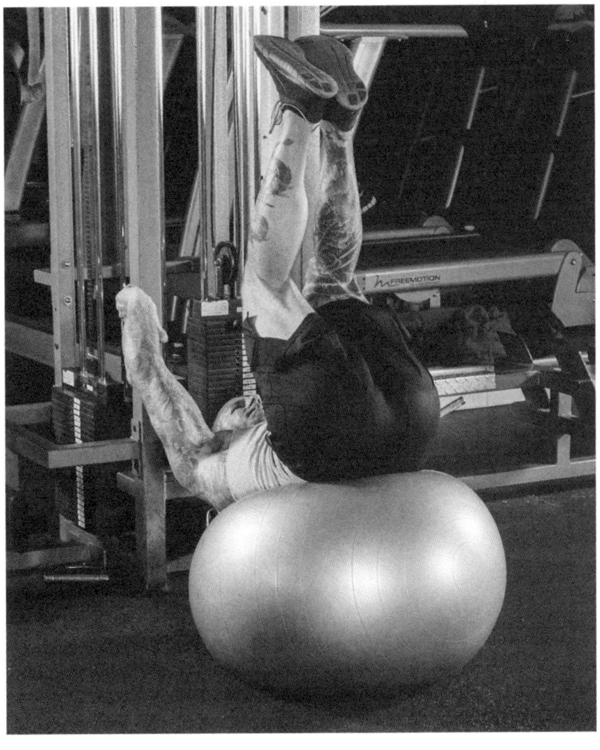

Ausgangsposition

Positionieren Sie einen Pezziball neben einem Übungsgerät oder einer anderen Vorrichtung, an der Sie sich zur Stabilisierung festhalten können. Legen Sie sich mit dem Rücken auf den Ball, wobei Ihre Füße oben sind und Ihre Hüfte senkrecht zum Boden (Hüfte und Knie sollten einen 90°-Winkel bilden). Greifen Sie über den Kopf nach hinten und halten Sie sich an der Vorrichtung zur Stabilisierung fest.

Bewegung

Führen Sie die Knie langsam zur Brust, während Sie Hüfte und Gesäß vom Ball abheben. Versuchen Sie die Beugung in den Knien während der ganzen Bewegung beizubehalten. Kommen Sie dann kontrolliert in die Ausgangsposition zurück.

BECKENHEBEN

Ausgangsposition

Legen Sie sich mit dem Gesicht nach oben auf den Boden oder auf eine flache Bank. Ihre Arme sind seitlich am Körper ausgestreckt. Ihre Beine sind senkrecht zum Boden.

Bewegung

Heben Sie Hüfte und Gesäß mithilfe der Bauchmuskeln gerade vom Boden ab. Halten Sie die Position für einen Moment und senken Sie die Hüfte dann wieder in die Ausgangsposition ab.

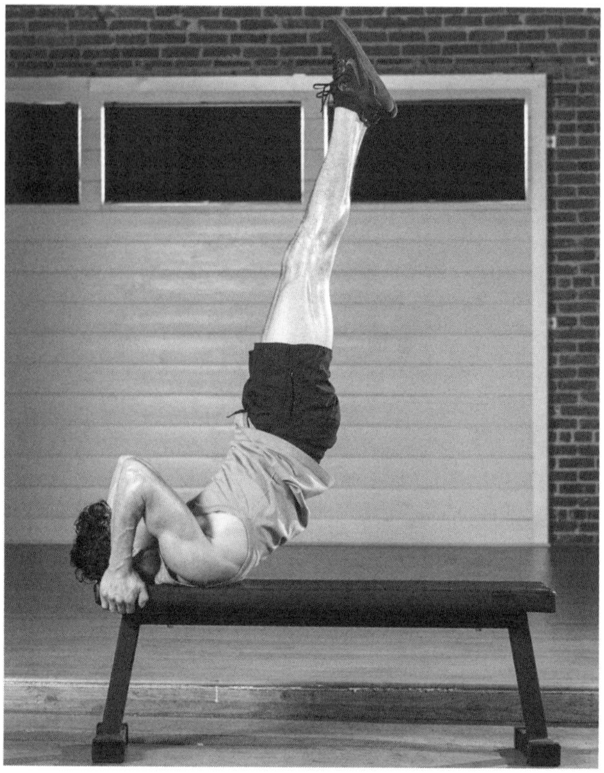

BECKENHEBEN AN DER MULTIPRESSE

Ausgangsposition

Legen Sie sich mit dem Rücken auf eine in der Mitte einer Multipresse positionierte Bank, den Boden oder eine Flachbank. Positionieren Sie Ihre Füße an der Unterseite der Stange und rollen Sie diese mit den Füßen, um sie zu entsichern. Strecken Sie Ihre Beine gerade nach oben, während Sie die Stange mit den Fußsohlen halten. Ihr Körper sollte in dieser Position ein L bilden mit etwa 90° gebeugter Hüfte und relativ gestreckten Knien. Halten Sie sich am Gerät fest oder positionieren Sie Ihre Hände stabil auf dem Boden oder der Bank seitlich neben dem Körper.

Bewegung

Heben Sie Ihre Beine mithilfe der unteren Bauchmuskeln so hoch wie möglich gerade nach oben. Halten Sie die Position für einen Moment auf dem höchsten Punkt und senken Sie Ihre Beine dann langsam wieder ab, bis Gesäß und unterer Rücken wieder aufliegen.

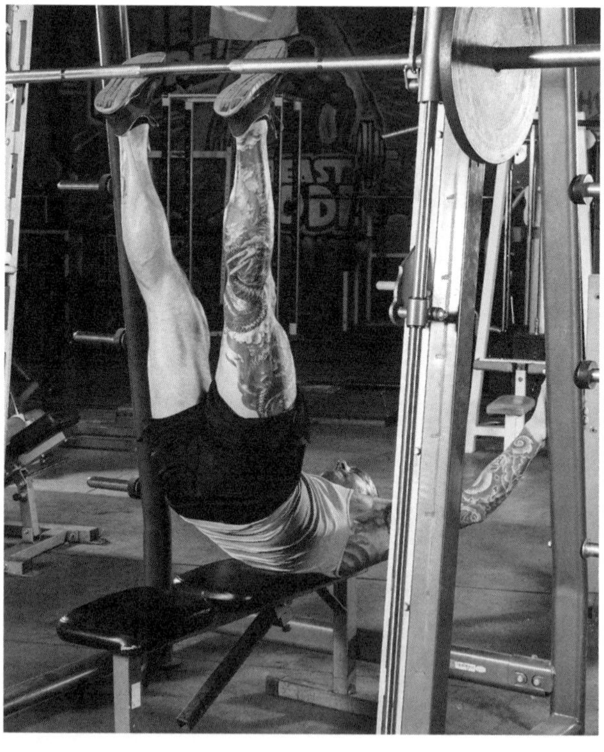

HÄNGENDES BEINHEBEN

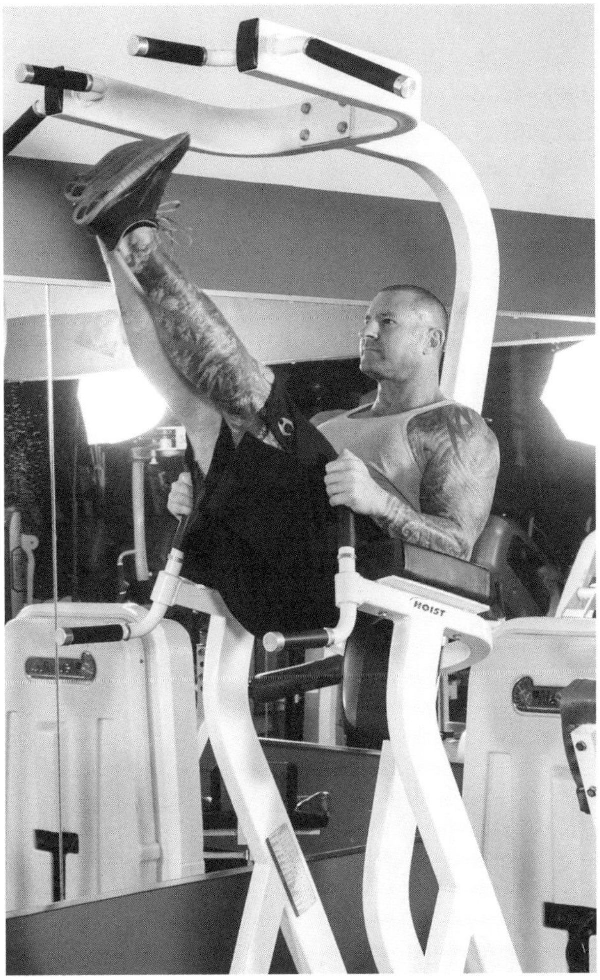

Ausgangsposition

Positionieren Sie sich auf einer Beinhebestation mit Rückenpolster, wobei Ihr Körper vollständig gestreckt ist.

Bewegung

Halten Sie Ihre Beine gerade, während Sie sie möglichst höher als parallel zum Boden anheben, indem Sie aus der Hüfte beugen, während Sie Ihren unteren Rücken runden, um das Gesäß nach vorn oben zu führen. Halten Sie diese Position für einen Moment, senken Sie Ihre Beine dann langsam wieder in die Ausgangsposition ab.

Varianten

Eine Variante dieser Übung ist das hängende Knieheben, bei dem die Knie durchgehend gebeugt bleiben, um die Bewegung etwas zu erleichtern. Die Übung kann auch an einer Klimmzugstange hängend durchgeführt werden.

HÄNGENDE CRUNCHES MIT PEZZIBALL

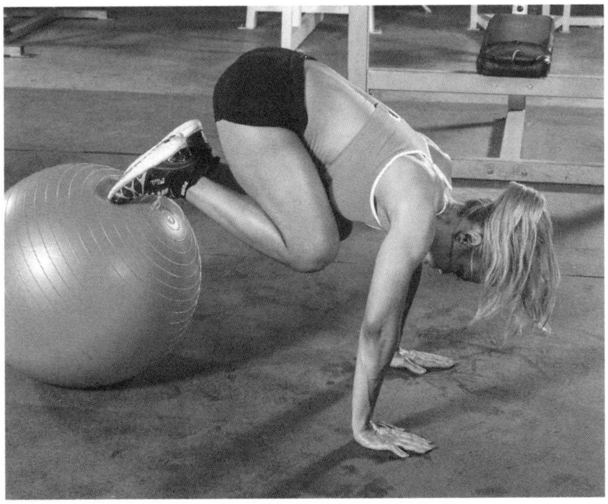

Ausgangsposition

Nehmen Sie die Liegestützposition auf dem Boden ein, wobei Ihre Füße auf einem Pezziball positioniert sind.

Bewegung

Winkeln Sie die Beine an und ziehen Sie Ihre Knie nach innen zur Brust, während Sie den Ball nach vorn rollen. Halten Sie diese zusammengezogene Position für einen Moment und kommen Sie dann in die Ausgangsposition zurück, indem Sie die Beine nach hinten strecken.

HÄNGENDE CRUNCHES AM SCHLINGENTRAINER

Ausgangsposition

Nehmen Sie die Liegestützposition auf dem Boden ein, wobei Ihre Füße in die Fußschlaufen eines Schlingentrainers eingehängt sind. Die Fußschlaufen sind in geringem Abstand über dem Boden positioniert.

Bewegung

Winkeln Sie die Beine an und ziehen Sie die Knie nach innen zur Brust. Halten Sie diese zusammengezogene Position für einen Moment und kommen Sie dann in die Ausgangsposition zurück, indem Sie die Beine nach hinten strecken.

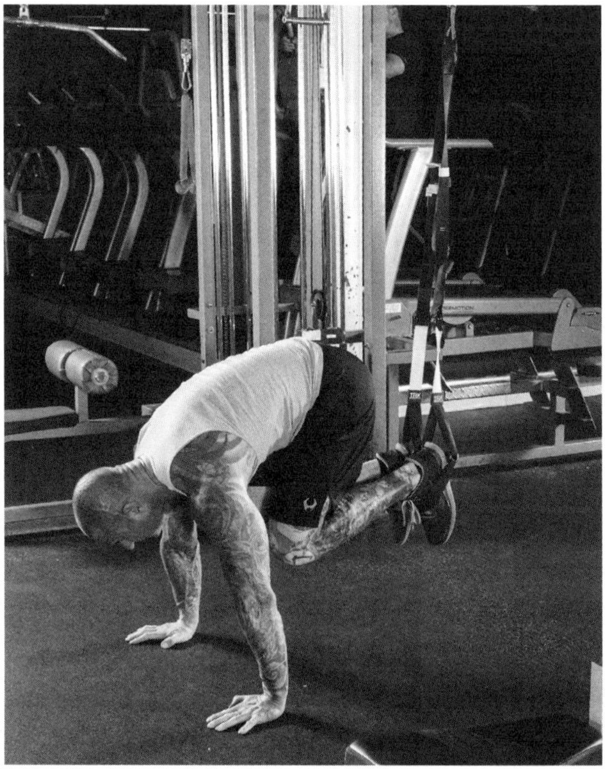

KNIEHEBEN MIT BAND

Ausgangsposition

Befestigen Sie ein Widerstandsband an einem fixen Punkt so nah wie möglich am Boden und fixieren Sie das andere Bandende mit einer Fußschlaufe am linken Fußgelenk. Nehmen Sie Kampfposition ein mit dem rechten Fuß vor dem linken.

Bewegung

Führen Sie Ihr Knie, so rasch und ruckartig wie möglich, so hoch Sie können nach oben Richtung Brust und bringen Sie dann Ihren Fuß in die Ausgangsposition zurück. Machen Sie alle Wiederholungen mit dem linken Bein und trainieren Sie dann auf dieselbe Weise mit dem rechten Bein.

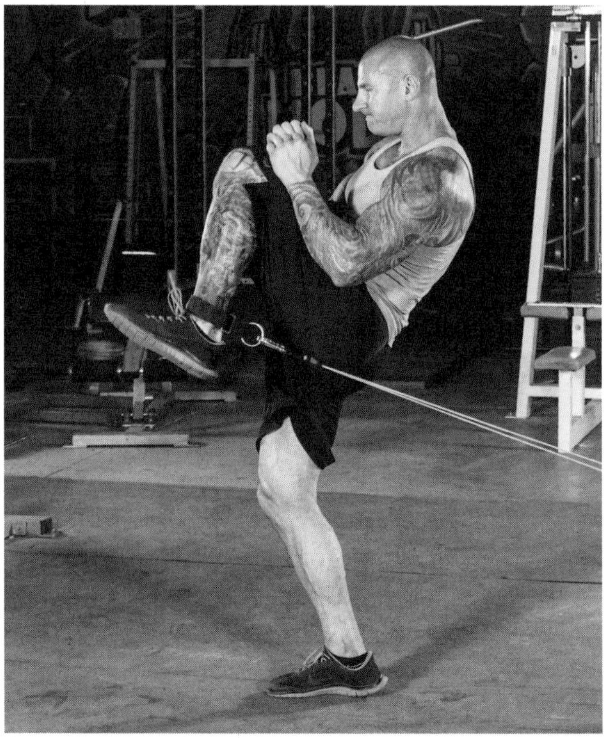

DIAGONALE CRUNCHES

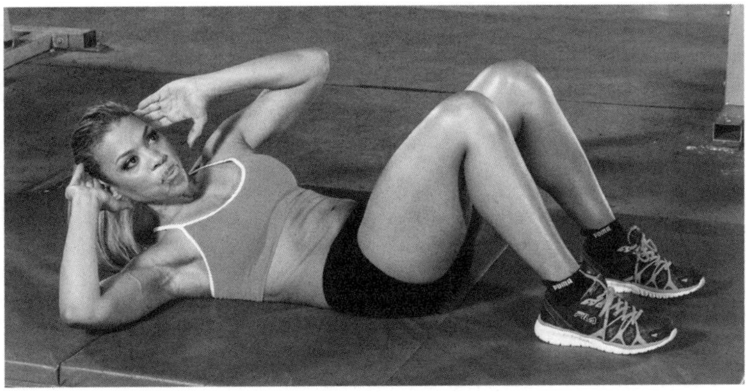

Ausgangsposition

Legen Sie sich mit dem Gesicht nach oben auf den Boden, Ihre Knie sind angewinkelt und die Füße berühren ganz den Boden. Ihre Hände liegen am Hinterkopf an oder sind an den Schläfen positioniert.

Bewegung

Rollen Sie sich so weit wie möglich nach oben, indem Sie Ihre linke Schulter und den oberen Rücken vom Boden abheben. Führen Sie gleichzeitig Ihren linken Ellbogen schräg über den Körper zum rechten Knie. Halten Sie die Position auf dem höchsten Punkt für einen Moment, senken Sie sich dann langsam wieder in die Ausgangsposition ab. Wiederholen Sie dies mit der rechten Seite und machen Sie so abwechselnd weiter.

Varianten

Die Übung kann auch mit neben dem Körper ausgestreckten und einige Zentimeter über dem Boden gehaltenen Armen durchgeführt werden. Dabei greift man quer über den Körper und berührt das gegenüberliegende Knie (diagonale Crunches mit gestreckten Armen).

SEITLICHE CRUNCHES

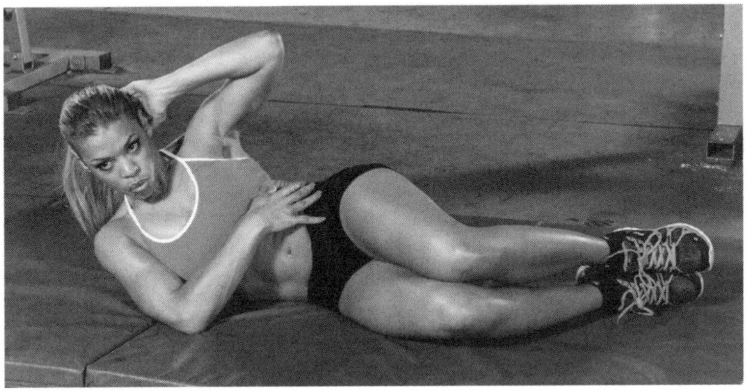

Ausgangsposition

Legen Sie sich mit gebeugten Knien und gebeugter Hüfte auf die rechte Seite auf den Boden. Die linke Hand liegt am Hinterkopf und Ihr rechter Arm abgewinkelt über dem Körper, sodass Ihre rechte Hand auf den schrägen Bauchmuskeln liegt, um die Muskelkontraktion besser zu spüren und dadurch die Verbindung zwischen Körper und Geist zu verstärken.

Bewegung

Spannen Sie die schrägen Bauchmuskeln an, um Ihre Schulter vom Boden abzuheben. Halten Sie die Position für einen Moment, indem Sie die schrägen Bauchmuskeln so fest wie möglich anspannen, und kommen Sie dann in die Ausgangsposition zurück. Machen Sie alle Wiederholungen mit der linken Seite und wechseln Sie dann zur rechten.

Varianten

Um die Übung schwerer zu machen, können Sie eine Hantelscheibe auf der Brust oder mit gestreckten Armen über dem Kopf halten.

SEITBEUGEN MIT KURZHANTEL

Ausgangsposition

Stellen Sie sich schulterbreit hin und halten Sie eine Kurzhantel im neutralen Griff mit der linken Hand, wobei Sie den Arm seitlich am Körper hängen lassen.

Bewegung

Beugen Sie seitlich in der Hüfte so weit wie möglich zur rechten Seite nach unten, indem Sie Ihre schrägen Bauchmuskeln einsetzen, um den Oberkörper nach unten zu ziehen. Halten Sie die Position für einen Moment und kommen Sie dann in die Ausgangsposition zurück. Machen Sie die gewünschten Wiederholungen und wechseln Sie dann zur linken Seite.

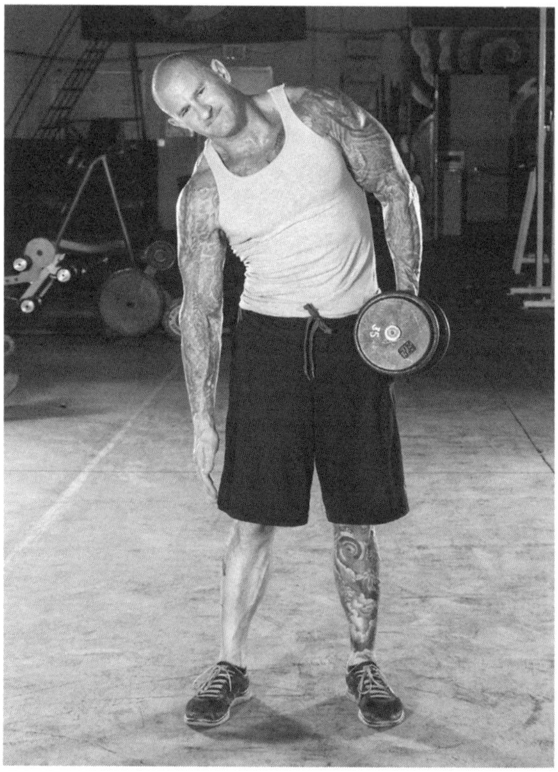

SEITLICHE BAUCHPRESSE AM KABELZUG IM STEHEN

Ausgangsposition

Befestigen Sie einen Bügelgriff am hohen Kabelzug und, falls möglich, positionieren Sie die Rolle etwas höher als hüfthoch. Stellen Sie sich mit der rechten Körperseite zur Kabelzugstation und halten Sie den Griff mit der rechten Hand. Strecken Sie Ihren Arm, um Spannung im Kabel zu erzeugen.

Bewegung

Beugen Sie sich auf der rechten Seite nach unten, während Sie den Griff gleich neben dem rechten Fuß nach unten drücken. Konzentrieren Sie sich in der Position unten auf die Kontraktion der schrägen Bauchmuskeln und kommen Sie dann langsam wieder nach oben in die Ausgangsposition. Machen Sie alle Wiederholungen mit der rechten Seite und wechseln Sie dann zur linken.

Varianten

Die Übung kann auch mit einem über dem Kopf befestigten Widerstandsband durchgeführt werden (seitliche Bauchpresse mit Band im Stehen).

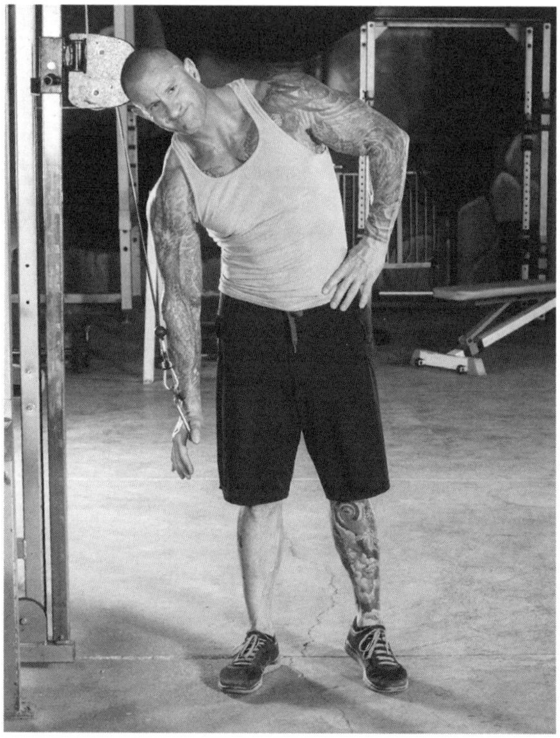

SEITLICHE CRUNCHES AM KABELZUG IM KNIEN

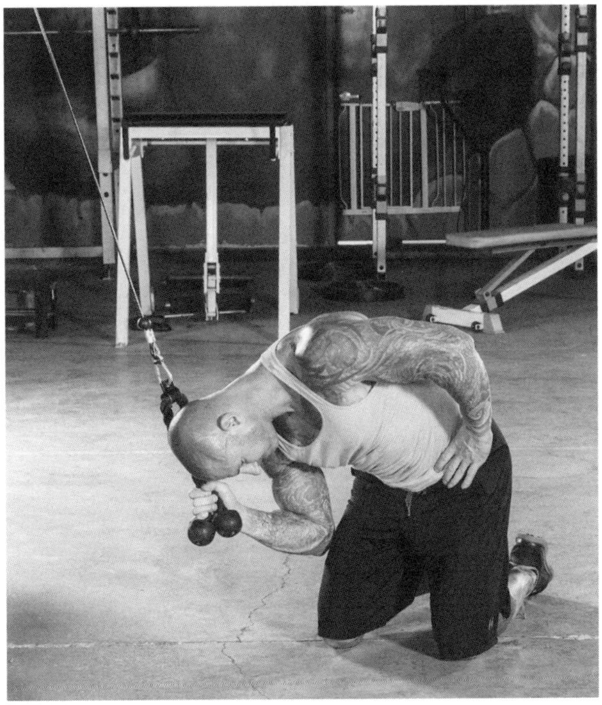

Ausgangsposition

Knien Sie sich vor einen hohen Kabelzug, an dem ein Seilgriff befestigt ist, mit Blick in Richtung Kabelzug und dem Körper in einem Winkel von 45° zum Turm gebeugt. Greifen Sie die Seilenden mit der rechten Hand und halten Sie den Arm mit etwa 90° gebeugtem Ellbogen vor den Körper. Halten Sie den Arm während der ganzen Übungen in dieser Position.

Bewegung

Beugen Sie mithilfe der schrägen und geraden Bauchmuskeln aus der Hüfte und führen Sie den rechten Ellbogen nach unten zum rechten Knie. Halten Sie die Position unten für einen Moment, während Sie die schrägen und geraden Bauchmuskeln anspannen, und kommen Sie dann langsam in die Ausgangsposition zurück und machen Sie die gewünschten Wiederholungen. Wenn Sie alle Wiederholungen mit der rechten Seite gemacht haben, wechseln Sie zur linken Seite.

Varianten

Die Übung kann auch mit einem über dem Kopf befestigten Widerstandsband durchgeführt werden (seitliche Bauchpresse mit Band im Knien).

DIAGONALE CRUNCHES MIT BAND IM STEHEN

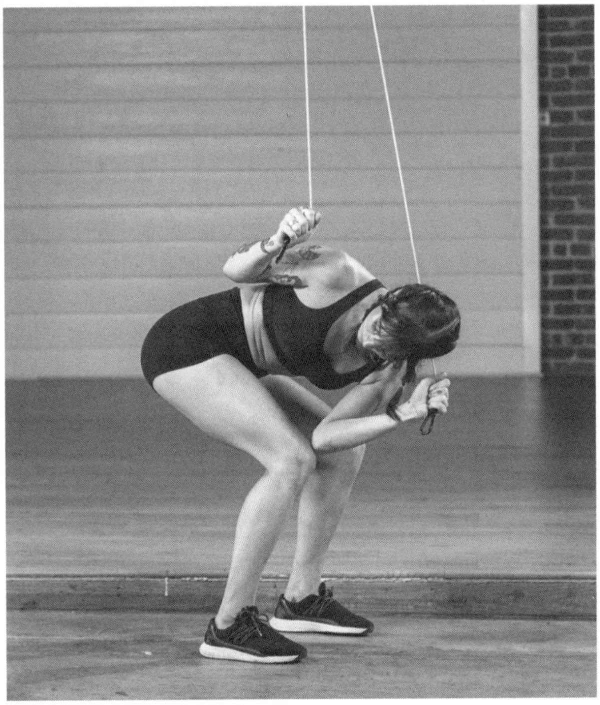

Ausgangsposition

Befestigen Sie ein Band über dem Kopf und wenden Sie sich davon ab. Nehmen Sie die Enden des Bands in die Hände und beginnen Sie im aufrechten Stand mit leicht gebeugten Knien. Halten Sie die Enden des Bands mit angewinkelten Armen vor der Brust.

Bewegung

Spannen Sie die geraden und schrägen Bauchmuskeln an, um den Oberkörper gleichzeitig zu drehen und nach unten zu senken. Wenn Ihr Ellbogen das gegenüberliegende Knie erreicht, kehren Sie die Bewegung langsam um und kehren in die aufrechte Position zurück. Wiederholen Sie dies auf der anderen Seite und wechseln Sie bei jeder zweiten Wiederholung die Seite.

SEITLICHES KLAPPMESSER

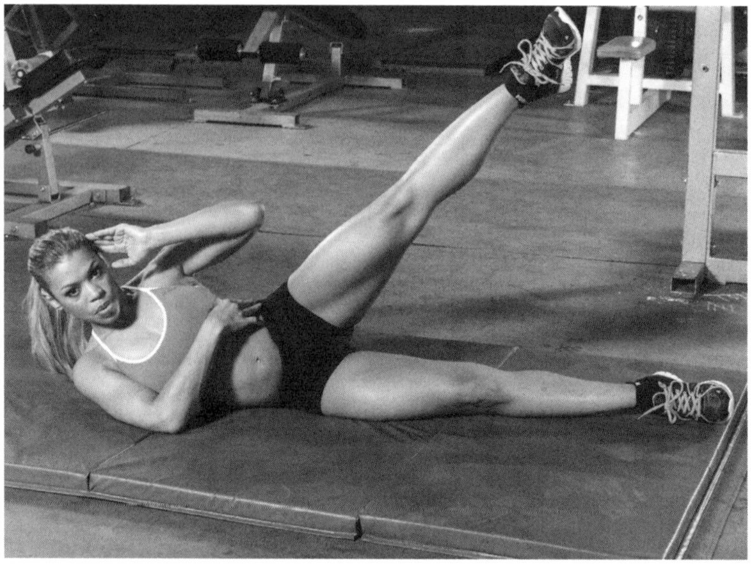

Ausgangsposition

Legen Sie sich auf die rechte Seite auf den Boden und halten Sie das linke Bein über dem rechten. Beide Beine sind gestreckt. Positionieren Sie die rechte Hand, wo es für Sie bequem ist, und halten Sie die linke Handinnenfläche am Hinterkopf.

Bewegung

Spannen Sie Ihre schrägen Bauchmuskeln an, wenn Sie den Oberkörper und das linke Bein zueinander führen. Halten Sie kurz die Spannung und kommen Sie dann langsam in die Ausgangsposition zurück. Machen Sie die gewünschten Wiederholungen und wechseln Sie zur anderen Seite.

SCHEIBENWISCHER

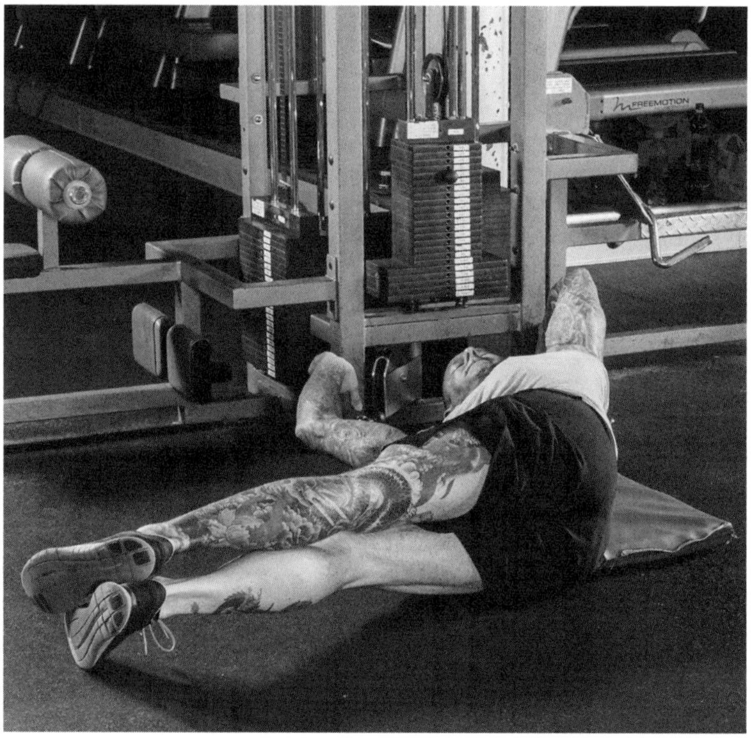

Ausgangsposition

Legen Sie sich mit dem Gesicht nach oben auf den Boden, Ihr Kopf ist etwa 30 cm von einer stabilen Vorrichtung, wie einem Trainingsgerät, entfernt. Strecken Sie die Arme über den Kopf, um sich zur Stabilisierung des Oberkörpers festzuhalten. Heben Sie die Beine senkrecht zum Boden nach oben.

Bewegung

Senken Sie die Beine langsam zur rechten Seite zum Boden ab. Kehren Sie die Bewegung um, um die Beine wieder nach oben und dann zur linken Seite zum Boden zu führen.

Varianten

Um die Übung schwerer zu machen und den Widerstand zu erhöhen, können Sie sich einen Medizinball zwischen die Knie klemmen.

RUSSIAN TWIST

Ausgangsposition

Legen Sie sich rücklings auf ein GHD-Gerät und halten Sie einen Medizinball oder eine Hantelscheibe mit vor der Brust ausgestreckten Armen. Die Beine sind ausgestreckt, klemmen Sie die Füße zwischen die Polster des Geräts. Beginnen Sie mit um etwa 45° geneigtem Oberkörper.

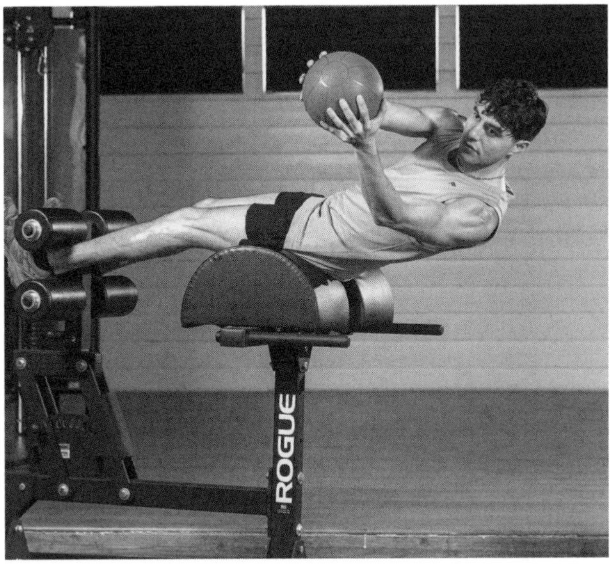

Bewegung

Drehen Sie den Oberkörper, um das Gewicht auf einer Seite abzusenken. Ziehen Sie dann die schrägen Bauchmuskeln zusammen, um wieder zur Mitte zurückzukehren, und schwenken Sie das Gewicht dann zur anderen Seite. Gehen Sie wieder zur Mitte zurück und wechseln Sie bei jeder zweiten Wiederholung die Seite.

Varianten

Bei der Variante für Fortgeschrittene führen Sie die Übung auf einem Pezziball aus (Rumpfdrehen mit Medizinball auf dem Pezziball). Bei der einfacheren Variante führen Sie die Übung ohne zusätzliches Gewicht durch. Das Rumpfdrehen kann auch auf dem Boden ausgeführt werden, wobei die Knie gebeugt sind und die Füße flach auf dem Boden stehen.

RUMPFDREHEN MIT MEDIZINBALL IM STEHEN

Ausgangsposition

Stellen Sie sich mit leicht gebeugten Knien aufrecht hin und halten Sie einen Medizinball mit beiden Händen auf Schulterhöhe. Ihr Trainingspartner nimmt dieselbe Position hinter Ihnen ein – nur ohne Medizinball.

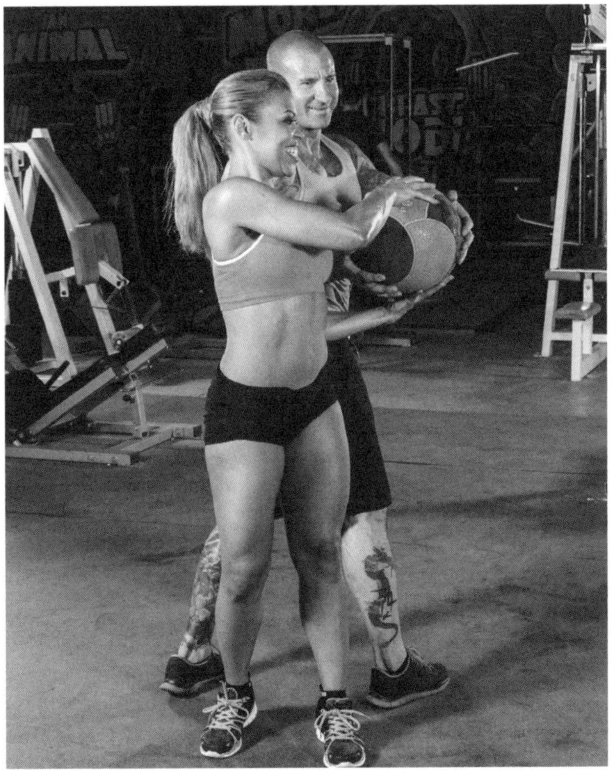

Bewegung

Halten Sie Ihren Unterkörper in der Position, während Sie Ihren Oberkörper zur Seite drehen und dem Trainingspartner oben den Ball weitergeben, der gleichzeitig in dieselbe Richtung gedreht hat. Drehen Sie sich dann zur anderen Seite, um den Ball vom Partner wieder entgegenzunehmen, diesmal von unten (Hände auf Taillen- anstatt auf Schulterhöhe). Geben Sie den Ball so weiter und nehmen Sie ihn wieder für die gewünschte Anzahl an Wiederholungen auf. Machen Sie dann dieselbe Anzahl an Wiederholungen, wobei Sie mit dem Ball in der hohen Position auf der anderen Seite beginnen.

ELLBOGEN-RUMPFDREHEN MIT BAND

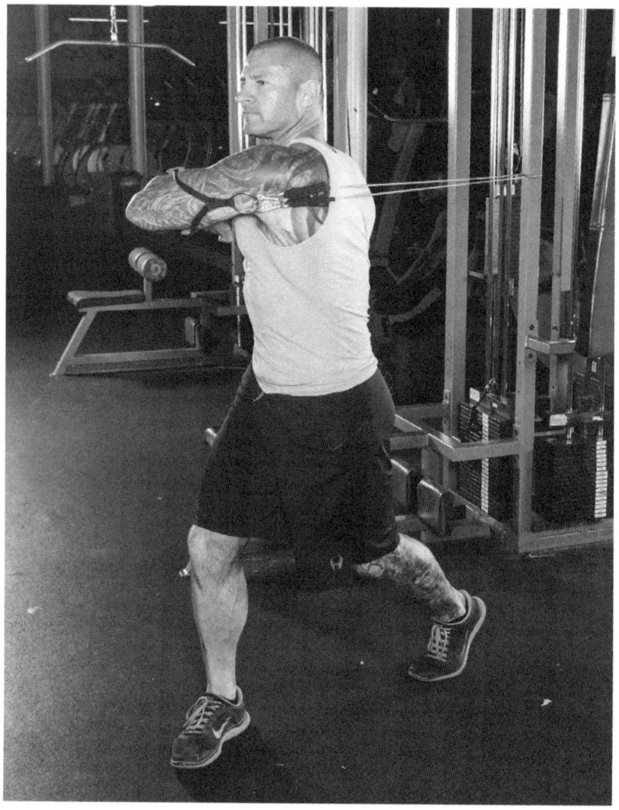

Ausgangsposition

Etwas tiefer als Schulterhöhe wickeln Sie ein Widerstandsband um einen fixen Punkt (Power-Rack o. Ä.) und befestigen einen Griff oder eine Gelenkschlaufe an den Bandenden. Stellen Sie sich seitlich zum Ankerpunkt des Bandes, den linken Fuß näher am Band. Hängen Sie den linken Arm bis zur Innenseite des Ellbogens in den Griff. Gehen Sie so weit rückwärts vom Ankerpunkt weg, bis sich eine gute Spannung einstellt. Stellen Sie sich schulterbreit hin und halten Sie den linken Oberarm gerade zur Seite – mit vollständig gebeugtem Ellbogen, die rechte Hand an der linken Taille.

Bewegung

Drehen Sie sich aus der Ausgangsposition aus der Taille in einer ruckartigen, aber kontrollierten Bewegung, indem Sie die geraden und schrägen Bauchmuskeln anspannen und den hinteren Fuß dabei mitdrehen lassen. Kommen Sie dann langsam in die Ausgangsposition zurück. Nach den gewünschten Wiederholungen mit der linken Seite wechseln Sie zur rechten.

BEINHEBEN IM LIEGEN

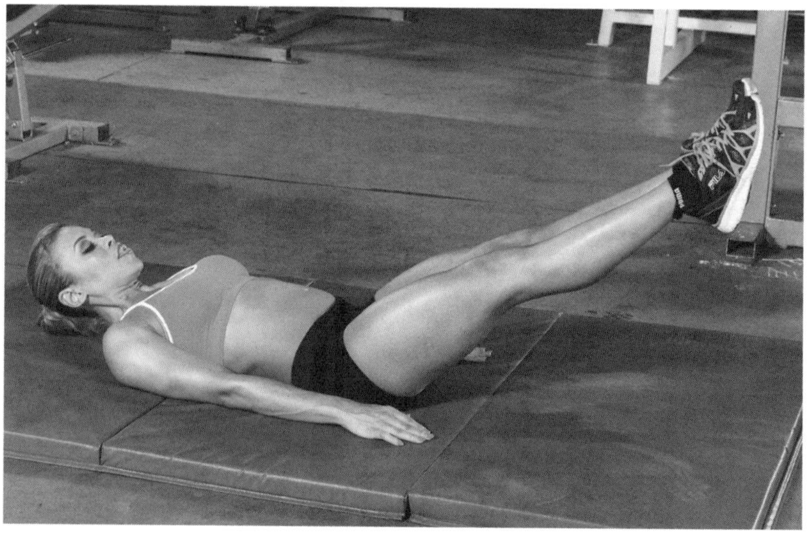

Ausgangsposition

Legen Sie sich mit dem Gesicht nach oben auf den Boden, der ganze Körper ist gestreckt und die Hände sind seitlich neben dem Körper zur Stabilisierung des Oberkörpers. Halten Sie die Beine einige Zentimeter über dem Boden.

Bewegung

Heben Sie die Beine Richtung Decke, bis sie beinahe senkrecht zum Boden sind. Senken Sie sie dann langsam wieder in die Ausgangsposition.

Varianten

Um den Schwierigkeitsgrad zu erhöhen, führen Sie diese Übung auf einer Negativbank aus mit dem Kopf auf dem höheren Ende.

BEINSCHERE IM LIEGEN

Ausgangsposition

Legen Sie sich mit dem Gesicht nach oben auf den Boden, der ganze Körper ist gestreckt und die Hände sind an den Schläfen. Halten sie die Beine einige Zentimeter über dem Boden.

Bewegung

Führen Sie kleine, schnelle Auf- und Abwärts-Scherenbewegungen aus, indem Sie die Beine abwechselnd je etwa 45° nach oben führen und dann wieder absenken, bis Ihre Ferse einige Zentimeter über dem Boden ist

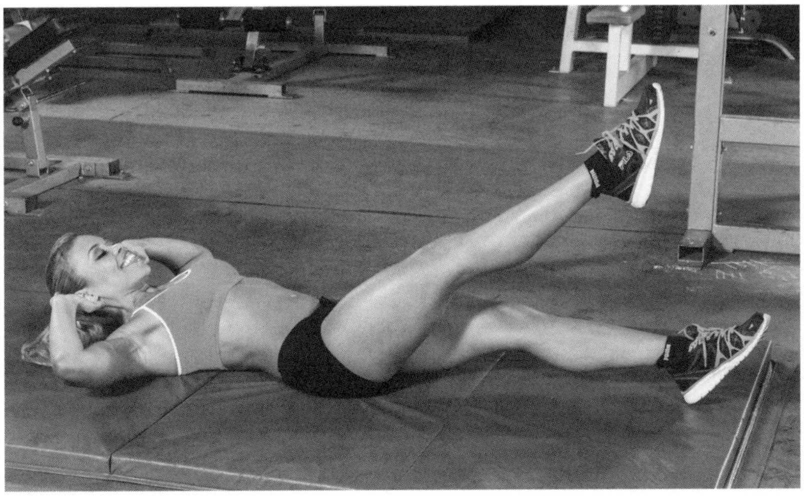

KLAPPMESSER MIT PEZZIBALL

Ausgangsposition

Legen Sie sich mit dem Rücken auf den Boden, Beine und Arme sind gestreckt. Halten Sie einen Pezziball in Ihren Händen.

Bewegung

Heben Sie den Ball mit den Armen über den Kopf, während Sie gleichzeitig die Beine zum Ball führen. Wenn sich Hände und Füße treffen, geben Sie den Ball von den Händen an die Füße weiter und senken Sie Arme und Beine ohne Pause wieder ab. Machen Sie so abwechselnd weiter.

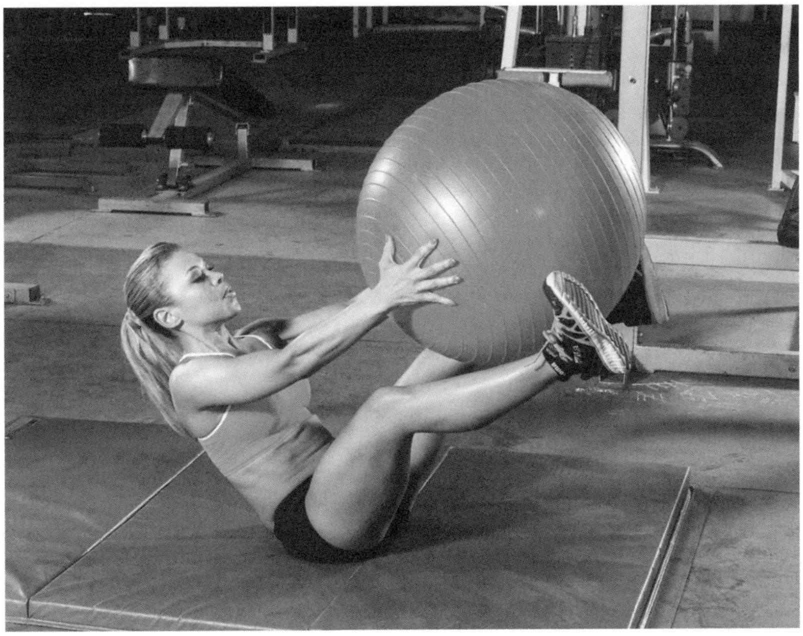

AUFROLLEN MIT DER LANGHANTEL

Ausgangsposition

Knien Sie sich vor einer beladenen Langhantel auf den Boden und greifen Sie die Hantel schulterbreit im Obergriff. Ihre Arme sollten gestreckt und Ihr Oberkörper relativ aufrecht sein.

Bewegung

Lassen Sie die Stange so weit wie möglich nach vorn rollen, wobei nur Ihre Knie und Zehen den Boden berühren, während Sie den Griff nicht von der Stange lösen. Das Ziel besteht darin, in der Endposition so flach wie möglich am Boden zu sein, mit dem Oberkörper und den Oberschenkeln parallel zum Boden, nur einige Zentimeter darüber schwebend. Kehren Sie dann die Bewegung um, indem Sie die Stange wieder zu den Knien führen, bis Ihr Oberkörper wieder aufgerichtet ist. Machen Sie so viele Wiederholungen wie möglich.

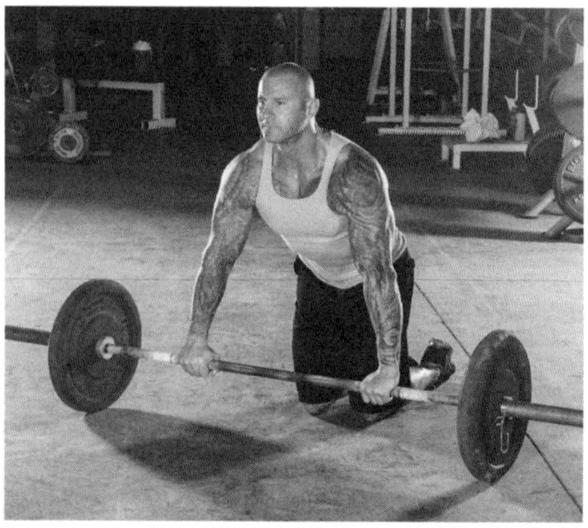

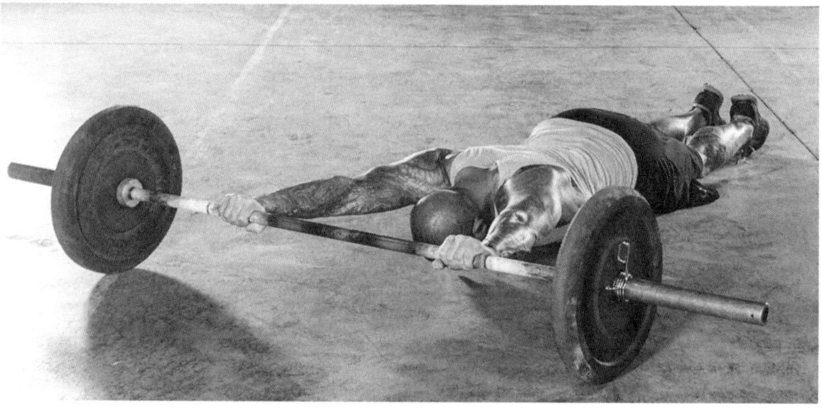

HOLZHACKEN MIT DER KURZHANTEL

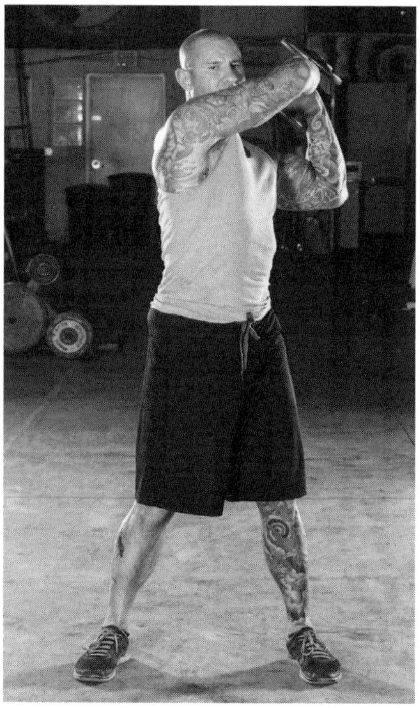

Ausgangsposition

Stellen Sie sich etwa schulterbreit mit leicht gebeugten Knien hin. Greifen Sie eine leichte Kurzhantel mit beiden Händen und halten Sie sie seitlich versetzt über der linken Schulter.

Bewegung

Senken Sie die Kurzhantel langsam diagonal zur anderen Seite, bis sie neben der rechten Hüfte ist. Kehren Sie die Richtung um und kommen Sie wieder in die Ausgangsposition zurück. Machen Sie die gewünschten Wiederholungen und wechseln Sie dann zur rechten Seite.

HOLZHACKEN AM KABELZUG

Ausgangsposition

Stellen Sie sich mit der rechten Seite zu einem hohen Kabelzug, an dem ein Seilgriff befestigt ist. Greifen Sie den Griff mit beiden Händen und halten Sie ihn neben der rechten Schulter, ähnlich wie in der Ausgangsposition für das Holzhacken mit der Kurzhantel.

Bewegung

Ziehen Sie den Griff diagonal vor Ihren Körper zur linken Hüfte. Lassen Sie den Griff dann langsam in die Ausgangsposition zurückkommen. Machen Sie die gewünschten Wiederholungen und wechseln Sie zur linken Seite.

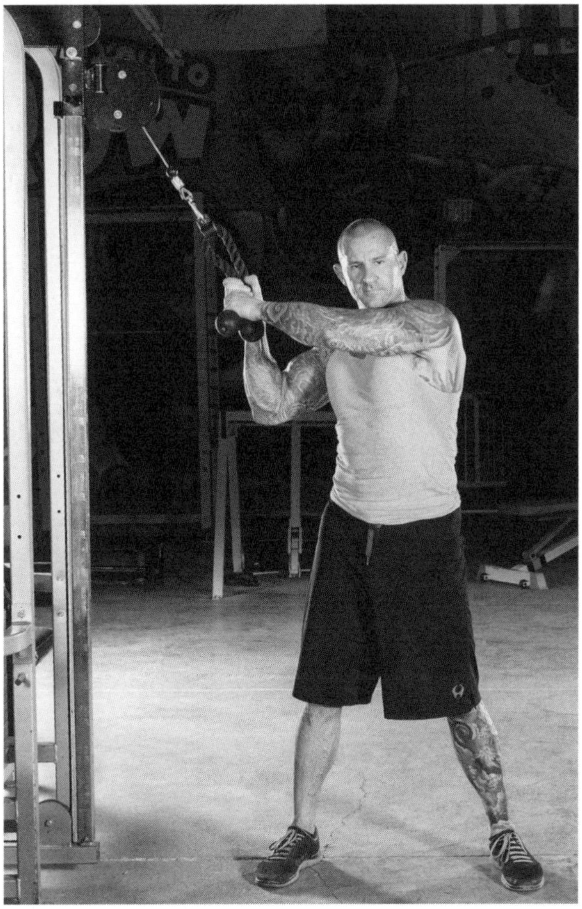

HOLZHACKEN MIT BAND

Ausgangsposition

Stellen Sie sich mit der linken Seite zum Fixierungspunkt des Widerstandsbands, das etwas höher als schulterhoch befestigt ist. Greifen Sie das Band wie eine Axt mit beiden Händen und halten Sie das Band neben der linken Schulter, als ob Sie gleich tatsächlich eine Axt schwingen würden.

Bewegung

Ziehen Sie das Band ruckartig diagonal vor den Körper neben die rechte Hüfte, als ob Sie wirklich eine Axt schwingen würden. Lassen Sie das Band dann langsam in die Ausgangsposition zurückkommen. Machen Sie die gewünschten Wiederholungen mit der einen Seite und wechseln Sie dann zur anderen.

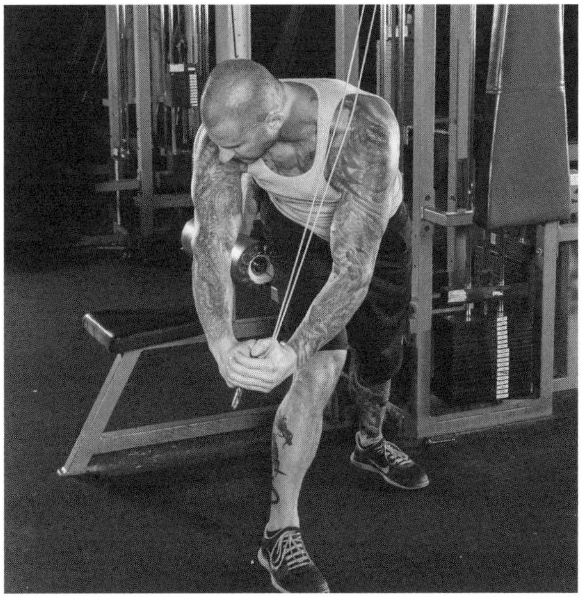

UNTERARMSTÜTZ

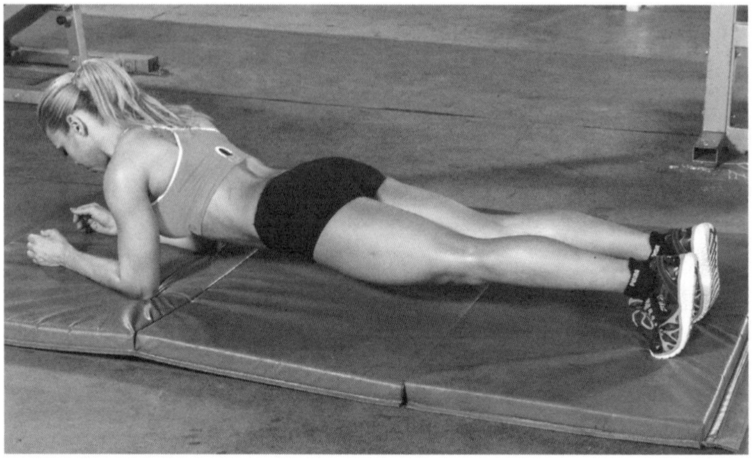

Ausgangsposition

Nehmen Sie eine abgewandelte Liegestützposition ein, indem Sie Ihren Körper auf den Unterarmen und den Zehen gestützt halten, wobei Ihr Körper vom Kopf bis zu den Füßen eine gerade Linie bildet.

Bewegung

Halten Sie diese Position für die vorgesehene Zeit, während Sie Ihre Bauchmuskeln nach innen ziehen und ohne Ihre Hüfte zum Boden sinken zu lassen.

SEITSTÜTZ

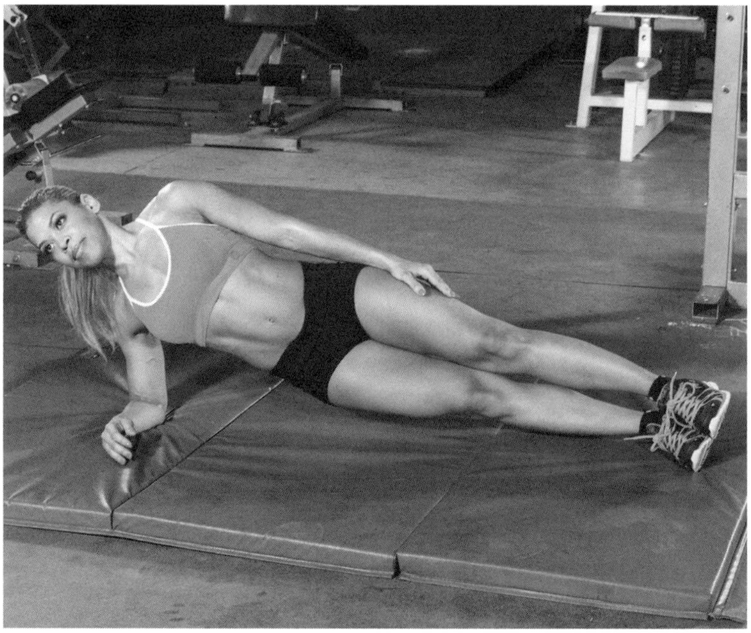

Ausgangsposition

Nehmen Sie die Seitstützposition ein, indem Sie sich auf die rechte Seite auf den Boden legen, Ihr linker Fuß liegt auf der Innenseite des rechten Fußes und Ihr linker Arm an der linken Körperseite. Heben Sie Ihren Körper, indem Sie den rechten Unterarm flach auf dem Boden gerade vor dem Oberkörper aufstützen. Heben Sie Ihren Oberkörper so hoch an, bis Ihr rechter Oberarm gerade unter dem Körper ist, Ihr Ellbogen 90° gebeugt und Ihr Unterarm flach auf dem Boden. In dieser Position berühren nur Ihr rechter Unterarm und die rechte Fußaußenkante den Boden und Ihr Körper bildet in einem Winkel von etwa 20° eine diagonale Linie zum Boden.

Bewegung

Ziehen Sie die Bauchmuskeln fest nach innen und halten Sie diese Position, solange Sie können, und wiederholen Sie sie dann mit der linken Seite.

Varianten

Eine Variante für Fortgeschrittene ist der Seitstütz mit Durchgreifen, bei der man den oberen Arm in die Höhe reckt und ihn dann unter der gegenüberliegenden Achselhöhle hindurchführt, während sich der Körper in Richtung Boden dreht.

KAPITEL 26

Ganzkörperübungen

Dieses Kapitel beschreibt die wichtigsten Übungen, bei denen mehrere Gelenke und verschiedene große Muskelgruppen des Ober- und Unterkörpers gleichzeitig eingesetzt werden. Die Übungen eignen sich nicht nur bestens für den reinen Schnellkraft- und Kraftaufbau, sondern auch als Alternativen für das Herz-Kreislauf-Training, vor allem mit Techniken wie Power-HIIT, Tabata und Cardibeschleunigung, wie in Kapitel 12 erläutert. Die Übungen werden in Ganzkörperübungen mit der Langhantel sowie Ganzkörperübungen mit Kurzhantel, Kettlebell und Medizinball unterteilt. Jede Übung einer bestimmten Kategorie kann in einem Workout durch jede andere Übung derselben Kategorie ersetzt werden.

Ganzköper mit Langhantel

Ganzkörper mit Kurzhantel, Kettlebell, Medizinball oder Körpergewicht

Alternatives Zubehör

DEAD LANDMINE

Ausgangsposition

Laden Sie Gewicht auf ein Ende einer Langhantel und positionieren Sie das gegenüberliegende unbeladene Ende auf dem Boden oder in einer Core-Trainer-Station. Stellen Sie sich mit Blick in Richtung beladenes Ende, die Gewichtsscheibe ist zwischen Ihren Füßen und Ihr linker Fuß steht näher am Hantelende. Beugen Sie die Knie und greifen Sie die Hantel mit Ihrer linken Hand im Untergriff und mit der rechten im Obergriff.

Bewegung

Strecken Sie Hüfte und Knie, um das beladene Ende der Langhantel vom Boden wegzuheben. Wenn das Gewicht höher als Hüfthöhe ist, führen Sie es mithilfe Ihrer Arme weiter nach oben und drehen die Füße, um das Ende der Stange quer über Ihre Brust zur rechten Seite zu schwenken. Drehen Sie die Füße weiter, während Sie die Stange auf der rechten Seite zum Boden absenken. Sobald die Hantel den Boden berührt, wiederholen Sie dies mit der rechten Seite, um die Stange auf die linke Seite zu schwingen, und machen die vorgesehenen Wiederholungen oder trainieren das entsprechende Zeitintervall.

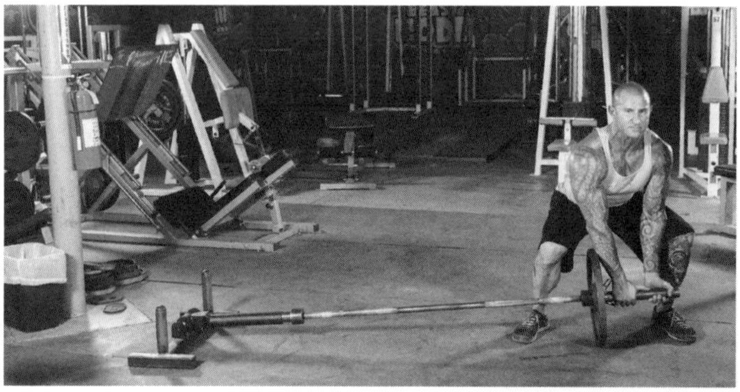

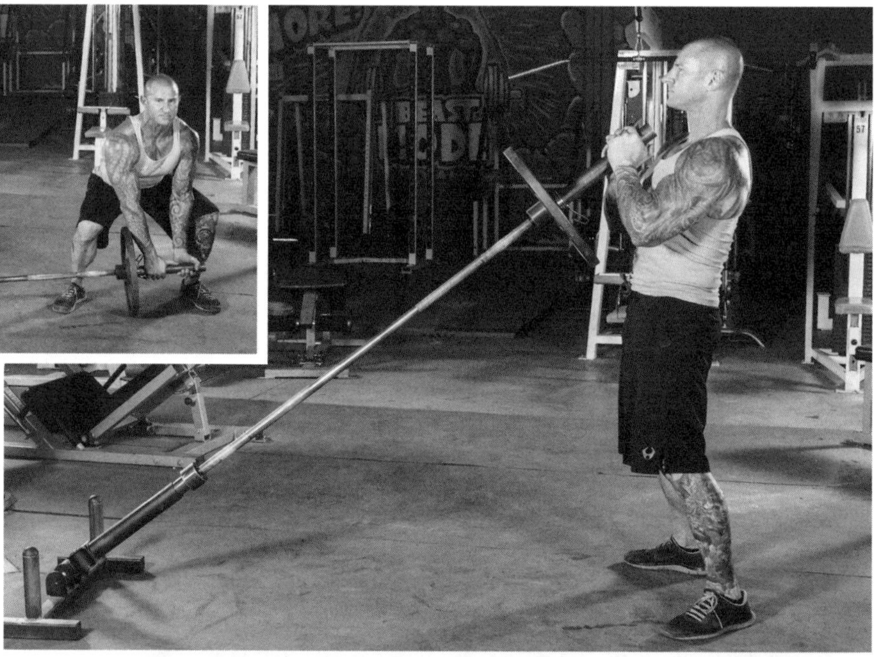

Varianten

Die Übung kann auch mit einem Widerstandsband (Dead Landmine mit Band) durchgeführt werden, wobei das Band auf Bodenhöhe befestigt wird.

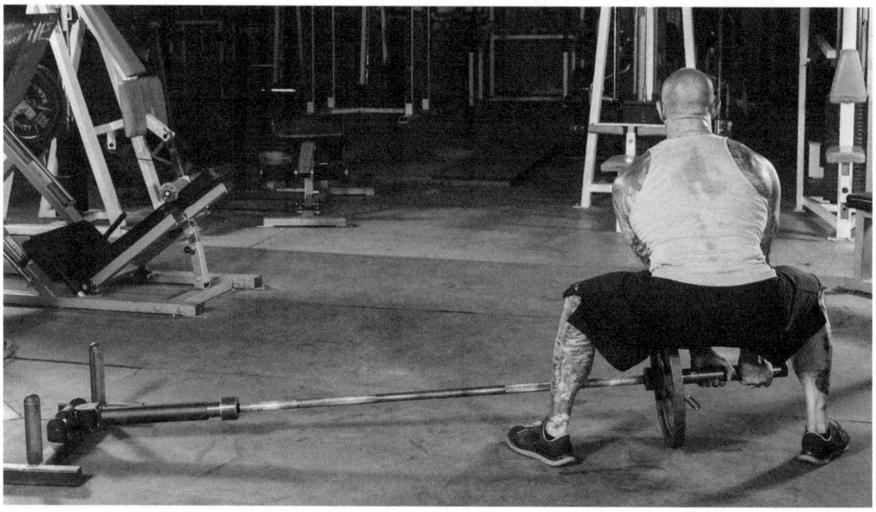

KREUZHEBEN-CURL-PRESSE

Ausgangsposition

Platzieren Sie eine Langhantel vor sich auf dem Boden und nehmen Sie die Ausgangsposition für das Kreuzheben ein, wobei Sie Ihre Hände im Untergriff positionieren, sodass die Handflächen nach vorn zeigen.

Bewegung

Heben Sie die Hantel wie beim Kreuzheben bis auf mittlere Höhe und führen Sie sie dann in einer Curlbewegung über die Bizepse zu Ihren Schultern. Schließen Sie die Übung ohne Pause mit einem Langhantel-Schulterdrücken im Untergriff ab. Führen Sie die Hantel in umgekehrter Bewegung wieder zum Boden und machen Sie die gewünschten Wiederholungen.

Varianten

Die Übung kann auch mit Kurzhanteln durchgeführt werden (Kreuzheben-Curl-Presse mit Kurzhanteln).

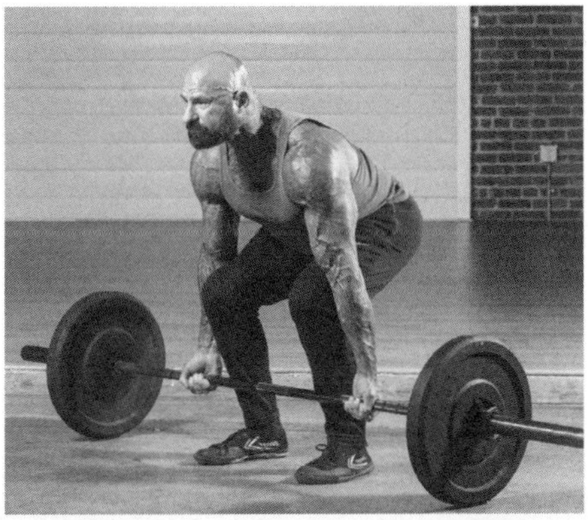

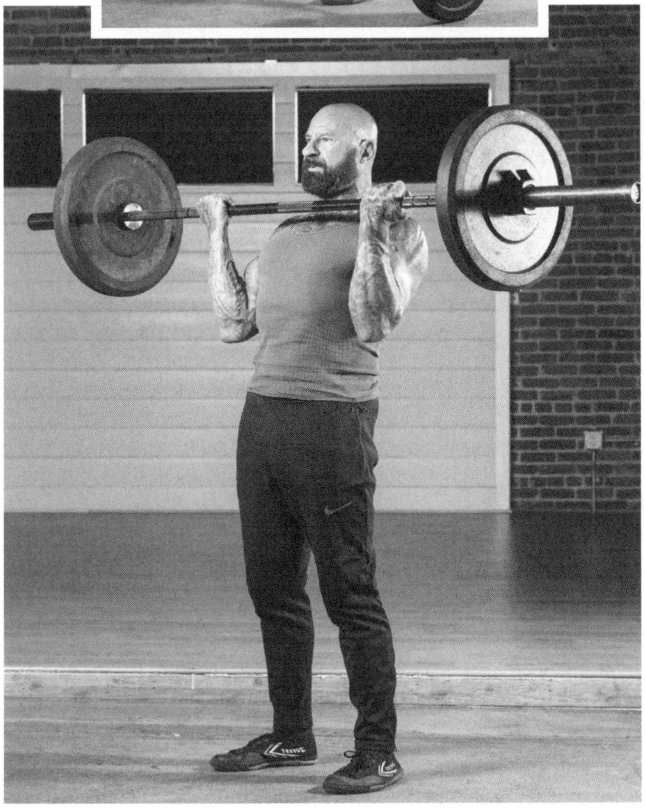

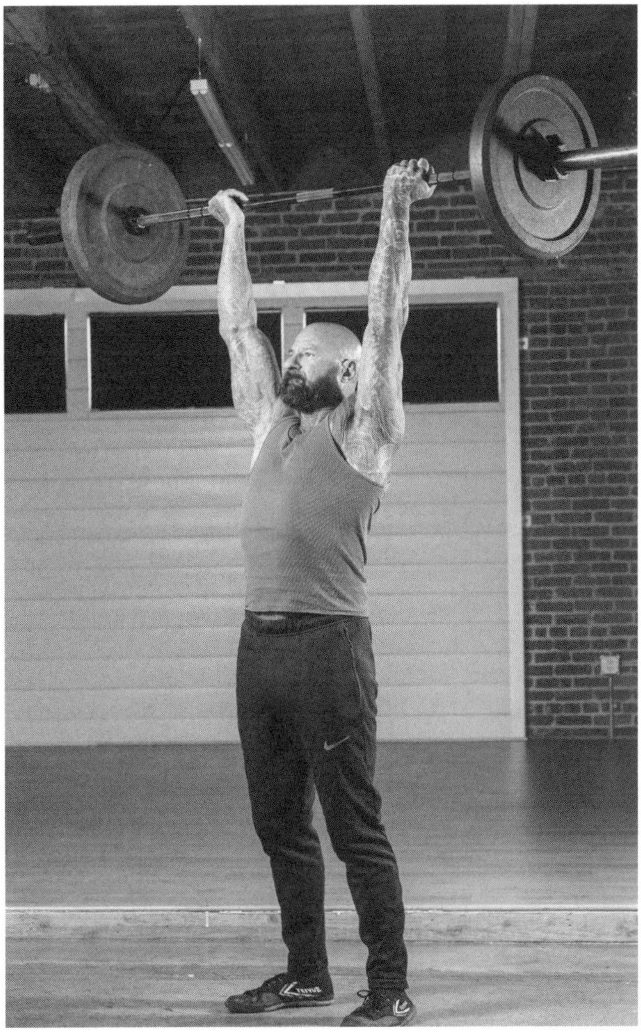

REISSEN (SNATCH)

Ausgangsposition

Stellen Sie sich im hüftbreiten Stand vor eine auf dem Boden liegende Langhantel. Platzieren Sie die Füße direkt unter der Stange. Senken Sie sich in die Hocke und greifen Sie die Langhantel mit einem sehr weiten Hakengriff, bei dem der Daumen unter die Stange greift und die Finger den Daumen umschließen. Die Oberschenkel sollten mindestens waagerecht sein, Brust und Schultern sollten sich über der Hantel befinden. Halten Sie die Schulterblätter nach hinten gezogen und den Core fest angespannt.

Bewegung

Stemmen Sie die Füße gegen den Boden, um in einer fließenden Bewegung die Hantel wie beim Kreuzheben vom Boden zu reißen. Sobald die Stange Ihre Knie passiert, strecken Sie kräftig Hüft- und Kniegelenke und stellen sich auf die Zehenspitzen. Ziehen Sie gleichzeitig die Schultern hoch und beugen Sie die Ellbogen, um die Hantel wie beim aufrechten Rudern vor dem Körper nach oben zu heben. Sobald die Hantel ihre maximale Höhe erreicht, beugen Sie schnell Hüft- und Kniegelenke, um unter der Stange in die Hocke zu gehen, während Sie gleichzeitig die Ellbogen strecken, um die Hantel über den Kopf zu drücken. Halten Sie dann den Oberkörper angespannt, um die Hantel über dem Kopf zu halten, und strecken Sie mit aller Kraft Hüften und Knie, um wieder in den Stand zu gelangen. Legen Sie die Hantel wieder auf den Boden.

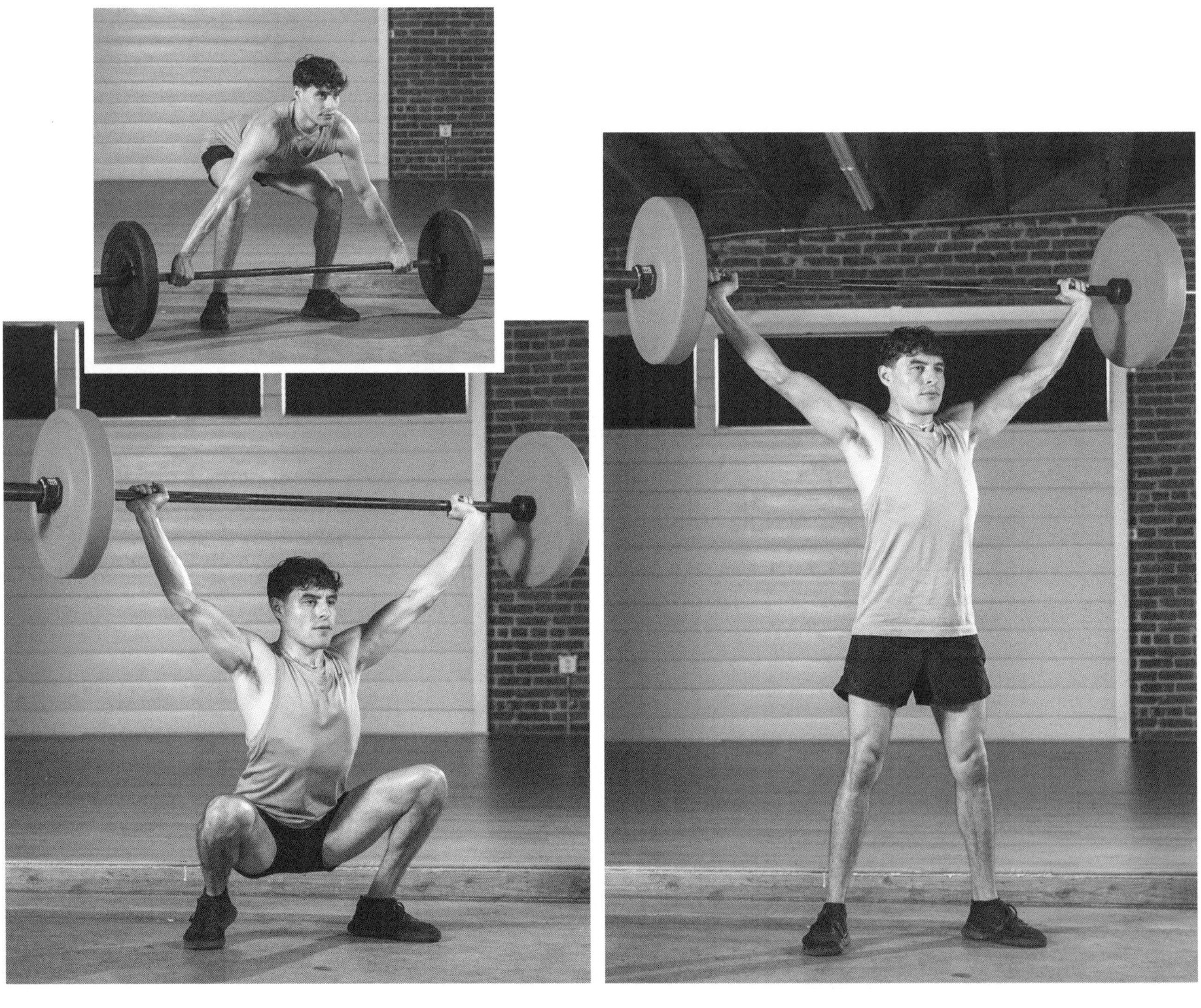

STOSSEN (CLEAN AND JERK)

Ausgangsposition

Stellen Sie sich im hüftbreiten Stand vor eine auf dem Boden liegende Langhantel. Platzieren Sie die Füße direkt unter der Stange. Senken Sie sich in die Hocke und greifen Sie die Langhantel mit einem schulterbreiten Hakengriff. Die Oberschenkel sollten mindestens waagerecht sein, Brust und Schultern sollten sich über der Hantel befinden. Halten Sie die Schulterblätter nach hinten gezogen und den Core fest angespannt.

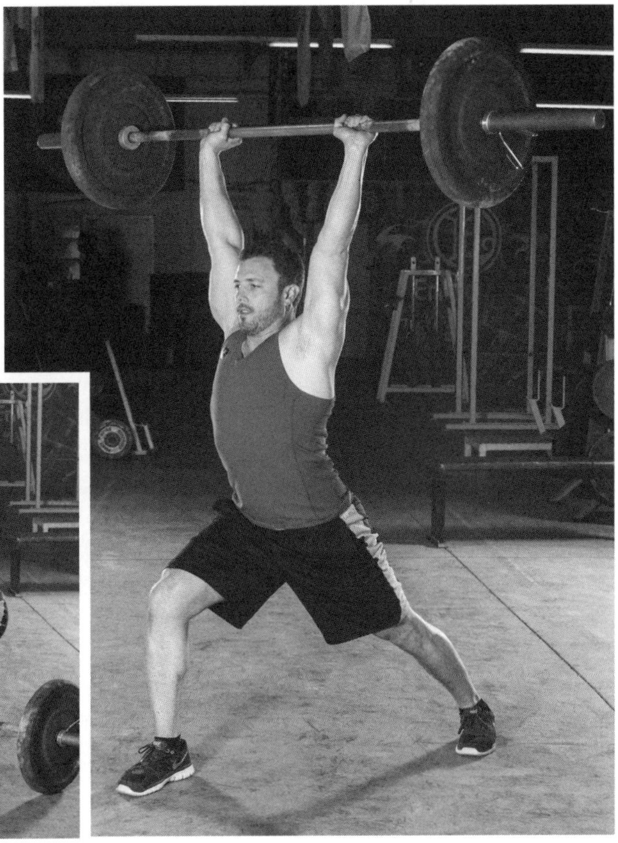

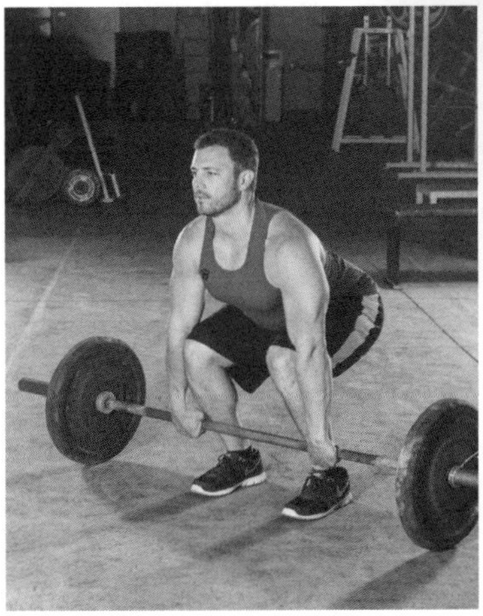

Bewegung

Stemmen Sie die Füße gegen den Boden, um in einer fließenden Bewegung die Hantel wie beim Kreuzheben vom Boden zu reißen. Sobald die Stange Ihre Knie passiert, strecken Sie kräftig Hüft- und Kniegelenke und stellen sich auf die Zehenspitzen. Gleichzeitig ziehen Sie die Schultern hoch und beugen die Ellbogen, um die Hantel wie beim aufrechten Rudern vor dem Körper nach oben zu heben. Sobald die Hantel ihre maximale Höhe erreicht, klappen Sie die Ellbogen schnell nach vorn und fangen die Stange auf dem vorderen Bereich der Deltamuskeln auf, während Sie gleichzeitig Hüft- und Kniegelenke beugen, um unter der Stange in die Hocke zu gehen. Strecken Sie Hüfte und Knie, um aufzustehen, aber lassen Sie die Knie leicht gebeugt. Gehen Sie leicht in die Knie und strecken Sie dann kräftig die Ellbogen, um die Stange gerade nach oben zu drücken. Die Füße dürfen dabei den Boden verlassen. Alternativ können Sie leicht in die Knie gehen, dann die Stange mit einem Sprung kräftig nach oben drücken und in einem halben Ausfallschritt landen, bei dem ein Fuß nach vorn und der andere nach hinten zeigt. Während Sie den Oberkörper fest anspannen, um die Hantel über dem Kopf zu halten, machen Sie mit dem vorderen Fuß einen halben Schritt nach hinten und gehen mit dem hinteren ein Stück nach vorn, sodass Sie mit der Hantel über dem Kopf in den aufrechten Stand kommen. Legen Sie die Hantel wieder auf den Boden.

Tipp: Auch wenn ich das Reißen, Umsetzen und Stoßen hier aufführe, ist dieses Buch nicht als Anleitung für diese schwerathletischen olympischen Gewichthebedisziplinen gedacht. Wenn Sie sich ernsthaft mit dem olympischen Gewichtheben befassen möchten, sollten Sie mit einem dafür zertifizierten Trainer arbeiten, denn bei diesen komplexen Bewegungen, deren Ausführung Kraft, Schnellkraft und Flexibilität erfordert, muss die richtige Technik von einem sachkundigen Trainer kontrolliert werden.

Varianten

Das Stoßen kann auch mit Kurzhanteln ausgeführt werden (Stoßen mit Kurzhanteln). Alternativ können Sie auch nur das Umsetzen ausführen und die Stange wieder auf den Boden legen, ohne sie auszustoßen.

STANDUMSETZEN

Ausgangsposition

Stellen Sie sich im hüftbreiten Stand vor eine auf dem Boden liegende Langhantel. Platzieren Sie die Füße direkt unter der Stange. Senken Sie sich in die Hocke und greifen Sie die Langhantel mit einem schulterbreiten Hakengriff. Die Oberschenkel sollten mindestens waagerecht sein, Brust und Schultern sollten sich über der Hantel befinden. Halten Sie die Schulterblätter nach hinten gezogen und den Core fest angespannt.

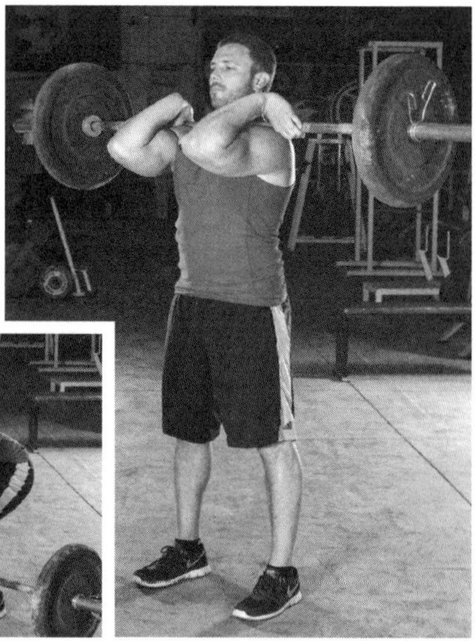

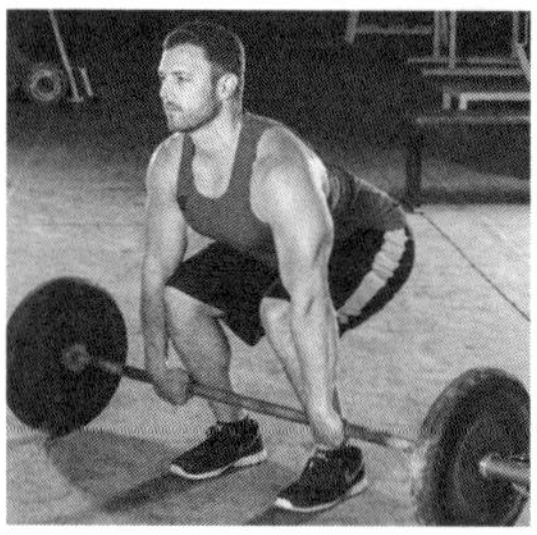

Bewegung

Stemmen Sie die Füße gegen den Boden, um in einer fließenden Bewegung die Hantel wie beim Kreuzheben vom Boden zu reißen. Sobald die Stange Ihre Knie passiert, strecken Sie kräftig Hüft- und Kniegelenke und stellen sich auf die Zehenspitzen. Gleichzeitig ziehen Sie die Schultern hoch und beugen die Ellbogen, um die Hantel wie beim aufrechten Rudern vor dem Körper nach oben zu heben. Sobald die Hantel ihre maximale Höhe erreicht, klappen Sie die Ellbogen schnell nach vorn und fangen die Stange auf dem vorderen Bereich der Deltamuskeln auf, während Sie gleichzeitig Hüft- und Kniegelenke beugen und nur leicht in die Hocke gehen. Darin liegt der Hauptunterschied zwischen dem Stoßen und dem Standumsetzen. Beim Stoßen geht man in die Hocke, um die Hantel aufzufangen. Beim Standumsetzen bleibt man aufrecht und beugt nur leicht die Hüft- und Kniegelenke. Strecken Sie nun Hüften und Knie, um aufzustehen, aber lassen Sie die Knie leicht gebeugt. Legen Sie die Hantel wieder auf den Boden.

Varianten

Das Standumsetzen kann auch mit Kurzhanteln durchgeführt werden (Standumsetzen mit Kurzhanteln).

STANDUMSETZEN AUS DEM HANG (HANG POWER CLEAN)

Ausgangsposition

Stellen Sie sich mit einer Langhantel im Obergriff vor den Oberschenkeln aufrecht hin. Hände und Füße sind schulterbreit auseinander. Die Knie sind leicht gebeugt und der Oberkörper ist leicht nach vorn geneigt.

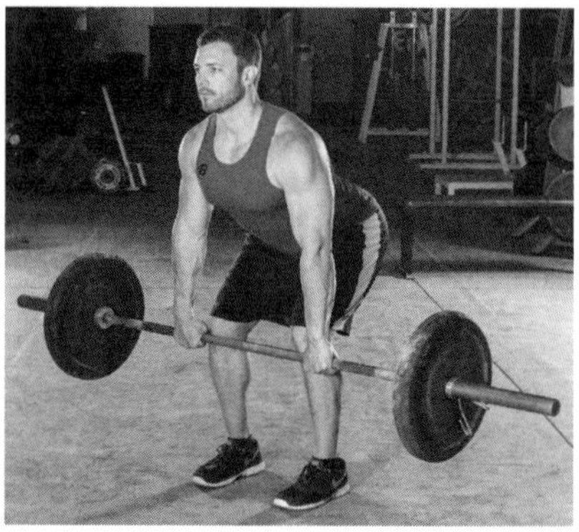

Bewegung

Senken Sie sich in die Hocke, sodass die Stange unter Kniehöhe sinkt, und reißen Sie dann die Hantel sofort explosionsartig nach oben, indem Sie die Hüft-, Knie- und Fußgelenke strecken und sich auf die Zehenspitzen stellen. Ziehen Sie die Hantel wie beim aufrechten Rudern vor dem Körper nach oben. Sobald die Hantel ihre maximale Höhe erreicht hat, klappen Sie die Ellbogen schnell nach vorn und fangen die Stange auf dem vorderen Bereich der Deltamuskeln auf, während Sie Hüften und Knie leicht beugen und leicht in die Hocke gehen. Strecken Sie nun Hüften und Knie, um sich aufzurichten, aber lassen Sie die Knie leicht gebeugt. Legen Sie die Hantel wieder auf den Boden.

Varianten

Das Standumsetzen aus dem Hang kann auch mit Kurzhanteln durchgeführt werden (Standumsetzen aus dem Hang mit Kurzhanteln).

HOHER ZUG

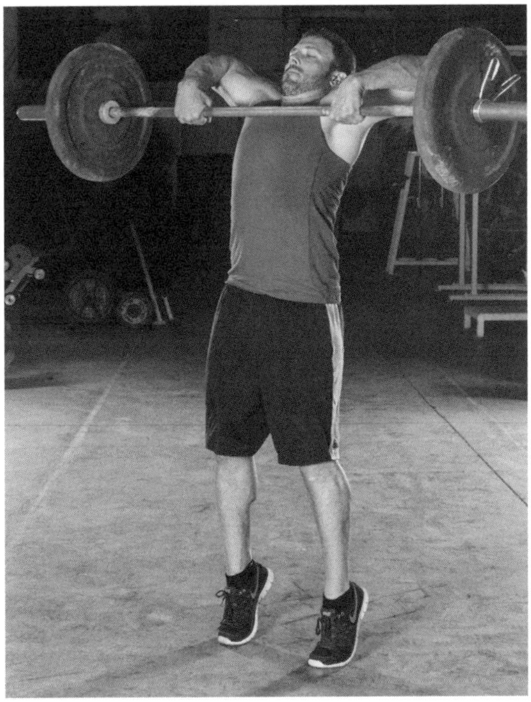

Ausgangsposition

Der erste Teil der Bewegung ist wie beim Standumsetzen.

Bewegung

Stemmen Sie die Füße gegen den Boden, um die Hantel wie beim Kreuzheben vom Boden zu reißen. Sobald die Stange dann die Knie passiert, strecken Sie kräftig Hüft- und Kniegelenke und stellen sich auf die Zehenspitzen. Gleichzeitig ziehen Sie die Schultern hoch und beugen die Ellbogen, um die Hantel wie beim aufrechten Rudern vor dem Körper so hoch wie möglich zu heben. Senken Sie die Stange auf den Boden und beginnen Sie von vorn.

Varianten

Der hohe Zug kann auch mit Kurzhanteln ausgeführt werden (hoher Zug mit Kurzhanteln).

STANDUMSETZEN AUS DEM HANG AN DER MULTIPRESSE

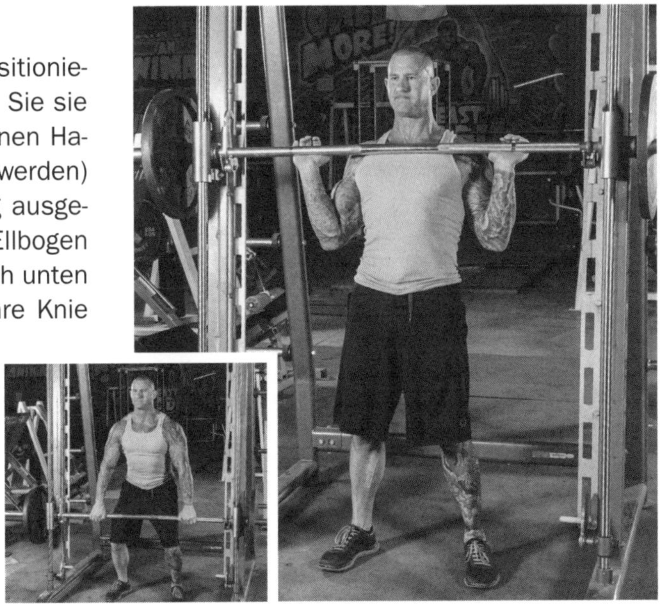

Ausgangsposition

Stellen Sie sich in die Mitte einer Multipresse und positionieren Sie die Stange etwas höher als kniehoch. Greifen Sie sie breiter als schulterbreit im Obergriff (ich empfehle einen Hakengriff, wobei die Finger über die Daumen gelegt werden) und entsichern Sie sie. Ihre Arme sollten vollständig ausgestreckt und Kopf und Brust aufgerichtet sein. Ihre Ellbogen zeigen nach außen und die Schulterblätter ziehen nach unten und zusammen. Ihre Hüfte sollte hinten sein und Ihre Knie leicht gebeugt.

Bewegung

Beginnen Sie die Bewegung, indem Sie Hüfte, Knie und Fußgelenke kräftig strecken, um die Bewegung zu beschleunigen, und ziehen Sie die Stange mithilfe Ihrer Trapezmuskeln nach oben, die Bewegung geht dann auf die Schultern über, um die Stange weiter zu heben. Sobald Ihr Unterkörper vollständig gestreckt ist, beugen Sie Hüfte und Knie wieder, um in der Abfangposition tiefer zu sein. Lassen Sie Ihre Arme an diesem Punkt in die Beugung gehen, rotieren Sie die Ellbogen um die Stange, um sie auf den Schultern zu fangen. Strecken Sie Hüfte und Knie, um ins Stehen zu kommen, mit der Stange auf Ihren Schultern, um die Bewegung abzuschließen. Senken Sie dann die Stange wieder in die Ausgangsposition ab und machen Sie die gewünschten Wiederholungen.

SCHWUNGDRÜCKEN (PUSH PRESS)

Ausgangsposition

Nehmen Sie die Ausgangsposition wie für eine Frontkniebeuge ein.

Bewegung

Gehen Sie leicht in die Knie und kommen Sie dann ruckartig auf die Fußballen, während Sie die Stange über Ihren Kopf drücken. Halten Sie diese Position für einen Sekundenbruchteil, bevor Sie in die Position mit leicht gebeugten Knien zurückkommen

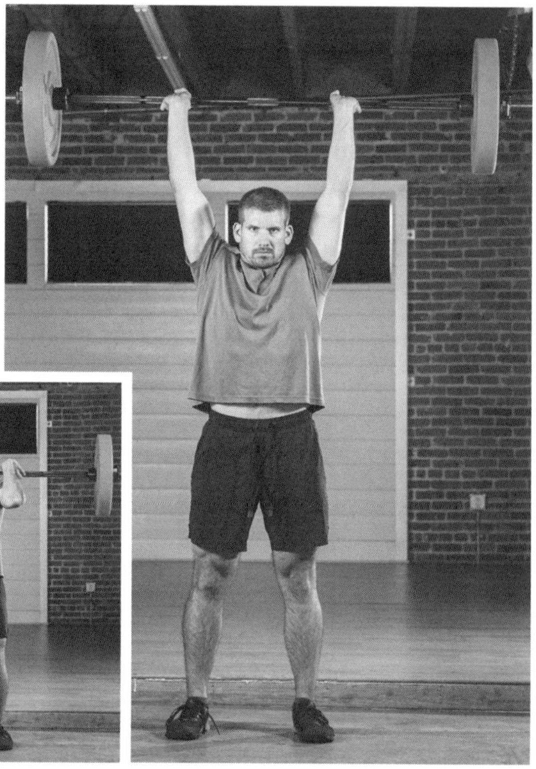

Varianten

Das Schwungdrücken kann auch mit Kurzhanteln ausgeführt werden (Schwungdrücken mit Kurzhanteln).

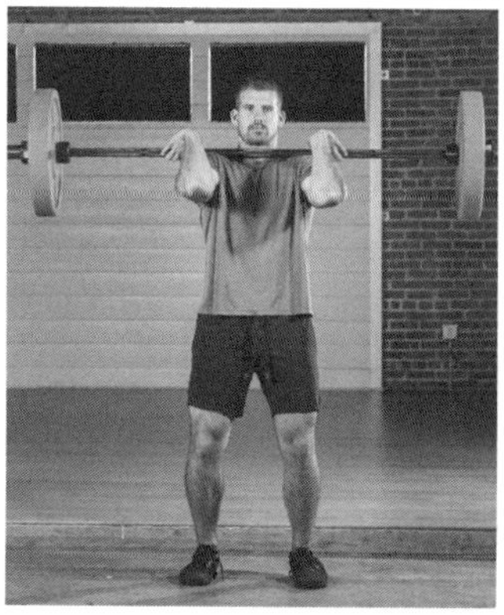

REISSKNIEBEUGEN

Ausgangsposition

Drücken Sie eine Langhantel, die Sie breiter als schulterbreit greifen, gerade über den Kopf nach oben. Fixieren Sie die Arme und halten Sie die Hantel über dem Kopf.

Bewegung

Kommen Sie in die volle Kniebeuge, halten Sie die Position auf dem tiefsten Punkt und kommen Sie dann wieder in die stehende Position zurück, während Sie die Stange über dem Kopf halten.

Varianten

Reißkniebeugen können auch mit Kurzhanteln ausgeführt werden (Reißkniebeugen mit Kurzhanteln).

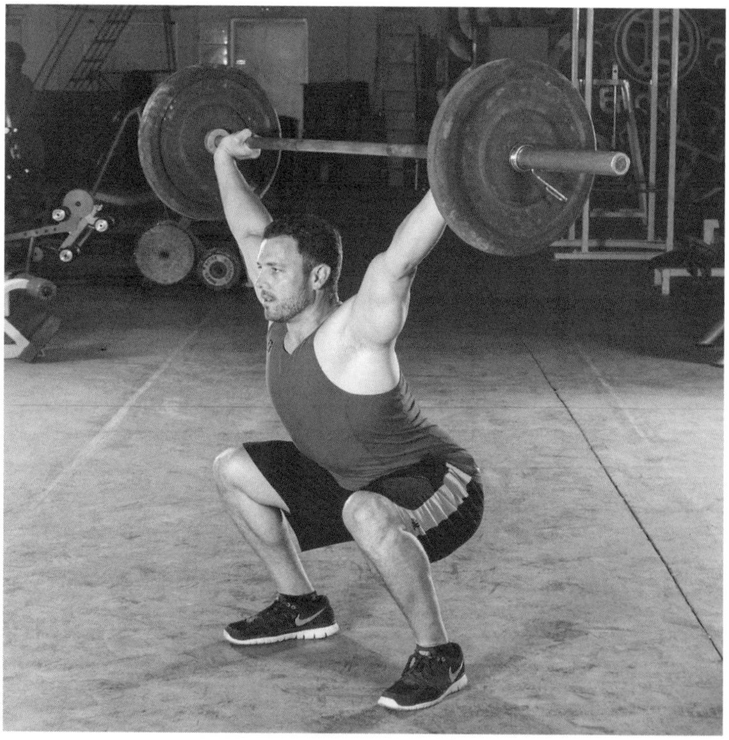

EINARMIGES REISSEN MIT DER KURZHANTEL

Ausgangsposition

Stellen Sie sich schulterbreit hin mit einer Kurzhantel zwischen Ihren Füßen auf dem Boden. Gehen Sie in die Knie, um die Hantel im Obergriff mit der rechten Hand zu greifen. Ihr Oberkörper ist 45° zum Boden gebeugt und Ihr Arm zieht mit Spannung an der Hantel. Ihre Oberschenkel sind etwas höher als parallel zum Boden.

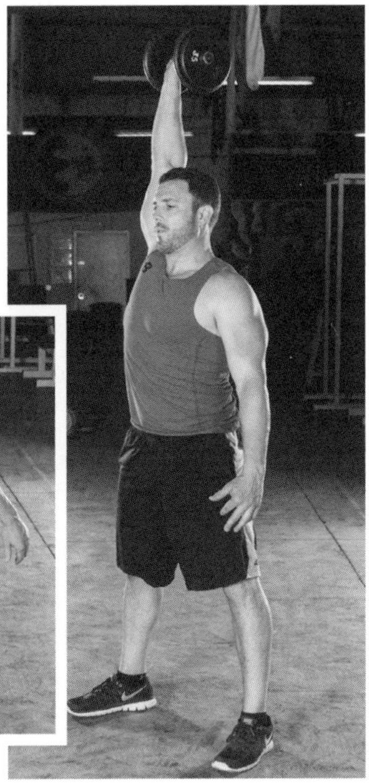

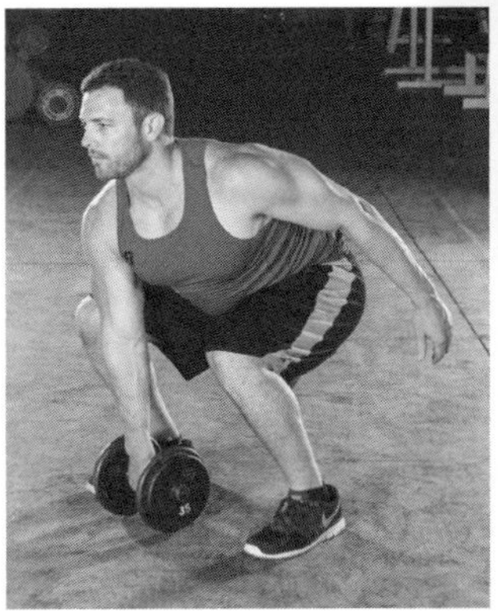

Bewegung

Strecken Sie Hüfte und Knie kräftig, während Sie die Kurzhantel in einer gleichmäßigen Bewegung nah am Körper nach oben ziehen. Die Streckung von Hüfte und Knie sollte minimal sein, gerade ausreichend, um die Kurzhantel vom Boden wegzubewegen. Gehen Sie sofort nach hinten in die Kniebeuge, indem Sie Hüfte und Knie beugen, während Sie die Kurzhantel gerade über den Kopf strecken. Wenn der Arm gerade über den Kopf gestreckt ist, strecken Sie Hüfte und Knie, um sich aufzurichten. Führen Sie dann die Kurzhantel zum Boden zurück und wiederholen Sie dies mit der linken Seite.

Varianten

Die Übung kann auch mit einer Kettlebell (einarmiges Reißen mit der Kettlebell) durchgeführt werden. Dabei sollte die Kettlebell über die Hand hinwegschwenken und in der obersten Position hinter dem Unterarm landen.

SCHWÜNGE MIT DER KETTLEBELL

Ausgangsposition

Stellen Sie sich schulterbreit hin und halten Sie eine Kettlebell mit beiden Armen vor dem Körper.

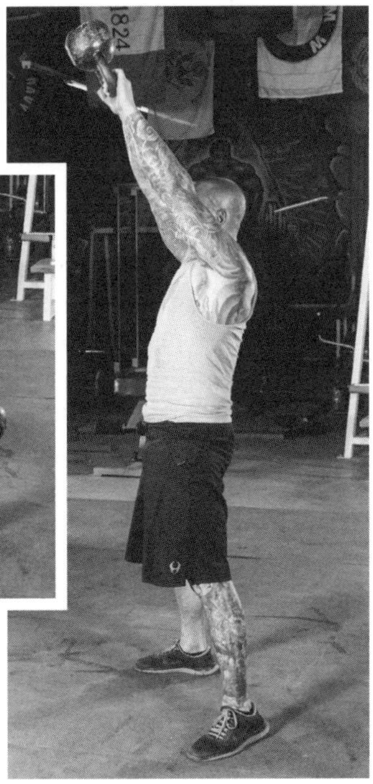

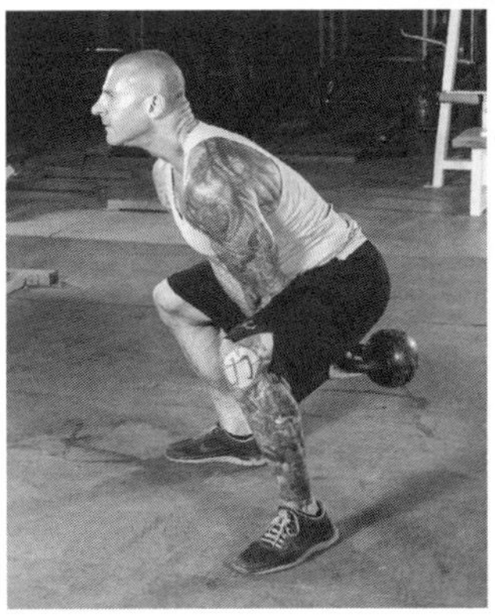

Bewegung

Bringen Sie die Hüfte nach hinten und unten, als ob Sie sich auf einen Stuhl setzen würden, und lassen Sie die Kettlebell dabei zwischen Ihre Beine nach hinten unten schwingen. Setzen Sie Beine und Hüfte ein, um ruckartig Knie und Hüfte zu strecken und die Kettlebell nach oben zu schwingen. Das Wichtigste an dieser Hebebewegung ist der Schub durch die Hüfte. Sie sollten weder Schultern noch Arme einsetzen, um die Kettlebell nach oben zu bringen; der Schwung sollte allein aus der Hüfte kommen.

Varianten

Die Übung kann auch mit einer Kurzhantel anstelle einer Kettlebell durchgeführt werden (Schwünge mit der Kurzhantel). Halten Sie dabei die Hantel an einem Ende am Rand der Hantelscheibe fest.

ÜBERKOPFAUSSTOSSEN MIT DEM MEDIZINBALL

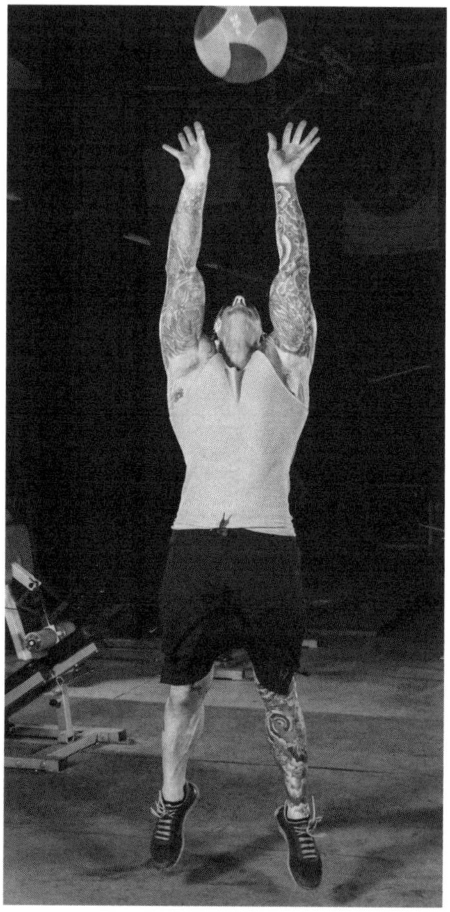

Ausgangsposition

Halten Sie einen Medizinball mit beiden Händen vor der oberen Brust.

Bewegung

Gehen Sie in die Kniebeuge und kommen Sie dann in einer raschen Bewegung nach oben, während Sie den Ball über den Kopf wegstoßen, indem Sie die Arme ruckartig strecken. Wenn der Ball die Hände verlässt, sollten die Füße vom Boden abgehoben sein. Halten Sie die Knie leicht gebeugt, wenn Sie wieder zurück zum Boden kommen, um die Landung abzufedern, und lassen Sie den Ball auf den Boden fallen, achten Sie jedoch darauf, dass er nicht auf Sie fällt. Holen Sie dann den Ball und wiederholen Sie dies.

MEDIZINBALLSCHMETTERN

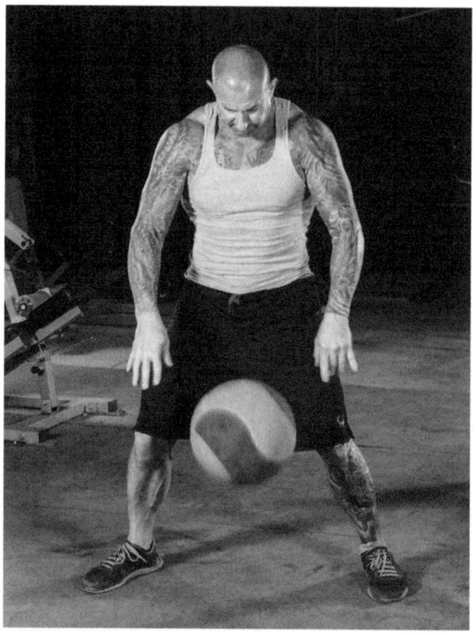

Ausgangsposition

Halten Sie einen Medizinball mit beiden Händen vor Ihrer Brust.

Bewegung

Setzen Sie Ihren ganzen Körper ein, um den Medizinball fest gegen den Boden zu schmettern. Wenn der Medizinball hoch genug zurückprallt, fangen Sie ihn und machen die gewünschten Wiederholungen oder das gewünschte Zeitintervall. Falls nicht, heben Sie den Medizinball auf und wiederholen Sie dies dann.

SPRUNGKNIEBEUGEN MIT AUSSTOSSEN

Ausgangsposition

Stellen Sie sich schulterbreit hin und halten Sie 2 Kurzhanteln auf Schulterhöhe, sodass Ihre Handflächen zueinander zeigen.

Bewegung

Gehen Sie in eine vollständige Kniebeuge hinunter und kommen Sie dann in einer raschen Bewegung nach oben, indem Sie aus der Kniebeuge springen und die Gewichte bei vollständiger Streckung nach oben drücken, sodass Ihre Füße vom Boden abheben. Senken Sie die Gewichte wieder zu den Schultern, wenn Sie landen, und achten Sie darauf, die Knie zu beugen, um die Gewichte sanft »aufzufangen«. Gehen Sie gleich wieder für die nächste Wiederholung nach unten.

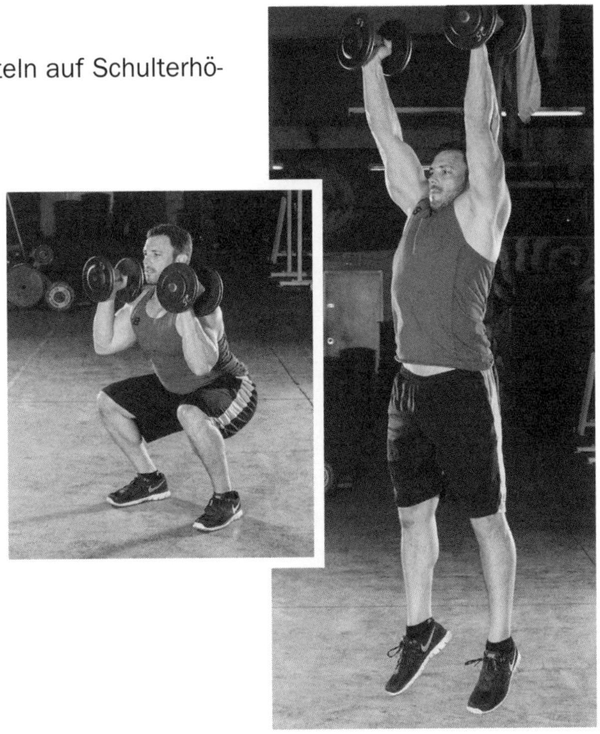

KURZHANTEL-KNIEBEUGEN MIT AUSSTOSSEN

Ausgangsposition

Halten Sie 2 Kurzhanteln auf Schulterhöhe, die unteren Gewichtsscheiben auf den Schultern abgelegt. Behalten Sie die Krümmung im unteren Rücken bei. Ihre Füße sind etwas breiter als schulterbreit, die Zehen zeigen leicht nach außen.

Bewegung

Gehen Sie in die Kniebeuge und halten Sie die Kurzhanteln auf Schulterhöhe. Halten Sie die Position für einen Moment auf dem tiefsten Punkt, wenn die Oberschenkel parallel zum Boden sind. Kommen Sie dann in einer schnellen Bewegung nach oben in die Ausgangsposition zurück. Wenn Ihre Knie beinahe vollständig gestreckt sind, drücken Sie die Kurzhanteln über den Kopf. In der Endposition sollten Ihre Arme vollständig über den Kopf und Ihre Ellbogen gestreckt, aber nicht überstreckt sein. Senken Sie die Hanteln langsam wieder auf Schulterhöhe und beginnen Sie die nächste Wiederholung.

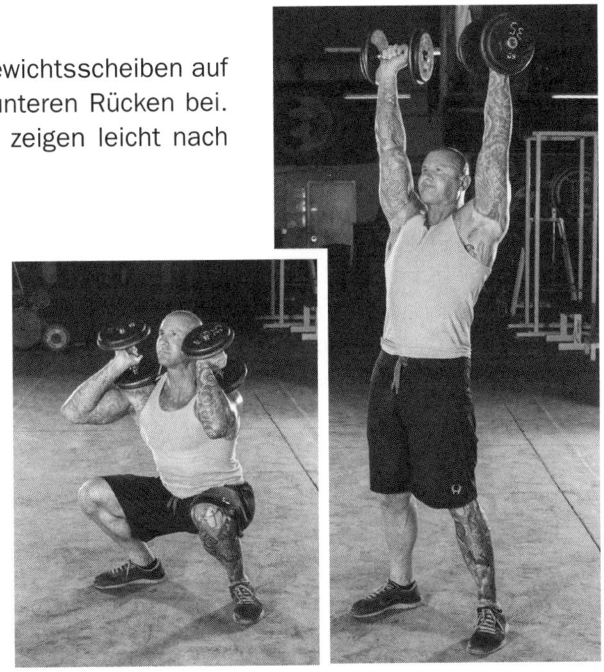

Varianten

Die Übung kann auch mit einer Langhantel durchgeführt werden (Langhantel-Kniebeugen mit Ausstoßen). Egal ob mit Kurz- oder Langhantel, die Übung wird auch als *Thruster* bezeichnet.

RUDERN IM LIEGESTÜTZ MIT KURZHANTELN

Ausgangsposition

Positionieren Sie 2 Kurzhanteln etwa schulterbreit auseinander auf dem Boden. Nehmen Sie die Liegestützposition ein, wobei Ihre Hände die Hanteln halten. Positionieren Sie Ihre Füße etwa 30–60 cm als Stütze und zum Ausbalancieren voneinander entfernt.

Bewegung

Drücken Sie sich nach oben, indem Sie die Ellbogen strecken, bis Ihr Oberkörper ganz vom Boden abgehoben ist. Wenn Ihre Ellbogen vollständig gestreckt sind, verlagern Sie das Körpergewicht auf den rechten Arm und führen die linke Kurzhantel in einer Ruderbewegung zur linken Seite, wobei der Ellbogen so nah wie möglich am Körper bleibt. Senken Sie die Kurzhantel wieder zum Boden ab, verlagern Sie das Körpergewicht zur linken Seite und führen Sie die rechte Kurzhantel in einer Ruderbewegung zur rechten Seite nach oben. Senken Sie das Gewicht wieder zum Boden ab und senken Sie dann auch Ihren Oberkörper zum Boden ab, indem Sie die Ellbogen beugen. Damit ist eine Wiederholung abgeschlossen.

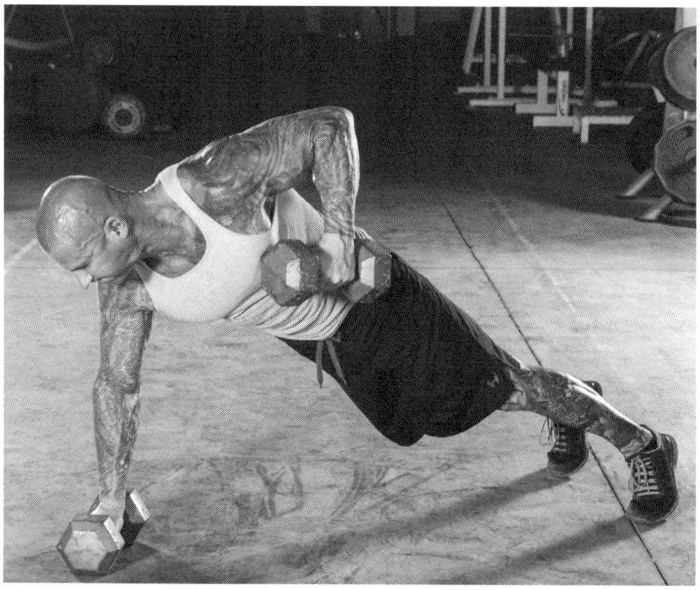

KREUZHEBEN MIT KURZHANTELN UND AUFRECHTES RUDERN

Ausgangsposition

Die Ausgangsposition entspricht der für das Kreuzheben mit Kurzhanteln.

Bewegung

Heben Sie die Gewichte aus der Kraft der Beine nach oben in eine stehende Position. Kommen Sie von hier direkt in ein aufrechtes Rudern mit Kurzhanteln, indem Sie die Gewichte nah am Körper halten und auf mittlere Brusthöhe ziehen. Kehren Sie die Bewegung langsam um und führen Sie die Gewichte zum Boden zurück.

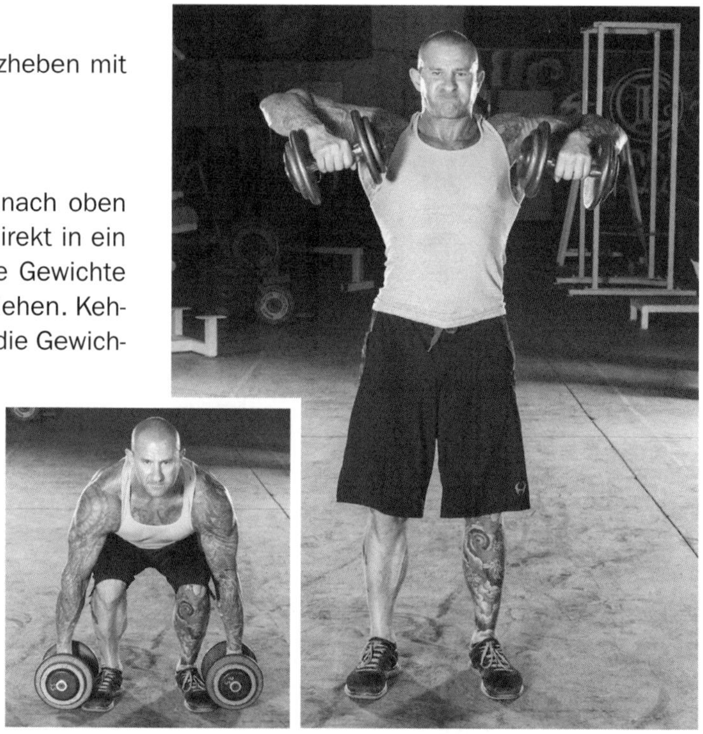

BATTLE ROPES

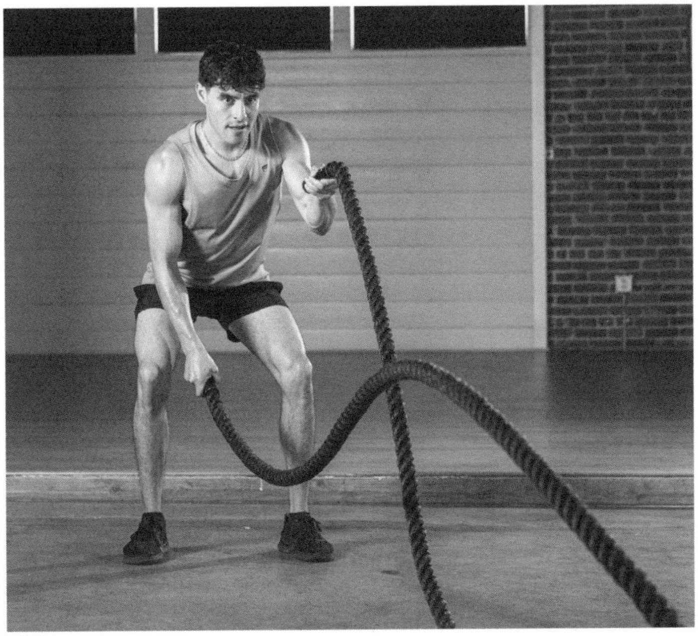

Ausgangsposition

Greifen Sie die Enden der Schlagseile und stellen Sie sich in athletischer Grundstellung mit leicht gebeugten Knien hin.

Bewegung

Halten Sie den Core angespannt und die Beine still und wedeln Sie die Enden des Seils in einer schnellen, flüssigen Bewegung auf und ab. Ihre Arme sollten sich entgegengesetzt bewegen: Einer zieht hoch, der andere runter. Die Übung wird auf Zeit ausgeführt.

Varianten

Die Schlagseile können auch synchron bewegt werden, indem beide Arme gleichzeitig auf und ab wedeln.

SCHLITTEN SCHIEBEN

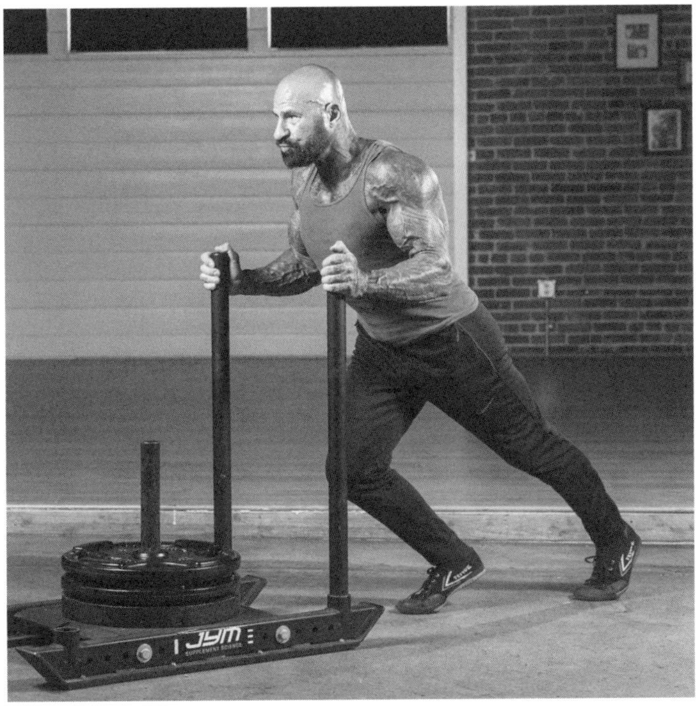

Ausgangsposition

Stellen Sie sich auf einer geeigneten Oberfläche vor einen Schlitten mit Gewichten. Der Boden sollte eine Bewegung des Schlittens mit minimaler Reibung und viel Platz vor Ihnen ermöglichen. Fassen Sie die oberen Enden der Griffe und beginnen Sie mit gebeugten Ellbogen und um ungefähr 45° geneigtem Körper.

Bewegung

Schieben Sie mit kraftvollen Schritten den Schlitten vorwärts. Halten Sie die Schultern nach hinten und unten gezogen, den Rücken flach und den Oberkörper durchgehend nach vorn geneigt. Schieben Sie den Schlitten entweder über eine Distanz oder auf Zeit. Wenn Sie nicht genug Platz zum Weiterschieben haben, können Sie an einer bestimmten Stelle umdrehen und zurück zum Ausgangspunkt schieben.

Varianten

Sie können den Schlitten auch ziehen, um andere Muskelgruppen zu beanspruchen. Ziehen Sie ihn dazu über eine bestimmte Distanz rückwärts und halten Sie dabei den Oberkörper aufrecht.

KAPITEL 27
Calisthenics

Dieses Kapitel enthält detaillierte Beschreibungen von rhythmischen Calisthenics-Übungen, wobei generell mehrere Muskeln eingesetzt werden. Die in diesem Kapitel besprochenen Übungen sind üblicherweise eine gute Alternative für das klassische Herz-Kreislauf-Training wie Joggen, insbesondere unter Berücksichtigung von HIIT-Cardiomethoden, einschließlich Standard-HIIT, Tabata, Power-HIIT und Cardibeschleunigung, wie in Kapitel 12 beschrieben.

Die Übungen hier werden nicht in bestimmte Kategorien wie in den vorhergehenden Übungskapiteln unterteilt, sondern nach Übungen gruppiert, die einander ähnlich sind. Sie können so ziemlich jede einzelne dieser Übungen durch jede andere in diesem Kapitel ersetzen.

HOCKWENDE

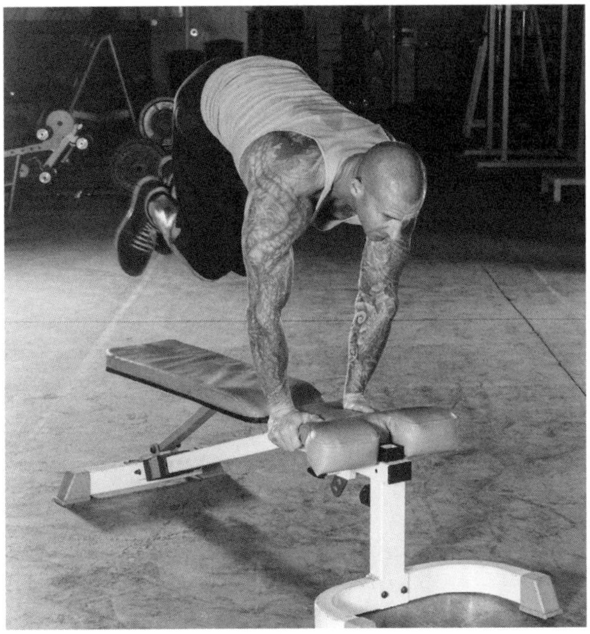

Ausgangsposition

Positionieren Sie Ihre Hände am vorderen Ende einer flachen Hantelbank und beide Füße am Bankende auf der linken Seite.

Bewegung

Halten Sie sich mit beiden Händen an der Bank fest, springen Sie mit den Beinen über die Bank und landen Sie auf der rechten Seite. Springen Sie gleich wieder zur linken Seite hinüber und so immer hin und her für die vorgesehene Zeit.

KASTENSPRÜNGE

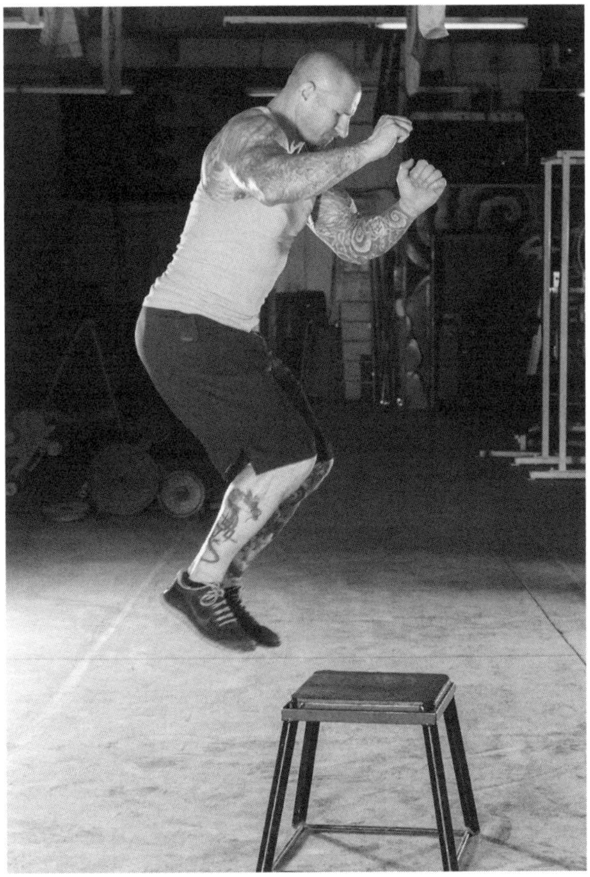

Ausgangsposition

Stellen Sie sich mit Blick in Richtung Kasten oder Platte, die etwa eine Fußlänge von Ihnen entfernt steht. Die Arme hängen seitlich am Körper und die Beine sind leicht gebeugt.

Bewegung

Setzen Sie Ihre Arme ein, um den anfänglichen Auftrieb zu unterstützen, und springen Sie nach vorn auf den Kasten, wo Sie mit beiden Füßen gleichzeitig landen. Kommen Sie sogleich in die Ausgangsposition zurück und machen Sie so weiter.

Varianten

Eine Variante sind die seitlichen Kastensprünge, bei denen man seitlich zur Box steht und seitwärts darauf springt. Wechseln Sie bei jeder zweiten Wiederholung die Seite.

HOCKSPRÜNGE

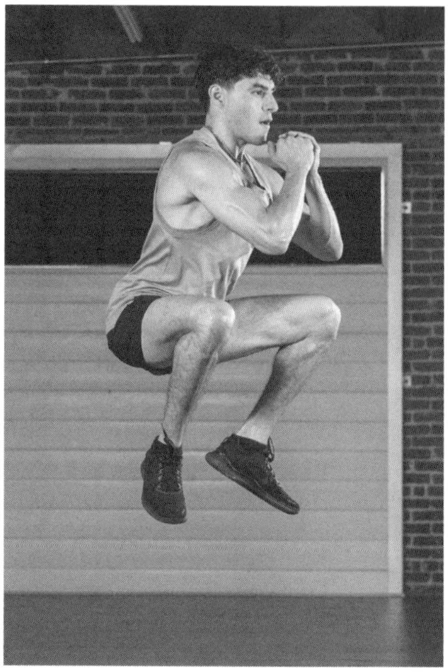

Ausgangsposition

Stellen Sie sich in athletischer Grundstellung auf eine offene Fläche.

Bewegung

Lassen Sie sich in die halbe Hocke sinken und kehren Sie die Bewegung sofort mit einer explosiven Hüft-, Knie- und Fußgelenkstreckung um, um so hoch wie möglich in die Höhe zu springen. Nachdem die Füße den Boden verlassen haben, ziehen Sie die Knie vor dem Körper hoch. Landen Sie sanft mit leicht gebeugten Knien, finden Sie die Balance und beginnen Sie mit der nächsten Wiederholung.

BURPEES

Ausgangsposition

Beginnen Sie in einer stehenden Position.

Bewegung

Gehen Sie in die Hocke und positionieren Sie Ihre Hände vor sich auf dem Boden. Springen Sie mit Ihren Füße nach hinten in eine stabile Brettposition. Beugen Sie die Ellbogen und machen Sie einen Liegestütz. Springen Sie mit den Füßen zu den Händen in eine Hockposition. Setzen Sie die Beine ein, um so hoch wie möglich nach oben zu springen, die Arme sind über den Kopf gestreckt. Landen Sie dann wieder auf dem Boden und machen Sie die gewünschten Wiederholungen oder trainieren Sie die vorgesehene Zeit.

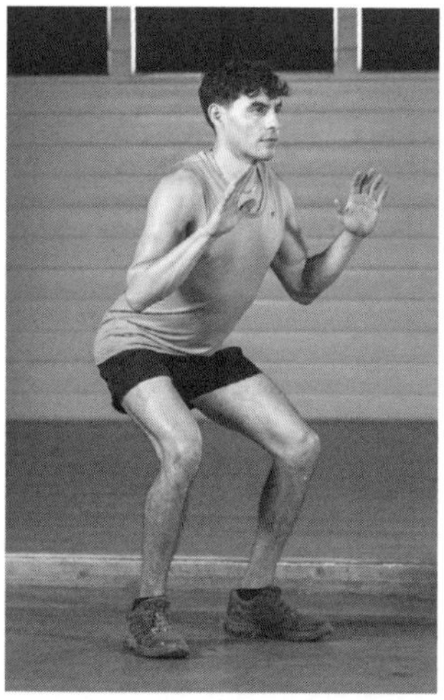

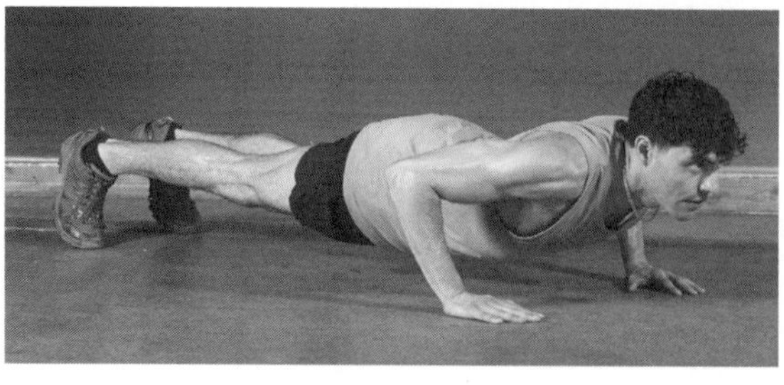

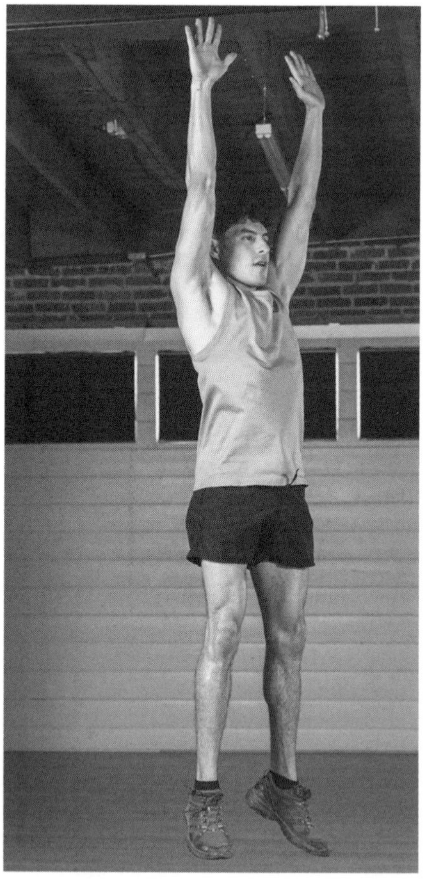

HAMPELMANN

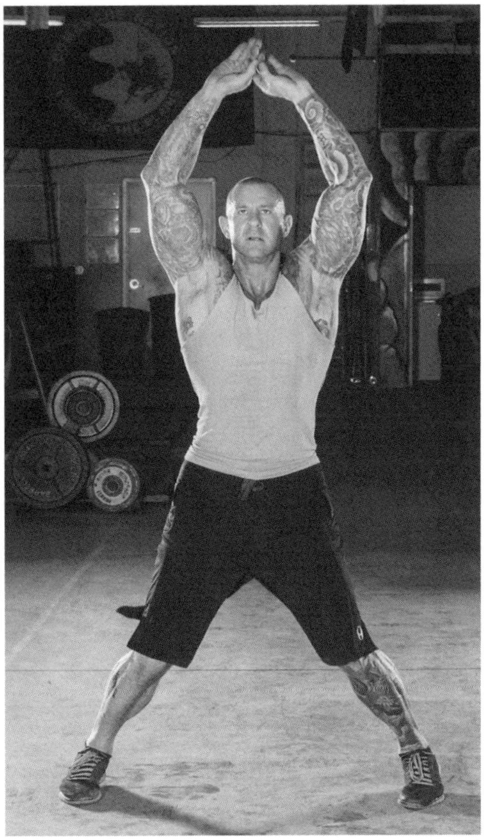

Ausgangsposition

Stellen Sie sich mit den Armen an der Körperseite und den Füßen dicht nebeneinander hin.

Bewegung

Springen Sie nach oben und bringen Sie die Füße auseinander, während Sie die Arme über die Seiten über den Kopf nach oben ziehen. Sie sollten mit den Armen über dem Kopf und den Füßen breiter als hüftbreit landen. Springen Sie gleich wieder nach oben und bringen Sie in derselben Bewegung Ihre Beine wieder zueinander und die Arme zurück an die Körperseite. Damit ist ein Hampelmann vollständig. Setzen Sie die Übung auf diese Weise fort.

Varianten

Hampelmänner können auf verschiedene Arten geturnt werden. Die Beine können nicht nur zur Seite, sondern auch nach vorn und hinten ausscheren (mit Seitenwechsel). Die Arme können auch vor der Brust aufeinandertreffen oder gekreuzt werden.

SEILSPRINGEN

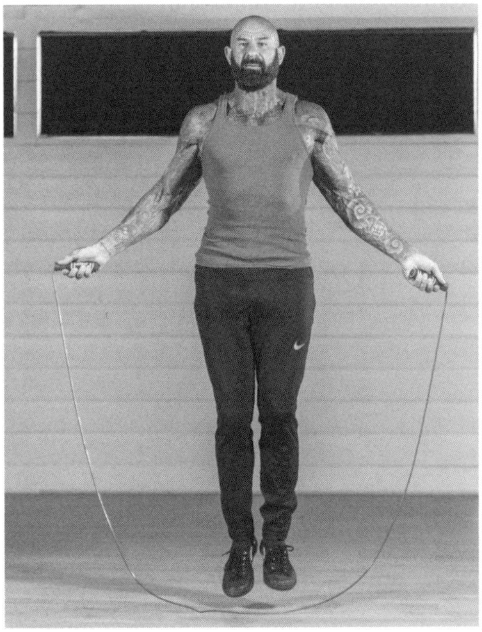

Ausgangsposition

Stellen Sie sich auf eine offene Fläche und halten Sie die Griffe des Springseils neben sich.

Bewegung

Springen Sie mit beiden Füßen auf der Stelle und schwingen Sie das Springseil aus den Handgelenken über Ihren Kopf und unter Ihren Füße hindurch. Springen Sie auf Zeit (d. h. 30 oder 60 sek lang) oder auf Wiederholungen (d. h. 50 Sprünge).

Varianten

Verwenden Sie je nach Können verschiedene Sprungvarianten: Sprünge zur Seite, nach vorn und hinten usw.. Um die Intensität zu erhöhen, können Sie auch Double-Unders machen, bei denen das Seil bei jedem Sprung zweimal unter Ihren Füßen durchschwingt. Als Trainingsgerät für Fortgeschrittene kann auch ein gewichtetes Springseil verwendet werden.

SEITSPRÜNGE

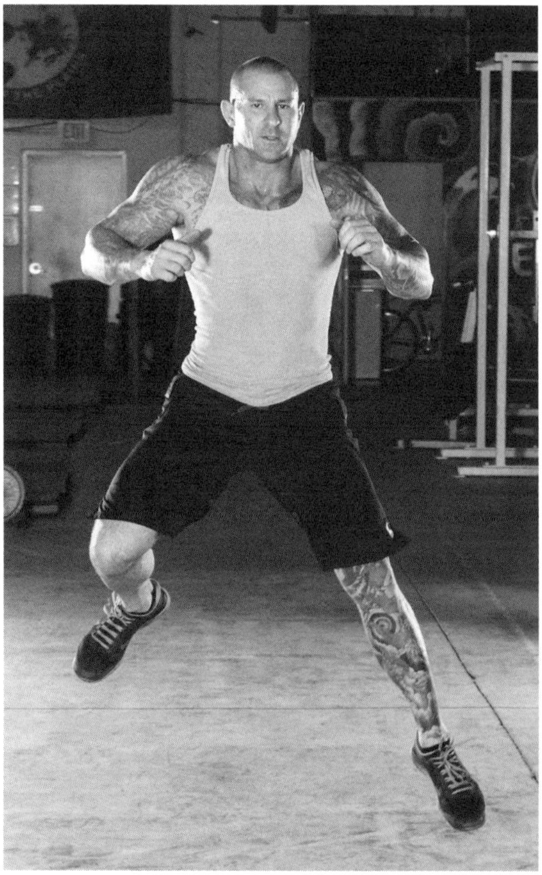

Ausgangsposition

Positionieren Sie sich in einer halben Kniebeuge.

Bewegung

Lassen Sie Ihr linkes Bein als Gegenbewegung nach innen kommen, während Sie das Gewicht auf das rechte Bein verlagern. Drücken Sie sich in einer schnellen Bewegung vom rechten Bein weg, um so weit wie möglich zur linken Seite zu springen. Landen Sie auf dem linken Bein. Nachdem Sie die Landung abgefedert haben, indem Sie in eine halbe Kniebeuge gegangen sind, drücken Sie sich sofort vom linken Bein in die entgegengesetzte Richtung weg und kommen so in die Ausgangsposition zurück. Machen Sie so weiter.

BERGSTEIGER

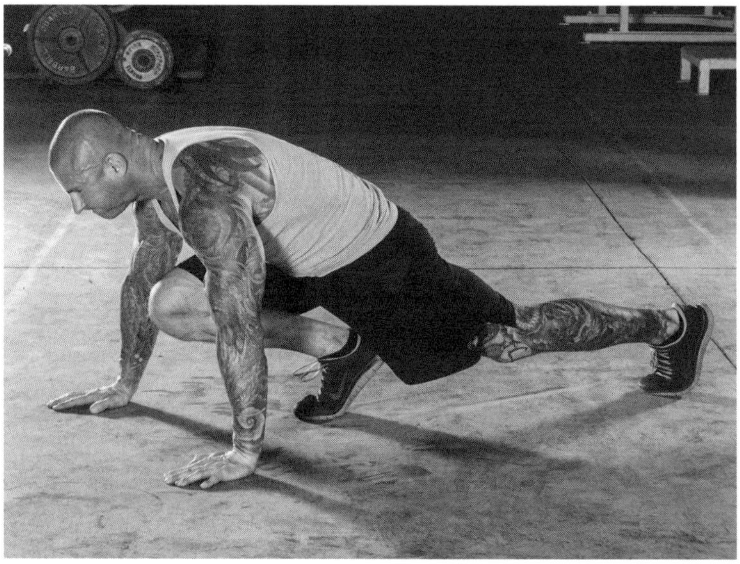

Ausgangsposition

Nehmen Sie die Liegestützposition ein, wobei Sie das Körpergewicht auf den Händen und Zehen abstützen. Beugen Sie Knie und Hüfte, führen Sie ein Bein nach oben, bis das Knie unter der Brust ist.

Bewegung

Tauschen Sie dann in einer schnellen Bewegung die Position der Füße, indem Sie das angewinkelte Bein nach hinten strecken und auf den Zehen abstützen und das hintere Bein durch Beugung von Hüfte und Knie nach vorn bringen, bis das Knie unter der Brust ist. Wiederholen Sie dies abwechselnd für die vorgesehene Zeitspanne.

SEITLICHER KASTENSHUFFLE

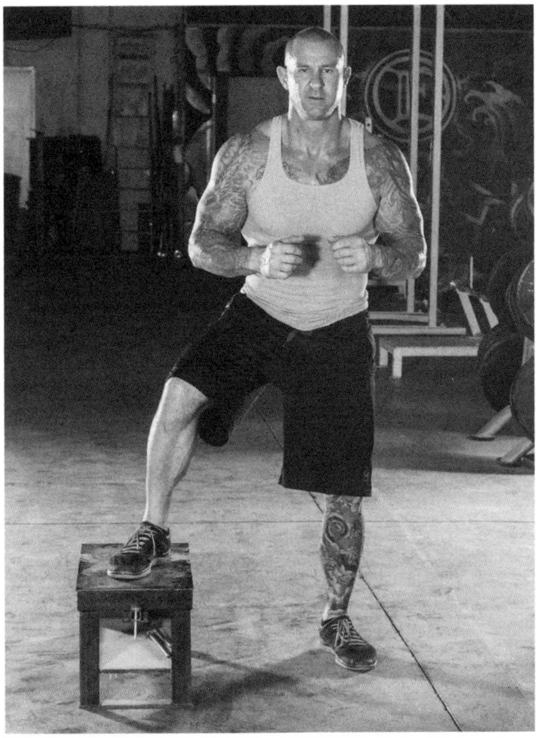

Ausgangsposition

Stellen Sie sich links neben den Kasten, wobei Ihr rechter Fuß mittig auf dem Kasten steht.

Bewegung

Springen Sie nach oben und über den Kasten zur anderen Seite, wobei Sie mit dem linken Fuß auf dem Kasten und mit dem rechten auf dem Boden landen. Schwingen Sie dabei zur Unterstützung der Bewegung die Arme mit. Machen Sie so weiter und springen Sie immer von einer Seite zur anderen über den Kasten.

AUFSTEIGEN MIT KNIEHEBEN

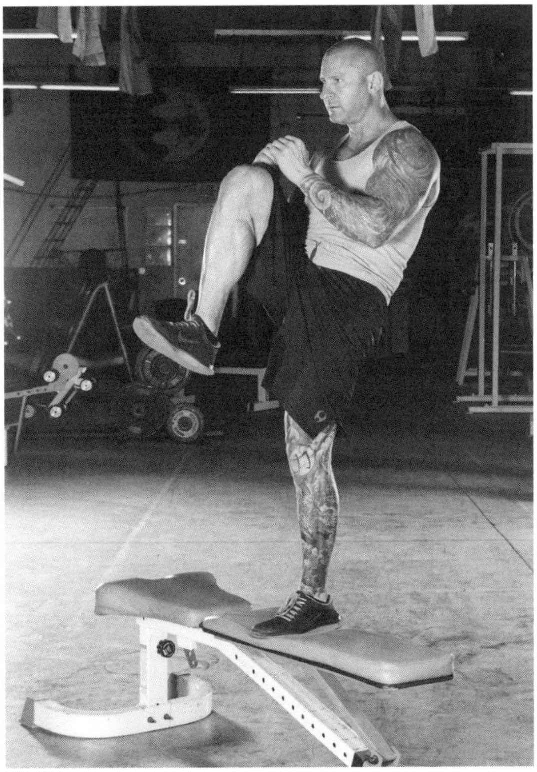

Ausgangsposition

Stellen Sie sich mit beiden Füßen beieinander mit Blick in Richtung eines Kastens oder einer Bank, die eine Höhe zwischen Schienbeinmitte und Knie hat.

Bewegung

Stellen Sie den linken Fuß auf die Bank und strecken Sie Hüfte und Knie, um den Körper vom Boden abzuheben. Wenn der rechte Fuß über der Bank ist, beugen Sie die rechte Hüfte und das rechte Knie, um das Knie, so hoch Sie können, anzuheben. Kehren Sie die Bewegung dann um und senken Sie den rechten Fuß und anschließend den linken Fuß wieder zum Boden. Wiederholen Sie dies, indem Sie den rechten Fuß auf die Bank stellen. Machen Sie so im Wechsel für die vorgesehene Zeitspanne weiter.

Tipp: Je höher der Kasten oder die Bank ist, desto intensiver wird die Übung. Führen Sie das Knieheben mit Schnellkraft aus, so als ob Sie einen Kniestoß machen würden.

STANDLAUF

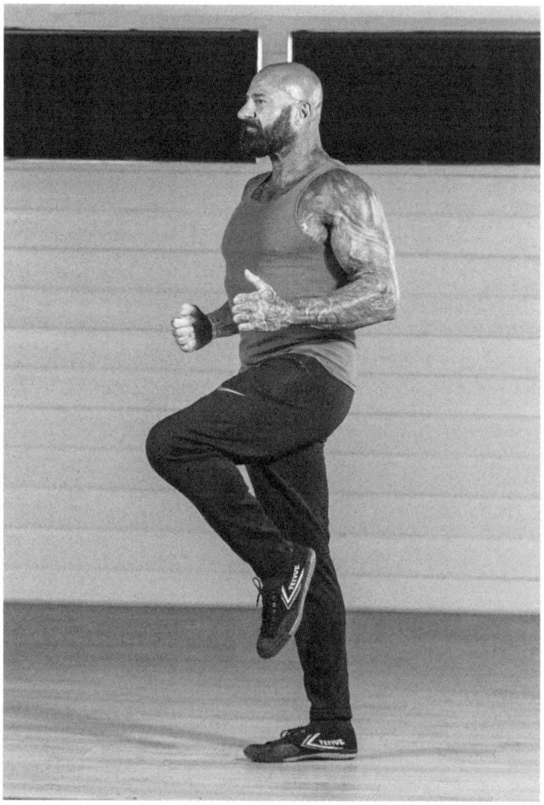

Ausgangsposition

Stellen Sie sich in athletischer Grundstellung auf eine offene Fläche.

Bewegung

Laufen Sie auf der Stelle, indem Sie abwechselnd die Knie geradeaus nach oben heben und mit den Fußballen wieder auf dem Boden landen. Bewegen Sie die Arme genau so, wie Sie es beim Laufen tun würden. Um die Intensität zu steigern, können Sie die Füße so schnell wie möglich bewegen oder die Knie bei jedem Schritt möglichst hoch reißen.

BANDSPRINT

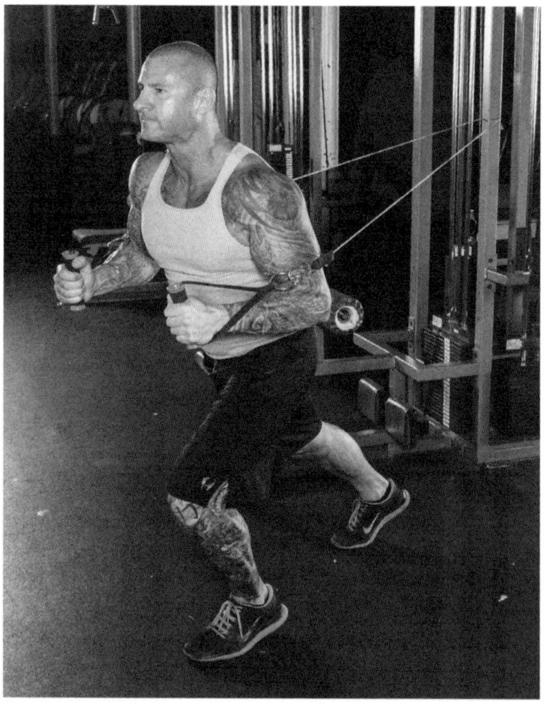

Ausgangsposition

Befestigen Sie 2 Widerstandsbänder mit Griffen an einer stabilen Vorrichtung. Halten Sie die Bänder mit festem Griff vor Ihren Schultern.

Bewegung

Sprinten Sie, so weit und so schnell Sie können, nach vorn. Kommen Sie dann rasch, aber vorsichtig, in die Ausgangsposition zurück und wiederholen Sie dies 20 sek lang. Diese Übung ist so, als ob Sie auf einen graduell ansteigenden Hügel hinauflaufen würden: Je weiter Sie vom Ausgangspunkt wegsprinten, desto mehr Widerstand leisten die Bänder.

BÄRENGANG

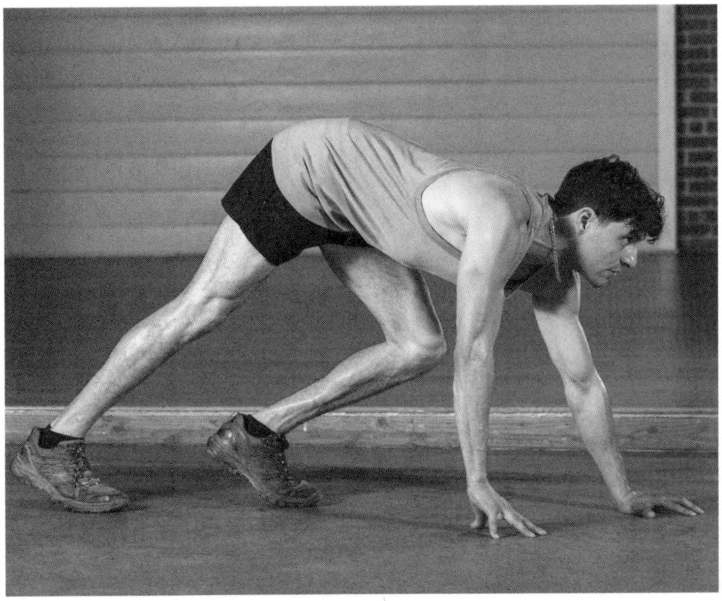

Ausgangsposition

Gehen Sie mit viel Platz vor sich auf alle viere. Heben Sie die Knie an, sodass nur die Hände und Füße den Boden berühren. Strecken Sie die Arme, die Hände direkt unter den Schultern, die Knie gebeugt und die Fersen vom Boden abgehoben.

Bewegung

Gehen Sie auf Händen und Füßen über eine bestimmte Distanz vorwärts, wobei die Knie vom Boden entfernt bleiben und der Oberkörper mehr oder weniger waagerecht ist. Halten Sie den Hals die ganze Zeit über in einer relativ neutralen Position und heben Sie den Kopf nur leicht an, um nach vorn zu schauen.

Varianten

Der Bärengang kann auf verschiedene Arten durchgeführt werden: Sie können zu einem festgelegten Punkt gehen, umdrehen und zurückkehren, Sie können zum Zielpunkt gehen und dort anhalten und ausruhen, oder Sie können vorwärts zum Zielpunkt gehen und rückwärts zurückkehren.

KREBSGANG

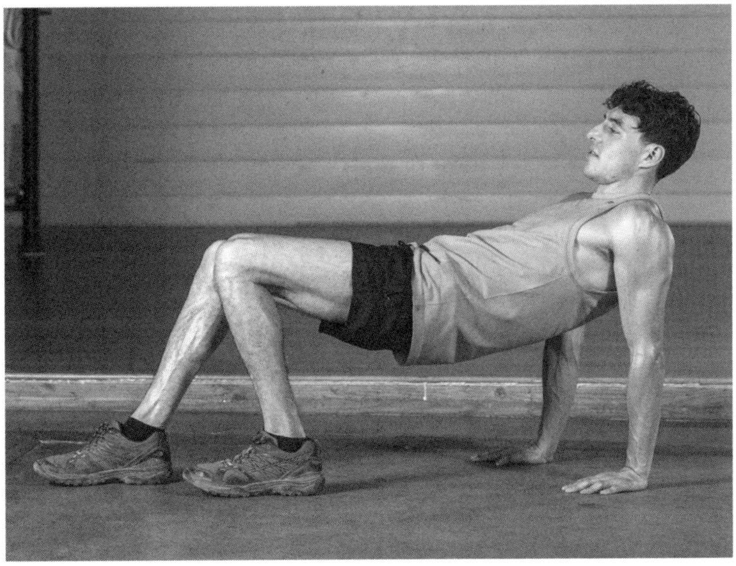

Ausgangsposition

Setzen Sie sich mit viel Platz vor sich auf den Boden und heben Sie den Po an, sodass nur Hände und Füße den Boden berühren. Halten Sie die Knie gebeugt und die Arme senkrecht unter den Schultern ausgestreckt.

Bewegung

Gehen Sie auf Händen und Füßen vorwärts und halten Sie dabei das Becken nah am Boden. Gehen Sie eine festgelegte Strecke vorwärts und kehren Sie dann rückwärts auf Händen und Füßen zu Ihrem Ausgangspunkt zurück.

TEIL VI

ERNÄHRUNG FÜR MAXIMALE MUSKELMASSE, KRAFT UND FETTABBAU

Selbst mit dem richtigen Trainingsprogramm erzielen Sie keine optimalen Resultate, wenn Sie Ihre Ernährung nicht auch optimieren. Mit der richtigen Diät befeuern Sie Ihr Workout und haben dann mehr Kraft und Energie. Diese Diät liefert Ihnen auch die richtigen Nährstoffe zur richtigen Zeit für die Erholung nach dem Workout.

Es gibt also keinen Zweifel: Die Ernährung hat großen Einfluss auf die Resultate, die Sie mit dem Trainingsprogramm erzielen. Außerdem trägt sie stark zur Gesundheit und zum Wohlbefinden bei. Teil VI ist keine allumfassende Abhandlung über die Ernährung für Kraftsportler. Das würde ein ganz eigenes Buch werden. Ich gebe Ihnen hier einige allgemeine Richtlinien über die Ernährung und Supplementation zur Verwirklichung Ihrer Ziele.

Kapitel 28 enthält Hinweise zur Ernährung für die Optimierung von Muskelmasse und Kraft. Dazu finden Sie 10 Ernährungsziele sowie Musterdiätpläne, die sich nach Ihren üblichen Trainingszeiten richten. Diese Pläne funktionieren gut zusammen mit den Programmen aus Teil IV dieses Buches. Außerdem gibt es einen Überblick über die wichtigsten Supplements, die Sie nehmen sollten, wenn Sie ein Krafttrainingsprogramm absolvieren. Diese Substanzen verbessern die Trainingsleistung sowie die anschließende Erholung, fördern Zuwächse an Masse und Kraft, steigern die Ausdauer und unterstützen teilweise sogar den Fettabbau.

Kapitel 29 gibt Ernährungsratschläge für einen optimalen Fettabbau. Es zeigt 8 Schritte zum Abbau von Körperfett.

KAPITEL 28

Ernährung zur Optimierung von Muskelmasse und Kraft

Ob Sie nun Ihre Muskelmasse oder Ihre Kraft optimieren wollen, die allgemeinen Regeln für die Ernährung unterscheiden sich kaum. Schließlich haben Muskelkraft und Muskelmasse eine Menge miteinander zu tun. So sind der Nährstoffbedarf und das Timing für die Optimierung der Hypertrophie und der Kraft sehr ähnlich. Und nicht selten wollen Sie ohnehin beides erreichen.

Wie bereits gesagt reicht der Umfang dieses Buches nicht aus, um Ihnen alle notwendigen Informationen zur Ernährung zu geben. Aber die hier vorgestellten Richtlinien werden Ihnen helfen, Ihre Ziele zu erreichen.

Diese Richtlinien haben sich in meiner Arbeit über Jahrzehnte hinweg als effektiv erwiesen, um Muskelmasse und Kraft auf natürlichem Weg zu optimieren. Sie sind durch wissenschaftliche Studien belegt, vor allem aber durch die Erfahrungen von Millionen von Sportlern über all die Jahre im Studio. Ich habe sie in 10 Zielen zusammengefasst. Darauf sollten Sie sich mit Ihrer Diät konzentrieren. Bei jedem Ziel finden Sie entsprechende Musterdiätpläne. Sie können diese Pläne passend zur Zeit Ihres Workouts in den Tagesplan integrieren.

ZIEL 1: KONZENTRATION AUF PROTEIN

Muskeln bestehen aus Protein. Zum Aufbau von Muskelmasse müssen Sie die Muskelproteinsynthese fördern und den Muskelabbau stoppen. Studien und Erfahrungen aus dem Studio besagen, dass Sie dieses Ziel am besten erreichen, wenn Sie täglich mindestens 2g Protein je Kilogramm Körpergewicht (kgKG) oder besser noch gut 3g je kgKG zu sich nehmen. Das gilt ganz besonders dann, wenn Sie intensiver trainieren.

Mehrere Studien liefern den Beweis, dass bis zu 3,3g Protein je kgKG effektiv für bessere Zuwächse an Muskelmasse sorgen. Forscher der Victoria University (Australien) ließen männliche krafttrainingserfahrene Sportler über ein 11-wöchiges Krafttraining 3,3g Protein oder 1,55g Protein je kgKG nehmen (Cribb et al. 2007). Die höhere Proteinaufnahme wurde durch Supplementierung mit Molkenprotein erreicht. Wer mehr Protein nahm, erzielte signifikant mehr Kraft- und höhere Muskelquerschnittszunahme im Quadrizeps als die Kontrollgruppe. In einer Studie von Candow und Kollegen aus dem Jahr 2006 nahmen männliche und weibliche Teilnehmer während eines 6-wöchigen Krafttrainings entweder Molke- oder Sojaprotein, um ihre tägliche Proteinaufnahme auf etwa 3,3g Protein je kgKG zu bringen. Die Kontrollgruppe nahm etwa 1,65g Protein je kgKG zu sich. Wer mehr Protein aufnahm, ganz gleich aus welcher Quelle, hatte signifikant höhere Zuwächse an Muskelmasse und Kraft. Und in einer Studie von Burke und Kollegen (2001) wurde die tägliche Proteinaufnahme der Teilnehmer über ein 6-wöchiges Krafttraining auf gut 3,3g Protein je kgKG erhöht. Die Kontrollgruppe erhielt gut 1,1g Protein je kgKG. Am Ende der 6 Wochen zeigte die Gruppe mit der höheren Proteinaufnahme signifikant mehr Kraft und Muskelmasse. Dazu zeigt eine Studie von Witard und Kollegen aus dem Jahr 2011, dass selbst Ausdauersportler, die ihre tägliche Proteinaufnahme auf 3,3g Protein je kgKG erhöhen, sich bei intensiverem Training besser erholen und mehr Leistung zeigen.

Falls Sie befürchten, dass der Verzehr von so viel Protein dazu führt, dass Sie (wegen des Kalorienüberschusses) zusätzlich zur Muskelmasse auch Körperfett aufbauen, sollten Sie eine Studie aus dem Jahr 2016 unter der Leitung von Jose Antonio zur Kenntnis nehmen. In dem Experiment wurden Probanden, die ein 8-wöchiges Trainingsprogramm absolvierten, in 2 Gruppen aufgeteilt: Eine Gruppe nahm täglich 2,2g Protein pro kgKG zu sich, die andere 3,3g pro kg. Beide Gruppen bauten in den 8 Wochen ungefähr die gleiche Menge an Muskelmasse auf, aber die 3,3-g-Gruppe verlor während der Studie durchschnittlich 2,3kg Körperfett, während die 2,2-g-Gruppe keinen signifikanten Fettabbau vorwies – obwohl die 3,3-g-Gruppe 500 Kalorien mehr pro Tag verzehrte als die 2,2-g-Gruppe. Der signifikante Anstieg des täglichen Kalorienumsatzes führte nicht zu einer Fettzunahme, vermutlich weil die zusätzlichen Kalorien aus Protein bestanden. Ähnliches ergab eine andere Studie aus dem Jahr 2016, die von Longland et al. an der McMaster University in Kanada durchgeführt wurde. In dieser Studie verloren Probanden, die 4 Wochen lang täglich 2,2g Protein pro kgKG zu sich nahmen, im Durchschnitt fast 2,3kg mehr Körperfett als diejenigen, die nur 1,1g pro Kilo verzehrten. In Kapitel 29 wird noch gesondert auf die Ernährung zum Fettabbau eingegangen, aber diese Studien sind auch für den Masseaufbau relevant, denn man möchte ja, dass die aufgebaute Masse zu einem möglichst großen Teil aus Muskeln besteht, ohne dass Körperfett dazukommt.

Trotz dieser Studien und vieler anderer, die bestätigen, dass eine höhere Proteinaufnahme zu besseren Masse- und Kraftzuwächsen führt, gibt es immer noch zahlreiche falsch informierte Ernährungsexperten, Ärzte und Wissenschaftler, die meinen, dass der Proteinbedarf von Kraftsportlern sich kaum von dem nicht trainierender Menschen unterscheidet. Das liegt daran, dass es auch Studien gibt, die zeigen, dass eine höhere Proteinaufnahme während eines Krafttrainingsprogramms kaum Auswirkungen auf Masse- und Kraftzuwächse hat.

Ein Forschungsüberblick (Bosse und Dixon 2012) über Proteinaufnahme und Krafttraining zeigt uns endlich, warum manche Studien zu mehr Masse- und Kraftzuwächsen bei einer höheren Proteinaufnahme führen und andere nicht. Viele Studien zeigen keine Vorteile einer höheren Proteinaufnahme, weil die Proteinaufnahme nicht genügend von der gewohnten Ernährung oder von der Proteinaufnahme der Kontrollgruppe abwich. Was Studien betrifft, bei denen die Proteinaufnahme mindestens doppelt so hoch ist wie bei der gewohnten Ernährung oder mindestens 50% über der der Kontrollgruppe liegt, kommt es tatsächlich zu signifikanten Zuwächsen an magerer Muskelmasse und Muskelkraft.

Das beweist, dass eine Diät mit mehr Protein effektiv für mehr Muskelmasse und eine höhere Muskelkraft sorgt. Optimale Resultate lassen sich mit 2,2–3,3g Protein je kgKG erzielen.

ZIEL 2: REICHLICH FETT ESSEN

Viele Leute haben nach wie vor eine falsche Vorstellung von Fett. Häufig wird immer noch angenommen, dass man nur wenig Fett essen darf, um fit und gesund zu bleiben, doch nichts ist falscher als das. Fett ist ein wichtiger Makronährstoff für alle, die Muskeln und Kraft aufbauen und ihre Gesundheit optimieren wollen.

Ein Grund dafür, ausreichend Fett zu essen, besteht darin, dass einige mehrfach ungesättigte Fette, wie die Omega-3- und Omega-6-Fettsäuren, essenzielle Fette sind. Essenziell bedeutet, dass der Körper diese Fette nicht selbst herstellen kann und sie über die Nahrung aufnehmen muss. Es hat sich herausgestellt, dass Omega-3-Fettsäuren (z.B. in Lachs, Forelle, Leinsamen oder Walnüssen enthalten) eine entscheidende Rolle bei der Muskelregeneration und dem Muskelwachstum spielen. Sie unterstützen unter anderem auch die Gesundheit der Gelenke, schützen vor Herzerkrankungen und steigern die Gehirnfunktion. Eine Studie von Smith und Kollegen (2011) legt nahe, dass bei der Supplementierung mit stark Omega-3-haltigem Fischöl die Aufnahme von Protein für eine stärkere anabole Reaktion (eine höhere Muskelproteinsynthese) sorgt, was langfristig zu mehr Muskelwachstum führen kann.

Dann gibt es einfach ungesättigte Fette (z.B. in Olivenöl, Nüssen und Avocados enthalten). Dies ist kein essenzielles Fett, aber trotzdem gesund, weil es zahlreiche Vorteile für die Gesundheit bietet und schnell als Energieträger verbrannt wird, bevor es als Körperfett gespeichert wird. Dazu haben männliche Sportler, die mehr einfach ungesättigte Fette essen, höhere Testosteronspiegel (Hamalainen et al. 1983; Reed et al. 1987). Tatsächlich haben auch männliche Sportler, die mehr einfach ungesättigte Fette und gesättigte Fette essen, höhere Testosteronspiegel. Ja, Sie können durchaus etwas gesättigtes Fett essen und müssen es nicht unter allen Umständen vermeiden. Die Malmö Diät- und Krebsstudie berichtet, dass Menschen, die mehr als 30% Ihrer täglichen Energie aus Fett und mehr als 10% aus gesättigtem Fett beziehen, keine erhöhte Mortalität aufweisen (Leosdottir et al. 2005). Gute Quellen sind Rindfleisch, Milchprodukte (Voll- oder Magermilch, aber nicht fettfrei) und ganze Eier. Nur Transfette sollten Sie meiden.

Eine einfache Regel lautet, dass Sie je kgKG 1g Fett essen sollten. Wer 90kg wiegt, sollte also etwa 90g Fett am Tag essen, 33% davon als einfach ungesättigtes Fett, 33% als mehrfach ungesättigtes Fett (hauptsächlich Omega-3) und 33% als gesättigtes Fett, Auch eine Supplementierung mit 4–10g Fischöl täglich ist ratsam. Und wenn Sie es ganz genau machen wollen, prüfen Sie, wie viel Docosahexaensäure (DHA) und Eicosapentaensäure (EPA) Ihr Fischöl je Kapsel enthält. Optimal sind etwa 1500mg DHA und EPA sowie 300 mg DPA täglich.

ZIEL 3: KOHLENHYDRATE VERÄNDERN

Da Sie für die Optimierung des Muskelwachstums reichlich Protein und Fett essen sollten, bleiben die Mengen dieser wichtigen Makronährstoffe in etwa gleich, unabhängig von Ihren Zielen und davon, ob Sie gerade eine Diät machen. Deshalb müssen Sie Ihre Kohlenhydrataufnahme verändern, um mehr Masse auf- oder Fett abzubauen. Der Körper kann sämtliche notwendige Glukose (Blutzucker) aus Protein und Fett selbst erzeugen. Es gibt also kein essenzielles Kohlenhydrat, das Sie essen müssen. Anders ist es bei essenziellen Fetten, die müssen Sie unbedingt essen. Auch bei den Proteinen gibt es essenzielle Aminosäuren, die Sie essen müssen, weil der Körper sie nicht produzieren kann.

Zur Optimierung von Masse- und Kraftzuwächsen und zur Minimierung der Fettzuwächse sollten Sie etwa 3–4g Kohlenhydrate je kgKG essen. Wenn Sie nicht schnell genug Muskelmasse zulegen, aber auch kein Körperfett, dann können Sie diese Menge maßvoll erhöhen. Für den Fall aber, dass Sie zu viel Fett ansetzen, müssen Sie diese Menge reduzieren. Jeder Körper ist anders und reagiert unterschiedlich auf Kohlenhydrate. In dieser Hinsicht müssen Sie einfach experimentieren.

ZIEL 4: KALORIEN ZÄHLEN

Die Kalorienaufnahme ist wichtig für den Aufbau von Kraft und Muskelmasse. Für Ihr Wachstum benötigen Sie eine positive Energiebilanz (mehr essen als verbrennen). Regel 3 sagt ja, dass es möglich ist, Muskeln aufzubauen und gleichzeitig Fett abzubauen. Und für eine optimale Muskelmasse sollten Sie mehr Kalorien essen, als Sie verbrennen. Für einen optimalen Fettabbau hingegen müssen Sie mehr verbrennen, als Sie essen. Es ist aber möglich, etwas mehr Kalorien zu verbrennen, als man isst, und dennoch Masse zuzulegen, wenn man genügend Proteine und Fett isst. Wir wissen, dass 1g Proteine 4 kcal enthält, ebenso 1g Kohlenhydrate. Und wir wissen auch, dass 1g Fett etwa 9 kcal hat (je nach Art des Fettes zwischen 8 und 10 kcal). Wenn Sie eine Diät auf den Makronährstoffen aufbauen und 3,3g Protein sowie 1,1g Fett je kgKG zu sich nehmen wollen, sind das etwa 24 kcal je kgKG. Zielen Sie dann auf 2–4g Kohlenhydrate je kgKG ab, wissen Sie, dass Sie mindestens 33 kcal je kgKG essen müssen, um Muskelmasse aufzubauen. Benötigen Sie aber 6,6g Kohlenhydrate je kgKG, dann brauchen Sie etwa 51 kcal je kgKG.

ZIEL 5: REGELMÄSSIG ESSEN

Wenn Sie täglich reichlich Protein, Fett und Kohlenhydrate und damit viele Kalorien essen, ist es sinnvoll, das auf möglichst viele Mahlzeiten über den Tag zu verteilen. Seit Jahrzehnten ist bekannt, dass Bodybuilder, die häufiger essen, mehr Muskeln aufbauen. Fast jeder Topprofi isst alle paar Stunden eine Mahlzeit. Und dabei handelt es sich um die Männer und Frauen mit der meisten Muskelmasse.

Diese anekdotische Evidenz ist sicher interessant, aber auch die Wissenschaft bestätigt die Aussage, dass häufigere Mahlzeiten besseres Wachstum bringen. Bei einer Studie von Moore und Kollegen (2012) absolvierten die Teilnehmer ein Beintraining und aßen in den 12h danach 80g Molkenprotein nach 3 unterschiedlichen Verfahren. Sie nahmen alle 1,5h 8 10-g-Dosen, alle 3h 4 20-g-Dosen oder alle 6h 2 40-g-Dosen. Die Forscher berichteten, dass die Proteinnettobilanz, im Prinzip Muskelproteinsynthese minus Muskelproteinzerfall, bei 4 20-g-Dosen alle 3h signifikant höher war als bei den beiden anderen Strategien. Und eine bessere Proteinnettobilanz bedeutet mehr Muskelwachstum.

Ein paar Dinge können wir aus dieser Studie lernen. Zum einen die Menge des Proteins: Dass die 10-g-Dosis alle 1,5h keine bessere Proteinnettobilanz als die 20-g-Dosis alle 3h aufweist, liegt eher an der Menge als an der Häufigkeit. Sie brauchen bei jeder Mahlzeit eine ausreichende Menge Protein – und diese scheint bei mindestens 20g zu liegen. Höhere

Dosen häufiger genommen wurden nicht untersucht, aber ich denke, man sollte je nach Quelle auf 20–40g Protein je Mahlzeit abzielen.

Der zweite Aspekt ist, dass für ein optimales Wachstum nicht viel mehr als 3h zwischen den Mahlzeiten liegen sollten. Bei längeren Zeiträumen scheint der Proteinzerfall so rasch einzusetzen, dass jeder größere Schub Proteinsynthese lediglich den Zerfall ausgleicht und nicht das Potenzial für das Muskelwachstum optimiert.

So sollten tagsüber nicht mehr als 3h zwischen den Mahlzeiten liegen und jede Mahlzeit sollte 20–40g Protein enthalten.

ZIEL 6: NEHMEN SIE EIN GEMISCHTES PROTEINPULVER

Mithilfe eines Proteinpulvers kommen Sie sicher auf die erforderliche Dosis von 2–3g Protein je kgKG. Ein Proteinpulver ist aber nicht nur praktisch. Wenn Sie das richtige nehmen, haben Sie dirckte Vorteile für Ihr Muskelwachstum.

Am besten geeignet ist irgendeine Art von Molkenprotein. Molkenprotein ist ein Milchprotein. Die wichtigsten Proteine in der Milch sind Molke und Kasein. Molke ist die lösliche Form des Milchproteins und macht etwa 20% des Gesamtproteins aus, während die restlichen 80% aus dem globulären Kasein bestehen. Die Molke stammt also aus der Vollmilch von Kühen. Sie wird bei der Käseproduktion vom Kasein getrennt. Dabei wird sie praktisch abgegossen und dann zu Molkenprotein verarbeitet. Mit verschiedenen Filterverfahren wird ein Großteil der Kohlenhydrate (Laktose) und des Fettes entfernt. Dabei steigt der Proteingehalt des Konzentrats von 15% auf über 35% und 50% und liegt schließlich im besten Fall bei 80%. Konzentrate sind alle diese Formen, aber bei den Pulvern mit Molkenproteinkonzentrat kommt meist die Form mit 80% zum Einsatz. Bei der sanften Filterung zum Molkenproteinkonzentrat bleiben die Mikrofraktionen des Molkenproteins unbeschädigt. Dazu zählen Beta-Lactoglobulin (~50–55%), Alpha-Lactalbumin (~20–25%), Glycomacropeptid (~10–15%), Immunglobuline (~10–15%), Serumalbumin (~5–10%), Lactoferrin (~1%), Lactoperoxidase (<1%) und weitere Minorproteine wie Beta-Microglobulin, Lysozym, insulinähnliche Wachstumsfaktoren (IGF) und Gammaglobulin, die für die wichtigsten Vorzüge der Molke sorgen, etwa antioxidative und immunstärkende Eigenschaften sowie die Förderung von Kraft und Muskelwachstum.

Um das Molkenprotein weiter zu reinigen und ein Molkenproteinisolat mit mehr als 90% Protein zu schaffen, wird das Molkenproteinkonzentrat mit 80% weiteren Prozessen unterzogen, oft der Mikrofiltration oder der Ionenaustauschchromatografie, um noch mehr Kohlenhydrate und Fett zu entfernen. Je nach Prozess werden dabei manchmal die Mikrofraktionen des Molkenproteins beschädigt. Ein reineres Molkenproteinpulver kann also seinen Preis haben. Deshalb ist mein Molkenproteinisolat, das der Mikrofiltration und Ultrafiltration unterzogen wird und die Mikrofraktionen intakt lässt, so gefragt. Manchmal wird Molkenprotein auch der Hydrolyse unterzogen. Dabei werden die langen Molkenproteinketten in kürzere Ketten oder Peptide aufgebrochen, die oft nur 2 oder 3 Aminosäureketten enthalten. Diese hydrolysierten Molkenproteine sind noch schneller verdaulich als Molkeisolat. Das Molkenproteinkonzentrat, -isolat oder -hydrolysat wird dann zu einem Pulver sprühgetrocknet. Oft wird das Pulver instantisiert, damit es sich besser mischen lässt und nicht verklumpt. Die Molke ist die Königin unter den Proteinpulvern. Das hat mehrere Gründe. Zunächst einmal ist sie reich an verzweigtkettigen Aminosäuren (BCAA), die am wichtigsten für das Muskelwachstum und die Energie sind. Mehr über diese Aminosäuren in Ziel 8. Kein Protein ist so schnell wie Molkenprotein, d. h., es bekommt die Aminosäuren besonders schnell in den Blutfluss. Die Molke bringt den Großteil ihrer Aminosäuren innerhalb von 60–90 min in das Blut (Abb. 28.1; Boirie 1997). So kann sie schnell die Muskelproteinsynthese ankurbeln und das Wachstum fördern. Das ist wichtig in der Zeit, um das Workout, die Erholung und das Wachstum zu fördern, wenn der Muskel bereit dafür ist. Dazu bietet die Molke spezielle Peptide und Mikrofraktionen, die andere Proteinquellen oder Aminosäuren nicht haben. Diese Peptide und Mikrofraktionen haben zahlreiche Vorzüge für Gesundheit, Leistung und Körperbau. So entspannen einige dieser Peptide die Blutgefäße und sorgen für deren Erweiterung. Das hat nicht nur Vorteile für Herz und Kreislauf, es hilft auch, die Aminosäuren effizienter zu den Muskeln zu bringen. Bei einer Vergleichsstudie von Molkenprotein und einem Aminosäuremix mit identischen Aminosäuren zeigte sich, dass Molkenprotein die Muskelproteinsynthese besser fördert als die Aminosäuren allein (Kanda et al. 2013).

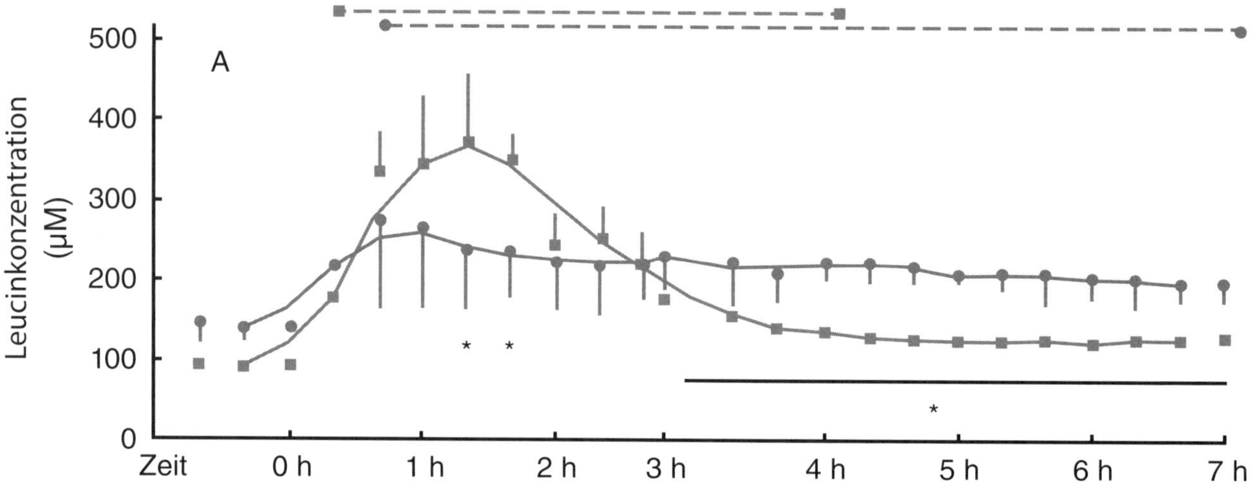

Abb. 28.1 Plasma-Leucinkonzentrationen nach der Einnahme von Molke oder Kasein.

Genehmigter Nachdruck aus Y. Boirie, M. Dangin, P. Gashon et al, (1997), »Slow and Fast Dietary Proteins Differently Modulate Postprandial Protein Accretion«, *Proceedings of the National Academy of Sciences of the United States of America* 94(26), S. 14930–14935. Copyright (1997) National Academy of Sciences, USA.

Molke regt zwar schnell die Muskelproteinsynthese an, aber der Effekt ist leider oft nur vorübergehend. Die Kombination des langsam verdaulichen Kaseinproteins mit Molke verlängert die Dauer der erhöhten Muskelproteinsynthese und führt damit langfristig zu besseren Masse- und Kraftzuwächsen als Molkenprotein allein (Soop et al. 2012; Reidy et al. 2014; Reidy et al. 2013; Kerksick 2006).

Wenn Sie also einen Proteinshake nehmen, achten Sie darauf, dass er Molke und Kasein enthält. Am besten ist ein Kasein mit Mizellar-Kasein, dem natürlichen Kasein der Milch, es wird am langsamsten verdaut. Sie können das Molkenprotein und das Kaseinprotein separat kaufen und im Verhältnis von etwa 1 : 1 mischen. Bequemer ist eine Mischung, die bereits Molke und Kasein enthält. Noch einfacher ist es, Molkenprotein in etwa 0,5 l fettarme Milch oder 250 g griechischen Joghurt einzurühren. Sowohl die Milch als auch der griechische Joghurt sind gute Quellen für Mizellar-Kasein. So ist das Proteinpulver viel schmackhafter als in Wasser verrührt.

Ein Proteinshake liefert Aminosäuren für die Regeneration mitten in langen Workouts – etwa wenn Sie mit dem Training einer Muskelgruppe fertig sind, das Training aber noch nicht beendet ist und Sie noch andere Muskelgruppen trainieren. Ein weiterer Proteinshake nach dem Training fördert die Muskelregeneration und das Muskelwachstum zusätzlich. Nehmen Sie bei jeder Dosis etwa 20–40 g Protein zu sich.

Dazu sollten Sie unbedingt morgens nach dem Aufwachen Ihre Proteinmischung nehmen. Da Sie während des Schlafens fasten, wird Ihr Muskelprotein als Energiequelle angezapft. Wenn Sie dann zum Frühstück proteinreiche Vollwertkost essen, dauert es mehrere Stunden, bis sie verdaut ist, in die Muskeln gelangt und den Raubbau stoppt. Viel schneller geht es, wenn Sie erst einmal einen Molkenproteinshake trinken, um den Abbau schnell zu stoppen und die Muskelproteinsynthese anzukurbeln. Danach sollten Sie für die anhaltende Proteinsynthese ein Vollwertfrühstück zu sich nehmen.

Nehmen Sie auch vor dem Zubettgehen eine Mischung aus Molke und Kasein. Mizellar-Kasein braucht bis zu 7 Stunden für die Verdauung. Es bildet praktisch einen Klumpen im Magen. Das können Sie sehen, wenn Sie ein Molkenproteinpulver und ein Kaseinproteinpulver anrühren. Die Molke vermischt sich schnell, während das Kasein Klumpen in der Flüssigkeit bildet. Das Gleiche geschieht in Ihrem Magen, wenn Sie Kasein zu sich nehmen. Diese Klumpen können beim Trinken des Shakes störend sein, bieten aber Vorteile, wenn sie sich im Magen bilden. Sie verkleinern nämlich die Oberfläche des Kaseins, die den Verdauungsenzymen zur Verfügung steht. Die Enzyme müssen die Kaseinklumpen schichtweise verarbeiten – ein Vorgang, ähnlich wie wenn man eine Zwiebel schält. So bietet das Kasein eine langsame, durchgehende Versorgung mit Aminosäuren für einen Großteil der Nacht. Das kann die Zersetzung des Muskelproteins im Schlaf verhindern und langfristig so zu besseren Zuwächsen an Muskelmasse führen.

Alternative Proteinpulver

Zwar empfehle ich wärmstens eine Proteinmischung aus Molken-, Kasein- und Eiprotein, aber viele Menschen haben Nahrungsmittelunverträglichkeiten oder Allergien, die ihnen den Genuss einer solchen Mischung nicht erlauben. Manche (ich eingeschlossen) haben beispielsweise eine Eiallergie, dann ist entweder eine Molke-Kasein-Mischung oder sogar reines Molkenprotein besser geeignet. Wenn es ein reines Molkenprodukt sein soll, empfehle ich Molkenproteinisolat (MPI) statt Molkenproteinkonzentrat (MPK), da MPI einen höheren Proteinanteil pro Portion enthält als MPK. MPK enthält pro Portion generell mehr Kohlenhydrate und Fett als MPI und weniger Protein.

Andere Menschen ernähren sich vegan und möchten weder Molke noch Kasein zu sich nehmen. Glücklicherweise sind pflanzliche Proteinpulver immer mehr im Trend. Diese Produkte können auch von denjenigen verwendet werden, die zwar Fleisch essen, aber den pflanzlichen Anteil ihrer Ernährung erhöhen wollen. Zu den üblichen pflanzlichen Proteinquellen in Pulverform gehören Erbsen- und Reisprotein. Damit Sie mehr Protein und weniger Kohlenhydrate pro Portion und einen weniger mehligen und besseren Geschmack erhalten, sollten Sie Pulver wählen, die aus pflanzlichen Proteinisolaten bestehen, beispielsweise Erbsenproteinisolat und Reisproteinisolat.

Reine Molkenproteinisolat- und Pflanzenproteinpulver können auf die gleiche Weise verwendet und gemischt werden wie Molke-Kasein-Mischungen. Als Shakes können Sie ebenso zwischen den Mahlzeiten oder zu ansonsten proteinarmen Mahlzeiten eingenommen werden. Da MPI ein so schnell absorbierbares Protein ist, ist es möglicherweise nicht die beste Wahl für den letzten Shake vor dem Schlafengehen. Dann sind Erbsen- und Reisprotein die bessere Alternative, da beide nur mittelschnell verdaut werden.

ZIEL 7: VOR UND NACH DEM WORKOUT UNTERSCHIEDLICHE KOHLENYDRATE NEHMEN

Es ist logisch, dass Sie Ihrem Körper vor einem Workout reichlich Treibstoff bieten müssen, damit die Muskeln so lange wie möglich Kraft haben. Der bereits erwähnte Proteinshake wie auch die in Ziel 8 genannten Supplements tragen zur Energielieferung bei. Eine der wichtigsten Energiequellen während des Workouts ist aber Glykogen. Glykogen ist die gespeicherte Form von Kohlenhydraten. Einfach gesagt wird bei der Aufnahme von Kohlenhydraten der Großteil zu Glukose, also Blutzucker, zerlegt oder konvertiert. Glukose steht sofort als Treibstoff zur Verfügung oder wird gespeichert – hauptsächlich in den Muskelfasern und in der Leber. Gespeichert wird sie als Glykogen, das sind lange, miteinander verbundene verzweigte Ketten aus Glukose. Das Glykogen in den Muskelzellen und in der Leber wird zu Glukose zersetzt und ist einer der wichtigsten Treibstoffe für das Workout. Daher müssen Sie Ihrem Körper vor jedem Workout eine gut verfügbare Glukosequelle zur Verfügung stellen, die lang bis in das Workout anhält. Ideal ist ein Kohlenhydrat mit niedrigem glykämischem Index. Obst funktioniert, es hat einen niedrigen glykämischen Index und besteht in der Regel je zur Hälfte aus Glukose und Fruktose. Der niedrige glykämische Index bedeutet, dass es nicht zu einem schnellen Blutzuckeranstieg und damit zu einem schnellen Insulinanstieg führt. Steigt das Insulin zu schnell, bringt es sämtliche Glukose in die Muskelzellen und senkt den Glukosespiegel im Blut, was zur Hypoglykämie (Unterzuckerung) führt. Sie fühlen sich erschöpft, träge und schwach. Wenn Sie Obst vor dem Workout essen, gibt der Glukoseanteil Ihrem Körper eine rasch verfügbare Energiequelle. Die Fruktose wiederum ist zwar ein Zucker, hat aber einen niedrigen glykämischen Index. Das liegt daran, dass der Körper Zucker in Form von Fruktose nicht sofort verarbeiten kann. Sie muss erst in der Leber zu Glykogen umgewandelt werden. Die Leber steuert dann die Freisetzung des Glykogens in den Blutfluss als Glukose. So liefert die Fruktose über einen längeren Zeitraum Energie. Sie bekommen also eine rasch verfügbare Energiequelle und gleichzeitig eine andauernde, die Ihren Zusammenbruch verhindert. Nehmen Sie innerhalb von 30 min vor dem Workout etwa 20–40 g Kohlenhydrate aus Obst oder einer anderen Kohlenhydratquelle mit niedrigem glykämischem Index zu sich, beispielsweise Haferflocken oder Süßkartoffeln.

Nach dem Workout ist das Gegenteil richtig: Sie brauchen Kohlenhydrate mit hohem glykämischem Index. Denn am Ende des Workouts ist das Glykogen in den Muskeln aufgebraucht. Wenn Sie den Glykogenspiegel nicht wiederherstellen, kann die Leistung beim nächsten Workout leiden und das Wachstum Ihrer Muskeln gestört werden. Außerdem fühlen Sie sich dann erschöpft und weniger energiegeladen.

Das liegt daran, dass der Glykogenspiegel im Muskel ein Barometer dafür ist, wie viel Energie der Körper gespeichert hat. Bei wenig Energie, also bei niedrigem Glykogenspiegel, möchten die Muskeln keine Energie auf das Wachstum verschwenden. Für das Wachstum benötigen Sie Energie und größere Muskeln benötigen mehr Energie zur Erhaltung. Wenn der Körper nicht sicher ist, ob die Energie für andere, wichtigere Prozesse ausreicht, wird er es mit dem Muskelaufbau nicht übertreiben.

Dazu leidet das Muskelwachstum auch unter zu wenig Kohlenhydraten, weil Glykogen Wasser in die Muskelfasern zieht. Je mehr Glykogen, desto mehr Wasser in den Muskelfasern. Das Wasser macht Ihre Muskeln voller und dadurch wirken sie wesentlich größer. Enthalten Ihre Muskeln wenig Glykogen, dann haben sie auch wenig Wasser und sie wirken flacher und kleiner. Vollere Muskeln durch mehr Glykogen und Wasser können auch das Muskelwachstum anregen. Es gibt Belege dafür, dass mehr Wasser in den Muskelfasern die Muskelmembranen dehnt, was wiederum die chemischen Pfade in Gang setzt, welche die Muskelproteinsynthese steigern und damit für mehr Muskelwachstum sorgen. Am besten ersetzen Sie das Muskelglykogen nach dem Workout durch ein hochglykämisches (schnell verdauliches) Kohlenhydrat. Diese Kohlenhydrate stehen nach der Einnahme dem Blutfluss und den Muskelfasern praktisch sofort zur Verfügung. Je schneller Sie nach dem Workout Kohlenhydrate zu den Muskeln bringen, desto schneller und besser wird das Glykogen in den Muskeln aufgefüllt. Eine der besten Quellen dafür ist Dextrose, also Glukose. Diese Form des Zuckers muss nicht verdaut werden und geht sofort in das Blut. Nehmen Sie direkt Dextrose- oder Glukosepulver oder Gummibären, die meist aus Dextrose und Maissirup bestehen. Maissirup besteht aus verzweigten Glukosemolekülen, die sofort zersetzt und aufgenommen werden. Das ist etwas ganz anderes als Maissirup mit hohem Fruktoseanteil. Weißbrot und weiße Kartoffeln sind ebenfalls gute Quellen, da sie hauptsächlich aus Stärke bestehen, verbundenen verzweigten Glukosemolekülen, die nach der Aufnahme sofort zersetzt werden.

Diese schnellen Kohlenhydrate treiben auch den Insulinspiegel hoch. Und nach dem Workout ist das einer der seltenen Momente, in denen das anabole Hormon Insulin ansteigen sollte. Es sorgt entscheidend dafür, dass Kreatin in die Muskelfasern kommt. Ohne einen hohen Insulinspiegel ist die Kreatinaufnahme nicht optimal. Insulin hilft auch den Muskelfasern, Aminosäuren wie Beta-Alanin und BCAA, die wichtigen Bestandteile Ihres Proteinshakes, aufzunehmen. Und auch der Glukose aus den schnellen Kohlenhydraten verschafft das Insulin Zugang zu den Muskelfasern. Mehr Informationen über diese Supplements siehe Ziel 8. Schnelle Kohlenhydrate nach dem Workout sind eine süße Belohnung, die Ihrer Diät nicht schadet. Ob Sie nun nur Muskelmasse aufbauen oder gleichzeitig auch Fett abbauen wollen, Sie sollten auf alle Fälle »sauber« essen. Donuts, Pommes frites und Eiscreme haben also in Ihrem Diätplan nichts zu suchen. Aber eine Dosis Süßigkeiten in Form von Dextrose, Gummibären oder aber Weißbrot mit Marmelade ist schmackhaft und hilft Ihnen, Ihre Ergebnisse zu verbessern. Warum sollten Sie darauf verzichten?

Manche Studien zeigen, dass ein Proteinshake nach dem Workout die Muskelproteinsynthese mit oder ohne schnelle Kohlenhydrate auf die gleiche Weise ankurbelt. Das heißt also, dass Kohlenhydrate zum Post-Workout-Shake nicht zur vermehrten Muskelproteinsynthese beitragen. Und schon haben einige Experten behauptet, dass man nach dem Workout keine Kohlenhydrate benötigt. Das finde ich etwas extrem. Es stimmt zwar, dass Sie ohne Kohlenhydrate nach dem Workout Muskeln aufbauen können. Ich würde das aber nicht empfehlen, es sei denn, Sie sind auf einer Low-Carb-Diät und haben die Kohlenhydrate bereits aus allen anderen Mahlzeiten gestrichen. Es macht wirklich keinen Sinn, Kohlenhydrate zu den Mahlzeiten zu essen – außer nach dem Workout. Essen Sie ohnehin Kohlenhydrate, dann nehmen Sie sie auch zu der wichtigsten Mahlzeit, nämlich der nach dem Workout. Manche befürchten, dass Kohlenhydrate nach dem Workout die HGH- und Testosteronspiegel abschwächen. Da haben sie etwas falsch verstanden. Je nach Workout steigen die HGH- und Testosteronspiegel während des Workouts und erreichen ihren Höhepunkt zum Ende des Workouts. Nach dem Workout sinken sie rapide und haben etwa 60–90 min danach ihre Ruhewerte wieder erreicht. Die Freisetzung dieser Hormone hat also vor der Aufnahme der Kohlenhydrate ihren Höhepunkt erreicht. Und nach dem Workout können die Kohlenhydrate keine negativen Auswirkungen auf die Hormonspiegel mehr haben.

Andere machen sich Gedanken, dass schnelle Kohlenhydrate nach dem Workout zu Diabetes führen. Das liegt an der öffentlichen Verteufelung jeder Form von Zucker. Ja, wenn Sie den ganzen Tag sitzen und Zucker mümmeln, steigt Ihr Risiko für Typ-2-Diabetes. Jemand aber, der regelmäßig trainiert, beugt bereits den metabolischen Schäden vor, die zu Typ-2-Diabetes führen. Dazu gehen die Kohlenhydrate gleich nach dem Workout direkt in die Muskeln und ersetzen dort und in der Leber das Glykogen. Schnelle Kohlenhydrate nach dem Workout sind also nicht gefährlich. Im Gegenteil, Ihr Körper braucht sie.

Die genaue Menge an schnellen Kohlenhydraten nach dem Workout hängt von den Gewichten, der Intensität und der Dauer des Workouts ab, aber als allgemeine Empfehlung gelten 20–40 g schneller Kohlenhydrate wie Dextrose innerhalb von 30 min nach dem Workout. Mehr als etwa 60 g sollten es nicht sein, denn wenn Sie zu viele schnelle Kohlenhydrate zu sich nehmen, kann es sein, dass nach der schnellen Aufnahme durch Leber und Muskeln die Glukosewerte im Blut abfallen und Sie sich elend fühlen. Diese sogenannte Hypoglykämie kann zu Schwindel, Trägheit und mangelndem Wohlbefinden führen. Wenn das bei Ihnen schon bei kleineren Mengen schneller Kohlenhydrate auftritt, dann nehmen Sie nach dem Workout eine Mischung aus schnellen und langsamen Kohlenhydraten wie Obst, Haferflocken, Vollkornbrot oder Süßkartoffeln.

ZIEL 8: SUPPLEMENTS VOR UND NACH DEM WORKOUT

Die beiden wichtigsten Zeitfenster, in denen Sie Ihrem Körper Nährstoffe für das Wachstum geben müssen, sind das Pre-Workout- und das Post-Workout-Fenster. Die richtigen Nährstoffe unmittelbar vor der Arbeit wirken sich stark auf Muskelkraft, Energie, Muskelausdauer und die gesamte Intensität Ihres Workouts aus. Zusätzlich bereiten sie den Körper auf das Muskelwachstum nach dem Workout vor.

Wenn Sie unmittelbar nach dem Workout die richtigen Nährstoffe nehmen, können Sie die beim Workout verbrauchten Nährstoffe besser nachfüllen, Ihre Erholung fördern und mehr Kraft und Muskelmasse zulegen. Außerdem fühlen Sie sich insgesamt besser, wenn Sie das, was Sie während des Trainings verbraucht haben, eher früher als später wieder auffüllen.

Neben der Proteinmischung und den Kohlenhydraten vor und nach dem Workout benötigen Sie vor allem diese 4 Supplements: verzweigtkettige Aminosäuren (BCAA), Kreatin, Beta-Alanin und Betain. Zusammen mit den Proteinen und Kohlenhydraten können sie Ihre Zuwächse an Kraft und Muskelmasse drastisch verbessern. So haben Forscher von der Victoria University (Australien) festgestellt, dass Versuchsteilnehmer, die 10 Wochen lang unmittelbar vor und nach dem Workout Molkenprotein, Kreatin und Glukose nahmen, um 80 % höhere Zuwächse an Muskelmasse und um 30 % höhere Zuwächse an Muskelkraft hatten als Teilnehmer, die dieselben Supplements morgens und abends nahmen (Cribb und Hayes 2006). Die erste Gruppe baute auch Körperfett ab, während die Gruppe, die die Supplements morgens und abends nahm, kein Körperfett verlor. Dazu hatte die erste Gruppe signifikant höhere Muskelglykogenwerte, ein wichtiger Faktor für Leistung und Muskelwachstum.

Verzweigtkettige Aminosäuren (BCAA) – zu diesen Aminosäuren zählen Leucin, Isoleucin und Valin. Sie sollten unbedingt vor und nach dem Workout genommen werden, denn sie steigern die Energie, reduzieren die Erschöpfung und regen das Muskelwachstum an.

Die Supplementierung mit BCAA vor dem Workout fördert die Muskelausdauer und hält die Erschöpfung auf. Das liegt auch daran, dass BCAA anders als fast alle anderen Aminosäuren direkt von den Muskelfasern als Energiequelle genutzt werden. Das gilt besonders bei intensiven Workouts wie Krafttraining.

Für die Lieferung von Energie während des Workouts sorgt auch das Valin. Während des Workouts nimmt das Gehirn in großen Mengen Tryptophan auf. Dort wird es in 5-Hydroxytryptamin (5-HT), besser bekannt als Serotonin, umgewandelt. Ein höherer Serotoninspiegel während des Workouts signalisiert dem Gehirn, dass der Körper erschöpft ist. So kommt es zu einer Reduzierung von Muskelkraft und Ausdauer. Valin konkurriert mit dem Tryptophan um die Aufnahme ins Gehirn und ist meist stärker. So gerät weniger Tryptophan in das Gehirn und wird in Serotonin umgewandelt, und Sie bleiben wacher und aufmerksamer, wenn Sie nicht trainieren.

Nach dem Workout brauchen Sie eine weitere Dosis BCAA, die wichtigsten Aminosäuren für Ihr Muskelwachstum. Unter ihnen ist Leucin der bedeutendste Faktor für das Wachstum. Leucin ist so etwas wie der Zündschlüssel beim Auto. Das Auto ist hier die Muskelzelle oder -faser. Die Zündung setzt die Muskelproteinsynthese in Gang, die das Muskelprotein aufbaut, das wiederum zum Wachstum führt. Wissenschaftlich gesagt aktiviert Leucin den Komplex mTOR, der die Muskelproteinsynthese und damit das Muskelwachstum anheizt. Wer seine Proteine und Kohlenhydrate nach dem Workout zusätzlich mit Leucin versetzt, weist signifikant mehr Muskelproteinsynthese auf als jemand, der nur Proteine und Kohlenhydrate nimmt.

Einen weiteren starken anabolen Effekt erzielt Leucin durch eine Erhöhung des Insulinspiegels. Ähnlich wie hochglykämische Kohlenhydrate erhöht Leucin die Freisetzung von Insulin aus der Bauchspeicheldrüse und bringt es in die Muskelzellen, wo es das Wachstum stimuliert. Dazu fördert Insulin das Wachstum auch durch Förderung einer stärkeren Muskelproteinsynthese und Minderung des Proteinzerfalls.

Nehmen Sie 5–10 g BCAA innerhalb von 30 min vor dem Workout und weitere 5–10 g innerhalb von 30 min nach dem Workout. Das Molkenprotein, das Sie gleichzeitig nehmen, ist zwar reich an BCAA, aber zusätzliche BCAA in freier Form gelangen schneller in den Muskel und stellen sicher, dass zum kritischen Zeitpunkt genügend BCAA zur Verfügung steht (Yoshii et al. 2018).

Kreatin – klinische Daten wie auch anekdotische Belege deuten darauf hin, dass Kreatin vor und nach dem Workout die besten Resultate liefert. Vor dem Workout genommen, ist es vor allem eine mächtige Energiequelle für die Muskelfasern. In den Muskelfasern nimmt Kreatin ein energiereiches Phosphat auf und bildet Kreatinphosphat. Dies ist einfach ein Kreatinmolekül mit einer Phosphatgruppe. Bei hochintensivem Workout wie Krafttraining gibt das Kreatin diese energiereiche Phosphatgruppe an den Muskel ab, um ATP (Adenosintriphosphat) zu bilden. Dieses rasch erzeugte ATP befeuert die Muskelkontraktionen beim Workout. Je mehr Kreatinphosphat in den Muskelfasern, desto mehr Wiederholungen schaffen Sie in einem Satz. So sorgt die Supplementierung mit Kreatin hauptsächlich für größere Kraftzuwächse und mehr Muskelhypertrophie. Sie schaffen mit einem bestimmten Gewicht mehr Wiederholungen. So können Sie schließlich immer schwerere Gewichte heben. Und die größere Überlastung der Muskeln in Verbindung mit einem höheren Arbeitspensum führt schließlich zu mehr Wachstum. Mit einer Dosis Kreatin vor dem Workout stellen Sie einen optimalen Kreatinphosphatspiegel in den Muskelfasern sicher.

Die Supplementierung mit Kreatin führt zu signifikanten Kraft- und Leistungszuwächsen sowie mehr Wachstum. Zahlreiche Studien belegen signifikante Verbesserungen des Repetition Maximum (1RM) nach der Einnahme von Kreatin. So berichteten Vandenberghe und Kollegen (1997), dass untrainierte Versuchsteilnehmer, die während eines 10-wöchigen Krafttrainingsprogramms Kreatin nahmen, ihr 1RM gegenüber der Placebogruppe um 25 % steigerten. Eine weitere Studie von Noonan und Kollegen (1998) zeigte, dass trainierte College-Footballspieler, die während eines 8-wöchigen Gewichtstrainingsprogramms Kreatin nahmen, ihr 1RM um 6 % steigerten, während die Placebogruppe keinerlei Kraftzuwächse hatte. Ein Forschungsüberblick von Rawson und Volek (2003) über Kreatin zeigte, dass bei 16 Studien über die Auswirkungen von Kreatin auf das 1RM der durchschnittliche Zuwachs an Kraft etwa 10 % höher lag als bei der jeweiligen Kontrollgruppe mit dem Placebo. Studien belegen auch, dass man mit Kreatin mit dem gleichen Gewicht mehr Wiederholungen schafft. Powerlifter, die während der Vorbereitung auf einen Wettkampf Kreatin nahmen, erhöhten die Anzahl der Wiederholungen bei 85 % ihres 1RM um 40 %, während sich bei der Placebogruppe die Anzahl der Wiederholungen mit demselben Gewicht nicht veränderte (Kelly und Jenkins 1998). Rawson und Volek (2003) stellten fest, dass bei den 16 überprüften Studien sich die Anzahl der absolvierten Wiederholungen bei der Kreatingruppe um 15 % mehr steigerte als bei der Placebogruppe. Abbildung 28.2 zeigt die durchschnittliche Steigerung von Muskelkraft und Wiederholungen bei der Supplementierung mit Kreatin im Vergleich zu einem Placebo. Die meisten Studien über Kreatin deuten darauf hin, dass die Supplementierung die sportlichen Leistungen deutlich erhöht, denn sie sorgt für mehr Muskelkraft und -leistung bei kurzen intensiven Workouts. Die Teilnehmer an den Studien hatten ganz unterschiedliche Voraussetzungen – von untrainierten Anfängern bis zu Sportlern, die an College-Wettkämpfen teilnahmen. Zu den Sportarten, bei denen sich bessere Leistungen zeigten, zählten Kurzstreckenradfahren, Sprints, wiederholte Sprünge, Schwimmen, Fußball, Kajak, Rudern und natürlich das bereits angesprochene Krafttraining. Die stärksten Verbesserungen zeigten sich bei einer Reihe wiederholender, hochintensiver und kurzer Trainingsbelastungen. So erhöhte sich nach einer kurzen Pause (20–60 sek) nach einem Sprint das Tempo des zweiten Sprints. Das heißt, dass bei Sportarten wie Fußball oder Football, wo immer nur ein paar Sekunden durchgehend gespielt werden, durch Kreatin eine starke Leistungssteigerung zu erwarten ist.

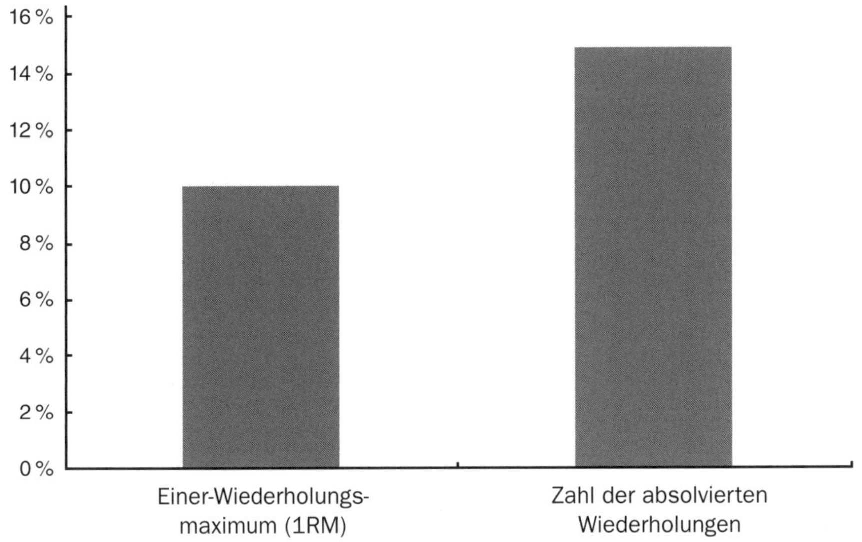

Abb. 28.2 Steigerung von Maximalkraft und Wiederholungen in Prozent bei der Supplementierung mit Kreatin im Vergleich zu einem Placebo.

Quelle: E. S. Rawson und J. S. Volek, (2003), »Effects of Creatine Supplementation and Resistance Training on Muscle Strength and Weightlifting Performance«, Journal of Strength & Conditioning Research 17(4): S. 822–831.

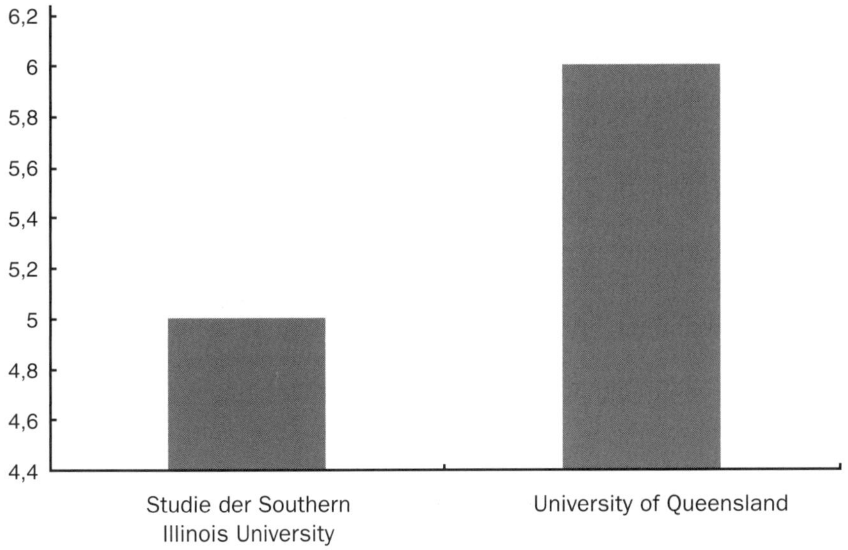

Abb. 28.3 Zunahme an magerer Muskelmasse (in Pfund) bei der Einnahme von Kreatin während eines Krafttrainingsprogramms.

Quellen: V. G. Kelly und D. G. Jenkins, (1998): »Effect of Oral Creatine Supplementation on Near-Maximal Strength and Repeated Sets of High-Intensity Bench Press Exercise«, Journal of Strength & Conditioning Research 12(2): S. 109–115, und M.D. Becque, J. D. Lochmann, und D. R. Melrose, (2000): »Effects of Oral Creatine Supplementation on Muscular Strength and Body Composition«, Medicine & Science in Sports & Exercise 32(3): S. 654–658

Dazu zeigen diverse Studien, dass Kreatin die magere Muskelmasse signifikant vergrößert. Die bereits erwähnte Studie von Kelly und Jenkins (1998) zeigt, dass Powerlifter, die Kreatin nahmen, im Schnitt über 2,7 kg an magerer Muskelmasse zulegten, einige gar bis zu 5 kg in weniger als 4 Wochen, während es bei der Placebogruppe keine Veränderungen des Gewichts gab. Becque und Kollegen (2000) berichteten, dass trainierte Kraftsportler, die Kreatin nahmen, in 6 Wochen fast 2,3 kg magere Muskelmasse zulegten, während es bei einem Placebo zu keiner Veränderung des Körpergewichts kam. Da die Supplementierung mit Kreatin anscheinend weder die Knochenmasse noch die Organmasse vergrößert, ist die Zunahme an magerer Körpermasse eher auf die Muskeln zurückzuführen. Innerhalb dieser kurzen Zeit wird ein Großteil der Zuwächse aus Wasser im Muskel bestehen, denn bei einem höheren Kreatinspiegel nehmen die Muskelfasern mehr Wasser auf. Das kann aber über eine verstärkte Proteinsynthese langfristig zu Muskelwachstum führen. Abbildung 28.3 zeigt die durchschnittliche Zunahme an magerer Muskelmasse, die die Teilnehmer bei der Einnahme von Kreatin während eines Krafttrainingsprogramms zeigten. Bei beiden Studien zeigten die Placebogruppen keine Zunahme an magerer Muskelmasse.

Die größten Vorteile bietet Kreatin mit der schnellen Lieferung von Energie während des Workouts. So erholen Sie sich schneller zwischen einzelnen kurzen Workouts wie Sprints oder Krafttraining. Heute wissen wir aber, dass Kreatin über eine Reihe von Mechanismen wirkt, unter anderem durch die Volumenzunahme der Muskelzellen. Das bedeutet nichts weiter, als dass die Muskelzellen sich mit Wasser füllen. Da Kreatin im Prinzip ein Protein ist, zieht es über den Prozess der Osmose Wasser aus dem Blut und dem Raum außerhalb der Muskelzellen (der Gewebsflüssigkeit) in den Muskel. Das ist auch der Hauptgrund für die rasche Gewichtszunahme in den frühen Phasen der Supplementierung mit Kreatin. Das erhöhte Zellvolumen führt aber zur Dehnung der Zellmembranen. Man geht davon aus, dass dies langfristig über eine stärkere Proteinsynthese zu mehr Muskelwachstum und Kraft führt – so wachsen Muskelzellen normalerweise.

Dazu erhöht Kreatin die Anzahl der Satellitenzellen in den Muskelfasern. Satellitenzellen sind im Prinzip Muskelstammzellen. Ein Weg des Masse- und Kraftwachstums führt über eine Zunahme der Satellitenzellen in den Muskelfasern. In einer Studie stellten Olsen und Kollegen 2006 fest, dass nach 8 Wochen Supplementierung mit Kreatin während eines Krafttrainingsprogramms die Teilnehmer fast 100 % mehr Satellitenzellen in ihren Muskelfasern hatten als die der Placebokontrollgruppe. Wie zu erwarten war, führten mehr Satellitenzellen zu größeren Muskeln. Sie können auch zu mehr Muskelkraft und -leistung führen.

Kreatin scheint auch über die Erhöhung des insulinähnlichen Wachstumsfaktors 1 (IGF-1) zu wirken. IGF-1 ist wichtig für die Einleitung von Prozessen in der Muskelzelle, die zu mehr Muskelmasse und Kraft führen. Burke (2008) berichtete, dass trainierte Teilnehmer, die 8 Wochen lang während eines Krafttrainingsprogramms Kreatin nahmen, einen signifikant höheren IGF-1-Spiegel in den Muskelfasern hatten als die Teilnehmer der Placebo-Gruppe.

Weiterhin scheint Kreatin auch das Myostatin zu hemmen. Teilnehmer, die 8 Wochen lang während eines Krafttrainingsprogramms Kreatin eingenommen haben, hatten signifikant niedrigere Myostatinspiegel als die, die ein Placebo verabreicht bekamen (Saremi et al. 2010). Myostatin ist ein Protein, das das Muskelwachstum hemmt. Da die Myostatinspiegel der Kreatingruppe niedriger waren, kamen die iranischen Forscher zu dem Schluss, dass Kreatin die Zuwächse an Muskelmasse und Kraft auch über die Reduzierung des Myostatinspiegels erzeugt. So wird das Wachstum nicht durch das Myostatin gehemmt.

Obwohl es genügend Belege gibt, dass man Kreatin fast in jedem Alter sicher nehmen kann, gibt es auch immer noch Gerüchte über seine Sicherheit und eventuelle Nebeneffekte. Hartnäckig hält sich das Gerücht, dass Kreatin Muskelkrämpfe verursachen kann. Das wird von zahlreichen Studien widerlegt. Greenwood und Kollegen (2003b) kamen zu dem Ergebnis, dass NCAA-Footballspieler, die über 3 Jahre Kreatin nahmen, nicht häufiger Muskelkrämpfe oder Verletzungen hatten. Bei einer anderen Studie aus dem Jahr 2003 zeigt sich sogar, dass Footballspieler, die über die gesamte Saison Kreatin nahmen, signifikant weniger Muskelkrämpfe und Verletzungen hatten (Greenwood et al. 2003a).

Ein Irrtum ist auch, dass Kreatin die Leber- und Nierenfunktion beeinträchtigen kann. Ab den 1990er-Jahren zeigen Studien, dass die kurzzeitige Supplementierung mit Kreatin bei gesunden Erwachsenen die Nierenfunktion nicht beeinträchtigt (Poortmans et al. 1997; Poortmans und Francaux 1999). Eine weitere Studie (Cancela et al. 2008) hat gezeigt, dass eine 8-wöchige Supplementierung mit Kreatin bei Fußballspielern keine Auswirkung auf die Gesundheitsmarker für die Nieren- und Leberfunktion hatte. Auch mit länger angelegten Studien wurde die Sicherheit von Kreatin bestätigt. Mayhew und Kollegen (2002) kamen zu dem Ergebnis, dass bei NCAA-Footballspielern, die bis zu 6 Jahre lang Kreatin nahmen, keine schädlichen Auswirkungen auf die Nieren- und Leberfunktion auftraten. Eine weitere Studie (Kreider et al. 2003) an NCAA-Footballspielern, die knapp 2 Jahre lang Kreatin nahmen, zeigte keine negativen Auswirkungen auf die allgemeine Gesundheit oder die Nieren- und Leberfunktion. Die neueste Studie (Lugaresi et al. 2013) untersuchte Teilnehmer an einem Krafttraining, die eine proteinlastige Diät befolgten (1,3–3,3 g Protein je kgKG) und ein Jahr lang 5 g Kreatin täglich nahmen. Die Nierenfunktion war nicht beeinträchtigt.

Kreatin schadet nicht der Gesundheit, im Gegenteil, es bietet zahlreiche Vorzüge. Da das Kreatinphosphat wichtig für die Energieproduktion im Rahmen der Nervenzellfunktion ist, sind zahlreiche Vorteile von Kreatin für das Gehirn und das restliche Nervensystem belegt (Rae et al. 2003; Roschel et al. 2021).

Dazu hat man Verbesserungen der Herz-Kreislauf-Gesundheit festgestellt wie Verbesserungen der Symptome bei Menschen mit Herzinsuffizienz und niedrigere Cholesterinwerte. Bei einer Studie (Earnest et al. 1996) wurde festgestellt, dass Männer und Frauen, die 8 Wochen lang Kreatin nahmen, 5 % weniger Gesamtcholesterin und mehr als 20 % weniger LDL-Cholesterin (das schädliche Cholesterin) aufwiesen. Andere Forscher berichteten, dass eine Supplementierung mit Kreatin über 28 Tage bei gesunden jungen

Männern zu 10 % weniger Gesamtcholesterin führten (Arciero et al. 2001). Und gesunde junge Männer, die Kreatin und ein Multivitaminsupplement nahmen, hatten einen wesentlich stärker reduzierten Homocysteinspiegel als jene, die nur das Multivitaminsupplement nahmen (Korzun 2004). Nehmen Sie also Ihre Dosis Kreatin vor dem Workout, um einen optimalen Spiegel in den Muskelzellen zu haben. Eine weitere Dosis folgt nach dem Workout, wenn es besonders von den Muskelzellen aufgenommen wird, um das beim Workout verlorene Kreatin zu ersetzen. Wie viel Sie nehmen, hängt von der Form Ihres Kreatins ab. Bei Kreatinmonohydrat nehmen Sie 3–5 g vor und nach dem Workout. Wenn Sie Kreatinhydrochlorid (HCL) verwenden, nehmen Sie vor und nach dem Training 1,5–2 g ein (zur Wahl des richtigen Kreatins siehe den folgenden Kasten).

Beta-Alanin – Diese nichtessenzielle Aminosäure wird natürlich in der Leber produziert. Sie erhalten es auch über Ihre Mahlzeiten wie in Rind und Geflügel. Im Körper wird das Beta-Alanin – ob nun aus der Leber, der Nahrung oder aus Supplements – von den Muskelfasern aufgenommen und bildet mit der Aminosäure Histidin das Dipeptid (Protein aus 2 Aminosäuren) Carnosin. Carnosin bietet alle Vorzüge von Beta-Alanin wie mehr Kraft und Leistung, bessere Ausdauer und sogar mehr Fettabbau und Muskelwachstum.

Carnosin erhöht die Pufferkapazität des Muskels für Wasserstoffionen (H+), die produziert werden, wenn bei intensivem Workout wie Krafttraining der Laktatspiegel steigt. Das verbessert die Fähigkeit des Muskels, beim Workout länger und stärker zu kontrahieren. In anderen Worten, Sie schaffen zum Ende Ihres Workouts höhere Gewichte und mehr Wiederholungen. Und diese Fähigkeit führt zu größeren Zuwächsen an Kraft, Leistung und Muskelmasse. Gleichzeitig wird mehr Fett abgebaut.

Teilnehmer an einer Studie, die 30 Tage lang täglich gut 4 g Beta-Alanin nahmen, schafften fast 25 % mehr Wiederholungen bei einem Workout mit Kniebeugen als die Teilnehmer, die ein Placebo erhielten (Hoffman et al. 2008). Bei einer anderen Studie erhöhte eine 4-wöchige Supplementierung mit Beta-Alanin die Schlagkraft von Amateurboxern in den letzten 10 sek einer simulierten 3-minütigen Runde um

Kreatinmonohydrat oder Kreatinhydrochlorid?

Kreatin gibt es in verschiedenen Verbindungen, 2 davon sind Kreatinmonohydrat und Kreatinhydrochlorid. Kreatinmonohydrat ist bei Weitem die am gründlichsten erforschte Form und wird auch am häufigsten im Handel bestellt und verkauft. Dass Monohydrat die am gründlichsten erforschte Darreichungsform ist, bedeutet allerdings nicht, dass es allen anderen Formen überlegen ist. Ich persönlich bevorzuge das Hydrochlorid gegenüber dem Monohydrat. Monohydrat halte ich nicht für schlecht, aber es hat einige Nachteile.

Das Hauptproblem ist die Löslichkeit (wie gut es sich in Wasser auflöst). Kreatinmonohydrat lässt sich nicht so gut in Wasser einrühren wie Kreatinhydrochlorid. Man findet daher häufig Kreatinpartikel am Boden eines Glases oder Shakers, obwohl man es kräftig mit Wasser verschüttelt hat. Warum das ein Problem ist? Wenn Sie Kreatin einnehmen, das sich nicht gut mit Wasser vermischt, bleiben die Partikel im Darm hängen. Da Kreatin Wasser anzieht, saugen alle nicht gelösten Partikel Wasser in den Darm und verursachen Magen-Darm-Probleme (sogar Durchfall). Auch mikronisiertes Kreatinmonohydrat kann diese Beschwerden verursachen.

Kreatinhydrochlorid ist immer noch Kreatin, aber mit einem zugesetzten Molekül, nämlich Hydrochlorid (HCL). Das HCL erhöht die Löslichkeit des Kreatins und erleichtert dadurch seine Aufnahme im Darm. Daher benötigt man weitaus weniger Kreatinhydrochlorid, um den Muskeln die gleiche Menge Kreatin zuzuführen wie mit Kreatinmonohydrat. Während für ein Workout 5 g Kreatinmonohydrat empfohlen werden, reichen für den gleichen Effekt nur etwa 2 g Kreatinhydrochlorid aus. Da weniger Kreatin eingenommen wird, verursacht das HCL weniger Magenprobleme als das Monohydrat.

Die Kreatinversorgung der Muskeln bleibt die gleiche, egal, ob Sie Monohydrat oder HCL verwenden. Wenn Sie Kreatinmonohydrat verwenden und damit keine Magenprobleme haben, können Sie es weiterhin verwenden. Aber Kreatinhydrochlorid ist eine großartige Alternative für alle, die von Monohydrat Magen-Darm-Beschwerden bekommen.

2000 % mehr als bei der Placebogruppe (Donovan et al. 2012). Die höhere Schlagkraft zum Ende der Runde entspricht der Fähigkeit, spät im Workout mehr Kraft und Leistung zu haben, d. h. höhere Gewichte und mehr Wiederholungen. Bei der neuesten Studie zeigten Soldaten, die 4 Wochen lang Beta-Alanin nahmen, mehr Sprungkraft und sogar mehr Zielgenauigkeit beim Schießen. Das deutet darauf hin, dass Beta-Alanin nicht nur die Leistung der Muskeln steigert, sondern auch die psychomotorische Leistung (Hoffman et al. 2014). Das liegt daran, dass Beta-Alanin selbst als Neurostimulator und mildes ZNS-Stimulans wirkt und dadurch die Aufmerksamkeit und den Antrieb beim Training steigern kann – noch ein guter Grund, vor dem Training eine Dosis Beta-Alanin einzunehmen. Dieser Effekt ist auch der Grund, warum man bei der Einnahme größerer Dosen Beta-Alanin häufig ein Kribbeln auf den Lippen und auf der Haut verspürt, das als Parästhesie bezeichnet wird.

Die Forschung belegt auch eine starke Synergie von Beta-Alanin mit Kreatin. Eine Studie berichtet, dass Gewichtheber, die 12 Wochen lang täglich 3,2 g Beta-Alanin plus 10 g Kreatin nahmen, signifikant mehr Muskelmasse aufbauten und Fett verloren als andere Gruppen, die nur 10 g Kreatin oder ein Placebo nahmen (Hoffman et al. 2006). Die Gruppe mit nur Kreatin wie auch die Placebogruppe bauten kein Fett ab.

Die absolut niedrigste Dosis Beta-Alanin, die die oben genannten Vorzüge bieten kann, liegt bei 1,6 g täglich. Studien über verschiedene Dosen der Supplementierung zeigen aber, dass 2 g oder 4 g täglich mehr Vorzüge bieten können. Da die Aufnahme von Nährstoffen wie der Aminosäure Beta-Alanin rund um das Workout besser ist, empfehle ich eine Dosis Beta-Alanin vor und nach dem Workout. Der Beta-Alanin-Spiegel im Blut erreicht seinen Höhepunkt 30 min nach der Supplementierung, innerhalb von 3 h ist es völlig abgebaut. Daher ist es sinnvoll, eine 2-g-Dosis Beta-Alanin vor dem Workout und eine unmittelbar danach zu nehmen.

Betain – Das auch als Trimethylglycin (TMG) bekannte Betain ist eine einzigartige Aminosäure mit gesundheitsfördernden Wirkungen. Dazu gehören die Unterstützung der Gelenk- und Leberfunktion, die Hemmung von Entzündungen und möglicherweise die Senkung des Risikos von Herzerkrankungen. Mehrere Studien haben deutliche leistungssteigernde Effekte bei Supplementation mit Betain nachgewiesen, weshalb ich die Einnahme sowohl vor als auch nach dem Training empfehle.

In einer an der University of Connecticut durchgeführten Studie (Lee et al. 2010) wiesen Sportler, die zweimal täglich Betain einnahmen, eine Steigerung der Muskelkraft um 25 % und eine Steigerung der Schnellkraft um 20 % auf. In einer anderen Studie am New Yorker Ithaca College (Pryor et al. 2012) traten Probanden bei hochintensiven Sprints auf dem Standrad mit 5 % mehr Kraft in die Pedale, wenn in dem vor dem Training getrunkenen Elektrolytdrink Betain enthalten war. Eine weitere Studie der University of Memphis (Trepanowski et al. 2011) ergab, dass Kraftsportler, die 2 Wochen lang täglich Betain einnahmen, mehr Leistung (Gesamtwiederholungen pro Workout) beim Bankdrücken brachten. Und noch eine Studie des Springfield College in Massachusetts (Cholewa et al. 2013) berichtete, dass trainierte Männer nach einem 6-wöchigen Trainingsprogramm und zweimal täglich Betain ihre Muskelmasse um knapp 2 kg und ihren Armumfang um 10 % steigerten, während gleichzeitig das Körperfett im Durchschnitt um mehr als 3 kg abnahm; eine Placebogruppe zeigte in diesen Bereichen keine Verbesserungen.

Die Vorteile von Betain scheinen darauf zu beruhen, dass es die Kreatinproduktion im Körper steigern und die Muskelproteinsynthese verbessern kann. Eine Studie der University of Connecticut (Apicella 2011) stellte einen Zusammenhang zwischen Betainsupplementierung und einem Anstieg der anabolen Hormone IGF-I und Wachstumshormon sowie einer Minderung des katabolen Stresshormons Cortisol her.

Forscher empfehlen die Einnahme von 1,5–3 g Betain ein- bis zweimal täglich in Zeitnähe zum Training.

ZIEL 9: DEN VITAMIN- UND MINERALBEDARF MIT EINEM SUPPLEMENT DECKEN

Sportler und alle, die intensiv trainieren, verlieren viele wichtige Vitamine und Mineralien wie die Vitamine B und C, Chrom, Selen, Zink, Magnesium und Kupfer. Das liegt an diversen Faktoren wie dem Mineralverlust durch Schwitzen und Urinieren sowie dem erhöhten Verbrauch für die Energieproduktion beim Workout als auch der Erholung und der Proteinsynthese nach dem Workout.

Selbst bei einer sorgfältig ausbalancierten Diät können diese wichtigen Mikronährstoffe nicht ausreichen. Das liegt daran, dass die heutigen Lebensmittel weniger Vitamine und Mineralien enthalten, da durch

Praktiken wie die übermäßige Nutzung der Anbauflächen der Boden nicht mehr so viele Nährstoffe enthält. Und auch die Getreidefütterung von Rindern und Hühnern sorgt für einen geringeren Gehalt an Mikronährstoffen in Milch, Rindfleisch, Eiern und Geflügel. Einige Lebensmittel verhindern zudem die Aufnahme bestimmter Mikronährstoffe. Zuckerzusatz kann beispielsweise dazu führen, dass anderen verzehrten Nahrungsmitteln Nährstoffe entzogen werden (DiNicolantonio und Berger 2016). Kalziumreiche Lebensmittel wie Milchprodukte hemmen die Absorption von Zink und Magnesium im Dünndarm. Auch phytatreiche Lebensmittel (Phytate sind Phosphorverbindungen in Vollkornbrot, Cerealien und Gemüse) verhindern die Absorption von Zink im Dünndarm.

Dazu belegen zahlreiche Studien, dass Vitamin- und Mineralsupplements das Risiko für bestimmte Krankheiten und Todesfälle verringern. Eine Studie von Li und Kollegen (2012) hat ergeben, dass von 24 000 Menschen diejenigen, die zu Beginn der Studie Vitamin- und Mineralsupplements nahmen, über die 11 Jahre der Studie ein um 42 % niedrigeres Risiko für allgemeine Todesfälle und ein um 48 % niedrigeres Risiko für den Krebstod hatten. Eine Studie von Arul und Kollegen (2012) deutet darauf hin, dass die Supplementierung mit einem Multivitamin das Risiko für Darmkrebs senkt. Eine weitere Studie berichtete, dass die Supplementierung mit einem Multivitamin, speziell mit den Vitaminen A, C und E, das Risiko für Darmkrebs senkt (Park et al. 2010). Eine weitere Studie zeigt, dass Frauen, die Multivitamine benutzen, ein um 30 % reduziertes Risiko für Herzanfälle haben (Rautiainen et al. 2010). Eine Studie von Pocobelli und Kollegen aus dem Jahr 2009 deutet darauf hin, dass die Benutzung von Multivitaminen über 10 Jahre das Risiko von Herz-Kreislauf-Erkrankungen um 16 % senkt, bei Supplementierung mit Vitamin E sogar um fast 30 %. Xu und Kollegen (2009) berichteten, dass Frauen, die ein Multivitaminsupplement nahmen, anhand der Länge der Telomere ein jüngeres biologisches Alter aufwiesen als Frauen ohne Supplementierung. Laut einer weiteren Studie reduziert die Einnahme von Selen zusammen mit einem Multivitamin das Risiko für Prostatakrebs um 40 % (Peters et al. 2007). Bei einer Studie hatten 130 Erwachsene, die über ein Jahr ein Multivitamin- und Mineralsupplement nahmen, wesentlich weniger Infektionen der Atemwege, des Darm- und des Harntrakts wie auch grippale Infekte und eine niedrigere Zahl an Krankentagen als diejenigen, die ein Placebo erhielten (Barringer et al. 2003). Nehmen Sie also auf alle Fälle ein Multivitamin- und Mineralsupplement für Ihre Gesundheit, Ihre Hirnfunktion und Ihre sportliche Leistung – aber auch für Fettabbau und Erholung und Wachstum der Muskeln. Ideal ist ein Multivitamin zur ersten Tagesmahlzeit, um die Aufnahme der Nährstoffe zu verbessern und für den Tag gerüstet zu sein.

Beachten Sie, dass Ihr Multivitamin die Tagesdosen folgender Stoffe möglichst zu 100 % abdeckt:

- Vitamin A (nur wenn überwiegend Betacarotin, sonst unter 4000 IE)
- Vitamine B_1 (Thiamin), B_2 (Riboflavin), B_3 (Niacin), B_6, B_{12} und Folsäure (B_9)
- Vitamin C
- Vitamin E
- Chrom
- Kupfer
- Jod (besonders bei einer natriumarmen Diät)
- Eisen
- Mangan
- Molybdän
- Selen

Gehen Sie nicht nach der Menge Kalzium in Ihrem Multivitamin. Im Gegenteil, Kalzium stört die Aufnahme der anderen Mineralien wie Zink und Magnesium – also je weniger, desto besser. Wenn Sie ein Multivitamin nehmen, sollten Sie ein separates Kalziumsupplement nehmen. Auch der Anteil von Zink und Magnesium ist nicht entscheidend, da Sie diese Stoffe ohnehin separat nehmen sollten.

Nehmen Sie von den folgenden Vitaminen und Mineralien mehr als die tägliche Dosis oder als vermutlich in Ihrem Supplement enthalten ist:

- **B-Vitamine**: Der Spiegel dieser wasserlöslichen Vitamine ist bei Trainierenden meist niedrig. Sie gehen oft beim Schwitzen verloren. Nehmen Sie ein- oder zweimal täglich einen B-Komplex 100 mit 100 mg B_1, B_2, B_3, Pantothensäure (B_5) und B_6 sowie mindestens 100 µg B_{12}, 400 µg Folsäure und 300 µg Biotin.
- **Vitamin C**: Ist ebenfalls wasserlöslich und kann beim Schwitzen verloren gehen. Nehmen Sie einmal täglich 250–500 mg.
- **Vitamin D:** Dieses Vitamin ist wichtig für Ihre Gesundheit, Ihren Körperbau und Ihre Leistungsfähigkeit. Es unterstützt den Fettabbau (Lofti-Dizaji et al. 2019), Immungesundheit (Martens et al. 2020) und Stimmung (Cheng et al. 2020). Nehmen Sie täglich 2000–6000 IE Vitamin D_3.

- **Vitamin E:** Vitamin E ist ein starkes Antioxidans und kann im Körper oxidativem Stress entgegenwirken. Hat Ihr Multivitamin nicht mindestens 400 IE dieses Vitamins, nehmen Sie ein Supplement, das 400–800 IE je Tag liefert. Achten Sie auf die natürliche Form D-alpha-Tocopherol, die besser absorbiert und verarbeitet wird als die synthetische Form DL-alpha-Tocopherol.
- **Kalzium:** Wichtig für die Knochengesundheit, den Fettabbau und sogar für den Testosteronspiegel. Nehmen Sie täglich 1000–2000 mg. Je nach dem Kalziumgehalt Ihrer Ernährung nehmen Sie ein- oder zweimal täglich 500–600 mg Kalzium (mehr wird nicht richtig absorbiert) separat von den anderen Mineralien und Vitaminen. Noch besser ist es, wenn Sie Sie Ihr Kalzium aus Milchquellen wie Milch, Hüttenkäse, Joghurt und sogar Proteinpulvern auf Milchbasis (Molke und Kasein) beziehen. Kalzium aus Milchprodukten scheint für die Gesundheit besser zu sein als Nahrungsergänzungsmittel wie Kalziumcitrat oder Kalziumkarbonat.
- **Zink und Magnesium:** Nehmen Sie 30 mg Zink und 450 mg Magnesium 30–60 min vor dem Zubettgehen. Das verbessert Ihren Schlaf und erhält Ihren Testosteronspiegel und Ihre Muskeln. Ganz einfach erreichen Sie das mit einem ZMA-Supplement.
- Bei jedem Vitamin oder Mineral, dessen tägliche Dosis nicht zu 100 % des täglichen Bedarfs in Ihrem Multivitamin enthalten ist, sollten Sie eine separate Supplementierung erwägen, es sei denn, Ihre tägliche Ernährung stellt genügende Mengen bereit.

ZIEL 10: HERAUSFINDEN, WAS FUNKTIONIERT

Die ersten 9 Regeln funktionieren bei den meisten sehr gut. Eventuell zählen Sie aber auch zu denen, die auf einige dieser Ziele nicht so gut ansprechen. Vielleicht können Sie aus Zeitgründen nicht so häufig essen. Oder vielleicht sind Sie Veganer und nehmen kein milchbasiertes Proteinpulver. Nehmen Sie diese Regeln als Anhalt und halten Sie sich nur an diejenigen, die bei Ihnen funktionieren. Passen Sie sie dann an Ihren Zeitplan und Ihren Körper an bzw. finden oder erfinden Sie Regeln, die besser funktionieren. Jeder hat seine eigene Biochemie und nicht jeder reagiert gleich auf Training und Ernährung. Seien Sie Ihr eigenes Versuchskaninchen. Wenn etwas bei Ihnen funktioniert, ist es unerheblich, ob das bei anderen der Fall ist oder nicht.

MUSTERDIÄTPLÄNE

Die folgenden Diätpläne basieren auf den oben aufgeführten Regeln. Ich nenne je einen Diätplan für 4 verschiedene Trainingszeiten am Tag:

1. Gleich am Morgen (siehe Tab. 28.1)
2. Zur Mittagszeit (siehe Tab. 28.2)
3. Vor dem Abendessen (siehe Tab. 28.3)
4. Spätabends nach dem Abendessen (siehe Tab. 28.4)

Damit sind die häufigsten Trainingszeiten abgedeckt. Die folgenden Diätpläne gelten an Trainingstagen und liefern etwa 3300 kcal, 290 g Protein, 330 g Kohlenhydrate und 90 g Fett. Wenn Sie 82 kg wiegen, sind das knapp 40 kcal, etwas unter 3,5 g Protein, knapp 4,5 g Kohlenhydrate und 1,1 g Fett je kgKG. An trainingsfreien Tagen verzichten Sie auf die Post-Workout-Mahlzeit und die Supplements und nehmen die Pre-Workout-Mahlzeit als Snack. Die empfohlenen Pre-Workout-Supplements nehmen Sie dann zum Frühstück. Das entspricht einer Reduzierung auf etwa 3000 kcal, 260 g Protein, 290 g Kohlenhydrate und 85 g Fett. Das sind bei 82 kg Körpergewicht etwa 37 kcal, 3,3 g Protein, gut 3,5 g Kohlenhydrate und 1,1 g Fett je kgKG.

DIÄTPLÄNE ÄNDERN, UM ABZUNEHMEN UND WENIGER KALORIEN AUFZUNEHMEN

Die in den Tabellen 28.1 bis 28.4 vorgestellten Musterdiätpläne eignen sich gut als Basis für Personen mit einem Gewicht von 70–90 kg. Wenn Sie weniger als 70 kg wiegen, sollten Sie die Diätpläne in gewissem Umfang ändern (abhängig von Ihrem genauen Gewicht). Ziel ist, relativ zum Körpergewicht die gleichen Mengen wie jemand zu sich zu nehmen, der 80 kg wiegt (also den Mittelwert zwischen 70 und 90 kg): 40 Kalorien, 3,3 g Protein, 4,4 g Kohlenhydrate und 1,1 g Fett pro kg Körpergewicht.

TABELLE 28.1 **Musterdiätplan für das Workout am Morgen**

PRE-WORKOUT 1 (NACH DEM AUFSTEHEN/30–45 MIN VOR DEM WORKOUT)
5–10 g BCAA
2–5 g Kreatin (je nach Form)
2–3 g Beta-Alanin
1,5–3 g Betain
20–30 g Protein aus einem gemischten Proteinpulver (Molke/Kasein)
1 großer Apfel
POST-WORKOUT (BIS 30 MIN NACH DEM WORKOUT)
20–40 g Protein aus einem gemischten Proteinpulver (Molke/Kasein)
30–40 g schnell verdauliche Kohlenhydrate (Dextrose, Gummibären, Weißbrot)
5–10 g BCAA
2–5 g Kreatin (je nach Form)
2–3 g Beta-Alanin
1,5–3 g Betain
FRÜHSTÜCK (30–60 MIN NACH DER POST-WORKOUT-MAHLZEIT)
20–30 g Protein aus einem gemischten Proteinpulver (Molke/Kasein)
3 ganze Eier, 3 Eiklar und 1 EL Olivenöl (Rührei, in Olivenöl gebraten)
1 Schale warmes Porridge (80 g Haferflocken trocken) und 1 EL Honig (in Porridge einrühren)
ZWEITES FRÜHSTÜCK
225 g fettarmer Hüttenkäse und 150 g Ananasscheiben (Ananas in Hüttenkäse geben)
MITTAGESSEN
180 g (Dose) weißer Thunfisch
2 Scheiben Vollkornbrot (oder Ezekiel-Brot)
1 EL leichte Mayonnaise
1 großes Stück Obst (z. B. Apfel, Orange, Banane)
NACHMITTAGSSNACK
20–30 g Protein aus einem gemischten Proteinpulver (Molke/Kasein)
1 EL Erdnussbutter, 1 EL Marmelade, 2 Scheiben Vollkornbrot (oder Ezekiel-Brot) als Sandwich zum Shake
ABENDESSEN
240 g Steak (oder Fettfisch, Geflügel oder Schwein)
1 mittelgroße Süßkartoffel (oder 200 g brauner Reis oder 225 g Bohnen)
2 Handvoll gemischter grüner Salat
2 EL Salatdressing (Olivenöl und Essig)
SNACK VOR DEM ZUBETTGEHEN
20–30 g Protein aus einem gemischten Proteinpulver (Molke/Kasein) oder 225 g Hüttenkäse oder griechischer Joghurt (mit 1 TL Honig)
1 EL Erdnussbutter (zum Shake oder zum Joghurt oder separat)

TABELLE 28.2 **Musterdiätplan für das Workout am Mittag**

FRÜHSTÜCK
20–30 g Protein aus einem gemischten Proteinpulver (Molke/Kasein)
3 ganze Eier, 3 Eiklar und 1 EL Olivenöl (Rührei, in Olivenöl gebraten)
1 Schale warmes Porridge (80 g Haferflocken trocken) und 1 EL Honig (in Porridge einrühren)
ZWEITES FRÜHSTÜCK
225 g fettarmer Hüttenkäse und 150 g Ananasscheiben (Ananas in Hüttenkäse geben)
PRE-WORKOUT 1 (30–45 MIN VOR DEM WORKOUT)
5–10 g BCAA
2–5 g Kreatin (je nach Form)
2–3 g Beta-Alanin
1,5–3 g Betain
20–30 g Protein aus einem gemischten Proteinpulver (Molke/Kasein)
1 großer Apfel
POST-WORKOUT (BIS 30 MIN NACH DEM WORKOUT)
20–40 g Protein aus einem gemischten Proteinpulver (Molke/Kasein)
30–40 g schnell verdauliche Kohlenhydrate (Dextrose, Gummibären, Weißbrot)
5–10 g BCAA
2–5 g Kreatin (je nach Form)
2–3 g Beta-Alanin
1,5–3 g Betain
MITTAGESSEN (30–60 MIN NACH DER POST-WORKOUT-MAHLZEIT)
180 g (Dose) weißer Thunfisch
2 Scheiben Vollkornbrot (oder Ezekiel-Brot)
1 EL leichte Mayonnaise
1 großes Stück Obst (z. B. Apfel, Orange, Banane)
NACHMITTAGSSNACK
20–30 g Protein aus einem gemischten Proteinpulver (Molke/Kasein)
1 EL Erdnussbutter, 1 EL Marmelade und 2 Scheiben Vollkornbrot (oder Ezekiel-Brot) als Sandwich zum Shake
ABENDESSEN
240 g Steak (oder Fettfisch, Geflügel oder Schwein)
1 mittelgroße Süßkartoffel (oder 200 g brauner Reis oder 225 g Bohnen)
2 Handvoll gemischter grüner Salat
2 EL Salatdressing (Olivenöl und Essig)
SNACK VOR DEM ZUBETTGEHEN
20–30 g Protein aus einem gemischten Proteinpulver (Molke/Kasein) oder 225 g Hüttenkäse oder griechischer Joghurt (mit 1 TL Honig)
1 EL Erdnussbutter (zum Shake oder zum Joghurt oder separat)

Tabelle 28.3 Musterdiätplan für das Workout vor dem Abendessen

FRÜHSTÜCK
20–30g Protein aus einem gemischten Proteinpulver (Molke/Kasein)
3 ganze Eier, 3 Eiklar und 1 EL Olivenöl (Rührei, in Olivenöl gebraten)
1 Schale warmes Porridge (80g Haferflocken trocken) und 1 EL Honig (in Porridge einrühren)
ZWEITES FRÜHSTÜCK
225g fettarmer Hüttenkäse und 150g Ananasscheiben (Ananas in Hüttenkäse geben)
MITTAGESSEN
180g (Dose) weißer Thunfisch
2 Scheiben Vollkornbrot (oder Ezekiel-Brot)
1 EL leichte Mayonnaise
1 großes Stück Obst (z.B. Apfel, Orange, Banane)
NACHMITTAGSSNACK
20–30g Protein aus einem gemischten Proteinpulver (Molke/Kasein)
1 EL Erdnussbutter, 1 EL Marmelade und 2 Scheiben Vollkornbrot (oder Ezekiel-Brot) als Sandwich zum Shake
PRE-WORKOUT 1 (30–45 MIN VOR DEM WORKOUT)
5–10g BCAA
2–5g Kreatin (je nach Form)
2–3g Beta-Alanin
1,5–3g Betain
20–30g Protein aus einem gemischten Proteinpulver (Molke/Kasein)
1 großer Apfel
POST-WORKOUT (BIS 30 MIN NACH DEM WORKOUT)
20–40g Protein aus einem gemischten Proteinpulver (Molke/Kasein)
30–40g schnell verdauliche Kohlenhydrate (Dextrose, Gummibären, Weißbrot)
5–10g BCAA
2–5g Kreatin (je nach Form)
2–3g Beta-Alanin
1,5–3g Betain
ABENDESSEN (30–60 MIN NACH DER POST-WORKOUT-MAHLZEIT)
240g Steak (oder Fettfisch, Geflügel oder Schwein)
1 mittelgroße Süßkartoffel (oder 200g brauner Reis oder 225g Bohnen)
2 Handvoll gemischter grüner Salat
2 EL Salatdressing (Olivenöl und Essig)
SNACK VOR DEM ZUBETTGEHEN
20–30g Protein aus einem gemischten Proteinpulver (Molke/Kasein) oder 225g Hüttenkäse oder griechischer Joghurt (mit 1 TL Honig)
1 EL Erdnussbutter (zum Shake oder zum Joghurt oder separat)

Tabelle 28.4 Musterdiätplan für das Workout nach dem Abendessen

FRÜHSTÜCK
20–30g Protein aus einem gemischten Proteinpulver (Molke/Kasein)
3 ganze Eier, 3 Eiklar und 1 EL Olivenöl (Rührei, in Olivenöl gebraten)
1 Schale warmes Porridge (80g Haferflocken trocken) und 1 EL Honig (in Porridge einrühren)
ZWEITES FRÜHSTÜCK
225g fettarmer Hüttenkäse und 150g Ananasscheiben (Ananas in Hüttenkäse geben)
MITTAGESSEN
180g (Dose) Thunfisch
2 Scheiben Vollkornbrot (oder Ezekiel-Brot)
1 EL leichte Mayonnaise
1 großes Stück Obst (z.B. Apfel, Orange, Banane)
NACHMITTAGSSNACK
20–30g Protein aus einem gemischten Proteinpulver (Molke/Kasein)
1 EL Erdnussbutter, 1 EL Marmelade und 2 Scheiben Vollkornbrot (oder Ezekiel-Brot) als Sandwich zum Shake
ABENDESSEN
240g Steak (oder Fettfisch, Geflügel oder Schwein)
1 mittelgroße Süßkartoffel (oder 200g brauner Reis oder 225g Bohnen)
2 Handvoll gemischter grüner Salat
2 EL Salatdressing (Olivenöl und Essig)
PRE-WORKOUT 1 (30–45 MIN VOR DEM WORKOUT)
5–10g BCAA
2–5g Kreatin (je nach Form)
2–3g Beta-Alanin
1,5–3g Betain
20–30g Protein aus einem gemischten Proteinpulver (Molke/Kasein)
1 großer Apfel
POST-WORKOUT (BIS 30 MIN NACH DEM WORKOUT)
20–40g Protein aus einem gemischten Proteinpulver (Molke/Kasein)
30–40g schnell verdauliche Kohlenhydrate (Dextrose, Gummibären, Weißbrot)
5–10g BCAA
2–5g Kreatin (je nach Form)
2–3g Beta-Alanin
1,5–3g Betain
SNACK VOR DEM ZUBETTGEHEN
20–30g Protein aus einem gemischten Proteinpulver (Molke/Kasein) oder 225g Hüttenkäse oder griechischer Joghurt (mit 1 TL Honig)
1 EL Erdnussbutter (zum Shake oder zum Joghurt oder separat)

Tabelle 28.5 zeigt die Tagesmengen an Kalorien und Makronährstoffen für verschiedene Körpergewichte unter 70 kg. Diese Zahlen gelten für Trainingstage; an Ruhetagen entfällt die Mahlzeit nach dem Workout, wodurch die Gesamtmengen leicht sinken. Zur schnellen Orientierung ist neben jeder Zahl in Klammern die Differenz zum 80-kg-Musterdiätplan angegeben.

Um die geänderten Mengen mit den gleichen Lebensmitteln zu erreichen, die im Musterdiätplan für 70–90 kg aufgeführt sind, müssen zumindest einige der Lebensmittel in kleineren Portionen verzehrt werden. Tabelle 28.6 zeigt, wie die Portionen bestimmter Lebensmittel mit hohem Protein-, Kohlenhydrat- oder Fettgehalt einfach verkleinert werden können. Nutzen Sie so viele dieser Empfehlungen wie nötig, um die Kalorien- und Makronährstoffziele für Ihr Körpergewicht zu erreichen. Es gibt auch viele Onlineanwendungen, die Portionen umrechnen, z. B. MyFitnessPal. Bei vielen dieser Apps können Sie Ihre Tagesmengen an Kalorien- und Makronährstoffen eingeben und erhalten auf diesen Zahlen basierende Portionsgrößen.

Tabelle 28.5 **Tagesmengen an Kalorien und Makronährstoffen bei Körpergewicht unter 70 kg**

Körpergewicht (kg)	Kalorien	Protein (g)	Kohlenhydrate (g)	Fett (g)
80*	3300	290	330	90
68	2700 (–600)	225 (–65)	300 (–30)	75 (–15)
63	2520 (–780)	210 (–80)	280 (–50)	70 (–20)
59	2340 (–960)	195 (–95)	260 (–70)	65 (–25)
54	2160 (–1140)	180 (–110)	240 (–90)	60 (–30)
50	1980 (–1320)	165 (–125)	220 (–110)	55 (–35)
45	1800 (–1500)	150 (–140)	200 (–130)	50 (–40)

* Dies sind ungefähre Gesamtmengen für die Musterdiätpläne dieses Kapitels. Die Zahlen in Klammern sind die Differenz zu den 80-kg-Musterdiätplänen.

Tabelle 28.6 **Portionsanpassung bei Körpergewicht unter 70 kg**

Lebensmittel	Ursprüngliche Portion	Verringerte Portion	Differenz
PROTEIN/FETT			
Proteinpulver	2 Messlöffel	1 Messlöffel	–20–25 g Protein –130–150 kcal
Ganze Eier	3	1–2	–6–12 g Protein –4–8 g Fett –72–144 kcal
Eiklar	3	2	–4 g Protein –54 kcal
Steak	240 g	180 g/120 g	–11 g/22 g Protein –4 g/8 g Fett –85/170 kcal
KOHLENHYDRATE (KH)			
Schnelle KH: Dextrose Pixy Stix Gummibärchen Weißbrot	 30–40 g 14–17 Stück 22–29 Stück 2–3 Scheiben	 10–20 g 7 Stück 11 Stück 1 Scheibe	 –20–30 g KH, 80–120 kcal –15–22 g KH, 60–88 kcal –16–25 g KH, 70–108 kcal –13–26 g KH, 70-140 kcal
Ananasscheiben	1 Schale	½ Schale	–17 g KH –68 kcal
Haferbrei (Porridge)	2 Schalen	1 Schale	–28 g KH –166 kcal

Alle Werte von MyFitnessPal

KAPITEL 29

Ernährung für einen optimalen Fettabbau

Vor diesem Kapitel sollten Sie zunächst Kapitel 28 lesen. Die dort erläuterten Regeln gelten ebenso, wenn Sie optimal Fett abbauen wollen. Denn schließlich wollen Sie während des Fettabbaus Ihre Muskeln zumindest erhalten, wenn nicht gar vergrößern. Und das schaffen Sie mit den Programmen aus Kapitel 13 zusammen mit den Informationen aus Kapitel 28 und 29.

In Kapitel 28 sind die Ernährungsregeln in Ziele unterteilt, während Kapitel 29 Informationen über einzelne Schritte für den Fettabbau enthält. Das ist erforderlich, weil der Fettabbau ein kontinuierlicher Prozess ist und Sie Ihre Diät daran anpassen müssen. Das Schlimmste ist es, sofort in eine Diät mit wenigen Kalorien und wenigen Kohlenhydraten einzusteigen. Ich werde oft gefragt, ob es sinnvoll ist, eine ketogene Diät zu machen, die fast überhaupt keine Kohlenhydrate enthält. Meine Antwort lautet Nein. Natürlich können Sie zu Beginn der Diät schnell Fett abbauen. Aber nach ein paar Monaten oder schon vorher, wenn es mit dem Fettabbau vorbei ist und Sie vor einem Plateau stehen, haben Sie kaum Möglichkeiten, Kalorien zu streichen und weiter Fett abzubauen.

Bei der Diät geht Ihr Körper in den Hungermodus. Er verlangsamt den Stoffwechsel und Sie verbrennen im Ruhezustand weniger Kalorien. Er macht das, um Energie zu speichern, und das ist Ihr Fett. Ihr Körper möchte gar nicht mager sein, denn Körperfett ist gespeicherte Energie, auf die er in Notzeiten zurückgreifen kann. Nun ist die Gefahr von Notzeiten in den entwickelten Ländern nicht so groß. Aber gerade auf Notzeiten ist Ihr Körper eingestellt. Wenn Sie also die Kalorienaufnahme verringern, reagiert der Körper, indem er den Stoffwechsel herunterfährt. Je stärker die Kalorienreduzierung, desto stärker und eher wird der Stoffwechsel sich verlangsamen.

Um eine massive Verlangsamung des Stoffwechsels zu verhindern, müssen Sie die Kalorienaufnahme allmählich reduzieren. Das Workout beschleunigt zwar den Stoffwechsel, kann aber die allmähliche Verlangsamung durch die Kalorienreduzierung nicht verhindern. Also sollten Sie bei einer Diät für den Fettabbau so viele Kalorien essen, dass Sie gerade eben noch abnehmen. Dann haben Sie viel Spielraum, die Kalorien weiter zu reduzieren, wenn der Stoffwechsel träger wird und der Fettabbau nicht weitergeht. So können Sie weiter Fett abbauen. Mit wie vielen Kalorien Sie Ihre Diät starten, zeigt Ihnen Schritt 1: Analyse der Diät.

DEN FETTABBAU BESCHLEUNIGEN

Mit diesen 8 Schritten können Sie den Fettabbau optimieren und gleichzeitig Muskelmasse und Kraft aufbauen oder zumindest erhalten.

Schritt 1: Analyse der Diät

Um Ihren Ausgangspunkt zu bestimmen, sehen Sie sich ganz ehrlich an, was Sie momentan essen. Ich empfehle, eine Woche lang alles aufzuschreiben, was man zu sich nimmt. Wenn Ihnen das zu viel ist, nehmen Sie wenigstens 2 Wochentage und einen Wochenendtag. Haben Sie eine Waage, dann wiegen Sie Geflügel, Rind, Fisch usw. aus. Für Flüssigkeiten und Körner gibt es Messbecher und Messlöffel. Vielleicht haben Sie aber auch genügend Erfahrung, um die Menge so zu bestimmen. Verpackte Lebensmittel haben eine Nährwertkennzeichnung, für andere finden Sie Angaben im Internet. Eine gute Zusammenstellung finden Sie unter fddb.info.

Sie dürfen aber Ihre Essgewohnheiten nicht ändern, während Sie die Aufzeichnung führen. Ein bekannter Trick, Menschen bei einer Diät zu halten, besteht darin, sie alles aufschreiben zu lassen, was sie essen. Wenn sie in einem schwachen Moment Appetit auf etwas Süßes haben, lassen sie es oft sein, wenn sie wissen, dass sie es aufschreiben müssen. Aber essen Sie während der Aufzeichnung das, was Sie immer essen. Sie sollen ja Ihre Nahrungsaufnahme exakt bestimmen, um einen Ausgangspunkt für Ihre Diät zu haben. Wenn Sie da schummeln, schaden Sie Ihrem Ziel, Fett abzubauen.

Berechnen Sie für alles, was Sie essen, die Kalorien sowie Protein, Fett und Kohlenhydrate in Gramm. Dann zählen Sie alles für den Tag zusammen. Wenn Sie die Gesamtkalorien sowie Protein, Fett und Kohlenhydrate in Gramm für jeden Tag aufgezeichnet haben, ermitteln Sie den Durchschnitt aller Tage. Haben Sie 7 Tage aufgezeichnet, dann zählen Sie alle Kalorien zusammen und teilen die Zahl durch 7 um den Durchschnitt dieser 7 Tage zu errechnen. Waren es nur 3 Tage, dann ermitteln Sie die Gesamtkalorien und teilen sie durch 3. Machen Sie das Gleiche für Protein, Fett und Kohlenhydrate in Gramm. Am wichtigsten ist aber die durchschnittliche Kalorienaufnahme. Dann nehmen Sie die durchschnittliche Kalorienaufnahme und teilen sie durch Ihr Körpergewicht in Kilogramm, um die durchschnittlichen Kalorien je kgKG zu ermitteln. Wenn Sie z. B. 90 kg wiegen und im Schnitt 4000 kcal je Tag gegessen haben, dann waren das ca. 44 kcal je kgKG.

Schritt 2: Aufbau der Anfangsdiät

In den Richtlinien für den Muskelaufbau in Kapitel 28 sind die wichtigsten Ziele für die Anfangsdiät Ziel 1 (Konzentration auf Protein) und Ziel 2 (reichlich Fett essen). Stellen Sie zu Beginn der Diät sicher, dass Sie 3,3 g Protein und 1,1 g Fett je kgKG erhalten. Da ein Gramm Protein 4 kcal hat, bekommen Sie also 13 kcal je kgKG an Protein. Fett hat etwa 9 kcal je Gramm, das sind also knapp 10 kcal Fett je kgKG. Die Kalorien aus dem Fett und dem Protein machen also 23 kcal je kgKG. Ziehen Sie die 23 kcal von 44 kcal ab (die Sie aktuell je kgKG essen) und Sie kommen auf 21 kcal. Das ist die Anzahl der Kalorien, die Sie an Kohlenhydraten je kgKG essen dürfen. Da ein Gramm Kohlenhydrate 4 kcal hat, sind das gut 5 g. Runden Sie das auf 4,5 g Kohlenhydrate je kgKG ab. Ihre neue Diät besteht also aus 3,3 g Protein, 4,5 g Kohlenhydraten, 1,1 g Fett und 41 kcal je kgKG. Bei 90 kg Körpergewicht wären das 3700 kcal, 300 g Protein, 400 g Kohlenhydrate und 100 g Fett je Tag. In Tabelle 29.1, 29.2, 29.3 und 29.4 finden Sie Musterdiätpläne für eine Person von 90 kg Körpergewicht, basierend auf der Zeit des Workouts. Die Pläne ähneln sich alle sehr stark, damit Sie sehen können, wie die Diät sich über die einzelnen Schritte ändert. Das bedeutet aber nicht, dass Sie an jedem Tag und bei jedem Schritt das Gleiche essen sollen. Ganz im Gegenteil: Sie sollten so viel Abwechslung wie möglich in die Diät einbauen. Alternativen zu den in den Plänen genannten Lebensmitteln finden Sie in der Liste in Anhang B.

Befolgen Sie diese Diät so lange, wie Sie Fett verlieren. Sie werden wohl auch Muskelmasse zulegen, während Sie das Fett abbauen. Also können Sie nicht über die Waage feststellen, ob Sie Fett verloren haben. Bessere Anhaltspunkte sind der Spiegel und der Sitz Ihrer Hose. Besser noch ist eine professionelle Messung des Körperfetts über die Hautfaltendicke an 7 Punkten, Wiegen unter Wasser oder eine DEXA-Messung. Setzen Sie nicht auf die bioelektrische Impedanzanalyse, die das Fett danach bemisst, mit welchem Widerstand ein Strom durch den Körper fließt. Diese Methode ist nicht genau.

Die Musterpläne gelten für Trainingstage. An trainingsfreien Tagen verzichten Sie auf die Post-Workout-Mahlzeit und nehmen die Pre-Workout-Mahlzeit als Snack.

Tabelle 29.1 **Musterdiätplan für das Workout am Morgen**

PRE-WORKOUT 1 (NACH DEM AUFSTEHEN/30–45 MIN VOR DEM WORKOUT)
5–10g BCAA
2–5g Kreatin (je nach Form)
2–3g Beta-Alanin
1,5–3g Betain
20–30g Protein aus einem gemischten Proteinpulver (Molke/Kasein)
1 großer Apfel
POST-WORKOUT (BIS 30 MIN NACH DEM WORKOUT)
20–40g Protein aus einem gemischten Proteinpulver (Molke/Kasein)
30–40g schnell verdauliche Kohlenhydrate (Dextrose, Gummibären, Weißbrot)
5–10g BCAA
2–5g Kreatin (je nach Form)
2–3g Beta-Alanin
1,5–3g Betain
FRÜHSTÜCK (30–60 MIN NACH DER POST-WORKOUT-MAHLZEIT)
20–30g Protein aus einem gemischten Proteinpulver (Molke/Kasein)
3 ganze Eier, 3 Eiklar und 1 EL Olivenöl (Rührei, in Olivenöl gebraten)
1 Schale warmes Porridge (80g Haferflocken trocken) und 1 EL Honig (in Porridge einrühren)
ZWEITES FRÜHSTÜCK
225g fettarmer Hüttenkäse, 150g Ananasscheiben und 5 Vollkorncracker (Ananas in Hüttenkäse geben und mit den Keksen essen)
MITTAGESSEN
180g (Dose) weißer Thunfisch
2 Scheiben Vollkornbrot (oder Ezekiel-Brot)
1 EL leichte Mayonnaise
1 großes Stück Obst (z. B. Apfel, Orange, Banane)
NACHMITTAGSSNACK
20–30g Protein aus einem gemischten Proteinpulver (Molke/Kasein)
1 EL Erdnussbutter, 1 EL Marmelade und 2 Scheiben Vollkornbrot (oder Ezekiel-Brot) als Sandwich zum Shake
ABENDESSEN
240g Steak (oder Fettfisch, Geflügel, Schwein)
185g gekochter brauner Reis
180g gekochte schwarze Bohnen (oder Wachtelbohnen)
2 Handvoll gemischter grüner Salat
2 EL Salatdressing (Olivenöl und Essig)
SNACK VOR DEM ZUBETTGEHEN
20–30g Protein aus einem gemischten Proteinpulver (Molke/Kasein) oder 225g Hüttenkäse oder griechischer Joghurt (mit 1TL Honig)
1 EL Erdnussbutter (zum Shake oder Joghurt oder separat)

Tabelle 29.2 **Musterdiätplan für das Workout am Mittag**

FRÜHSTÜCK
20–30g Protein aus einem gemischten Proteinpulver (Molke/Kasein)
3 ganze Eier, 3 Eiklar und 1 EL Olivenöl (Rührei, in Olivenöl gebraten)
1 Schale warmes Porridge (80g Haferflocken trocken) und 1 EL Honig (in Porridge einrühren)
ZWEITES FRÜHSTÜCK
225g fettarmer Hüttenkäse, 150g Ananasscheiben und 5 Vollkorncracker (Ananas in Hüttenkäse geben und mit den Keksen essen)
PRE-WORKOUT 1 (30–45 MIN VOR DEM WORKOUT)
5–10g BCAA
2–5g Kreatin (je nach Form)
2–3g Beta-Alanin
1,5–3g Betain
20–30g Protein aus einem gemischten Proteinpulver (Molke/Kasein)
1 großer Apfel
POST-WORKOUT (BIS 30 MIN NACH DEM WORKOUT)
20–40g Protein aus einem gemischten Proteinpulver (Molke/Kasein)
30–40g schnell verdauliche Kohlenhydrate (Dextrose, Gummibären, Weißbrot)
5–10g BCAA
2–5g Kreatin (je nach Form)
2–3g Beta-Alanin
1,5–3g Betain
MITTAGESSEN (30–60 MIN NACH DER POST-WORKOUT-MAHLZEIT)
180g (Dose) weißer Thunfisch
2 Scheiben Vollkornbrot (oder Ezekiel-Brot)
1 EL leichte Mayonnaise
1 großes Stück Obst (z.B. Apfel, Orange, Banane)
NACHMITTAGSSNACK
20–30g Protein aus einem gemischten Proteinpulver (Molke/Kasein)
1 EL Erdnussbutter, 1 EL Marmelade und 2 Scheiben Vollkornbrot (oder Ezekiel-Brot) als Sandwich zum Shake
ABENDESSEN
240g Steak (oder Fettfisch, Geflügel, Schwein)
185g gekochter brauner Reis
180g gekochte schwarze Bohnen (oder Wachtelbohnen)
2 Handvoll gemischter grüner Salat
2 EL Salatdressing (Olivenöl und Essig)
SNACK VOR DEM ZUBETTGEHEN
20–30g Protein aus einem gemischten Proteinpulver (Molke/Kasein) oder 225g Hüttenkäse oder griechischer Joghurt (mit 1TL Honig)
1 EL Erdnussbutter (zum Shake oder Joghurt oder separat)

Tabelle 29.3 Musterdiätplan für das Workout vor dem Abendessen

FRÜHSTÜCK
20–30g Protein aus einem gemischten Proteinpulver (Molke/Kasein)
3 ganze Eier, 3 Eiklar und 1 EL Olivenöl (Rührei, in Olivenöl gebraten)
1 Schale warmes Porridge (80g Haferflocken trocken) und 1 EL Honig (in Porridge einrühren)
ZWEITES FRÜHSTÜCK
225g fettarmer Hüttenkäse, 150g Ananasscheiben und 5 Vollkorncracker (Ananas in Hüttenkäse geben und mit den Keksen essen)
MITTAGESSEN
180g (Dose) weißer Thunfisch
2 Scheiben Vollkornbrot (oder Ezekiel-Brot)
1 EL leichte Mayonnaise
1 großes Stück Obst (z. B. Apfel, Orange, Banane)
NACHMITTAGSSNACK
20–30g Protein aus einem gemischten Proteinpulver (Molke/Kasein)
1 EL Erdnussbutter, 1 EL Marmelade und 2 Scheiben Vollkornbrot (oder Ezekiel-Brot) als Sandwich zum Shake
PRE-WORKOUT 1 (30–45 MIN VOR DEM WORKOUT)
5–10g BCAA
2–5g Kreatin (je nach Form)
2–3g Beta-Alanin
1,5–3g Betain
20–30g Protein aus einem gemischten Proteinpulver (Molke/Kasein)
1 großer Apfel
POST-WORKOUT (BIS 30 MIN NACH DEM WORKOUT)
20–40g Protein aus einem gemischten Proteinpulver (Molke/Kasein)
30–40g schnell verdauliche Kohlenhydrate (Dextrose, Gummibären, Weißbrot)
5–10g BCAA
2–5g Kreatin (je nach Form)
2–3g Beta-Alanin
1,5–3g Betain
ABENDESSEN (30–60 MIN NACH DER POST-WORKOUT-MAHLZEIT)
240g Steak (oder Fettfisch, Geflügel, Schwein)
185g gekochter brauner Reis
180g gekochte schwarze Bohnen (oder Wachtelbohnen)
2 Handvoll gemischter grüner Salat
2 EL Salatdressing (Olivenöl und Essig)
SNACK VOR DEM ZUBETTGEHEN
20–30g Protein aus einem gemischten Proteinpulver (Molke/Kasein) oder 225g Hüttenkäse oder griechischer Joghurt (mit 1 TL Honig)
1 EL Erdnussbutter (zum Shake oder Joghurt oder separat)

Tabelle 29.4 Musterdiätplan für das Workout nach dem Abendessen

FRÜHSTÜCK
20–30g Protein aus einem gemischten Proteinpulver (Molke/Kasein)
3 ganze Eier, 3 Eiklar und 1 EL Olivenöl (Rührei, in Olivenöl gebraten)
1 Schale warmes Porridge (80g Haferflocken trocken) und 1 EL Honig (in Porridge einrühren)
ZWEITES FRÜHSTÜCK
225g fettarmer Hüttenkäse, 150g Ananasscheiben und 5 Vollkorncracker (Ananas in Hüttenkäse geben und mit den Keksen essen)
MITTAGESSEN
180g (Dose) weißer Thunfisch
2 Scheiben Vollkornbrot (oder Ezekiel-Brot)
1 EL leichte Mayonnaise
1 großes Stück Obst (z. B. Apfel, Orange, Banane)
NACHMITTAGSSNACK
20–30g Protein aus einem gemischten Proteinpulver (Molke/Kasein)
1 EL Erdnussbutter, 1 EL Marmelade und 2 Scheiben Vollkornbrot (oder Ezekiel-Brot) als Sandwich zum Shake
ABENDESSEN
240g Steak (oder Fettfisch, Geflügel, Schwein)
185g gekochter brauner Reis
180g gekochte schwarze Bohnen (oder Wachtelbohnen)
2 Handvoll gemischter grüner Salat
2 EL Salatdressing (Olivenöl und Essig)
PRE-WORKOUT 1 (30–45 MIN VOR DEM WORKOUT)
5–10g BCAA
2–5g Kreatin (je nach Form)
2–3g Beta-Alanin
1,5–3g Betain
20–30g Protein aus einem gemischten Proteinpulver (Molke/Kasein)
1 großer Apfel
POST-WORKOUT (BIS 30 MIN NACH DEM WORKOUT)
20–40g Protein aus einem gemischten Proteinpulver (Molke/Kasein)
30–40g schnell verdauliche Kohlenhydrate (Dextrose, Gummibären, Weißbrot)
5–10g BCAA
2–5g Kreatin (je nach Form)
2–3g Beta-Alanin
1,5–3g Betain
SNACK VOR DEM ZUBETTGEHEN
20–30g Protein aus einem gemischten Proteinpulver (Molke/Kasein) oder 225g Hüttenkäse oder griechischer Joghurt (mit 1 TL Honig)
1 EL Erdnussbutter (zum Shake oder Joghurt oder separat)

DIÄTPLÄNE AN GERINGERES KÖRPERGEWICHT ANPASSEN

Die in den Tabellen 29.1 bis 29.4 vorgestellten Musterdiätpläne sind ideal für Personen mit einem Gewicht von etwa 90 kg. Wer deutlich weniger als 90 kg wiegt, aber dennoch Körperfettreduktion als Ziel hat, muss geringere Mengen an Proteinen, Kohlenhydraten und Fett zu sich nehmen (was geringere Kalorienzufuhr bedeutet), um dasselbe Ziel zu erreichen. Es gilt, die in diesem Kapitel empfohlenen Makronährstoffmengen relativ zum Körpergewicht einzuhalten. Ab Schritt 2 sind das 41 kcal, 3,3 g Protein, 4,4 g Kohlenhydrate und 1,1 g Fett pro kgKG. Die Kohlenhydrate werden dann mit Schritt 3 nach und nach um 0,55 g verringert und Schritt 7 senkt dann Protein und Fett ebenfalls um 0,55 g (falls es je zu Schritt 7 kommt). Tabelle 29.5 zeigt die ab Schritt 2 geltenden Tagesmengen an Kalorien und Makronährstoffen für verschiedene Körpergewichte unter 90 kg. Wenn Sie in den folgenden Schritten die Kohlenhydratmenge proportional senken, nimmt nicht nur die Kohlenhydratmenge, sondern auch die Kaloriensumme ab, während Protein und Fett (bis Schritt 7) gleich bleiben.

Die Anpassung der Diätpläne bei geringerem Körpergewicht erfolgt auf die gleiche Weise wie in Kapitel 28: durch Verringerung der Portionsgrößen für bestimmte Lebensmittel, sodass die Tagesmengen an Makronährstoffen und Kalorien sinken. Tabelle 29.6 zeigt, wie die Portionen bestimmter Lebensmittel mit hohem Protein-, Kohlenhydrat- oder Fettgehalt einfach verkleinert werden können. Nutzen Sie diese Empfehlungen nach Bedarf, um die Kalorien- und Makronährstoffziele für Ihr Körpergewicht zu erreichen.

Wie im vorigen Kapitel erwähnt, können Sie mit Apps wie MyFitnessPal ganz einfach Ihre Portionsgrößen, Kaloriensummen und Makronährstoffmengen errechnen.

Tabelle 29.5 **Tagesmengen an Kalorien und Makronährstoffen bei Körpergewicht unter 90 kg**

Körpergewicht (kg)	kcal	Protein (g)	Kohlenhydrate (g)	Fett (g)
90*	3700	300	400	100
86	3515 (–185)	285 (–15)	380 (–20)	95 (–5)
82	3330 (–370)	270 (–30)	360 (–40)	90 (–10)
77	3145 (–555)	255 (–45)	340 (–60)	85 (–15)
73	2960 (–740)	240 (–60)	320 (–80)	80 (–20)
68	2775 (–925)	225 (–75)	300 (–100)	75 (–25)
63	2590 (–1110)	210 (–90)	280 (–120)	70 (–30)

*Dies sind ungefähre Gesamtmengen für die ab Schritt 2 geltenden Musterdiätpläne dieses Kapitels. Die Zahlen in Klammern sind die Differenz zu den 90-kg-Musterdiätplänen.

Tabelle 29.6 **Portionsanpassung bei Körpergewicht unter 90 kg**

Lebensmittel	Ursprüngliche Portion	Verringerte Portion	Differenz
		PROTEIN/FETT	
Proteinpulver	2 Messlöffel	1 Messlöffel	–20–25 g Protein –130–150 kcal
Ganze Eier	3	1–2	–6–12 g Protein –4–8 g Fett –72–144 kcal
Eiklar	3	2	–4 g Protein –54 kcal
Steak	240 g	180 g/120 g	–11 g/22 g Protein –4 g/8 g Fett –85/170 kcal

Lebensmittel	Ursprüngliche Portion	Verringerte Portion	Differenz
		KOHLENHYDRATE (KH)	
Gekochte schwarze Bohnen	180g	90g	–20g KH –7g Protein –109 kcal
Vollkornreis (gekocht)	185g	90g	–16g KH –75 kcal
Schnelle KH: Dextrose Gummibären Weißbrot	 30–40g 22–29 Stück 2–3 Scheiben	 10–20g 11 Stück 1 Scheibe	 –20–30g KH, 80–120 kcal –16–25g KH, 70–108 kcal –13–26g KH, 70-140 kcal
Ananasscheiben	1 Schale	½ Schale	–17g KH –68 kcal
Haferbrei (Porridge)	2 Schalen	1 Schale	–28g KH –166 kcal
Vollkornbrot	2 Scheiben	1 Scheibe	–18g KH –110 kcal

Alle Werte von MyFitnessPal

Schritt 3: Anpassung der Diät durch Reduzierung der Kohlenhydrate um 0,55g je kg Körpergewicht

Wie bereits erwähnt, passt sich der Körper der Kalorienreduzierung durch Verlangsamung des Stoffwechsels an und verbrennt weniger Kalorien. Um weiter Fett abzubauen, müssen Sie die Kalorien reduzieren. Da für optimales Muskelwachstum die Protein- und Fettaufnahme unverändert bleibt, reduziert man die Kohlenhydrate. Jedes Mal wenn Ihre Diät zum Stillstand kommt und Sie wenigstens eine Woche lang kein Fett mehr abgebaut haben, ist es an der Zeit, Kohlenhydrate zu reduzieren. Bei jeder Reduzierung verzichten Sie auf weitere 0,55g Kohlenhydrate je kg Körpergewicht. Das sind ca. 2,2 kcal je kgKG. Bei 90kg Körpergewicht also 200 kcal.

Da unsere Musterperson mit 90kg Körpergewicht aktuell 4,4g Kohlenhydrate je kgKG isst, bringt die erste Reduzierung sie auf 3,9g je kgKG. Wie Sie die Kohlenhydrate reduzieren, hängt davon ab, wann Sie trainieren. Immer werden die Kohlenhydrate nach dem Workout als Letztes reduziert. Wer gleich am Morgen trainiert, reduziert die Kohlenhydrate zunächst am Ende des Tages und arbeitet sich dann zurück. Trainieren Sie abends, reduzieren Sie die Kohlenhydrate zu Tagesbeginn und arbeiten sich dann über den Tag vor. Wenn Sie mittags oder vor dem Abendessen trainieren, müssen Sie an beiden Enden etwas reduzieren. Wie Sie die Kohlenhydrate in Schritten von 0,55g je kgKG reduzieren, entnehmen Sie den Musterdiätplänen.

Sie reduzieren die Kohlenhydrate immer dann, wenn Sie kein Fett mehr verlieren, bis Sie bei etwa 0,55g je kgKG angelangt sind. Vielleicht müssen Sie aber gar nicht so weit reduzieren. Viele kommen nicht einmal in die Nähe dieser Reduzierung. Das hängt alles von Ihren Ausgangswerten, der Intensität des Workouts und der Reaktion Ihres Körpers auf Workout und Diät ab. Die folgenden Mustermahlzeiten in Tabelle 29.7 bis 29.10 sind für Personen nach der ersten Reduzierung der Kohlenhydrate von 4,5 auf 3,9g je kgKG (350g bei 90kg). Damit sinken für die Musterperson mit 90kg die Kalorien auf 37,5 je kgKG oder ca. 3400 kcal. Denken Sie daran, dies sind Musterpläne für Trainingstage. An trainingsfreien Tagen verzichten Sie auf die Post-Workout-Mahlzeit und nehmen die Pre-Workout-Mahlzeit als Snack.

Tabelle 29.7 Musterdiätplan für das Workout am Morgen

PRE-WORKOUT 1 (NACH DEM AUFSTEHEN/30–45 MIN VOR DEM WORKOUT)
5–10g BCAA
2–5g Kreatin (je nach Form)
2–3g Beta-Alanin
1,5–3g Betain
20–30g Protein aus einem gemischten Proteinpulver (Molke/Kasein)
1 großer Apfel
POST-WORKOUT (BIS 30 MIN NACH DEM WORKOUT)
20–40g Protein aus einem gemischten Proteinpulver (Molke/Kasein)
30–40g schnell verdauliche Kohlenhydrate (Dextrose, Gummibären, Weißbrot)
5–10g BCAA
2–5g Kreatin (je nach Form)
2–3g Beta-Alanin
1,5–3g Betain
FRÜHSTÜCK (30–60 MIN NACH DER POST-WORKOUT-MAHLZEIT)
20–30g Protein aus einem gemischten Proteinpulver (Molke/Kasein)
3 ganze Eier, 3 Eiklar und 1 EL Olivenöl (Rührei, in Olivenöl gebraten)
1 Schale warmes Porridge (80g Haferflocken trocken) und 1 EL Honig (in Porridge einrühren)
ZWEITES FRÜHSTÜCK
225g fettarmer Hüttenkäse, 150g Ananasscheiben und 5 Vollkorncracker (Ananas in Hüttenkäse geben und mit den Keksen essen)
MITTAGESSEN
180g (Dose) weißer Thunfisch
2 Scheiben Vollkornbrot (oder Ezekiel-Brot)
1 EL leichte Mayonnaise
1 großes Stück Obst (z. B. Apfel, Orange, Banane)
NACHMITTAGSSNACK
20–30g Protein aus einem gemischten Proteinpulver (Molke/Kasein)
1 EL Erdnussbutter, 1 EL Marmelade und 2 Scheiben Vollkornbrot (oder Ezekiel-Brot) als Sandwich zum Shake
ABENDESSEN
240g Steak (oder Fettfisch, Geflügel, Schwein)
180g gekochte schwarze Bohnen (oder Wachtelbohnen)
2 Handvoll gemischter grüner Salat
2 EL Salatdressing (Olivenöl und Essig)
SNACK VOR DEM ZUBETTGEHEN
20–30g Protein aus einem gemischten Proteinpulver (Molke/Kasein) oder 225g Hüttenkäse oder griechischer Joghurt (mit 1TL Honig)
1 EL Erdnussbutter (zum Shake oder Joghurt oder separat)

Tabelle 29.8 Musterdiätplan für das Workout zum Mittag

FRÜHSTÜCK
20–30g Protein aus einem gemischten Proteinpulver (Molke/Kasein)
3 ganze Eier, 3 Eiklar und 1 EL Olivenöl (Rührei, in Olivenöl gebraten)
½ Schale warmes Porridge (40g Haferflocken trocken)
ZWEITES FRÜHSTÜCK
225g fettarmer Hüttenkäse, 150g Ananasscheiben und 5 Vollkorncracker (Ananas in Hüttenkäse geben und mit den Keksen essen)
PRE-WORKOUT 1 (30–45 MIN VOR DEM WORKOUT)
5–10g BCAA
2–5g Kreatin (je nach Form)
2–3g Beta-Alanin
1,5–3g Betain
20–30g Protein aus einem gemischten Proteinpulver (Molke/Kasein)
1 großer Apfel
POST-WORKOUT (BIS 30 MIN NACH DEM WORKOUT)
20–40g Protein aus einem gemischten Proteinpulver (Molke/Kasein)
30–40g schnell verdauliche Kohlenhydrate (Dextrose, Gummibären, Weißbrot)
5–10g BCAA
2–5g Kreatin (je nach Form)
2–3g Beta-Alanin
1,5–3g Betain
MITTAGESSEN (30–60 MIN NACH DER POST-WORKOUT-MAHLZEIT)
180g (Dose) weißer Thunfisch
2 Scheiben Vollkornbrot (oder Ezekiel-Brot)
1 EL leichte Mayonnaise
1 großes Stück Obst (z.B. Apfel, Orange, Banane)
NACHMITTAGSSNACK
20–30g Protein aus einem gemischten Proteinpulver (Molke/Kasein)
1 EL Erdnussbutter, 1 EL Marmelade, 2 Scheiben Vollkornbrot (oder Ezekiel-Brot) als Sandwich zum Shake
ABENDESSEN
240g Steak (oder Fettfisch, Geflügel, Schwein)
185g gekochter brauner Reis
180g gekochte schwarze Bohnen (oder Wachtelbohnen)
2 Handvoll gemischter grüner Salat
2 EL Salatdressing (Olivenöl und Essig)
SNACK VOR DEM ZUBETTGEHEN
20–30g Protein aus einem gemischten Proteinpulver (Molke/Kasein) oder 225g Hüttenkäse oder griechischer Joghurt (mit 1TL Honig)
1 EL Erdnussbutter (zum Shake oder Joghurt oder separat)

Tabelle 29.9 **Musterdiätplan für das Workout vor dem Abendessen**

FRÜHSTÜCK
20–30g Protein aus einem gemischten Proteinpulver (Molke/Kasein)
3 ganze Eier, 3 Eiklar und 1 EL Olivenöl (Rührei, in Olivenöl gebraten)
½ Schale warmes Porridge (40g Haferflocken trocken)
ZWEITES FRÜHSTÜCK
225g fettarmer Hüttenkäse, 150g Ananasscheiben und 5 Vollkorncracker (Ananas in Hüttenkäse geben und mit den Keksen essen)
MITTAGESSEN
180g (Dose) weißer Thunfisch
2 Scheiben Vollkornbrot (oder Ezekiel-Brot)
1 EL leichte Mayonnaise
1 großes Stück Obst (z.B. Apfel, Orange, Banane)
NACHMITTAGSSNACK
20–30g Protein aus einem gemischten Proteinpulver (Molke/Kasein)
1 EL Erdnussbutter, 1 EL Marmelade und 2 Scheiben Vollkornbrot (oder Ezekiel-Brot) als Sandwich zum Shake
PRE-WORKOUT 1 (30–45 MIN VOR DEM WORKOUT)
5–10g BCAA
2–5g Kreatin (je nach Form)
2–3g Beta-Alanin
1,5–3g Betain
20–30g Protein aus einem gemischten Proteinpulver (Molke/Kasein)
1 großer Apfel
POST-WORKOUT (BIS 30 MIN NACH DEM WORKOUT)
20–40g Protein aus einem gemischten Proteinpulver (Molke/Kasein)
30–40g schnell verdauliche Kohlenhydrate (Dextrose, Gummibären, Weißbrot)
5–10g BCAA
2–5g Kreatin (je nach Form)
2–3g Beta-Alanin
1,5–3g Betain
ABENDESSEN (30–60 MIN NACH DER POST-WORKOUT-MAHLZEIT)
240g Steak (oder Fettfisch, Geflügel, Schwein)
185g gekochter brauner Reis
180g gekochte schwarze Bohnen (oder Wachtelbohnen)
2 Handvoll gemischter grüner Salat
2 EL Salatdressing (Olivenöl und Essig)
SNACK VOR DEM ZUBETTGEHEN
20–30g Protein aus einem gemischten Proteinpulver (Molke/Kasein) oder 225g Hüttenkäse oder griechischer Joghurt (mit 1 TL Honig)
1 EL Erdnussbutter (zum Shake oder Joghurt oder separat)

Tabelle 29.10 **Musterdiätplan für das Workout nach dem Abendessen**

FRÜHSTÜCK
20–30g Protein aus einem gemischten Proteinpulver (Molke/Kasein)
3 ganze Eier, 3 Eiklar und 1 EL Olivenöl (Rührei, in Olivenöl gebraten)
½ Schale warmes Porridge (40g Haferflocken trocken)
ZWEITES FRÜHSTÜCK
225g fettarmer Hüttenkäse, 150g Ananasscheiben und 5 Vollkorncracker (Ananas in Hüttenkäse geben und mit den Keksen essen)
MITTAGESSEN
180g (Dose) weißer Thunfisch
2 Scheiben Vollkornbrot (oder Ezekiel-Brot)
1 EL leichte Mayonnaise
1 großes Stück Obst (z.B. Apfel, Orange, Banane)
NACHMITTAGSSNACK
20–30g Protein aus einem gemischten Proteinpulver (Molke/Kasein)
1 EL Erdnussbutter, 1 EL Marmelade und 2 Scheiben Vollkornbrot (oder Ezekiel-Brot) als Sandwich zum Shake
ABENDESSEN
240g Steak (oder Fettfisch, Geflügel, Schwein)
185g gekochter brauner Reis
180g gekochte schwarze Bohnen (oder Wachtelbohnen)
2 Handvoll gemischter grüner Salat
2 EL Salatdressing (Olivenöl und Essig)
PRE-WORKOUT 1 (30–45 MIN VOR DEM WORKOUT)
5–10g BCAA
2–5g Kreatin (je nach Form)
2–3g Beta-Alanin
1,5–3g Betain
20–30g Protein aus einem gemischten Proteinpulver (Molke/Kasein)
1 großer Apfel
POST-WORKOUT (BIS 30 MIN NACH DEM WORKOUT)
20–40g Protein aus einem gemischten Proteinpulver (Molke/Kasein)
30–40g schnell verdauliche Kohlenhydrate (Dextrose, Gummibären, Weißbrot)
5–10g BCAA
2–5g Kreatin (je nach Form)
2–3g Beta-Alanin
1,5–3g Betain
SNACK VOR DEM ZUBETTGEHEN
20–30g Protein aus einem gemischten Proteinpulver (Molke/Kasein) oder 225g Hüttenkäse oder griechischer Joghurt (mit 1 TL Honig)
1 EL Erdnussbutter (zum Shake oder Joghurt oder separat)

Schritt 4: Ein Tag mit vielen Kohlenhydraten

Dieser Schritt könnte Ihr liebster werden, denn Sie können endlich das essen, was Ihnen bei der Low-Carb-Diät so gefehlt hat. Wenn Sie erst einmal bei 1,1g Kohlenhydraten je kgKG angelangt sind, sollten Sie jede Woche einen Tag mit vielen Kohlenhydraten einlegen. Damit können Sie trotz der niedrigen Kohlenhydrat- und Kalorienaufnahme den Stoffwechsel in Gang halten. Und Sie haben einen Anreiz, die Woche durchzuhalten. Zu wissen, dass man diesen Tag hat, hilft einem durch die Low-Carb-Phase. Viele achten strenger auf die Einhaltung der Low-Carb-Diät, weil sie meinen, dass sie sich den Tag mit den vielen Kohlenhydraten dann verdient haben. Und wenn Sie diesen Tag und Nahrungsmittel wie Brot und Pasta genossen haben, ist es leichter, zur Low-Carb-Diät zurückzukehren.

Es spielt keine Rolle, wann Sie diesen Tag mit vielen Kohlenhydraten einlegen – es sollte mindestens alle 7 Tage sein. Für die meisten ist ein Wochenendtag ideal, aber es kann jeder Tag sein. Protein und Fett sollten unverändert bleiben, Sie können sie aber wegen der vielen Kohlenhydrate etwas reduzieren. Gehen Sie jedoch beim Protein nicht unter 2,2g je kgKG und beim Fett nicht unter 0,55g je kgKG. Dabei sollten Sie etwa 4,4g Kohlenhydrate je kgKG essen, das wären etwa 400g bei 90kg. Ideale Nahrungsmittel sind langsam verdauliche Kohlenhydrate mit niedrigem glykämischem Index wie Haferflocken, Vollkornbrot und -pasta und Süßkartoffeln. Ist dieser Tag gleichzeitig ein Trainingstag, sollten Sie trotzdem nach dem Workout Ihre Kohlenhydrate mit hohem glykämischem Index nehmen. Unabhängig davon sollten Sie über den Tag verteilt auch ein paar Kohlenhydrate mit hohem glykämischem Index zu sich nehmen. Und Sie können endlich Süßigkeiten essen, auf die Sie so lange warten mussten.

Essen Sie an diesem Tag nicht gerade sehr fettige Lebensmittel wie Donuts, Eiscreme oder Pizza. Haben Sie aber wirklich einen Heißhunger darauf, dann gönnen Sie sich eine vernünftige Portion, um den Hunger im Zaum zu halten und danach bei der Diät zu bleiben.

Die folgenden Musterpläne in Tabelle 29.11 bis 29.14 sind für Trainingstage. An trainingsfreien Tagen verzichten Sie auf die Post-Workout-Mahlzeit und nehmen die Pre-Workout-Mahlzeit als Snack.

Tabelle 29.11 **Musterdiätplan für das Workout am Morgen**

PRE-WORKOUT 1 (NACH DEM AUFSTEHEN/30–45 MIN VOR DEM WORKOUT)
5–10g BCAA
2–5g Kreatin (je nach Form)
2–3g Beta-Alanin
1,5–3g Betain
20–30g Protein aus einem gemischten Proteinpulver (Molke/Kasein)
1 großer Apfel
POST-WORKOUT (BIS 30 MIN NACH DEM WORKOUT)
20–40g Protein aus einem gemischten Proteinpulver (Molke/Kasein)
30–40g schnell verdauliche Kohlenhydrate (Dextrose, Gummibären, Weißbrot)
5–10g BCAA
2–5g Kreatin (je nach Form)
2–3g Beta-Alanin
1,5–3g Betain
FRÜHSTÜCK (30–60 MIN NACH DER POST-WORKOUT-MAHLZEIT)
3 ganze Eier, 3 Eiklar und 1 EL Olivenöl (Rührei, in Olivenöl gebraten)
3 10-cm-Pfannkuchen und 2 EL Ahornsirup
½ Cantaloupe-Melone
ZWEITES FRÜHSTÜCK
20–30g Protein aus einem gemischten Proteinpulver (Molke/Kasein)
¼ Vollkorn-Pizzaboden, 60g Mozzarella light und 60ml Tomatensoße (Soße auf den Boden geben und Käse darüber, 10–15 min bei 200 °C backen oder bis der Käse braun wird)
MITTAGESSEN
15-cm-Subway-Sandwich mit Truthahn und Schinken (Fleisch doppelt) auf Vollkornbrot
35g Kartoffelchips
Mittlere Flasche Diätlimonade
NACHMITTAGSSNACK
3 Käsestangen (String Cheese)
1 Tüte fettarmes Popcorn für die Mikrowelle
ABENDESSEN
180g Hähnchenbrust (oder Fisch, mageres Rindfleisch, Geflügel oder Schwein)
185g gekochter brauner Reis
180g gekochte schwarze Bohnen (oder Wachtelbohnen)
175g gehackter Brokkoli
SNACK VOR DEM ZUBETTGEHEN
230g fettarmer griechischer Joghurt, 1 EL Honig und 7 Walnusshälften (zerstoßen) in den Joghurt geben

Tabelle 29.12 Musterdiätplan für das Workout am Mittag

FRÜHSTÜCK
20–30g Protein aus einem gemischten Proteinpulver (Molke/Kasein)
3 ganze Eier und 1 EL Olivenöl (Rührei, in Olivenöl gebraten)
3 10-cm-Pfannkuchen und 2 EL Ahornsirup
½ Cantaloupe-Melone
ZWEITES FRÜHSTÜCK
20–30g Protein aus einem gemischten Proteinpulver (Molke/Kasein)
¼ Vollkorn-Pizzaboden, 60g Mozzarella light und 60ml Tomatensoße (Soße auf den Boden geben und Käse darüber, 10–15 min bei 200 °C backen oder bis der Käse braun wird)
PRE-WORKOUT 1 (30–45 MIN VOR DEM WORKOUT)
5–10g BCAA
2–5g Kreatin (je nach Form)
2–3g Beta-Alanin
1,5–3g Betain
20–30g Protein aus einem gemischten Proteinpulver (Molke/Kasein)
1 großer Apfel
POST-WORKOUT (BIS 30 MIN NACH DEM WORKOUT)
20–40g Protein aus einem gemischten Proteinpulver (Molke/Kasein)
30–40g schnell verdauliche Kohlenhydrate (Dextrose, Gummibären, Weißbrot)
5–10g BCAA
2–5g Kreatin (je nach Form)
2–3g Beta-Alanin
1,5–3g Betain
MITTAGESSEN (30–60 MIN NACH DER POST-WORKOUT-MAHLZEIT)
15-cm-Subway-Sandwich mit Truthahn und Schinken (Fleisch doppelt) auf Vollkornbrot
35g Kartoffelchips
Mittlere Flasche Diätlimonade
NACHMITTAGSSNACK
3 Käsestangen (String Cheese)
1 Tüte fettarmes Popcorn für die Mikrowelle
ABENDESSEN
180g Hähnchenbrust (oder Fisch, mageres Rindfleisch, Geflügel oder Schwein)
185g gekochter brauner Reis
180g gekochte schwarze Bohnen (oder Wachtelbohnen)
175g gehackter Brokkoli
SNACK VOR DEM ZUBETTGEHEN
230g fettarmer griechischer Joghurt, 1 EL Honig und 7 Walnusshälften (zerstoßen) in den Joghurt geben

Tabelle 29.13 Musterdiätplan für das Workout vor dem Abendessen

FRÜHSTÜCK
20–30g Protein aus einem gemischten Proteinpulver (Molke/Kasein)
3 ganze Eier und 1 EL Olivenöl (Rührei, in Olivenöl gebraten)
3 10-cm-Pfannkuchen und 2 EL Ahornsirup
½ Cantaloupe-Melone
ZWEITES FRÜHSTÜCK
20–30g Protein aus einem gemischten Proteinpulver (Molke/Kasein)
¼ Vollkorn-Pizzaboden, 60g Mozzarella light und 60ml Tomatensoße (Soße auf den Boden geben und Käse darüber, 10–15 min bei 200 °C backen oder bis der Käse braun wird)
MITTAGESSEN
15-cm-Subway-Sandwich mit Truthahn und Schinken (Fleisch doppelt) auf Vollkornbrot
35g Kartoffelchips
Mittlere Flasche Diätlimonade
NACHMITTAGSSNACK
3 Käsestangen (String Cheese)
1 Tüte fettarmes Popcorn für die Mikrowelle
PRE-WORKOUT 1 (30–45 MIN VOR DEM WORKOUT)
5–10g BCAA
2–5g Kreatin (je nach Form)
2–3g Beta-Alanin
1,5–3g Betain
20–30g Protein aus einem gemischten Proteinpulver (Molke/Kasein)
1 großer Apfel
POST-WORKOUT (BIS 30 MIN NACH DEM WORKOUT)
20–40g Protein aus einem gemischten Proteinpulver (Molke/Kasein)
30–40g schnell verdauliche Kohlenhydrate (Dextrose, Gummibären, Weißbrot)
5–10g BCAA
2–5g Kreatin (je nach Form)
2–3g Beta-Alanin
1,5–3g Betain
ABENDESSEN (30–60 MIN NACH DER POST-WORKOUT-MAHLZEIT)
180g Hähnchenbrust (oder Fisch, mageres Rindfleisch, Geflügel oder Schwein)
185g gekochter brauner Reis
180g gekochte schwarze Bohnen (oder Wachtelbohnen)
175g gehackter Brokkoli
SNACK VOR DEM ZUBETTGEHEN
230g fettarmer griechischer Joghurt, 1 EL Honig und 7 Walnusshälften (zerstoßen) in den Joghurt geben

Tabelle 29.14 **Musterdiätplan für das Workout nach dem Abendessen**

FRÜHSTÜCK
20–30 g Protein aus einem gemischten Proteinpulver (Molke/Kasein)
3 ganze Eier und 1 EL Olivenöl (Rührei, in Olivenöl gebraten)
3 10-cm-Pfannkuchen und 2 EL Ahornsirup
½ Cantaloupe-Melone
ZWEITES FRÜHSTÜCK
20–30 g Protein aus einem gemischten Proteinpulver (Molke/Kasein)
¼ Vollkorn-Pizzaboden, 60 ml Mozzarella light und 60 ml Tomatensoße (Soße auf den Boden geben und Käse darüber, 10–15 min bei 200 °C backen oder bis der Käse braun wird)
MITTAGESSEN
15-cm-Subway-Sandwich mit Truthahn und Schinken (Fleisch doppelt) auf Vollkornbrot
35 g Kartoffelchips
Mittlere Flasche Diätlimonade
NACHMITTAGSSNACK
3 Käsestangen (String Cheese)
1 Tüte fettarmes Popcorn für die Mikrowelle
ABENDESSEN
180 g Hähnchenbrust (oder Fisch, mageres Rindfleisch, Geflügel oder Schwein)
185 g gekochter brauner Reis
180 g gekochte schwarze Bohnen (oder Wachtelbohnen)
175 g gehackter Brokkoli
PRE-WORKOUT 1 (30–45 MIN VOR DEM WORKOUT)
5–10 g BCAA
2–5 g Kreatin (je nach Form)
2–3 g Beta-Alanin
1,5–3 g Betain
20–30 g Protein aus einem gemischten Proteinpulver (Molke/Kasein)
1 großer Apfel
POST-WORKOUT (BIS 30 MIN NACH DEM WORKOUT)
20–40 g Protein aus einem gemischten Proteinpulver (Molke/Kasein)
30–40 g schnell verdauliche Kohlenhydrate (Dextrose, Gummibären, Weißbrot)
5–10 g BCAA
2–5 g Kreatin (je nach Form)
2–3 g Beta-Alanin
1,5–3 g Betain
SNACK VOR DEM ZUBETTGEHEN
230 g fettarmer griechischer Joghurt, 1 EL Honig und 7 Walnusshälften (zerstoßen) in den Joghurt geben

Schritt 5: Letzte Reduzierung der Kohlenhydrate um 0,55 g

Einmal können Sie die Kohlenhydrate noch reduzieren und haben dann den niedrigsten Punkt erreicht. Schließlich brauchen Sie weiterhin Gemüse. Das liefert nicht nur Ballaststoffe, sondern auch Kohlenhydrate. Manche Experten raten dazu, Kohlenhydrate aus Gemüse wegen des hohen Gehalts an Ballaststoffen nicht bei der täglichen Kohlenhydrataufnahme mitzuzählen. Aber die Kohlenhydrate der meisten Gemüse bestehen zu weniger als 50 % aus Ballaststoffen. Wenn Sie viel Gemüse essen, kann da einiges zusammenkommen. Ich hingegen zähle auch die Ballaststoffe mit, aber ich weiß, dass die Kohlenhydrataufnahme selbst am niedrigsten Punkt je nach Diät etwa 30–60 g beträgt bzw. 0,55 g je kgKG. Auch die meisten Proteinshakes enthalten kleine Mengen Kohlenhydrate. Und da Sie diese für optimale Trainingsresultate benötigen, müssen sie in Ihrer Diät enthalten sein. Aber selbst am niedrigsten Punkt gehen Sie niemals auf 0 g Kohlenhydrate.

Schließlich sollten Sie, wie in Schritt 4 beschrieben, jede Woche einen Tag mit vielen Kohlenhydraten einlegen. Wenn Sie sich auf diesen Tag freuen können, sind Sie einer extremen Diät viel besser gewachsen.

Schritt 6: Wechsel zum intermittierenden Fasten (IF)

Sind Sie bei 0,55 g Kohlenhydraten je kgKG angekommen, können Sie die Kohlenhydrate nicht weiter reduzieren. Diese kleine Menge kommt von den Proteinquellen und vom Gemüse. Wenn Sie bei dieser niedrigen Kohlenhydrataufnahme kein Fett mehr verlieren, geht es hier nicht mehr weiter, denn Sie haben nun einen extrem niedrigen Körperfettanteil. Dieser liegt bei Männern bei etwa 5 %, bei Frauen sind es um die 12 %. Um jetzt noch weiter Körperfett abzubauen, könnten Sie Proteine und Fett reduzieren, worunter aber die Muskelmasse leiden könnte. Die erste Alternative wäre hier das intermittierende Fasten.

Bei dieser Technik fasten Sie einen guten Teil des Tages und haben dann ein Zeitfenster, in dem Sie essen können. Optimal für den Fettabbau und den Erhalt der Muskeln ist meiner Meinung nach das Verhältnis 16 : 8. Das heißt, Sie fasten 16 h und haben ein Zeitfenster von 8 h zum Essen. In der Regel spielt es keine Rolle, wie Sie diese Zeitfenster verteilen. Wer aber trainiert, sollte die beiden Zeitfenster an die Zeit seines Trainings anpassen. Wenn Sie morgens trainieren, schlage ich vor, das 8-stündige Zeitfenster für das Essen mit der Post-Workout-Mahlzeit zu beginnen. Das heißt, Sie trainieren auf nüchternen Magen und der Post-Workout-Shake ist Ihre erste Mahlzeit. Da Sie den Pre-Workout-Shake ausgelassen haben, nehmen Sie nach dem Workout den Pre-Workout- und Post-Workout-Shake sowie alle Supplements. Wenn Sie von 7:00–8:30 Uhr trainieren, beginnen Sie um 8:30 Uhr mit dem Post-Workout-Shake und schließen das Zeitfenster um 16:30 Uhr mit dem Snack vor dem Zubettgehen aus langsam verdaulichen Proteinen ab. Trainieren Sie morgens, aber ist Ihnen das Ende des Zeitfensters am Nachmittag zu früh, können Sie den Post-Workout-Shake um 2–3 h verschieben. Das ist nicht ideal für den Erhalt der Muskelmasse, beeinträchtigt aber nicht den Fettabbau.

Die folgenden Musterpläne in Tabelle 29.15 bis 29.18 zeigen Ihnen die Anwendung des intermittierenden Fastens für die 4 wichtigsten Trainingszeiten. Ich würde Ihnen raten, das Fasten und Essen an Ihre Trainingszeit anzupassen, aber Sie können natürlich auch umgekehrt Ihre Trainingszeit an das Fasten und Essen anpassen. Wenn Sie sonst morgens trainieren, es aber nicht schaffen, abends zu fasten, weil Ihr Heißhunger dann stärker ist, trainieren Sie später, um morgens zu fasten und abends zu essen.

Das intermittierende Fasten ist in den letzten Jahren immer beliebter geworden. Ich befasse mich aber schon seit ein paar Jahrzehnten damit. Das Labor an der Yale University School of Medicine, wo ich im Anschluss an die Promotion geforscht habe, hat sich vor dem Jahr 2000 stark mit Fasten und Fettabbau beschäftigt. Unsere Gruppe hat diverse Arbeiten veröffentlicht, die zeigen, dass der Fettverlust beim Fasten hauptsächlich mit der stärkeren Aktivität von Genen zu tun hat, die die Anzahl der verbrannten Kalorien erhöhen (Pilegaard et al. 2003; Hildebrandt et al. 2000). Wenn Sie fasten, aktiviert es die Gene, die bestimmte Entkopplungsproteine verschlüsseln. Einfach gesagt bohren diese Entkopplungsproteine Löcher in die Mitochondrien der Muskelzellen. Aus den Mitochondrien wird die meiste Energie bezogen, besonders im Ruhezustand. Durch die Löcher in den Mitochondrien produzieren diese weniger Energie. So müssen Sie mehr Kalorien verbrennen, um die gleiche Menge an Energie in Form von ATP zu produzieren.

Dazu löst das Fasten eine Reihe weiterer Mechanismen aus, die mehr Kalorien und Fett verbrennen und den Fettabbau beschleunigen. Studien deuten auch auf andere Vorteile für die Gesundheit hin wie niedrigere Cholesterin- und Triglyzeridspiegel (Mattson und Wan 2005).

Einige sehen sogar Vorteile des intermittierenden Fastens für den Muskelaufbau. Mit dieser Logik bin ich aber nicht einverstanden. Es gibt keine Studien, die belegen, dass IF gegenüber normalen Diäten Vorteile für den Muskelaufbau bietet. Aus meiner persönlichen Erfahrung und den Daten, die ich gesammelt habe, sieht es eher so aus, dass IF gegenüber den Regeln für das optimale Muskelwachstum aus Kapitel 28 das Muskelwachstum hemmt.

Auf jeden Fall sorgt das intermittierende Fasten für einen stärkeren Fettabbau. Es ist aber keine Diätmethode, mit der man beginnen sollte. Ich empfehle es, wenn der Fettabbau zum Erliegen gekommen ist und man die Kohlenhydrate nicht weiter reduzieren kann. Da die Protein- und Fettaufnahme möglichst hoch bleiben soll, bietet IF Ihnen einen weiteren Schritt, bevor Sie an diese wichtigen Makronährstoffe herangehen, um weiteres Fett abzubauen. Sie essen immer noch die gleiche Menge an Kalorien, Protein, Kohlenhydraten und Fett wie in der vorherigen Diätphase. Auch die Anzahl der Mahlzeiten sollte unverändert bleiben. Da Sie so viele Mahlzeiten in diese 8 h schieben, verkürzt sich der Abstand zwischen den Mahlzeiten auf etwa 2,5 h, in manchen Fällen gar auf 30 min. Wenn Sie nicht so viele Mahlzeiten schaffen, können Sie einige davon kombinieren. So besteht der Snack vor dem Abendessen aus einem Proteinshake und Erdnussbutter. Den Shake können Sie zum Abendessen nehmen und die Erdnussbutter als Dessert. Sie sollten zwar genau so viel essen wie in der Diätphase zuvor, aber es ist auch nicht schlimm, wenn Sie das nicht ganz schaffen. Das ist einer der Vorteile des intermittierenden Fastens. Oft können Sie in dem Zeitfenster von 8 h nicht so viel essen. Das reduziert die Kalorien und hilft dem Fettabbau. Das ist aber auch ein Grund, weshalb Sie erst spät in der Diät auf diese Technik zurückgreifen sollten. Fangen Sie zu früh an, können Sie in dem vorgesehenen Zeitfenster vielleicht nicht genügend essen und haben dann Probleme, in den späteren Phasen noch weitere Kalorien zu reduzieren.

Die Mahlzeiten in den Musterdiätplänen heißen zwar weiterhin Frühstück, Mittagessen und Abendessen, müssen aber nicht unbedingt zu den gewohnten Zeiten eingenommen werden. Wenn Sie beim Workout morgens um 8:00 Uhr fertig sind und Ihre Post-Workout-Mahlzeit dann nehmen, endet das Zeitfenster für das Essen um 16:00 Uhr. Das heißt, das Mittagessen kommt vor der Mittagszeit und das Abendessen wohl vor 15:00 Uhr.

Auch beim intermittierenden Fasten sollten Sie einen Tag mit vielen Kohlenhydraten einlegen. Diesen Tag können Sie als IF-Tag mit dem Zeitfenster von 8h oder als gewöhnlichen Tag gestalten – je nachdem, was bei Ihnen besser funktioniert. Manche bevorzugen es, an diesem Tag auf das IF zu verzichten. So fällt es ihnen leichter, an den anderen Tagen die Diät durchzuhalten. Wenn das bei Ihnen funktioniert, tun Sie es.

Tabelle 29.15 **Muster-IF-Diätplan für das Workout am Morgen**

WÄHREND DES WORKOUTS (BEIM WORKOUT TRINKEN)
5–10g BCAA
2–5g Kreatin (je nach Form)
2–3g Beta-Alanin
1,5–3g Betain
POST-WORKOUT (BIS 30 MIN NACH DEM WORKOUT, BEGINN DES 8-H-ZEITFENSTERS FÜR DAS ESSEN)
40–60g Protein aus einem gemischten Proteinpulver (Molke/Kasein)
5–10g BCAA
2–5g Kreatin (je nach Form)
2–3g Beta-Alanin
1,5–3g Betain
FRÜHSTÜCK (30 MIN NACH DER POST-WORKOUT-MAHLZEIT)
20–30g Protein aus einem gemischten Proteinpulver (Molke/Kasein)
3 ganze Eier, 3 Eiklar und 1 EL Olivenöl (Rührei, in Olivenöl gebraten)
ZWEITES FRÜHSTÜCK
225g fettarmer Hüttenkäse
MITTAGESSEN
180g (Dose) weißer Thunfisch (zum Salat)
2 Handvoll gemischter grüner Salat
1 EL Salatdressing (Olivenöl und Essig)
SNACK
20–30g Protein aus einem gemischten Proteinpulver (Molke/Kasein)
1 EL Erdnussbutter
ABENDESSEN
240g Steak (oder Fettfisch, Geflügel, Schwein)
2 Handvoll gemischter grüner Salat
2 EL Salatdressing (Olivenöl und Essig)
SNACK (BIS 8H NACH DER POST-WORKOUT-MAHLZEIT)
20–30g Protein aus einem gemischten Proteinpulver (Molke/Kasein) oder 225g Hüttenkäse

Tabelle 29.16 **Muster-IF-Diätplan für das Workout am Mittag**

PRE-WORKOUT 1 (30 MIN VOR DEM WORKOUT, BEGINN DES 8-H-ZEITFENSTERS FÜR DAS ESSEN)
5–10g BCAA
2–5g Kreatin (je nach Form)
2–3g Beta-Alanin
1,5–3g Betain
20–30g Protein aus einem gemischten Proteinpulver (Molke/Kasein)
POST-WORKOUT (BIS 30 MIN NACH DEM WORKOUT)
20–40g Protein aus einem gemischten Proteinpulver (Molke/Kasein)
5–10g BCAA
2–5g Kreatin (je nach Form)
2–3g Beta-Alanin
1,5–3g Betain
FRÜHSTÜCK (30–60 MIN NACH DER POST-WORKOUT-MAHLZEIT)
20–30g Protein aus einem gemischten Proteinpulver (Molke/Kasein)
3 ganze Eier, 3 Eiklar und 1 EL Olivenöl (Rührei, in Olivenöl gebraten)
ZWEITES FRÜHSTÜCK
225g fettarmer Hüttenkäse
MITTAGESSEN
180g (Dose) weißer Thunfisch (zum Salat)
2 Handvoll gemischter grüner Salat
1 EL Salatdressing (Olivenöl und Essig)
SNACK
20–30g Protein aus einem gemischten Proteinpulver (Molke/Kasein)
1 EL Erdnussbutter
ABENDESSEN
240g Steak (oder Fettfisch, Geflügel, Schwein)
2 Handvoll gemischter grüner Salat
2 EL Salatdressing (Olivenöl und Essig)
SNACK (BIS 8H NACH DER PRE-WORKOUT-MAHLZEIT)
20–30g Protein aus einem gemischten Proteinpulver (Molke/Kasein) oder 225g Hüttenkäse

Tabelle 29.17 **Muster-IF-Diätplan für das Workout vor dem Abendessen**

FRÜHSTÜCK (BEGINN DES 8-H-ZEITFENSTERS FÜR DAS ESSEN, 8H VOR DER LETZTEN MAHLZEIT DES TAGES)
20–30g Protein aus einem gemischten Proteinpulver (Molke/Kasein)
3 ganze Eier, 3 Eiklar und 1 EL Olivenöl (Rührei, in Olivenöl gebraten)
ZWEITES FRÜHSTÜCK
225g fettarmer Hüttenkäse
MITTAGESSEN
180g (Dose) weißer Thunfisch (zum Salat)
2 Handvoll gemischter grüner Salat
2 EL Salatdressing (Olivenöl und Essig)
SNACK
20–30g Protein aus einem gemischten Proteinpulver (Molke/Kasein)
1 EL Erdnussbutter
PRE-WORKOUT 1 (30–45 MIN VOR DEM WORKOUT)
5–10g BCAA
2–5g Kreatin (je nach Form)
2–3g Beta-Alanin
1,5–3g Betain
20–30g Protein aus einem gemischten Proteinpulver (Molke/Kasein)
POST-WORKOUT (BIS 30 MIN NACH DEM WORKOUT)
20–40g Protein aus einem gemischten Proteinpulver (Molke/Kasein)
5–10g BCAA
2–5g Kreatin (je nach Form)
2–3g Beta-Alanin
1,5–3g Betain
ABENDESSEN (30–60 MIN NACH DER POST-WORKOUT-MAHLZEIT)
240g Steak (oder Fettfisch, Geflügel, Schwein)
2 Handvoll gemischter grüner Salat
2 EL Salatdressing (Olivenöl und Essig)
SNACK (BIS 8H NACH DEM FRÜHSTÜCK)
20–30g Protein aus einem gemischten Proteinpulver (Molke/Kasein) oder 225g Hüttenkäse

Tabelle 29.18 **Muster-IF-Diätplan für das Workout nach dem Abendessen**

FRÜHSTÜCK (BEGINN DES 8-H-ZEITFENSTERS FÜR DAS ESSEN, 8H VOR DER LETZTEN MAHLZEIT DES TAGES)
20–30g Protein aus einem gemischten Proteinpulver (Molke/Kasein)
3 ganze Eier, 3 Eiklar und 1 EL Olivenöl (Rührei, in Olivenöl gebraten)
ZWEITES FRÜHSTÜCK
225g fettarmer Hüttenkäse
MITTAGESSEN
180g (Dose) weißer Thunfisch (zum Salat)
2 Handvoll gemischter grüner Salat
2 EL Salatdressing (Olivenöl und Essig)
SNACK
20–30g Protein aus einem gemischten Proteinpulver (Molke/Kasein)
1 EL Erdnussbutter
ABENDESSEN
240g Steak (oder Fettfisch, Geflügel, Schwein)
2 Handvoll gemischter grüner Salat
2 EL Salatdressing (Olivenöl und Essig)
PRE-WORKOUT 1 (30–45 MIN VOR DEM WORKOUT)
5–10g BCAA
2–5g Kreatin (je nach Form)
2–3g Beta-Alanin
1,5–3g Betain
20–30g Protein aus einem gemischten Proteinpulver (Molke/Kasein)
POST-WORKOUT (BIS 30 MIN NACH DEM WORKOUT)
20–40g Protein aus einem gemischten Proteinpulver (Molke/Kasein)
5–10g BCAA
2–5g Kreatin (je nach Form)
2–3g Beta-Alanin
1,5–3g Betain
SNACK (BIS 8H NACH DEM FRÜHSTÜCK)
20–30g Protein aus einem gemischten Proteinpulver (Molke/Kasein) oder 225g Hüttenkäse

Schritt 7: Reduzierung der Fett- und Proteinaufnahme

Die IF-Diät mit wenigen Kohlenhydraten sollte Ihr Körperfett auf den niedrigsten Wert bringen. Aber leider reagiert jeder Körper anders. Wenn Sie also mit dieser Diät kein weiteres Fett abbauen können, müssen Sie Ihre Diät erneut anpassen. Wie bereits gesagt, wenn Sie bei 0,55g Kohlenhydraten je kgKG angekommen sind, können Sie die Kohlenhydrate nicht weiter reduzieren, ohne das Gemüse und die Proteinshakes wegzulassen. Und das sollten Sie nicht tun. Da bleiben nur noch die anderen Makronährstoffe – Fett und Protein. Das reduziert die Kalorien weiter und Sie können mehr Körperfett verbrennen. Dazu lassen Sie einige Proteinshakes weg, z.B. zum Frühstück, reduzieren das Fett in der Erdnussbutter und nehmen weniger Salatdressing. Das bringt das Protein auf etwa 2,75g je kgKG und das Fett auf etwa 0,55g je kgKG. Nun liegen Sie bei ca. 20 kcal je kgKG, also rund 1800 kcal bei 90kg.

Natürlich bleiben Sie beim IF, um den Fettabbau zu unterstützen, denn Sie reduzieren die Kalorien über die Proteine und das Fett. Machen Sie weiter einen Tag mit vielen Kohlenhydraten, aber halten Sie sich an das 8-h-Zeitfenster; siehe Tabelle 29.19 bis 29.22.

Tabelle 29.19 **Muster-IF-Diätplan für das Workout am Morgen**

WÄHREND DES WORKOUTS (BEIM WORKOUT TRINKEN)
5–10g BCAA
2–5g Kreatin (je nach Form)
2–3g Beta-Alanin
1,5–3g Betain
POST-WORKOUT (INNERHALB VON 30 MIN NACH DEM WORKOUT, BEGINN DES 8-H-ZEITFENSTERS FÜR DAS ESSEN)
40–60g Protein aus einem gemischten Proteinpulver (Molke/Kasein)
5–10g BCAA
2–5g Kreatin (je nach Form)
2–3g Beta-Alanin
1,5–3g Betain
FRÜHSTÜCK (30 MIN NACH DER POST-WORKOUT-MAHLZEIT)
3 ganze Eier, 3 Eiklar und 1 EL Olivenöl (Rührei, in Olivenöl gebraten)
ZWEITES FRÜHSTÜCK
225g fettarmer Hüttenkäse
MITTAGESSEN
180g (Dose) weißer Thunfisch (zum Salat)
2 Handvoll gemischter grüner Salat
1 EL Salatdressing (Olivenöl und Essig)
SNACK
20–30g Protein aus einem gemischten Proteinpulver (Molke/Kasein)
ABENDESSEN
240g Steak (oder Fettfisch, Geflügel, Schwein)
2 Handvoll gemischter grüner Salat
1 EL Salatdressing (Olivenöl und Essig)
SNACK (INNERHALB VON 8H NACH DER POST-WORKOUT-MAHLZEIT)
20–30g Protein aus einem gemischten Proteinpulver (Molke/Kasein) oder 225g Hüttenkäse

Tabelle 29.20 **Muster-IF-Diätplan für das Workout am Mittag**

PRE-WORKOUT 1 (30 MIN VOR DEM WORKOUT, BEGINN DES 8-H-ZEITFENSTERS FÜR DAS ESSEN)
5–10g BCAA
2–5g Kreatin (je nach Form)
2–3g Beta-Alanin
1,5–3g Betain
20–30g Protein aus einem gemischten Proteinpulver (Molke/Kasein)
POST-WORKOUT (INNERHALB VON 30 MIN NACH DEM WORKOUT)
20–40g Protein aus einem gemischten Proteinpulver (Molke/Kasein)
5–10g BCAA
2–5g Kreatin (je nach Form)
2–3g Beta-Alanin
1,5–3g Betain
FRÜHSTÜCK (30–60 MIN NACH DER POST-WORKOUT-MAHLZEIT)
3 ganze Eier, 3 Eiklar und 1 EL Olivenöl (Rührei, in Olivenöl gebraten)
ZWEITES FRÜHSTÜCK
225g fettarmer Hüttenkäse
MITTAGESSEN
180g (Dose) weißer Thunfisch (zum Salat)
2 Handvoll gemischter grüner Salat
1 EL Salatdressing (Olivenöl und Essig)
SNACK
20–30g Protein aus einem gemischten Proteinpulver (Molke/Kasein)
ABENDESSEN
240g Steak (oder Fettfisch, Geflügel, Schwein)
2 Handvoll gemischter grüner Salat
1 EL Salatdressing (Olivenöl und Essig)
SNACK (INNERHALB VON 8H NACH DER PRE-WORKOUT-MAHLZEIT)
20–30g Protein aus einem gemischten Proteinpulver (Molke/Kasein) oder 225g Hüttenkäse

Tabelle 29.21 **Muster-IF-Diätplan für das Workout vor dem Abendessen**

FRÜHSTÜCK (BEGINN DES 8-H-ZEITFENSTERS FÜR DAS ESSEN, 8H VOR DER LETZTEN MAHLZEIT DES TAGES)
3 ganze Eier, 3 Eiklar und 1 EL Olivenöl (Rührei, in Olivenöl gebraten)
ZWEITES FRÜHSTÜCK
225g fettarmer Hüttenkäse
MITTAGESSEN
180g (Dose) weißer Thunfisch (zum Salat)
2 Handvoll gemischter grüner Salat
2 EL Salatdressing (Olivenöl und Essig)
SNACK
20–30g Protein aus einem gemischten Proteinpulver (Molke/Kasein)
PRE-WORKOUT 1 (30–45 MIN VOR DEM WORKOUT)
5–10g BCAA
2–5g Kreatin (je nach Form)
2–3g Beta-Alanin
1,5–3g Betain
20–30g Protein aus einem gemischten Proteinpulver (Molke/Kasein)
POST-WORKOUT (INNERHALB VON 30 MIN NACH DEM WORKOUT)
20–40g Protein aus einem gemischten Proteinpulver (Molke/Kasein)
5–10g BCAA
2–5g Kreatin (je nach Form)
2–3g Beta-Alanin
1,5–3g Betain
ABENDESSEN (30–60 MIN NACH DER POST-WORKOUT-MAHLZEIT)
240g Steak (oder Fettfisch, Geflügel, Schwein)
2 Handvoll gemischter grüner Salat
1 EL Salatdressing (Olivenöl und Essig)
SNACK (INNERHALB VON 8H NACH DEM FRÜHSTÜCK)
20–30g Protein aus einem gemischten Proteinpulver (Molke/Kasein) oder 225g Hüttenkäse

Tabelle 29.22 **Muster-IF-Diätplan für das Workout nach dem Abendessen**

FRÜHSTÜCK (BEGINN DES 8-H-ZEITFENSTERS FÜR DAS ESSEN, 8H VOR DER LETZTEN MAHLZEIT DES TAGES)
3 ganze Eier, 3 Eiklar und 1 EL Olivenöl (Rührei, in Olivenöl gebraten)
ZWEITES FRÜHSTÜCK
225g fettarmer Hüttenkäse
MITTAGESSEN
180g (Dose) weißer Thunfisch (zum Salat)
2 Handvoll gemischter grüner Salat
2 EL Salatdressing (Olivenöl und Essig)
SNACK
20–30g Protein aus einem gemischten Proteinpulver (Molke/Kasein)
ABENDESSEN
240g Steak (oder Fettfisch, Geflügel, Schwein)
2 Handvoll gemischter grüner Salat
1 EL Salatdressing (Olivenöl und Essig)
PRE-WORKOUT 1 (30–45 MIN VOR DEM WORKOUT)
5–10g BCAA
2–5g Kreatin (je nach Form)
2–3g Beta-Alanin
1,5–3g Betain
20–30g Protein aus einem gemischten Proteinpulver (Molke/Kasein)
POST-WORKOUT (INNERHALB VON 30 MIN NACH DEM WORKOUT)
20–40g Protein aus einem gemischten Proteinpulver (Molke/Kasein)
5–10g BCAA
2–5g Kreatin (je nach Form)
2–3g Beta-Alanin
1,5–3g Betain
SNACK (INNERHALB VON 8H NACH DEM FRÜHSTÜCK)
20–30g Protein aus einem gemischten Proteinpulver (Molke/Kasein) oder 225g Hüttenkäse

Schritt 8: Bei Bedarf Protein und Fett weiter reduzieren

Schritt 7 sollte eigentlich der letzte Schritt zum Ziel sein, selbst wenn das Ziel ein extrem niedriger Körperfettanteil ist, um bei einem Wettkampf anzutreten oder eine Fotosession zu machen. Aber wie bereits gesagt, jeder Körper ist anders, und es wird immer jemanden geben, der nicht so reagiert wie erwartet. Wenn Ihr Fettabbau zum Erliegen gekommen ist und Sie noch mehr Körperfett loswerden wollen, können Sie die Kalorien noch ein bisschen weiter reduzieren, indem Sie weiter Fett und Protein streichen. Sie könnten das Olivenöl weglassen und kalorienfreies Spray und nur Essig als Salatdressing verwenden. Und Sie können die proteinhaltigen Mahlzeiten um etwa ein Viertel reduzieren. So gelingt es Ihnen, langsam weiter die Kalorien zu reduzieren und Fett abzubauen.

DEN NEUEN SCHLANKEN KÖRPER ERHALTEN

Viele, die diesen geringen Körperfettanteil erreicht haben, fragen nun, wie sie schlank bleiben und Muskeln aufbauen können, ohne Fett zuzulegen. Das ist durchaus möglich, wenn man seine Diät sorgfältig plant und einhält. Auf keinen Fall dürfen Sie zu Ihrer Ernährung vor der Diät zurückkehren. Dann werden Sie schnell Fett zulegen, denn Ihr Stoffwechsel ist noch langsamer. So wie Sie die Kohlenhydrate langsam und Schritt für Schritt reduziert haben, sollten Sie sie auf ähnliche Weise auch wieder erhöhen. Sie kehren einfach die Schritte um, mit denen Sie Ihr Resultat erzielt haben.

Ihre Strategie für den Muskelaufbau ohne neues Körperfett besteht in der langsamen Rückkehr zum letzten Schritt. Wenn Sie also mit Schritt 7 aufgehört haben, kehren Sie zu Schritt 6 zurück. Wie lange Sie dort bleiben, hängt davon ab, wie Ihr Körper reagiert. Ich rate dazu, mindestens 2 Wochen bei einem Schritt zu bleiben, bevor man sich dem nächsten zuwendet. Ihr Körper braucht einfach Zeit, um sich auf die höhere Kalorien- und Kohlenhydrataufnahme einzustellen. Er reagiert, indem er den Stoffwechsel beschleunigt, wodurch Sie mehr Kohlenhydrate und Kalorien essen können, ohne überhaupt oder nur wenig Körperfett zuzulegen. Mit den zusätzlichen Kohlenhydraten und Kalorien werden Sie nicht genau den gleichen Körperfettanteil halten können, den Sie im letzten Schritt der Diät erreicht hatten. Wenn Sie es aber langsam angehen, werden Sie nur wenig Fett zulegen.

Wenn Sie bei einem neuen Schritt zu schnell Fett zulegen, versuchen Sie es mit einer Rotation. Wenn Sie z. B. 1,1 g Kohlenhydrate je kgKG essen und bei 1,65 g schon wieder Fett zulegen, gehen Sie für 2 Tage wieder auf 1,1 g, dann einen Tag auf 1,65 g, wieder 2 Tage auf 1,1 g und dann wieder 1,65 g. Dann wechseln Sie jeden Tag zwischen 1,1 g und 1,65 g. Und schließlich essen Sie jeden Tag 1,65 g Kohlenhydrate.

Der Vorteil der langsamen Erhöhung der Kalorien und Kohlenhydrate liegt darin, dass Sie einmal in der Woche einen Fresstag einlegen können. Dann essen Sie nicht nur »saubere« Kohlenhydrate mit relativ wenig Fett wie Reis, Hafermehl und Popcorn, sondern leisten sich auch Dinge wie Eiscreme, Donuts und Pizza.

NAHRUNGSERGÄNZUNGSMITTEL ZUM FETTABBAU

Die meisten, die Gewicht (Körperfett) abbauen möchten, erkundigen sich früher oder später nach fettverbrennenden Nahrungsergänzungsmitteln. Infolgedessen ist der Markt für rezeptfreie Nahrungsergänzungsmittel zum Fettabbau riesig. Die häufigste Frage lautet: Funktionieren Nahrungsergänzungsmittel zur Fettverbrennung?

Ja, es gibt bestimmte Nahrungsergänzungsmittel, die dabei helfen können, mehr Körperfett zu verbrennen. Aus diesem Grund habe ich 2 Nahrungsergänzungsmittel zur Fettverbrennung in meiner Produktlinie »JYM Supplement Science«: Shred JYM und SS8 Advanced Fat Burner. Allerdings gibt es keine Zauberpille, die ohne Weiteres bewirkt, dass man auf sichere und gesunde Weise eine erhebliche Menge an Körperfett verliert. Und es gibt keinen Ersatz für einen ordentlichen Diätplan zum Fettabbau (wie er in diesem Kapitel beschrieben wird) und regelmäßiges Training, das Muskeln aufbaut und Kalorien verbrennt (wie alle Trainingsprogramme in diesem Buch). Stellen Sie sich Nahrungsergänzungsmittel zum Fettabbau als die »Speerspitze« vor, die Ihnen in Verbindung mit einer richtigen Diät und einem Trainingsprogramm dabei hilft, hartnäckige Fettpolster loszuwerden.

Allerdings muss man vorsichtig bei der Auswahl von Fettabbauprodukten sein. Viele Produkte, die man im Internet und in Lebensmittelgeschäften, Drogerien und Supermärkten findet, enthalten Stimulanzien, die für manche Menschen schädlich sein können. Außerdem können Inhaltsstoffe enthalten sein, für deren Wirksamkeit beim Fettabbau nur sehr wenige (oder gar keine) wissenschaftlichen Beweise vorliegen.

Ich kann nur für meine eigenen Abnehmprodukte sprechen. Die darin enthaltenen Inhaltsstoffe haben sich in wissenschaftlichen Untersuchungen als unschädlich und wirksam erwiesen. Hier ist eine Liste dieser Inhaltsstoffe:

Koffein – Koffein ist ein starkes körperliches und psychisches Aufputschmittel, das von Natur aus in über 60 verschiedenen Pflanzen vorkommt. Es ist außerdem einer der am gründlichsten erforschten Inhaltsstoffe, die in leistungssteigernden Nahrungsergänzungsmitteln vorkommen. Koffein hilft nachweislich beim Fettabbau, indem es den Appetit reduziert, den Stoffwechsel ankurbelt und den Blutwert des Hormons Adrenalin erhöht (Acheson et al. 2004; Harpaz et al. 2017). Für den Fettabbau ist jedoch entscheidend, dass Koffein Fett aus den Fettzellen freisetzt. Koffein bindet tatsächlich an Rezeptoren auf den Fettzellen. Normalerweise koppelt Adenosin an diese Rezeptoren an, und wenn dies passiert, wird die Fettfreisetzung aus den Adipozyten gestoppt. Wenn Koffein an den Rezeptoren andockt, kann sich Adenosin nicht anbinden und die Fettfreisetzung wird maximiert. Dies ist besonders wirksam, wenn Koffein vor dem Training eingenommen wird (Engels et al. 1999). Nehmen Sie zwei- bis dreimal täglich eine Koffeindosis von 3–6 mg pro kg Körpergewicht ein, wobei an Trainingstagen eine Einnahme 30–60 min vor dem Workout erfolgen sollte. Setzen Sie diesen empfohlenen Koffeinkonsum aber nicht über einen längeren Zeitraum fort.

Chrompicolinat – Chrom ist ein essenzieller Mineralstoff, der nachweislich zur Regulierung des Glukosestoffwechsels und der Insulinsensitivität beiträgt (Anderson 1997). Chrompicolinat ist eine Chromverbindung mit höherer Bioverfügbarkeit im Körper und kann zum Abbau von Körperfett und zum Erhalt fettfreier Körpermasse beitragen (Kaats et al. 1998). Chrom hat sich auch als wirksam bei der Hemmung des Verlangens nach Kohlenhydraten erwiesen, was bei kohlenhydratarmen Diäten (z. B. Keto-Diät) oder intermittierendem Fasten von großem Nutzen sein kann (Anton et al. 2008; Docherty et al. 2005). Nehmen Sie zwei- bis dreimal täglich 200–400 µg Chrompicolinat ein.

Acetyl-L-Carnitin – Carnitin ist eine aminosäurenartige Verbindung, die zum zellulären Energiestoffwechsel beiträgt, indem sie den Transport von Fettsäuren in die Mitochondrien innerhalb der Zelle unterstützt, wo Fette zwecks Energieerzeugung oxidiert werden. Mehrere Studien belegen, dass eine Supplementierung mit Carnitin die Menge an Fett erhöht, die der Körper verbrennt (Müller et al. 2002; Wutzke und Lorenz 2004; Talenezhad et al. 2020). Acetyl-L-Carnitin ist eine Carnitinsorte mit angebundener Acetylgruppe. Durch die Acetylgruppe kann Carnitin besser vom Körper aufgenommen und verwertet werden. Dank der Acetylgruppe kann das Carnitin zudem die Blut-Hirn-Schranke passieren und ins Gehirn eindringen, was weitere Vorteile hat. Acetyl-L-Carnitin ist nachweislich eine Vorstufe von Acetylcholin, einem Neurotransmitter, der zur Muskelaktivierung während des Trainings freigesetzt wird (Acetyl-L-Carnitine Monograph 2010). Nehmen Sie zwei- bis dreimal täglich 1–2 g Acetyl-L-Carnitin ein.

Grüntee-Extrakt – Grüntee-Extrakt begünstigt die Fettverbrennung und hat weitere gesundheitliche Vorteile, darunter ein geringeres Krebsrisiko, eine verbesserte Gelenk- und Muskelregeneration und eine bessere Gehirnfunktion (Kochman et al. 2020). Aufgrund sogenannter Katechine, vor allem Epigallocatechingallat (EGCG), besitzt Grüntee-Extrakt eine thermogene Wirkung (Rains et al. 2011). Dieses Katechin hemmt ein Enzym, das normalerweise den mit dem Hormon Adrenalin verwandten Neurotransmitter Noradrenalin abbaut, der physiologische Prozesse beschleunigt, z. B. die Kalorienverbrennung. EGCG hemmt außerdem die Enzyme Alpha-Glukosidase und Alpha-Amylase, die normalerweise Stärke in kleinere, vom Darm absorbierbare Einheiten zerlegen. Stärke, die nicht in kleinere Zuckermoleküle zerlegt wird, kann vom Körper nicht aufgenommen werden und landet buchstäblich im Klo. Einer Studie zufolge haben Probanden, die vor den Mahlzeiten 200 mg EGCG aus Grüntee-Extrakt erhielten, 30 % weniger Kohlenhydrate absorbiert als ohne Grüntee-Extrakt (Lochocka et al. 2015). Nehmen Sie zwei- bis dreimal täglich ausreichend Grüntee-Extrakt ein, um auf 200–250 mg EGCG zu kommen.

Yohimbe – Yohimbe ist ein Extrakt aus der Rinde des westafrikanischen Baumes *Pausinystalia yohimbe*, der für seine fettverbrennende Wirkung bekannt ist. Der Wirkstoff wird Yohimbin genannt. Es unterstützt den Fettabbau, indem es ähnlich wie Koffein, jedoch über einen anderen Wirkmechanismus gezielt die Menge an Fett erhöht, die aus den Fettzellen freigesetzt wird. Yohimbin hemmt die adrenergen Alpha-2-Rezeptoren in den Fettzellen und fördert dadurch eine stärkere Fettfreisetzung. Dies trägt auch zur gesteigerten Freisetzung von Katecholaminen bei, das sind fettverbrennende Hormone wie Adrenalin und Noradrenalin, die die Stoffwechselrate erhöhen. Untersuchungen haben ergeben, dass vor dem Workout eingenommenes Yohimbin die aus den Fettzellen freigesetzte Fettmenge mehr als verdoppeln kann (Ostojic 2006). Nehmen Sie zwei- bis dreimal täglich ausreichend Yohimbe-Extrakt ein, um auf eine Yohimbin-Dosis von 0,1–0,3 mg pro kgKG zu kommen, wobei an Trainingstagen eine Einnahme 30–60 min vor dem Workout erfolgen sollte. Beachten Sie bitte: Manche Menschen reagieren sehr empfindlich auf Yohimbe und verspüren bei der Einnahme Benommenheit, Übelkeit, Schwindel oder Unwohlsein. Beginnen Sie mit einer niedrigeren Dosis, um die Verträglichkeit einzuschätzen. Sollte eines dieser Symptome bei Ihnen auftreten, beenden Sie die Einnahme.

Paradieskörner – Der Extrakt aus den sogenannten Paradieskörnern, auch bekannt unter dem Handelsnamen Guineapfeffer und dem wissenschaftlichen Namen *Aframomum melegueta*, steigert Forschungen zufolge bei täglicher Einnahme den Stoffwechsel und den Energieverbrauch (Kalorienverbrennung) und reduziert den Körperfettanteil (Sugita et al. 2014; Yoneshiro et al. 2021). Paradieskörner-Extrakt enthält die Verbindungen 6-Paradol, 6-Gingerol und 6-Shogaol, die nachweislich das braune Fettgewebe anregen. Es gibt nämlich 2 Hauptarten von Fett im Körper: das »inaktive« weiße Fettgewebe und das »aktive« braune Fettgewebe. Das weiße Fettgewebe dient der Speicherung von Energie (Körperfett), während das braune Fettgewebe Kalorien verbrennt und den Stoffwechsel unterstützt. Je mehr braunes Fett man hat, desto schneller ist der Stoffwechsel und desto mehr Kalorien – und Körperfett – verbrennt man. Erwiesenermaßen erhöht der Verzehr von Paradieskörnern die Aktivierung des braunen Fettgewebes, was die Fettverbrennung und den langfristigen Fettabbau fördert (Sugita et al. 2013; Sugita et al. 2014; Yoneshiro et al. 2021). Nehmen Sie zwei- bis dreimal täglich 40 mg Paradieskörner ein.

Cayennepfeffer-Extrakt – Der Stoff, der scharfen Cayenne- und Chilischoten Schärfe verleiht, heißt Capsaicin. Capsaicin dämpft den Hunger und hemmt die Nahrungsaufnahme, sodass man weniger Kalorien zu sich nimmt (Janssens et al. 2014; Yoshioka et al. 1999). Da es den Adrenalinspiegel erhöht, steigt auch die Zahl der Kalorien, die der Körper verbrennt. In einer Studie japanischer Forscher stieg nach einer Mahlzeit mit Capsaicin der Kalorienverbrauch um über 30 % an (Yoshioka et al. 1995). Eine Studie der University of Oklahoma ergab, dass Probanden, die ein Nahrungsergänzungsmittel mit Capsaicin und Koffein während und nach dem Training einnahmen, mehr Kalorien verbrannten (Walter et al. 2009). Achten Sie bei Nahrungsergänzungsmitteln mit Cayennepfeffer oder Capsaicin auf den in SHU *(Scoville Heat Units)* angegebenen Schärfegrad und verwenden Sie genug davon, um auf 40 000 bis 300 000 SHU zu kommen.

ANHANG A

Metrische Werte für Kurzhanteln und Gewichtsscheiben

In den folgenden Umrechnungstabellen finden Sie Werte für häufig benutzte Kurzhanteln und Gewichtsscheiben. Ansonsten können Sie sich danach richten, dass ein Pfund 0,454 kg entspricht.

Tabelle A.1 **Pfund in Kilogramm**

Pfund	Kilogramm
KURZHANTELN	
5	2,3
10	4,5
15	6,8
20	9
25	11,4
30	13,6
35	15,9
40	18,2
45	20,5
50	22,7
GEWICHTSSCHEIBEN	
2,5	1,1
5	2,3
10	4,5
25	11,4
35	15,9
45	20,5

Tabelle A.2 **Kilogramm in Pfund**

Kilogramm	Pfund
KURZHANTELN	
2,5	5,5
5	11
7,5	16,5
10	22
12,5	27,5
15	33
17,5	38,5
20	44
22,5	49,5
25	55
30	66
GEWICHTSSCHEIBEN	
1,25	2,75
2,5	5,5
5	11
10	22
15	33
20	44
25	55

ANHANG B

Liste alternativer Lebensmittel

Sie werden feststellen, dass die Musterdiätpläne in Jim Stoppanis Bodybuilding-Bibel nicht allzu viel Abwechslung bieten. Das heißt natürlich nicht, dass Sie genau die aufgeführten Lebensmittel essen müssen und nur diese. Gerade bei der Ernährung ist Abwechslung wichtig. Und dennoch machen sich viele Menschen Sorgen, dass eine andere Fleischsorte oder anderes Obst ihre Diät ruinieren können. Dabei lassen sich die meisten Nahrungsmittel durch ähnliche ersetzen, ohne dass die Werte für Makronährstoffe und Kalorien sich groß verändern, wenn überhaupt.

Wichtig ist dabei nur, dass Sie darauf achten, Nahrungsmittel durch ähnliche Nahrungsmittel in gleicher Menge zu ersetzen. Wenn Sie keine 240 g Lendensteak zur Verfügung haben, können Sie auch 240 g Hühnchen, anderes Geflügel, Fisch oder mageres Schweinefleisch nehmen. Statt eines mittelgroßen Apfels tun es auch ein Pfirsich, eine Orange oder eine Birne mittlerer Größe. 175 g gehackter Brokkoli lassen sich ersetzen durch 225 g grüne Bohnen, 150 g gehackte Zucchini oder 125 g gehackten Spargel.

Die folgende Liste zeigt Ihnen, wie Sie Ihre Diät aufpeppen und für Abwechslung sorgen können.

ALTERNATIVEN BEIM FLEISCH

Die folgenden Fleischsorten eignen sich für jede Mahlzeit der Musterdiät. Sie können das Fleisch auch stets durch 2 Portionen der unten aufgeführten Milchprodukte oder 2 Messlöffel Proteinpulver ersetzen.

- Hähnchenbrust
- Hähnchenschenkel
- Hähnchenkeule
- Putenbrust
- Putenschenkel
- Mageres Putenhack
- Wildfleisch
- Strauß
- Lamm
- Ziegenfleisch
- Lachs
- Sardinen
- Hering
- Forelle
- Tilapia
- Kabeljau
- Heilbutt
- Seezunge oder Scholle
- Rotforelle
- Mageres Rinderhack
- Lendensteak
- Hüftsteak
- Flanksteak
- Schweinefilet
- Bison
- Garnelen
- Krabben
- Muscheln (Süß- oder Salzwasser
- Venusmuscheln
- Miesmuscheln
- Austern
- Hummer
- Tintenfisch
- Krake
- Magerer Putenbrustaufschnitt
- Magerer Hähnchenbrustaufschnitt
- Magerer Schinkenaufschnitt
- Magerer Roastbeefaufschnitt

ALTERNATIVEN BEI MILCHPRODUKTEN

Für ein optimales Muskelwachstum sollten Sie mehrmals täglich Milchprodukte essen, es sei denn, Sie haben eine Milchallergie oder eine Laktoseintoleranz. Milchprodukte bieten eine gute Mischung aus Molken- und Kaseinprotein, was nachweislich das Muskelwachstum fördert. 250 ml Milch bieten 12–15 g Kohlenhydrate und dazu 8 g Protein. Das müssen Sie berücksichtigen, falls Sie gerade die Kohlenhydrate reduzieren.

- Griechischer Joghurt
- Hüttenkäse
- Fettarme Käsestangen (String Cheese)
- 3 Scheiben oder 90 g fettarmer Käse (Cheddar, Schweizer Käse, Feta)
- 1 Messlöffel Proteinpulver
- 120–180 g der oben aufgeführten Fleischsorten
- 60 g Beef Jerky

ALTERNATIVEN BEI EIERN

Wegen Ihrer großen Vorzüge für Muskelwachstum und Kraft rate ich dazu, Eier nur zu ersetzen, wenn man allergisch darauf reagiert. Ich weiß aber, dass einige keine Eier mögen, manche allergisch darauf reagieren und andere sogar davon krank werden. Wenn es gar nicht anders geht, kommen folgende Alternativen infrage:

- 1–2 Messlöffel Eiprotein
- 1–2 Messlöffel einer Milchproteinmischung (Molke/Kasein)
- 1 Portion der aufgeführten Milchprodukte
- 180 g der oben aufgeführten Fleischsorten

ALTERNATIVEN BEIM GEMÜSE

Dieses Gemüse können Sie anstelle des Gemüses aus den Musterdiätplänen essen:

- Gemischter grüner Salat
- Spargel
- Grüne Bohnen
- Brokkoli
- Blumenkohl
- Zwiebeln
- Paprika
- Rosenkohl
- Zucchini
- Aubergine
- Pak Choi (Senfkohl)
- Pilze
- Spinat
- Gurke
- Okraschoten
- ½ Pck. TK-Pfannengemüse

ALTERNATIVEN BEIM OBST

Das Obst kann durch folgende Alternativen ersetzt werden:

- Apfel
- Orange
- Grapefruit
- Pfirsich
- Nektarine
- Banane
- Birne
- Nashi-Birne
- 160 g Erdbeeren
- 160 g Blaubeeren
- 125 g Himbeeren
- 125 g Brombeeren
- 225 g Kirschen
- 100 g Weintrauben
- 150 g Ananas
- 220 g Wassermelone
- Kiwi
- ½ Cantaloupe-Melone
- ½ Honigmelone

ALTERNATIVEN BEI CEREALIEN

Hafermehl liefert ideal viele Kohlenhydrate zum Frühstück, lässt sich aber ersetzen:

- Vollkorncerealien von Kölln, Kelloggs oder Bioprodukte
- Müsli
- Vollkornwaffel
- Vollkorn- oder Buchweizenpfannkuchen
- Jede der folgenden Brotsorten

ALTERNATIVEN BEI BROT

Folgende Brotsorten eignen sich, wenn der Plan Brot enthält:

- Vollkornbrot
- Ezekiel-Brot
- Roggenbrot
- Sauerteigbrot
- Vollkorntoast
- Vollkornpita
- Vollkornbagel
- Vollkorntortilla

ALTERNATIVEN BEI GETREIDEPRODUKTEN

Brot und Cerealien sind zwar aus Getreide, aber ich habe sie nach dem Zeitpunkt der Mahlzeiten getrennt. Cerealien werden oft zum Frühstück oder als Snack gegessen, Brot oft mittags als Sandwich oder Snack. Die folgenden Getreideprodukte werden meist abends gegessen, können aber stets dann genommen werden, wenn Getreide (einschließlich Brot und Cerealien) auf der Liste steht:

- Brauner Reis
- Vollkornnudeln (mit wenig Tomatensoße)
- 250 g Quinoa
- Jeder der unten genannten Bohnen
- Mittelgroße Süßkartoffel

ALTERNATIVEN BEI BOHNEN

Folgende Bohnen können gegessen werden, wenn Bohnen oder Getreide auf dem Plan stehen:

- Schwarze Bohnen
- Pintobohnen
- Rote Bohnen
- Weiße Bohnen
- Limabohnen
- Baked Beans
- Linsen
- Kichererbsen

Glossar

In jedem Fachgebiet gibt es eine Reihe bekannter Begriffe, die jeder versteht und benutzt. Dazu zählen offizielle Begriffe ebenso wie solche aus der Umgangssprache, die sich etabliert haben. Die folgenden Begriffe helfen, die in diesem Buch benutzte Sprache und die Gespräche im Studio besser zu verstehen. Natürlich gibt es noch mehr Fachwörter. Wir nennen hier die in diesem Buch benutzten Begriffe und solche, die einer näheren Erklärung bedürfen.

Abduktion Bewegung weg vom Körper, z. B. das Heben des Armes zu einer Seite.

Abfälschen Die strikte Form wird ignoriert, um in einem Satz einige Wiederholungen mehr zu schaffen. Wird in der Regel nicht empfohlen, da es zu Verletzungen führen kann. Allerdings kann es manchmal helfen, den Muskel über das Versagen hinaus zu fordern. Ein Beispiel ist das kräftige Schwingen des Oberkörpers, um einen Bizepscurl im Stehen abzuschließen.

Abs Begriff aus dem US-Slang für die Bauchmuskeln.

Abwärmen Übungen niedriger Intensität am Ende eines hochintensiven Workouts. Auch als Cool-down bezeichnet. Durch das Abwärmen sollen die während des Workouts eingesetzten Körpersysteme (Herz/Kreislauf, Atmung, Stoffwechsel usw.) allmählich wieder in den Ruhezustand versetzt werden.

Adduktion Bewegung eines Körperteils zum Körper hin, z. B. wird der gerade zur Seite ausgestreckte Arm zur Körperseite herangezogen.

Adenosintriphosphat (ATP) Der Energieträger in der Zelle, zuständig für alles – von der Proteinsynthese bis zur Muskelkontraktion.

Adipöses Gewebe Fettspeicher im Körper.

Aerobes Training Langes (meist mindestens 20 min ununterbrochenes) Training mittlerer Intensität: Dabei wird so viel oder weniger Sauerstoff verbraucht, wie das kardiorespiratorische System in den arbeitenden Muskeln ersetzen kann. Zu den bekanntesten Formen des aeroben Trainings zählen Walken, Joggen, Radfahren, Treppensteigen, Laufen auf dem Laufband, Rudern, Schwimmen, Tanzen und Aerobic.

Agonist Ein Muskel, der durch konzentrische Muskelaktion eine bestimmte Bewegung erzeugt. So ist beim Bizepscurl der Bizepsmuskel der Agonist.

Anaerobes Training Ist intensiver als aerobes Training. Beim anaeroben Training wird Sauerstoff schneller verbraucht, als der Körper ihn im arbeitenden Muskel nachliefern kann. Beim anaeroben Training wird der Energiebedarf über ATP, Kreatinphosphat und Glykogen aus den Muskelspeichern gedeckt. Der fehlende Sauerstoff bei einem Teil der Energiebereitstellung führt zur Anhäufung von Laktat. Zum anaeroben Sport zählen Krafttraining und Kurzstreckenläufe.

Anfänger Eine Person mit weniger als 6 Monaten Erfahrung im Krafttraining.

Antagonist Der Muskel, welcher der konzentrischen Muskelaktion des Agonisten aktiv entgegenwirkt. Das erscheint zwar unlogisch, ist aber nötig, um bei der Bewegung das Gelenk zu stabilisieren. So ist beim Bizepscurl der Trizepsmuskel der Antagonist.

Anterior Anatomischer Begriff für den Vorderteil des Körpers.

Arbeitssatz Sätze nach dem Abschluss der Aufwärmsätze.

ATP Siehe Adenosintriphosphat.

Atrophie Schwund von Körperteilen, Organen, Geweben oder Zellen wie die Atrophie der Muskelfasern durch Inaktivität.

Aufbauphase Zunahme von Körpergröße und -masse, möglichst als Muskelgewebe.

Aufwärmen Vor einem Training muss der Körper langsam durch wenig intensive Übungen vorbereitet werden. Das hilft den Puls zu steigern, um die Sauerstoffaufnahme und den Blutfluss zu den Muskeln zu verbessern. Es erhöht auch die Körpertemperatur, was die Beweglichkeit der Gelenke und die Kontraktionsfähigkeit der Muskelfasern verbessert. Gute Aufwärmübungen sind Gehen auf dem Laufband, Fahren auf dem Radergometer, leichte Körpergewichtsübungen und langsames, rhythmisches Heben leichter Gewichte.

Ballistisches Dehnen Bei dieser Art des Muskeldehnens wird der Muskel plötzlich in einer ruckartigen Bewegung durch eine dynamische Muskelaktion gedehnt. So können Sie zum ballistischen Dehnen der Beinbizepse Ihre Zehen in rascher Folge immer wieder berühren.

Bäuchlings Auf dem Bauch liegend.

Beugen Ein Gelenk wird gebeugt. So wird beim Bizepscurl der Ellbogen gebeugt. Das Gegenteil ist das Strecken.

Beweglichkeit Die maximal mögliche Bewegungsamplitude der Gelenke, Muskelfasern und Bindegewebe. Eine bessere Beweglichkeit ermöglicht einen größeren Bewegungsbereich um die Gelenke. Die Beweglichkeit ist ein wichtiger Aspekt der Fitness und lässt sich am besten durch systematische Dehnübungen erreichen.

Bewegungsbereich Der Bereich, über den ein Gelenk bewegt werden kann, in der Regel gebeugt und gestreckt. Auch Übungen haben einen bestimmten Bewegungsbereich vom Ausgangspunkt bis zum Endpunkt.

Bis Begriff aus dem US-Slang für die Bizepsmuskeln.

BMR Siehe Grundumsatz (Basal Metabolic Rate).

Bodybuilding Eine Art von Krafttraining in Kombination mit einer speziellen Ernährung mit dem Ziel, die Muskulatur des Körpers zu verändern. Bodybuilding ist ein Wettkampfsport für Männer und Frauen mit den Kategorien Amateure und Profis.

Brennen Begriff für ein intensives Schmerzgefühl in einem Muskel, der nach vielen Wiederholungen ermüdet ist.

Cardio Siehe aerobes Training.

Crosstraining Teilnahme an 2 oder mehr Sportarten oder Aktivitäten, um in jeder einzelnen die Leistung zu steigern und ein höheres Fitness-Niveau zu erreichen. Beispiele sind Krafttraining und Fußball.

Daumenloser Griff Ein Griff, bei dem der Daumen an der Seite der Handfläche bleibt und nicht wie sonst üblich um die Hantel gelegt wird.

Definiert Der Körper hat deutlich sichtbare Muskeln und wenig Fett.

Definition Die Sichtbarkeit von Formen und Details der einzelnen Muskeln. Dafür ist wenig Körperfett die Voraussetzung.

Definitionsphase Diätphase mit dem Ziel, sämtliches sichtbare Körperfett abzubauen, um die einzelnen Muskeln hervorzuheben.

Delts Begriff aus dem US-Slang für die Deltamuskeln.

DOMS Siehe Muskelkater.

Dorsalflexion Beugung des Fußrückens nach oben zum Schienbein hin.

Dynamisches Dehnen Siehe ballistisches Dehnen.

Eingelenkübung Siehe Isolationsübung.

EPOC Siehe Sauerstoffmehraufnahme.

Form Die korrekte Bewegungstechnik und Berücksichtigung der Biomechanik bei einer Übung. Das bedeutet, dass alle Bewegungen so ausgeführt werden, dass nur die erforderlichen Muskelgruppen benutzt werden, und das so sicher, dass keine Verletzungsgefahr besteht.

Fortgeschrittener Anfänger Eine Person mit 6–12 Monaten Erfahrung im Krafttraining.

Fortgeschrittener Heber Kraftsportler, der durchgängig und systematisch mindestens ein Jahr lang Krafttraining gemacht hat.

Gewichthebergurt Ein breiter Gurt aus Leder oder Nylon, der eng um die Taille getragen wird, um den unteren Rücken zu unterstützen und den Bauchdruck zu erhöhen. Das soll Rückenverletzungen vorbeugen und die Kraft erhöhen. Heute wird empfohlen, Gurte nur bei Übungen zu tragen, bei denen man in der Nähe seines Maximalgewichts trainiert.

Gewichtheberhandschuhe Handschuhe aus Leder oder Synthetik, die oft beim Heben getragen werden, um den Griff zu unterstützen und Schwielen an den Handflächen vorzubeugen.

Glutes Begriff aus dem US-Slang für die Gesäßmuskeln.

Glykogen Die Form von Kohlenhydraten, die der Körper speichert, vor allem in den Muskeln und in der Leber.

Grundumsatz Das Tempo, in dem der Körper im wachen Ruhezustand Kalorien verbrennt (meist in kcal/Tag angegeben).

Gurt Siehe Gewichthebergurt.

Handgelenkbandagen Bänder aus elastischem Material, die um das Handgelenk gewickelt werden, um es beim schweren Heben oder bei Übungen zu unterstützen, die das Handgelenk stark belasten.

Handschuhe Siehe Gewichtheberhandschuhe.

Hauptübung Eine Übung, die für die Ziele des Sportlers am besten geeignet ist. Sie muss die Muskelgruppen fordern, in denen der Sportler die meiste Kraft dazugewinnen möchte.

Helfer/Spotter Ein Trainingspartner oder eine andere Person, die den Trainierenden bei der Durchführung einer Übung unterstützt. Der Helfer soll zur Stelle sein, falls der Trainierende eine ganze Wiederholung nicht mehr schafft. Er kann dann dem Tranierenden helfen, die Wiederholung zu vollenden. So kann der Trainierende über das Versagen hinaus trainieren und bei gefährlichen Übungen wie dem Bankdrücken Verletzungen vorbeugen.

HGH Siehe Wachstumshormon.

Hilfsübung In der Regel Isolationsübungen wie Bizepscurls, Trizepsstrecken und Seitheben. Bei diesen Übungen wird nur eine einzige Muskelgruppe trainiert.

Hochintensives Intervalltraining (HIIT) Eine Cardiotrainingsmethode (normalerweise anaerob), bei der sich kurze Phasen maximaler Anstrengung mit Übungen von geringer Intensität (aktive Ruhe) oder mit völliger Ruhe abwechseln.

Hypertrophie Wissenschaftliche Bezeichnung für das Muskelwachstum.

Isolationsübung Eine Übung, die nur eine Muskelgruppe trainiert und dabei nur ein Gelenk bewegt. Diese Übungen werden manchmal auch als Eingelenkübungen bezeichnet. Zu ihnen zählen »fliegende Bewegungen« mit Kurzhanteln, Seitheben und Beinstrecken.

Kniebandage Ein Band aus elastischem Stoff, das eng um das Knie gelegt wird, um das Gelenk bei Kniebeugen und anderen schweren Beinübungen zu schützen.

Körperfettanteil Der Anteil des Fettes an der Körpermasse, meist in Prozent ausgedrückt.

Kreatinphosphat (KP) Energiereiche Verbindung, wichtig als Energielieferant für die Muskelaktion durch Aufrechterhaltung der ATP-Konzentration.

Langsam kontrahierende Muskelfasern (ST-Fasern) Muskelfasern, die ausdauernd, aber kaum schnell und kräftig kontrahieren.

Lifter Begriff aus dem US-Slang für den Kraftsportler, jemanden, der regelmäßig Krafttraining macht.

Magere Körpermasse Die gesamte Körpermasse abzüglich der Fettmasse, also Muskeln, Knochen, Organe und Wasser.

Makrozyklus Eine Phase der Periodisierung, die in der Regel 6–12 Monate umfasst, aber bei Olympiasportlern auch bis zu 4 Jahre dauern kann.

Masse Ein Begriff für die Muskelgröße, auch Muskelmasse genannt.

Mehrgelenkübung Siehe Verbundübung.

Mesozyklus Eine Phase der Periodisierung, die von einigen Wochen bis zu einigen Monaten dauern kann.

Mikrozyklus Eine Phase der Periodisierung, die eine Woche dauert.

Mobilität Der Grad der Bewegungsfreiheit an einem bestimmten Gelenk. Obwohl der Begriff Mobilität manchmal synonym mit Flexibilität oder Beweglichkeit verwendet wird, bezieht er sich im Allgemeinen speziell auf Gelenke.

Muskelansatz Der Ansatz des Muskels, der am weitesten von der Mittellinie oder der Mitte des Körpers entfernt ist.

Muskelatrophie Siehe Atrophie.

Muskelhypertrophie Siehe Hypertrophie.

Muskelkater Muskelschmerzen, die 1 oder 2 Tage nach anstrengendem Training auftreten.

Muskelversagen Der Punkt des momentanen Muskelversagens (PmM) bei einer Übung, an dem die Muskeln so erschöpft sind, dass sie keine weitere Wiederholung in strikter Form mehr schaffen.

Negative Phase Der exzentrische Teil der Muskelkontraktion bei einer Wiederholung. Das Betonen der negativen, exzentrischen Phase sorgt für mehr Muskelschäden als die konzentrische Phase. Eine negative Phase ist z. B. das Absenken des Gewichts auf die Brust beim Bankdrücken.

Obergriff Bei diesem Griff – auch als pronierter Griff bezeichnet – wird die Hantel mit den Handflächen nach unten und den Knöcheln vor oder auf der Stange gegriffen. Dieser Griff kommt bei umgekehrten Langhantelcurls oder beim Schulterheben zur Anwendung.

Offener Griff Siehe Daumenloser Griff

Olympisches Gewichtheben Sportart mit Wettkämpfen alle 4 Jahre bei den Olympischen Spielen sowie jährlich auf nationaler und internationaler Ebene. Es gibt 2 Disziplinen: Reißen und Stoßen.

Passives Dehnen Bei dieser Art des Dehnens hilft ein Partner, die Gelenke über ihren Bewegungsbereich zu bewegen. Dabei wird ein größerer Bewegungsbereich erreicht als beim Dehnen ohne Partner.

Pausenintervall Pause von 30 sek bis 2 min – manchmal auch länger – zwischen den Sätzen, damit sich der Körper vor dem nächsten Satz wenigstens teilweise erholen kann.

Peak (Höhepunkt) Der Gipfel der Wettkampfform, den ein Sportler erreichen kann.

Pecs Begriff aus dem US-Slang für die Brustmuskeln.

Periodisierung Die systematische Veränderung der akuten Trainingsvariablen über einen Zeitraum, der von mehreren Tagen bis zu mehreren Jahren reichen kann.

Plantarflexion Bewegung des Fußrückens vom Schienbein weg – so werden beim Fersenheben die Zehen nach unten gerichtet.

Positive Phase Der konzentrische Teil der Muskelkontraktion bei einer Wiederholung. Beispiele sind das Drücken der Hantel weg vom Körper beim Bankdrücken und das Anheben des Gewichts beim Langhantelcurl.

Powerlifting Wettkampf im Gewichtheben mit 3 Disziplinen: Kniebeugen, Bankdrücken und Kreuzheben. Es gibt nationale und internationale Wettkämpfe für Männer und Frauen mit verschiedenen Gewichts- und Altersklassen.

Programm Das gesamte Trainingsprogramm eines Sportlers.

Pronation Drehung des Handgelenks nach innen.

Pump Ein Begriff aus dem Bodybuilding, der sich auf das Anschwellen der Muskeln während eines Workouts bezieht. Dazu kommt es, weil bei wiederholten Kontraktionen verstärkt sauerstoff- und nährstoffreiches Blut in den Muskel strömt und somit die lokale Kapillarisierung verbessert. So kann der Muskel vorübergehend um 2–5 cm anschwellen. Der Pump hält an, bis sich die Stoffwechsellage normalisiert hat.

Quads Begriff aus dem US-Slang für die Quadrizepsmuskeln am vorderen Oberschenkel.

Rep Begriff aus dem US-Slang für Wiederholungen.

Riffelung Aufgeraute oder gerillte Stellen im Griffbereich einer Hantel, damit die Hand nicht abrutscht.

RSW Siehe Ruhestoffwechsel.

Rücklings Auf dem Rücken liegend.

Ruhestoffwechsel Der im Ruhezustand gemessene Stoffwechsel. Dabei handelt es sich um die Kalorienzahl, die eine Person mindestens aufnehmen muss, um ihr Körpergewicht zu halten.

Rumpfmuskulatur Die oberflächlichen und tief liegenden Muskeln des Bauches und des unteren Rückens, welche die Wirbelsäule stabilisieren und damit Rückenverletzungen vorbeugen und für mehr Körperkraft sorgen.

Satz Eine Gruppe aufeinanderfolgender Wiederholungen ohne Pause dazwischen.

Sauerstoffmehraufnahme Erhöhter Sauerstoffverbrauch nach dem Training (engl. EPOC *excess post-exercise oxygen consumption*).

Schnell kontrahierende Muskelfasern (FT-Fasern) Muskelfasern, die schnell und kräftig, aber nicht ausdauernd kontrahieren. FT-Fasern werden am besten bei Programmen mit hohen Gewichten und wenigen Wiederholungen rekrutiert oder aber mit leichten Gewichten und wenigen explosiven Wiederholungen.

Sehne Ein Band aus dichtem weißlichem Fasergewebe, das den Muskel mit dem Knochen verbindet. Der Knochen wird bewegt, indem die Kraft vom Muskel über die Sehne auf den Knochen übertragen wird.

Sixpack Bezeichnung für sichtbare Bauchmuskeln. Bei den meisten Menschen zeigen sich 6 Aufwölbungen (3 auf jeder Seite), wenn sie gut entwickelt sind und wenig Körperfett haben.

Splitprogramm Ein Trainingsprogramm, bei dem der Körper in Partien unterteilt und mehr als dreimal wöchentlich trainiert wird, wie es die meisten Anfänger tun. Am häufigsten sind Splitprogramme mit 4 Trainingstagen je Woche. Am beliebtesten ist der Split, bei dem der Körper in 3 Bereiche unterteilt wird, die an 3 aufeinanderfolgenden Tagen trainiert werden. Danach folgt ein Tag Pause, bevor das Programm an Tag 5 von vorn beginnt. Das wird auch als »3 on, 1 off« bezeichnet.

Stabilisatoren Muskeln, die bei der Ausführung einer Übung unterstützen, indem sie das Gelenk oder das Körperglied stützen, ohne die Kraft zur Bewegung des Gewichts zu verstärken.

Statisches Dehnen Langes Dehnen mit wenig Kraftaufwand, bei dem der Muskel 20–30 sek lang so stark wie möglich gedehnt wird.

Steady-State Cardio Aerobes Ausdauertraining, bei dem die Intensität (normalerweise niedrig bis mittel) während des gesamten Trainings konstant bleibt.

Strecken Ein Gelenk wird gerade gestreckt, etwa beim Trizepsdrücken der Ellbogen. Das Gegenteil ist das Beugen.

Streifen Feine Kerben oder Bänder auf der Muskeloberfläche. Sie entstehen durch den anatomischen Aufbau der Muskelfasern und sind bei definierten Bodybuildern durch die Haut zu sehen.

Supination Drehung des Handgelenks nach außen.

Synergist Ein Muskel, der bei der Ausführung einer Übung unterstützt, indem er zu der erforderlichen Kraft beiträgt. So ist der Trizeps beim Bankdrücken der Synergist der Brustmuskeln.

Talkum Auch bekannt als Magnesiumcarbonat. Wird oft von Powerliftern und Gewichthebern benutzt, um die Hände für einen sicheren Griff am Gewicht trocken zu halten.

Testosteron Das wichtigste natürliche androgene und anabole Steroidhormon, das beim Mann hauptsächlich in den Hoden produziert wird. Dazu wird es in geringeren Mengen bei Frauen und Männern in den Nebennieren produziert. Das Testosteron sorgt für die Aufrechterhaltung von Muskelmasse und Kraft sowie für die Entwicklung der sekundären Geschlechtsmerkmale des Mannes wie die tiefe Stimme, Körper- und Gesichtsbehaarung und genetisch bedingten Haarausfall.

Totpunkt Der Punkt in einer Übung, an dem der Muskel am schwächsten ist.

Trainingspartner Personen, mit denen man an den meisten Trainingstagen trainiert.

Trainingstagebuch Hier tragen Trainierende ihre Trainingseinheiten ein. Angegeben werden meist die durchgeführten Übungen, die Gewichte, die Zahl der Sätze und der Wiederholungen je Satz, die Pausen zwischen den Sätzen, wie man sich vor und nach den Übungen fühlt sowie die Mahlzeiten vor und nach dem Training. So können Trainierende ihren Fortschritt beurteilen und motiviert bleiben.

Traps Begriff aus dem US-Slang für die Trapezmuskeln.

Tris Begriff aus dem US-Slang für die Trizepsmuskeln.

Überbelastung *(overreaching)* Wissenschaftlicher Begriff für ein Training, bei dem der Körper über seine Grenzen geht, sich dann erholt und anpasst. Dazu kommt es bei zu viel Volumen, zu viel Intensität, zu häufigem Training oder einer Kombination daraus. In dieser Phase steht der Sportler kurz vor dem Übertraining. Stellt er die Überbelastung rechtzeitig ein, kann er die schädlichen Wirkungen des Übertrainings vermeiden und mit schnellen Fortschritten bei Kraft und Muskelmasse rechnen.

Übertraining *(overtraining)* Wenn die Überlastung zu lange anhält, wird der Punkt des Übertrainings erreicht. Die ständige Überforderung der Erholungsfähigkeit des Körpers durch Übertraining stoppt den Fortschritt und führt sogar zum Verlust der vorhandenen Zugewinne an Kraft und Muskelmasse. Übertraining schadet nicht nur der Leistung, es kann auch zu Verletzungen und Krankheiten führen. Die ersten Anzeichen von Übertraining durch zu hohe Gewichte sind ein höherer Ruhepuls, Schlafprobleme, vermehrtes Schwitzen und emotionale Änderungen. Bei zu viel Volumen oder zu häufigem Training kommt es oft zu einem niedrigeren Ruhepuls, Verdauungsproblemen, Erschöpfung und niedrigerem Blutdruck.

Untergriff Gegenteil des Obergriffs. Der Heber greift die Hantel mit den Händen unter der Stange.

Ursprung Der Ursprung des Muskels, der am nächsten an der Mittellinie oder der Mitte des Körpers liegt.

Vaskularität Die Sichtbarkeit der Blutgefäße durch die Haut.

Verbundübung Eine Übung, an deren Ausführung mehr als eine Muskelgruppe beteiligt ist. Somit wird mehr als ein Gelenk bewegt. Deshalb findet man auch oft die Bezeichnung Mehrgelenkübung. Diese Übungen eignen sich am besten, um Kraft aufzubauen. Beispiele sind Kniebeugen, Bankdrücken und Rudern mit der Langhantel.

Versagen Siehe Muskelversagen.

Versetzter Griff Hier wenden die rechte und die linke Hand unterschiedliche Griffe an. Eine Hand ist im Untergriff, die andere im Obergriff. Das wird häufig beim Kreuzheben angewandt, weil der versetzte Griff mehr Griffkraft bietet.

Volumentraining Training mit vielen Sätzen für jede Körperpartie.

Vorermüdung Der Einsatz von Isolationsübungen vor Verbundübungen, um eine bestimmte Muskelgruppe so zu ermüden, dass sie bei der Verbundübung zum schwachen Glied der Kette wird.

Wachstumshormon (HGH) Ein anaboles Hormon, das den Fettstoffwechsel stimuliert und die Muskelhypertrophie fördert.

Waschbrettbauch Ein Bauch mit sichtbaren Bauchmuskeln.

Widerstand Das bei einer Übung verwendete Gewicht. Wird auch als Intensität bezeichnet.

Wiederholung (Wdh.) Das einmalige Ausführen einer Übung. Wenn Sie z. B. eine Langhantel einmal vom Ausgangspunkt bis zum Endpunkt und wieder zurück zum Ausgangspunkt über den gesamten Bewegungsbereich bewegen, haben Sie eine Wiederholung gemacht.

Wiederholungstempo Die Zeitdauer einer Wiederholung.

Workout Eine einzelne Trainingseinheit.

Zugbänder Streifen aus Segeltuch, Nylon oder Leder, etwa 5 cm breit und 30 cm lang, mit einer Schlaufe am Ende. Sie werden um das Handgelenk und die Hantel oder den Griff gelegt, um die Griffkraft zu erhöhen.

Quellen

»Acetyl-L-carnitine monograph«. (2010, April). *Alternative Medicine Review* 15: S. 76–83. https://altmedrev.com/wp-content/uploads/2019/02/v15-1-76.pdf

Acheson, K. J., et al. (2004): »Metabolic effects of caffeine in humans: lipid oxidation or futile cycling?« *The American Journal of Clinical Nutrition* 79(1): S. 40–46

Ahtiainen, J. P., et al. (2003): »Acute hormonal and neuromuscular responses and recovery to forced vs. maximum repetitions multiple resistance exercises«. *International Journal of Sports Medicine* 24: S. 410–418

Altena, T. S., et al. (2003): »Effects of continuous and intermittent exercise on postprandial lipemia«. *Medicine & Science in Sports and Exercise* (5 suppl)

Almuzaini, K. S., et al. (1998): »Effects of split exercise sessions on excess postexercise oxygen consumption and resting metabolic rate«. *Canadian Journal of Applied Physiology* 23(5): S. 433–443

Anderson, R. A. (1997): »Chromium as an essential nutrient for humans«. *Regulatory Toxicology and Pharmacology* 26(1): S. 35–41

Anton, S. D., et al. (2008): »Effects of chromium picolinate on food intake and satiety«. *Diabetes Technology & Therapeutics* 10(5): S. 405–412

Antonio, J., et al. (2016): »The effects of a high protein diet on indices of health and body composition – a crossover trial in resistance-trained men«. *Journal of the International Society of Sports Nutrition* 13(1): S. 1–7

Apicella, J. M. (2011): *The effect of betaine supplementation on performance and muscle mechanisms*, aufgerufen am 17.9.2021. https://opencommons.uconn.edu/gs_theses/109

Arciero, P. J., et al. (2001): »Comparison of creatine ingestion and resistance training on energy expenditure and limb blood flow«. *Metabolism*. 50(12): S. 1429–1434

Arul, A. B., et al. (2012): »Multivitamin and mineral supplementation in 1,2-dimethylhydrazine induced experimental colon carcinogenesis and evaluation of free radical status, antioxidant potential, and incidence of ACF«. *Canadian Journal of Physiology and Pharmacology* 90(1): S. 45–54

Babraj, J. A., et al. (2009): »Extremely short duration high intensity interval training substantially improves insulin action in young healthy males«. *BMC Endocrine Disorders* (28)9: S. 3

Baker, D. und R. U. Newton (2005): »Acute effect on power output of alternating an agonist and antagonist muscle exercise during complex training«. *Journal of Strength and Conditioning Research* 19(1): S. 202–205

Barringer, T. A., et al. 2003. »Effect of a multivitamin and mineral supplement on infection and quality of life: a randomized, double-blind, placebo-controlled trial«. *Annals of Internal Medicine* 138(5): 365–371

Becque, M. D., et al. (2000): »Effects of oral creatine supplementation on muscular strength and body composition«. *Medicine & Science in Sports and Exercise* 32(3): S. 654–658

Blahnik, J. (2011): *Full-body flexibility*. 2. Auflage. Champaign, IL: Human Kinetics.

Borg, G. A. V. (1982): »Psychophysical bases of perceived exertion«. *Medicine and Science in Sports and Exercise* 14: S. 377–381

Boirie, Y., et al. (1997): »Slow and fast dietary proteins differently modulate postprandial protein accretion«. *Proceedings of the National Academy of Sciences of the United States of America* 94(26): S. 14930–14935

Bosco, C., et al. (2000): »Hormonal responses to whole-body vibration in men«. *European Journal of Applied Physiology* 81: S. 449–454

Borshein, E. und H. Bahr (2003): »Effect of exercise intensity, duration and mode on postexercise oxygen consumption«. *Sports Medicine* 33(14): S. 1037–1060

Bosse, J. D. und B. M. Dixon (2012): »Dietary protein to maximize resistance training: a review and examination of protein spread and change theories«. *Journal of the International Society of Sports Nutrition* 9(1): S. 42

Boutcher, S. H., et al. (2007): »The effect of high intensity intermittent exercise training on autonomic response of premenopausal women«. *Medicine and Science in Sports & Exercise* 39 (5 suppl): S. 165

Breil, F. A., et al. (2010): »Block training periodization in alpine skiing: effects of 11-day HIT on VO2max and performance«. *European Journal of Applied Physiology* 109(6): S. 1077–1086

Burd, N. A., et al. (2010): »Low-load high volume resistance exercise stimulates muscle protein synthesis more than high-load low volume resistance exercise in young men«. *PLOS ONE* 5(8): e12033

Burd, N. A., et al. (2011): »Enhanced amino acid sensitivity of myofibrillar protein synthesis persists for up to 24 h after resistance exercise in young men«. *Journal of Nutrition* 1; 141(4): S. 568–573

Burke, D. G., et al. 2001. »The effect of whey protein supplementation with and without creatine monohydrate combined with resistance training on lean tissue mass and muscle strength«. *International Journal of Sport Nutrition and Exercise Metabolism* 11(3): 349–364.

Burke, D. G. (2008): »Effect of creatine supplementation and resistance-exercise training on muscle insulin-like growth factor in young adults«. *International Journal of Sport Nutrition and Exercise Metabolism*. 18(4): S. 389–398

Cancela, P., et al. 2008. »Creatine supplementation does not affect clinical health markers in football players«. *British Journal of Sports Medicine* 42(9): 731–735.

Candow, D. G., et al. 2006. »Effect of whey and soy protein supplementation combined with resistance training in young adults«. *International Journal of Sport Nutrition and Exercise Metabolism* 16(3): 233–244.

Cheng, Y. C., et al. (2020): »The effect of vitamin D supplement on negative emotions: a systematic review and meta-analysis«. *Depress Anxiety* 37(6): S. 549–564. doi: 10.1002/da.23025

Cholewa, J. M., et al. (2013): »Effects of betaine on body composition, performance, and homocysteine thiolactone«. *Journal of the International Society of Sports Nutrition* 10(1): S. 1–12

Crewther, B. T., et al. (2016): »The effects of two equal-volume training protocols upon strength, body composition and salivary hormones in male rugby union players«. *Biology of Sport* 33: S. 111–116

Cribb, P. J., et al. (2007): »Effects of whey isolate, creatine, and resistance training on muscle hypertrophy«. *Medicine & Science in Sports & Exercise* 39(2): S. 298–307

Cribb, P. J. und A. Hayes (2006): »Effects of supplement timing and resistance exercise on skeletal muscle hypertrophy«. *Medicine & Science in Sports & Exercise* 38(11): S. 1918–1925

Daly, W., et al. (2005): »Relationship between stress hormones and testosterone with prolonged endurance exercise«. *European Journal of Applied Physiology* 93(4): S. 375–380

Davis, W. J., et al. (2008): »Elimination of delayed-onset muscle soreness by pre-resistance cardioacceleration before each set«. *Journal of Strength and Conditioning Research* 22(1): S. 212–225

Deighton, K., et al. (2012): »Appetite, energy intake and resting metabolic responses to 60 min treadmill running performed in a fasted versus a postprandial state«. *Appetite* 58(3): S. 946–954

DeLorme, T. L. (1945): »Restoration of muscle power by heavy resistance exercises«. *Journal of Bone and Joint Surgery American* 27: S. 645–667

DeLorme, T. L. und A. L. Watkins (1948): »Techniques of progressive resistance exercise«. *Archives of Physical Medicine* 29: S. 263–273

DiNicolantonio, J. J. und A. Berger (2016): »Added sugars drive nutrient and energy deficit in obesity: a new paradigm«. *Open Heart* 3(2): e000469. doi: 10.1136/openhrt-2016-000469

Docherty, J. P., et al. (2005): »A double-blind, placebo-controlled, exploratory trial of chromium picolinate in atypical depression: effect on carbohydrate craving«. *Journal of Psychiatric Practice* 11(5): S. 302–314

Donovan, T., et al. (2012): »β-alanine improves punch force and frequency in amateur boxers during a simulated contest«. *International Journal of Sport Nutrition and Exercise Metabolism* 22(5): S. 331–337

Drinkwater, E. J., et al. (2004): »Repetition failure is a key determinant of strength development in resistance training«. *Medicine and Science in Sports and Exercise* 36(5): S. 53

Drinkwater, E. J., et al. (2005): »Training leading to repetition failure enhances bench press strength gains in elite junior athletes«. *Journal of Strength and Conditioning Research* 19(2): S. 382–388

Earnest, C., et al. (1996): »High-performance capillary electrophoresis-pure creatine monohydrate reduces blood lipids in men and women«. *Clinical Science* 91(1): S. 113–118

Ebben, W. P., et al. (2011): »Antagonist knockout training increases force and the rate of force development«. Annu*al* Meeting of the National Strength & Conditioning Association

Engels H. J., et al. (1999): »Influence of caffeine on metabolic and cardiovascular functions during sustained light intensity cycling and at rest«. *International Journal of Sport Nutrition* 9(4): S. 361–370

Falvo, M. J., et al. (2005): »Effect of loading and rest internal manipulation on mean oxygen consumption during the bench press exercise«. *Journal of Strength and Conditioning Research* 19(4): e12

Farthing, J. P. und P. D. Chilibeck (2003): »The effects of eccentric and concentric training at different velocities on muscle hypertrophy«. *European Journal of Physiology* 89(6): S. 578–586.

Fincher, G. E. (2004): »The effect of high intensity resistance training on body composition among collegiate football players«. *Journal of Strength and Conditioning Research* 18(4): e354

Fish, D. E., et al. (2003): »Optimal resistance training: Comparison of DeLorme with Oxford techniques«. *American Journal of Physical Medicine and Rehabilitation* 82: S. 903–909

Fleck, S. J. und W. J. Kraemer (2004): *Designing resistance training programs*. 3. Auflage Champaign, IL: Human Kinetics

Fleck, S. J. und R. C. Schutt (1985): »Types of strength training«. *Clinical Sports Medicine* 4: S. 159–168

Friedmann, B., et al. (2004): »Muscular adaptations to computer-guided strength training with eccentric overload«. *Acta Phyiologica Scandinavica* 182(1): S. 77–88

Gonzalez, J. T., et al. (2013): »Breakfast and exercise contingently affect postprandial metabolism and energy balance in physically active males«. *British Journal of Nutrition* 23: S. 1–12

Gorostiaga, E. M., et al. (1991): »Uniqueness of interval and continuous training at the same maintained exercise intensity«. *European Journal of Applied Physiology* 63(2): S. 101–107

Goto, K., et al. (2004): »Muscular adaptations to combinations of high- and low-intensity resistance exercises«. *Journal of Strength and Conditioning Research* 18(4): S. 730–737

Goto, K., et al. (2007): »Inserted rest enhances fat metabolism during and after prolonged exercise«. Annual Meeting of the American College of Sports Medicine

Greenwood, M., et al. (2003): »Cramping and injury incidence in collegiate football players are reduced by creatine supplementation«. *Journal of Athletic Training* 38(3): S. 216–219

Greenwood, M., et al. (2003): »Creatine supplementation during college football training does not increase the incidence of cramping or injury«. *Molecular & Cellular Biochemistry* 244(1–2): S. 83–88

Hamalainen, E. K., et al. (1983): »Decrease of serum total and free testosterone during a low-fat high-fibre diet«. *Journal of Steroid Biochemistry* 18(3): S. 369–370

Hansen, K., et al. (2005): »The effects of exercise on the storage and oxidation of dietary fat«. *Sports Medicine* 35: S. 363–373

Harpaz, E., et al. (2017): »The effect of caffeine on energy balance«. *Journal of Basic and Clinical Physiology and Pharmacology* 28(1): S. 1–10

Hatle, H., et al. (2014): »Effect of 24 sessions of high-intensity aerobic interval training carried out at either high or mode- rate frequency, a randomized trial«. *PLoS ONE* 9(2): e88375

Healy, G. N., et al. (2008): »Television time and continuous metabolic risk in physically active adults«. *Medicine and Science in Sports and Exercise* 40(4): S. 630–645

Hernandez, J. P., et al. (2003): »Bilateral index expressions and iEMG activity in older versus young adults«. *Journals of Gerontology Series A: Biological Sciences and Medical Sciences* 58: S. 536–541

Hildebrandt, A. L. und P. D. Neufer (2000): »Exercise attenuates the fasting-induce transcriptional activation of metabolic genes in skeletal muscle«. *American Journal of Physiology – Endocrinology and Metabolism* 278(6): E1078–E1086

Hoffman, J. R., et al. (2014): »β-alanine supplementation improves tactical performance but not cognitive function in combat soldiers«. *Journal of the International Society of Sports Nutrition* 10; 11(1): S. 15

Hoffman J. R., et al. (2008): »Short-duration beta-alanine supplementation increases training volume and reduces subjective feelings of fatigue in college football players«. *Nutrition Research* 28(1): S. 31–35

Hoffman J. R., et al. (2006): »Effect of creatine and beta-alanine supplementation on performance and endocrine responses in strength/power athletes«. *International Journal of Sport Nutrition and Exercise Metabolism* 16(4): S. 430–446

Hoshino, D., et al. (2013): »High-intensity interval training increases intrinsic rates of mitochondrial fatty acid oxidation in rat red and white skeletal muscle«. *Applied Physiology, Nutrition, and Metabolism* 38(3): S. 326–333

Issurin, V. B. und G. Tenenbaum (1999): »Acute and residual effects of vibratory stimulation on explosive strength in elite and amateur athletes«. *Journal of Sports Science* 17(3): S. 177–182

Izquierdo, M., et al. (2004): »Maximal strength and power, muscle mass, endurance and serum hormones in weightlifters and road cyclists«. *Journal of Sports Science* 22(5): S. 465–478

Jakobi, J. M. und P. D. Chilibeck (2001): »Bilateral and unilateral contractions: possible differences in maximal voluntary force«. *Canadian Journal of Applied Physiology* 26(1): S. 12-33

Janssens, P. L., et al. (2014): »Capsaicin increases sensation of fullness in energy balance, and decreases desire to eat after dinner in negative energy balance«. *Appetite* 77: S. 44–49

Kaats, G. R., et al. (1998): »A randomized, double-masked, placebo-controlled study of the effects of chromium picolinate supplementation on body composition: a replication and extension of a previous study«. *Current Therapeutic Research* 59(6): S. 379–388

Kaminsky, L. A., et al. (1990): »Effect of split exercise sessions on excess post-exercise oxygen consumption«. *British Journal of Sports Medicine* 24(2): S. 95–98

Kanda, A., et al. (2013): »Post-exercise whey protein hydrolysate supplementation induces a greater increase in muscle protein synthesis than its constituent amino acid content«. *British Journal of Nutrition* 110(6): S. 981–987

Kelleher, A., et al. (2010): »The metabolic costs of reciprocal supersets vs. traditional resistance exercise in young recreationally active adults«. *Journal of Strength and Conditioning Research* 24(4): S. 1043–1051

Kelly, V. G. und D. G. Jenkins (1998): »Effect of oral creatine supplementation on near-maximal strength and repeated sets of high-intensity bench press exercise«. *Journal of Strength & Conditioning Research* 12(2): S. 109–115

Kerksick, C. M., et al. (2006): »The effect of protein and amino acid supplementation in performance and training adaptations during ten weeks of resistance training«. *Journal of Strength and Conditioning Research* 20(3): S. 643–653

King, J. W. (2001): »A comparison of the effects of interval training vs. continuous training on weight loss and body composition in obese pre-menopausal women (Dissertation)«. East Tennessee State University

Knuttgen, H. G. und W. J. Kraemer (1987): »Terminology and measurement in exercise performance«. *Journal of Applied Sport Science Research* 1: S. 1010

Kochman, J., et al. (2020): »Health benefits and chemical composition of matcha green tea: a review«. *Molecules* 26(1): S. 85

Korzun, W. J. (2004): »Oral creatine supplements lower plasma homocysteine concentrations in humans«. *Clinical Laboratory Sciences* 17(2): S. 102–106

Kraemer, W. J. (2003): »Strength training basics: Designing workouts to meet patients' goals«. *Physician and Sportsmedicine* 31(8)

Kraemer, W. J., et al. (2006): »The effects of amino acid supplementation on hormonal responses to resistance training overreaching«. *Metabolism* 55(3): S. 282–291

Kraemer, W. J., et al. (2003): »Physiological changes with periodized resistance training in women tennis players«. *Medicine and Science in Sports Exercise* 35(1): S. 157–168

Kraemer, W. J., et al. (2002): »American College of Sports Medicine position stand: Progression models in resistance training for healthy adults«. *Medicine and Science in Sports and Exercise* 34(2): S. 364–380

Kraemer, W. J., et al. (2000): »Influence of resistance training volume and periodization on physiological and performance adaptations in collegiate women tennis players«. *American Journal of Sports Medicine* 28(5): S. 626–633

Kraemer, W. J., et al. (1996): »Strength and power training: Physiological mechanisms of adaptation«. *Exercise and Sport Sciences Reviews*, S. 363–398

Kreider, R. B., et al. (2003): »Long-term creatine supplementation does not significantly affect clinical markers of health in athletes«. *Molecular and Cellular Biochemistry* 244(1–2): S. 95–104

Lee, E. C., et al. (2010): »Ergogenic effects of betaine supplementation on strength and power performance«. *Journal of the International Society of Sports Nutrition* 7(1): S. 1–7

Leosdottir, M., et al. (2005): »Dietary fat intake and early mortality patterns – data from The Malmo Diet and Cancer Study«. *Journal of Internal Medicine* 258(2): S. 153–165

Li, K., et al. (2012): »Vitamin/mineral supplementation and cancer, cardiovascular, and all-cause mortality in a German prospective cohort (EPIC-Heidelberg)«. *European Journal of Nutrition* 51(4): S. 407–413

Lochocka, K., et al. (2015): »Green tea extract decreases starch digestion and absorption from a test meal in humans: a randomized, placebo-controlled crossover study«. *Scientific Reports* 5: 12015

Longland, T. M., et al. (2016): »Higher compared with lower dietary protein during an energy deficit combined with intense exercise promotes greater lean mass gain and fat mass loss: a randomized trial«. *The American Journal of Clinical Nutrition* 103(3): S. 738–746

Lotfi-Dizaji, L., et al. (2019): »Effect of vitamin D supplementation along with weight loss diet on meta-inflammation and fat mass in obese subjects with vitamin D deficiency: a double-blind placebo-controlled randomized clinical trial«. *Clinical Endocrinology* (Oxford) 90(1): S. 94–101. EPUB 12. November 2018. doi: 10.1111/cen.13861

Lugaresi, R., et al. (2013): »Does long-term creatine supplementation impair kidney function in resistance-trained individuals consuming a high-protein diet?«. *Journal of the International Society of Sports Nutrition* 10(1): S. 26

Macpherson, R. E. K., et al. (2011): »Run sprint interval training improves aerobic performance but not maximal cardiac output«. *Medicine and Science in Sports and Exercise* 43(1): S. 115–122

Martens, P.-J., et al. (2020): »Vitamin D's effect on immune function«. *Nutrients* 12(5): S. 1248. doi: 10.3390/nu12051248

Marx, J. O., et al. (2001): »Low-volume circuit versus high-volume periodized resistance training in women«. *Medicine and Science in Sports Exercise* 33(4): S. 635–643

Mattson, M. P. und R. Wan (2005): »Beneficial effects of intermittent fasting and caloric restriction on the cardiovascular and cerebrovascular systems«. *Journal of Nutritional Biochemistry* 16(3): S. 129–137

Mayhew, D. L., et al. (2002): »Effects of long-term creatine supplementation on liver and kidney functions in American college football players«. *International Journal of Sport Nutrition and Exercise Metabolism* 12(4): S. 453–460

Mazzetti, S., et al. (2007): »Effect of explosive versus slow contractions and exercise intensity on energy expenditure«. *Medicine & Science in Sports & Exercise* 39(8): S. 1291–1301

Meuret, J. R., et al. (2007): »A comparison of the effects of continuous aerobic, intermittent aerobic, and resistance exercise on resting metabolic rate at 12 and 21 hours post-exercise«. *Medicine & Science in Sports & Exercise* 39 (5 suppl): S. 247

Mirela, V., et al. (2009): *Continuous versus intermittent aerobic exercise intermittent in the treatment of obesity*. 6th European Sports Medicine Congress.

Mitchell, C. J., et al. (2012): »Resistance exercise load does not determine training-mediated hypertrophic gains in young men«. *Journal of Applied Physiology* 113(1): S. 71–77

Moore, D. R., et al. (2012): »Daytime pattern of post-exercise protein intake affects whole-body protein turnover in resistance-trained males«. *Nutrition & Metabolism* (Lond) 9(1): S. 91

Müller, D. M., et al. (2002): »Effects of oral L-carnitine supplementation on in vivo long-chain fatty acid oxidation in healthy adults«. *Metabolism* 51(11): S. 1389–1391

Noonan, D., et al. (1998): »Effects of varying dosages of oral creatine relative to fat free body mass on strength and body composition«. *Journal of Strength & Conditioning Research* 12(2): S. 104–108

Nosaka, K. und M. Newton (2002): »Repeated eccentric exercise bouts do not exacerbate muscle damage and repair«. *Journal of Strength & Conditioning Research* 16(1): S. 117–122

Olsen, S., et al. (2006): »Creatine supplementation augments the increase in satellite cell and myonuclei number in human skeletal muscle induced by strength training«. *Journal of Physiology*. 573 (Pt 2): S. 525–534

O'Shea, P. (1966): »Effects of selected weight training programs on the development of strength and muscle hypertrophy«. *Research Quarterly* 37: S. 95–102

Ostojic, S. M. (2006): »Yohimbine: the effects on body composition and exercise performance in soccer players«. *Research in Sports Medicine* 14(4): S. 289–299

Paoli, A., et al. (2009): »The effect of stance width on the electromyographical acitivity of eight superficial thigh muscles during back squat with different bar loads. biomechanical comparison of back and front squats in healthy trained individuals«. *Journal of Strength & Conditioning Research* 23(1): S. 246–250

Park, Y., et al. (2010): »Intakes of vitamins A, C, and E and use of multiple vitamin supplements and risk of colon cancer: a pooled analysis of prospective cohort studies«. *Cancer Causes Control* 21(11): S. 1745–1757

Paton, C. D., et al. (2009): »Effects of low- vs. high-cadence interval training on cycling performance«. *Journal of Strength and Conditioning Research* 23(6): S. 1758–1763

Pearson, D., A. Faigenbaum, M. Conley und W. J. Kraemer (2000): »The National Strength and Conditioning Association's basic guidelines for the resistance training of athletes«. *Strength and Conditioning Journal* 22(4): S. 14–27

Peters, U., et al. (2007): »Serum selenium and risk of prostate cancer – a nested case-control study«. *The American Journal of Clinical Nutrition* 85(1): S. 209–217

Pilegaard, H., et al. (2003): »Effect of short-term fasting and refeeding on transcriptional regulation of metabolic genes in human skeletal muscle«. *Diabetes* 52: S. 657–662

Pocobelli, G., et al. (2009): »Use of supplements of multivitamins, vitamin C, and vitamin E in relation to mortality«. *American Journal of Epidemiology* 170(4): S. 472–483

Poortmans, J. R. und M. Francaux (1999): »Long-term oral creatine supplementation does not impair renal function in healthy athletes«. *Medicine and Science in Sports and Exercise* 31: S. 1108–1110

Poortmans, J. R., et al. (1997): »Effect of short-term creatine supplementation on renal responses in men«. *European Journal of Applied Physiology* 76: S. 566–567

Pryor, J. L., et al. (2012): »Effect of betaine supplementation on cycling sprint performance«. *Journal of the International Society of Sports Nutrition* 9(1): S. 1–7

Pullinen, T., et al. (2002): »Hormonal responses to a resistance exercise performed under the influence of delayed-onset muscle soreness«. *Journal of Strength & Conditioning Research* 16(3): S. 383–389

Racil, G., et al. (2013): »Effects of high vs. moderate exercise intensity during interval training on lipids and adiponectin levels in obese young females«. *European Journal of Applied Physiology* 113(10): S. 2531–2540. doi: 10.1007/s00421-013-2689-5

Rae, C. D., et al. (2003): »Oral creatine monohydrate supplementation improves brain performance: A double–blind, placebo–controlled, cross–over trial«. *Proceedings of the Royal Society B - Biological Sciences* 270: S. 2147–2150

Rains, T. M., et al. (2011): »Antiobesity effects of green tea catechins: a mechanistic review«. *The Journal of Nutritional Biochemistry* 22(1): S. 1–7

Ratamess, N. A., et al. (2003): »The effects of amino acid supplementation on muscular performance during resistance training overreaching«. *Journal of Strength and Conditioning Research* 17(2): S. 250–258

Ratamess, N. A., et al. (2007): »The effect of rest interval length on metabolic responses to the bench press exercise«. *European Journal of Applied Physiology* 100(1): S. 1–17

Rautiainen, S., et al. (2010): »Multivitamin use and the risk of myocardial infarction: a population-based cohort of Swedish women«. *American Journal of Clinical Nutrition* 92(5): S. 1251–1256

Rawson, E. S. und J. S. Volek (2003): »Effects of creatine supplementation and resistance training on muscle strength and weightlifting performance«. *Journal of Strength & Conditioning Research* 17(4): S. 822–831

Reed, M. J., et al. (1987): »Dietary lipids: an additional regulator of plasma levels of sex hormone binding globulin«. *Journal of Clinical Endocrinology & Metabolism* 64(5): S. 1083–1085

Reidy, P. T., et al. (2014): »Soy-dairy protein blend and whey protein ingestion after resistance exercise increases amino acid transport and transporter expression in human skeletal muscle«. *Journal of Applied Physiology* 116(11): S. 1353–1364

Reidy, P. T., et al. (2013): »Protein blend ingestion following resistance exercise promotes human muscle protein synthesis«. *Journal of Nutrition* 143(4): S. 410–416

Rhea, M. R. und B. L. Alderman (2004): »A meta-analysis of periodized versus nonperiodized strength and power training programs«. *Research Quarterly for Exercise and Sport* 75(4): S. 413–422

Rhea, M. R., et al. (2002): »A comparison of linear and daily undulating periodized programs with equated volume and intensity for strength«. *Journal of Strength and Conditioning Research* 16(2): S. 250–255

Rhea, M. R., et al. (2003): »A comparison of linear and daily undulating periodized programs with equated volume and intensity for local muscular endurance«. *Journal of Strength and Conditioning Research* 17(1): S. 82–87

Robbins, D. W., et al. (2010): »The effect of an upper-body agonist-antagonist resistance training protocol on volume load and efficiency«. *Journal of Strength and Conditioning Research* 24(10): S. 2632–2640

Robertson, R. J. (2004): *Perceived exertion for practitioners*. Champaign, IL: Human Kinetics

Robertson, R. J., et al. (2003): »Concurrent validation of the OMNI perceived exertion scale for resistance exercise«. *Medicine and Science in Sports and Exercise* 35(2): S. 333–341

Roschel, H., et al. (2021): »Creatine supplementation and brain health«. *Nutrients* 13(2): S. 586.

Saremi, A., et al. (2010): »Effects of oral creatine and resistance training on serum myostatin and GASP-1«. *Molecular and Cellular Endocrinology* 317(1–2): S. 25–30

Sartor, F., et al. (2010): »High-intensity exercise and carbohydrate-reduced energy-restricted diet in obese individuals«. *European Journal of Applied Physiology* 110(5): S. 893–903

Scalzo, R. L., et al. (2014): »Greater muscle protein synthesis and mitochondrial biogenesis in males compared with females during sprint interval training«. *FASEB Journal* 28(6): S. 2705–2714

Selye, H. A. (1936): »Syndrome produced by diverse nocuous agents«. *Nature* 138: S. 32

Sijie, T., et al. (2012): »High intensity interval exercise training in overweight young women«. *Journal of Sports Medicine and Physical Fitness* 52(3): S. 255–262

Simenz C. J., et al. (2012): »Electromyographical analysis of lower extremity muscle activation during variations of the loaded step-up exercise«. *Journal of Strength and Conditioning Research* 26(12): S. 3398–3405

Smith, G. I., et al. (2011): »Omega-3 polyunsaturated fatty acids augment the muscle protein anabolic response to hyperinsulinaemia-hyperaminoacidaemia in healthy young and middle-aged men and women«. *Clinical Science* 121(6): S. 267–278

Smith, A. E., et al. (2009): »Effects of β-alanine supplementation and high-intensity interval training on endurance performance and body composition in men: A double-blind trial«. *Journal of the International Society of Sports Nutrition* 6: S. 5

Soop, M., et al. (2012): »Coingestion of whey protein and casein in a mixed meal: demonstration of a more sustained anabolic effect of casein«. *American Journal of Physiology – Endocrinology and Metabolism* 303(1): E152–162

Souza-Junior, T. P., et al. (2011): »Strength and hypertrophy responses to constant and decreasing rest intervals in trained men using creatine supplementation«. *Journal of the International Society of Sports Nutrition* 8: S. 17

Springer, B. L. und P. M. Clarkson (2003): »Two cases of exertional rhabdomyolysis precipitated by personal trainers«. *Medicine and Science in Sports and Exercise* 35(9): S. 1499–1502

Stone, W. J. und S. P. Coulter (1994): »Strength/endurance effects from three resistance training protocols with women«. *Journal of Strength and Conditioning Research* 8: S. 134–139

Stone, M. H., et al. (1996): »Training to muscle failure: Is it necessary?«. *Strength and Conditioning Journal* 10(1): S. 44–48

Sugita, J., et al. (2013): »Grains of paradise (*Aframomum melegueta*) extract activates brown adipose tissue and increases whole-body energy expenditure in men«. *British Journal of Nutrition* 110(4): S. 733–738

Sugita, J., et al. (2014): »Daily ingestion of grains of paradise (*Aframomum melegueta*) extract increases whole-body energy expenditure and decreases visceral fat in humans«. *Journal of Nutritional Science and Vitaminology* 60(1): S. 22–27.

Tabata, I., et al. (1996): »Effects of moderate-intensity endurance and high-intensity intermittent training on anaerobic capacity and VO2max«. *Medicine and Science in Sports and Exercise* 28(10): S. 1327–1330

Tabata, I., et al. (1997): »Metabolic profile of high intensity intermittent exercises«. *Medicine and Science in Sports and Exercise* 29(3): S. 390–395

Talanian, J. L., et al. (2010): »Exercise training increases sarcolemmal and mitochondrial fatty acid transport proteins in human skeletal muscle«. *American Journal of Physiology – Endocrinology and Metabolism* 299(2): E180–188

Talanian, J. L. et al. (2007): »Two weeks of high-intensity aerobic interval training increases the capacity for fat oxidation during exercise in women«. *Journal of Applied Physiology* 102(4): S. 1439–1447

Talenezhad, N., et al. (2020): »Effects of l-carnitine supplementation on weight loss and body composition: A systematic review and meta-analysis of 37 randomized controlled clinical trials with dose-response analysis«. *Clinical Nutrition ESPEN* 37: S. 9–23

Tanisho, K. und K. Hirakawa (2009): »Training effects of endurance capacity in maximal intermittent exercise: Comparison between continuous and interval training«. *Journal of Strength and Conditioning Research* 23(8): S. 2405–2410

Taylor, K., et al. (2011): »Warm-up affects diurnal variation in power output«. *International Journal of Sports Medicine* 32(3): S. 185–189

Tjonna, A. E., et al. (2007): »Superior cardiovascular effect of interval training versus moderate exercise in patients with metabolic syndrome«. *Medicine & Science in Sports & Exercise* 39 (5 suppl): S. 112

Tower, D. E., et al. (2005): National Strength and Conditioning Associations Annual Meeting, Las Vegas.

Trapp, E. G. (2008): »The effects of high-intensity intermittent exercise training on fat loss and fasting insulin levels of young women«. *International Journal of Obesity* 32(4): S. 684–691

Trapp, E. G. und S. Boutcher (2007): »Metabolic response of trained and untrained women during high-intensity intermittent cycle exercise«. *American Journal of Physiology – Regulatory, Integrative, and Comparative Physiology* 293(6): R2370–2375

Tremblay, A., et al. (1994): »Impact of exercise intensity on body fatness and skeletal muscle metabolism«. *Metabolism* 43(7): S. 814–818

Trepanowski, J. F., et al. (2011): »The effects of chronic betaine supplementation on exercise performance, skeletal muscle oxygen saturation and associated biochemical parameters in resistance trained men«. *The Journal of Strength and Conditioning Research* 25(12): S. 3461–3471

Treuth, M. S., et al. (1996): »Effects of exercise intensity on 24-h energy expenditure and substrate oxidation«. *Medicine & Science in Sports & Exercise* 28(9): S. 1138–1143

Vandenberghe, K., et al. (1997): »Long-term creatine intake is beneficial to muscle performance during resistance training«. *Journal of Applied Physiology* 83: S. 2055–2063

Vera-Garcia, F. J., et al. (2008): »Influence of trunk curl-up speed on muscular recruitment«. *Journal of Strength and Conditioning Research* 22(3): S. 684–690

Walter, A. A., et al. (2009): »Acute effects of a thermogenic nutritional supplement on cycling time to exhaustion and muscular strength in college-aged men«. *Journal of the International Society of Sports Nutrition* 6(1): S. 15. doi: 10.1186/1550-2783-6-15

Weiss, L. W., et al. (1999): »Differential functional adaptations to short-term low-, moderate- and high-repetition weight training«. *Journal of Strength and Conditioning Research* 13: S. 236–241

Willis, F. B., et al. (2009): »Frequency of exercise for body fat loss: A controlled, cohort study«. *Journal of Strength and Conditioning Research* 23(8): S. 2377–2380

Willoughby, D. S. (1993): »The effect of meso-cycle-length weight training programs involving periodization and partially equated volumes on upper and lower body strength«. *Journal of Strength and Conditioning Research* 7: S. 2–8

Witard, O. C., et al. (2011): »Effect of increased dietary protein on tolerance to intensified training«. *Medicine & Science in Sports & Exercise* 43(4): S. 598–607

Wutzke, K. D. und H. Lorenz (2004): »The effect of l-carnitine on fat oxidation, protein turnover, and body composition in slightly overweight subjects«. *Metabolism* 53(8): S. 1002–1006

Xu, Q., et al. (2009): »Multivitamin use and telomere length in women«. *The American Journal of Clinical Nutrition* 89(6): S. 1857–1863. doi: 10.3945/ajcn.2008.26986

Yarrow, J. F., et al. (2007): »Neuroendocrine responses to an acute bout of eccentric-enhanced resistance exercise«. *Medicine & Science in Sports & Exercise* 39(6): S. 941–947

Yoneshiro, T., et al. (2021): »Prolonged treatment with grains of paradise (*Aframomum melegueta*) extract recruits adaptive thermogenesis and reduces body fat in humans with low brown fat activity«. *Journal of Nutritional Science and Vitaminology* 67(2): S. 99–104

Yoshii, N., et al. (2018): »Effect of mixed meal and leucine intake on plasma amino acid concentrations in young men«. *Nutrients* 10: S. 1543

Yoshioka, M., et al. (1995): »Effects of red-pepper diet on the energy metabolism in men«. *Journal of Nutritional Science and Vitaminology* 41(6): S. 647–656

Yoshioka, M., et al. (1999): »Effects of red pepper on appetite and energy intake«. *British Journal of Nutrition* 82(2): S. 115–123

Ziemann, E., et al. (2011): »Aerobic and anaerobic changes with high-intensity interval training in active college-aged men«. *Journal of Strength and Conditioning Research* 25(4): S. 1104–1112

Programmübersicht

Programme für die Kraftoptimierung

Programme für den Muskelaufbau

Programme für optimalen Fettabbau

Übungsregister

T

U

Stichwortregister

Equipmentregister

Strongman-Objekte

Zubehör und Griffe

Abkürzungen

Abb.	Abbildung
cm	Zentimeter
EL	Esslöffel
g	Gramm
h	Stunde/n, Uhr
HGH	*Human Growth Hormone*/Wachstumshormon
k. A.	keine Angabe
kcal	Kilokalorien
kg	Kilogramm
kgKG	Kilogramm Körpergewicht
M.	*Musculus*/Muskel
m	Meter
mg	Milligramm
min	Minute/n
ml	Milliliter
PmM	Punkt des momentanen Muskelversagens
RM	*Repetition Maximum*/Wiederholungsmaximum
sek	Sekunde/n
Tab.	Tabelle
TL	Teelöffel
Wdh.	Wiederholung
µg	Mikrogramm
µM	Mikromol

Über den Autor

Dr. Jim Stoppani, ist ein führender Experte für Trainingswissenschaft, Sporternährung und Nahrungsergänzung. Er hat an der University of Connecticut seinen Doktor in Trainingsphysiologie mit dem Nebenfach Biochemie abgelegt. Nach seiner Promotion hat er als Stipendiat an der Yale University School of Medicine die Auswirkungen von Training und Ernährung auf die Genregulierung im Muskelgewebe erforscht. Für seine Forschungsergebnisse erhielt er 2002 den Gatorade Beginning Investigator in Exercise Science Award der American Physiological Society. Von 2002 bis 2013 war Stoppani leitender wissenschaftlicher Redakteur der Zeitschriften *Muscle & Fitness*, *Muscle & Fitness Hers* und *Flex*. Derzeit ist er Inhaber von JYM Supplement Science.

Stoppani hat Tausende von Artikeln über Training, Ernährung und Gesundheit geschrieben. Er ist Co-Autor des Bestsellers *LL Cool J's Platinum 360 Diet and Lifestyle* (Rodale, 2010) sowie von *Stronger Arms & Upper Body* (Human Kinetics, 2009) und *PrayFit* (Regal, 2010). Zudem ist er Co-Autor des Kapitels »Nutritional Needs of Strength/Power Athletes« im Lehrbuch *Essentials of Sports Nutrition and Supplements* (Humana Press, 2008). Dr. Stoppani ist der Schöpferer der beliebten Trainings- und Ernährungsprogramme »Shortcut to Size« und »Shortcut to Shred« und war persönlicher Ernährungs- und Gesundheitsberater von Dwayne »The Rock« Johnson, LL Cool J, Dr. Dre, Mario Lopez und Chris Pine.

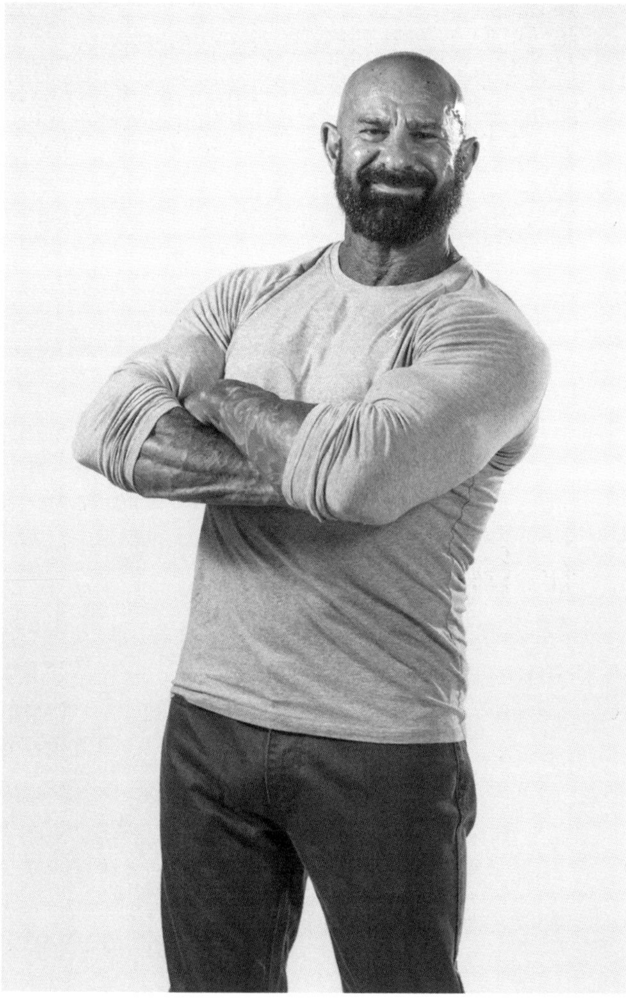